アクチュアル
脳・神経疾患の臨床 NEXT

神経疾患治療ストラテジー

既存の治療・新規治療・今後の治療と考え方

総編集◉辻　省次
専門編集◉祖父江元

Actual Approach to Neurological Practice

中山書店

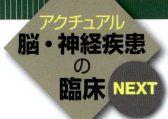

〈アクチュアル **脳・神経疾患の臨床**〉

シリーズ刊行にあたって

近年，さまざまな診療ガイドラインが提供されるようになり，診断の進め方，治療法の選択などにおいて大変参考になるようになっています．このようなガイドラインの作成にあたっては，Evidence-based medicine（EBM）という考え方が積極的に取り入れられ，それがどの程度の根拠に基づくものか，という点が十分に吟味された上で診療ガイドラインに反映されています．このような資料は非常に有用であり，日々の診療に欠かせないものとなっていますが，一方で，一定のマニュアル的な位置づけになりやすく，診断の組み立て，疾患の成り立ち，治療法の機序などについて深く理解するという，本来，プロフェショナリズムの観点から求められることが，十分には達成しにくいという面もあります．

同じ疾患であっても，患者さん一人一人は，その症状一つを取ってみても多様であるように，必ず特徴（variance）があり，それは，病態に関連する背景因子の個人差などを反映していると考えられます．すなわち，それぞれの患者さんが持っている病態の本質と，その特徴をよく把握して診療にあたることが求められるのです．EBM が group-oriented medicine と言われることもあるように，患者集団の平均的なところを把握して診療を進めるような考え方となっているのに対して，実際の診療の場では，患者さん個人の持つ variance をよく把握して最適な診療を進めることが望まれることになります（individual-oriented medicine）．このような考え方は，医師の裁量部分に適切に反映されるため，われわれは，疾患の症候，病態，診断，治療についての深い理解と，それぞれの患者さんの持つ特徴をよく把握した上で，診療を進めることが必要になります．

シリーズ《アクチュアル 脳・神経疾患の臨床》は，このような考え方に立って，神経内科医ならびに神経内科専門医を目指す方々，さらには神経内科専門医取得後の生涯教育に役立つシリーズとして企画したものですが，他の診療科の方々でも神経内科疾患の診療に際して参考となるような内容となっています．各巻でテーマを絞り，その“take-home-message”が何であるかを読者にわかりやすいものとして発信するように努め，巻ごとに編集担当者を決めて専門編集体制をとるとともに，随時編集委員会を開催してその企画内容などを十分に吟味検討し，充実した内容を目指しています．各テーマの“focus”としては，できるだけ最新の動向を反映したものとするようにし，特に，“神経内科医としてのプロフェショナリズムを究める”，という立場を重視して，そのような視点に立つ記述を少しでも多く盛り込むようにしました．

構成にあたっては，最新の進歩・知識の全体をバランスよく理解できること，実地診療に役立つように検査，診断，治療などの診療上のノウハウをできるだけ盛り込むことに留意し，さらに必要に応じてその科学的根拠について簡潔に記述するようにしました．冒頭に述べましたように，同じ疾患であっても，患者ごとの病態の特徴をどのようにして把握・理解するか，という視点を記述に含めるようにし，さらに，本文での記載に加えて，「Column」「Case Study」「Lecture」「Memo」「Key words」などの項目の活用やフローチャートやイラストを積極的に取り入れることで，読者が理解を深めやすいように工夫しています．

本シリーズが，神経内科医のプロフェショナリズムを目指す方々に座右の書として活用されるものとなることを編集委員一同祈念しています．

2011 年 10 月吉日

東京大学大学院医学系研究科 分子神経学講座
辻　省次

序

神経疾患は治らないという固定観念が続いた時代があった．しかし，この20年間をみると神経疾患の治療は大きく変化した．

特に免疫性神経疾患，てんかん，頭痛などでは分子病態の理解が進むにつれて，有効性に優れた多くの新薬が次々に開発されてきており，一部では，病態の中心を担う分子を標的とするdisease modifying therapy（DMT）としての位置付けも可能な薬剤が出現してきている．また，パーキンソン病やアルツハイマー病についてもドパミン系やアセチルコリン系の補充療法に加えて新しい考え方の治療薬が開発され，脳深部刺激療法（DBS）は症例により大きな効果が期待できるようになってきている．脊髄性筋萎縮症（SMA）などでは，*SMN*遺伝子の機能を補う核酸治療により劇的な効果を得ることも可能になり，脳梗塞についても直接作用型経口凝固薬（DOAC）やt-PA，血管内治療デバイスの出現などで治療の体系そのものが大きく変化してきている．われわれは，これらの治療の進展による大きな恩恵を被っているが，さらに，これらの治療の進展を通してそれぞれの疾患の病態理解も進んできている．

しかし一方では解決すべき課題や，今までにない治療モダリティの開発の進展，さらには治験そのものの考え方にも若干の変化がみられてきており，神経疾患治療の考え方が重要になっている．例えば現在使用されている既存の治療についても，適応範囲，治療目的，その効果をどう期待したらよいのかなどは必ずしも明確にはなっていない．また特に神経変性疾患を中心に，まだ十分な成功例のないDMTの開発をどう進めるのか．慢性期や高齢者の治療をどう考えるのか．今後の新たな方法やモダリティによる治療の展開にどう対応したらよいのか．さらには創薬に向けた治験やレギュラトリーサイエンスそのものの考え方をどう進化させていくのか──われわれは，次の時代の治療の発展を見据えて，疾患の予防という視点を見据えて，さらには日常の診療に直接影響するインパクトを見据えて，神経疾患の治療に取り組むことが改めて問われている．

本書は「治療」という観点を軸にして神経疾患を考えるという意図で企画されたもので，現在行われている治療法の紹介とともに，開発中あるいは今後開発されると考えられる治療のストラテジーやその考え方も含めた構成となっている．わが国の各領域のエキスパートに執筆をお願いしており，神経疾患の治療あるいはその開発についての新たな流れを汲み取っていただければと考える．本書が，今日の日常診療から明日の治療開発までの幅広い領域に関わっておられる読者の皆様にとって，神経疾患の治療について改めて考えていただく糧になれば望外の喜びである．この難しい課題によく対応し，簡潔にかつわかりやすくまとめていただいた各執筆者に改めて感謝の意を表したい．

2017年8月

名古屋大学大学院医学系研究科神経変性・認知症制御研究部
祖父江 元

アクチュアル 脳・神経疾患の臨床
神経疾患治療ストラテジー 既存の治療・新規治療・今後の治療と考え方

Contents

はじめに

I. 神経疾患の治療法

Contents

II. 今後の治療法への展開

III. ここが知りたい―今後の治療開発に向けて

執筆者一覧（執筆順）

祖父江元	名古屋大学大学院医学系研究科 神経変性・認知症制御研究部
森　聡生	順天堂大学大学院医学研究科脳神経内科
波田野琢	順天堂大学大学院医学研究科脳神経内科
服部信孝	順天堂大学大学院医学研究科脳神経内科
桝田道人	名古屋大学大学院医学系研究科神経内科
勝野雅央	名古屋大学大学院医学系研究科神経内科
松井　真	金沢医科大学神経内科学
中西恵美	金沢医科大学神経内科学
西野一三	国立精神・神経医療研究センター 神経研究所疾病研究第一部
山口浩司	国家公務員共済組合連合会大手前病院 神経内科
荒木　学	国立精神・神経医療研究センター 多発性硬化症センター
山村　隆	国立精神・神経医療研究センター 神経研究所免疫研究部
金星匡人	和歌山県立医科大学神経内科／ 京都大学大学院医学研究科臨床神経学／ 大阪薬科大学薬品作用解析学
大野行弘	大阪薬科大学薬品作用解析学
池田昭夫	京都大学大学院医学研究科 てんかん・運動異常生理学講座
上野未貴	国立病院機構長崎医療センター神経内科
本村政勝	長崎総合科学大学工学部工学科 医療工学コース
中野由美子	岡山大学大学院医歯薬学総合研究科 脳神経内科学
阿部康二	岡山大学大学院医歯薬学総合研究科 脳神経内科学
中村麻子	国立病院機構九州医療センター 脳血管・神経内科
矢坂正弘	国立病院機構九州医療センター 脳血管・神経内科
武内俊明	徳島大学大学院医歯薬学研究部 臨床神経科学（神経内科）
梶　龍兒	徳島大学大学院医歯薬学研究部 臨床神経科学（神経内科）
亀井　聡	日本大学医学部内科学系神経内科学分野
大岡史治	名古屋大学大学院医学系研究科脳神経外科
夏目敦至	名古屋大学大学院医学系研究科脳神経外科
若林俊彦	名古屋大学大学院医学系研究科脳神経外科
渡辺宏久	名古屋大学脳とこころの研究センター
中村友彦	名古屋大学大学院医学系研究科神経内科／ 名古屋大学医学部附属病院検査部
平野光彬	名古屋大学大学院医学系研究科精神医学
藤城弘樹	名古屋大学大学院医学系研究科精神医学
尾崎紀夫	名古屋大学大学院医学系研究科精神医学
冨本秀和	三重大学大学院医学系研究科神経病態内科学
石川英洋	三重大学大学院医学系研究科神経病態内科学
片多史明	亀田総合病院神経内科
中島　孝	国立病院機構新潟病院神経内科
花田恵介	兵庫医科大学病院リハビリテーション部
道免和久	兵庫医科大学リハビリテーション医学教室
寶珠山稔	名古屋大学脳とこころの研究センター
坪井　崇	名古屋大学大学院医学系研究科神経内科
平山正昭	名古屋大学大学院医学系研究科 医療技術学専攻
宮井一郎	社会医療法人大道会森之宮病院 神経リハビリテーション研究部
島田裕之	国立長寿医療研究センター 老年学・社会科学 研究センター予防老年学研究部
西澤正豊	新潟大学名誉教授／ 新潟大学脳研究所フェロー
鈴木秀和	近畿大学医学部神経内科
楠　進	近畿大学医学部神経内科
松本英之	日本赤十字社医療センター神経内科
宇川義一	福島県立医科大学医学部神経内科学講座
本橋伸高	同愛記念病院神経科・精神科
成田有吾	三重大学医学部附属病院神経内科／ 三重大学大学院医学系研究科看護学専攻

中井三智子	鈴鹿医療科学大学看護学部看護学科
前澤　聡	名古屋大学脳とこころの研究センター／名古屋大学大学院医学系研究科脳神経外科
中坪大輔	名古屋大学大学院医学系研究科脳神経外科
斎木英資	公益財団法人田附興風会医学研究所北野病院神経内科
國井尚人	東京大学医学部附属病院脳神経外科
川合謙介	自治医科大学医学部脳神経外科
山田清文	兵庫医科大学脳神経外科
吉村紳一	兵庫医科大学脳神経外科
中森雅之	大阪大学大学院医学系研究科神経内科学
望月秀樹	大阪大学大学院医学系研究科神経内科学
永田哲也	東京医科歯科大学大学院医歯学総合研究科脳神経病態学分野（神経内科）
吉岡耕太郎	東京医科歯科大学大学院医歯学総合研究科脳神経病態学分野（神経内科）
横田隆徳	東京医科歯科大学大学院医歯学総合研究科脳神経病態学分野（神経内科）
森実飛鳥	京都大学 iPS 細胞研究所臨床応用研究部門
髙橋　淳	京都大学 iPS 細胞研究所臨床応用研究部門
佐久嶋研	独立行政法人医薬品医療機器総合機構 PMDA
中村治雅	国立精神・神経医療研究センタートランスレーショナルメディカルセンター臨床研究支援室
橋詰　淳	名古屋大学大学院医学系研究科神経内科
岡澤　均	東京医科歯科大学難治疾患研究所難治病態研究部門神経病理学分野
上村紀仁	京都大学大学院医学研究科臨床神経学
髙橋良輔	京都大学大学院医学研究科臨床神経学
熱田直樹	名古屋大学大学院医学系研究科神経内科
溝部吉高	国立精神・神経医療研究センター神経研究所遺伝子疾患治療研究部
青木吉嗣	国立精神・神経医療研究センター神経研究所遺伝子疾患治療研究部
武田伸一	国立精神・神経医療研究センター神経研究所遺伝子疾患治療研究部
戸田達史	東京大学大学院医学系研究科神経内科学
伊藤卓治	愛知医科大学医学部内科学講座（神経内科）
岡田洋平	愛知医科大学医学部内科学講座（神経内科）
青木正志	東北大学大学院医学系研究科神経内科
本望　修	札幌医科大学医学部附属フロンティア医学研究所神経再生医療学部門
嶋田裕之	大阪市立大学大学院医学研究科認知症臨床研究センター
森　　啓	大阪市立大学大学院医学研究科脳血管内治療・頭蓋底外科病態学寄附講座
里宇明元	慶應義塾大学医学部リハビリテーション医学教室
長谷川成人	公益財団法人東京都医学総合研究所認知症・高次脳機能研究分野
亀谷富由樹	公益財団法人東京都医学総合研究所認知症・高次脳機能研究分野
﨑山快夫	自治医科大学附属さいたま医療センター神経内科
関島良樹	信州大学医学部内科学（三）脳神経内科，リウマチ・膠原病内科
檜垣克美	鳥取大学生命機能研究支援センター遺伝子探索分野
難波栄二	鳥取大学生命機能研究支援センター遺伝子探索分野
鬼頭伸輔	東京慈恵会医科大学精神医学講座
南木康作	慶應義塾大学医学部消化器内科
金井隆典	慶應義塾大学医学部消化器内科
佐橋健太郎	名古屋大学大学院医学系研究科神経内科

●凡例

本書各項目タイトル下の以下の記号は，〈アクチュアル脳・神経疾患の臨床〉シリーズでの参照巻を示します．

頭痛	：識る診る治す 頭痛のすべて
認知症	：認知症 神経心理学的アプローチ
てんかん	：てんかんテキスト New Version
多発性硬化症	：最新アプローチ 多発性硬化症と視神経脊髄炎
小脳	：小脳と運動失調 小脳はなにをしているのか
ALS	：すべてがわかる ALS・運動ニューロン疾患
パーキンソン	：パーキンソン病と運動異常
脳血管障害	：脳血管障害の治療最前線
神経感染症	：神経感染症を究める
神経難病	：すべてがわかる 神経難病医療
神経免疫	：免疫性神経疾患 病態と治療のすべて

はじめに

神経疾患治療の考え方

なぜ今，神経疾患治療ストラテジーなのか

神経内科は，以前は，守備範囲の疾患の数が多い割に治療薬が乏しく，治らない疾患を診断して経過をみるだけの科とも思われていた時代があった．これは特に神経変性疾患を中心に多くの疾患の病態解明や治療開発が遅れていた時代が長く続き，そのイメージがこのような印象を与えていたと考えられる．しかし今や，神経内科の多くの疾患は，それぞれ特異的で有効な治療法が開発されてきており，神経疾患の治療という点では劇的な変化を遂げている．多くの神経疾患が治せる時代に入ったといっても過言ではないと考えられる．免疫性神経疾患，脳卒中，頭痛，てんかん，パーキンソン病などでは，新しい考え方の新薬が次々に出現しており，特にこの 10 年ほどの間にこれらの疾患の治療体系が大きく変化してきているといってもよい．アルツハイマー病などの認知症についても補充療法的な対症治療薬が使われるようになってきている．

しかし，一方では，神経疾患治療は，その目覚ましい進展とともに，解決すべきあるいは対応すべき課題も見えてきている．アルツハイマー病や筋萎縮性側索硬化症（ALS）や脊髄小脳変性症（SCD）などの神経変性疾患では，病態を変化させるような根本治療法である disease modifying therapy（DMT；疾患修飾療法）の開発に至っていないという状態が依然としてあり，これをどう解決していくのか．人口の高齢化に伴う神経疾患の患者数の増加と病像の変化や予後の変化に対応して，治療や予防の観点からどう対処していくのか．brain machine interface（BMI）やロボットスーツなど，患者の活動度を大きく変えうる機器が開発・実用化されているが，実臨床の中でこれらをどう活用していくのか．創薬・治験促進に向けて日常臨床からの患者登録レジストリや疾患コホートの利活用なども進められており，実臨床に根ざすリアルワールドエビデンスをどう作っていくのか．さらに，アンチセンスオリゴヌクレチド（ASO）などの核酸治療や遺伝子治療や再生・細胞治療などの新たな方法論に基づく治療法の開発が進んできており，今後の治療体系がさらに進化する可能性を秘めている．

このような中で，今一度，神経疾患の治療について，既存の治療・新規治療・今後の治療を考えてみる良い機会ではないかと考えられる．今までは，疾患を起点として治療を考える立場が多かったが，治療が何を目的にして何を解決しようとしているのかを，治療を起点にして，改めて考えてみるということが今問われているのではないかと考える．

神経疾患治療を実践するうえでの重要な視点

神経疾患の治療を実践するうえでの重要な視点や重要な課題について項目をあげながら考えてみたい．これらのポイントは本書の各項目に沿ってさらに具体的に議論されているので，ぜひ読み取っていただきたい．

● すでに導入されている既存の治療について，何を目的に，どこまでの治療効果を期待するのか

たとえば脳梗塞急性期については，発症4.5時間以内のt-PA静注療法が広く使われている．また，血管内治療デバイスによる血行再建術も広く行われるようになってきている．早期リハビリテーションの積極的な導入とともに，磁気刺激療法，ロボット支援なども行われてきており，自己骨髄幹細胞治療も注目されている．また，脳塞栓の予防ではワルファリンに代わって直接作用型経口抗凝固薬（DOAC）の使用が急速に広がってきている．これらの有効な使用には，救急体制，病院内の連携，リハビリテーション体制などのシステム連携が重要であり，脳卒中治療ガイドライン（2015）が重要な基準となっている．

すでに導入されている既存の治療については，適用範囲や長期予後との関連において，日常の実臨床からの有効性や有害事象のデータの蓄積は大変重要である．たとえば，ロボットスーツHALが認可され，実臨床で使われ始めているが，認可されたALS，球脊髄性筋萎縮症（SBMA），筋ジストロフィーなどの8対象疾患のうち，どの疾患のどの症候にどう使用するとよいのかは，今後の実臨床の中で明らかにすることが重要である．

有効性に関する製造販売後研究も開始されている．たとえば，わが国発のALS治療薬として，2015年にエダラボンが認可され，使用されている．認可の根拠となったのは，第III相試験で，半年間のエダラボン投与によるALSFRS-R（ALSの重症度スケール）低下量の有意な抑制が示されたことである．しかし，エダラボンが長期的な患者生存期間を延長するのか，病態の進行にどれくらいの有効性をもたらすのかは，患者にとっては大変重要な点であるが，実は不明である．現在，市販後調査の中でこれを長期にわたって検証するための研究が進められている．

これらは一部の例を示したものであるが，薬剤の適応範囲や進行や生存期間などに対する有効性などについては，前述のように，製造販売後の実臨床のデータが実は大変重要である．これを検討するための方法論は，現在，必ずしも確立されていないが，今後，既存の治療薬・治療法についてもできればこのようなデータの蓄積を行っていくことが望まれる．またさらに，治療ガイドラインなどに逐次反映されていくことが望まれる．

神経疾患の病態そのものを抑制するDMTをどう開発していくのか

最近になって，分子遺伝学，分子生物学，神経科学などの神経疾患の周辺の研究の進展に伴って，一部の疾患，特に免疫性神経疾患やてんかんの領域で，病態の元になっている分子（免疫病態分子，イオンチャネルなど）を標的とした，病態そのものを修飾する disease modifying therapy（DMT）が開発されてきており，実際に臨床にも使われ始めている．神経変性疾患については，特にアルツハイマー病やALS あるいは一部のパーキンソン病の領域で，DMT 治療への開発研究が進められているが，残念ながらまだ確実に成功したものはみられていない．これを推進するには，3 つの点が重要であるといわれている．第一は，病態を担う本質的な標的分子を明らかにする．第二は，発症前あるいは早期の神経変性が進行する前の先制治療介入を進める．第三は，特に神経変性疾患では，第 III 相試験で有意差が得られればいったん承認し，製造販売後の長期の実臨床試験で真の有効性を検証する方向が模索されてきている．これは特に緩徐進行性の神経変性疾患などでの治験の考え方の一つであり，最終的には創薬の促進に繋がるのではないかと考えられている．

特にアルツハイマー病を中心とする認知症では，人口の高齢化とともに急速に患者数が増加しており，DMT・根本治療の開発は，国策的なあるいは世界的な喫緊の課題である．今後，特に神経変性疾患に対する DMT の開発は世界的に大きな山場を迎える時期であり，期待も大きい．

人口の高齢化に伴い，神経疾患患者数が急速に増加しており，かつ病像や進行や予後の変化がみられる．あるいは急性期を乗り切った慢性期の患者，進行期の慢性型患者が増加している．これにどう対応していくのか

多くの神経疾患は，神経難病，認知症，てんかんなどについても，近年の人口の高齢化とともに患者数が急速に増加している．最近の 10 年ほどで患者数が倍増してきている疾患もまれではない．また，発症年齢や罹患者の年齢も高齢化してきており，若年・壮年の患者と比べ，症候や経過や予後などが変化してきているものもある．また，神経変性疾患などでは，認知症の合併が重要な問題になっている．パーキンソン病や ALS でも高齢発症では進行がより早い傾向がみられ，認知症への移行が早期にみられる．てんかんなども高齢発症例では，発作の形などが異なっている．

また，急性期の脳卒中の救命率の向上とともに，後遺症例が増加している．疾患によっては治療の向上とともに予後が延長し，その結果，進行期慢性型患者が急速に増加してきている．これらは，しかし神経内科のような一診療科での治療の範囲を超えており，社会問題化しているのが現実である．

これをどうするかは，どの疾患にも共通する最も重要な課題であり，以下の各論でも広く触れられている．DMT のような治療の開発とともに，進行予防や介護的

な考え方がより重要であり，他領域や関連する多職種との連携，また生活圏である地域で支える治療・介護のシステム開発などが重要である．本書では，神経難病を例にこの考え方が提示されており，参考にしていただきたい．

●新たな方法による創薬・治療開発が発展してきている

iPS 細胞，再生・細胞治療，核酸治療，遺伝子治療，パーソナルゲノム，疾患の病態をより反映するモデル動物の開発が発展してきており，DMT に繋がるような成果が一部に得られてきている．このような従来の枠組みを超えた新しい治療方法の導入によって，大きな治療効果を示す成果が報告され始めている．たとえば，脊髄性筋萎縮症（SMA）では，最近 *SMN* 遺伝子に対するアンチセンスオリゴヌクレオチド（ASO）による核酸治療によって画期的な治療効果が得られている．再生・細胞治療についても，脊髄損傷や脳卒中で良い結果が期待されている．さらには，BMI を利用したリハビリテーションなどにも応用できるサポートマシンの開発が実現してきている．今までの治療の枠組みを超えたこれらの新たな治療方法の開発は，SMA でみられたような画期的な成果をもたらす可能性があり，今後の治療開発の重要な方向であり，大きなインパクトを与えている．

●創薬の多様化に伴い，レギュラトリーサイエンスの考え方に進展がみられる

2003 年に医師主導治験が解禁になってから 10 年以上が経ち，アカデミア発の治験が増加している．これにより，治験そのものに医師の視点が入るようになった．一方では，再生・細胞治療，核酸治療，遺伝子治療など従来の枠組みを超える治療法が導入されてきている．さらに，神経変性疾患などに対する DMT の開発の困難さなどが明らかにされてくるに従い，従来型の治験デザインでは，創薬開発に必ずしも結びつかない問題点が見えてきている．これらの観点を背景に，治験の枠組み自体を進化させるいくつかの考え方が提示されてきている．その一つが，疾患レジストリなどのリアルワールドのデータを利活用して治験の促進に結びつけようとする考え方である．これは，上にも述べたように，いったん承認された製剤が製造販売後調査で真の有効性を長期の検討で検証するという方向にも繋がっている．また，治験薬のレスポンダーを選別して，その症例群の中で有効性を見出していこうという方向も模索されている．また，特に希少疾患などの治験開発では，国際共同治験が推奨されてきており，現在多くの治験が行われている．

いずれにしても，治験の枠組みや考え方自体に若干ながら変化がみられ進展している．神経疾患，特に緩徐進行性の神経変性疾患などの治験では，従来の糖尿病や癌や高血圧などの確立された治験デザインでは有効性をなかなか検出できない問題点が多く含まれており，このような，レギュラトリーサイエンスの考え方そのものを検討する方向は，今後きわめて重要である．

神経疾患の治療は日進月歩で発展している．特にこの 10 年ほどの進歩は素晴らしい．しかし一方では新たな解決すべき課題も見えてきている．上に述べたいくつかの視点は今後に向けた課題でもある．

しかし最終的には，これら神経疾患治療の進展を，疾患をもつ患者さんの福音に結び付けることが最終的な出口である．そのためにも各領域のエキスパートによって述べられた各治療法の意義・目的・適用・効果・限界などの実際を，本書を通して読み取っていただきたい．

（祖父江 元）

Ⅰ．神経疾患の治療法

I. 神経疾患の治療法

薬物療法

神経伝達物質補充療法

パーキンソン病などを中心に

対象とする主な神経疾患 パーキンソン病

シリーズ関連書籍 パーキンソン

Point

- ドパミン補充療法は1960年代以降世界中で行われるようになり，現在でも内服治療の中核を担っている.
- ドパミンは血液脳関門を通過しないため前駆物質のレボドパ（L-ドパ）を内服するが，脳内への移行は少なく単剤使用の場合は大量投与が必要となり，その副作用が問題であった.
- ドパ脱炭酸酵素阻害薬（DCI）をレボドパと併用することにより薬理学的には約70～80%の減量ができるため，現在はDCIとの合剤であるレボドパ製剤の使用がパーキンソン病治療のゴールデン・スタンダードである.
- レボドパの神経毒性は証明されておらず，レボドパは症状の進行をむしろ抑制する可能性がある.
- レボドパ製剤による運動合併症を回避するため，持続的ドパミン刺激（CDS）の実現が試みられてきたが，レボドパ・カルビドパ配合注腸剤（デュオドーパ®）が2016年に本邦でも承認され，これが今後は進行期治療における新たな選択肢となる.

パーキンソン病とドパミン補充の歴史

1817年にJames Parkinsonはパーキンソン病に関して記した本“An Essay on the Shaking Palsy”の中で振戦麻痺と呼んだところからパーキンソン病（Parkinson disease：PD）研究の歴史が始まる．1868年Jean-Martin Charcotが講義で取り上げ，Parkinsonの功績を称えてパーキンソン病と呼ばれるようになった．1959年にArvid Carlssonのドパミンの研究とそのパーキンソン病の治療への応用により，ドパミン補充療法は1960年代以降世界中で行われるようになり，現在でも内服治療の中核を担っている．ちなみにCarlssonはこの研究により2000年のノーベル生理学・医学賞を受賞している．

レボドパ（L-ドパ）製剤

レボドパ

ドパミンは神経伝達物質であると同時に，エピネフリンの前駆物質である（1）．この芳香族アミノ酸であるレボドパは生体内では必須アミノ酸の一つであるチロシンに水酸基が1つ付くことで生成される．ドパミンは血液脳関門（blood-brain barrier：BBB）を通過しないため，前駆物質のレボドパを内服することになる．経口投与されたレボドパの大部分は十二指腸や上部小腸で吸収されるが，95%は消化管，肝臓，腎臓，血管内皮のドパ脱炭酸酵素により代謝されるため脳内への移行は少ない[1]．そのためレボドパを単剤投与で使用する場合は，大量投与する必要がある．しかし，末梢でドパ脱炭酸酵素によりドパミンに代謝されるとBBBがない延髄の嘔吐中枢を刺激して，嘔気や嘔吐をきたしたり，自律神経系に作用し起立性低血圧といった副作用が出現するためレボドパの大量投与療法は問題となる．それを解決したのがドパ脱炭酸酵素阻害薬（DOPA decarboxylase inhibitor：DCI）である．

ドパ脱炭酸酵素阻害薬（DCI）

1980年代になってからDCIの使用が始まった．DCIは末梢でのレボドパのドパミンへの代謝を阻害する．そのために，DCIをレボドパと

1 レボドパの代謝経路

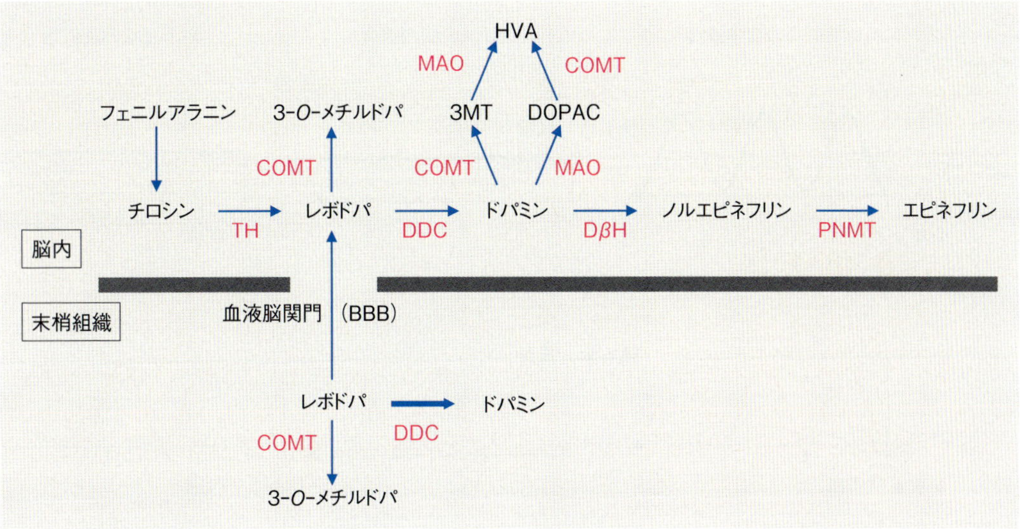

ドパミンは神経伝達物質であると同時にエピネフリンの前駆物質である．ドパミンは血液脳関門（BBB）を通過しないため，前駆物質のレボドパを内服することになる．
TH：チロシン水酸化酵素，COMT：カテコール-*O*-メチル転移酵素，DDC：ドパ脱炭酸酵素，MAO：モノアミン酸化酵素，DβH：ドパミン-β-水酸化酵素，HVA：ホモバニリン酸，PNMT：フェニルエタノールール-*N*-メチル転移酵素，3MT：3 メトキシチラミン，DOPAC：3,4-ジドロキシフェニル酢酸．

併用することにより薬理学的にはレボドパ投与量の約 70～80％の減量ができる[2]．本邦ではカルビドパとベンセラジドの 2 種類の DCI が使用されており，レボドパ製剤としてそれぞれ商品名は「メネシット®，ネオドパストン®など」と「マドパー®，イーシー・ドパール®など」として発売されている．配合錠としてレボドパに対して，カルビドパは 10：1 で配合されており，ベンセラジドは 4：1 となっているためレボドパ・ベンセラジド製剤のほうが相対的に DCI の含有量が多くなっている．つまり理論的にはレボドパ・カルビドパ製剤よりもレボドパ・ベンセラジド製剤のほうが末梢でのドパミンへの代謝が少ない．エビデンスはないが，レボドパ・カルビドパ製剤で嘔気などの副作用が出現した際に等量のレボドパ・ベンセラジド製剤に変更することにより副作用が軽減することは実臨床で時に経験することである．末梢でのドパ脱炭酸酵素を阻害するにはカルビドパ 75 mg が必要である．一方で，150 mg 以上を内服すると一部は脳内に移行しドパミンへの変換を阻害するとのデータもある．いずれにしろ，PD 治療のゴールデン・スタンダードはレボドパ単剤ではなく DCI との合剤であるレボドパ製剤を使うことになる．一般的にはこのレボドパ製剤を 100～300 mg／日を分 2～3 で開始するが，嘔気の出現に注意する必要があるため，場合によってはドンペリドン（ナウゼリン®）を併用する．

ドパミンと神経毒性

レボドパ製剤はパーキンソン病治療において広く使われ，われわれはその効果を享受してきたが，長年レボドパ自体が神経毒性をもつ可能性について議論がなされてきた．これは，*in vitro* ではドパミンが酸化されると，細胞毒性を有するキノン体が生成されることが知られており，レボドパを大量投与することでドパミンの間欠的で過剰な負荷は細胞毒性を増悪させるのではないかという仮説に由来する．2004 年に初めての大規模なレボドパ製剤の二重盲検ランダム化プラセボ対照試験である ELLDOPA 試験が発表された[3]．この試験では異なるレボドパ製剤の用量（150 mg，300 mg，600 mg）を 40 週間投与し，その時点で投薬を中止し，2 週間 wash out した後，UPDRS（Unified Parkinson

2 レボドパの早期と進行期での反応性の違い

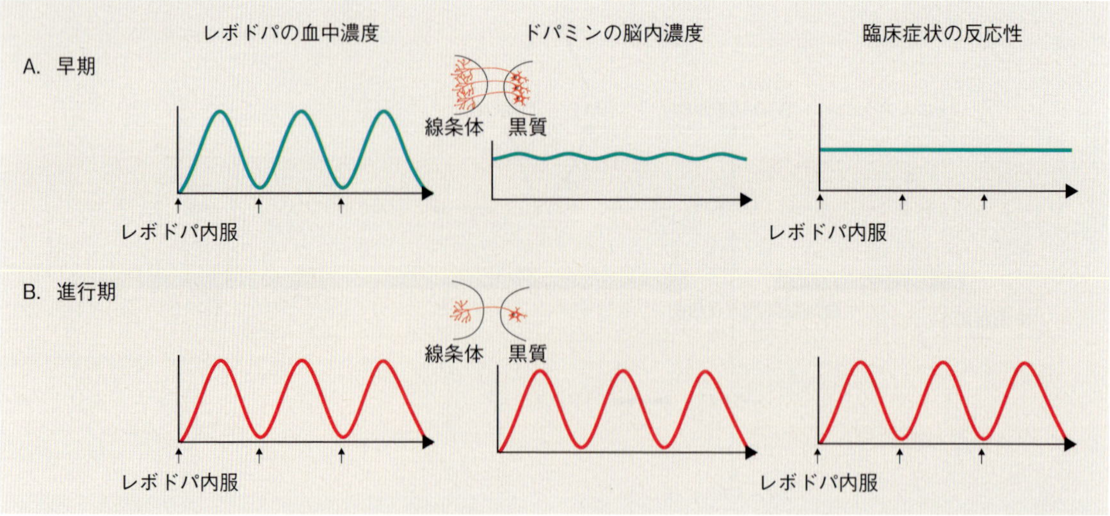

ドパミン神経細胞が残存している早期では，細胞内貯蔵による“緩衝作用”があり，血中濃度の変動が脳内濃度に直接反映されない．しかし，残存神経細胞の減少した進行期ではこの“緩衝作用”がなくなり脳内濃度も反映しやすくなるといわれている．

（Poewe W, et al. *Clin Interv Aging* 2010[8] より）

Disease Rating Scale)，[^{123}I]β-CIT SPECTなどで評価し，効果と安全性を検討している．結果，wash out期間を過ぎた後にレボドパ・DCI 600 mg投与群ではプラセボ群よりも運動症状の改善が得られたことが示された．しかし，[^{123}I]β-CIT SPECTでは大量投与群で[^{123}I]β-CITのドパミン受容体への結合が低下しており，臨床症状との乖離が認められた．しかし，非PD患者が長期間レボドパ製剤を内服しても神経脱落を起こしていないことが病理的に確認された報告もある[4]．このように，通常用量のレボドパ製剤投与が神経毒性を呈することに関しては証明されていない．むしろ臨床的にはレボドパを投与することで症状の進行は抑制できる可能性がある．レボドパ製剤の開始を躊躇する患者のみならず医療者がいるが，レボドパは臨床症状の進行をむしろ抑制する可能性があることを頭に入れておくべきである（**2**）．

レボドパ製剤と運動合併症

効果的かつ比較的安全に使用できるレボドパ製剤であるが，一方で長期内服による運動合併症として“レボドパ誘発性ジスキネジア（levodopa induced dyskinesia：LID）”や“ウェアリング・オフ（wearing-off）”がある（**2**）．PD治療において，レボドパ製剤と同じく一翼を担っているドパミン受容体刺激薬（アゴニスト）と比較してレボドパ製剤での運動合併症の発症率が多いことが知られている．この理由として生理的にはドパミン放出は持続性放出と相動性放出があるが，レボドパ製剤は線条体へのパルス状の刺激が線条体–淡蒼球–視床–皮質の運動ループの神経可塑性変化を起こす，と説明されている[5]．つまり，レボドパの血中半減期は36〜96分と短いことにより，ドパミン神経での相動性放出を起こすことによる．これらの解決策として，持続的にドパミン受容体を刺激することをコンセプトとした持続的ドパミン刺激（continuous dopamine stimulation：CDS）の実現が試みられてきた．

Key words

持続性放出と相動性放出

生理的なドパミン神経細胞には持続性発火（tonic firing）と相動性発火（phasic firing）の2つのドパミン放出パターンがあることが，動物モデルの研究からわかっている．

Column

レボドパ製剤の効きが悪いと感じたら

レボドパは十二指腸・上部小腸から吸収され，腸管壁にある大型中性アミノ酸トランスポーター（large neutral amino acid transporter：LNAA）により血管内に入るが，血液内に入ったレボドパは血液脳関門を通過する際にもトランスポーターを介する．レボドパは芳香族アミノ酸である．一方で，食事の中に含まれている蛋白質が分解されアミノ酸になると，この2つのトランスポーターにおいてレボドパと競合することにより吸収効率が落ちてしまう．また小腸まで到達する前に胃にはドパ脱炭酸酵素が豊富に存在しているため，胃に長時間停滞していると末梢で分解してしまう（3 [8]）．もし患者のレボドパ製剤の効果が乏しいと感じたら，①PD以外の疾患の可能性，②抗ドパミン作用をもつ薬の内服の有無，③薬理的作用機序によるもの（十分量であるか，胃内pHは高くないか，胃内容排出時間の遅延はないか，食べ物中のアミノ酸との競合をしていないか）を見直す必要がある．効果がみられないno-on現象や内服してからの効きが遅いdelayed on現象を認めたときは，吸収効率を上げるためにレボドパ製剤の食前投与，錠剤をつぶす，また胃のpHが高いと溶解しにくくなるのでレモン水に溶かして服用する，などが必要になる．また上部消化管運動促進薬であるドンペリドン（ナウゼリン®）やモサプリド（ガスモチン®）の併用も推奨される．またヘリコバクター・ピロリ菌感染症や小腸での異常細菌増殖が症状変動を起こしやすいことが報告されている[9,10]．

Key words

delayed on 現象

レボドパの消化管での吸収不良あるいは吸収遅延により，内服してから症状が改善するまでの時間が延長する現象．

3 レボドパ内服において，乗り越えなくてはいけない6つの問題

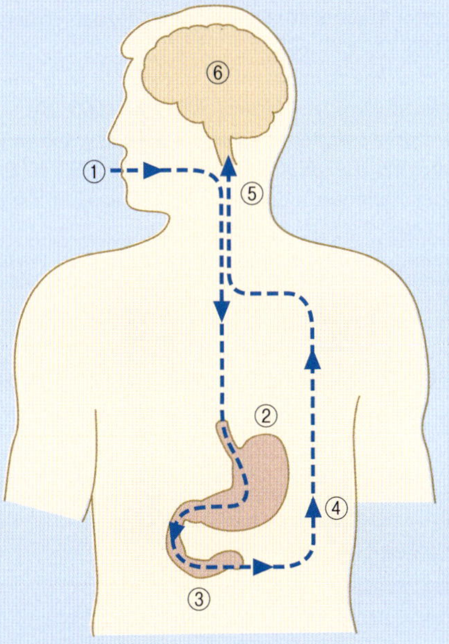

①内服薬の経口摂取：進行期での嚥下障害
②胃内通過：胃排泄時間延長によるレボドパの分解
③小腸壁からの吸収：大型中性アミノ酸トランスポーター（LNAA）における食事中のアミノ酸との競合
④末梢組織での分解：レボドパの末梢でのDDCやCOMTによる分解
⑤血液脳関門の通過：LNAA通過の際に食事中のアミノ酸との競合
⑥線条体での変換：レボドパからドパミンへの変換効率

略語は1を参照.

（Poewe W, et al. *Clin Interv Aging* 2010[8] より）

レボドパ・カルビドパ配合注腸剤（デュオドーパ®）

CDSを実現するためにはドパミン血中濃度の変動を少なくするように，安定した薬の供給（continuous drug delivery：CDD）が必要であるが，レボドパの経口投与ではCDDの実現が困難である．そのため投与経路の方法が検討されてきた．たとえば経静脈的投与は良好な結果が得られているが，煩雑であり実用化は難しい．そこで経腸的投与が試みられ，良好な結果が確認されている[6]．ゲル状にしたレボドパ・カルビドパ配合注腸剤（デュオドーパ®）をポンプにより胃瘻を通して投与する方法が，2004年にスウェーデンで承認されヨーロッパでまず広がり，2015年にはアメリカで承認を得ている．いくつかの臨床データが発表されており，多くは少数のオープンラベル試験であるものの，進行期の症例でも安全性と有効性が報告されている．フランスにおける91例（平均年齢72.7歳，平均罹患期間17年）の大規模な進行期の患者を対象にした検討では，73％の66例が長期間継続投与しており90％以上が日常生活レベルや症状の改善を認めている．しかしながら18％は継続不能となっている[7]．この中には事前の経鼻チューブ投与で非反応性も含まれており，適応例の事前判断が大切になってくると思われる．日本人23例も含んだアジア国際共同第III相臨床試験の30例では進行期でのオフ時間の短縮を認めている[11]．本邦でも2016年7月に承認が得られ，今後は進行期治療における新たな選択肢となる．

（森　聡生，波田野琢，服部信孝）

文献

1) Peaston MJ, Bianchine JR. Metabolic studies and clinical observations during L-dopa treatment of Parkinson's disease. *Br Med J* 1970；1：400-403.
2) Nutt JG, Fellman JH. Pharmacokinetics of levodopa. *Clin Neuropharmacol* 1984；7：35-49.
3) Fahn S, et al. Levodopa and the progression of Parkinson's disease. *N Engl J Med* 2004；351：2498-2508.
4) Rajput AH, et al. Normal substantia nigra patients treated with levodopa：Clinical, therapeutic and pathological observations. *Parkinsonism Relat Disord* 2015；21：1232-1237.
5) Olanow CW, et al. Continuous dopamine-receptor treatment of Parkinson's disease：Scientific rationale and clinical implications. *Lancet Neurol* 2006；5：677-687.
6) Stocchi F, et al. Intermittent vs continuous levodopa administration in patients with advanced Parkinson disease：A clinical and pharmacokinetic study. *Arch Neurol* 2005；62：905-910.
7) Devos D；French DUODOPA Study Group. Patient profile, indications, efficacy and safety of duodenal levodopa infusion in advanced Parkinson's disease. *Mov Disord* 2009；24：993-1000.
8) Poewe W, et al. Levodopa in the treatment of Parkinson's disease：An old drug still going strong. *Clin Interv Aging* 2010；5：229-238.
9) Lee WY, et al. Helicobacter pylori infection and motor fluctuations in patients with Parkinson's disease. *Mov Disord* 2008；23：1696-1700.
10) Fasano A, et al. The role of small intestinal bacterial overgrowth in Parkinson's disease. *Mov Disord* 2013；28：1241-1249.
11) Murata M, et al. Efficacy and safety of levodopa-carbidopa intestinal gel from a study in Japanese, Taiwanese, and Korean advanced Parkinson's disease patients. *npj Parkinson's Disease* 2016；2：16020.

参考 web サイト

- デュオドーパ® 情報（医療関係者向け）アッヴィ合同会社
https://abbvie-channel.com/contents/pages/duodopa.aspx

I. 神経疾患の治療法

薬物療法

神経伝達物質補充療法

認知症などを中心に

対象とする主な神経疾患　アルツハイマー型認知症，レビー小体型認知症，行動異常型前頭側頭型認知症

シリーズ関連書籍　認知症

Point

- 神経伝達物質にはアセチルコリン，ドパミン，セロトニン，ノルアドレナリン，グルタミン酸などさまざまな物質があり，それぞれの神経系がネットワークを形成し，欠乏あるいは過剰によりさまざまな症状を呈する．
- アルツハイマー型認知症ではアセチルコリン作動性神経系やグルタミン酸作動性神経系の異常が報告されており，アセチルコリンエステラーゼ阻害薬やNMDA受容体拮抗薬により症状の改善が期待されている．また，近年ではノルアドレナリンの関与も指摘されている．
- レビー小体型認知症ではドパミン作動性神経系の異常とともに，アセチルコリン作動性神経系の異常が報告されており，ドパミン補充とともにコリンエステラーゼ阻害薬の有効性が報告されている．
- 前頭側頭型認知症ではアセチルコリン作動性神経系は比較的保持されており，セロトニン作動性神経系やドパミン作動性神経系に異常が認められることが報告されている．

認知症の原因として多くを占める神経変性疾患では，異常蛋白質が蓄積し，ネットワーク障害や神経変性が認められた後，さまざまな症状が出現する．この神経ネットワークの伝達調節を行う物質が神経伝達物質であり，アセチルコリン，グルタミン酸，ノルアドレナリン，セロトニン，ドパミンなどさまざまな物質があることが知られている．現在使用されている認知症に対する薬剤はこうした神経伝達物質をターゲットとしたものであるが，対象とする症状と神経伝達物質が1対1対応をとるわけではなく，1つの神経伝達物質が多種の生体機能を担っており，投薬により対象とした神経伝達物質が関連するすべての症状を修飾することになる．現状では神経伝達物質が担っている特定の機能に対して選択的に薬剤を作用させることは困難であり，薬剤使用により思わぬ副作用が生じる可能性がある．

本稿では認知症を来す神経変性疾患としてアルツハイマー型認知症（dementia of Alzheimer type：DAT），レビー小体型認知症（dementia with Lewy body：DLB），行動異常型前頭側頭型認知症（behavioral variant frontotemporal dementia：bvFTD）において認められる神経伝達物質の異常とともに各疾患に対する治療方法や注意点について概説する[1]．

アルツハイマー型認知症（DAT）に対する薬物治療

DAT概論

典型的には側脳室下角海馬周辺の神経細胞脱落に伴って生じる近時記憶障害を中核症状とするが，失語症状や視空間認知障害・視覚構成障害などの記憶以外の認知機能障害，さらには遂行機能障害や行動障害にて発症する例も存在する．

病理組織学的にはアミロイドβ（Aβ）から成る老人斑，リン酸化タウから成る神経原線維変化といった2つの構造物を特徴とし，これらの病理組織学的変化を反映するものとして脳脊髄液中のAβ42やタウ蛋白，アミロイドなどさまざまなバイオマーカーが開発され，臨床的にも背景となる病理を推測することが可能になりつつある．さらに，脳萎縮を反映するものとして構造的MRI，シナプス・神経機能不全を

Column

早期治療介入を目指して

臨床的にDATと診断された患者のうち，2～3割程度の人がアミロイドPET陰性であったという報告がある一方で，認知機能に異常の認められない高齢者においてもアミロイドPETが陽性になった人の報告もある．さらに病理学的にアルツハイマー病変が高度であったとしても認知機能が正常であった例も報告されている．アミロイドワクチン治療の経験から，神経変性疾患に対して効率的に治療を行うためには神経変性が進行し症状が明らかになる以前に治療介入することが重要であると考えられており，早期治療介入を目指してpre-clinical AD，MCI due to AD，さらにはsubjective cognitive decline（あるいはsubjective cognitive impairment）などさまざまな概念が生まれているが，どの段階で，どのような人を治療対象とするのか，さらなる検討が必要である．

反映するものとしてFDG-PETやSPECT，機能的MRIがあり，定量的な病期判断の一助となっている．

治療の基本はコリンエステラーゼ阻害薬やNMDA（*N*-methyl-D-aspartate）受容体拮抗薬であるが，将来的にアミロイドやタウを対象とした治療薬の開発が期待されている[2)]．

アセチルコリン，グルタミン酸，ノルアドレナリンとDATに対する薬物治療

DATではその症状発現にアセチルコリン作動性神経系やグルタミン酸作動性神経系の関与が知られている．

■アセチルコリンとの関連

アセチルコリンは脳外から供給されるコリンと脳で産生されるacetyl-CoAからコリンアセチルトランスフェラーゼにより触媒され合成される．脳内におけるコリン作動性神経系は前脳基底部に起始し，新皮質，辺縁皮質，扁桃体・嗅球，視床網様核に投射する系，上行性網様賦活系の一部である脳幹から視床へ投射する系，線条体内の局所介在ニューロンがあげられる．アセチルコリン作動性神経にはニコチン性受容体とムスカリン性受容体の2つの受容体があるが，特にニコチン性受容体と学習や記憶を含む認知機能が深く関係していることが報告されている[3)]．正常老化の過程では前脳基底部のコリン作動性ニューロンの細胞体の数は維持されるものの，コリン作動性機能が徐々に低下する．この加齢性変化はニコチン性受容体機能活性低下に起因すると考えられており，ニコチン性受容体を介した神経成長因子分泌反応の低下は加齢に伴うシナプス可塑性の低下の原因となる可能性が指摘されている．DATでは大脳皮質におけるコリンアセチルトランスフェラーゼ活性の低下や大脳皮質，海馬，嗅脳，マイネルト基底核におけるニコチン性受容体の著しい減少が報告されており，こうした背景からコリンエステラーゼによるアセチルコリンの不活性化を阻害することでシナプス間隙のアセチルコリンを増加させ，アセチルコリン作動性神経系を賦活化させる薬剤，コリンエステラーゼ阻害薬が開発された．現在3種類のコリンエステラーゼ阻害薬が上市されている．

ドネペジル（アリセプト®など）は血中半減期が90時間と長いことから1日1回の投与にて継続が可能であり，服薬管理における介護者の負担は比較的少ない．剤形も通常の錠剤に加えて，口腔内崩壊錠，細粒，内服ゼリー，ドライシロップを有し，病状に合わせた選択が可能である．3種類のコリンエステラーゼ阻害薬内では唯一，高度DATに対する適応をもっている．認知機能以外への効果としては抑うつ・アパシー（apathy；無感情）・不安への効果が報告されている[4,5)]．

ガランタミン（レミニール®など）はアセチルコリンエステラーゼ阻害作用に加えて，アセチルコリンとは異なる部位に結合し，アセチルコリンが受容体に結合した際の働きを増強させるアロステリック活性化リガンド作用という特徴がある．この作用により受容体感受性が亢進するとともに，アセチルコリンだけでなく，ノルアドレナリン，セロトニン，グルタミン酸，ガンマアミノ酪酸などの神経伝達物質の放出も促進する．認知機能改善以外の効果としては不安，脱抑制，異常行動，興奮/攻撃性に対する

有効性が示されている．投与回数は1日2回となっており，他剤と比較して内服管理がやや煩雑である[4,5]．

リバスチグミン（イクセロン®，リバスタッチ®）はアセチルコリンエステラーゼ阻害作用に加えて，ブチリルコリンエステラーゼ阻害作用をもつという特徴がある．アセチルコリンエステラーゼが神経細胞に発現しているのに対してブチリルコリンエステラーゼは神経細胞だけではなく，グリア細胞や血管内皮細胞にも発現している．DATの進行とともに神経細胞が脱落し，グリアの増生が認められると，相対的にブチリルコリンエステラーゼの割合が増加するため，この変化はリバスチグミンに有利に働く可能性がある．また，経皮吸収型製剤であることも他剤にはない特徴である．認知機能改善以外の効果としてはアパシー，不安，脱抑制，食欲低下，夜間異常行動に改善傾向がみられることが報告されている[4,5]．

ドネペジル，ガランタミン，リバスチグミン3剤の使い分けとしては，症状が軽微な段階では投与法，用法，BPSD（behavioral and psychological symptoms of dementia：認知症の行動・心理症状）に対する効果を考慮してコリンエステラーゼ阻害薬のいずれか1剤を選択するが，効果がないか不十分や減弱，あるいは副作用で継続できなくなった場合には他のコリンエステラーゼ阻害薬への変更やNMDA受容体拮抗薬の追加を考慮する．

主な副作用としては失神や循環器系の障害（徐脈やQT延長など），下痢や嘔気・嘔吐などの消化器系の有害事象が認められる．消化器症状は投与開始時，増量時に出現しやすく，高用量ほど発現割合が高いため注意が必要である．リバスチグミンパッチは経皮吸収型製剤のため血中濃度が安定しやすく，経口投与製剤と比較して消化器症状の出現頻度は低いが，貼付部位に生じる発赤やかゆみなどの皮膚反応が問題になることがある[6]．

軽度認知障害（mild cognitive impairment：MCI）は年齢・教育歴に比して認知機能障害が認められる一方，日常生活動作（activities of daily living：ADL）は概して正常であり，認知症とはいえない状態である．背景病理としてDATの存在が疑われた場合，“MCI due to AD（アルツハイマー病が認知症を呈する前段階）”と診断されるが[7]，MCI due to ADはこの段階ですでに十分なアミロイドやタウの沈着があることが報告されており，MCI due to ADに対するコリンエステラーゼ阻害薬投与により認知機能が改善したという報告はある[8]．ただし，コリン作動性神経が多く認められる前脳基底部の神経変性やコリン作動性神経伝達の機能喪失は，MCIの段階ですでに障害が認められるという報告とともに，MCIの段階ではコリン作動性機能はむしろ代償性に亢進しているとする報告があり，MCIにおけるコリン作動性神経の機能障害に関しては一定した結論が得られていない．またMCIからDATへのコンバート（移行）予防効果も限定的である[9]．

■グルタミン酸との関連

グルタミン酸は中枢神経における主要な興奮性神経伝達物質であり，その受容体であるNMDA受容体は学習や記憶形成の神経学的基盤である長期増強（long term potentiation：LTP）に重要な役割を果たしている．シナプス間隙におけるグルタミン酸が持続的に増加すると，NMDA受容体が過剰に活性化し，カルシウムイオン（Ca^{2+}）が細胞質内に流入する．その結果シナプス後膜の電位変化が増大し，LTP形成に必要な細胞膜電位の一過性増大が形成しにくくなり，記憶や学習機能が障害されると考えられている．またCa^{2+}の神経細胞内への持続的な流入は神経細胞傷害へ繋がる．機能的および器質的障害を防ぐためNMDA受容体の過剰な活性化を阻害することが必要であるが，NMDA受容体は学習や記憶に重要なLTPの形成に関わっているため，NMDA受容体を完全に阻害することは正常な記憶や学習機能も障害してしまう可能性がある．

メマンチン（メマリー®）はグルタミン酸NMDA受容体の拮抗薬であるが，NMDA受容体の結合部位への親和性が弱いため，生理的な神経伝達時には受容体から解離し，過剰なグルタミン酸が存在する病態時のみNMDA受容体に対する拮抗薬として作用する[10]．さらにDATの病因の一つと考えられているAβはNMDA受容体を介したグルタミン酸神経細胞毒性を増強することが報告されており，メマンチンはこのAβによるシナプス毒性に対しても抑制的に作用することが示唆されている．メマンチンはアセチルコリンエステラーゼ阻害薬とは薬理作用が異なり，さらにコリン作動性神経に対しても保護的に作用する可能性が報告されており，併用により認知機能が改善することが報告されている[11]．認知機能以外への効果としては興奮，攻撃性，易刺激性・不安定性，夜間の行動異常の抑制効果が知られている．主な副作用としてはめまいや傾眠が報告されている．

■ノルアドレナリンとの関連

認知機能に関してはノルアドレナリンの関与も指摘されている[12]．ノルアドレナリンは青斑核から上行性に前頭前野皮質，前脳基底部，線条体，腹側被蓋野，視床，視床下部，扁桃体，海馬などの多くの部位に投射し，下行性に脊髄や小脳に投射している．青斑核から前頭前皮質に至る経路はワーキングメモリーとの関係が指摘されており，DATにおけるノルアドレナリンレベルと認知機能の程度や進行が関連していることが報告されている．また，青斑核の障害はMCIの段階から生じることが報告され，ノルアドレナリンが免疫機構や脳由来神経栄養因子に影響を与えることで，DATにおける代償機転の一つとなる可能性が指摘されている．抑うつ状態に関してもノルアドレナリンの関与が指摘されており，意欲低下や活動性低下など精神運動制止症状が強いうつ状態に対してはSNRI（serotonin noradrenaline reuptake inhibitor：セロトニン・ノルアドレナリン再取り込み阻害薬）の効果が期待されている．

レビー小体型認知症（DLB）に対する薬物治療

DLB概論

DLBは変動する認知機能障害，パーキンソニズム，繰り返す具体的な幻視を中核的特徴とし，レム期睡眠行動異常症，顕著な抗精神病薬に対する感受性，SPECTあるいはPETイメージングによって示される大脳基底核におけるドパミントランスポーター取り込み低下を示唆的特徴とする疾患である．色彩を伴うありありとした幻視やそれに基づく妄想が起こりやすく，しかもそれらは認知機能障害が軽いうちに起こることがある．抗精神病薬の使用による薬剤過敏性についても留意が必要である．一方，多くのパーキンソン病（Parkinson disease：PD）症例で進行とともに認知機能障害が認められる．認知症の発症がパーキンソニズムの発症後の1年以内であった場合はDLBと，パーキンソニズムが1年以上認知症に先行した場合はパーキンソン病認知症（PD with dementia：PDD）と診断されるが，DLBとPDDに蓄積する蛋白質の間に違いはなく，レビー小体病という一つの疾患スペクトラムの中の表現型と考えられている[13]．

ドパミン，アセチルコリンとDLBに対する薬物治療

PDの運動症状の原因が黒質線条体系のドパミン作動性ニューロンの変性・脱落であることは広く知られているが，DLBの神経伝達物質の変化はドパミンに加え，アセチルコリンやセロトニン，ノルアドレナリンなど多くの神経伝達物質に異常が認められることが明らかになっており，認知機能障害やパーキンソニズムに加え，自律神経症状やBPSDなどさまざまな症状が認められる．

■ドパミンとの関連

ドパミン作動性ニューロンは黒質緻密部から端を発し運動機能の調節に関わる黒質線条体系のほかに，腹側被蓋野に端を発し側坐核や海馬などへ至る中脳辺縁系，同じく腹側被蓋野から前頭前野に達する中脳皮質系が存在する．中脳辺縁系は情動や記憶の調節に関わっており，報酬系とも呼ばれ，腹側線状体におけるドパミンの放出が報酬獲得に深く関わっている．ドパミン補充は被殻などの背側線条体の障害による運

動障害を改善する目的で施行されるが，反応性は認知症を伴わないPDよりも劣ることが多く，さらにこのとき投与されたドパミンが尾状核や腹側線条体では過量となる可能性が指摘されている[14]．学習に関してon時のPD患者ではoff時のPD患者に比べ学習初期段階での障害が認められることが報告されており[15]，これは学習に必要なエラーから正解へと繋がるフィードバック過程にはドパミンが適切なタイミングで刺激することが必要であるが，補充療法により慢性的な刺激となってしまうため，学習に必要十分な刺激が曖昧になってしまうためと考えられている．ドパミン投与はBPSDの悪化にも注意する必要があり，DLBに特徴的な幻視はドパミン系の機能異常が関与することが指摘されている（ただし，幻視の発症機序については視覚認知経路の機能障害やセロトニン–アセチルコリンの不均衡，脳幹–視床投射を介する覚醒・睡眠調節機能などの関与も想定されている）．

■アセチルコリンとの関連

アセチルコリン作動性神経系は注意や記憶，感情に関与し，DATにて特徴的に障害されることが報告されているが，アセチルコリン起始核であるマイネルト基底核や中隔核の神経細胞の変性・脱落はDATよりもDLBにおいて顕著である．また，脳幹脚橋被蓋核のコリン作動性神経系はDATではあまり影響を受けないが，PDでは減少しており，これがレム期睡眠行動異常症や歩行，姿勢の異常に関与すると考えられている．コリンエステラーゼ阻害薬は認知機能障害のみならず，幻覚や妄想などのBPSD，さらにADLの改善に関しても効果があり，本邦ではドネペジル（アリセプト®）が保険適用となっている．

行動異常型前頭側頭型認知症（bvFTD）に対する薬物治療

bvFTD概論

bvFTDは前頭側頭型認知症（FTD）に含まれる疾患であり，2011年にbvFTDの診断基準が改訂され，臨床的には脱抑制，アパシー／無感情，共感の欠如，常同症，口唇傾向／嗜好の変化，遂行機能障害の6項目のうち3項目を満たした症例がpossible bvFTDと診断される[16]．それぞれ特徴的な症状であるが，脱抑制に関してはアルツハイマー病などでみられる易怒性を脱抑制と混同しないよう注意が必要である．アパシー／無感情も他疾患にてよくみられる症状であるが，病初期には強迫性を伴う常同症と共存していることが特徴的である．神経心理学的検査では考え無精や立ち去り行動により検査結果が修飾されてしまう可能性にも留意する必要がある．背景病理としてTDP-43プロテイノパチー（TDP-43 proteinopathy）をもつ場合，運動神経疾患との連続性も指摘されている[17]．

セロトニンとbvFTDに対する薬物治療

bvFTDではセロトニン系およびドパミン系には異常が認められる一方，アセチルコリン系は比較的保たれていることが報告されており[18]，セロトニンをターゲットとした薬剤の有効性が報告されている[19]．

セロトニンは膜受容体を介して作用が発現する神経伝達物質であり，その受容体は中枢神経系のみならず，末梢神経系や非神経性組織（血小板，胃腸，心血管系など）にも存在している．セロトニンは必須アミノ酸であるトリプトファンから合成されるが，トリプトファンからはセロトニンを形成する経路とともにキヌレニンを形成する経路があり，この2つの経路のバランスがセロトニン量を規定している．セロトニン神経細胞や脳内セロトニン量の変動は高齢者における睡眠，認知活動，抑うつに関与することが示唆されている．

中枢神経におけるセロトニン系は中脳に散在する縫線核群を起始核とし，上行路と脊髄に投射する下行路に大別される．さらに上行路には，正中縫線核から腹側を上行し海馬や中隔野，扁桃体に投射する系と，背側縫線核から視床，前頭皮質，線条体に投射する2つの系が存在する．

神経機能としては性行動，情動，注意などの認知機能に重要な役割を果たしており，これら

Column

比較的若年齢で発症する前頭側頭型認知症（FTD）

比較的若年齢にて発症例の多い前頭側頭型認知症（FTD）は，好発年齢が働き盛りの世代であるため，他の認知症疾患と比較し，患者本人だけでなく家族の生活への影響が非常に大きい．さらに，いわゆる「物忘れ」が目立たない症例も多いことから，「認知症」と診断されるまでに時間がかかってしまい，社会的なサポートが遅れてしまう場合もある．他の神経変性疾患による認知症同様，前頭側頭型認知症も根本治療薬のない疾患であるが，前頭側頭型認知症のなかでも行動異常型前頭側頭型認知症（bvFTD）および意味性認知症（semantic dementia：SD）に関しては2015年に新たに特定疾患に組み入れられ，社会的サポートの充実が図られた．前頭葉障害が前景にたつアルツハイマー型認知症（DAT）やレビー小体型認知症（DLB）との鑑別が困難な場合も散見されるが，これらの前頭葉症状を呈する疾患と鑑別したうえで，FTDに対する適切なサポート体制の構築が望まれる．

の機能異常はbvFTDにおいてよく認められる症状である．bvFTDで認められる注意障害は前頭前野のトップダウン経路が担う注意の集中や分配性，制御の低下が特徴的である．この注意障害により生じる症状として非影響性の亢進があげられ，前方連合野が本来有している注意の制御障害により，後方連合野への抑制がはずれ，後方連合野が本来有している状況依存性が解放された結果，注意障害が生じると考えられている[20]．患者は外来からの刺激に過剰に反応するだけではなく，自らの欲求などの内的な刺激に対しても過剰に反応し，この場合，症状は脱抑制や衝動性といった形で表出される．bvFTDにおける注意はこのように外的・内的刺激により非常に容易に転導し，前部帯状回における注意の維持に障害があることが示唆されるが，一方で周徊など注意の転導が認められない症状も同時に存在しており，注意を向ける対象を選択する前頭前野のシステム異常が疑われている．

セロトニン系の異常は前述のように，注意の制御を介してbvFTDの衝動性や脱抑制にも影響を与えている可能性が示唆されており，実際に強迫性，焦燥，攻撃性，衝動性，食行動異常といったFTDに特徴的な症状がSSRI（selective serotonin reuptake inhibitor：選択的セロトニン再取り込み阻害薬）にて改善したことが報告されている[19]．

bvFTDではドパミン系に異常が認められるにもかかわらず，ドパミン系をブロックする抗精神病薬にて症状が改善することも報告されており，ドパミンD_2受容体遮断作用の強さや併存するセロトニン$5\text{-}HT_{2A}$受容体遮断作用に起因すると考えられている．ただし，認知症に罹患した高齢者に抗精神病薬を使用することは心血管イベントや転倒，感染症の増加に繋がるため注意して使用する必要がある．その他，ドパミン系に関与するものとして，モノアミン酸化酵素（MAO-B）阻害薬のセレギリン（エフピー®）や精神刺激薬のメチルフェニデート（リタリン®，コンサータ®）により行動変容を生じたケースも報告されている．

[^{11}C]MP4A PETを用いた検討ではFTDにおけるコリン作動性神経系の障害は認められていない．FTDではアセチルコリン系は比較的保たれていることを反映してか，FTDにおけるコリンエステラーゼ阻害薬の効果は一定しておらず，全般的な認知機能や重症疾患の改善には繋がらず，むしろ使用により脱抑制や強迫などの行動症状が増悪し，中止により改善したという報告もある[21]．

メマンチンに関しては，bvFTDにグルタミン酸が関与しているという報告があるが，FDG-PETを用いた検討によりメマンチンの投与により眼窩面や島回の代謝の亢進が認められているにもかかわらずBPSDの改善がみられなかったという報告がある一方，改善が認められたという報告もあり[22]，一定の結論は得られていない．

その他，自閉症スペクトラム症患者の非言語的コミュニケーションに対し有効性や成人健常者に対して社会認知機能が増強することが報告されているオキシトシンは，FTD患者のアパシーや共感の欠如に関して有効性が報告されており，長期的な予後に関する報告が待たれている[23]．

いずれの薬剤においてもFTDの臨床症状や背景病理の多様性，重症度を把握するための指標が乏しいこと，疾患頻度の少なさが薬剤の効果判定を困難にしており，本邦における自然歴の検討が必要である．

（桝田道人，勝野雅央，祖父江元）

文献

1) 日本神経学会（監修），「認知症疾患治療ガイドライン」作成合同委員会（編）．認知症疾患治療ガイドライン 2010．東京：医学書院；2010．
2) Scheltens P, et al. Alzheimer's disease. *Lancet* 2016；388（10043）：505-517.
3) Nees F. The nicotinic cholinergic system function in the human brain. *Neuropharmacology* 2015；96：289-301.
4) Tan CC, et al. Efficacy and safety of donepezil, galantamine, rivastigmine, and memantine for the treatment of Alzheimer's disease：A systematic review and meta-analysis. *J Alzheimers Dis* 2014；41：615-631.
5) Birks J. Cholinesterase inhibitors for Alzheimer's disease. *Cochrane Database Syst Rev* 2006 Jan 25；(1)：CD005593.
6) 下濱俊．高齢者の神経伝達機能を考慮したアセチルコリン系薬物による治療．老年精神医学雑誌 2012；23：952-958.
7) Albert MS, et al. The diagnosis of mild cognitive impairment due to Alzheimer's disease：Recommendations from the National Institute on Aging-Alzheimer's Association workgroups on diagnostic guidelines for Alzheimer's disease. *Alzheimer Dement* 2011：7；270-279.
8) Salloway S, et al. Efficacy of donepezil in mild cognitive impairment：A randomized placebo-controlled trial. *Neurology* 2004；63：651-657.
9) Langa KM, Levine DA. The diagnosis and management of mild cognitive impairment：A clinical review. *JAMA* 2014；312（23）：2551-2561.
10) Parsons CG, et al. Memantine：A NMDA receptor antagonist that improves memory by restoration of homeostasis in the glutamatergic system -- too little activation is bad, too much is even worse. *Neuropharmacology* 2007；53：699-723.
11) Matsunaga S, et al. Combination therapy with cholinesterase inhibitors and memantine for Alzheimer's disease：A systematic review and meta-analysis. *Int J Neuropsychopharmacol* 2014；18（5）. pii：pyu115. doi：10.1093/ijnp/pyu115.
12) Robertson IH. A noradrenergic theory of cognitive reserve：Implications for Alzheimer's disease. *Neurobiol Aging* 2013；34：298-308.
13) Walker Z, et al. Lewy body dementias. *Lancet* 2015；386：1683-1697.
14) Swainson R, et al. Probabilistic learning and reversal deficits in patients with Parkinson's disease or frontal or temporal lobe lesions：Possible adverse effects of dopaminergic medication. *Neuropsychologia* 2000；38：596-612.
15) Kwak Y, et al. Effect of dopaminergic medications on the time course of explicit motor sequence learning in Parkinson's disease. *J Neurophysiol* 2010；103：942-949.
16) Rascovsky K, et al. Sensitivity of revised diagnostic criteria for the behavioural variant of frontotemporal dementia. *Brain* 2011；134：2456-2477.
17) Bang J, et al. Frontotemporal dementia. *Lancet* 2015；386：1672-1682.
18) Huey ED, et al. A systematic review of neurotransmitter deficits and treatments in frontotemporal dementia. *Neurology* 2006；66：17-22.
19) Hughes LE, et al. Improving response inhibition systems in frontotemporal dementia with citalopram. *Brain* 2015；138（Pt 7）：1961-1975.
20) 池田学（編）．日常診療に必要な認知症症候学．東京：新興医学出版社；2014.
21) Mendez MF, et al. Preliminary findings：Behavioral worsening on donepezil in patients with frontotemporal dementia. *Am J Geriatr Psychiatry* 2007；15（1）：84-87.
22) Boxer AL, et al. Memantine in patients with frontotemporal lobar degeneration：A multicentre, randomised, double-blind, placebo-controlled trial. *Lancet Neurol* 2013；12（2）：149-156.
23) Finger EC, et al. Oxytocin for frontotemporal dementia：A randomized dose-finding study of safety and tolerability. *Neurology* 2015；84：174-181.

I. 神経疾患の治療法

薬物療法

免疫修飾治療

対象とする主な神経疾患 多発性硬化症，視神経脊髄炎，重症筋無力症，ギラン・バレー症候群，慢性炎症性脱髄性多発根ニューロパチー，多発筋炎・皮膚筋炎，HTLV-I関連脊髄症

シリーズ関連書籍 多発性硬化症 神経免疫

Point

- 免疫修飾治療は，免疫性神経疾患の病態を修正・修飾する作用を有し，予後改善に寄与する．
- 副腎皮質ステロイド薬，免疫グロブリン大量静注療法，血液浄化療法が三本柱であるが，難治例に対する免疫抑制薬の役割は消えていない．
- 多発性硬化症の免疫修飾薬には，さらに，インターフェロン(IFN)β，グラチラマー酢酸塩，フィンゴリモド，モノクローナル抗体製剤ナタリズマブなどが加わる．
- モノクローナル抗体製剤のような分子標的薬は，各薬剤の免疫システムに対する作用点と副作用に熟知して使用する必要がある．
- 免疫性神経疾患の免疫病態は同一疾患でも個人差があり，また病期により異なることに留意し，十分なインフォームドコンセントを得て最適治療手段を選択する．

免疫修飾治療

免疫修飾薬という用語は新しい概念に基づくものであり，欧米の成書では immunomodulatory drug と記載されている．免疫修飾薬に属する薬剤として，従来使用されている副腎皮質ステロイド薬（以下，ステロイド薬）をはじめとし，アザチオプリン，シクロホスファミドなどのいわゆる免疫抑制薬や，複合的な作用機序を介して免疫システムの修飾という形で効果を発現するインターフェロン（interferon：IFN）製剤やフィンゴリモド，さらに分子標的薬として開発が進むモノクローナル抗体製剤などがあげられる．これらの薬剤を用いた治療が免疫修飾治療である．免疫グロブリン製剤による免疫グロブリン大量静注療法（intravenous immunoglobulin：IVIg）もこの範疇に入る．

免疫修飾治療は，発症機序に免疫異常が関与していると考えられる神経疾患（以下，免疫性神経疾患）の治療に用いられるが（**1**），病態の相違に応じて使用すべき薬剤が異なるという特徴がある．たとえば，主として Th1（helper T cell type 1）や Th17 細胞により引き起こされる多発性硬化症（multiple sclerosis：MS）の再発予防には，免疫応答を Th1 優位の状態から Th2 優位の状態に変化させる（「Th2 シフト」と称される），IFNβやグラチラマー酢酸塩などが用いられる．一方，抗アクアポリン 4 抗体の存在が病態形成の主役である視神経脊髄炎スペクトラム（neuromyelitis optica spectrum disorder：NMOSD）に IFNβを使用すると重篤な再発が起こる場合がある．これは，Th2 シフトによりインターロイキン（interleukin：IL）-4 や IL-5 の産生が刺激され，B 細胞の分化・増殖促進によって自己抗体（抗アクアポリン 4 抗体）が産生された結果であると推定される．したがって，医師は，**2**のような現代免疫学の基礎知識をもったうえで免疫修飾治療を行うことが必要である[1]．

免疫修飾治療に使用される薬剤

副腎皮質ステロイド薬

ステロイドは視床下部－下垂体－副腎系による制御を受けており，各臓器の機能とその相互作用を統制し，生命の恒常性や機能保持に寄与

1 免疫修飾治療の適応となる免疫性神経疾患

疾患名	使用される免疫修飾薬
1. 多発性硬化症	IFNβ，グラチラマー酢酸塩，フィンゴリモド，ナタリズマブ，免疫抑制薬
2. 視神経脊髄炎	ステロイド薬，免疫抑制薬
3. ギラン・バレー症候群	IVIg，血液浄化療法
4. フィッシャー症候群	IVIg*1
5. ビッカースタッフ脳幹脳炎	IVIg，血液浄化療法，ステロイド薬
6. 慢性炎症性脱髄性多発根ニューロパチー	ステロイド薬，IVIg，血液浄化療法，免疫抑制薬
7. 多巣性運動ニューロパチー	IVIg，免疫抑制薬
8. 重症筋無力症	ステロイド薬，免疫抑制薬，血液浄化療法
9. ランバート・イートン筋無力症候群	ステロイド薬，IVIg，血液浄化療法
10. クロウ・深瀬症候群	メルファラン，自己末梢血幹細胞移植，サリドマイド
11. 多発筋炎・皮膚筋炎	ステロイド薬，免疫抑制薬，IVIg
12. HTLV-I 関連脊髄症	ステロイド薬，IFNα
13. アトピー性脊髄炎	ステロイド薬，血液浄化療法，IVIg
14. スティッフパーソン症候群	IVIg，血液浄化療法，ステロイド薬，免疫抑制薬
15. アイザックス症候群	IVIg，血液浄化療法，ステロイド薬
16. 自己免疫性脳炎	ステロイド薬，IVIg，血液浄化療法
17. 肥厚性硬膜炎	ステロイド薬，免疫抑制薬
18. 傍腫瘍性神経症候群*2	IVIg，血液浄化療法，ステロイド薬

*1 通常は施行しないが重症の眼球運動障害に対して使用する場合がある．
*2 悪性腫瘍に対する治療を優先する．免疫修飾治療の効果は限定的である．
HTLV-I：ヒトTリンパ球向性ウイルス-I，IVIg：免疫グロブリン大量静注療法．

2 ヘルパーT細胞（Th）の分化

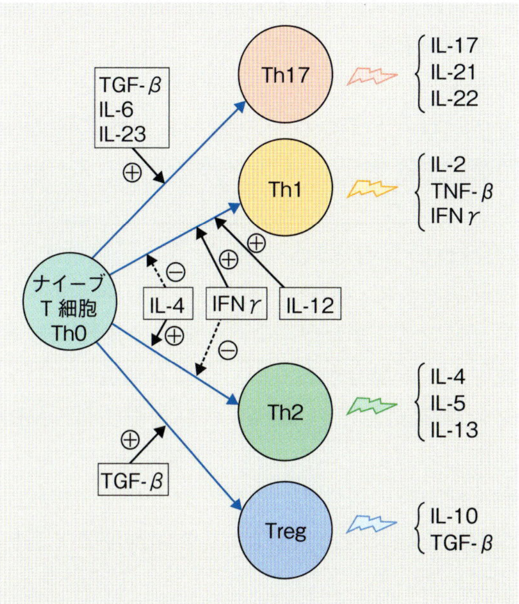

IFN：インターフェロン，IL：インターロイキン，TNF：腫瘍壊死因子，TGF：トランスフォーミング増殖因子，Treg：制御性T細胞．

（松井真．臨床神経学 2013[1] より）

している．ステロイド薬を治療に用いる場合，ステロイド受容体は全組織に存在するため，生命恒常性維持機能に影響を与える可能性を念頭において使用する必要がある．またステロイド受容体は遺伝子発現制御蛋白であることから，それぞれの臓器で特異的作用や副作用が生じる．免疫性神経疾患に対するステロイド薬の作用は，グルココルチコイド受容体を介した抗炎症作用に関連する遺伝子発現への影響によるもの（たとえば，NF-κB〈nuclear factor-κB〉との相互作用を介するCOX-2〈cyclooxygenase-2：2型シクロオキシゲナーゼ〉転写抑制機序）と，遺伝子発現を介さない用量依存性の機序が存在する[2]．後者では大量のステロイド薬を点滴静注する，いわゆるパルス療法を施行した際に得られる抗炎症作用に関与していると推定されている[3]．

ステロイドは，生体内にあるホルモンのうちステロイド核をもつものの総称であるが，有効性を増強し，副作用が減少するように化学構造を修飾した合成ステロイドが治療に用いられる．合成ステロイド製剤は4つのカテゴリーに分けることができ，目的に応じて選択される．

■合成ステロイド製剤の4つのカテゴリー

①ヒドロコルチゾン

副腎皮質から分泌される生体ホルモンであるコルチゾールと同義である．グルココルチコイド受容体，ミネラルコルチコイド受容体の両者に結合するため，抗炎症作用とともに，パルス療法を行うとミネラルコルチコイド作用を介してナトリウム貯留，カリウム排泄，高血圧などを生じる．合成ステロイド製剤の作用は，このヒドロコルチゾンの抗炎症作用およびナトリウム貯留作用を各々1として，力価が定められている[4]．

②プレドニゾンとプレドニゾロン

ヒドロコルチゾンの4倍のグルココルチコイド活性があり，生物学的半減期は18〜36時間と長いので，十分な抗炎症効果が期待できる．しかし，ミネラルコルチコイド作用はヒドロコルチゾンと同程度に残しており，パルス療法には適さない．

③メチルプレドニゾロン

ヒドロコルチゾンの5〜6倍の抗炎症作用を有し，ミネラルコルチコイド作用が少ないため，パルス療法に使用される．

④デキサメタゾン

抗炎症作用がヒドロコルチゾンの200倍強く，ミネラルコルチコイド作用は0である．全身組織への拡散能力に優れ，その速度も速いが，一方で生物学的半減期が36〜54時間と長く，副腎機能の抑制作用が強い欠点がある．

さまざまな免疫修飾薬が登場した現代においても，ステロイド薬は，免疫性神経疾患の急性期治療や慢性期の疾患活動性抑制目的で使用される．通常，1 mg/kg/日以上は大量投与，0.5〜1 mg/kg/日は中等量投与，7.5 mg/日以下は少量維持療法と称される．ステロイド薬の副作用発現は，用量と使用期間で規定されるため，ステロイド薬治療にあたっては，適切な量と期間を設定して有効性を最大限に引き出し，副作用を最小限に抑えることが重要である[5]．

プレドニゾロン換算で20 mg/日以上を継続内服すると感染症に対するリスクは倍化する．また，内因性コルチゾール分泌を抑制し，副腎機能を低下させるおそれがあることから，半年以上10 mgを超えるステロイド薬を内服していた場合は，慎重に減量する必要がある．骨粗鬆症予防のためには，アレンドロン酸ナトリウム水和物（フォサマック®，ボナロン®など）の併用を考慮する．さらに，長期間のステロイド薬投与下では異化亢進と同化抑制が起こり，筋萎縮を来す．特に大腿部では顕著な変化が認められ，脂肪組織への置換がMRI画像などで確認できるが，クレアチンキナーゼやアルドラーゼなどの筋逸脱酵素の上昇は伴わない．このような機序で生じるステロイドミオパチーに対しては有効な治療法がなく，ステロイド薬の減量が基本であるが，原疾患の病勢を考慮しつつ試みるべき対処法である．診断は尿中クレアチン排泄を確認するために，%クレアチン［尿中クレアチン/（尿中クレアチン＋尿中クレアチニン）］が10%を超えるかどうかで評価する．

■副腎皮質ステロイド薬治療が適応となる免疫性神経疾患

① MS

ステロイド薬のパルス療法は，MSの急性期治療の主軸である．パルス療法では，メチルプレドニゾロン（ソル・メドロール®）500〜1,000 mg/日の点滴静注を3〜5日間施行する．後療法として，経口でプレドニゾロン（プレドニゾロン®，プレドニン®）を中等量投与し漸減中止する場合があるが，その有効性のエビデンスは確立していない．パルス療法は，MRI画像上のガドリニウム造影増強効果の消失や，髄液細胞数・蛋白値の改善，および臨床症状の改善度を総合的に判断して，2回程度まで追加してもよい[6]．

一方，経口ステロイド薬を使用してもMSの再発を予防することはできず，この目的ではIFNβ（ベタフェロン®，アボネックス®）やグラチラマー酢酸塩（コパキソン®），フィンゴリモド（イムセラ®，ジレニア®）などが使用される．

② NMOSD

NMOSDは，抗アクアポリン4抗体による自己免疫病態に起因するが，急性期にはMSと同様にパルス療法を行う．症状が重篤な症例や最初のパルス療法への反応が不十分であった場合には，早急に血液浄化療法の導入を検討することが望ましい．液性免疫異常に基づく病態を考慮して，血漿交換療法が推奨されている．

一方，NMOSDの再発予防には経口ステロイド薬の維持療法が効果的である[7]．プレドニゾロン1 mg／kg／日で導入し，2～3か月ごとに徐々に漸減し，10 mg／日前後の少量内服を維持すると再発率が低く抑えられる．IFNβやフィンゴリモドを投与するとかえって重篤な再発を来す症例があるので，使用してはならない．

③重症筋無力症

重症筋無力症（myasthenia gravis：MG）は，抗アセチルコリン受容体抗体や抗筋特異的受容体型チロシンキナーゼ抗体の存在が病原性をもつ，臓器特異的自己免疫疾患である．このため，ステロイド薬は治療の中核をなす．経口ステロイド薬としてプレドニゾロン1 mg／kg／日が標準量とされるが，導入時には初期増悪が起きる可能性があり，漸増法がとられるのが一般的である．プレドニゾロンを5～10 mg／日より開始し，数日～1週間単位で症状を確認しながら5 mg／日ずつ漸増する．抗体価や症状の推移をみながら最高維持量を決定し，2～3か月継続した後に漸減する．

近年，ステロイド薬の副作用がQOL（quality of life：生活の質）を大きく損なうことが明らかにされ，可能な限り少量維持療法へ移行することが推奨されている[8]．難治性の眼筋型MGではパルス療法を行う場合がある．なお，胸腺摘除術はステロイド薬の維持量を減量する効果があることがランダム化比較試験で確認された．

④免疫性ニューロパチー

ギラン・バレー症候群（Guillain-Barré syndrome）の治療は，IVIgや血液浄化療法が主役であるが，重症例における補助的追加治療の一つとして，パルス療法の併用を考慮してもよい．一方，慢性炎症性脱髄性多発根ニューロパチーに対しては，経口ステロイド薬，IVIg，血液浄化療法が同等に有効である[9]．ステロイド薬は通常，プレドニゾロンで1 mg／kg／日から開始し，月から年単位でゆっくりと減量する方法がとられる．

⑤多発筋炎・皮膚筋炎

多発筋炎・皮膚筋炎は，ステロイド薬の内服が有効である．プレドニゾロン50～60 mg／日を1～2か月継続し，徒手筋力テストによる筋力測定やクレアチンキナーゼ値の改善などを指標にしながら，漸減調整を行う．ステロイド薬内服では十分な効果が得られない場合，パルス療法や免疫抑制薬，IVIgなどを追加する．また，ステロイド薬を10 mg／日程度まで漸減した時点で，20％の症例では筋炎の再燃を認めることがあり，注意を要する．

免疫抑制薬

ステロイド薬とともに長い使用の歴史をもつのが免疫抑制薬であり，その多くが細胞毒性をもつ．アザチオプリン（イムラン®，アザニン®），メトトレキサート（メソトレキセート®），シクロホスファミド（エンドキサン®）などがその代表であり，比較的新しい薬剤としては，カルシニューリン阻害薬であるタクロリムス（プログラフ®など）があげられる[10]．

各薬剤の導入にあたっては，将来悪性腫瘍が発生する可能性や，易感染性を含めた副作用のリスクについて，十分な説明を行わなければならない．また導入前には，感染症のスクリーニングが欠かせない．結核の有無を評価するために，問診，胸部X線検査，ツベルクリン反応やクオンティフェロン検査などを行い，既感染が確認されれば予防的抗結核薬の投与が望ましく，導入の3週間前にイソニアジド（イスコチン®など）300 mg／日の内服を開始する．B型肝炎ウイルス既感染者の場合には，ウイルスが再活性化して肝炎が劇症化する症例がまれにみられるため，導入前にはB型肝炎治療ガイドライン（第2.2版）に従って検査を進める．予防的に核酸アナログ製剤を投与する場合がある．以下，各薬剤について述べる．

■アザチオプリン

プリン拮抗薬であり，6-メルカプトプリンに変換された後に，アデノシン，グアニン合成を阻害し，DNA合成とプリン合成を抑制する．T細胞およびB細胞を抑制して，細胞性免疫と液性免疫の両者に効果を発揮する．免疫性神経疾患においては，治療抵抗性の血管炎（多発血管炎性肉芽腫症，顕微鏡的多発血管炎，結節性多発動脈炎，大動脈炎症候群）やNMOSD，多発筋炎・皮膚筋炎などでステロイド薬と併用する．他の免疫抑制薬と比較して忍容性がよく，導入しやすい．1〜2 mg/kgを連日内服する方法が推奨される．痛風治療薬のフェブキソスタット（フェブリク®）は併用禁忌であり，催奇形性の問題から，妊娠の可能性のある患者には投与を控える必要がある．

■メトトレキサート

葉酸拮抗薬であり，低用量で抗炎症・免疫抑制効果がもたらされる薬剤である．MSで小規模の治験が行われた事例以外には，免疫性神経疾患の治療に使用されることはまれである．関節リウマチにおいては重要な治療薬の一つであり，6 mg/週から開始し，2か月前後の治療効果をみて2〜4 mgずつ増量を行うが，妊娠中は投与禁忌である．口内炎や白血球減少などの副作用予防目的で，葉酸5 mg内服の併用を行う．

■シクロホスファミド

アルキル化薬で，肝臓において4-ヒドロキシシクロホスファミドに変換され，免疫抑制効果を示す．血管炎（多発血管炎性肉芽腫症，顕微鏡的多発血管炎，結節性多発動脈炎，大動脈炎症候群）や，治療抵抗性の慢性炎症性脱髄性多発根ニューロパチーおよび多発筋炎・皮膚筋炎などに使用される．経口でも経静脈的にも投与可能であるが，経口では1〜2 mg/kgを連日，点滴静注では500〜1,000 mg/m^{2}を4週ごとに投与する．出血性膀胱炎，骨髄抑制，感染症などの副作用があるが，膀胱癌などの発生リスクも念頭において使用する必要がある．副作用は間欠的静注療法のほうが少ない．

■タクロリムス

タクロリムスはカルシニューリン阻害薬で，T細胞に作用し，IL-2などのサイトカイン産生を抑制することで，T細胞が抗体介在性の免疫応答に関与することを阻害する機序が想定されている．MGでは，ステロイド薬治療に追加してその減量を促進する目的で使用されるほか，病初期から積極的に導入してステロイド薬の総投与量を低く抑える方法が提唱されている[8]．通常は3 mg/日を1日1回内服するが，血中濃度が5〜10 ng/mLの適正濃度に入るよう留意する．この目標値および有効性を維持するために4〜5 mg/日の投与を必要とする症例が存在するが，保険適用外の扱いとなる．ステロイド薬単独では再発予防が十分にできないNMOSD患者にも使用される場合がある．高血圧，腎機能障害，消化管障害，耐糖能障害などが副作用としてあげられる．

■シクロスポリン

シクロスポリン（ネオーラル®）もカルシニューリン阻害薬に分類される．2〜5 mg/kg/日を2回に分けて投与するが，副作用としての易感染性には十分注意する必要がある．MGにおいては，5 mg/kg/日を分2で経口投与し，3 mg/kg/日の維持量を目指す[8]．副作用としての腎機能障害に留意しながら，100〜200 ng/mLの血中濃度が維持できるようにモニタリングを行う．

インターフェロン（IFN）とグラチラマー酢酸塩

インターフェロンは病原体に対し誘導されるサイトカインであり，IFNα，βともにI型インターフェロンに属する．抗ウイルス作用のほかに免疫制御作用があり，後者はMSの再発予防に効果がある．また，軸索障害を反映する脳萎縮の進行軽減や認知機能障害の進行抑制にも効果がある[11]．IFNβ-1b（ベタフェロン®）は800万単位を隔日で皮下注射し，IFNβ-1a（アボネックス®）は30 μgを週1回筋肉注射する．注射に伴い発熱，頭痛，筋肉痛などのインフルエンザ様症状を認める場合があるが，24時間以内に消失することが多い．注射を継続するうちに次第に副作用の発現が緩和されるが，より安定した維持状態を得るために，少量から開始する工夫や，注射時に非ステロイド抗炎症薬の内服が行われる．どちらの製剤もTh2シフトによりTh1優位の脱髄に至る免疫応答を変化させてMSの再発に至る病態を抑制するが，逆に液性免疫の亢進を招いて，一部のMS患者や多くのNMOSD患者では，かえって再発の頻度や重症度を増悪させる．

グラチラマー酢酸塩は，ミエリン塩基性蛋白（myelin basic protein：MBP）に多く含有されるL-アラニン，L-グルタミン酸，L-リジン，L-チロシンを一定の比率が保たれるようにランダムに合成したもので，免疫学的にはMBPと類似の抗原性を備えている．インターフェロンとはまったく異なる合成物質であるが，Th2シフトによりMSの再発抑制効果を発揮する[12]．

IFNαはヒトTリンパ球向性ウイルス-I（human T-lymphotropic virus type I：HTLV-I）関連脊髄症患者において，症状の改善をもたらす．同薬は，HTLV-Iや感染細胞に対する増殖抑制効果，リンパ球増殖反応抑制等により効果をもたらすと推定されている．0.3 MIU連日投与を行う．

フィンゴリモド

フィンゴリモドは体内でスフィンゴシンキナーゼによってリン酸化され，作用を発揮する薬剤である．スフィンゴシン1-リン酸（sphingosine 1-phosphate）受容体サブタイプの$S1P_1$と結合し，細胞表面から同受容体を消失させることで，いったんリンパ節へホーミングしたセントラルメモリーT細胞やTh17細胞が再びリンパ節から移出することを抑制する．0.5 mg／日の内服で再発寛解型MS患者の再発率の減少と脳萎縮の進行抑制，身体障害度の進行抑制等が確認され，MS活動性抑制効果はIFNβより大きいと考えられているが，第二選択薬に位置づけられている[13]．

導入に際してはいくつかの重要な留意点が存在する．徐脈は初回内服に伴う副作用としてあげられる．リンパ球数は200／μL以下になる症例があり，2週間後の再検でも下回る場合は中止する必要がある．導入3か月前後で黄斑浮腫が出現する場合があり，眼科的検査が推奨されている．進行性多巣性白質脳症（progressive multifocal leukoencephalopathy：PML）発症例が報告されており，定期的な脳MRI検査が欠かせない．また，NMOSD患者では重篤な再発を招く可能性があり，投与前には抗アクアポリン4抗体が陰性であることを確認しなければならない．

モノクローナル抗体製剤

免疫性神経疾患で保険適用のあるモノクローナル抗体製剤は，MS再発予防薬としてのナタリズマブ（タイサブリ®）のみである．この薬剤はα4インテグリンに対するモノクローナル抗体を製剤化したもので，炎症惹起性のT細胞が，血管内皮上に発現した接着因子との相互作用を経て中枢神経組織内に侵入することを阻害する[14]．1回300 mgの点滴静注を4週に一度行うと，年間再発率を7割近く低下させ，身体障害度の進行も抑制する．現行のMS疾患修飾薬の中で最も強力な作用を有するが，JCウイルス既感染者が多い本邦では，PMLの発症リスクを考慮して，疾患活動性の高い患者に使用することが原則である．また，NMOSD患者では重篤な症状で再発する場合があり，使用しない．

リツキシマブ（リツキサン®）は，B細胞上に発現するCD20抗原に対するモノクローナル抗体製剤であるが，一度点滴静注すると数か月間末梢血からB細胞が駆逐される．自己抗体が関与する病態をもつ疾患には有効性を発揮する可能性があり，難治性のNMOSDや自己免疫性脳炎などで保険適用外ながら使用される症例が報告されている．

免疫グロブリン大量静注療法（IVIg）

免疫性神経疾患の治療に欠かせないIVIgは，免疫介在性ニューロパチーの治療に使用される

400 mg／kg／日の点滴静注5日間の施行がゴールドスタンダードである．しかし，MG，多発筋炎・皮膚筋炎，多発血管炎性肉芽腫症を除く他の疾患では保険適用外である点には注意を要する．その作用機序として，自己抗体やサイトカインの中和・機能抑制，活性化した補体成分の中和，白血球接着因子の結合阻害，樹状細胞の機能修飾などがあげられる[15]．

おわりに

免疫修飾治療は，MSに対する疾患修飾薬を別にすれば，もっぱらステロイド薬，IVIg，血液浄化療法の三者で行われているのが実情である．免疫抑制薬，特にアザチオプリン，シクロホスファミド，カルシニューリン阻害薬は，難治例の治療手段として欠かせない．今後，CD20（B細胞）やCD25（IL-2受容体α鎖），CD52（T細胞やB細胞）などの分子を標的としたモノクローナル抗体製剤が，免疫性神経疾患の治療薬として保険適用が認められる可能性があるが，予期せぬ副作用に早めに気づくためには，免疫学的な作用点に熟知して使用する必要がある．一方では，自己免疫性脳炎のように，自己抗体発見以前には有効な治療手段がないと考えられていた疾患が，免疫修飾治療により治癒する時代を迎えている．神経内科医は，treatable diseaseを見逃さず，しかも，最適の治療法を提供するという重責を担っている．

（松井　真，中西恵美）

文献

1）松井真．MSの病態理解に必要な免疫学．臨床神経学 2013；53：898-901.
2）Ren T, Cidlowski JA. Antiinflammatory action of glucocorticoids--New mechanisms for old drugs. *N Engl J Med* 2005；353：1711-1723.
3）Gold R, et al. Mechanism of action of glucocorticosteroid hormones：Possible implications for therapy of neuroimmunological disorders. *J Neuroimmunol* 2001；117：1-8.
4）柳瀬敏彦，名和田新．合成グルココルチコイド．日本臨牀 1994；52：578-582.
5）山本一彦（編）．改訂版ステロイドの選び方・使い方ハンドブック．東京：羊土社；2011.
6）Yamazaki R, et al. Efficacy of intravenous methylprednisolone pulse therapy in patients with multiple sclerosis and neuromyelitis optica. *Mult Scler* 2016；22：1337-1348.
7）Watanabe S, et al. Low dose corticosteroids reduce relapse in neuromyelitis optica. *Mult Scler* 2007；13：968-974.
8）日本神経学会（監修），「重症筋無力症診療ガイドライン」作成委員会（編）．重症筋無力症診療ガイドライン 2014．東京：南江堂；2014.
9）日本神経学会（監修），「慢性炎症性脱髄性多発根ニューロパチー，多巣性運動ニューロパチー診療ガイドライン」作成委員会（編）．慢性炎症性脱髄性多発根ニューロパチー，多巣性運動ニューロパチー診療ガイドライン 2013．東京：南江堂；2013.
10）三森経世（編）．免疫抑制薬の選び方と使い方．東京：南江堂；2000.
11）日本神経学会（監修），「多発性硬化症・視神経脊髄炎診療ガイドライン」作成委員会（編）．多発性硬化症・視神経脊髄炎診療ガイドライン 2017．東京：医学書院；2017.
12）Farina C, et al. Glatiramer acetate in multiple sclerosis：Update on potential mechanisms of action. *Lancet Neurol* 2005；4：567-575.
13）Matsui M, et al. Japanese guidelines for fingolimod in multiple sclerosis：Putting into practice. *Clin Exp Neuroimmunol* 2014；5：34-48.
14）Ransohoff RM. Natalizumab for multiple sclerosis. *N Engl J Med* 2007；356：2622-2629.
15）Gelfand EW. Intravenous immune globulin in autoimmune and inflammatory diseases. *N Engl J Med* 2012；367：2015-2025.

I. 神経疾患の治療法

薬物療法

酵素補充療法

対象とする主な神経疾患 ポンペ病，ファブリー病，ゴーシェ病，ムコ多糖症

シリーズ関連書籍 神経難病

Point
- ライソゾーム病は，先天的な酵素活性の低下・欠損により，さまざまな臨床症状を呈する．
- 酵素補充療法により臨床症状の改善や生命予後の延長の効果が示されている．
- 中枢神経系に対する治療効果，中和抗体の出現，オートファジーの病態関与が課題である．

概要

酵素補充療法（enzyme replacement therapy：ERT）とは先天的に活性が低下・欠損した酵素を，製剤として体外から補充することで，酵素活性を高め症状を改善する治療法である．最近，ライソゾーム病（lysosomal storage disease）に対する酵素補充療法が開発され，効果を上げている．ライソゾーム病は細胞内小器官であるライソゾーム酵素自体または活性化因子などの遺伝的欠損により，細胞内にさまざまな物質が蓄積し細胞傷害を引き起こす疾患群である．現在，ライソゾーム病は約50種類以上の疾患が知られており，その多くは中枢神経障害を呈する．1990年代に酵素補充療法が開始され，多くの臨床的効果を上げている．本邦では，ゴーシェ病（Gaucher disease）の酵素補充療法が最初に開始され，現在7疾患（ポンペ病〈Pompe disease〉，ファブリー病〈Fabry disease〉，ゴーシェ病，ムコ多糖症I・II・IV・VI型）にまで適応拡大されている．本稿ではポンペ病，ファブリー病，ゴーシェ病に対する酵素補充療法を取り上げる．

酵素補充療法はある一定の効果が認められている一方で，製剤の分子量が大きいため血液脳関門を通過できず，中枢神経系の症状改善効果は乏しい．また酵素に対する中和抗体，アレルギー症状の出現や，オートファジー異常による二次的な病態に関する問題点もある．

酵素補充療法のメカニズム

多くの内因性ライソゾーム酵素は，末端にマンノース6-リン酸と呼ばれる糖鎖構造をもつ．細胞表面には，この糖鎖と結合するマンノース6-リン酸受容体が存在し，結合した酵素は輸送小胞内に含まれて細胞内に取り込まれ，エンドサイトーシスの経路に沿って標的であるライソゾームまで運搬される．エンドソームにおいて酵素は切り離され受容体はリサイクルされる．酵素補充療法はこの輸送系を利用して，欠損している酵素を薬剤として体外から投与することにより，細胞内に欠損酵素を補充し，蓄積している物質の分解を促進する（ゴーシェ病ではマンノース受容体を介している）（**1**）．

ポンペ病

ポンペ病の概要

ポンペ病は，グリコーゲンを分解するライソゾーム酵素，酸性α-グルコシダーゼ（acid α-glucosidase：GAA）の欠損により発症する常染色体劣性遺伝疾患である[1]．

ポンペ病では，さまざまな組織のライソゾーム（lysosome）にグリコーゲンが蓄積し，肥大型心筋症や進行性ミオパチーなどを発症する．

ポンペ病の臨床像はスペクトラムを形成し，

1 酵素補充療法の作用機序

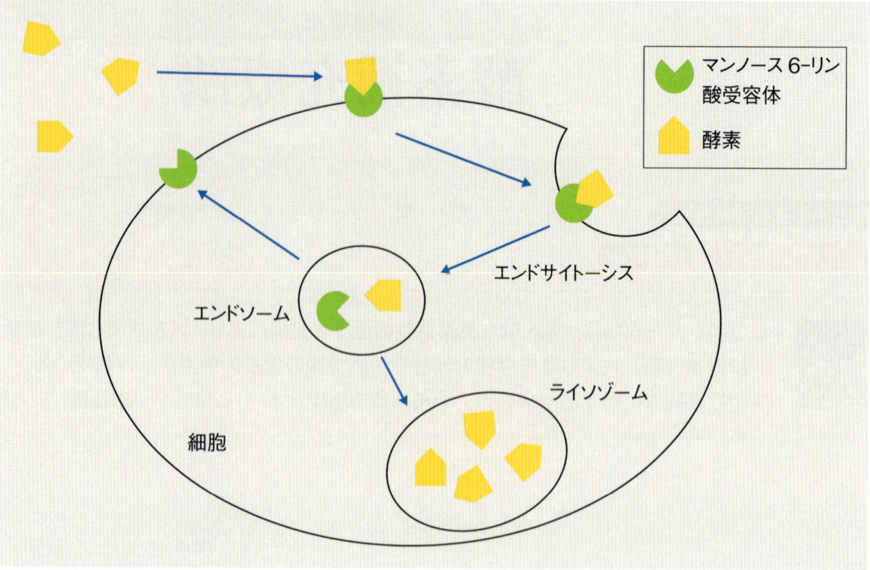

解説は本文参照.

乳児型と遅発型（小児・成人型）に大別される. GAA が完全またはほぼ完全（正常の 1％未満）に欠損する乳児型ポンペ病では，全身の筋力低下や筋緊張低下（フロッピー・インファント），心筋症が出現し，心不全や呼吸不全により多くは 1 歳未満に死亡する. また遅発型では，残存酵素活性を有し，発症年齢や症状の進行の程度がさまざまな緩徐進行性のミオパチーを主症状とする. 筋力低下，筋萎縮，歩行障害，呼吸障害が出現し，人工呼吸器を装着しなければならない状態に陥る. 従来は治療法がなく，対症療法に限られていたが，酵素補充療法が開発され，本邦では 2007 年に認可されて治療可能となった.

ポンペ病の診断

臨床症状や高クレアチンキナーゼ（CK）血症などからポンペ病が疑われた場合，スクリーニング検査として乾燥ろ紙血による GAA 活性検査を実施する. スクリーニング検査で GAA 活性低下が認められれば，続いてリンパ球または培養皮膚線維芽細胞による GAA 活性低下を確認する. また遺伝子検査，生検筋におけるグリコーゲンの蓄積により診断を確定する（2）[2].

ポンペ病に対する酵素補充療法

酵素補充療法の実際では，遺伝子組換え製剤であるアルグルコシダーゼ アルファ（マイオザイム®）を 1 回 20 mg/kg の換算で 2 週間に 1 回点滴静注をする.

■乳児型ポンペ病

生命予後，心筋肥大，運動機能の改善効果が報告されている. 生後 1.2〜6.1 か月に治療を開始した乳児型ポンペ病 18 症例を対象に，52 週間観察した無作為化オープン試験では，自然歴では 1％である生後 18 か月の生存率が治療群では 100％であった. 左室心筋重量の Z スコアは治療前値 7.1 から 52 週治療後では 3.3 へと低下し，心肥大が改善した. その他，治療群では 72％で運動機能の改善，39％で歩行獲得を認めた[3].

■遅発型ポンペ病

システマティックレビュー[4]で，酵素補充療法を受けた遅発型ポンペ病 122 例のうち，6 分間歩行距離が 77.9％の症例で改善，8.2％で安定，13.9％で悪化を認めた. 努力肺活量は治療後 51.6％の症例で改善，13.7％で安定，34.7％で悪化を認めた.

2 ポンペ病の診断チャート

乳児型主症状

筋緊張低下(フロッピー・インファント), 心肥大, 肥大型心筋症, 不整脈, 運動発達の遅れ, 哺乳障害, 発育不全, 肝腫大, 巨舌, 呼吸障害, 呼吸器感染, 顔面筋罹患

- 発症時期は生後 2 か月から数か月以内
- ほとんどが古典的ポンペ病だが, 心症状を伴わない非古典的ポンペ病も認められる(発症時期は 6 か月以降, 症状は古典的より軽症)

↓

スクリーニング検査および関連検査

1 次検査	乾燥ろ紙血による GAA 活性検査	全血を 1～2 mL 採血し乾燥ろ紙に数滴滴下して, 乾燥させ, 検査実施施設に郵送し判定
関連検査	心筋症の検査	胸部レントゲン(心肥大), 心エコー図(壁肥厚, EF 低下), 心電図(高い P 波, 短い PR 間隔, ORS 高電位差など), 血清 BNP 高値
	血液検査	血清 CK 高値(数百～500), 参考：AST, ALT 軽度上昇

↓

確定診断

リンパ球または培養皮膚線維芽細胞による GAA 酵素活性検査	GAA 酵素活性検査	筋生検	筋線維内の空胞(HE 染色) グリコーゲン蓄積(PAS 染色) 酸ホスファターゼ活性の上昇 生検筋の GAA 酵素活性低下
遺伝子検査	遺伝子変異の確定		

↓

ポンペ病

遅発型主症状

近位筋力低下, 高 CK 血症, 呼吸筋低下(早朝の頭痛), 運動発達の遅れ, 歩行障害, 易疲労性

- 小児型は初発時期は生後 6～12 か月以降, 成人型は成人期の幅広い年齢で発症

↓

スクリーニング検査および関連検査

1 次検査	乾燥ろ紙血による GAA 活性検査	全血を 1～2 mL 採血し乾燥ろ紙に数滴滴下して, 乾燥させ, 検査実施施設に郵送し判定
関連検査	筋検査	小児型では筋 CT 値上昇(大腿部筋の高吸収域が特徴的), 成人型では低吸収あるいは筋萎縮を示す. 筋電図(ミオトニー放電が認められる場合がある)
	呼吸機能検査	肺活量と努力肺活量(FVC)の低下(運動機能低下症状に比べ, スパイロメトリーで呼吸機能低下が目立つ, 座位より仰臥位測定値の低下)
	血液検査	血清 CK 高値(数百～5,000), 参考：AST, ALT 軽度上昇

↓

確定診断

リンパ球または培養皮膚線維芽細胞による GAA 酵素活性検査	GAA 酵素活性の低下	筋生検	筋線維内の空胞(HE 染色) グリコーゲン蓄積(PAS 染色) 酸ホスファターゼ活性の上昇 生検筋の GAA 酵素活性低下
遺伝子検査	遺伝子変異の確定		

↓

ポンペ病

GAA：酸性α-グルコシダーゼ, EF：駆出率, BNP：脳性ナトリウム利尿ポリペプチド.
(ポンペ病〈糖原病 II 型〉ガイドライン編集委員会〈編〉. ポンペ病〈糖原病 II 型〉診断･治療ガイドライン改訂版, 2013[2] より)

Column

ポンペ病におけるオートファジー

オートファジーとは，細胞質やミトコンドリアなどの小器官をライソゾーム酵素で分解しリサイクルするための機構である．まず細胞内に扁平な二重膜の構造をもつ隔離膜が出現，伸張し，細胞質内の一部を取り囲む．その結果，二重膜を有するオートファゴソームが形成され，これがライソゾームと融合する（オートライソゾーム）．オートライソゾーム内では，さまざまな酵素により内容物が分解され，リサイクルされる．

ポンペ病では，ライソゾーム酵素の一つであるGAAが欠損し，グリコーゲンが分解できなくなる結果，オートライソゾーム内にグリコーゲンが蓄積する．病状の進行に伴って，二次的にオートファジーの機能不全と異常蓄積が生じ[6,7]，骨格筋破壊が進む．酵素補充療法は二次的な病態に介入することができず，進行例では治療効果が不十分となる（3）．

3 ポンペ病細胞におけるオートファジー

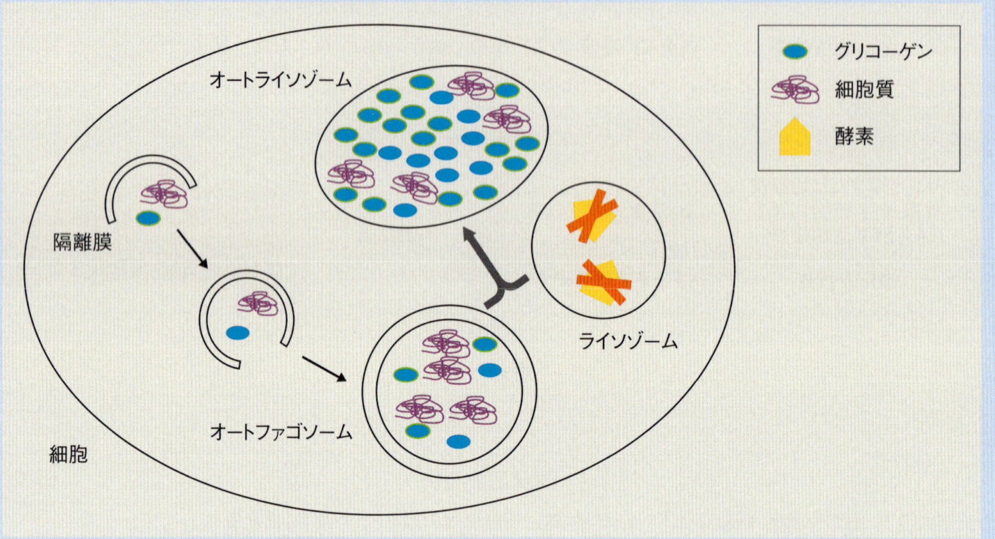

酵素補充療法の予後因子と副反応

■ CRIM

CRIMは交差反応性免疫物質（cross-reactive immunologic material）の略で，ウエスタンブロット分析で抗GAA抗体によって認識される蛋白質である．GAAは分子量の異なる4つの分子種が認められ，4つの分子種がすべて欠損する場合をCRIM陰性，いずれか1つでも存在する場合をCRIM陽性と判定する．

CRIM陰性はGAAをまったく産生できない一部の乳児型でみられ，ポンペ病患者全体の3〜4%を占める．CRIM陰性患者では酵素補充療法開始後に持続的で高力価の抗rhGAA（recombinant human GAA）抗体が産出され，治療効果を減弱させ臨床転帰は不良となる[5]．高力価の抗rhGAA抗体産生に対して免疫寛容誘導法や，メトトレキサート（メソトレキセート®），リツキシマブ（リツキサン®），免疫グロブリン大量静注療法，ボルテゾミブ（ベルケイド®）などの免疫抑制療法が試みられているが，薬剤選択基準は確立していない．

■ IAR

酵素補充療法後に重度の過敏症，アナフィラキシーショック，IAR（infusion associated reaction：投与関連反応）が起こる可能性がある．IARはアルグルコシダーゼ アルファ製剤投与中から投与終了2時間後までに発現した有害事象で，蕁麻疹，発疹，発熱，頻脈，咳嗽，酸素飽和度低下などがある．抗rhGAA抗体が高い症例や重症ポンペ病患者においてIARが出現しやすい傾向がある．特に危険因子がある場合

4 ファブリー病の遺伝形式

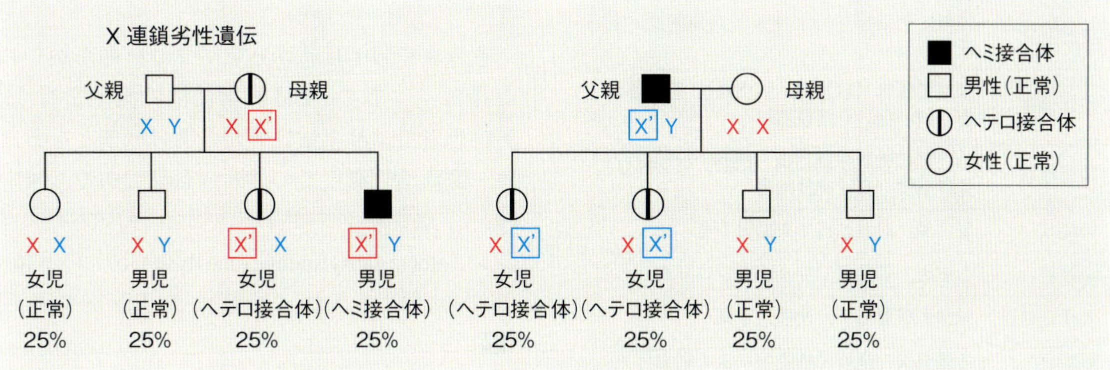

X：X 染色体，X'：X 染色体（変異アレルあり），Y：Y 染色体．青は父親由来，赤は母親由来の遺伝子を示す．X'（変異アレル）を有すると，男児はヘミ接合体（患者），女児はヘテロ接合体（保因者）となる．

（ファブリー病診断治療ハンドブック編集委員会〈編〉．ファブリー病診断治療ハンドブック 2015，2015[8] より）

5 Lyon の仮説

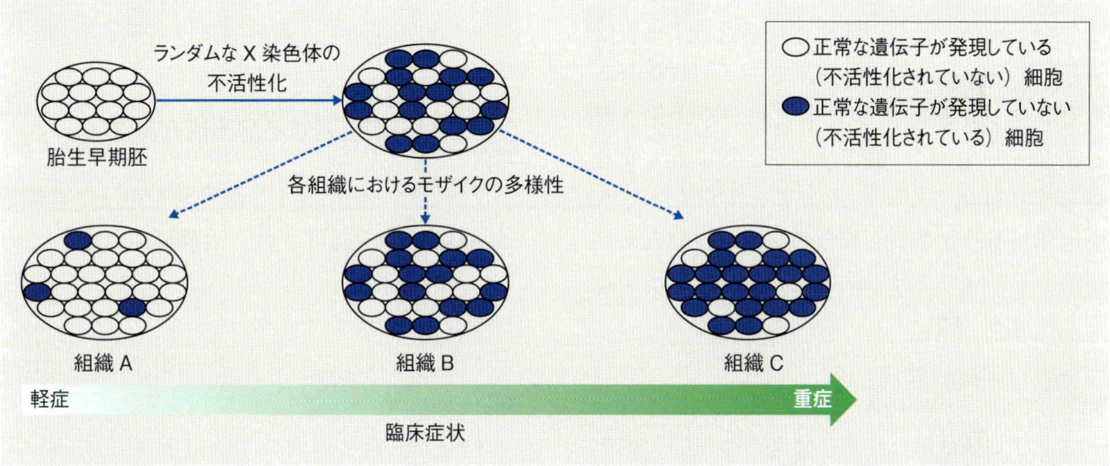

ヘテロ接合体の各細胞において，2 本の X 染色体のうち 1 本が不活性化される．正常な遺伝子が発現している細胞の割合が高いほど軽症（組織 A）であり，正常な遺伝子が発現していない細胞の割合が高いほど重症（組織 C）である．

（ファブリー病診断治療ハンドブック編集委員会〈編〉．ファブリー病診断治療ハンドブック 2015，2015[8] より）

は，製剤投与中から投与直後は慎重に観察する．IAR が出現した場合は，製剤の投与速度の低下や一時中断，ステロイド，抗ヒスタミン薬，解熱鎮痛薬等の治療や緊急処置を行う．

ファブリー病

ファブリー病の概要

ファブリー病はライソゾームにあるα-ガラクトシダーゼ（α-galactosidase：α-Gal）の欠損により，グロボトリアオシルセラミド（globotriaosylceramaide：GL-3）やガラビオシルセラミドなどのスフィンゴ糖脂質が，血管内皮細胞，心筋細胞，神経節細胞などさまざまな細胞に蓄積し，皮膚，腎臓，心臓，神経などの各臓器の臨床症状を呈する疾患である．

責任遺伝子であるα-ガラクトシダーゼ遺伝子（*GLA* 遺伝子）は X 染色体に存在し，X 連鎖性劣性の遺伝形式をとる．正常アレルと変異アレルを有するヘテロ接合体の女性は保因者となる．ヘテロ接合体の子どもは，女児の場合は 50％がヘテロ接合体，男児の場合は 50％がヘミ接合体（患者）となる（4）[8]．

ヘテロ接合体の女性（保因者）でも発症する

6 ファブリー病の臨床症状

皮膚症状	体幹・外陰部中心とする被角血管腫，発汗低下
血管障害	脳血管障害（脳梗塞，脳出血），冠動脈障害（狭心症，心筋梗塞）
神経症状	小児期の四肢末端疼痛（Fabry crisis）や異常感覚，自律神経障害
腎症状	蛋白尿，病状進行で末期腎不全
心症状	心肥大，不整脈，完全房室ブロック
消化器症状	腸蠕動運動低下，便秘，下痢
眼症状	角膜混濁，網膜血管障害による視力低下
耳症状	難聴

ことがある．Lyonの仮説（5）[8]により，ヘテロ接合体では，各細胞に存在するX染色体のうちいずれか一方が不活化されるため，細胞により酵素活性にばらつきが出る．ヘテロ接合体で変異アレルを有するX染色体が不活化される割合が高ければ，酵素活性が正常に近くなり臨床症状は呈さない．正常アレルを有するX染色体が不活化される割合が高ければ酵素活性が低下してファブリー病の臨床症状が出現することになる（5）[8]．

ファブリー病の症状

ファブリー病は，α-Gal酵素の遺伝的欠損や活性低下により，GL-3が分解されず，徐々に全身の細胞や組織，臓器に蓄積していく．疼痛を含む神経症状，被角血管腫，角膜混濁などの他，心機能障害，腎機能障害など，さまざまな症状が出現する（6）．

*GLA*遺伝子異常を引き継いだ男児は患者であるが，残存酵素活性の程度により重症度や出現する臓器に多様性がある．“古典型”では酵素活性が著明に低下している男児で小児期から全身臓器に典型的な症状がみられ，“遅発型”では残存酵素活性があり，遅発的で一部の臓器症状がみられる．ヘテロ接合体である女性保因者では，無症状から，男性患者と同様に重篤な症状まで多彩である．

ファブリー病の診断

家族歴や臨床症状からファブリー病が疑われた場合は，まずα-Gal酵素活性の測定を行う．男性患者では酵素活性値が著明に低値となるため，酵素活性測定での診断は容易である．尿中GL-3，血漿中グロボトリアオシルスフィンゴシン（globotriaosylsphingosine：lyso-Gb3）の蓄積・増加を証明できれば診断はより確実である（7）[8]．

女性の場合は診断が複雑である．症例によっては酵素活性が低下しない場合もあり，尿中GL-3確認，血漿中lyso-Gb3の増加を証明できれば確定診断に近いが，証明できなくても本症を否定するものではない．家族歴，臨床症状より総合的に判断し，最終的には遺伝子検査により診断される．

ファブリー病に対する酵素補充療法

ファブリー病に対する酵素補充療法は本邦では2004年から認可され，治療可能となっている．アガルシダーゼ アルファ（リプレガル®），アガルシダーゼ ベータ（ファブラザイム®）の2剤がある．アガルシダーゼ アルファは1回0.2 mg/kgを，アガルシダーゼ ベータは1回1 mg/kgを2週間に1回点滴静注する．両剤で投与量は異なっているが，効果には差異は認められていない．

アガルシダーゼ アルファでは5年間の酵素補充療法施行患者データと，既報告のコホート研究による未治療患者のデータを後ろ向きに比較解析した[9]．その結果，酵素補充療法施行では未治療患者と比較してeGFR（estimate

Key words

lyso-Gb3

ファブリー病患者の体内で増加・蓄積している糖脂質の一部で，臓器障害に直接関連している可能性が示唆されている．血漿中lyso-Gb3値は男性患者の大脳白質病変の大きさや女性患者の左心室肥大など，疾患の重症度と関連し，酵素補充療法により低下することが示されている．α-ガラクトシダーゼ活性が正常の女性患者でも，健常者と比較して高値になるため疾患活動性の評価や治療効果判定に加え，診断にも役立つ有用なバイオマーカーとして期待されている．

7 ファブリー病男性患者の診断フローチャート

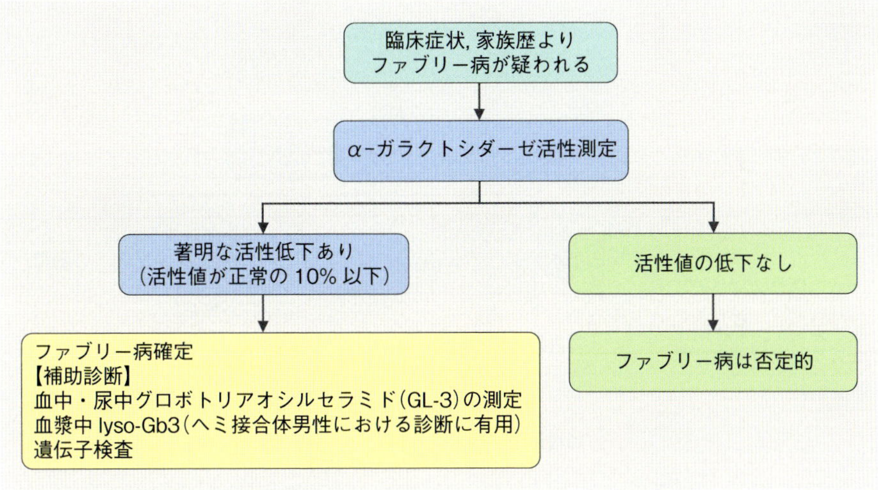

lyso-Gb3：グロボトリアオシルスフィンゴシン.
(ファブリー病診断治療ハンドブック編集委員会〈編〉. ファブリー病診断治療ハンドブック, 2015[8] より)

glomerular filtration rate：推算糸球体濾過量) の増悪が緩徐であった. 酵素補充療法施行で左心室肥大の症状進行はほとんどみられなかった. 平均生存期間は未治療患者では60歳であったが, 酵素補充療法治療群では77.5歳と治療による延命効果が認められた.

アガルシダーゼ ベータでは10年間の酵素補充療法投与観察研究で, 腎機能良好群と不良群との比較解析した[10]. 腎機能良好群ではeGFRの低下は年1.89 mL / 分 / 1.73 m^2 であり, 腎機能不良群では年6.82 mL / 分 / 1.73 m^2 と高度の進行がみられた. 左心室肥大は40歳以下の酵素補充療法開始では悪化せず安定したが, 40歳超の開始では悪化を認めた. 酵素補充療法は臓器不全に進行する前段階から治療を開始するのが重要である. なお, 脳梗塞に対する予防効果は明らかではない.

ゴーシェ病

ゴーシェ病の概要

ゴーシェ病はグルコセレブロシダーゼ (glucocerebrosidase：GBA) 遺伝子変異によりGBA活性が低下あるいは欠損する. その結果, 基質であるグルコセレブロシドが細網内皮系細胞に蓄積する. 肝脾腫や脾機能亢進に伴い, 貧血や血小板減少を認める. また, グルコセレブロシドが骨髄細胞に過剰蓄積すると, 特徴的なゴーシェ細胞がみられ, 骨痛や病的骨折の原因となる. さらにグルコセレブロシドのリゾ体であるグルコスフィンゴシンが脳内に蓄積することにより中枢神経症状が生じる (**8**)[11].

ゴーシェ病の病型分類, 症状, 疫学

神経症状の有無と重症度により, I型 (非神経型), II型 (急性神経型), III型 (亜急性神経型) に分類される. II型は乳児期に発症し, 肝脾腫の他, 精神運動発達遅滞, 痙攣, 後弓反張などの神経症状を認め, 急速に進行する. III

Memo

パーキンソン病, レビー小体型認知症との関係性

近年の大規模な遺伝疫学研究により, ゴーシェ病の原因遺伝子である *GBA* 遺伝子に変異をもつ場合, 変異をもたない人に比べてパーキンソン病 (Parkinson disease) を約5倍発症しやすく, パーキンソン病患者の約7%がこの遺伝子変異をもつことが報告されている[15]. さらに, レビー小体型認知症 (dementia with Lewy body) においても, *GBA* 遺伝子変異をもつ場合, 変異をもたない人に比べて発症率は約8倍にものぼることが報告されている[16].
パーキンソン病やレビー小体型認知症は, 異常構造変化したαシヌクレイン蛋白質がレビー小体として蓄積するシヌクレイノパチーとして知られているが, *GBA* 遺伝子変異の保有状態とシヌクレイノパチーリスクの増加との関係性が示唆されている[17].

8 ゴーシェ病の病態

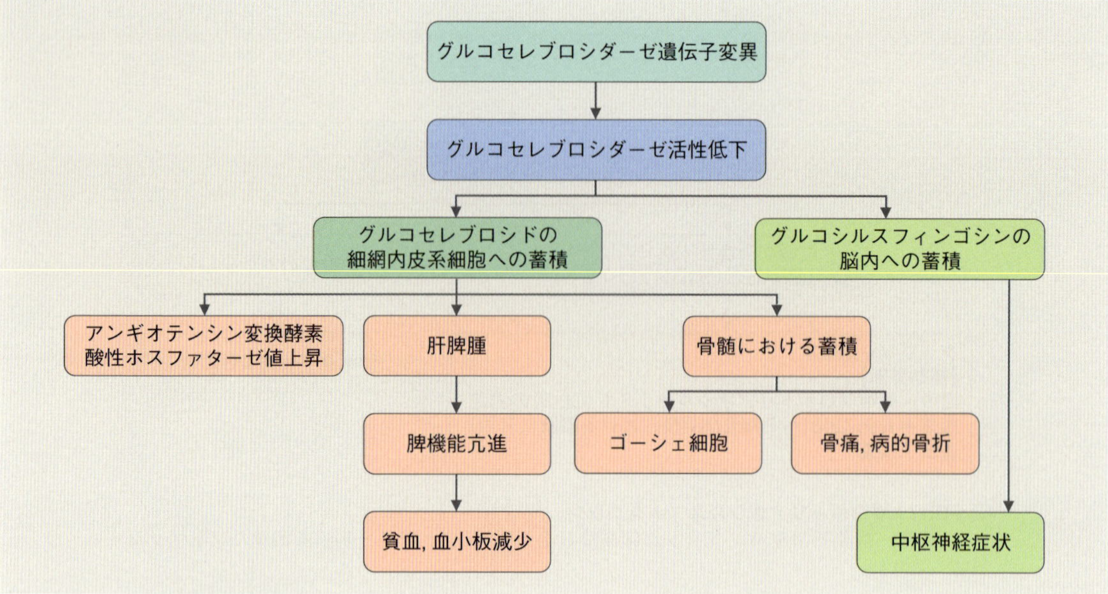

（ゴーシェ病診断・治療ハンドブック編集委員会〈編〉. ゴーシェ病診断・治療ハンドブック 第2版, 2016[11] より）

9 ゴーシェ病の症状と病型分類

	I型慢性非神経型	II型急性神経型	III型亜急性神経型
発症時期	幼児～成人	新生児／乳児	幼児～学童
神経症状	(－)	(＋＋＋)	(＋)～(＋＋)
肝脾腫	(－)～(＋＋＋)	(＋)	(＋)～(＋＋＋)
骨症状	(－)～(＋＋＋)	(－)	(－)～(＋＋＋)
予後	良好	不良	症状により異なる

（ゴーシェ病診断・治療ハンドブック編集委員会〈編〉. ゴーシェ病診断・治療ハンドブック 第2版, 2016[11] より）

型は，斜視，眼球運動失行，精神運動発達遅滞・退行，痙攣，失調，ミオクローヌスてんかんが認められる（9）[11].

常染色体劣性遺伝形式をとり，発症に性差はない．日本人における発症頻度は4～6万人に1人と推定され，病型別にはIII型が多い．世界的にはアシュケナージ系ユダヤ人では1,000人に1人，非ユダヤ人では6万～10万人に1人が発症するとされている．また，欧米人においてはI型が大多数を占める[12].

ゴーシェ病の診断

ゴーシェ病の主症状に該当する所見がある場合，あるいは家系内にゴーシェ病患者がいる場合，スクリーニング検査や画像検査，骨髄検査を進める．血液検査ではヘモグロビン値低下，血小板低下やアンジオテンシン変換酵素（angiotensin-converting enzyme：ACE），酸性ホスファターゼ（acid phosphatase：ACP）の上昇がみられる．

X線画像で下腿骨のエルレンマイヤーフラスコ変形，MRI画像で骨髄のまだら様所見がみられる．骨髄スメアにゴーシェ細胞が確認できれば診断はさらに確実である．ただし，血液疾患で偽ゴーシェ細胞（**Memo** 参照）が認められる場合もあり，鑑別には注意を要する．グル

Memo
偽ゴーシェ細胞が観察される疾患：慢性骨髄性白血病，多発性骨髄腫，ホジキン病（Hodgkin disease），急性リンパ球性白血病.

10 ゴーシェ病の診断チャート

主症状

①全身症状……肝脾腫, 腹部膨満, 貧血, 血小板減少, 喘鳴など
②骨症状………骨痛, 骨クリーゼ, 病的骨折, 骨塩密度低下, 骨髄浸潤, 骨壊死, エレンマイヤーフラスコ変形など
③神経症状……眼球運動障害（水平性衝動性眼球運動障害）, 精神運動発達遅滞・退行, 後弓反張, 咽頭痙攣, 痙攣, ミオクローヌス発作など
神経型の初期症状としては, 喘鳴, 眼球運動障害（水平性衝動性眼球運動障害）が多い

↓

スクリーニング検査および関連検査

血液検査	ヘモグロビン値低下, 血小板数減少, 血清酸性ホスファターゼ（ACP）値上昇, アンギオテンシン変換酵素（ACE）値上昇
画像診断	単純 X 線で大腿骨遠位端のエレンマイヤーフラスコ変形, MRI で骨髄のまだら様所見（ゴーシェ細胞の骨髄浸潤）
骨髄穿刺	ゴーシェ細胞の確認（ただし, 偽ゴーシェ細胞に注意）

↓

確定診断

リンパ球または培養皮膚線維芽細胞によるグルコセレブロシダーゼ（GBA）活性測定検査	グルコセレブロシダーゼ（GBA）酵素活性低下（より正確な酵素活性値を測定する場合は培養皮膚線維芽細胞で行うことが望ましい）
遺伝子検査	遺伝子変異の確定（他の方法で診断が確定されている場合は必須ではなく, 補助的に診断項目となる）

鑑別診断

- 骨症状………成長痛, 白血病, リンパ腫, 骨髄炎, ペルテス病など
- 肝脾腫………ニーマンピック病 A 型・B 型, ニーマンピック病 C 型, コレステロールエステル蓄積症など
- 胎児水腫……GM 1 ガングリオシドーシス, シアリドーシス II 型, ムコ多糖症 IV 型・VII 型, ガラクトシアリドーシス I 型, ニーマンピック病 C 型, ファーバー病, 乳児型遊離型シアル酸蓄積症, I-cell 病, マルチプルスルファターゼ欠損症など
- 進行性ミオクローヌスてんかん……シアリドーシス I 型, ガラクトシアリドーシス（若年・成人型）, 神経セロイドリポフスチン症など

（ゴーシェ病診断・治療ハンドブック編集委員会〈編〉. ゴーシェ病診断・治療ハンドブック 第 2 版, 2016[11] より）

コセレブロシダーゼ活性低下が確認できれば確定診断となる. リンパ球あるいは白血球で酵素活性を測定する場合, 酵素活性値がマルターゼやグルコアミラーゼの影響を受けるため注意が必要で, より正確な酵素活性を測定するには培養皮膚線維芽細胞で行うことが望ましい.

遺伝子検査では 8 つの common mutation（L444P, F213I, R463C, N370S, 84GG, IVS2+1, D409H, RecNcil）が判明しているが, 日本人における同定率は約 60％であるため[13], 実用的ではなく, 補助的診断項目となる. ゴーシェ病の診断チャートを示す（10）[11].

ゴーシェ病の治療

ゴーシェ病の治療として酵素補充療法が一般的に普及しているが, その他に造血幹細胞移植, 基質合成抑制療法, シャペロン療法が開発されている.

■酵素補充療法

ゴーシェ病の酵素補充療法として 1998 年に酵素製剤イミグルセラーゼ（セレザイム®）が日本で承認され, これまで 150 人以上の患者に使用されている. 2014 年 7 月にはベラグルセラーゼ アルファ（ビプリブ®）が新たに承認され, イミグルセラーゼと同等の効果が示されて

いる．酵素製剤は1回60単位/kgを2週間に1回点滴静注する．

酵素製剤は生体内，特に細網内皮系細胞のライソゾーム内などに過剰蓄積したグルコセレブロシドを分解する．酵素製剤の早期かつ長期投与によって肝脾腫の改善，病的骨折の低下，骨クリーゼの軽減などが認められるが，中枢神経症状に対しては血液脳関門を通過しないため効果は認められない．

■造血幹細胞移植

ゴーシェ病に対する造血幹細胞移植は，罹病臓器である細網内皮細胞を正常細胞に置換することで症状改善を図る．中枢神経症状に対する効果は明らかではない．

■基質合成抑制療法

基質であるグルコセレブロシドの合成を抑制する薬剤を投与することで，グルコセレブロシドの蓄積の進行を抑制することを目的とした治療法である．本邦では2015年にミグルスタット（ブレーザベス®）が承認された．中枢神経への移行は乏しく，中枢神経症状に対する治療効果は期待できない（☞「基質合成抑制療法」〈p.413〉参照）．

■シャペロン療法

変異酵素蛋白の分解を抑制し，酵素活性を安定化させることを目的とした治療法である．去痰薬であるアンブロキソール（ムコソルバン®など）が，グルコセレブロシダーゼに対してケミカルシャペロン活性をもつことが示され，酵素補充療法との併用による臨床研究が行われている[14]（☞「化学シャペロン療法」〈p.424〉参照）．

Key words

シャペロン

シャペロンとは蛋白質が正しい折りたたみ構造（フォールディング）をなして機能を獲得するのを助ける蛋白質の総称．ライソゾーム病に対するケミカルシャペロン療法は，基質競合阻害活性をもつ低分子化合物（ケミカルシャペロン）を細胞内で変異酵素蛋白質に結合させることで構造的に安定化させ，ライソゾームへの輸送を促進することで変異酵素活性を上昇させ，治療効果を上げる新しい治療法である．

酵素補充療法の問題点と今後の課題

ポンペ病，ファブリー病，ゴーシェ病等のライソゾーム病に対する酵素補充療法は，臨床症状の改善や生存期間の延長等，ある一定の効果が示されている．しかしながら，問題点もある．①酵素製剤は高分子のため血液脳関門を通過せず，中枢神経系の症状には有効性が明らかではない，②酵素製剤に対する自己抗体の出現により治療効果を阻害することがある，③オートファジーの機能不全が病態に関わり酵素補充療法の効果に影響を与える，ことが示唆されている．今後は問題点を解決するために，造血幹細胞移植，遺伝子治療，低分子薬物療法，ケミカルシャペロン療法などを組み合わせた最適な治療戦略の確立や，新規酵素の開発が望まれる．

（西野一三，山口浩司）

文献

1) HERS HG. alpha-Glucosidase deficiency in generalized glycogenstorage disease (Pompe's disease). *Biochem J* 1963；86：11-16.
2) ポンペ病（糖原病II型）ガイドライン編集委員会（編）．ポンペ病（糖原病II型）診断・治療ガイドライン改訂版．東京：イーエヌメディックス；2013.
3) Kishnani PS, et al. Recombinant human acid alpha-glucosidase：Major clinical benefits in infantile-onset Pompe disease. *Neurology* 2007；68：99-109.
4) Toscano A, Schoser B. Enzyme replacement therapy in late-onset Pompe disease：A systematic literature review. *J Neurol* 2013；260：951-959.
5) Kishnani PS, et al. Cross-reactive immunologic material status affects treatment outcomes in Pompe disease infants. *Mol Genet Metab* 2010；99：26-33.
6) Fukuda T, et al. Dysfunction of endocytic and autophagic pathways in a lysosomal storage disease. *Ann Neurol* 2006；59：700-708.
7) Raben N, et al. Differences in the predominance of lysosomal and autophagic pathologies between infants and adults with Pompe disease：Implications for therapy. *Mol Genet Metab* 2010；101：324-331.

8) ファブリー病診断治療ハンドブック編集委員会(編). ファブリー病診断治療ハンドブック 2015. 東京: イーエヌメディックス ; 2015.
9) Beck M, et al. Long-term effectiveness of agalsidase alfa enzyme replacement in Fabry disease : A Fabry Outcome Survey analysis. *Mol Genet Metab Rep* 2015 ; 3 : 21-27.
10) Germain DP, et al. Ten-year outcome of enzyme replacement therapy with agalsidase beta in patients with Fabry disease. *J Med Genet* 2015 ; 52 : 353-358.
11) ゴーシェ病診断・治療ハンドブック編集委員会(編). ゴーシェ病診断・治療ハンドブック 第2版. 東京: イーエヌメディックス ; 2016.
12) Charrow J, et al. The Gaucher registry : Demographics and disease characteristics of 1698 patients with Gaucher disease. *Arch Intern Med* 2000 ; 160 : 2835-2843.
13) Ida H, et al. Type 1 Gaucher disease : Phenotypic expression and natural history in Japanese patients. *Blood Cells Mol Dis* 1998 ; 24 : 73-81.
14) 成田綾ほか. Gaucher 病 3 型患者に対するケミカルシャペロン療法の効果. 脳と発達 2011 ; 43 : S248.
15) Sidransky E, et al. Multicenter analysis of glucocerebrosidase mutations in Parkinson's disease. *N Engl J Med* 2009 ; 361 : 1651-1661.
16) Nalls MA, et al. A multicenter study of glucocerebrosidase mutations in dementia with lewy bodies. *JAMA Neurol* 2013 ; 70 : 727-735.
17) Cullen V, et al. Acid β-glucosidase mutants linked to Gaucher disease, Parkinson disease, and Lewy body dementia alter α-synuclein processing. *Ann Neurol* 2011 ; 69 : 940-953.

I. 神経疾患の治療法

薬物療法

分子標的治療
脱髄疾患を中心に

対象とする主な神経疾患 多発性硬化症，視神経脊髄炎，慢性炎症性脱髄性多発根ニューロパチー，多巣性運動ニューロパチー，MAG ニューロパチー

シリーズ関連書籍 多発性硬化症 神経免疫

Point

- 分子標的薬はモノクローナル抗体と低分子化合物に分類され，疾患関連分子に特異的に結合する薬剤であり，移植，悪性腫瘍，免疫疾患，アレルギー，感染症など多様な疾患の治療に用いられている．
- 中枢性脱髄性免疫疾患に対し承認されている分子標的薬には，再発寛解型多発性硬化症のナタリズマブ（抗α4 インテグリン抗体）とフィンゴリモド（S1P 受容体拮抗薬）があり，海外ではアレムツズマブ（抗 CD52 抗体）やダクリズマブ（抗 CD25 抗体）も承認されている．病原性 T 細胞の除去や中枢神経系への侵入を阻止する作用機序を有し，高い臨床効果を発揮する．
- 疾患特異的自己抗体を有する視神経脊髄炎，または，慢性炎症性脱髄性多発根ニューロパチーでは，B 細胞や補体を標的としたモノクローナル抗体の臨床試験が進行している．
- 分子標的治療の副作用としては，重症感染症，結核やウイルス性肝炎の再燃，進行性多巣性白質脳症（PML），他の自己免疫疾患の発症などがあり，中止後のリバウンドが問題になることがある．点滴静脈注射のモノクローナル抗体では注射時反応がある．

分子標的薬とは

分子標的薬とは，ある特定の蛋白質や遺伝子に特異的に結合し，その機能を抑制（制御）する治療薬のことであり，大きくモノクローナル抗体と低分子化合物に分類される（**1**）．

モノクローナル抗体の臨床応用は，1986 年に米国で腎移植後の急性拒絶反応に対し承認されたムロモナブ（muromonab-CD3，OKT3）を契機にさまざまなモノクローナル抗体が臓器移植後の拒絶反応，悪性腫瘍，自己免疫疾患に対して承認されるようになった．注射時反応（infusion reaction）や中和抗体出現などの副作用を克服するために，抗体の種類がマウス抗体から，抗原結合部位に関する部位のみをマウス由来とし，その他の部位をヒト由来の生体材料に置換したモノクローナル抗体（キメラ抗体やヒト化抗体）への改良が進み，すべての材料をヒト由来とするヒト抗体，また，免疫グロブリン G（IgG）の定常領域（Fc）と受容体細胞外領域などの機能性蛋白質のリコンビナント融合蛋白が作製されるに至っている（**2**）．

2017 年 5 月時点において，日米欧で承認されているモノクローナル抗体は約 50 種類以上に上り（国立医薬品食品衛生研究所生物薬品部ホームページ，http://www.nihs.go.jp/dbcb/

1 分子標的薬の分類と特徴

	低分子化合物	モノクローナル抗体
分子量	500 以下	15 万程度
製造方法	化学合成	遺伝子組換え
投与方法	経口	点滴静注
細胞内標的	可	不可
脳脊髄関門	通過	通過できない*

*経路は不明ながら，非臨床・臨床データで髄液内で微量検出されるとの報告がある．

Key words

分子標的薬の命名法

一般名の最後にモノクローナル抗体は -mab（受容体+Fc 融合蛋白は -cept），低分子化合物は -ib が付けられる．さらに，モノクローナル抗体はその作製方法により，マウス抗体は -omab，キメラ抗体は -ximab，ヒト化抗体は -zumab，ヒト抗体は -mumab が付けられる．

2 モノクローナル抗体の種類

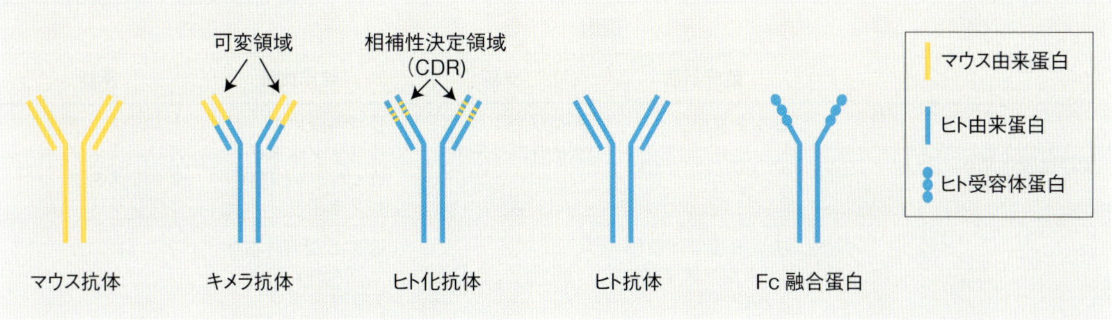

mabs.html)，当初は悪性腫瘍や免疫疾患が対象であったが，最近では感染症や脂質異常症など対象疾患が拡大する傾向にある．このうち国内承認されている神経疾患の治療薬は，再発寛解型多発性硬化症（relapsing-remitting multiple sclerosis：RRMS）に対するナタリズマブ（natalizumab，抗α4インテグリンモノクローナル抗体）のみであるが，アルツハイマー型認知症や筋萎縮性側索硬化症などの変性疾患においても，各々アミロイドβペプチドやグリア細胞を標的としたモノクローナル抗体の開発が進捗中である．

一方，低分子薬とは一般的に分子量500以下のものと定義され，分子標的薬として低分子化合物は，細胞に発現する受容体，増殖因子，シグナル伝達系を標的に結合し，血管新生，細胞周期調節，増殖シグナルを抑制する作用機序を有する．低分子化合物はモノクローナル抗体と異なり，化学合成や経口投与が可能である利点から（1），長らく臨床応用が期待される治療法であった．一方，特異性が低いとされた問題も化学合成技術の進展により1990年代後半から分子標的薬としての臨床応用が開始された．2001年に慢性骨髄性白血病に対し承認されたイマチニブは異常染色体（フィラデルフィア染色体）の遺伝子産物（Bcr-Abl）を標的とする．以後，ゲノム医学の進歩に応じて，主として悪性腫瘍に対する薬剤が多く開発されている．神経疾患における代表的な分子標的薬には，アルツハイマー型認知症に対するコリンエラスターゼ阻害薬のドネペジル，ガランタミン，リバスチグミンがある．

自己免疫疾患における免疫治療薬は，免疫調整作用を期待し，細胞傷害を作用機序とする副腎皮質ステロイドや免疫抑制薬を主軸に治療が行われていた．しかし，分子標的薬の開発が進み，特に関節リウマチでは，腫瘍壊死因子（tumor necrosis factor：TNF）-α阻害薬療法である抗TNF-αモノクローナル抗体（インフリキシマブ〈infliximab〉，アダリムマブ〈adalimumab〉）や融合蛋白（エタネルセプト〈etanercept〉），インターロイキン（interleukin：IL）-6阻害療法である抗IL-6受容体モノクローナル抗体（トシリズマブ〈tocilizumab〉）などの分子標的薬が承認され，きわめて高い有効性が示されている．その他にもクローン病に対するTNF-α阻害薬（セルトリズマブ ペゴル〈certolizumab pegol〉）や抗α4β7インテグリン抗体（vedolizumab, 2017年現在国内未承認），全身性エリテマトーデスに対する抗BlyS抗体（belimumab，2017年現在国内未承認），尋常性乾癬に対する抗IL-17Aモノクローナル抗体（ixekizumab〈2017年現在国内未承認〉，セクキヌマブ〈secukinumab〉）などが海外や国内で承認されている．

一方，臓器特異的免疫疾患の神経性免疫疾患においても分子標的薬の開発は進んでいる．現

Memo

TNF-α阻害薬

TNF-αは自己免疫疾患の病態に影響を与える炎症性サイトカインであり，TNF-α阻害薬の登場は関節リウマチや乾癬などのリウマチ性疾患の治療アルゴリズムに大きな変化をもたらした．一方で，TNF-α阻害薬治療に関連したMS，GBS，CIDPなどの中枢性および末梢性脱髄疾患の発症報告が多数あり，脱髄疾患に対する治療薬としての適用は難しいと考えられる．

---

3 脱髄性神経疾患に対する分子標的薬の開発状況

	国内		国外	
	臨床試験	承認	臨床試験	承認
多発性硬化症	セクキヌマブ	ナタリズマブ フィンゴリモド	リツキシマブ オファツムマブ 抗 LINGO-1 抗体 セクキヌマブ	ナタリズマブ アレムツズマブ ダクリズマブ オクレリズマブ
視神経脊髄炎	抗 IL-6 受容体抗体 （トシリズマブ，SA237） エクリズマブ リツキシマブ 抗 CD19 抗体 （MEDI-551）		抗 IL-6 受容体抗体 （SA237） エクリズマブ ベバシズマブ 抗 CD19 抗体 （MEDI-551） アクアポルマブ	
慢性炎症性脱髄性多発根ニューロパチー			リツキシマブ アレムツズマブ	
抗ミエリン関連糖蛋白抗体陽性ニューロパチー			リツキシマブ	
ギラン・バレー症候群	エクリズマブ		エクリズマブ	

在，国内で承認されている免疫性神経疾患の分子標的薬には，多発性硬化症（MS）に対する抗α4 インテグリン抗体ナタリズマブ，S1P（スフィンゴシン 1-リン酸）受容体拮抗薬フィンゴリモド（fingolimod）の 2 剤である．MS にはその他にも候補となる分子標的薬の開発が国内外で進捗中である．また，視神経脊髄炎スペクトラム（neuromyelitis optica〈NMO〉spectrum disorder：NMOSD），筋疾患（重症筋無力症，多発筋炎など），末梢神経疾患などで有効性が期待できる分子標的薬が存在し，現在，第 II・III 相臨床試験が進捗中である．

本稿では脱髄疾患の分子標的薬に焦点を当てて述べる．脱髄疾患は大きく，中枢性と末梢性に分類でき，中枢性の代表疾患に多発性硬化症（MS）と視神経脊髄炎（NMO），末梢性の代表疾患は慢性炎症性脱髄性多発根ニューロパチー（chronic inflammatory demyelinating polyradiculoneuropathy：CIDP）である．以下，これらの代表疾患を中心に承認薬，臨床試験中の薬剤の作用機序，有効性，有害事象などを記述する．

3には，国内と海外における脱髄疾患に対するモノクローナル抗体の承認薬と臨床試験実施中の薬剤の一覧を提示する．

多発性硬化症（MS）

中枢神経系に脱髄性の炎症を起こす免疫疾患であるが，ヒト白血球抗原（human leukocyte antigen：HLA）などの遺伝的要因に加え，高緯度地域，ウイルス感染などの環境因子が加わり発症するとされている．免疫学的には，末梢組織で樹状細胞により抗原提示を受けたナイーブ T 細胞が自己反応性 T 細胞に分化し，血液脳関門（blood-brain barrier：BBB）を越え，そこでマクロファージにより再度抗原提示を受けて再活性化し，中枢神経組織内で炎症性サイトカインを産生し，他のマクロファージ，ミクログリア，B 細胞などの免疫細胞を活性化し，中枢神経組織の脱髄や炎症性破壊を引き起こす．

MS は臨床経過により，再発寛解型（RRMS）と一次性進行型（primary progressive MS：PPMS）に分類されるが，RRMS から慢性に進行する二次性進行型（secondary progressive MS：SPMS）へ移行することがある．これらの再発・進行抑制に対する治療には，疾患修飾薬（disease modifying drug：DMD）が用いられる．国内で承認されている RRMS に対する DMD は，インターフェロンベータ（interferon-β：

IFNβ）製剤（IFNβ-1b〈ベタフェロン®〉，IFNβ-1a〈アボネックス®〉，グラチラマー酢酸塩（コパキソン®），フィンゴリモド（イムセラ®，ジレニア®），ナタリズマブ（タイサブリ®），フマル酸ジメチル（テクフィデラ®）の6剤がある一方，海外では上記を含め10種類以上のDMDが承認されている．以下，MSに対して主に国内外で承認されている分子標的薬を紹介する．

S1P受容体作動薬（フィンゴリモド）

フィンゴリモドは漢方薬の冬虫夏草（とうちゅうかそう）に含まれる化学物質ミリオシン（myriocin）の化学合成誘導体であり，生理活性物質であるS1P受容体に結合するアンタゴニストとして作用する．リンパ球はS1P受容体を介してリンパ節からリンパ管に出て体外循環に向かうが，フィンゴリモドはこの移出を抑制し，末梢血中の活動性Tリンパ球を減少させることで炎症を抑制する．また，抗体産生を行うB細胞の活動抑制や神経保護作用も報告されている[1]．

第III相試験では，年間再発率，症状進行，MRI所見（新規T2病巣数，T2病巣拡大，ガドリニウム造影病巣数，脳容積減少）においてプラセボ群に比して有意性を示した[2]．また，IFNβ-1aとの比較試験でもフィンゴリモドの優位性が示されている．以上の結果を受け，2011年11月に日本において0.5 mg投与が承認された．現在のところ，活動性の高い患者における第一選択薬，もしくは第二選択薬に位置づけられている．

4,000人を超す臨床試験における主な有害事象では，頭痛，肝酵素上昇，インフルエンザ，下痢，咳などがあり，重篤なヘルペス感染症，徐脈，房室ブロックの報告[2]もあり慎重に投与することが望ましいとされている．また，国内で複数の進行性多巣性白質脳症（progressive multifocal leukoencephalopathy：PML）の発症が報告されており，後述のナタリズマブに比して発生頻度は低いものの，そのリスク因子の解析が急がれる状況にある．

抗α4インテグリンモノクローナル抗体（ナタリズマブ）

末梢組織で抗原提示を受けた自己反応性T細胞は，活性化して細胞表面に細胞間接着因子のα4インテグリンを発現する．この接着因子はBBBを通過する際に血管内皮細胞の受容体に接着することで機能するが，ナタリズマブはこのα4インテグリンに結合し，中枢神経系への侵入を阻止する．ナタリズマブのMS再発抑制効果は非常に強く，プラセボと比較して年間再発率などの臨床的活動性は50～70％の抑制効果があり，MRIでの新規活動性病巣も80～90％の抑制効果を示した[3]．

月1回の点滴治療により強い治療効果が期待できる一方で，海外では400症例を超えるJCウイルスによる進行性多巣性白質脳症（PML）の報告がある．ナタリズマブ治療によるPMLの発症リスクは，①抗JCウイルス抗体の有無，②過去の免疫抑制薬使用歴，③ナタリズマブ治療期間，により大きく異なることがわかっている．抗JCウイルス抗体陰性の場合のPML発症頻度は0.1／1,000人だが，抗JCウイルス抗体陽性で，免疫抑制薬の使用歴があり，ナタリズマブ治療歴が3年を超える場合のPML発症頻度は8／1,000人と高く，PMLハイリスク患者に対するナタリズマブの適応は慎重に判断すべきである．なお，PMLの治療法については，かつては血液浄化療法にて患者体内からナタリズマブを除去する治療が積極的に行われ，7割以上の生存率が得られた．その一方，血液浄化療法により細胞性免疫が増強されJCウイルス感染細胞に対する急性の免疫反応が惹起される免疫再構築症候群（immune reconstruction inflammatory syndrome：IRIS）を高率に発症したときに致死的になることが報告された[4]．また，ナ

Key words

疾患修飾薬（DMD），疾患修飾療法（DMT）

疾患の再発および進行を抑制することを目的とした治療薬（治療法）のこと．免疫性神経疾患では，免疫調整作用を期待し，インターフェロン製剤，副腎皮質ステロイド薬，免疫抑制薬などが使われる．モノクローナル抗体を含めた新規DMDには，進行抑制のみならず，神経症候の改善を示すものもあり，対象疾患によりその定義を広くとらえる必要がある．

タリズマブ治療関連PMLでは無症候性を含め重篤でないこともまれでないため，近年では内服薬のメフロキン（2017年現在国内未承認）やミルタザピン（2017年現在国内未承認）を選択し注意深く経過観察する治療方針がとられることが多い．

抗CD52モノクローナル抗体（アレムツズマブ）

CD52は主に単球，マクロファージ，リンパ球に発現し，アレムツズマブ（alemtuzumab）投与により末梢血中のT細胞，B細胞，NK（natural killer：ナチュラルキラー）細胞が半年以上の長期にわたり減少する．治療法は初回に5日間5回の点滴を行い，その後は1年ごとに3日間3回が追加される．IFNβとの比較試験により，年間再発率やMRIの新規活動性病巣の減少が示された．一方で，自己免疫性甲状腺疾患（36%）や特発性血小板減少症（2%）などの二次的自己免疫疾患が高頻度で発生することが判明しており[5)]，現時点では欧州のみの承認となっている．

抗CD20モノクローナル抗体（リツキシマブ，オクレリズマブ，オファツムマブ）

MSの免疫病態は細胞性免疫のみならず液性免疫の関与も大きく，病理学的に病巣に免疫グロブリンや補体の沈着を認める他，血清中にミエリンを標的にした自己抗体が存在することが明らかになっている．また，B細胞には抗体産生やT細胞への抗原提示の他，炎症性サイトカインや抗炎症性サイトカインを産生し免疫病態を制御する多様な機能を有することが明らかとなり[6)]，B細胞を標的とした治療法がMS病態に有効である可能性があり，多くの臨床試験が行われている．B細胞表面に存在するCD20抗原を標的とした抗CD20抗体は，抗原に結合したモノクローナル抗体により補体，マクロファージ，NK細胞を活性化し標的であるB細胞を除去する．リツキシマブ（rituximab，リツキサン®）は導入療法として週1回の点滴を1か月間行い，その後は末梢血中B細胞が増加してきたところで維持療法を追加する．RRMSにおける第II相試験で，リツキシマブはプラセボに比較して有意な再発抑制効果が示されたが，MS治療薬としての開発は，RRMSとPPMSを対象に抗原性が少ない次世代型の抗ヒト化モノクローナル抗体オクレリズマブ（ocrelizumab）や抗ヒト抗体オファツムマブ（ofatumumab，アーゼラ®）を用いた臨床試験が進捗中である（オクレリズマブは2017年3月米国FDA承認）．

抗CD25モノクローナル抗体（ダクリズマブ）

ダクリズマブ（daclizumab）は，活性化T細胞に発現するIL-2受容体α鎖（CD25）を標的にしたモノクローナル抗体であり，月1回の皮下注射を行う．作用機序としては，当初予想されていた活性化T細胞の直接的な抑制効果は限定的である一方，自然リンパ球（innate lymphoid cells：ILCs）に作用し，炎症性ILCsを減少させ，制御性ILCsであるCD56強陽性NK細胞の増加，または，樹状細胞の機能修飾によってT細胞活性化を抑制することが明らかになった[7)]．プラセボとの比較試験で有効性が示された後，第III相臨床試験（DECIDE）にてIFNβ-1aとの比較試験が行われ，年間再発率やMRIによる活動性病巣についてIFNβに対する優位性を示す結果が出た．有害事象としては，紅斑などの皮膚症状や肝機能障害などがIFNβ薬より高頻度で出現することが報告された．

抗LINGO-1モノクローナル抗体（オピチヌマブ）

LINGO-1は，中枢神経系のオリゴデンドロサイトとニューロンに発現するシグナル伝達系膜貫通型蛋白であり，オリゴデンドロサイトの分化や髄鞘化を阻害する[8)]．動物疾患モデルの実験的自己免疫性脳脊髄炎（experimental autoimmune encephalomyelitis：EAE）において，LINGO-1を標的とする抗LINGO-1抗体オピチヌマブ（opicinumab，2017年現在国内未承認）の有効性が示された．その結果を基に急性視神

Column

脱髄疾患と髄鞘形成不全

脱髄疾患は有髄神経の髄鞘が炎症性や代謝性に障害される疾患である．本稿では炎症性（免疫性）疾患に限ったが，低ナトリウム血症の急速補正など血漿浸透圧の急激な上昇を契機に髄鞘崩壊をきたす橋中心髄鞘崩壊症（central pontine myelinolysis）やビタミンB_{12}欠乏による亜急性連合性脊髄変性症など代謝異常を原因とするものもある．一方，髄鞘形成が先天的に障害される髄鞘形成不全の疾患が多く存在する．代表的な疾患としては，ミクログリアに発現するcolony-stimulating factor 1 receptor（*CSF1R*）遺伝子変異によるhereditary diffuse leukoencephalopathy with spheroids（HDLS），β-ガラクトセレブロシダーゼ欠損によりガラクトシルスフィンゴシンがオリゴデンドロサイトに蓄積し中枢性と末梢性に脱髄をきたすクラッベ病（Krabbe disease），髄鞘の構成成分であるproteolipid protein 1（*PLP1*）遺伝子異常によるペリツェウス・メルツバッハー病（Pelizaeus-Merzbacher disease），末梢神経において髄鞘形成を担うシュワン細胞に関する遺伝子異常によるシャルコー・マリー・トゥース病（Charcot-Marie-Tooth disease）などの遺伝性運動感覚性ニューロパチー（hereditary motor sensory neuropathy）である．MRI画像や末梢神経伝導検査のみでは鑑別が難しいことがあり，病歴，家族歴，中枢と末梢障害の合併の有無などを含め適切に診断することが肝要である．

経炎とRRMSに対する第II相試験が行われたが，プラセボとの比較で優位性が示されなかった．しかし，オリゴデンドロサイトの分化や髄鞘再生を標的とした治療薬は，新しいアプローチとしてRRMSのみならず進行型MSに対する治療薬として期待する声は大きい．

その他

EAEを用いた基礎研究で，Th1細胞への分化を誘導するIL-12からTh17細胞への分化を誘導するIL-23が免疫病態に重要な炎症性サイトカインであることが判明した．活性化した病原性Th17細胞は大量のIL-17を産生し，MSを含め多くの自己免疫疾患の炎症に関連することが報告されている．乾癬治療薬のウステキヌマブ（ustekinumab，ステラーラ®，抗IL-12／23-p40モノクローナル抗体）は臨床試験でMSに対する有効性は示さなかったが，セクキヌマブ（コセンティクス®，抗IL-17Aモノクローナル抗体）を用いた臨床試験が国内で実施されている．

視神経脊髄炎（NMO）

単相性または再発性に視神経と脊髄などの中枢神経系に炎症をきたす自己免疫疾患であり，2004年に疾患特異的なNMO-Igが発見され[9]，2005年には標的抗原が水輸送のチャネル蛋白であるアクアポリン（aquaporin：AQP）4が同定された．AQP4はBBBの構造に重要な役割を担うアストロサイトの足突起に豊富に存在し，抗AQP4抗体がBBBの破綻や補体の活性化に作用し，アストロサイトの脱落を特徴とする高度の壊死性変化を引き起こす[10]．脱髄を主体とするMSとは異なる病理組織学的特徴をもつが，MS variantsの一つとして分類されてきた経緯より本稿に含めた．国内において現在4種類のモノクローナル抗体治療の第III相臨床試験が行われている．

抗IL-6受容体モノクローナル抗体（トシリズマブ，SA237）

抗AQP4抗体の産生細胞として形質芽細胞（plasmablast：PB）が同定され，NMOの急性増悪時にIL-6依存性にPBが増加することが明らかになった[11]．また，NMO患者において血清や髄液IL-6が高値を示す特徴がある．関節リウマチやキャッスルマン病（Castleman disease）に承認されている抗IL-6受容体抗体トシリズマブ（アクテムラ®）を用いた臨床試験が行われ，著明な再発抑制と難治性の神経障害性疼痛

Key words

抗アクアポリン（AQP）4抗体

AQPは，細胞膜に存在する水分子の細胞内への取り込みを行う蛋白質．ヒトではAQP0～12までの計13種類が存在する．免疫性神経疾患ではAQP4とNMO，AQP5とシェーグレン症候群（Sjögren syndrome）の関連が報告されている．

の改善効果を示した[12]．関節リウマチ治療における副作用としては，重症肺炎や大腸穿孔などの報告がある．IL-6シグナルを阻止することで，感染症の炎症所見が血液検査や自覚症状に反映されにくい（軽症に見える）特徴があるため注意が必要である．現在，次世代型の皮下注製剤である抗IL-6受容体モノクローナル抗体トシリズマブ（SA237）の第III相臨床試験が国内で実施されている．

抗C5モノクローナル抗体（エクリズマブ）

BBBから中枢神経組織に入った抗AQP4抗体は補体を活性化し，局所に激しい炎症を起こすことが明らかとなり，補体を標的とした治療効果が期待される．抗C5モノクローナル抗体エクリズマブ（eculizumab，ソリリス®）は発作性ヘモグロビン尿症に承認されており，終末補体経路を阻害することで溶血や血栓形成に強力な効果を示す．NMOに対しエクリズマブを用いたパイロット試験での有効性が示され[13]，現在，国内で第III相臨床試験が進行中である．補体は感染防御にも重要な役割を担うため，副作用には重症の髄膜炎菌感染の報告があり，エクリズマブ治療開始前の髄膜炎菌ワクチンの予防接種が必要である．

抗CD20モノクローナル抗体（リツキシマブ）

抗AQP4抗体の病態への関与が明らかになり，自己抗体産生に関連するB細胞を標的としたリツキシマブ治療の有効性が報告されており[14]，現在，国内では医師主導治験としてプラセボ比較試験が実施されている．一方，リツキシマブ治療抵抗例の報告もあり，その原因として，抗AQP4抗体を産生する形質芽細胞（PB）にはCD20が発現していないこと，B細胞除去により一過性にB細胞活性化因子（B cell activating factor：BAFF）が増加すること，*FCGR3A*（fragment c gamma receptor 3A）遺伝子多型との関連[15]，などがあげられている．治療の副作用としては，注射時反応や間質性肺炎などがあり，PMLの報告もある．

抗CD19モノクローナル抗体（MEDI-551）

CD19はCD20同様にB細胞の表面マーカーであるが，その成熟過程でより幅広い細胞に発現し，自己抗体を産生する形質芽細胞（PB）や形質細胞にも発現する．したがって，原理的に抗CD19抗体は抗AQP4抗体を産生するPBに直接的に作用できることが特徴であり，現在，国際共同第III相試験が実施されている（3，NCT02200770）．

抗AQP4モノクローナル抗体（アクアポルマブ）

アクアポルマブ（aquaporumab，2017年現在国内未承認）は，抗AQP4モノクローナル抗体を改変することで補体活性能など病原性を失わせたモノクローナル抗体であり，抗AQP4抗体と競合することで補体依存性細胞傷害や抗体依存性細胞介在性細胞傷害を阻害する作用機序をもつ[16]．現在，臨床試験に向けて準備が進められている．

慢性炎症性脱髄性多発根ニューロパチー（CIDP）

左右対称性に四肢筋力低下と感覚障害が緩徐に進行する脱髄性末梢神経障害であるが，左右非対称性が目立つmultifocal acquired demyelinating sensory and motor neuropathy（MADSAM）や遠位障害が目立つdistal acquired demyelinating symmetric（DADS）neuropathyなどの非典型的CIDPも存在する．疾患特異的な自己抗体は存在しないが，ミエリン蛋白やガングリオシドに対する自己抗体が陽性になる場合がある．第一選択治療法の副腎皮質ステロイド，免疫グロブリン大量静注療法（intravenous immunoglobulin：IVIg），血液浄化療法の効果が乏しい場合は，アザチオプリン（イムラン®），シクロスポリン（サンディミュン®），メトトレキサート（メソトレキセート®）などの免疫抑制薬が推奨されている．分子標的薬（モノクローナル抗体療法）としては，リツキシマブやアレムツズマブの有効性が報告されている．また，MS治療薬のS1P受容体拮抗薬フィンゴリモドを用いた第 III 相臨床試験は中間解析の結果，CIDP に対しては有効性を示すことが困難と判断され中止となった．

多巣性運動ニューロパチー（MMN）

多巣性運動ニューロパチー（multifocal motor neuropathy：MMN）は，上肢遠位優位に左右非対称性の筋力低下と筋萎縮を特徴とし，感覚障害を伴わない脱髄性多巣性単神経障害を特徴とする．CIDP と異なり副腎皮質ステロイド治療により症状が増悪することがあり，IVIg が第一選択となる．IVIg 治療に抵抗性を示す場合は，シクロホスファミド（エンドキサン®），アザチオプリン，IFNβなどが有効である報告がある一方，分子標的薬にはリツキシマブ，エクリズマブ治療が有効とする報告がある[17]．

抗ミエリン関連糖蛋白（MAG）抗体陽性の IgM 単クローン血症を伴う脱髄性ニューロパチー（MAG ニューロパチー）

非典型的 CIDP である遠位優位型の DADS（distal acquired demyelinating symmetric）型では約 70％で抗ミエリン関連糖蛋白（myelin-associated glycoprotein：MAG）抗体が陽性になるといわれているが，EFNS／PNS（European Federation of Neurological Societies／Peripheral Nerve Society）ガイドラインでは CIDP とは別疾患として扱われている．緩徐進行性に遠位優位の筋力低下と感覚性失調を特徴とする．治療は CIDP と同様に単純血漿交換や IVIg が行われるが，CIDP に比べ治療抵抗性であることが多い．プラセボ比較試験では，半数を超えるリツキシマブ治療患者で歩行能力が回復し，IgM 濃度や抗 MAG 抗体が減少したとする研究報告がある[18]．

その他

クロゥ・深瀬症候群（Crow-Fukase syndrome；POEMS 症候群）は，脱髄とより高度の軸索障害を特徴とする多発ニューロパチー，肝脾腫，皮膚症状（色素沈着，剛毛），内分泌症状，骨硬化病変などの多彩な症状を呈する症候群で，形質細胞の単クローン性増殖を背景に血管内皮増殖因子（vascular endothelial growth factor：VEGF）が上昇する．治療法としては，メルファラン（アルケラン®）大量間欠療法，自己末梢血幹細胞移植，プロテアソーム阻害薬（サリドマイド〈サレド®〉，レナリドミド〈レブラミド®〉，ボルテゾミブ〈ベルケイド®〉）などがある．結腸・直腸癌に承認されているベバシズマブ（bevacizumab，アバスチン®，抗 VEGF 抗体）による治療効果が期待されるが，少数例の報告のみで有効性の評価は困難である．

ギラン・バレー症候群（Guillain-Barré syndrome：GBS）は，細菌やウイルス感染を契機に急性に進行する四肢筋力低下を特徴とし，脱髄障害が主体の急性炎症性脱髄性多発根ニューロパチー（acute inflammatory demyelinating polyradiculoneuropathy：AIDP）や軸索障害が主体の急性運動軸索型ニューロパチー（acute motor axonal neuropathy：AMAN）など複数のサブタイプが含まれる．急速に進行する病態は抗体依存性の組織障害に補体の活性化が大きく関与していると考えられており，国際共同治験としてエクリズマブによる臨床試験（JET-GBS〈Japanese Eculizumab Trial for GBS〉）が実施されている．

おわりに

疾患の病態解明と創薬技術の進歩により，脱髄疾患を中心に免疫性神経疾患に対する分子標的薬は今後急速に普及していくことが予想される．作用機序が広範な副腎皮質ステロイドや既存の免疫抑制薬に比べ，高い効能と副作用が少ないことが利点とされる一方で，その副作用，特に感染症が重大かつ不可逆的な経過をとる危険性があることには注意が必要である．また，悪性腫瘍治療において抗体医薬は製造コストの高さが薬価に反映され医療費の圧迫に繋がるとの議論があり，相対的に希少疾患である脱髄疾患においても今後問題になる可能性は否定できない．いずれにしても，分子標的薬の適用は疾患活動性や合併症・有害事象のリスクを勘案し，慎重にその可否を判断することが重要である．

（荒木　学，山村　隆）

文献

1) Aktas O, et al. Fingolimod is a potential novel therapy for multiple sclerosis. *Nat Rev Neurol* 2010；6：373-382.
2) Kappos L, et al. A placebo-controlled trial of oral fingolimod in relapsing multiple sclerosis. *N Engl J Med* 2010；362：387-401.
3) Goodin DS, et al. Assessment：The use of natalizumab (Tysabri) for the treatment of multiple sclerosis (an evidence-based review)：Report of the Therapeutics and Technology Assessment Subcommittee of the American Academy of Neurology. *Neurology* 2008；71：766-773.
4) Kappos L, et al. Natalizumab treatment for multiple sclerosis：Updated recommendations for patient selection and monitoring. *Lancet Neurol* 2011；10：745-758.
5) Havrdova E, et al. Alemtuzumab in the treatment of multiple sclerosis：Key clinical trial results and considerations for use. *Ther Adv Neurol Disord* 2015；8：31-45.
6) Li R, et al. Cytokine-defined B cell responses as therapeutic targets in multiple sclerosis. *Front Immunol* 2016；6：626-635.
7) Pfender N, Martin R. Daclizumab (anti-CD25) in multiple sclerosis. *Exp Neurol* 2014；262：44-51.
8) Mi S, et al. LINGO-1 antagonist promotes spinal cord remyelination and axonal integrity in MOG-induced experimental autoimmune encephalomyelitis. *Nat Med* 2007；13：1228-1233.
9) Lennon VA, et al. A serum autoantibody marker of neuromyelitis optica：Distinction from multiple sclerosis. *Lancet* 2004；364：2106-2112.
10) Jarius S, Wildemann B. AQP4 antibodies in neuromyelitis optica：Diagnostic and pathogenetic relevance. *Nat Rev Neurol* 2010；6：383-392.
11) Chihara N, et al. Interleukin 6 signaling promotes anti-aquaporin 4 autoantibody production from plasmablasts in neuromyelitis optica. *Proc Natl Acad Sci U S A* 2011；108：3701-3706.
12) Araki M, et al. Efficacy of the anti-IL-6 receptor antibody tocilizumab in neuromyelitis optica：A pilot study. *Neurology* 2014；82：1302-1306.
13) Pittock SJ, et al. Eculizumab in AQP4-IgG-positive relapsing neuromyelitis optica spectrum disorders：An open-label pilot study. *Lancet Neurol* 2013；12：554-562.
14) Jacob A, et al. Treatment of neuromyelitis optica with rituximab：Retrospective analysis of 25 patients. *Arch Neurol* 2008；65：1443-1448.
15) Kim SH, et al. Treatment Outcomes With Rituximab in 100 Patients With Neuromyelitis Optica：Influence of FCGR3A Polymorphisms on the Therapeutic Response to Rituximab. *JAMA Neurol* 2015；72：989-995.
16) Papadopoulos MC, Verkman AS. Aquaporin 4 and neuromyelitis optica. *Lancet Neurol* 2012；11：535-544.
17) Fitzpatrick AM, et al. An open label clinical trial of complement inhibition in multifocal motor neuropathy. *J Peripher Nerv Syst* 2011；16：84-91.
18) Dalakas MC, et al. Placebo-controlled trial of rituximab in IgM anti-myelin-associated glycoprotein antibody demyelinating neuropathy. *Ann Neurol* 2009；65：286-293.

Further reading

- Klotz L, Wiendl H. Monoclonal antibodies in neuroinflammatory diseases. *Expert Opin Biol Ther* 2013；13：831-846.
- Rommer PS, et al. Monoclonal antibodies in the treatment of neuroimmunological diseases. *Curr Pharm Des* 2012；18：4498-4507.

  免疫性神経疾患におけるモノクローナル抗体療法の総説としてお薦め

- The International Multiple Sclerosis Genetics Consortium (IMSGC)；Wellcome Trust Case Control Consortium 2 (WTCCC2), Sawcer A, et al. Genetic risk and a primary role for cell-mediated immune mechanisms in multiple sclerosis. *Nature* 2011；476：214-219.

  動物実験モデルの解析から MS は T 細胞を主体とする細胞性免疫が病態に重要と考えられていたが，この大規模な遺伝子解析研究にて数多くの T 細胞関連遺伝子の関与が明らかになった

- Wattjes MP, Barkhof F. Diagnosis of natalizumab-associated progressive multifocal leukoencephalopathy using MRI. *Curr Opin Neurol* 2014；27：260-270.

  ナタリズマブ治療に関連した PML の MRI 画像所見の特徴について学びたい臨床家にお薦め

- Sorensen P, et al. Recurrence or rebound of clinical relapses after discontinuation of natalizumab therapy in highly active MS patients. *J Neurol* 2014；261：1170-1177.
- Faissner S, et al. Tumefactive multiple sclerosis lesions in two patients after cessation of fingolimod treatment. *Ther Adv Neurol Disord* 2015；8：233-238.

  分子標的薬治療を中止した後の MS 再発（リバウンド）のリスクについて述べた論文

I. 神経疾患の治療法

薬物療法

分子標的治療
てんかんを中心に

対象とする主な神経疾患 てんかん

シリーズ関連書籍 てんかん

Point

- てんかん治療の原則は抗てんかん薬による薬物療法である．
- 抗てんかん薬の従来薬は，主にイオンチャネルまたはGABA機能に作用する薬物である．
- 新規抗てんかん薬は，従来薬とは異なる多彩な作用機序を有している．従来薬と比較して，忍容性が高いことや薬物相互作用が少ないことが利点である．
- 多剤併用療法では，作用機序を考慮した合理的な薬剤選択を行うことで，最適な治療効果を得られることが期待される．

てんかんは，有病率が人口1,000人中4～9人（0.4～0.9%）と頻度の高い神経疾患の一つである．てんかんの治療は抗てんかん薬による薬物療法が中心であり，約7割のてんかん患者は薬物療法によって発作寛解状態となる．しかし，抗てんかん薬を2～3剤投与しても効果が得られない難治性てんかん患者では，多剤併用療法が必要となってくる．近年，新規抗てんかん薬が臨床において使用可能となってきたため，治療の選択肢は以前より増加している．てんかん患者の薬物療法を行うにあたって，それぞれの抗てんかん薬の特性を十分に理解することがより効果的な治療を行うために必須である．

抗てんかん薬は，2005年以前から使用されている従来薬と，2006年以降に本邦でも認可された新規抗てんかん薬に分類される．本項では，従来薬と新規抗てんかん薬について概説する．さらに，新規抗てんかん薬については，薬物の特性について作用機序を含めてそれぞれ解説する．また，小児のてんかん症候群に最近承認された抗てんかん薬についても解説する．

抗てんかん薬の従来薬

従来薬には，フェニトイン（PHT），フェノバルビタール（PB），アセタゾラミド（AZA），プリミドン（PRM），エトスクシミド（ESM），ジアゼパム（DZP），バルプロ酸ナトリウム（VPA），カルバマゼピン（CBZ），クロナゼパム（CZP），ゾニサミド（ZNS），クロバザム（CLB）がある（本邦承認順）（**1**）．これらの薬物は作用機序に基づいて，①GABA（γ-aminobutyric acid：ガンマアミノ酪酸）神経の機能を促進する薬物（VPA，PB，PRM，DZP，CZP，CLB），②電位依存性Na^+チャネルを阻害する薬物（VPA，CBZ，PHT），③電位依存性T型Ca^{2+}チャネルを阻害する薬物（ESM，VPA）などに分類される（**2**）[1]．

てんかんの薬物療法は単剤から開始することを原則としている．「てんかん治療ガイドライン2010」では第一選択薬として，部分発作に対してはCBZの使用が，全般発作に対してはVPAの使用が推奨されている[2]．

部分てんかんではCBZを，全般てんかん・未決定てんかんではVPAを基準薬として前方視的無作為試験で新規抗てんかん薬（ラモトリギン〈lamotrigine，LTG〉，トピラマート〈topiramate，TPM〉，ガバペンチン〈gabapentin，GBP〉，オクスカルバゼピン〈oxcarbazepine，OXC〉）との効果を比較した英国のSANAD（Standard and New Antiepileptic Drugs）study[3,4]では，1年以上の発作抑制率はいずれも従来薬が新規抗てんかん薬より高く，中断率も新規抗てんかん薬と比較して同等か低い結果であった．従来薬と新規抗てんかん薬の間でてんかん

1 抗てんかん薬（従来薬）

薬剤名	略号	主な商品名	有効性			作用機序
			強直性間代性発作	部分発作	欠神発作	
バルプロ酸ナトリウム (sodium valproate)	VPA	デパケン セレニカR	○	○	○	GABA トランスアミナーゼ阻害，電位依存性 Na^{+} チャネル阻害，電位依存性T型 Ca^{2+} チャネル阻害
カルバマゼピン (carbamazepine)	CBZ	テグレトール	○	○	×	電位依存性 Na^{+} チャネル阻害
フェニトイン (phenytoin)	PHT	アレビアチン ヒダントール	○	○	×	電位依存性 Na^{+} チャネル阻害
フェノバルビタール (phenobarbital)	PB	フェノバール ノーベルバール	○	○	—	$GABA_{A}$ 受容体活性化（バルビツール酸結合部位）
プリミドン (primidone)	PRM	プリミドン	○	○	—	$GABA_{A}$ 受容体活性化（バルビツール酸結合部位）
エトスクシミド (ethosuximide)	ESM	ザロンチン エピレオプチマル	—	—	○	電位依存性T型 Ca^{2+} チャネル阻害
ゾニサミド (zonisamide)	ZNS	エクセグラン	○	○	—	詳細不明（電位依存性 Na^{+} チャネル阻害など）
ジアゼパム (diazepam)	DZP	セルシン ホリゾン ダイアップ	○	○	○	$GABA_{A}$ 受容体活性化（ベンゾジアゼピン結合部位）
クロナゼパム (clonazepam)	CZP	リボトリール ランドセン	○	○	○	$GABA_{A}$ 受容体活性化（ベンゾジアゼピン結合部位）
クロバザム (clobazam)	CLB	マイスタン	○	○	○	$GABA_{A}$ 受容体活性化（ベンゾジアゼピン結合部位）
アセタゾラミド (acetazolamide)	AZA	ダイアモックス	○	○	—	炭酸脱水酵素阻害

○：適応あり，—：適応なし，×：悪化させるため避けるべき．

発作に対する有効性に差が必ずしもあるわけではなく，従来薬の利点としては，現時点でわが国の保険診療上すべて単剤使用が可能であること，使用経験が豊富であること，比較的安価であること，があげられる．ただし，抗てんかん薬同士および他剤との相互作用（薬物代謝酵素の阻害・誘導など）が大きい（3）[2,5]．

新規抗てんかん薬

近年開発された新規抗てんかん薬としては，ガバペンチン（GBP），トピラマート（TPM），ラモトリギン（LTG），レベチラセタム（levetiracetam：LEV），ペランパネル（perampanel：PER），ラコサミド（lacosamide：LCM）がある（本邦承認順）（4）．GBP と TPM は，他の抗てんかん薬で十分な効果が得られなかった部分発作に対して，併用療法として保険認可されている．LTG は部分発作以外に強直性間代性発作，小児の定型欠神発作に対しても適応があり，単剤使用が保険認可されている．LEV は，部分発作に対して，単剤使用が保険認可されている．PER は 2016 年 3 月に，LCM は 2016 年 7 月に，本邦において併用療法で承認され，今後臨床で

Memo

チャネル遺伝子変異と抗てんかん薬

全般てんかん熱性痙攣プラス（generalized epilepsy with febrile seizures plus：GEFS+）は Na^{+} チャネルのサブユニット遺伝子が責任遺伝子として同定されている．Na^{+} チャネル α_{1} サブユニット（*SCN1A*）遺伝子変異をもつ GEFS+ において，Na^{+} チャネル阻害薬である CBZ を投与することで発作が悪化した症例がある[6]．この症例の遺伝子変異は機能欠失型であるため，チャネル阻害によって発作が増悪したと考えられる．

2 主な抗てんかん薬の作用機序

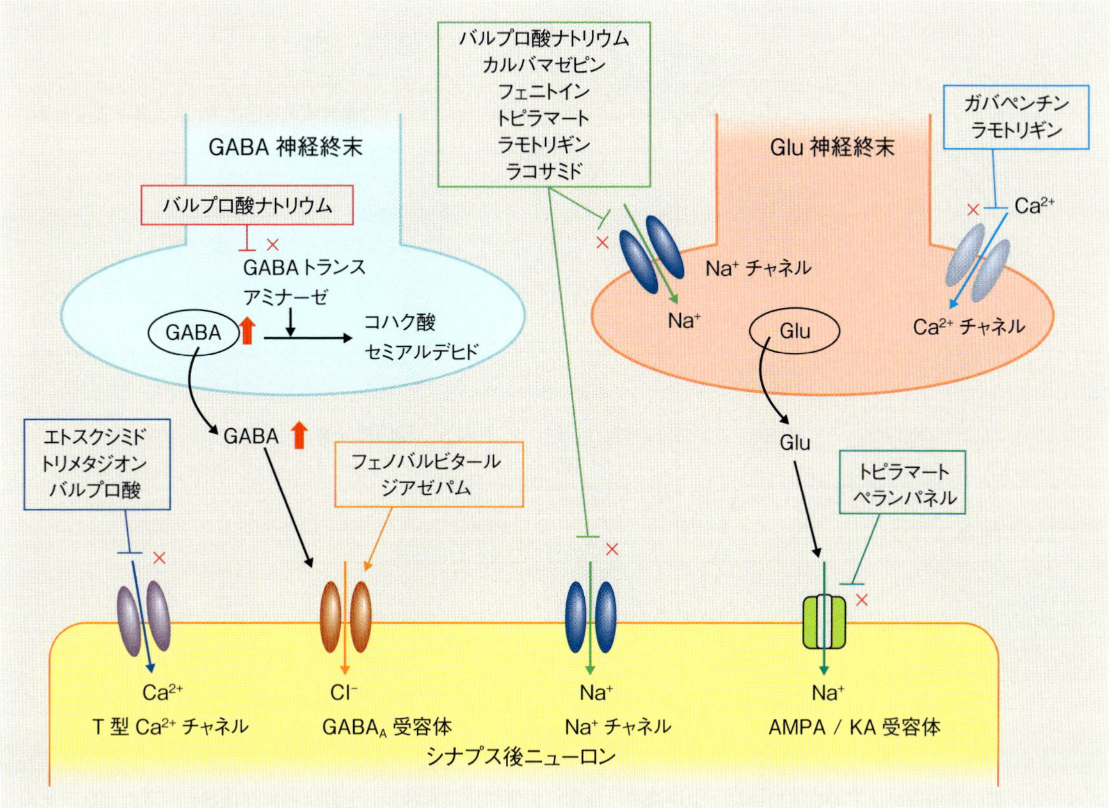

GABA：ガンマアミノ酪酸，Glu：グルタミン酸．

（大野行弘．疾患薬理学．2016．p.198[1] より一部改変）

の使用経験の蓄積が期待される．

従来薬は主に肝代謝型の薬物であったが，GBP，LEV，LCM は腎排泄型，TPM は肝腎代謝型の薬物であることは注意が必要である．また，従来薬と比較して，精神症状や自傷行為などの副作用の危険性がある[7]．新規抗てんかん薬は従来薬と比較して，副作用が少なく忍容性が高いことや，LTG 以外は薬物相互作用が少ないことから，合併症や併存薬の多い高齢発症てんかんでは推奨されている．

Memo

新規抗てんかん薬の血中濃度測定

新規抗てんかん薬は従来薬と比較して，有効血中濃度と副作用閾値の間隔が広いため，薬物治療モニタリング（therapeutic drug monitoring：TDM）なしに投与することができる．ただし，妊娠中のクリアランス増加により中後期に血中濃度が半減する LTG や，精神症状出現時の TPM など，臨床上の必要に応じて新規抗てんかん薬も血中濃度を測定する．

ガバペンチン（GBP，ガバペン®）

他の抗てんかん薬で効果が不十分な部分発作（二次性全般化発作を含む）の治療に他剤との併用で認可されている（**4**）．難治性部分発作に対する各種新規抗てんかん薬の併用療法では，LEV，TPM，LTG と比較して有効性は低かったが，GBP の治療脱落率は最も低かった[8]．チトクローム P450（CYP）に対する誘導作用がほとんどないので，他剤と併用しやすく，高齢者などでも使用しやすい．ただし，腎排泄型の薬物であるため，投与前に腎機能の評価が不可欠である．制酸薬との併用により吸収が低下することが知られており，制酸薬の服用後は時間（通常 2 時間以上）をおいて服用することが望ましい．また，欠神発作やミオクロニー発作を増悪させることがあり，治療に際して注意すべきである．

GBP は電位依存性 Ca^{2+} チャネルの $\alpha_2\delta$ サブ

3 主な抗てんかん薬同士および他剤との相互作用

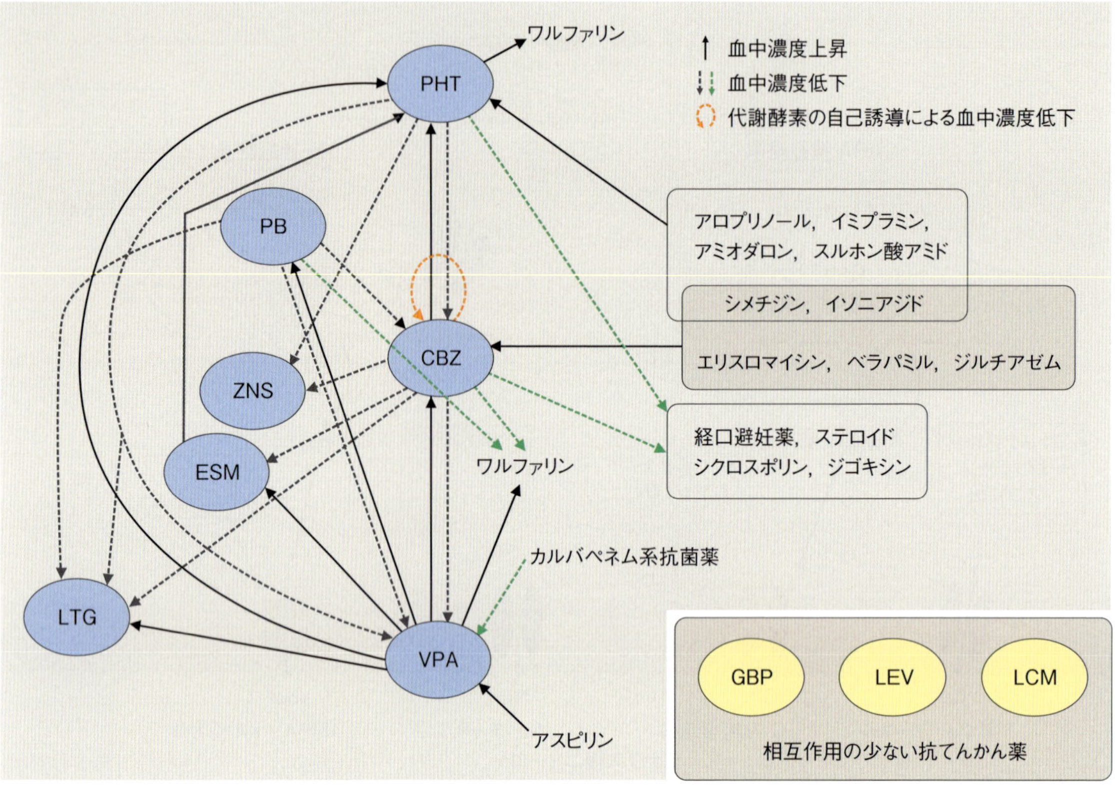

すべての２者の薬物間の上下の位置関係は，血中濃度 / 効果の影響の結果を示し，上位は効果が増加し，下位は低下することを意味する.

（てんかん治療ガイドライン 2010[2]，p.39 より；佐藤岳史ほか. 脳神経外科臨床指針，2002[5] を改変）

4 新規抗てんかん薬

薬剤名	略号	主な商品名	有効性			作用機序
			強直性間代性発作	部分発作	欠神発作	
ガバペンチン (gabapentin)	GBP	ガバペン	－	○（併用）	×	電位依存性 Ca^{2+} チャネル阻害（$\alpha_2\delta$ サブユニット）によるグルタミン酸の遊離抑制
トピラマート (topiramate)	TPM	トピナ	－	○（併用）	－	電位依存性 Na^{+} チャネル阻害 AMPA/KA 型グルタミン酸受容体機能の抑制
ラモトリギン (lamotrigine)	LTG	ラミクタール	○	○	△	電位依存性 Na^{+} チャネル阻害 電位依存性 Ca^{2+} チャネル阻害によるグルタミン酸の遊離抑制
レベチラセタム (levetiracetam)	LEV	イーケプラ	○（併用）	○	－	シナプス小胞蛋白（SV2A）の機能制御
ペランパネル (perampanel)	PER	フィコンパ	○（併用）	○（併用）	－	AMPA 型グルタミン酸受容体の非競合的拮抗
ラコサミド (lacosamide)	LCM	ビムパット	－	○（併用）	－	電位依存性 Na^{+} チャネル阻害（緩徐）

○：適応あり，－：適応なし，×：悪化させるため避けるべき，△：小児の定型欠神発作のみ適応あり.

5 抗てんかん薬の作用機序

抗てんかん薬	電位依存性 Na^+ チャネル阻害	T 型 Ca^{2+} チャネル阻害	電位依存性 Ca^{2+} チャネル阻害	GABA 神経機能促進	グルタミン酸系抑制	炭酸脱水酵素阻害	SV2A
VPA	○	○		○			
CBZ	○						
PHT	○						
PB				○			
PRM				○			
ESM		○					
ZNS	○	○					
DZP				○			
CZP				○			
CLB				○			
AZA						○	
GBP			○				
TPM	○				○	○	
LTG	○		○				
LEV							○
PER					○		
LCM	○（緩徐）						

略号の薬剤名は 1 4 を参照.
SV2A：シナプス小胞蛋白 2A.

ユニットに作用して神経終末への Ca^{2+} 流入を抑制し，興奮性伝達物質であるグルタミン酸のシナプス遊離を抑制することにより，神経細胞の興奮を抑える（2，5）.

トピラマート（TPM，トピナ®）

本邦では，他の抗てんかん薬で効果が不十分な部分発作（二次性全般化発作を含む）の治療に他剤との併用療法のみ保険診療が認可されているが（4），欧米では全般発作に対する効果や単剤での有効性も確立されている．主としてCYP3A4により代謝されるので，CYP3A4を誘導する抗てんかん薬（PHT，CBZ，PBなど）との併用では，作用が弱くなる場合がある．

TPMは電位依存性 Na^+ チャネル阻害作用による神経活動の抑制，AMPA（α-amino-3-hydroxy-5-methyl-4-isoxazolepropionic acid）／カイニン酸型グルタミン酸受容体機能の抑制により過剰な神経興奮を抑制する（2，5）.

ラモトリギン（LTG，ラミクタール®）

LTGは部分発作のみでなく，成人の強直性間代性発作，部分発作，小児の定型欠神発作にも有効である（4）．単剤療法の承認が得られている．主にグルクロン酸転移酵素により代謝されるため，これに競合するVPAなどとの併用では，LTGのクリアランスが低下し，半減期は2倍に延長する[9]．逆にグルクロン酸抱合を促進する薬剤（PHT，CBZ，PBなど）との併用では血中濃度が低下する場合がある．副作用としてスティーブンス・ジョンソン症候群（Stevens-Johnson syndrome）や中毒性表皮壊死（toxic epidermal necrosis：TEN）などの重篤な皮膚障害を発症する場合があり，承認された用法・用量を超えないこと（特にVPA併用時）に加えて，投与初期（8週間以内）における皮

6 レベチラセタム（LEV）の作用機序

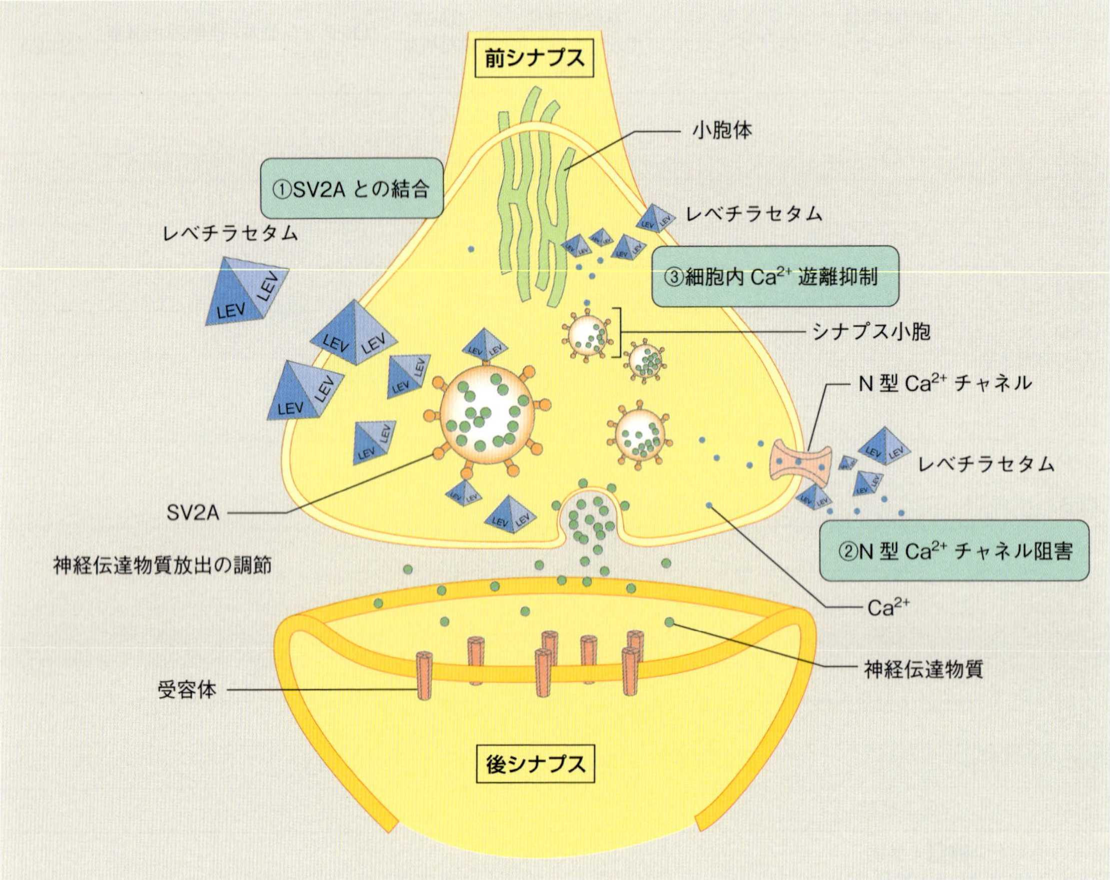

LEV は，各種受容体および主要なイオンチャネルとは結合しない．しかし，①神経終末のシナプス小胞蛋白 2A（SV2A）との結合により神経伝達物質の放出の調節，②N 型 Ca^{2+} チャネル阻害，③細胞内の Ca^{2+} 遊離抑制などに関与することが確認されている．

（笹征史．*Clinical Neuroscience* 2011，p.105 [11] より）

膚障害の慎重な観察が重要である．

LTG は電位依存性 Na^+ チャネルを遮断して神経活動を抑制するとともに，電位依存性 Ca^{2+} チャネルを阻害してグルタミン酸の遊離を抑制し，てんかん発作を改善する（2，5）．

レベチラセタム（LEV，イーケプラ®）

発売当初は部分発作（二次性全般化発作を含む）に対して，併用療法のみ認可されていたが，2015 年に単剤療法が承認された（2016 年現在，強直性間代性発作に対しては併用療法のみ認可されている）（4）．内服後 1 時間程度で最大血中濃度に達し，食物の影響も受けず，生物学的利用率はほぼ 100％である．肝で薬物代謝酵素である CYP による代謝を受けないために他剤との相互作用がみられず，併用療法としても使用しやすい．また，LEV は点滴静注製剤があるために経口投与ができない場合（意識障害や手術など）においても投与することができる．ただし，腎障害を有する患者では用量調節が必要であり，精神症状の副作用として抑うつや攻撃性などを認める場合がある．

LEV は他の抗てんかん薬とは作用機序が異なり，神経終末のシナプス小胞蛋白（synaptic vesicle glycoprotein 2A：SV2A）と特異的に相

Key words

シナプス小胞蛋白（SV2A）

神経終末のシナプス小胞に特異的に発現する膜蛋白質であり，神経伝達物質の開口分泌を調節している．*SV2A* 遺伝子に変異を有するモデル動物では，海馬や扁桃核において GABA 遊離が障害されていることから，SV2A を介したてんかん発症の抑制効果は GABA との関連が示唆される [10]．

7 ラコサミド（LCM）の作用機序

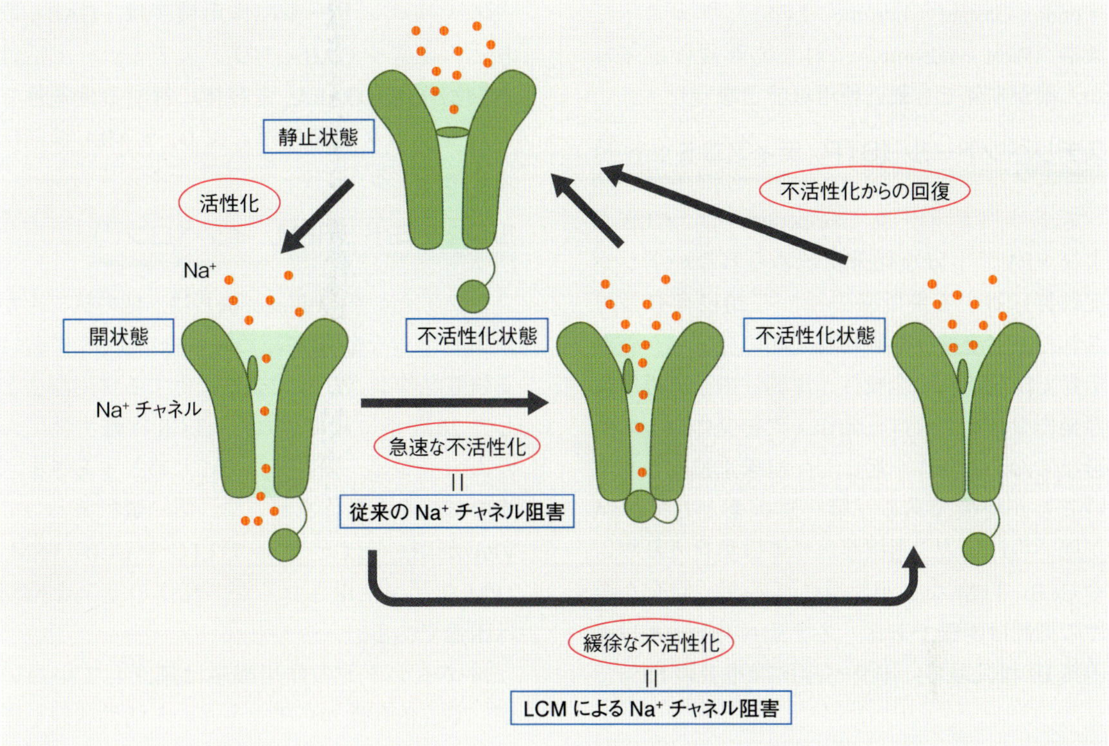

（Rogawski MA, et al. *Epilepsy Res* 2015, p.198[12] より）

互作用することによっててんかん発作を抑制する（5, 6[11]）.

ペランパネル（PER, フィコンパ®）

他の抗てんかん薬で効果が不十分な部分発作（二次性全般化発作を含む）および強直性間代性発作の治療に併用療法で認可されている（4）. PER は主として CYP3A4 により代謝されるため, CYP3A4 を阻害する薬物と併用する際には, 相互作用に注意を要する. また, 半減期が非常に長いために 1 日 1 回投与で効果が持続する.

PER はグルタミン酸 AMPA 受容体を非競合的に阻害することが特徴的である（5）. AMPA 型受容体は興奮性シナプス伝達に関与するが, シナプスの可塑性には影響しないため, PER は記憶などの認知機能に影響を与えないと考えられる.

ラコサミド（LCM, ビムパット®）

他の抗てんかん薬で効果が不十分な部分発作（二次性全般化発作を含む）に対する併用療法として認可されている（4）. LCM は肝の薬物代謝酵素の誘導や抑制をしないため, 抗てんかん薬を含む主要な薬物との相互作用は認められていない.

Na+ チャネルは, 急速な不活性化と緩徐な不活性化の 2 種類のメカニズムによって制御されている. LCM は主に Na+ チャネルの緩徐な不活性化を選択的に促進することによって, 活性化できる Na+ チャネルの割合を減少させ, てんかん発作を改善させると考えられている（5, 7）[12].

小児てんかんに対する抗てんかん薬

小児てんかん症候群のドラベ症候群（Dravet

Memo

ドラベ症候群の原因

原因として電位依存性 Na+ チャネル α_1 サブユニット（*SCN1A*）遺伝子に変異を高率に認め, 遺伝子検査が確定診断に必要である. *SCN1B*, *SCN2A*, *GABRG2* 遺伝子に変異を認める報告もある.

syndrome），レンノックス・ガストー症候群（Lennox-Gastaut syndrome：LGS），ウェスト症候群（West syndrome）に対して新規の抗てんかん薬が本邦でも最近使用可能となった．

スチリペントール（STP，ディアコミット®）

スチリペントール（stiripentol）は，CLB およびVPA で十分な効果が認められないドラベ症候群に対する併用療法として2012 年に認可された．ドラベ症候群は乳児期に発症し，体温上昇で誘発される全般性，片側性の強直性間代性発作やミオクロニー発作，欠神発作などの多彩なてんかん発作を起こし，痙攣重積化しやすいことが特徴である．第一選択薬としてVPA が用いられ，第二選択薬としては臭化カリウムやCLB，TPM などが使用されるが，完全な発作の抑制は困難である．スチリペントールは国内第 III 相試験で，ドラベ症候群患者の65％で発作頻度を半減させた．

スチリペントールの作用機序は，GABA 取り込み阻害やGABA トランスアミナーゼ活性の抑制作用，$GABA_A$ 受容体に対する促進性アロステリック調節作用により，GABA 神経伝達を増強する．

Memo

ケトン食療法の機序

抗てんかん薬でコントロールが困難な難治性てんかん患者の一部に，ケトン食療法が有効であることが知られている．ケトン食療法は，グリア細胞から神経細胞へ乳酸を運ぶ代謝経路を介する乳酸脱水素酵素（lactate dehydrogenase：LDH）を阻害する作用があり，スチリペントール類似体もLDH を阻害する作用があることが，最近，報告された[13]．LDH は新しいてんかん治療の標的として注目されている．

ルフィナミド（RFM，イノベロン®）

ルフィナミド（rufinamide）は，他の抗てんかん薬で十分な効果が認められないLGS における強直発作および脱力発作に対する併用療法として2013 年に認可された．LGS は難治性てんかんの一つで，強直発作をはじめとするさまざまなてんかん発作を起こす．第一選択薬としてVPA が用いられ，次いでLTG やCLB，ESM，TPM などが使用されるが，発作の完全な抑制は困難である．

ルフィナミドの作用機序は確立していないが，電位依存性 Na^+ チャネルの不活性状態を延長し，Na^+ 依存性活動電位の持続性高頻度発火を抑制することが確認されている．

ビガバトリン（VGB，サブリル®）

ビガバトリン（vigabatrin）は，ウェスト症候群（点頭てんかん）に対して2016 年に承認された．ウェスト症候群は乳児期に発症し，シリーズ形成性のてんかん性スパズム，脳波上の

Column

iPS細胞を用いた病態解明

体細胞に多能性誘導因子を導入して培養することによって，さまざまな組織や臓器の細胞に分化する能力と無限に増殖する能力を併せもつ多能性幹細胞に変化する．この細胞はiPS 細胞（induced pluripotent stem cell）として，2006 年に山中教授のグループによって発見された．iPS 細胞の発見以降，作製方法は世界中で精力的に研究され，現在では，再現性が高く，また比較的容易にヒトiPS 細胞を樹立することが可能となった．そのため，iPS 細胞の活用は，細胞移植治療のような再生医療分野だけでなく，難治性疾患の病態解明においても重要な役割を担っている．難治性疾患の患者の体細胞から作製されたiPS 細胞をその患部の細胞に分化させることで，培養皿の上で患部の状態や機能の変化を検証することができる．特に神経疾患のように，細胞の状態や機能を直接評価することができない場合には非常に有用なツールである．パーキンソン病や認知症，筋萎縮性側索硬化症などの神経変性疾患に加えて，てんかんの領域においてもドラベ症候群患者から作製されたiPS 細胞を用いた病態研究が本邦で初めて報告された[14]．*SCN1A* 遺伝子に変異をもつドラベ症候群患者から作製されたiPS 細胞を神経細胞に分化させて，GABA 作動性神経細胞の電気的活動が減弱していることが確認された．GABA による抑制機能の低下によりてんかんを発症することはモデル動物からの結果と矛盾せず，ヒトにおけるドラベ症候群の病態を反映していると考えられる．今後，他のてんかん症候群においてもiPS 細胞を用いて，さらにヒトのてんかん病態解明が期待される．☞ III.「iPS 細胞でのドラッグスクリーニング」（p.368）参照.

ヒプサリスミア，精神運動発達遅滞を特徴とする難治性てんかんである．第一選択として副腎皮質刺激ホルモン療法（adrenocorticotropic hormone therapy：ACTH）が用いられ，ZNS，VPA，ビタミン B_6 療法などが試みられる．ビガバトリンは，欧米の治療ガイドラインでは第一選択薬として位置づけられている．ただし，重篤な副作用として不可逆的な視野狭窄が起こる危険性があり，注意を要する．

ビガバトリンの詳細な機序は不明であるが，GABA トランスアミナーゼに擬似基質として不可逆的に結合することで酵素活性を阻害することにより，脳内 GABA 濃度を増加させると考えられている．

おわりに

新規抗てんかん薬の承認が海外と比較して著しく遅れていたが，本邦でも新規抗てんかん薬が 2006 年以降相次いで承認され，治療の選択肢が拡がってきている．新規抗てんかん薬は従来薬にはない多彩な作用機序を有する薬物があり，今までの薬物療法でてんかん発作のコントロールが困難であった場合にも，作用機序を考慮した合理的な薬剤選択による多剤併用療法で効果が得られる可能性がある．今後，てんかん治療において新規抗てんかん薬の役割は大きくなってくると考えられ，薬物の特徴を十分に理解したうえで，適切に使用することが望まれる．

利益相反（COI）：京都大学大学院医学研究科てんかん・運動異常生理学講座は寄附講座であり，大塚製薬株式会社，グラクソ・スミスクライン株式会社，日本光電工業株式会社，ユーシービージャパン株式会社の寄付金にて支援されている．

（金星匡人，大野行弘，池田昭夫）

文献

1）大野行弘．てんかんの薬．成田年（監修），疾患薬理学．神奈川：ネオメディカル；2016，pp.193-202.
2）日本神経学会（監修），「てんかん治療ガイドライン」作成委員会（編）．てんかん治療ガイドライン 2010．東京：医学書院；2010.
3）Marson AG, et al. The SANAD study of effectiveness of carbamazepine, gabapentin, lamotrigine, oxcarbazepine, or topiramate for treatment of partial epilepsy：An unblinded randomised controlled trial. *Lancet* 2007；369：1000-1015.
4）Marson AG, et al. The SANAD study of effectiveness of valproate, lamotrigine, or topiramate for generalised and unclassifiable epilepsy：An unblinded randomised controlled trial. *Lancet* 2007；369：1016-1026.
5）佐藤岳史ほか．その他の症候と治療：てんかん．橋本信夫（編），脳神経外科臨床指針．東京：中外医学社；2002，pp.20-33.
6）Jingami N, et al. A novel SCN1A mutation in a cytoplasmic loop in intractable juvenile myoclonic epilepsy without febrile seizures. *Epileptic Disord* 2014；16：227-231.
7）Andersohn F, et al. Use of antiepileptic drugs in epilepsy and the risk of self-harm or suicidal behavior. *Neurology* 2010；75：335-340.
8）Hitiris N, Brodie MJ. Modern antiepileptic drugs：Guidelines and beyond. *Curr Opin Neurol* 2006；19：175-180.
9）Anderson GD, et al. Bidirectional interaction of valproate and lamotrigine in healthy subjects. *Clin Pharmacol Ther* 1996；60：145-156.
10）Tokudome K, et al. Synaptic vesicle glycoprotein 2A（SV2A）regulates kindling epileptogenesis via GABAergic. *Sci Rep* 2016；6：27420.
11）笹征史．レベチラセタム *Clinical Neuroscience* 2011；29：104-106.
12）Rogawski MA, et al. Current understanding of the mechanism of action of the antiepileptic drug lacosamide. *Epilepsy Res* 2015；110：189-205.
13）Sada N, et al. Epilepsy treatment. Targeting LDH enzymes with a stiripentol analog to treat epilepsy. *Science* 2015；347：1362-1367.
14）Higurashi N, et al. A human Dravet syndrome model from patient induced pluripotent stem cells. *Mol Brain* 2013；6：19.

I. 神経疾患の治療法

薬物療法

神経内科領域チャネル病の治療

対象とする主な神経疾患 重症筋無力症，ランバート・イートン筋無力症候群，アイザックス症候群，先天性筋無力症候群，周期性四肢麻痺

シリーズ関連書籍 神経免疫 パーキンソン てんかん 小脳 多発性硬化症

Point

- チャネル病は，イオンチャネルあるいはその関連蛋白質が原因で起こる疾患の総称と定義され，原因は，先天性のチャネル遺伝子の異常によるものと，薬物中毒や自己免疫で起こる後天性とに分類される．
- イオンチャネルは，膜電位に依存して開閉する電位依存性チャネルと，リガンドが結合することによって開くリガンド型イオンチャネルに大別され，これらのイオンチャネルが高密度に分布する脳，骨格筋，そして心筋で，さまざまな病態を呈する．
- 神経筋接合部では，重症筋無力症（リガンド型ナトリウムチャネル病），ランバート・イートン筋無力症候群（P/Q 型電位依存性カルシウムチャネル病）およびアイザックス症候群（電位依存性カリウムチャネル病）などがみられる．
- 骨格筋では，周期性四肢麻痺，非ジストロフィー性ミオトニア症候群，中枢神経系では，てんかん症候群，脊髄小脳失調症 6 型（SCA6），AQP4 抗体陽性 NMO（水分子チャネル病）および LEMS-PCD などがみられる．

チャネル病（channelopathy）は，イオンチャネルあるいはその関連蛋白質が原因で起こる疾患の総称であると定義されている．その原因は，先天性のチャネル遺伝子の異常によるものと，薬物中毒や自己免疫で起こる後天性に分類される．基礎研究の立場から，イオンチャネルは膜蛋白質の一つで，特定の種類のイオンを通すことで細胞の電気的活動を担っている．また，イオンチャネルは，膜電位に依存して開閉する電位依存性チャネルと，リガンドが結合することによって開くリガンド型イオンチャネルに大別される．これらのイオンチャネルが高密度に分布する脳，骨格筋，そして心筋でそれぞれ，てんかん症候群，周期性四肢麻痺・ミオトニア症候群，および QT 延長症候群などのチャネル病が報告されてきた．一方，肺や腎臓などでイオンの輸送が障害されて生じる疾患，嚢胞性線維症やバーター症候群（Bartter syndrome）なども報告されている．臨床の立場からは，発作性の疾患は電位依存性のチャネル病の可能性が高く，てんかん症候群，周期性四肢麻痺などが代表疾患である．症状が数秒～数分単位で変化する重症筋無力症（myasthenia gravis：MG）やランバート・イートン筋無力症候群（Lambert-Eaton myasthenic syndrome：LEMS）は，それぞれ，リガンド型ナトリウム（Na）チャネルと電位依存性 P/Q 型カルシウム（Ca）チャネルの障害で生じる．本稿では，神経内科領域で筆者らがチャネル病として認識してきた疾患を列挙し（**1**），その病態と治療について，臨床現場での筆者らの経験による頻度順に解説する．

神経筋接合部疾患[1)]

重症筋無力症（リガンド型ナトリウムチャネル病）

神経筋接合部の疾患で最も頻度が高いのは，自己免疫疾患の MG である．現在，本邦では約 2 万人の MG 患者がいると推定されている．その病原性自己抗体の種類によって，①アセチル

1 神経内科領域とチャネル病

	先天性	自己免疫	薬物中毒
神経筋接合部	先天性筋無力症候群	MG，LEMS，アイザックス症候群	抗不整脈薬中毒
骨格筋	周期性四肢麻痺（PP） ミオトニア症候群 悪性高熱症	甲状腺機能亢進に伴う低カリウム性 PP 副腎皮質機能低下に伴う高カリウム性 PP	K 血清異常をきたす薬物による中毒
中枢神経系	てんかん症候群，SCA6，家族性片頭痛，EA2	AQP4 抗体陽性 NMO，LEMS-PCD	抗てんかん薬中毒

MG：重症筋無力症，LEMS：ランバート・イートン筋無力症候群，SCA6：脊髄小脳失調症 6 型，EA2：周期性失調症 2 型，AQP4：アクアポリン 4，NMO：視神経脊髄炎，PCD：傍腫瘍性小脳変性.

コリン受容体（acetylcholine receptor：AChR）抗体陽性 MG（85％），②筋特異的受容体型チロシンキナーゼ（muscle-specific receptor tyrosine kinase：MuSK）抗体陽性 MG（5％弱），③ LDL 受容体関連蛋白質 4（low density lipoprotein-receptor related protein 4：Lrp4）抗体陽性 MG（1％以下），および，④前述の抗体が検出されない seronegative MG（10％弱），に分類される.

MG の症状は，眼筋をはじめ全身の骨格筋の易疲労性および休息により回復し，日内や日差で変動する．現行の治療は，自己免疫疾患の性質上，ステロイドと免疫抑制薬を基盤とした免疫療法が主体となる．クリーゼ時に，病原性自己抗体を急速に減少させる血漿交換が有効なことはいうまでもない．ここでは，新規の治療として，リツキシマブとエクリズマブという 2 つのモノクローナル抗体製剤を取り上げる.

■リツキシマブ

リツキシマブ（リツキサン®）は B 細胞表面に発現する CD20 を標的とするモノクローナル抗体製剤であり，非ホジキンリンパ腫の腫瘍性 B 細胞を除去する目的で開発された．MG では，病原性自己抗体を産生している B 細胞を除去することが期待される．前向き無作為化盲検試験の報告はないが，前向きオープン試験などのメタ解析で有用性が報告されている[2]．月に 1 回以上の頻度で血漿交換が必要な難治 MG 症例がその適応となる．現在，本邦では，所属施設の倫理委員会の承認を得て，医療費は患者負担として行われており，保険適用が検討課題である.

■エクリズマブ

エクリズマブ（ソリリス®）は，補体 C5 に結合するモノクローナル抗体製剤で，C5 から C5a，C5b への開裂を阻害し，補体による膜破壊作用機序を抑制する．本邦では，発作性夜間血色素尿症と非典型溶血性尿毒症症候群の治療薬として保険適用となっている．その機序により，補体介在性膜破壊を伴う AChR 抗体陽性 MG が適応となる．2013 年，米国主導の難治性 AChR 抗体陽性 MG 患者を対象として，無作為化二重盲検試験が施行され，その有用性が示された[3]．この結果を受けて，第 III 相グローバル試験が現在進行中である．本邦でも，現時点で 6 施設が参加している．近い将来に向けて，その保険適用が期待されている.

ランバート・イートン筋無力症候群（P/Q 型電位依存性カルシウムチャネル病）[1]，アイザックス症候群（電位依存性カリウムチャネル病）

筆者らの経験から，ランバート・イートン筋無力症候群（LEMS）は，MuSK 抗体陽性 MG より若干少ない頻度と思われる．またアイザックス症候群（Isaacs syndrome）は，LEMS より少ない頻度である．LEMS は，神経終末の活性帯の電位依存性 P/Q 型 Ca チャネル（P/Q-VGCC〈voltage-gated calcium channel〉）に対する自己抗体ができることによりシナプス小胞からのアセチルコリンの放出ができなくなり，下肢近位筋優位の筋力低下を来す．一方，アイザックス症候群は，神経終末の電位依存性カリウム（K）チャネルに対する自己抗体により，シナプス小胞からのアセチルコリンの放出が過多となり，筋痙攣を起こすと考えられている．LEMS とアイザックス症候群の神経筋接合部では，まったく真逆の病態が生じている．これらの自己抗体病の診断は，それぞれの特徴的な神経症状と病原性自己抗体を検出することによって確定される．

■LEMS の治療

対症療法として抗コリンエステラーゼ阻害薬と電位依存性 K チャネル阻害薬である 3,4-ジアミノピリジン内服が使用されている．2 年間小細胞肺癌などの悪性腫瘍の合併がない場合には，MG に準じてステロイドや免疫抑制薬などの免疫治療が行われている．今後は，世界標準の治療薬となりつつある 3,4-ジアミノピリジン[4] の保険適用が早急に検討されるべきである．新規治療薬として P/Q-VGCC に直接作用するアゴニストである GV-58 が報告されている[5]．GV-58 は Ca チャネルアゴニストのロスコビチン（roscovitine）が改良された薬剤であり，P/Q-VGCC に選択的に働き，動物モデルでは神経筋接合部でのアセチルコリン放出量を増大させた．臨床応用にはさらなる研究結果が待たれる．

先天性筋無力症候群[6]

先天性筋無力症候群は，神経筋接合部の先天的分子欠損によって引き起こされる筋力低下と易疲労性を特徴とする疾患群である．本邦では，上記の自己免疫性の神経筋接合部疾患よりさらに少ない頻度である．2012 年の段階で 12 例に遺伝子変異が同定されている．その内訳は，スローチャネル症候群 1 例，ファーストチャネル症候群 1 例，終板 AChR 欠損症 7 例（Dok-7：2 例，AChR サブユニット：4 例，GFPT1：1 例），終板アセチルコリンエステラーゼ（AChE）欠損症 3 例である．これらの変異は 1 例を除き，本邦特有の変異であった．新生児から小児にかけて，MG を疑わせる神経所見があり，病原性自己抗体が証明されず，MG の治療に反応性が少ない場合に第一に鑑別すべきである．

■薬物療法

先天性筋無力症候群の治療は，対症療法に限られる．欧米では，本邦から報告された DOK7 分子[7] の先天性筋無力症候群[8] に対する対症療法の報告が注目されている[9]．

薬物性の神経筋接合部疾患[1]

薬物性の神経筋接合部疾患の代表は，シベンゾリン中毒である．シベンゾリンは，不整脈薬で Na チャネル遮断薬に分類されている．シベンゾリン中毒の症例報告では，眼症状やクリーゼなどの MG 症状，不整脈，そして低血糖などが生じる．低血糖は，膵臓の β 細胞 ATP（adenosine 5'-triphosphate；アデノシン三リン酸）感受性 K チャネルを阻害して生じる．一方，MG 症状は，筋の電位依存性 Na チャネルを阻害するためと考えられている．最近，薬物性で自己免疫機序に生じる MG が報告されている．その代表的な薬物であるニボルマブ（オプジーボ®）は，ヒト型抗ヒト PD-1 モノクローナル抗体で，悪性黒色腫治療に用いられている．この癌に対する免疫力を高める抗体は，その副作用としてアセチルコリン受容体陽性 MG を引き起こすことが報告されている[10]．MG の発症機序を考えるうえでも非常に重要な知見である．

■薬物療法

治療は，原因になっている薬物を中止することであるが，治療を始める前に，患者に筋無力症が生じることがあるということを説明することが必要である（**1**）．

骨格筋の疾患

骨格筋のチャネル病は弛緩性麻痺からミオトニアまでさまざまな症状を来す幅広い疾患群である．

周期性四肢麻痺

発作性に四肢の弛緩性麻痺を呈する．発作時の血清 K 値が高値か低値かで二分され，それぞれ遺伝性のものと後天性のものがある（**1**）．

後天性の代表である甲状腺機能亢進を伴う低

カリウム性周期性四肢麻痺は，東アジアの男性に多い内分泌疾患でもある．

ここでは遺伝性について解説するが，臨床的には後天性を鑑別することが重要である．

■低カリウム性周期性四肢麻痺

周期性四肢麻痺の中では低カリウム性周期性四肢麻痺が最も頻度が高い．血清K値の低下により両下肢近位筋優位の四肢弛緩性麻痺を呈し，数時間〜数日間持続する．脱力発作は炭水化物の多い食事を摂った後や運動後に起きやすい．常染色体優性遺伝ではあるが，男性に症状が出やすい．原因遺伝子として *CACNA1S* が最初に同定された．骨格筋のCaチャネルのα_1Sをコードしており[11]，*CACNA1S* の突然変異を80％の症例に認めるといわれている．その他に，Naチャネル遺伝子である *SCN4A* も10％程度を占め，残りの10〜20％は原因遺伝子を同定できていない[12]．変異により異常な陽イオンのリークが起きることで症状を来すと考えられている．

薬物療法

根治療法はなく，対症療法的にK補充を行い，予防として食事・生活指導を行う．近年ループ利尿薬であるbumetanide（2017年現在国内未承認）の有効性が動物実験で認められ[13]，実臨床への応用が期待される．またdichlorphenamide（2017年現在国内未承認）は，プラセボと比較し発作頻度を有意に減らし，QOL（quality of life）を向上させることが報告された[14]．

■高カリウム性周期性四肢麻痺

高カリウム性周期性四肢麻痺は血清K濃度の上昇により発作性の筋力低下を来す疾患である．低カリウム性よりも発作持続時間が短いことが多い．先天性パラミオトニアなどと同様のNaチャネル遺伝子の *SCN4A* の変異が原因となる．変異によりNa_V1.4 Naチャネルの不活化が阻害され，Naの流入が持続し脱分極が起き不応期となる[15]．高カリウム血症はポジティブフィードバックの一部と関連しており，脱分極によってNaの流出が起き，さらなる脱分極を引き起こすことで筋収縮に至らなくなると考えられている[16]．

薬物療法

低カリウム性と同様に根治療法はない．発作予防としてKの多い食品を避け，適度な運動を行うほか，K喪失性利尿薬などが使用される．

■Anderson-Tawil症候群（ATS）

Anderson-Tawil 症候群（Anderson-Tawil syndrome：ATS）は周期性四肢麻痺，心伝導異常，骨格異常の三徴を特徴とするまれな疾患である[17]．周期性四肢麻痺は通常，低カリウム血症と関連するが，血清K値が正常の場合や高値の場合でも来しうる．心電図異常を伴い，心停止を約10％の患者で認める．骨格異常については小顎，耳介低位，両眼隔離，斜指，合指などがある．原因として最も多いのは *KCNJ2* 遺伝子の変異で，脳・心・骨格筋に分布するKチャネルKir 2.1の異常を来す[18]．10〜20％の患者では *KCNJ2* の変異がない．典型的な筋・心筋障害を呈し小顎は認めなかった患者にKir3.4をエンコードする *KCNJ5* の変異が報告されている[19]．

薬物療法

周期性四肢麻痺に対して，対症療法を行う．

非ジストロフィー性ミオトニア症候群

筋線維の異常興奮によるミオトニアを主徴とする遺伝性疾患で，筋の変性は伴わない．先天性ミオトニア，先天性パラミオトニア，ナトリウムチャネルミオトニアなどに分類される．

■先天性ミオトニア（クロライド〈Cl〉チャネルミオトニア）

先天性ミオトニアは遺伝性の骨格筋チャネル病で，常染色体優性遺伝のものをトムゼン病（Thomsen disease），劣性遺伝をベッカー病（Becker disease）という．ベッカー病のほうがトムゼン病よりも重症化しやすい．日本国内での調査では数十家系しか把握されていないが，欧米では10万人あたり0.5人と報告されており，潜在的な患者数はさらに多いと推測されている[20]．ミオトニアが特に下腿に目立ち筋肥大を伴う．症状は安静や感染症，ストレスによって増悪する．繰り返し動かすことで症状が改善することをwarm-up現象と呼ぶ．また，ベッカー病では運動開始時に一時的な脱力を来すことがある．原因遺伝子は骨格筋のClチャネル遺伝子 *CLCN1* の変異である[21]．多くはミスセンス変異だが，ナンセンス変異，フレームシフト変異の場合もある[22]．

■先天性パラミオトニア，ナトリウムチャネルミオトニア

いずれも骨格筋型Naチャネル（$Na_V1.4$）をコードする *SCN4A* 遺伝子の変異により発症する．*SCN4A* の変異により「機能の獲得」効果が起こり，$Na_V1.4$ の機能が亢進することでミオトニアが起こる[23]．*SCN4A* 遺伝子の変異は，前述の周期性四肢麻痺や先天性筋無力症候群など他のチャネル病の原因ともなりうる．

臨床像は先天性ミオトニアに類似する．先天性パラミオトニアは幼少期から全身のミオトニアを呈する．寒冷曝露や運動の繰り返しにより症状が増悪するところが特徴で，しばしば数時間〜数日続く脱力発作を来す．一方，ナトリウムチャネルミオトニアは筋力低下を認めずミオトニアのみ呈する．診断のためには臨床症状に加えて筋硬直の家族歴が重要であるが，孤発例の報告もある[24]．

■薬物療法

いずれも特異的な治療方法はなく，ミオトニアに対して対症療法としてメキシレチン（メキシチール®など）の内服投与が有効である[25]．

悪性高熱症

悪性高熱症（malignant hyperthermia）は全身麻酔中にまれに発症する疾患である．発症してからの進行がきわめて速く，早期診断とダントロレン（ダントリウム®）投与が重要である．1960年から現在まで日本における劇症型は400症例超で，死亡率は1960年代では70〜80％もあったが2000年代以降は15％程度まで減少している[26]．常染色体優性遺伝疾患であり，骨格筋のリアノジン受容体1型をコードする *RyR1* 遺伝子の変異が報告されている[27]．揮発性吸入麻酔薬や脱分極性筋弛緩薬の投与により，筋小胞体からのCa放出が亢進することで筋が収縮し続ける．その結果，高熱と全身のミオトニアを呈し，アシドーシスや不整脈を生じ，多臓器障害や心停止に至る．

■薬物療法

現行では，ダントロレンはリアノジン受容体に作用しCa放出を抑制するため特効薬となる[28]．

中枢神経系の疾患

てんかん症候群

てんかんは，人類の1〜2％が罹患する非常に頻度の高い疾患である．その半数以上を占める特発性てんかんの一部から，現在までに20種類の原因遺伝子が同定されている．これらの遺伝子は，電位依存性Naチャネル，電位依存性Kチャネル，電位依存性Caチャネル，神経ニコチン性アセチルコリン受容体（神経筋接合部のAChRとは異なる），およびGABA（γ-aminobutyric acid；ガンマアミノ酪酸）受容体であり，チャネル病と考えられている（**2**）[29]．臨床の現場では，てんかん遺伝子診断はまだ浸透していないようである．一方，抗てんかん薬中毒による代表は，電位依存性Naチャネル阻害薬のフェニトイン（アレビアチン®）がある．本薬剤は，常用量でも血中濃度が上昇することがあり，フェニトイン中毒状態が長期間持続すると小脳性運動失調が後遺症として残ることがある．

■薬物療法

現行では，対症療法としての薬物治療が行われており，てんかん発作が難治性の場合，手術療法が検討される（☞ I.「分子標的治療―てんかんを中心に」p.47参照）．

脊髄小脳失調症6型（SCA6）

脊髄小脳失調症6型（spinocerebellar ataxia type 6：SCA6）とは，19番染色体短腕に位置する電位依存性Caチャネルα_1Aサブユニット遺伝子（*CACNA1A*）のCAGリピート伸長により発症する常染色体優性遺伝性疾患である[30]．LEMSの標的蛋白質と同じP/Q型Caチャネルである．SCA6の病態は，異常伸長ポリグル

2 てんかん症候群の遺伝子とチャネル

チャネル	遺伝子	チャネル	てんかん症候群
Na チャネル	*SCN1A*	αサブユニット（Na_V1.1）	乳児重症ミオクロニーてんかん（SMEI） 全般性強直性間代性発作を伴う難治性てんかん（IEGTC） 乳児遊走性部分てんかん（MPSI） 全般てんかん熱性痙攣プラス（GEFS+）
	SCN1B	βサブユニット（Na_V1.1）	乳児重症ミオクロニーてんかん（SMEI） 全般てんかん熱性痙攣プラス（GEFS+）
	SCN2A	α_2 サブユニット（Na_V1.2）	乳児重症ミオクロニーてんかん（SMEI） 大田原症候群 良性家族性新生児発作（BFNS） ウェスト症候群 点頭てんかん 全般てんかん熱性痙攣プラス（GEFS+）
	SCN3A	α_3（Na_V1.3）	部分てんかん
	SCN8A	α_8 サブユニット（Na_V1.6）	乳児てんかん性脳症
K チャネル	*KCNQ2*	K_V7.2	良性家族性新生児痙攣（BFNC） 乳児脳症 新生児または早期小児てんかんに関連するミオキミア
	KCNQ3	K_V7.3	良性家族性新生児痙攣（BFNC）
	KCNMA1	Ca 依存性, BK（Big Potassium）チャネル	発作性運動障害を伴う全身性てんかん
	KCNA1	K_V1.1	周期性運動失調を伴うてんかん
	KCNA2	K_V1.2	ミオクローヌスてんかんと運動失調
	KCNJII	K_V6.2	DEND（developmental delay, epilepsy, neonatal diabetes）症候群
	KCNT1	Na 依存性	乳児遊走性部分てんかん（MPSI）
Ca チャネル	*CACNA1H*	α_8 サブユニット（t 型）	小児欠神てんかん
	CACNA1A	αサブユニット（Ca_V2.1）	周期性運動失調症と小児欠神てんかん
アセチルコリン受容体（AChR）	*CHRNA4*, *CHRNB2*, *CHRNA2*	サブユニット（ニコチン性）	常染色体優性家族性夜間前頭部てんかん
ガンマアミノ酪酸（GABA）	*GABRA1*	αサブユニット（GABA 受容体）	小児欠神てんかん 特発性全般てんかん（IGE） 若年ミオクロニーてんかん（JME） 点頭てんかん，レノックス・ガストー症候群
	GABRB2	β_2 サブユニット（GABA 受容体）	点頭てんかん，レノックス・ガストー症候群
	GABRB3	β_3 サブユニット（GABA 受容体）	小児欠神てんかん レノックス・ガストー症候群
	GABRD	δサブユニット（GABA 受容体）	小児欠神てんかん レノックス・ガストー症候群
	GABRG2	γ_2 サブユニット（GABA 受容体）	全般てんかん熱性痙攣プラス（GEFS+） 乳児重症ミオクロニーてんかん（SMEI） 小児欠神てんかん 特発性全般てんかん（IGE）

タミン鎖自身がCaチャネルの機能とは無関係に神経毒性を有するポリグルタミン病と考えられている．神経内科の臨床現場では，脊髄小脳失調症の中ではSCA3に次いで頻度が多い．SCA3より高齢の50歳前後で発症し経過も緩徐進行性で生命予後は良好である．同遺伝子の点変異は，反復発作性運動失調症2型と家族性片麻痺性片頭痛の原因でもある[31]．

■治療

既存の治療は確率されていない．

AQP4抗体陽性NMO（水分子チャネル病）

2005年にLennonらによって報告されたAQP（aquaporin：アクアポリン）4抗体陽性NMO（neuromyelitis optica：視神経脊髄炎）は，アストロサイト細胞膜に存在する水チャネル（AQP4蛋白質）に対する自己免疫疾患である[32]．この病原性自己抗体の発見によって，臨床像が類似する多発性硬化症とはまったく異なる疾患であることが判明した．その細胞傷害機序は，補体介在性細胞傷害機序が主役であり，抗体の結合により補体が活性化されアストロサイトが破壊される．この補体介在性機序は，標的蛋白質が神経筋接合部のアセチルコリン受容体蛋白質であるMGの機序と基本的には同じである．MGの場合には，アセチルコリン受容体が神経筋接合部に局在しているために筋自体の破壊には至らない．

■薬物療法

既存の治療では，初発や増悪時には，ステロイドパルスと血漿交換を行い，慢性期にはステロイドと免疫抑制薬の内服治療を行っている．AQP4抗体陽性NMOとMGに対しては，ほぼ同じ治療を行っている．

LEMS-PCD

LEMS患者の10％弱では，亜急性の小脳性運動失調を呈する．そのほとんどが肺小細胞癌を合併し，傍腫瘍性小脳変性（paraneoplastic cerebellar degeneration：PCD）として報告されている（LEMS-PCD）．LEMS-PCDの剖検小脳では，コントロール小脳と比較して，小脳分子層のP/Q-VGCCの量が著明に減少しており，近傍にあるN-VGCCや電位依存性Kチャネルの量は保たれていた[33]．LEMS-PCDの病態は，P/Q-VGCC抗体が血液脳関門を通過し，小脳分子層の神経終末のP/Q-VGCCを減少させて，小脳性運動失調を引き起こしていると推測されている．

■薬物療法

現行の治療では，神経筋接合部のLEMSの症状は，ステロイド治療や血漿交換が有効であるが，中枢神経の小脳症状の治療は困難である．今後の治療法の開発が待たれる．

（上野未貴，本村政勝）

文献

1）平山惠造（監修）．臨床神経内科学，改訂6版．13 神経筋接合部疾患．東京：南山堂；2015．pp.538-555.
2）Iorio R, et al. Efficacy and safety of rituximab for myasthenia gravis：A systematic review and meta-analysis. *J Neurol* 2015；262：1115-1119.
3）Howard JF Jr, et al；MG Study Group. A randomized, double-blind, placebo-controlled phase II study of eculizumab in patients with refractory generalized myasthenia gravis. *Muscle Nerve* 2013；48：76-84.
4）Oh SJ, et al；LEMS Study Group. Amifampridine phosphate（Firdapse®）is effective and safe in a phase 3 clinical trial in LEMS. *Muscle Nerve* 2016；53：717-725.
5）Tarr TB, et al. Evaluation of a novel calcium channel agonist for therapeutic potential in Lambert-Eaton myasthenic syndrome. *J Neurosci* 2013；33：10559-10567.
6）大野欽司．先天性筋無力症候群．*Clinical Neuroscience* 2014；32（9）：1006-1010.
7）Okada K, et al. The muscle protein Dok-7 is essential for neuromuscular synaptogenesis. *Science* 2006；312（5781）：1802-1805.
8）Beeson D, et al. Dok-7 mutations underlie a neuromuscular junction synaptopathy. *Science* 2006；313（5795）：1975-1978.
9）Liewluck T, et al. Beneficial effects of albuterol in congenital endplate acetylcholinesterase

deficiency and Dok-7 myasthenia. *Muscle Nerve* 2011；44（5）：789-794.
10) Loochtan AI, et al. Myasthenia gravis associated with ipilimumab and nivolumab in the treatment of small cell lung cancer. *Muscle Nerve* 2015；52：307-308.
11) Jurkat-Rott K, et al. A calcium channel mutation causing hypokalemic periodic paralysis. *Hum Mol Genet* 1994；3：1415-1419.
12) Miller TM, et al. Correlating phenotype and genotype in the periodic paralyses. *Neurology* 2004；63：1647-1655.
13) Wu F, et al. Bumetanide prevents transient decreases in muscle force in murine hypokalemic periodic paralysis. *Neurology* 2013；80：1110-1116.
14) Sansone VA, et al. Randomized, placebo-controlled trials of dichlorphenamide in periodic paralysis. *Neurology* 2016；86（15）：1408-1416.
15) Cannon SC, et al. A sodium channel defect in hyperkalemic periodic paralysis：Potassium-induced failure of inactivation. *Neuron* 1991；6：619-626.
16) Cannon SC, et al. Theoretical reconstruction of myotonia and paralysis caused by incomplete inactivation of sodium channels. *Biophys J* 1993；65；270-288.
17) Sansone V, Tawil R. Management and treatment of Andersen-Tawil syndrome（ATS）. *Neurotherapeutics* 2007；4：233-237.
18) Plaster NM, et al. Mutations in Kir2.1 cause the developmental and episodic electrical phenotypes of Andersen's syndrome. *Cell* 2001；105：511-519.
19) Kokunai Y, et al. A Kir3.4 mutation causes Andersen-Tawil syndrome by an inhibitory effect on Kir2.1. *Neurology* 2014；82：1058-1064.
20) 難病情報センター
http://www.nanbyou.or.jp
21) Koch MC, et al. The skeletal muscle chloride channel in dominant and recessive human myotonia. *Science* 1992；257：797-800.
22) Fialho D, et al. Chloride channel myotonia：Exon 8 hot-spot for dominant-negative interactions. *Brain* 2007；130（Pt12）：3265-3274.
23) Cannon SC. Voltage-sensor mutations in channelopathies of skeletal muscle. *J Physiol* 2010；588：1887-1895.
24) Fukudome T, et al. Paramyotonia congenita due to a de novo mutation：A case report. *Muscle Nerve* 2003；28：232-235.
25) Statland JM, et al. Mexiletine for symptoms and signs of myotonia in nondystrophic myotonia：A randomized controlled trial. *JAMA* 2012；308（13）：1357-1365.
26) 日本麻酔科学会 安全委員会 悪性高熱症 WG. 悪性高熱症患者の管理に関するガイドライン 2016—安全な麻酔管理のために. 2016 年 8 月.
http://www.anesth.or.jp/guide/pdf/guideline_akuseikounetsu.pdf
27) Gillard EF, et al. A substitution of cysteine for arginine 614 in the ryanodine receptor is potentially causative of human malignant hyperthermia. *Genomics* 1991；11（3）：751-755.
28) Harrison GG. Control of the malignant hyperpyrexic syndrome in MHS swine by dantrolene sodium. *Br J Anaesth* 1975；47（1）：62-65.
29) Spillane J, et al. Genetic neurological channelopathies：Molecular genetics and clinical phenotypes. *J Neurol Neurosurg Psychiatry* 2016；87：37-48.
30) Zhuchenko O, et al. Autosomal dominant cerebellar ataxia（SCA6）associated with small polyglutamine expansions in the alpha 1A-voltage-dependent calcium channel. *Nat Genet* 1997；15：62-69.
31) Ophoff RA, et al. Familial hemiplegic migraine and episodic ataxia type-2 are caused by mutations in the Ca2+ channel gene CACNL1A4. *Cell* 1996；87：543-552.
32) Lennon VA, et al. IgG marker of optic-spinal multiple sclerosis binds to the aquaporin-4 water channel. *J Exp Med* 2005；202：473-477.
33) Fukuda T, et al. Reduction of P/Q-type calcium channels in the postmortem cerebellum of paraneoplastic cerebellar degeneration with Lambert-Eaton myasthenic syndrome. *Ann Neurol* 2003；53：21-28.

I. 神経疾患の治療法
薬物療法

抗酸化療法

対象とする主な神経疾患 脳梗塞，アルツハイマー病，パーキンソン病，ALS，多発性硬化症

シリーズ関連書籍 脳血管障害 認知症 パーキンソン ALS 多発性硬化症

Point

- 中枢神経は酸化ストレスに曝露されやすく，同時に脆弱であることから，多数の神経疾患において酸化ストレス障害がその病態に関連しているとされている．
- Keap1/Nrf2 系は内在性の主要な酸化ストレス制御システムであり，アルツハイマー病（AD）やパーキンソン病（PD），筋萎縮性側索硬化症（ALS）などの神経変性疾患において，その関連が示唆されており，治療戦略の一つとして注目されている．
- フリーラジカルスカベンジャーであるエダラボンは，脳梗塞急性期における脳保護効果に加え，t-PA との併用効果などの新たな側面についても研究が行われている．
- ALS の治療薬として 2015 年 6 月に，新たにエダラボンが ALS の進行抑制効果を有するとして認可された．
- AD や PD におけるこれまでの臨床試験で，有効性が実証できた抗酸化薬は少ない．酸化ストレスの疾患への関連度や薬剤の適応などについて再度十分に検討することや，臨床効果を判断するための酸化ストレスのバイオマーカーを確立することが，今後の課題である．

酸化ストレスと脳

脳は生体内において最も代謝が活発な臓器であり，生体の酸素消費量の約 20％を占める．また，脂質過酸化の基質となる不飽和脂肪酸が神経細胞膜を構成していることから，酸化ストレス（oxidative stress）に曝されやすい．同時に，脳内には活性酸素の産生を強力に触媒する銅や鉄などの遷移金属が豊富に存在することや，内在性の抗酸化物質であるグルタチオン（glutathione：GSH）が比較的低いレベルでしか存在しないことなどが要因となり，酸化ストレスに対して脆弱であると考えられている．このことから，特に脳卒中では急性の酸化ストレス障害が病態に深く関与するとして，その制御による臨床治療として抗酸化療法（antioxidant therapy）の可能性が重要とされてきた．

一方で神経変性疾患においても，酸化ストレスと抗酸化システムのアンバランスが，細胞傷害や DNA の修復機構の阻害，ミトコンドリアの機能不全などをもたらし，疾患の発症や進行における原因の一つとして，共通のメカニズムであると考えられるようになった．

本稿では，神経疾患における酸化ストレスの病態生理学的関与について，これまでの知見を紹介するとともに，その治療アプローチについて中心に述べる．

活性酸素種の産生と内在性抗酸化システム

酸素はもともと化学反応性が高い分子であり，還元電子の数によってスーパーオキシド（$\cdot O_2^-$），過酸化水素（H_2O_2），ヒドロキシラジカル（$\cdot OH$）といった活性酸素種（reactive oxygen species：ROS）を生成する（**1**）．$\cdot OH$ はきわめて反応性が高く，生体内の ROS による細胞傷害の多くは $\cdot OH$ によるものとされている．これに加えて，一酸化窒素（NO）などの活性窒素種（reactive nitrogen species：RNS）も不対電子を有するフリーラジカルであり，$\cdot O_2^-$ と NO の反応産物である peroxynitrite（$ONOO^-$）は強力なフリーラジカルで，$\cdot OH$ と

1 活性酸素種（ROS）の産生

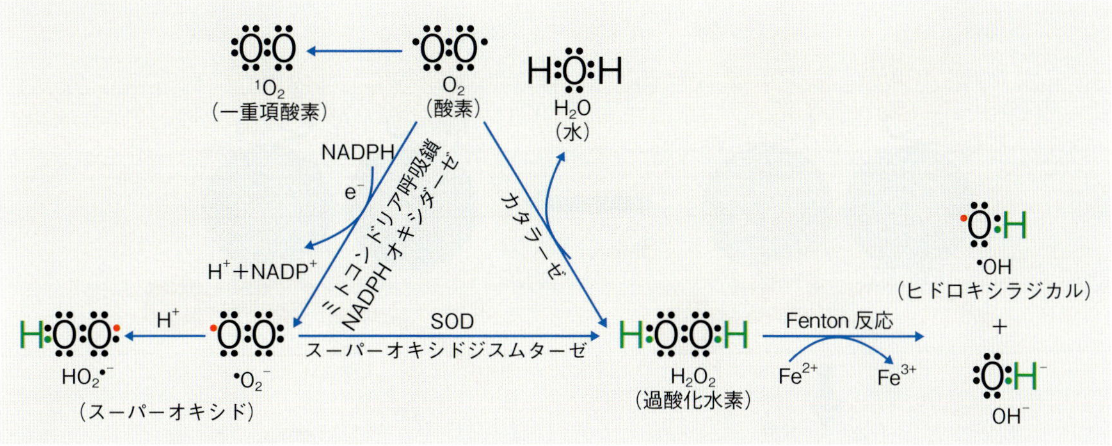

酸素はもともと化学反応性が高い分子であり，還元電子の数によってスーパーオキシド，過酸化水素，ヒドロキシラジカルといった活性酸素種（ROS）を生成する．

（Kim GH, et al. *Exp Neurobiol* 2015[9] より作成）

ともに臨床的治療の観点から重要である．内因性の ROS の産生は，主にミトコンドリアと，ニコチンアミドアデニンジヌクレオチドリン酸（nicotinamide adenine dinucleotide phosphate：NADPH）オキシダーゼ（Nox），キサンチンオキシダーゼ（xanthine oxidase：XO）などの種々の酵素反応からもたらされるが，生体内に備わっているさまざまな抗酸化システムによって制御されている．ROS 産生が過剰となり，いったんそのバランスが崩れると，酸化ストレス障害として，脂質過酸化による細胞膜傷害や蛋白質の構造および機能の変化，DNA 傷害を来す．

内在性の主要な酸化ストレス制御システムの一つとして，Kelch-like ECH-associated protein 1（Keap1）／Nuclear factor erythroid 2-related factor 2（Nrf2）システムがあげられる．通常状態では Nrf2 は Keap1 と結合し，ユビキチン・プロテアソーム系によって絶えず分解されているが，酸化ストレスに曝露されると，反応性の高いシステイン残基を多く含む Keap1 は構造変化を生じ，Nrf2 は分解を免れ活性化する．核内に移行した Nrf2 は小 Maf 蛋白とともに抗酸化反応エレメント（antioxidant response element：ARE）に結合することで，その下流に存在する抗酸化因子群の発現を促進する（**2**）．Keap1／Nrf2 システムは，アルツハイマー病（Alzheimer disease：AD）やパーキンソン病（Parkinson disease：PD），筋萎縮性側索硬化症（amyotrophic lateral sclerosis：ALS），多発性硬化症（multiple sclerosis：MS）などの多様な神経疾患において，その病態との関連が示唆されている．

脳梗塞と酸化ストレス

脳梗塞急性期では，エネルギー供給の破綻によって急速に ATP（adenosine 5'-triphosphate；アデノシン三リン酸）が枯渇し，神経細胞膜のナトリウム・カリウム依存性アデノシントリホスファターゼ（Na^+／K^+ ATPase）の活動が停止し，イオン勾配が維持できなくなるため細胞外にグルタミン酸が放出される．大量に放出されたグルタミン酸は，シナプス後神経細胞のグルタミン酸受容体に結合し，電位依存性カルシウムイオン（Ca^{2+}）チャネルを介した Ca^{2+} の細胞内流入をもたらす．そして細胞内 Ca^{2+} 濃度の上昇は，NO やフリーラジカルの産生を含むさまざまなプロセスを活性化し，アポトーシスを含む神経細胞死を引き起こす．

フリーラジカル反応からみた脳梗塞の急性期治療の基本戦略は，酸化ストレスの軽減であり，特に虚血中心部の周辺（ペナンブラ〈penumbra〉）領域の救済が重要とされてきた．主な抗酸化薬（antioxidant drug）の臨床試験の結果は**3**に示した．NXY-059 は第 III 相国際多施設共同試験で有効性が報告されたが[1]，症例数を増やして

2 Keap1 / Nrf2 システム

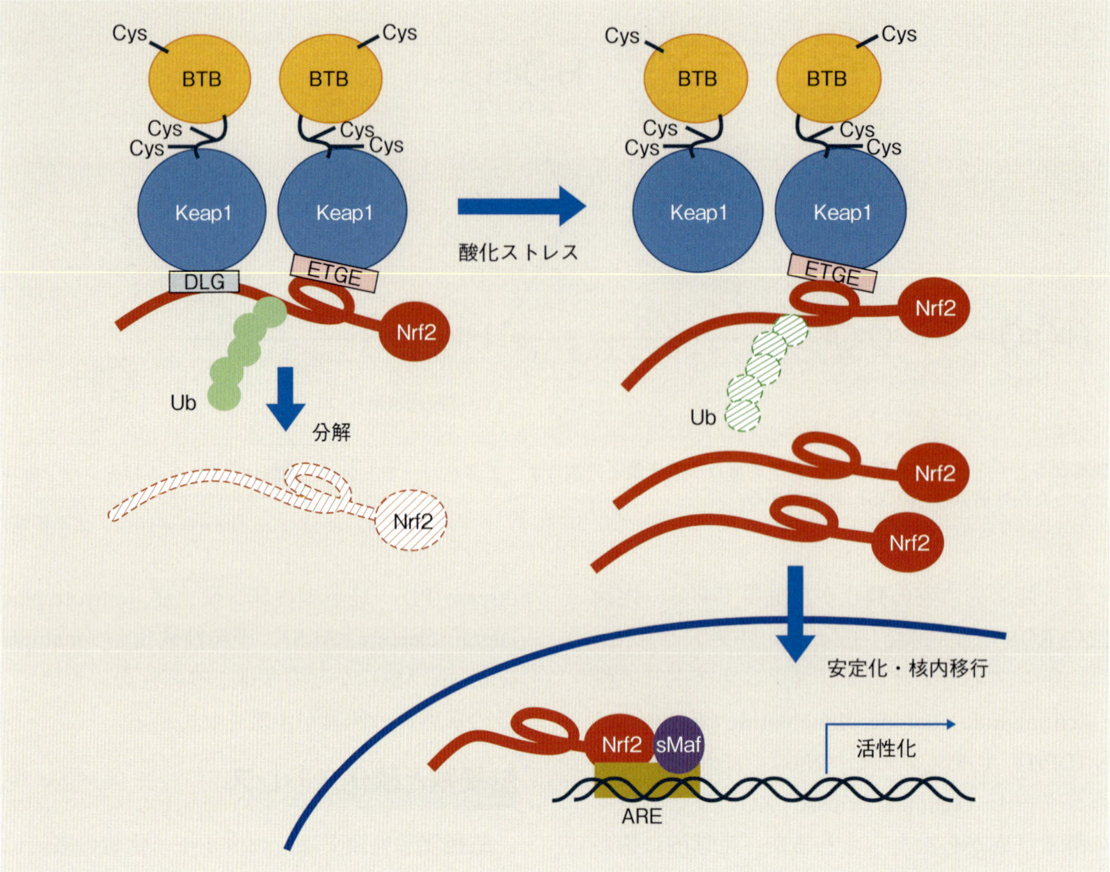

通常状態では，Nrf2 は Keap1 と結合し，ユビキチン・プロテアソーム系による分解を受けその活性は制御されている．酸化ストレス存在下では，DLG モチーフを介した結合が阻害されるため，分解を免れ活性化し，核内に移行し抗酸化反応エレメント（ARE）に小 Maf 蛋白（sMaf）とともに結合することで，その下流の抗酸化ストレス反応因子を活性化する．

3 脳梗塞急性期における抗酸化薬の臨床試験結果

薬剤名・コード	抗酸化機序	臨床試験（phase）	有効性
NXY-059	スピントラップによるラジカル捕捉	phase III	第 III 相国際多施設共同試験で有効性が報告されたが，症例数を増やして再試験を実施したところ，有効性は証明されなかった
Tirilazad	脂質過酸化反応の阻害	phase III	脳梗塞急性期患者の転帰が悪化した
Nicaraven	ヒドロキシラジカル除去	phase II	有効性は証明されず
Ebselen	グルタチオンペルオキシダーゼ様作用による活性酸素の還元	phase III	有効性は証明されず
エダラボン	ヒドロキシラジカル除去	phase II	エダラボン群で日常生活動作障害と最終全般改善度の有意な改善を認めた

実施した再試験では有効性が確認されず開発中止となった．Tirilazad は第 III 相試験で脳梗塞急性期患者の転帰を悪化させ[2]，Nicaraven は第 II 相試験で十分な有効性を示せず申請が取り下げられた[3,4]．Ebselen は発症 48 時間以内の症例で施行された第 III 相試験で，発症 24 時間以内の症例の副解析でのみ有用である可能性が示唆されたため，24 時間以内の症例を対象

4 ラット脳梗塞モデルにおける t-PA 投与による NVU 破綻とエダラボン併用による保護効果

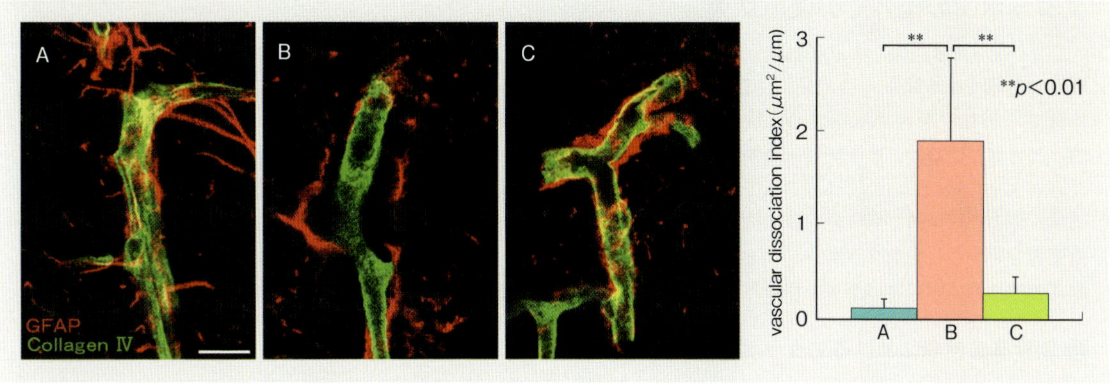

Control 群（t-PA 非投与）では基底膜とアストロサイトのエンドフットは密着しているが（A），V+t-PA 群（vehicle と t-PA の投与）では両者の解離が明らかであり（B），一方で E+t-PA 群（エダラボンと t-PA の併用）では，両者の解離は抑制された（C）.
NVU：neurovascular unit.

（Yamashita T, et al. *J Cereb Blood Flow Metab* 2009[7] より改変）

に第 III 相試験が施行されたが，有効性は証明できなかった[5]．その他多数の抗酸化薬が，脳梗塞の動物モデルにおいてその効果が示唆されたが，臨床試験では有効性が証明できず，実臨床で使用可能なエビデンスを有する薬剤は，現時点でエダラボンのみである．

エダラボン（ラジカット®）

エダラボンは脂溶性と水溶性の中間の性質をもつヒドロキシラジカルスカベンジャーで，脂質過酸化抑制，血管内皮細胞傷害抑制，脳浮腫抑制，脳梗塞進展抑制，神経症候軽減などの作用を示す．発症 72 時間以内の脳梗塞急性期患者を対象に実施した二重盲検比較試験では，エダラボンは日常生活動作障害の改善を示し（エダラボン群 50％，プラセボ群 34％），最終全般改善度における改善以上の率はエダラボン群が 65％に対し，プラセボ群は 32％と両群間に有意な差を認め[6]，発症 24 時間以内の脳梗塞急性期患者の治療法として，2001 年 6 月に保険認可された．「脳卒中治療ガイドライン 2015」では，「脳保護作用が期待されるエダラボンは脳梗塞（血栓症，塞栓症）の患者の治療法として推奨される」としてグレード B に記載されている．

またエダラボンの，超急性期の脳梗塞患者に対する血栓溶解療法で使用する t-PA（tissue plasminogen activator：組織型プラスミノゲンアクチベータ）との併用効果について，筆者らの教室において，ラット出血性脳梗塞モデルを用いて検証した基礎研究を発表している．同研究では，t-PA 単独投与群における 24 時間後の生存率が 66％と低下し，かつ脳内出血の合併が多く，一方エダラボン併用群における 24 時間後の生存率は 100％に改善し，運動機能の明らかな改善も認めた．病理組織学的検討では，t-PA 単独投与群においては，血管周囲の脂質過酸化物や MMP（matrix metalloproteinase：マトリックスメタロプロテアーゼ）-9 の発現が増強しており，また血管の形態変化を評価したところ，基底膜の菲薄化とアストロサイトのエンドフットが基底膜側から解離していることが観察されたが（4），エダラボン併用群においてはこれらの変化は目立たなかった．これらの結果から，エダラボンは血管周囲の脂質過酸化や MMP-9 の発現を抑制することで基底膜の破壊を軽減し，中枢神経の微小循環調節系として概念化されている neurovascular unit（NVU）を保護することで，出血性梗塞の進展を抑制し，生存率や運動機能の改善に寄与したのではないかと考えられた[7]．このような t-PA 投与後の再灌流障害により，過剰に産生されたフリーラジカル反応や MMP-9 の産生を抑制するとされるエダラボンの併用効果を実証するために，いく

Column

エダラボンの国外での使用拡大

エダラボンの適応は，第 III 相試験の結果をふまえ，「脳梗塞発症後 24 時間以内に成人に 1 回 30 mg を 30 分かけて 1 日朝夕 2 回点滴静注し，投与期間は 14 日以内」とされているが，欧州では脳卒中急性期の在院日数が日本よりも短く，このプロトコルでの治療は困難である．このような背景から，2013 年に欧州で急性期脳梗塞患者を対象としたエダラボン（MCI-186）の第 II 相試験が実施され，本邦での用法・用量とは大幅に異なるレジメンでの安全性が確認された．この試験では，エダラボン 0.08 mg/kg をローディング後，0.2 mg/kg/時で 3 日間持続投与するか，0.16 mg/kg をローディング後に 0.4 mg/kg/時で 3 日間持続投与するかの 2 つの用量を設定しており，それぞれプラセボ群と比較している（5）．今後，このプロトコルによる治療の有効性を確認するための，大規模臨床試験の結果が期待されるところである[8]．

5 脳梗塞急性期におけるエダラボン投与の新しいプロトコルの検討

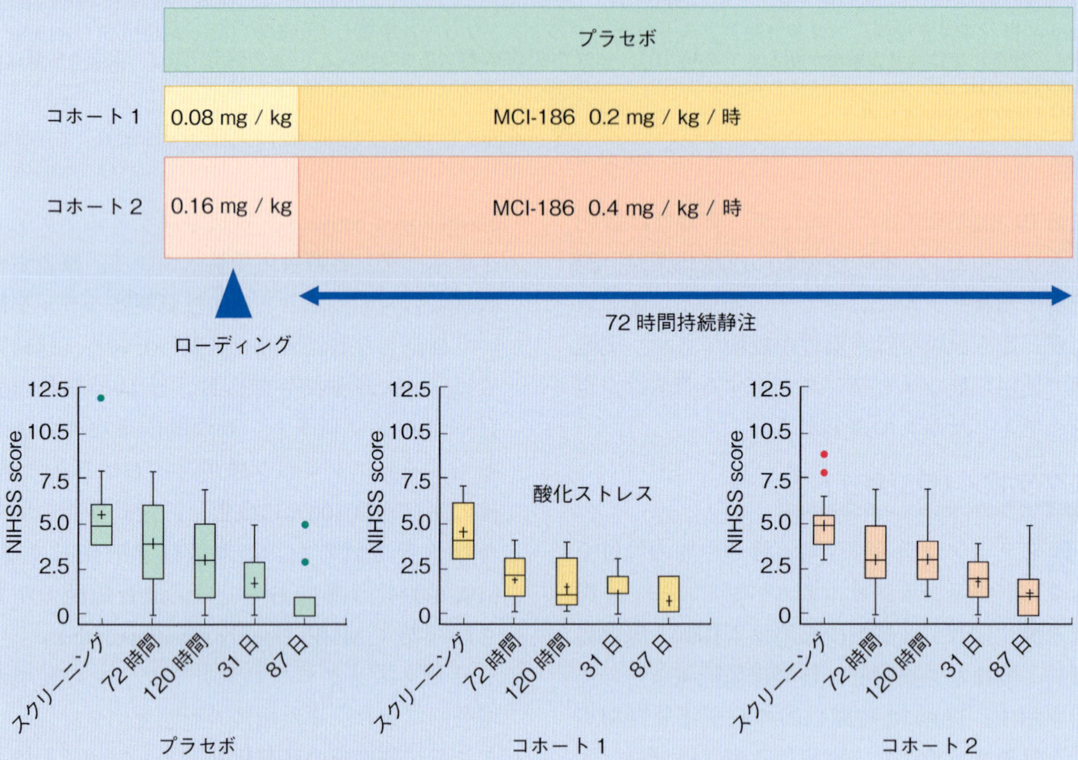

NIHSS：National Institute of Health Stroke Scale.

（Kaste M, et al. *Cerebrovasc Dis* 2013[8] より作成）

つかの臨床試験が実施されているが，現時点で結論は出ていない．

アルツハイマー病（AD）と酸化ストレス

AD は認知症の原因として最も多い進行性の神経変性疾患であり，病理組織学的にはアミロイド β（Aβ）の蓄積による老人斑と，タウ蛋白の蓄積による神経原線維変化（neurofibrillary tangle：NFT）で特徴づけられるが，その病態については完全には解明されていない．AD 患者の脳内の脂質の過酸化や，脳脊髄液（cerebrospinal fluid：CSF）中の，脂質過酸化マーカーである HNE（4-hydroxy-2-nonenal）の上昇は，AD の病態における ROS の産生過剰と酸化ストレス障害の関連を裏づけている．また，Aβ の蓄積が酸化ストレスを増加させ，ミトコンドリアの機能不全やエネルギー代謝の破綻につながることも示唆されている[9]．こうした AD における酸化ストレス障害をターゲットとして，ビタミン E，ビタミン C，セレギリン，

6 アルツハイマー病（AD）に対する種々の抗酸化薬の臨床試験結果

著者，発表年	対象	抗酸化薬	治療期間	臨床効果
Zandi et al, 2004	正常認知機能 5,092名	ビタミンEまたはビタミンC・B	3年	ビタミンEとビタミンCを含むマルチビタミン剤の使用者にのみ，AD発症が減少傾向だった
Sano et al, 1997	中等度AD 341名	1）セレギリン（10 mg / 日） 2）ビタミンE：2,000 IU / 日 3）セレギリン＋ビタミンE 4）プラセボ	4年	1）〜3）でプラセボと比して進行が緩徐だった
Petersen et al, 2005	amnestic MCI 69名	1）ビタミンE（2,000 IU / 日） 2）ドネペジル（10 mg / 日） 3）プラセボ	3年	ADにおいて有効性は認めなかった
Dysken et al, 2014	軽度〜中等度AD 613名	1）ビタミンE（2,000 IU / 日） 2）メマンチン（20 mg / 日） 3）メマンチン＋ビタミンE 4）プラセボ	6か月〜4年	1）とプラセボの比較では機能障害の進行抑制と介護者負担の軽減効果あり（1〜3では有意差なし）
Galasko et al, 2012	軽度〜中等度AD 78名	1）ビタミンE（2,000 IU / 日） ＋ビタミンC（500 mg / 日） ＋α-lipoic acid（900 mg / 日） 2）コエンザイムQ 3）プラセボ	16週	CSF中のAβとタウ蛋白レベルに変化なし

（Kim GH, et al. *Exp Neurobiol* 2015[9] より作成）

ポリフェノール類，コエンザイムQ10，クルクミン，メラトニン，レスベラトロールなどのさまざまな抗酸化物質の効果が検証されたが，一部の臨床研究で限定的な効果が得られているのみである（6）．

最近の研究では，銅や亜鉛などの遷移金属による酸化還元反応が，Aβの蓄積を促進し神経毒性を増強すると考えられており，このメカニズムをターゲットとする新しいADの病態修飾薬として，metal protein attenuating compounds（MPAC）の基礎実験での有効性が検討されている．MPACは従来の金属のキレート剤と異なり，金属との親和性は比較的低く，血液脳関門（blood-brain barrier：BBB）を通過可能であり，組織から金属イオンを除去するのではなく，その恒常性や蛋白質との相互作用を安定化させる働きがあるとされている．Zn／Cuイオノフォアであるクリオキノールは，ADモデルマウスの大脳皮質におけるAβのクリアランスを促進し，認知機能を改善させた．

ADでのNrf2の活性化については報告によって異なるが，進行期においてはその発現レベルは低下すると考えられている．ADの病態におけるNrf2のメカニズムはよくわかってはいないが，Nrf2の経路が疾患の進行に関与している可能性が高い．実際にNrf2の誘導因子であるtBHQ（tert-butylhydroquinone）やクルクミンは，AREの下流にある抗酸化因子であるGSHを増加させ，ROSやAβの蓄積を軽減し，認知機能を改善させた．また，オートファジーのアダプター蛋白であるnuclear dot protein 52（NDP52）の発現をNrf2が直接的に促進し，オートファジーによるリン酸化タウ蛋白のクリアランスを改善させたという報告もある[10]．

パーキンソン病（PD）と酸化ストレス

PDは中脳黒質のドパミン作動性ニューロンの変性に基づく進行性の運動障害を呈する神経変性疾患である．これまでの研究で，PD患者の黒質緻密部におけるミトコンドリア呼吸鎖の複合体I（complex I）の活性低下が示されており，過剰なROS産生や神経細胞死の要因となっていることが示唆されている．PDにおけるミトコンドリア機能不全は，complex I inhibitorである1-メチル-4-フェニル-1,2,3,6-テトラヒドロピリジン（1-methyl-4-phenyl-1,2,3,6-

7 酸化ストレス障害によるパーキンソン病（PD）の病態メカニズムの仮説

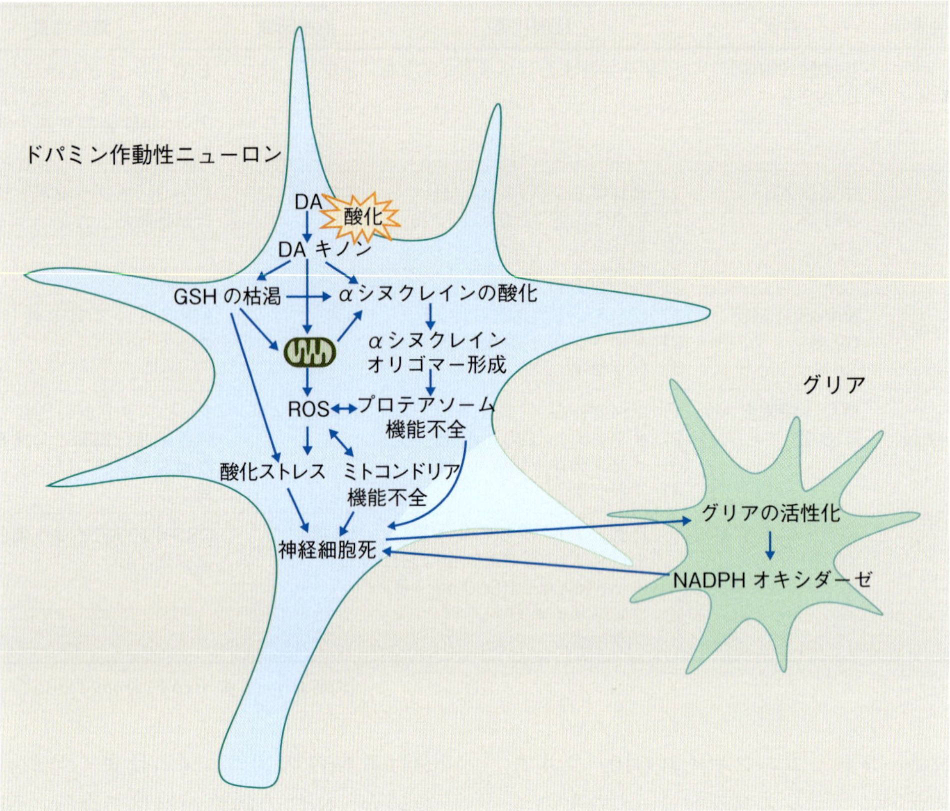

ドパミン作動性ニューロンでは，DA が酸化され DA キノンに変換されると GSH が枯渇し，その結果 GSH と DA キノンの結合，およびミトコンドリア機能不全を生じ，ROS の産生やαシヌクレインの酸化をもたらす．この細胞内酸化ストレスは，αシヌクレインの凝集とレビー小体の形成を促し，神経細胞死やグリア細胞の活性化に至る．活性化グリア細胞は NADPH オキシダーゼを介して ROS を産生し，DA 作動性ニューロンを傷害する．
DA：ドパミン，GSH：グルタチオン，ROS：活性酸素種．

（Yamazaki H, et al. *Pathol Int* 2015[10] より）

tetrahydropyridine：MPTP）や，その代謝産物である 1-methyl-4-phenylpyridinium（MPP^+）の，ドパミン作動性ニューロンに対する毒性が，αシヌクレインの細胞内沈着を伴う黒質変性をもたらすという研究結果からも支持されている[9]．また，家族性 PD における *Parkin* や *PINK1* などの遺伝子変異もミトコンドリア機能不全の主要な原因であることが判明し，PD 病態における酸化ストレスの関連は明らかになりつつある（**7**）．

Nrf2 は PD の進行抑制において重要な役割を有すると考えられ，Nrf2 ノックアウトマウスでは，MPTP によって生じた黒質の変性が増悪することが知られている．反対に Nrf2 の誘導因子である tBHQ や 3H-1,2-dithiole-3-thione（D3T）は，PD のモデルマウスにおいてその表現型を改善した．さらに，アストロサイトにおける Nrf2 の発現促進は，ミクログリアの活性化や黒質のドパミン作動性ニューロンの減少を抑制し，アストロサイトにおける Nrf2 発現の制御が，PD の治療戦略の一つとして重要であることが示された．

PD に対する抗酸化療法の臨床試験では，ビタミン E やコエンザイム Q10 による，PD の発症リスクの軽減や疾患の進行抑制効果について検討されたが，明らかな有効性は見出せていない．

筋萎縮性側索硬化症（ALS）と酸化ストレス

ALS は進行性の筋萎縮と筋力低下によって特徴づけられる神経難病であり，大脳・脳幹・

8 変異 *SOD1* 遺伝子導入マウス脊髄の 8-OHdG（過酸化 DNA マーカー）発現

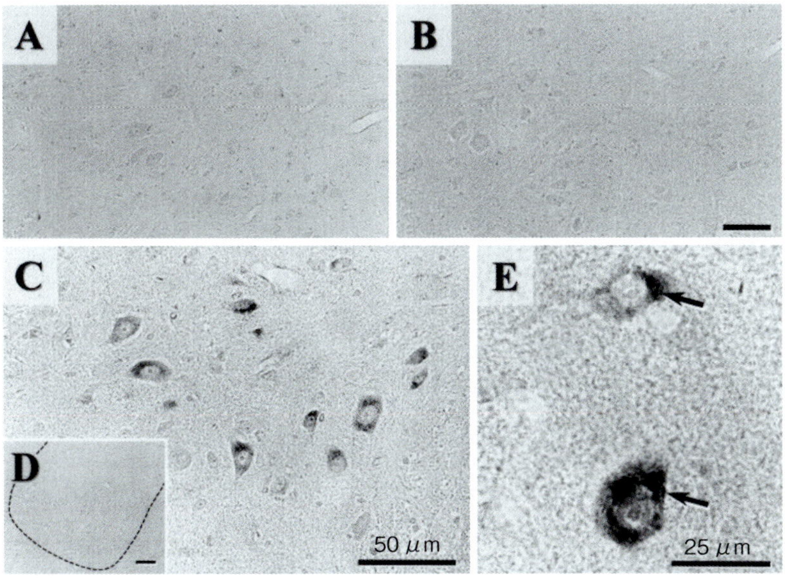

正常マウス（A：生後 25 週，B：生後 35 週）では 8-OHdG 発現を認めないが，変異 *SOD1* 遺伝子導入マウスでは，発症前の生後 25 週（C，D，E）で発現を認め，ミトコンドリア DNA の過酸化（E，→）を示唆している．
（Warita H, et al. *Brain Res Mol Brain Res* 2001[11] より改変）

脊髄における上位運動ニューロンおよび下位運動ニューロンの変性を原因とする．全体の約10％を占める家族性の ALS 家系において，1993 年に Cu／Zn-SOD（*SOD1*）遺伝子の点突然変異が発見され，その病態に ROS が関連することが示唆された．

ALS における酸化ストレス障害については，ALS 患者の剖検脳において，抗酸化因子であるグルタチオンペルオキシダーゼ（glutathione peroxidase：GPx）の発現の低下や，DNA の過酸化マーカーである 8-hydroxy-2'-deoxyguanosine（8-OHdG）が増加していることが見出された．また ALS 患者の脊髄標本における検討では，抗酸化因子であるヘムオキシゲナーゼ 1（heme oxygenase-1：HO-1），脂質過酸化マーカーである malondialdehyde（MDA）-modified protein，8-OHdG の免疫染色性が増加していた．

筆者らの教室においても，変異 SOD1（G93A）導入モデルマウスを用いて検討したところ，脊髄前角細胞が脱落し臨床症状が出現する以前から，脊髄前角の 8-OHdG の発現を認め，運動ニューロンの変性脱落と並行して 8-OHdG の発現増強を認め，ミトコンドリア DNA の過酸化修飾が示唆された[11]（8）．また近年注目されている Keap1／Nrf2 系の ALS 病態との関連について，ALS モデルマウスを用いて検討したところ，脊髄前角細胞において発症早期から Keap1 の発現低下と Nrf2 の発現増加を認め，ALS の進行に伴いその傾向は顕著となることが示された[12]（9）．ALS の発症早期における酸化ストレスの発生は間違いないものと考えられるが，最も重要な点は，この Keap1／Nrf2 系の発動がきわめて軽微なものにとどまり，下流の抗酸化因子群の発現が微弱なまま ALS 末期に至ることである．すなわち，生起している酸化ストレスが微弱であるか，実際に生起している酸化ストレスに見合った抗酸化応答が生じていないことが明らかになった．

このような背景から，ALS における酸化ストレス軽減に着目し，フリーラジカルスカベンジャーであるエダラボンを用いた臨床試験が行われた．吉野らによって行われた第II相試験では，19 名の ALS 患者を対象として 30 mg／日と 60 mg／日投与群に分け 24 週間観察したところ，60 mg／日投与群で ALS 機能障害スケール（Revised ALS Functional Rating Scale：ALSFRS-R）の悪化が抑制され，髄液中の酸化ストレスマーカーである 3-nitrotyrosine 濃度も減少した．この結果をふまえ，2006 年 4 月から日本で，200 名の ALS 患者を対象に第 III 相試

9 変異 *SOD1* 遺伝子導入マウス脊髄における Keap1，Nrf2 発現の変化

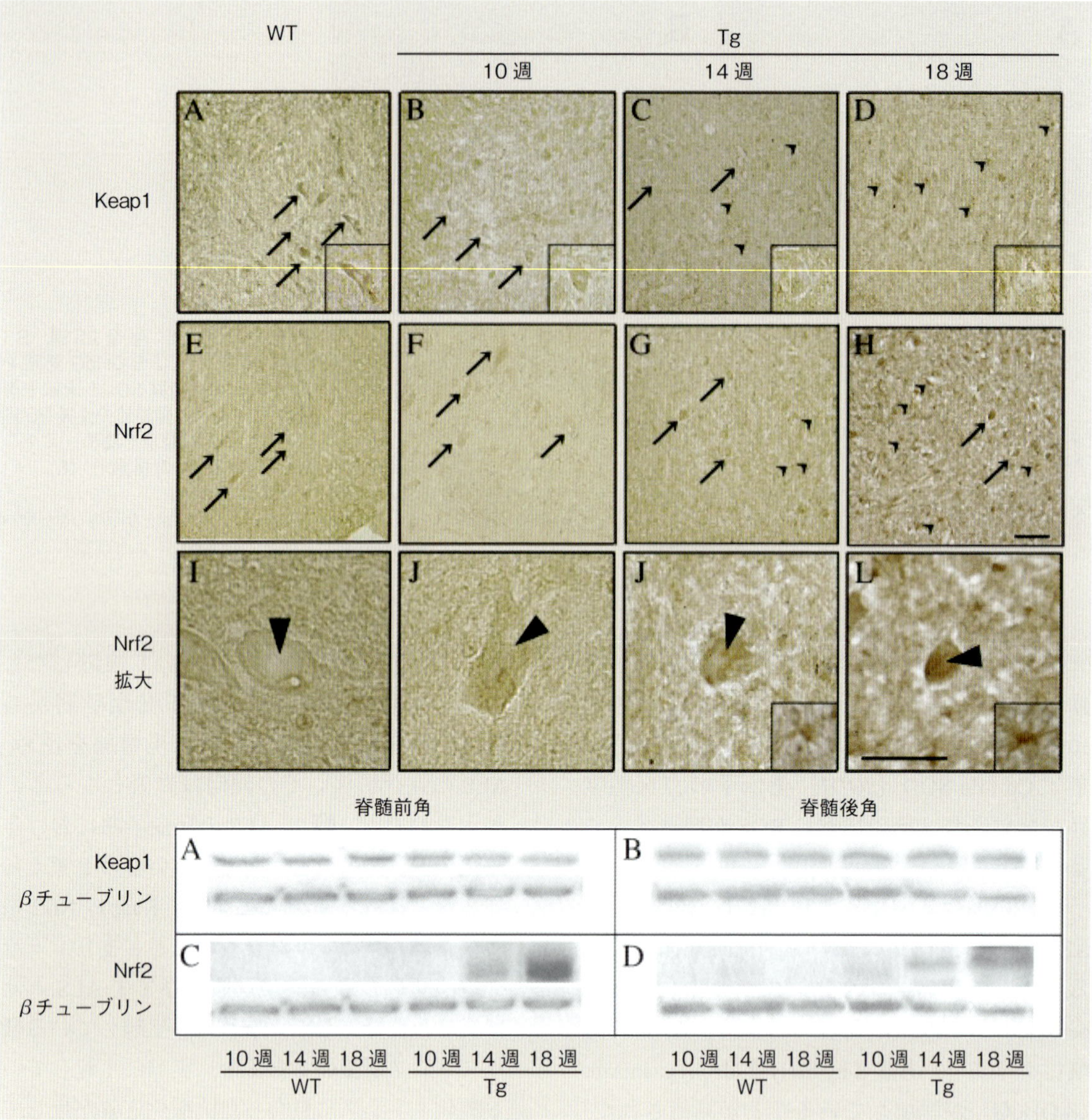

上段が免疫染色，下段がウエスタンブロット法による解析結果．正常マウス（wild type：WT）に比べ，変異 *SOD1* 遺伝子導入マウス（Tg）では，発症早期（生後 14 週）から脊髄前角における Keap1 発現低下，Nrf2 発現増加を認め，発症後期（生後 18 週）では，その傾向がより顕著となっている．

（Mimoto T, et al. *Brain Res* 2012[12] より改変）

験が行われ，プラセボ群と比較して 60 mg / 日投与群で ALSFRS-R 悪化の抑制効果を認めた[13]．

以上の臨床試験結果から，2015 年 6 月にエダラボンは，ALS における機能障害の進行抑制効果を有する治療薬として認可された．エダラボンは，グルタミン酸作用抑制効果のあるリルゾール（リルテック®）との併用が可能で，安全性の面でも重大な副作用は認めていない．

一方で，第 III 相試験における対象患者が，発症から 2 年以内の ALS 重症度分類 1 度または 2 度の患者で，努力性肺活量が 80％以上であったことなどから，適応患者が制限されること，4 週間を 1 クールとして，10 日間（1 クール目のみ 14 日間）連日点滴で投与しなければならないため，治療を行う体制を多職種で協議する必要があることに注意が必要である．また，長期にわたる効果の持続や生存期間の延長については，今後の市販後調査においてその検証が必要である．

多発性硬化症（MS）と酸化ストレス

MSは自己免疫が介在し，中枢神経系の間欠的な脱髄と軸索変性を生じる，慢性進行性の炎症疾患である．MSの病態における酸化ストレスの関与については，活性化ミクログリアが主体となり，過剰なROSやRNSの産生を引き起こし，脱髄や軸索変性に起因すると考えられている．いくつかの研究では，MS患者の血清やCSFで脂質過酸化を生じていることが報告されており，細胞内の種々の抗酸化因子の発現低下や，MSプラーク内でのフリーラジカルの増加と抗酸化因子の低下も認められている．発生したフリーラジカルはリポキシゲナーゼ（lipoxygenase）を活性化し，アラキドン酸カスケードを介してT細胞を刺激し，BBBやミエリンへの直接的または間接的な傷害をもたらすことが示唆されている[14]．

MSの治療戦略において，再発および進行抑制のための病態修飾療法（disease modifying therapy：DMT）の早期導入が肝心で，これまでインターフェロン ベータ（IFNβ，フエロン®）をはじめ，グラチラマー酢酸塩（コパキソン®），ミトキサントロン（ノバントロン®），ナタリズマブ（タイサブリ®），フィンゴリモド（イムセラ®，ジレニア®）などの多くのMS治療薬が開発されてきた．BG-12，一般名フマル酸ジメチル（dimethyl fumarate〈DMF〉，テクフィデラ®）は，抗炎症作用と細胞保護作用を有するDMT経口薬で，2012年から日本を含むアジア地域の再発寛解型MS（relapsing-remitting MS：RRMS）の患者に対する第III相試験が実施された．その結果，投与12，16，20，24週目の頭部MRIによる新規造影病巣数を，プラセボ群と比較して84％減少させ，日本では2016年12月に承認された．BG-12はBBBを容易に通過し，その主要な作用は脳実質内でのKeap1／Nrf2活性化を介したものと推測されている．BG-12はKeap1のシステインのチオール残基を修飾し，構造変化したKeap1から遊離したNrf2が活性化することで，抗酸化因子の転写が促進される．BG-12によるアストロサイトのKeap1／Nrf2活性化は，BBB保護を含む，MS病態抑制の中核的な作用を有すると考えられる．また，炎症性サイトカインの産生に重要な役割をもつNF-κB（nuclear factor-kappa B）のNrf2依存性の抑制効果や，樹状細胞の分化制御によるT細胞応答調節，末梢血リンパ球のアポトーシス誘導などの免疫抑制作用も注目されている[15]．

抗酸化療法の今後の展望

これまで神経疾患に対する抗酸化薬の多数の臨床試験が行われてきたが，有効性を証明できたものは少ない．その原因として，①抗酸化薬の用量や使用期間が不十分であったり，治療開始時期が適切でなかったりした可能性があること，②疾患の発症や進行における酸化ストレスの関与が軽微であること，③酸化ストレス障害が内因性および外因性の抗酸化因子によって複雑に調節されるため，単一の抗酸化薬では不十分であるかもしれないこと，④個々の患者における内因性の抗酸化因子の発現レベルに差があり，non-responderが存在する可能性があること，などがあげられる[9]．今後の神経疾患における抗酸化療法の確立のためには，これらの要因について十分に検証するとともに，脳内で生じている酸化ストレス障害を評価する，確実なバイオマーカーを開発することが肝要であると考えられる．

（中野由美子，阿部康二）

文献

1）Lees KR, et al. NXY-059 for acute ischemic stroke. *N Engl J Med* 2006；354：588-600.
2）Bath PM, et al. Tirilazad for acute ischaemic stroke. *Cochrane Database Syst Rev* 2001；4：CD002087.
3）後藤文男ほか．脳血管障害急性期に対するAVS（Nicaraven）の有用性―多施設二重盲検法による検討．

臨牀と研究 1989；66：3577-3596.
4）坂井文彦ほか．急性期脳出血・脳梗塞患者に対する nicaraven の至適用量の検討―後期第 II 相二重盲検試験．医学のあゆみ 1995；175：767-798.
5）Yamaguchi T, et al. Ebselen in acute ischemic stroke：A placebo-controlled, double-blind clinical trial. Ebselen Study Group. *Stroke* 1998；29：12-17.
6）Edaravone Acute Infarction Study Group. Effect of a novel free radical scavenger, edaravone（MCI-186）, on acute brain infarction. Randomized, placebo-controlled, double-blind study at multicenters. *Cerebrovasc Dis* 2003；15：222-229.
7）Yamashita T, et al. Dissociation and protection of the neurovascular unit after thrombolysis and reperfusion in ischemic rat brain. *J Cereb Blood Flow Metab* 2009；29：715-725.
8）Kaste M, et al. Safety, tolerability and pharmacokinetics of MCI-186 in patients with acute ischemic stroke：New formulation and dosing regimen. *Cerebrovasc Dis* 2013；36：196-204.
9）Kim GH, et al. The Role of Oxidative Stress in Neurodegenerative Diseases. *Exp Neurobiol* 2015；24：325-340.
10）Yamazaki H, et al. Role of the Keap1/Nrf2 pathway in neurodegenerative diseases. *Pathol Int* 2015；65：210-219.
11）Warita H, et al. Oxidative damage to mitochondrial DNA in spinal motoneurons of transgenic ALS mice. *Brain Res Mol Brain Res* 2001；89：147-152.
12）Mimoto T, et al. Impaired antioxydative Keap1/Nrf2 system and the downstream stress protein responses in the motor neuron of ALS model mice. *Brain Res* 2012；1446：109-118.
13）Abe K, et al. Confirmatory double-blind, parallel-group, placebo-controlled study of efficacy and safety of edaravone（MCI-186）in amyotrophic lateral sclerosis patients. *Amyotroph Lateral Scler Frontotemporal Degener* 2014；15：610-617.
14）Chiurchiù V, et al. Is Modulation of Oxidative Stress an Answer? The State of the Art of Redox Therapeutic Actions in Neurodegenerative Diseases. *Oxid Med Cell Longev* 2016；2016：7909380.
15）高橋愼一ほか．フマル酸ジメチル（BG-12）．*Clinical Neuroscience* 2014；32：1287-1290.

I. 神経疾患の治療法

薬物療法

抗血小板療法，抗凝固療法

対象とする主な神経疾患　脳梗塞

シリーズ関連書籍　脳血管障害

Point

- 脳梗塞の治療は，脳梗塞の病型，重症度により，抗血栓療法（抗血小板療法，抗凝固療法）の適応が異なる．
- 心原性脳塞栓症の予防には抗凝固療法，非心原性脳梗塞の予防には抗血小板療法を行う．
- 非弁膜症性心房細動患者で，抗凝固療法を行う場合，直接経口抗凝固薬（DOAC）は，ワルファリンと比して頭蓋内出血の合併率がきわめて低いという優越性を示しているので，まずDOAC療法を考慮する．
- 出血性合併症の予防のため，抗血小板療法，抗凝固療法の併用はなるべく避ける．

脳梗塞（brain infarction）は，大きく分けて，心原性脳塞栓症，アテローム血栓性脳梗塞，ラクナ梗塞，分類不能脳梗塞の4つの病型に分類される．脳梗塞患者に対する再発予防に抗血栓療法が行われるが，脳梗塞の病型に応じて抗血小板薬（antiplatelet agent）や抗凝固薬（anticoagulant）を使い分ける．心原性脳塞栓症のなかでも，特に非弁膜症性心房細動患者に伴う脳梗塞予防に，従来ワルファリンが投与されてきたが，2011年以降に直接経口抗凝固薬（direct oral anticoagulants：DOAC）が相次いで登場し，最近では広く使われるようになってきている．本稿では，脳梗塞の急性期，慢性期の病型別の抗血小板薬，抗凝固薬の使用法について述べる．

脳梗塞超急性期治療

アルテプラーゼ（アクチバシン®，グルトパ®）を用いた血栓溶解療法（rt-PA〈recombinant tissue-type plasminogen activator：組織プラスミノゲン·アクチベータ〉静注療法）の有効性は，NINDS（National Institute of Neurological Disorder and Stroke）試験[1]やECASS（European Cooperative Acute Stroke Study）試験[2]など，多くのランダム化比較試験で検証され，有効性が認められている．2005年の発売当初は，脳梗塞発症3時間以内がアルテプラーゼ静注療法の適応であったが，2012年9月からは発症4.5時間以内で禁忌事項がなければ，脳梗塞のどの病型であっても適応となりうる．血栓溶解療法は，発症4.5時間以内であっても，治療開始が早いほど良好な転帰が期待できるため，患者が来院した後，遅くとも1時間以内にrt-PA静注療法を始めることが脳卒中ガイドライン上，強く勧められている[3]．また，rt-PA静注療法により血流再開が得られなかった，あるいはrt-PA静注療法非適応の場合，原則として発症から8時間以内の虚血性脳血管障害に脳血栓回収用機器による血管内治療を考慮してよい．急性脳主幹動脈閉塞の場合，rt-PA静注療法を含む内科治療に加えて，主にステントリトリーバーを用いた血管内治療を行うことにより，内科治療単独の場合よりも90日後の日常生活自立度が有意に改善したことが報告されている．2015年4月に発表された「経皮経管的脳血栓回収用機器適正使用指針 第2版」に沿って，治療可能な施設と連携医療機関で，その適応を早急かつ慎重に判断する必要がある[4]．

脳梗塞急性期治療

急性期抗血小板療法

脳梗塞の治療は，脳梗塞の病型によって治療法が異なり，心原性以外の非心原性脳梗塞に対しては，基本的には抗血小板療法が選択される．非心原性脳梗塞患者に対する抗血小板療法として，アスピリン（バイアスピリン®）160～300 mg/日の経口投与は，発症早期（48 時間以内）に開始した場合の脳梗塞患者の転帰改善に有効で，脳梗塞患者の治療法として勧められる．オザグレルナトリウム（カタクロット®，キサンボン® など）160 mg/日の点滴投与も発症 5 日以内の心原性脳塞栓症を除く脳梗塞患者の治療法として確立されている．また，CHANCE（Clopidogrel in High-Risk Patients with Acute Nondisabling Cerebrovascular Events）試験[5]の結果より，発症 24 時間以内の軽症脳梗塞もしくは一過性脳虚血発作の患者で，クロピドグレル（初回 300 mg で以後，75 mg/日）とアスピリン（初回 75～300 mg，以後 75 mg/日）の併用療法は，アスピリン単剤と比較して，3 か月後の脳卒中再発を有意に抑制し，中等症もしくは重篤な出血事故を増加させなかった．

そこで，抗血小板薬併用療法は，亜急性期までの治療法として，2015 年のガイドライン上でも新たに推奨された[3]．オザグレルナトリウムを含めた抗血小板薬 2 剤併用に関する有効性や安全性に関する他の報告はなく，アルガトロバン（ノバスタン HI®，スロンノン HI® など）やヘパリンなどの注射抗凝固薬と抗血小板薬 2 剤併用に関する有効性や安全性についても確立されていない．

急性期抗凝固療法

■心原性脳塞栓症

心原性脳塞栓症急性期に，早期から抗凝固療法を行うことにより再発率を低下させることが期待される．しかし，栓子溶解による閉塞血管の再開通現象と関連する出血性梗塞もこの時期に高頻度にみられる．したがって，抗凝固療法が出血性梗塞を助長し，かえって病態を悪化させる懸念があるため，脳塞栓症急性期の再発助長因子や抗凝固療法による出血性合併症に関するこれまでの報告を考慮して，個々の症例ごとに脳塞栓症急性期における抗凝固療法の適応を判断せざるをえない（**1**）．

脳梗塞再発助長因子として，リウマチ性心疾患，人工弁，心内血栓検出例，利尿薬の使用，脱水傾向，アンチトロンビン III 活性低値などが報告されている[6]．一方，出血性梗塞発症関連因子として，大梗塞，高血圧，高齢者，および過度の抗凝固療法などが知られている．九州医療センターでは，脳塞栓症急性期に以下の項目が満たされた場合に抗凝固療法を検討する（**2**）．すなわち，非感染性（感染性心内膜炎が原因ではない）脳塞栓症例であること，著しい高血圧（180/110 mmHg 以上）がないこと，出血性素因がないことである．その後，MRI や CT 上の梗塞巣の大きさで抗凝固薬投与の可否を判断する．これらを満足する症例では，DOAC 単独で開始するか，ヘパリン＋ワルファリンで開始する．DOAC は吸収と効果発現が早いので，単独で開始が可能であるが，ワルファリンは用量調節に時間を要するので，必ず即効性のヘパリンを PT-INR（prothrombin time-international normalized ratio：プロトロンビン時間-国際標準比）が治療域に入るまで併用する．APTT（activated partial thromboplastin time：活性化部分トロンボプラスチン時間）もしくは全血凝固時間を測定した後，ヘパリンを 20 単位/kg/時（1.5～3.0 万単位/日）で持続投与し，APTT もしくは全血凝固時間が正常の約 1.5～2.0 倍程度になるようにヘパリン量を調整する．非弁膜症性心房細動では，低用量ヘパリン（1 日量として 5,000～10,000 単位程度）を用いる場合も多い．出血性梗塞への移行をチェックす

Key words

PT-INR の治療域

70 歳以上の非弁膜症性心房細動のある脳梗塞または一過性脳虚血発作患者でのワルファリンによる抗凝固療法は，出血性合併症を防ぐため，やや低強度（PT-INR 1.6～2.6）での管理が勧められる[3]．

1 心原性脳塞栓症発症後の頭部 CT 画像

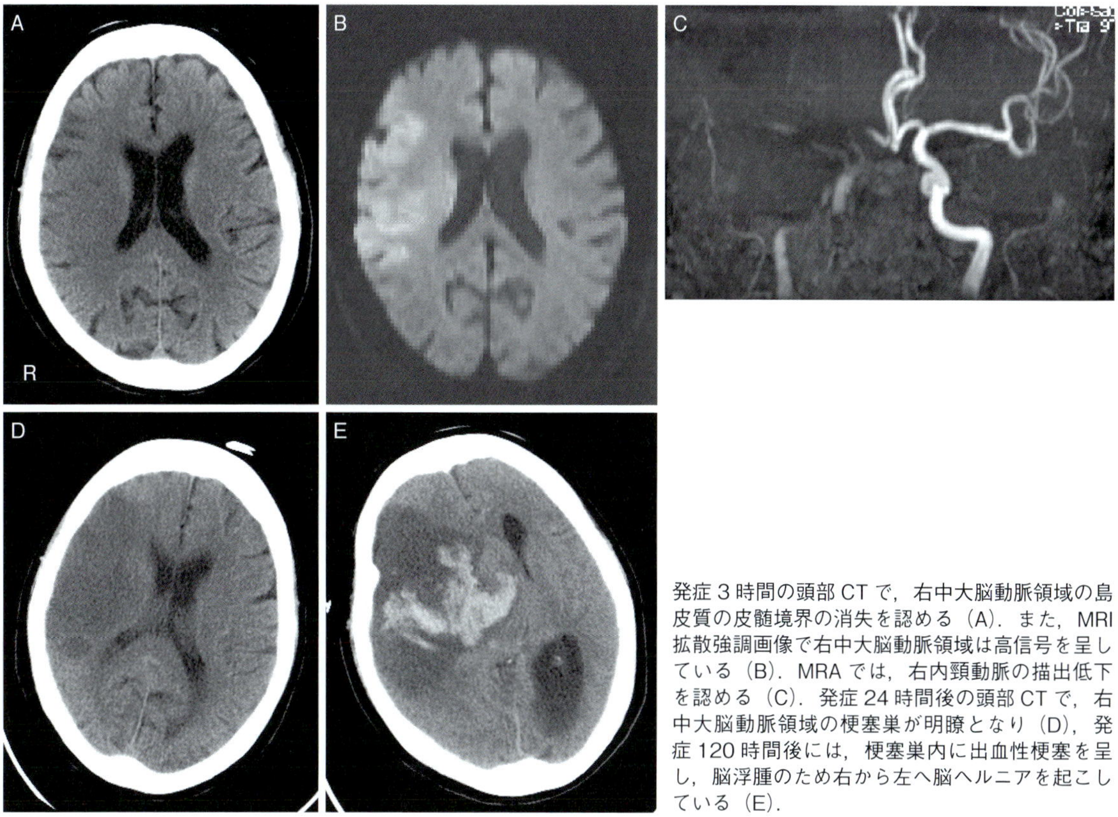

発症 3 時間の頭部 CT で，右中大脳動脈領域の島皮質の皮髄境界の消失を認める（A）．また，MRI 拡散強調画像で右中大脳動脈領域は高信号を呈している（B）．MRA では，右内頸動脈の描出低下を認める（C）．発症 24 時間後の頭部 CT で，右中大脳動脈領域の梗塞巣が明瞭となり（D），発症 120 時間後には，梗塞巣内に出血性梗塞を呈し，脳浮腫のため右から左へ脳ヘルニアを起こしている（E）．

るため，神経所見と CT で経過を追う．病態が安定すれば，適宜ワルファリンもしくは DOAC 療法へ切り替える．

高齢者，高血圧症例，大梗塞例，出血性梗塞例では，急性期の抗凝固療法は施行し難いが，これらの症例においては，心内血栓成長因子である脱水を避けること，低用量ヘパリンや出血性副作用がなく，抗凝血作用のあるアンチトロンビン製剤の使用が考えられる．低用量ヘパリンやアンチトロンビン製剤の効果に関する前向き研究が行われていないため，積極的に勧めることはできないものの，考慮する必要がある．

なお，脳梗塞超急性期に rt-PA 静注療法を行った症例では，軽症であっても，血栓溶解後 24 時間は出血性合併症を避ける観点から抗凝固療法は控える．

■アテローム血栓性脳梗塞

アテローム血栓性脳梗塞においては，血小板凝集を抑制することが重要であり，抗血小板薬は，脳血管障害急性期の症状増悪，再発を防ぐ効果が期待される．一方，脳主幹動脈の障害された内皮細胞表面に付着して活性化した血小板から凝固惹起物質が放出され，トロンビン活性を介してフィブリン血栓形成が促進される．また，活性化されたトロンビンが血小板をさらに活性化させることで，血栓形成が連鎖反応的に進行する．この反応を抑制する目的で抗凝固療法が用いられることがある．上記の病態から，作用機序の異なる抗血栓療法を組み合わせて使用することが多いが，出血のリスクも増大するため慎重に適応と投与期間を決める必要がある．

アルガトロバンは，選択的な合成抗トロンビン薬であり，発症 48 時間以内の脳血栓症（特に皮質梗塞）に有用であり，出血性合併症が少なく[7]，発症 48 時間以内で病変の最大径が 1.5 cm を超えるような非心原性脳梗塞には，アルガトロバンが勧められる．アンチトロンビン

2 脳塞栓症急性期の抗凝固療法マニュアル（九州医療センター 2016 年 4 月 1 日版）

（1）基本確認事項を満足すれば抗凝固療法開始の可否を考慮する
- 非感染性であること（感染性心内膜炎がないこと）
- 急性期の著しい高血圧（180/100 mmHg 以上）がないこと
- 出血性素因がないこと

（2）MRI や CT 上の梗塞巣の大きさで抗凝固療法投与の可否を判断する

①小梗塞（MCA 領域の 1/3 未満）→出血がなければ当日から急性期抗凝固療法*

②中梗塞（MCA 1/3〜1/2）→翌日の CT で出血なければ急性期抗凝固療法*

③大梗塞（MCA 1/2 以上）→ 3〜7 日後の CT で出血やヘルニア（中脳圧迫所見）なければ急性期抗凝固療法*

④大脳半球の他血管領域（ACA や PCA 領域）の梗塞は，大きさが①もしくは②に相当する場合，その治療方針に準じる

⑤脳幹小脳梗塞の場合小脳梗塞の大きさに注目し，一側半球 1/2 未満で出血がなければ当日から急性期抗凝固療法*

一側半球 1/2 以上であれば，3〜7 日後の CT で出血や脳幹圧排所見がなければ，急性期抗凝固療法*

*：急性期抗凝固療法

（1）ダビガトラン，リバーロキサバン，アピキサバン，エドキサバンで開始．ただし，内服が困難な場合，禁忌等で直接経口抗凝固薬（DOAC）が投与困難な場合は（2）ヘパリンとワルファリンで開始，ワルファリンが治療域に入ったらヘパリン中止

（3）出血性梗塞の発現を神経所見と CT でモニタリングする

①神経所見増悪時，もしくは抗凝固療法開始後 2〜4 日後に CT 撮像

②出血性梗塞が軽度の場合は抗凝固療法を続行する

③出血性梗塞で血腫タイプの場合は，数日間抗凝固療法を中止もしくは減量する

（4）DOAC（ダビガトラン/リバーロキサバン/アピキサバン/エドキサバン）/ワルファリンの用量調節

◆ DOAC

①吸収が速いのでヘパリン併用は不要

②抗 Xa 薬は簡易懸濁投与や粉砕投与が可能（各インタビューフォームに掲載か，各社のデータあり）．ダビガトランは脱カプセル不可

〈ダビガトランを用いる場合〉

①1 回 150 mg（75 mg カプセル 2 個）か 1 回 110 mg（110 mg カプセル 1 個）の 1 日 2 回内服

②低用量選択考慮**基準：（1）中等度の腎機能障害（CCr 30〜50 mL/分），（2）P 糖蛋白阻害薬内服中，（3）70 歳以上の高齢，（4）消化管出血の既往

**：低用量単独でエビデンスを有している．（1）は必須，（2）〜（4）は考慮

●禁忌：高度の腎不全例 CCr 30 mL/分未満，イトラコナゾール内服例，6 か月以内の出血性脳卒中

〈リバーロキサバンを用いる場合〉

①1 回 15 mg か 10 mg の 1 日 1 回内服が原則

②低用量選択基準：（1）CCr 15〜50 mL/分（15〜30 mL/分は要注意），（2）75 歳以上，かつ体重 50 kg 以下

●禁忌：高度の腎不全例 CCr 15 mL/分未満，肝硬変 Child-Pugh 分類 B と C

● HIV プロテアーゼ阻害薬とアゾール系抗真菌薬に併用禁忌項目あり

〈アピキサバンを用いる場合〉

①1 回 5 mg か 2.5 mg の 1 日 2 回内服が原則

②低用量選択基準：（1）クレアチニンが 1.5 mg/dL 以上，（2）80 歳以上，（3）体重 60 kg 以下の項目のうち，2 項目を満たす場合

●禁忌：高度の腎不全例 CCr 15 mL/分未満

〈エドキサバンを用いる場合〉

①60 mg か 30 mg 1 日 1 回内服（15 mg 製剤はワルファリンへの変更時のみ投与可）

②低用量選択基準：（1）体重 60 kg 以下，（2）CCr 15〜50 mL/分，（3）P 糖蛋白阻害薬（ベラパミル，キニジン）併用時のいずれかに該当時

● CCr 15〜30 mL/分は 30 mg 1 日 1 回を慎重投与

●禁忌：高度の腎不全例 CCr 15 mL/分未満

〈ワルファリンを用いる場合〉

①虚血性脳血管障害急性期は軽症例であってもワルファリン単独で抗凝固療法を開始してはならない．即効のヘパリン単独もしくはワルファリン併用で開始する

②目標 INR が 2.0〜3.0 の場合は 4.0 mg/日より開始

③目標 INR が 1.6〜2.6 の場合は 3.0 mg/日より開始

④投与開始後 1 週目と 2 週目は INR を週 2 回測定，3 週目と 4 週目は週 1 回測定，安定したら月に 1 回測定する

（5）ヘパリン投与量

①機械弁やリウマチ性僧帽弁狭窄症：ヘパリンを 20 単位/kg/時間（1.5〜3.0 万単位/日）で持続投与し，APTT もしくは全血凝固時間が正常の約 1.5〜2 倍程度になるようにヘパリン量を調整する

②非弁膜性心房細動：低用量のヘパリン（1 日量として 10,000 単位程度）を用いる．もしくはヘパリンカルシウム 5,000 単位を朝夕 2 回皮下注

付録

（1）DOAC で奇異性脳塞栓症の治療および VTE の治療を考慮する場合

①エドキサバンは NVAF と同用量

②リバーロキサバンとアピキサバンは用量や禁忌項目が異なることに注意

③ヘパリンの併用の有無を薬剤ごとに確認

MCA：中大脳動脈，ACA：前後大脳動脈，PCA 後大脳動脈，CCr：クレアチニンクリアランス，VTE：静脈血栓塞栓症，NVAF：非弁膜症性心房細動．

III を介さずに分子量も小さいため，フィブリンと結合した血栓内のトロンビンへの阻害作用が期待できる．明確な有効性や安全性は示されていないものの，アスピリンやクロピドグレルなどの内服の抗血小板薬と併用する場合も多い．

脳梗塞慢性期治療

慢性期抗血小板療法

非心原性脳梗塞の再発予防には，抗凝固薬よりも抗血小板薬の投与を行うよう強く勧められている．本邦で使用可能な抗血小板薬として，アスピリン 75〜150 mg／日，シロスタゾール（プレタール® など）200 mg／日，チエノピリジン系抗血小板薬（クロピドグレル〈プラビックス®〉75 mg／日，チクロピジン〈パナルジン®〉200 mg／日）がある．

■アスピリン

2009 年の Antithrombotic Trialists' Collaboration（ATT）[8] の報告によると，アスピリンはコントロールと比較し，脳梗塞再発を減少させたが，出血性脳卒中また頭蓋外出血が有意に増加した．脳梗塞の再発予防に関しては，アスピリンの総合的利益は年齢・性別にかかわらず，頭蓋内外の出血性合併症によるリスクを上回るが，十分な血圧管理が求められる．

■チエノピリジン（クロピドグレル，チクロピジン，プラスグレル）

脳梗塞（発症 1 週間以上，6 か月以内），心筋梗塞，動脈硬化性末梢血管疾患を有する例を対象としたランダム化比較試験，CAPRIE（Clopidogrel versus Aspirin in Patients at Risk of Ischemic Events）試験 [9] において，脳梗塞，心筋梗塞，血管死の年間発症率は，アスピリンと比較してクロピドグレルは優れた抑制効果を示した．脳梗塞既往例のみについてみると，クロピドグレル群の虚血性脳卒中の相対リスク低下率は，有意差がつかなかったものの 7.3％であった．安全性については，クロピドグレル群ではアスピリン群よりも消化管出血が少なく，発疹と下痢は多いものの，両群間で差はなかった．

また，日本で行われた非心原性脳梗塞例を対象としたクロピドグレルとチクロピジンの有効性と安全性を検討した第 III 相試験 [10] の統合解析の結果，脳梗塞既往者において，クロピドグレルはチクロピジンに比して有意に有害事象が少なかった．有害事象や副作用の発現率の両者間の差異からチクロピジンは新規処方には用いないことが原則であることが示された．

またプラスグレル（エフィエント®）は，クロピドグレルよりも効果発現が早く，*CYP2C19* 遺伝子多型の影響を受けにくく，薬効の個人差のリスクが少ないという利点がある．強力な $P2Y_{12}$ 阻害作用があり，経皮的冠動脈形成術施行予定の急性冠症候群患者を対象とした試験（TRITON-TIMI 38）[11] で，クロピドグレルよりも有意に虚血性イベントを抑制したが，致死的出血を含む大出血のリスクが上昇した．本邦で行われた PRASFIT-ACS（Prasugrel Compared with Clopidogrel for Japanese Patients with ACS Undergoing PCI）試験 [12]（プラスグレルの用量を日本独自の用量に減量：初回量 60 mg → 20 mg，維持量 10 mg → 3.75 mg）では，虚血イベント発症率は低下し，重篤な出血の発症率も低い傾向にあった．

現在，日本人の非心原性脳梗塞患者を対象として，プラスグレルとクロピドグレルの脳梗塞再発予防効果を比較する試験が進行中である．

■チカグレロル

非チエノピリジン系の可逆性 $P2Y_{12}$ 阻害薬であり，効果発現が早い．急性期脳梗塞，一過性脳虚血発作を対象とした試験（SOCRATES〈Acute Stroke or Transient Ischaemic Attack Treated with Aspirin or Ticagrelor and Patient Outcomes〉試験）[13] で，チカグレロルはアスピリンと比較して，90 日の時点で脳卒中，心筋梗塞，死亡の発生率の低下に関して，優越性は得られなかった．

■シロスタゾール

脳梗塞再発予防におけるシロスタゾール（プレタール® など）の有用性と安全性をアスピリンと比較したランダム化比較試験に関する Cochrane Review によるメタアナリシスの結果 [14]

Column

抗血小板療法，抗凝固療法と脳微小出血の関係

脳微小出血（cerebral microbleeds：CMBs）は，ヘモジデリンの沈着を鋭敏にとらえることができるMRI T2*画像で，点状または斑状の10 mm径以下の低信号として描出される．脳アミロイド血管症もしくは細動脈硬化の原因として出現し，アミロイド血管症は脳葉型のCMBs（図-A），細動脈硬化は深部型のCMBsを生じる[24]（図-B, C）．虚血性脳卒中，一過性脳出血発作の患者では，CMBsがあると，その後の脳梗塞，脳出血再発のリスクとなることが報告されている[25]．CMBsを有する脳梗塞患者では，抗血栓療法が脳出血を増加させる可能性があるが，そのような患者では脳梗塞再発のリスクも高い．それぞれの患者に応じて，リスクベネフィットを十分に考慮のうえ，血圧管理を厳格に行いながら，抗血栓療法を行う必要がある．

脳微小出血のMRI T2*所見

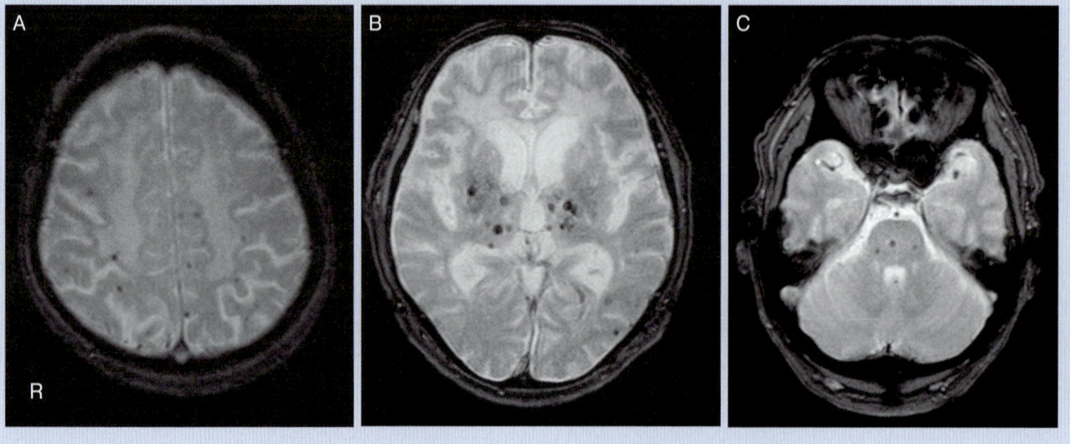

より，全脳卒中はシロスタゾール群ではアスピリン群と比較し有意に再発が少なかった．脳梗塞はシロスタゾール群で再発が少ない傾向があったものの両群間で有意差はなかったが，出血性脳卒中は有意に少なかった．

■抗血小板薬の併用

脳梗塞もしくは一過性脳虚血発作の既往がある患者を対象とした，1年以上の長期にわたる抗血小板薬2剤併用療法と抗血小板薬単剤療法を比較検討した7つのランダム化比較試験のメタアナリシスが2013年に発表された[15]．抗血小板薬併用群での脳梗塞再発は，アスピリン単剤群との相対リスク比に差はなく，クロピドグレル単剤群との相対リスク比で有意差はなかった．一方で，併用群での脳出血発症は，アスピリン群との相対リスクで有意差はなかったものの，クロピドグレル単独群との比較では，相対リスク比は有意に高かった．1年以上の抗血小板薬2剤併用は，単剤に比べて，有意な脳梗塞抑制効果はなく，むしろ出血性合併症を増加させるため，長期的な抗血小板薬2剤併用は行わないように勧められている．チエノピリジン系やシロスタゾールのほうが，アスピリンと比較して明らかに出血性脳卒中が少ないことが示され，再発予防効果もアスピリンよりも高いことから，慢性期の再発予防に関しては，クロピドグレルもしくはシロスタゾールの単剤療法が望ましい．

慢性期抗凝固療法

近年 $CHADS_2$ スコアが広く普及し，「心房細動

Key words

$CHADS_2$ スコア

心房細動患者における脳卒中発症のリスク評価の指標である．心不全（Congestive heart failure），高血圧（Hypertension），年齢75歳以上（Age），糖尿病（Diabetes Mellitus），脳卒中もしくは一過性脳虚血発作の既往（Stroke）の頭文字をとり，各項目を1点，Strokeのみを2点とした6点満点の指標である．脳卒中の発症率は $CHADS_2$ スコア0点で1.0%/年，1点で1.5%/年，2点で2.5%/年，3点で5.0%/年，4点以上で>7.0%/年である[16]．

3 直接経口抗凝固薬（DOAC）の有効性（ワルファリンとの比較）

試験名	RE-LY		ROCKET-AF	ARISTOTLE	ENGAGE AF-TIMI48	
一般名	ダビガトラン		リバーロキサバン	アピキサバン	エドキサバン	
用量	110 mg BID	150 mg BID	20 mg QD	5 mg BID	30 mg QD	60 mg QD
脳卒中，全身性塞栓症	非劣性	優越性	非劣性	優越性	非劣性	非劣性
虚血性脳卒中	同等	優越性	同等	同等	劣性	同等
出血性脳卒中	優越性	優越性	優越性	優越性	優越性	優越性
頭蓋内出血	優越性	優越性	優越性	優越性	優越性	優越性
重大な出血	優越性	同等	同等	優越性	優越性	優越性
消化管出血	同等	劣性	劣性	同等	優越性	劣性

BID：1日2回，QD：1日1回．
（Connolly SJ, et al. *N Engl J Med* 2009[18]；Patel MR, et al. *N Engl J Med* 2011[20]；Granger CB, et al. *N Engl J Med* 2011[21]；Giugliano RP, et al. *N Engl J Med* 2013[22] をもとに作成）

治療（薬物）ガイドライン（2013年改訂版）」[17]においても本スコアを基準とした治療指針が示されている．スコアが大きくなるにつれ，心原性脳塞栓症発症のリスクが増大する．心原性脳塞栓症を発症した場合，$CHADS_2$ スコアは2点以上となるため，抗凝固療法が推奨される．

2011年以降，DOACの使用が可能となり，非弁膜症性心房細動を伴う脳梗塞，一過性脳虚血発作の患者の再発予防が劇的に変化した．DOACは，ワルファリンと比較して，抗凝固作用発現が迅速，抗凝固モニターが不要，用量の個体差が少ない，薬物相互作用が少ない，食物相互作用がない，など管理が容易で頭蓋内出血の合併率がきわめて低いという優越性を示しているので，禁忌事項がなければ，まずDOAC療法を考慮する．DOACが使えない場合に，ワルファリンを投与する．ただし，リウマチ性僧帽弁疾患や，機械人工弁をもつ患者，生理的凝固阻止因子欠損患者に対しては，ワルファリン療法が第一選択薬となる．

■各DOACの特徴

現在DOACとしては，ダビガトラン，リバーロキサバン，アピキサバン，エドキサバンが国内では使用可能であるが，腎機能，年齢，体重を考慮して，各薬剤の選択と用量調整を行うように勧められる．DOACの特性から使い分けを考慮すべき主な項目は，虚血性脳卒中，心内血栓，深部静脈血栓症，大出血，脳内出血，消化管出血，高齢，腎障害，中和薬および利便性である．3に，各DOACの第III相試験の結果をまとめている．

■ダビガトラン

ダビガトラン（プラザキサ®）は，直接トロンビン阻害薬であり，2用量（110 mg BID〈bis in die：1日2回〉，150 mg BID）で独立した有効性と安全性のエビデンスを有している．通常用量（150 mg BID）では，虚血性脳卒中抑制効果がワルファリンよりも有意に高い．また，低用量（110 mg BID）は，脳卒中発症の非劣性と重大な出血抑制で優越性が示された（特にクレアチニンクリアランス50 mL／分以上）[18]．肝障害への安全マージンが大きいこと，5年を超える臨床経験があること，標準化はされていないが血中濃度はAPTTと相関すること，が利点である．一方で，80％が腎排泄であり，高度腎機能障害がある場合には投与できないこと，またディスペプシア（消化不良）に注意が必要である．ダビガトラン内服中に出血性合併症を起こした場合の中和薬（イダルシズマブ〈プリズバインド®〉）が2016年に承認された．.

■リバーロキサバン

リバーロキサバン（イグザレルト®）は，経口直接Xa阻害薬で，1日1回投与で利便性が高い．J-ROCKET AF（Japanese Rivaroxaban Once Daily Oral Direct Factor Xa Inhibition Compared with Vitamin K Antagonism for Prevention of

4 抗血栓薬の種類ごとの出血発症率

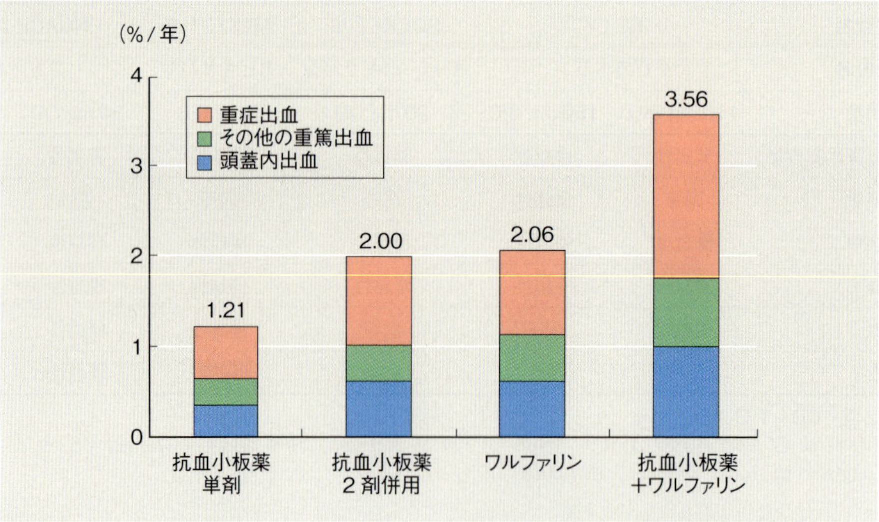

(Toyoda K, et al. *Stroke* 2008[23] を参考に作成)

5 脳血管障害患者とその他の心血管病患者における頭蓋内出血の発症率

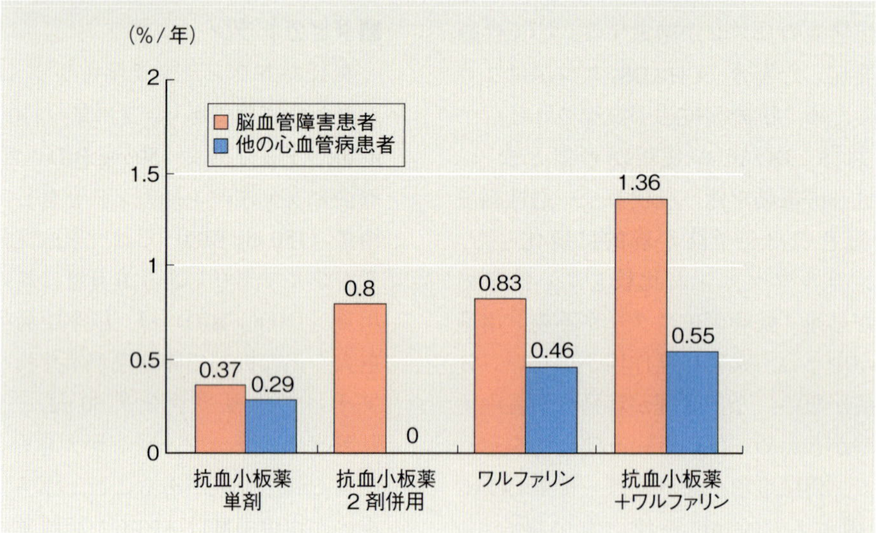

(Toyoda K, et al. *Stroke* 2008[23] を参考に作成)

Stroke and Embolism Trial in Atrial Fibrillation）試験[19]で，わが国のガイドラインに沿ったワルファリン療法との比較が行われ，日本人の用量設定とエビデンスを有している．脳卒中および全身性塞栓症においてワルファリンに対して非劣性が示されている[20]．血中濃度はプロトロンビン時間と相関するが試薬間格差があるので注意が必要である．重篤な肝硬変や腎障害に注意する．

■アピキサバン

アピキサバン（エリキュース®）は，経口直接Xa阻害薬で，1日2回の内服薬である．脳卒中および全身性塞栓症，重大な出血予防のいずれの点においてもワルファリンに対して優越性が示された[21]．大出血関連因子（高齢，腎障害，低体重，抗血小板薬併用）を有する症例で，ワルファリンより大出血が絶対数で少ないことが示されている．高度腎障害や，血中濃度とAPTT，PT-INRとは十分な相関関係を示さない点に注意する．

■エドキサバン

エドキサバン（リクシアナ®）は，経口直接Xa阻害薬で，1日1回（quaque die：QD）の内服薬で利便性が高い．2用量（30 mg QD，60 mg QD）で，いずれも脳卒中および全身性塞栓症の発症において，ワルファリンと比較して非劣性が示され，大出血は有意に少なかった[22]．高齢，腎障害，低体重，および抗血小板薬併用などの大出血関連因子を有していても絶対値として大出血発現率がワルファリンより低いことは特筆すべき点である．血中濃度はPT-INRと相関するが試薬間で値が異なることに注意する．

抗血小板・抗凝固療法中の出血性合併症

一般に，強力な抗血栓療法を行うことにより，虚血イベントの低下に比して出血性合併症の増加が大きい傾向がみられる．日本で行われたBleeding with Antithrombotic Therapy（BAT）Study[23]によると，出血性合併症の頻度は，抗血小板薬単剤では1.21％/年であったが，抗血小板薬2剤併用では2.00％/年と2倍近く増加し，ワルファリンの2.06％/年と同等であった（**4**）．また，頭蓋内出血の発症率は，抗血栓薬の内容にかかわらず，脳血管障害を有する患者がその他の患者よりも高かった（**5**）．抗血栓療法は，虚血イベントを減少させる反面，出血性合併症のリスクが高まるため，リスクベネフィットを勘案して抗血栓療法を行わなければならない．特に脳血管障害の既往がある患者においては，抗血栓薬併用に伴う出血のリスクを十分に管理する必要がある．

おわりに

脳梗塞は，病型診断をしっかりと行い，その病型に合った再発予防の抗血栓薬を選択する必要がある．どの抗血栓薬を使用する場合にも，出血性合併症には十分に注意する必要があり，なるべく抗血栓薬の併用は控える必要がある．

（中村麻子，矢坂正弘）

文献

1）Tissue plasminogen activator for acute ischemic stroke. The National Institute of Neurological Disorders and Stroke rt-PA Stroke Study Group. *N Engl J Med* 1995；333：1581-1587.

2）Hacke W, et al. Intravenous thrombolysis with recombinant tissue plasminogen activator for acute hemispheric stroke. The European Cooperative Acute Stroke Study（ECASS）. *JAMA* 1995；274：1017-1025.

3）日本脳卒中学会 脳卒中ガイドライン委員会（編）．脳卒中治療ガイドライン2015．東京：協和企画；2015.

4）日本脳卒中学会，日本脳神経外科学会，日本脳神経血管内治療学会．経皮経管的脳血栓回収用機器 適正使用指針，第2版．2015年4月．http://www.jsnet.umin.jp/sozai/info-shonin/150402noukessenn_shishin.pdf

5）Wang Y, et al. Clopidogrel with aspirin in acute minor stroke or transient ischemic attack. *N Engl J Med* 2013；369：11-19.

6）Yasaka M, et al. Clinical features of recurrent embolization in acute cardioembolic stroke. *Stroke* 1993；24：1681-1685.

7）Kobayashi S, Tazaki Y. Effect of the thrombin inhibitor argatroban in acute cerebral thrombosis. *Semin Thromb Hemost* 1997；23：531-534.

8）Antithrombotic Trialists'（ATT）Collaboration, Baigent C, et al. Aspirin in the primary and secondary prevention of vascular disease：Collaborative meta-analysis of individual participant data from randomised trials. *Lancet* 2009；373：1849-1860.

9）CAPRIE Steering Committee. A randomised, blinded, trial of clopidogrel versus aspirin in patients at risk of ischaemic events（CAPRIE）. CAPRIE Steering Committee. *Lancet* 1996；348：1329-1339.

10）Uchiyama S, et al. The safety and efficacy of clopidogrel versus ticlopidine in Japanese stroke patients：Combined results of two Phase III, multicenter, randomized clinical trials. *J Neurol* 2009；256：888-897.

11）Wiviott SD, et al. Prasugrel versus clopidogrel in patients with acute coronary syndromes. *N Engl J Med* 2007；357：2001-2015.

12) Saito S, et al. Efficacy and safety of adjusted-dose prasugrel compared with clopidogrel in Japanese patients with acute coronary syndrome：The PRASFIT-ACS study. *Circ J* 2014；78：1684-1692.
13) Johnston SC, et al. Ticagrelor versus Aspirin in Acute Stroke or Transient Ischemic Attack. *N Engl J Med* 2016；375：35-43.
14) Kamal AK, et al. Cilostazol versus aspirin for secondary prevention of vascular events after stroke of arterial origin. *Cochrane Database Syst Rev* 2011；(1)：CD008076.
15) Lee M, et al. Risk-benefit profile of long-term dual-versus single-antiplatelet therapy among patients with ischemic stroke：A systematic review and meta-analysis. *Ann Intern Med* 2013；159：463-470.
16) Gage BF, et al. Validation of clinical classification schemes for predicting stroke：Results from the National Registry of Atrial Fibrillation. *JAMA* 2001；285：2864-2870.
17) 日本循環器学会. 循環器病の診断と治療に関するガイドライン（2012 年度合同研究班報告）. 心房細動治療（薬物）ガイドライン（2013 年改訂版）.
http://www.j-circ.or.jp/guideline/pdf/JCS2013_inoue_h.pdf
18) Connolly SJ, et al. Dabigatran versus warfarin in patients with atrial fibrillation. *N Engl J Med* 2009；361：1139-1151.
19) Hori M, et al；J-ROCKET AF study investigators. Rivaroxaban vs. warfarin in Japanese patients with atrial fibrillation-the J-ROCKET AF study-. *Circ J* 2012；76：2104-2111.
20) Patel MR, et al. Rivaroxaban versus warfarin in nonvalvular atrial fibrillation. *N Engl J Med* 2011；365：883-891.
21) Granger CB, et al. Apixaban versus warfarin in patients with atrial fibrillation. *N Engl J Med* 2011；365：981-992.
22) Giugliano RP, et al. Edoxaban versus warfarin in patients with atrial fibrillation. *N Engl J Med* 2013；369：2093-2104.
23) Toyoda K, et al. Dual antithrombotic therapy increases severe bleeding events in patients with stroke and cardiovascular disease：A prospective, multicenter, observational study. *Stroke* 2008；39：1740-1745.
24) Poels MM, et al. Prevalence and risk factors of cerebral microbleeds：An update of the Rotterdam scan study. *Stroke* 2010；41（10 Suppl）：S103-S106.
25) Charidimou A, et al. Cerebral microbleeds and recurrent stroke risk：Systematic review and meta-analysis of prospective ischemic stroke and transient ischemic attack cohorts. *Stroke* 2013；44：995-1001.

I. 神経疾患の治療法

薬物療法

ボツリヌス治療

対象とする主な神経疾患・症候 眼瞼攣縮，片側顔面攣縮，痙性斜頸，上下肢痙縮，原発性腋窩多汗症（重度），片頭痛，難治性神経性疼痛，過活動膀胱，唾液分泌過多

シリーズ関連書籍 パーキンソン　頭痛

Point

- ボツリヌス毒素は，神経筋接合部終末のアセチルコリン放出を阻害し，筋弛緩を得る．
- 本邦ではA型，B型ボツリヌス毒素製剤が保険適用で使用可能である．
- 使用にあたっては事前に講習を受講する必要がある．
- 対症療法であるが，高い効果が期待でき3～4か月間の持続効果がある．

ボツリヌス菌（*Clostridium Botulinum*，**1**）はグラム陽性・偏性嫌気性桿菌で芽胞を形成している．芽胞は土壌中に存在し，嫌気的な環境下で発芽・増殖する．古くから食中毒の原因菌として知られており，過去に真空パックされた辛子蓮根や瓶詰のハチミツ，オリーブオイルに混入し，集団食中毒を引き起こした例がある．ボツリヌス菌が産生したボツリヌス毒素により中毒症状として全身性脱力と自律神経障害を引き起こす．少量の毒素できわめて高い受容体への親和性を示し，地球上で最も強い毒素である．

ボツリヌス毒素

ボツリヌス毒素（botulinum toxin）は毒素の抗原性によりA～G型の7型に分類され，ボツリヌス菌も産生する毒素に合わせてA～G型に分類される．ボツリヌス毒素は菌体内で150 kDaの一本鎖の蛋白で構成される．通常，毒素は無毒蛋白と毒素蛋白とが結合することにより安定している（**2**）．蛋白分解酵素（内因性プロテアーゼ）により約50 kDaの軽鎖と約100 kDaの重鎖に分けられ，ジスルフィド（SS）結合で結ばれた二本鎖フラグメント構造に変化する．これが活性型のボツリヌス毒素である（**3**）．SS結合がなくなり軽鎖と重鎖に分解されることにより毒性を発揮する．無毒蛋白の分子量の違いによりボツリヌス毒素はM毒素（300 kDa），L毒素（500 kDa），LL毒素（900 kDa）に分類

1 ボツリヌス菌（*Clostridium Botulinum*）

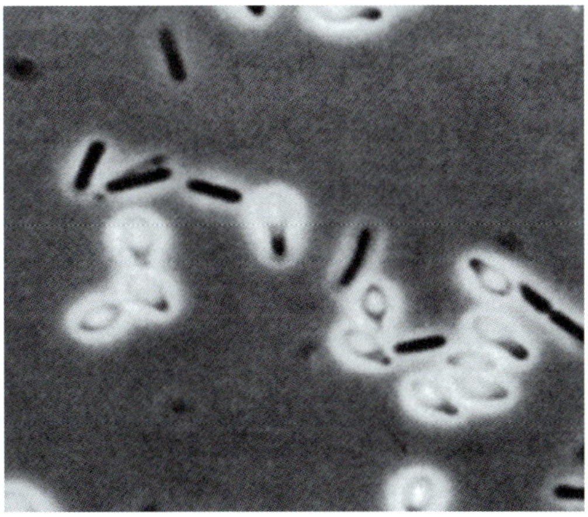

2 ボツリヌス複合体毒素

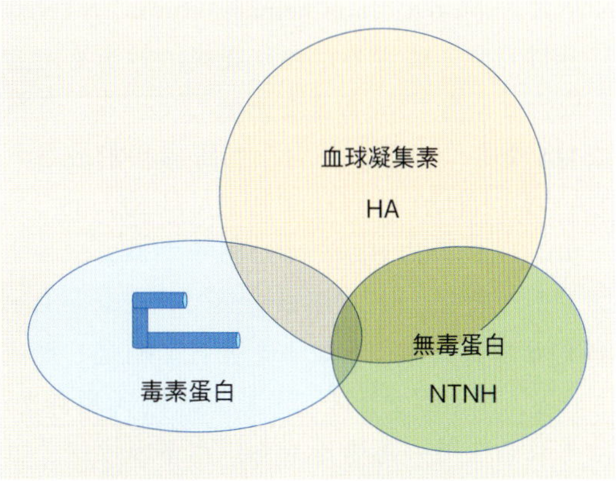

HA：血球凝集活性，NTNH：血球凝集活性をもたない成分．

3 活性型ボツリヌス毒素

4 ボツリヌス複合体毒素の構造

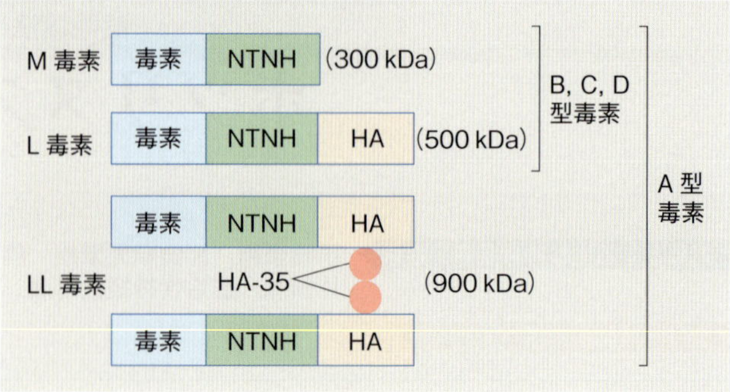

5 神経筋接合部の作用機序

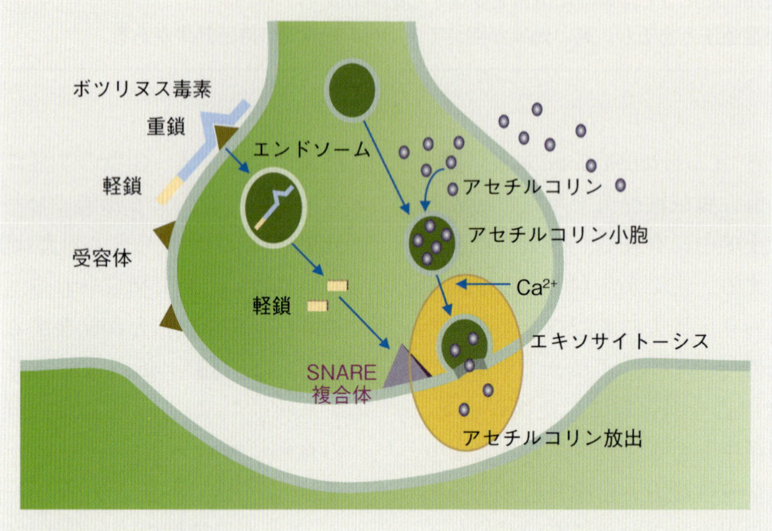

図の説明は本文を参照.
(グラクソ・スミスクライン株式会社作成, ボトックス注 製品情報概要より抜粋)

される (4).

無毒成分は血球凝集活性 (hemagglutinin : HA) をもつ成分と血球凝集活性をもたない成分 NTNH (non-toxic non-hemagglutinin : NTNH) に分けられ, M 毒素は血球凝集活性をもたない成分と結合し M 毒素を形成している. それに HA をもつ成分が結合し L 毒素が形成されている. NTNH に結合する HA は 52, 35, 19 ～20, および 17 kDa の 4 つのサブコンポーネントから成る. LL 毒素は 2 つの L 毒素が HA-35 のサブコンポーネントを介して結合し形成される. A 型ボツリヌス毒素 (以下, A 型毒素) はこれら 3 種の毒素をもち, ボトックス® は LL 毒素が主体である[1].

ボツリヌス毒素の作用点として, ①神経筋接合部, ②神経節後の交感神経終末, ③神経節後の副交感神経終末, ④自律神経節, ⑤痛覚線維, がある.

作用機序 (5)

運動神経終末において, シナプス小胞とシナプス前膜の融合が起こるとシナプス小胞内腔が細胞外に露出され, アセチルコリンが放出される. ボツリヌス毒素の重鎖 C 末端側がアセチルコリン放出後のシナプス小胞の構成成分である受容体と結合し, 小胞膜の回収に伴って細胞内に取り込まれる. このとき, ボツリヌス毒素は細胞膜上のガングリオシドと蛋白受容体に結合する（double receptor strategy）．結合する受容体は毒素の型ごとに特異的でありA型毒素ではSV2（synaptic vesicle protein 2）であることがわかっている*1．

シナプス小胞内に取り込まれた毒素は重鎖のN末端がシナプス小胞にチャネル形成し，軽鎖のみが細胞内へ入る．シナプス小胞とシナプス前膜が融合するにはシナプス小胞側の受容体とシナプス前膜側の受容体が必要であり，それらの受容体の複合体をSNARE複合体（soluble NSF〈*N*-ethylmaleimide-sensitive factor〉attachment protein〈SNAP〉receptor complex）といい，その一部を切断することでアセチルコリンの放出を阻害している．SNARE複合体の阻害部位は毒素により異なり，A型毒素の軽鎖はシナプス前膜の受容体の一部であるSNAP-25を阻害する．神経伝達物質のカルシウム依存性放出に関わっているSNARE複合体を阻害し，アセチルコリンの放出を阻害することで，筋弛緩を得る．

ボツリヌス毒素を用いた既存の治療

眼瞼攣縮

眼瞼攣縮（blepharospasm）は目の違和感や瞬目増多を初発症状とし，光に対し過剰に反応する羞明感が認められる．軽症例ではドライアイと診断されて治療されていることが多い．重度になると開眼困難となる．

眼瞼下垂との違いは，眉毛が眼窩上縁より下降するシャルコー徴候や眼輪以外の口周囲や頬部においても不随意運動が認められることである．強瞬テストで一度眼輪筋を強く閉じさせ，すぐに開眼させると開眼失行が誘発される．

■注射方法（6）

ボトックス®50単位を生食0.5 mLに希釈し30 Gまたは32 G針を用いて眼輪筋周囲に投与する．浅めの皮下注射で1か所2.5単位ずつから開始する．治療抵抗例では最大45単位まで増量可能であり，眼輪筋のみでなく皺眉筋，鼻根筋や鼻筋に投与すると有効である．

注意すべき点は眼瞼下垂をきたさないように上眼瞼挙筋のある中央を避け，刺入方向も外側に向けるようにする．針刺により皮下出血・血腫を作りやすく，出血時には座位にしてすぐ圧迫止血することが肝要である．

*1
FGFR3（fibroblast growth factor receptor 3：線維芽細胞増殖因子受容体3）との報告[2)]もある．

6 眼瞼攣縮における注射部位

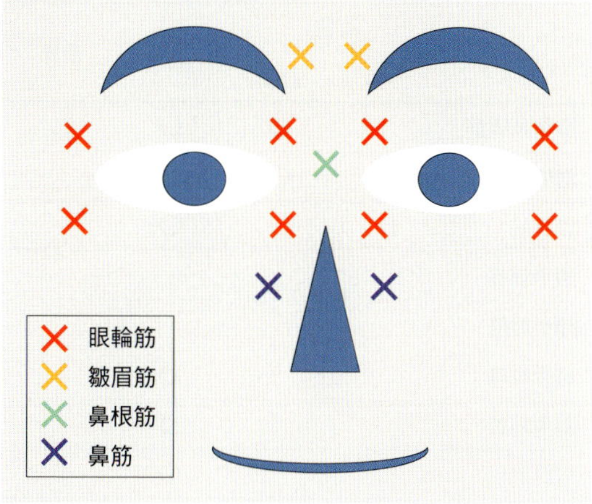

片側顔面攣縮

片側顔面攣縮（hemifacial spasm）は小脳橋角部で脳血管が顔面神経を圧迫することによって生じる近位部圧迫性慢性脱髄性神経障害である．二次性ではベル麻痺（Bell's palsy）や外傷性により軸索変性型の神経障害をきたし，再生過程で遅れて迷入再生回路が形成され，顔面神経の不随意運動を起こす．原発性では間欠的なスパズム（攣縮）であるが，後者の場合は持続性に症状が出現する．

■注射方法

視診にて痙攣部位の場所と程度を観察する．眼瞼攣縮と同様に瞬目テストで攣縮を誘発させることも部位決定の参考になる．ボツリヌス注射は，末梢神経障害に起因するため少量で劇的な効果が得られることが多いので，眼瞼攣縮の半量程度にとどめる．初回投与は合計10単位で効果不十分な場合，4週間後に20単位追加投与を行う．再発時は合計30単位まで再投与可能であるが，2か月以上間隔をあける必要がある．

7 治療対象となることが多い筋

	回旋		側屈	前屈	後屈	肩挙上
	同側	対側				
胸鎖乳突筋		◎	○	◎		
僧帽筋	○	○	○		○	◎
板状筋	◎		○		◎	
頭半棘筋					◎	
頸半棘筋					○	
肩甲挙筋			◎			◎
斜角筋群			◎			
広頸筋	○		○	○		

各偏倚で治療対象となることが多い筋を示す（◎は初回治療の標準的な対象筋）.
（坂本崇，梶龍兒〈監修〉. A型ボツリヌス毒素製剤ボトックス®講習実技セミナー講習テキスト［痙性斜頸］別冊. 編集発行：グラクソ・スミスクライン株式会社より抜粋）

8 内反尖足

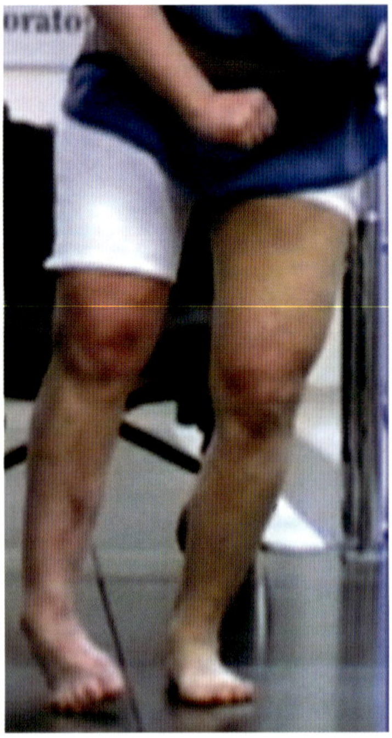

痙性斜頸

痙性斜頸（spasmodic torticollis）は頸部の筋群の異常な収縮により，頭部の随意運動や頭位に異常をきたす局所性ジストニアである．約2/3の症例で振戦の不随意運動がみられたとする報告がある[3)].

ジストニアの特徴を有し，体の一部に自身の手などで感覚入力を与えることにより症状が軽快する感覚トリック（sensory trick）や起床後に症状が軽快するmorning benefitがみられる．頭頸部の筋肉の解剖と機能を把握し，注射部位を選択するのが最も重要である．通常は頭頸部の筋群に緊張を認め，視診や触診で同定可能である．しかしながら，偏位が明らかでなく，随意運動のみ制限される症状だけの場合は同定が難しいときもあり，筋電図ガイド下で筋活動を確認する．振戦パターンではリズミックな筋活動を確認できる．

■注射方法

ボトックス®100単位を生食4 mLに希釈し，初回投与は合計60単位までとする．治療対象となることが多い筋肉を7に提示する．その他のボツリヌス治療と異なり，頸部筋に投与するため嚥下障害を起こす可能性が高く，注意が必要である．特に頸部前方の胸鎖乳突筋（sternocleidomastoid：SCM）投与時に起こしやすく，投与時は100単位1 mLに濃く希釈するなどの工夫を必要とすることもある．もちろん両側SCM同時投与は避けるべきである．振戦のある筋肉には逆に薄く希釈（例：ボトックス®100単位を生食8 mL）して広い範囲に効果が及ぶようにする．痙性斜頸ではB型ボツリヌス毒素（以下，B型毒素）のナーブロック®が保険適用があり，ナーブロック®2,500単位をボトックス®50単位と同じように使用している．

上下肢痙縮

痙縮（spasticity）は脳血管障害や脊髄損傷など中枢神経障害によって数週間～数か月後に遅れて出現する筋緊張の異常亢進である．上肢は屈筋群の亢進がよくみられ，肩関節の内転・内旋と肘関節の屈曲，前腕の回内，手関節の屈曲，手指関節の屈曲である．下肢は伸筋群の亢進が多く，膝関節の過伸展，足関節の内反尖足（8），趾の過伸展・屈曲がみられる．

「脳卒中治療ガイドライン2015」では，脳卒

9 上肢痙縮の異常パターンと治療対象筋

	肩関節内転	肘関節屈曲	前腕回内	手関節屈曲	手指屈曲			母指屈曲	内転
					MP	PIP	DIP		
大胸筋	○								
上腕二頭筋		○							
上腕筋		○							
腕橈骨筋		○	○						
円回内筋			○						
方形回内筋			○						
橈側手根屈筋				○					
尺側手根屈筋				○					
虫様筋					○				
浅指屈筋						○			
深指屈筋							○		
長母指屈筋								○	
母指内転筋									○
母指対立筋									○

MP：中手指節間関節，PIP：近位指節間関節，DIP：遠位指節間関節．

中後痙縮のコントロールとして，ボツリヌス治療は推奨グレードAと判断されている[4]．

■注射方法

粗大な筋肉にはボトックス® 100単位を生食4 mLに希釈し，手内筋など小さな筋肉には100単位1 mLに溶解し使用している．最大投与量は，上肢で240単位，下肢で300単位，上下肢同時で360単位投与可能である．視診や触診で筋緊張の亢進しているのを確認しつつ投与し，体表に近い筋肉であれば触診でも可能であるが，深い筋肉では同定困難なため，筋電図ガイドや超音波を用いる．

ボトックス®投与量には上限があり，一度にすべての痙縮筋を治療するのは困難なため，基本的には近位筋から治療を開始する．指先が動きやすくなっても肩関節や肘関節が十分に動かなければADL（activities of daily living：日常生活動作）改善に繋がらず，逆に肩関節や肘関節の筋緊張が低下すれば，介護者による着衣介助の負担軽減が期待できるからである．

痙縮には一定のパターンがあり，肩関節の内転は大胸筋，肘関節の屈曲は上腕二頭筋，上腕筋，腕橈骨筋，前腕の回内は腕橈骨筋，円回内筋，方形回内筋，手関節の屈曲は橈側手根屈筋，尺側手根屈筋を治療対象筋として選んでいる．母指の屈曲は長母指屈筋，母指内転筋，母指対立筋に，その他の手指の屈曲は遠位指節間関節（DIP）であれば深指屈筋，近位指節間関節（PIP）で浅指屈筋，中手指節間関節（MP）で虫様筋に投与している（9）．手内筋以外は1筋50単位から開始し，効果をみて漸増漸減する．

下肢は股関節･膝関節の痙縮も認められるが，立位や歩行の手助けとなっていることがあり，痙縮を治療することで逆に悪化させることがある．そのため，まずは足関節の内反尖足を治療して足底接地面積を増やし，立位の安定性を増加させることから始める．内反が強ければ後脛骨筋に，尖足が強ければ腓腹筋，ヒラメ筋，後脛骨筋に投与する．上肢に比べ筋肉が大きく，1筋あたり100単位を数か所に分けて投与することが多い（10）．claw toe（鷲爪趾）では長母趾屈筋や長趾屈筋，短趾屈筋に50単位投与す

10 下肢痙縮の異常パターンと治療対象筋

	足関節 尖足	足関節 内反	母趾屈曲	趾屈曲
腓腹筋	○			
ヒラメ筋	○			
後脛骨筋	○	○		
長母趾屈筋			○	○
長趾屈筋				○
短母趾屈筋			○	
短趾屈筋				○

るが，筋電図ガイドのみでは確認が難しいため電気刺激や超音波を併用すると有効である．

重度の原発性腋窩多汗症

2012年11月から本邦で重度の原発性腋窩多汗症に対しボツリヌス治療が保険診療の適応となった．手掌や足底の多汗症にも有効であるが，保険適用があるのは腋窩のみである．

効果持続期間は不随意運動疾患よりも長く，平均治療間隔は7か月で，1年以上効果が持続する例もある[5]．

■注射方法

ヨウ素デンプン反応の染色法を使用して発汗部位を同定する．ボトックス® 100単位を生食5 mLに希釈し1回2～5単位（0.1～0.25 mL）を投与する．腋窩に10か所，2 cm間隔で皮膚表面に対し45°の角度で約2 mmの深さへの皮内または皮下注射を行う．

ボツリヌス毒素を用いた新規治療

片頭痛，難治性神経性疼痛

ボツリヌス治療の片頭痛に対する有効性は，美容目的で眉間の皺にボツリヌス毒素を注射したところ，片頭痛の発作の回数も減少したことがきっかけで発見された．その後，大規模臨床試験にてボツリヌス治療で片頭痛の発作回数が減少した報告があり，英国と米国でボツリヌス治療が慢性片頭痛の予防法として認可された[6-8]．

ボツリヌス毒素は疼痛に関連する神経伝達物質のサブスタンスP（substance P），CGRP（calcitonin gene-related peptide：カルシトニン遺伝子関連ペプチド），グルタミン酸の放出を抑制[9]，侵害受容器の一つであるバニロイド受容体（transient receptor potential vanilloid 1：TRPV1）の発現を抑制することにより疼痛緩和の効果があると考えられている[10]．

実際の治療方法として最適なプロトコールは存在しないが，これまでの大規模臨床試験[6-8]に従い，症状に応じて鼻根筋，皺鼻筋，前頭筋，側頭筋，後頭筋，頭板状筋，僧帽筋に左右対称に一定量投与することが多い．投与例をあげれば，A型毒素（ボトックス®）1バイアル100単位を生食1 mLに溶解し，30～32 Gの針を用い症状に応じて鼻根筋，皺鼻筋，前頭筋には1筋あたり5単位程度，側頭筋，頭板状筋，後頭筋には1筋あたり12.5単位程度，僧帽筋には1筋あたり25単位程度を投与している[9]．

難治性疼痛や複合性局所疼痛症候群（complex regional pain syndrome：CRPS）はボツリヌス治療の有効な疾患の一つとして考えられている．CRPSは外傷や手術，骨折などを契機とすることが多く，その症状の特徴としては浮腫，痛み，アロディニアのある部位が動かせない，軽く触れただけでも痛みが出現するというものである．痛みのある部位にボツリヌス毒素を皮下注射すると次第にアロディニアや疼痛は改善し，浮腫や動作性も改善するとの報告がある[11]．筆者らは脳卒中後の視床痛にボツリヌス毒素の皮下注射が有効であることを臨床的に経験している．

Column

顔面にもバビンスキー徴候

神経学的所見として最も有名であるのは，フランスの医師ジョゼフ・バビンスキーによって発見されたバビンスキー反射（Babinski reflex）であろう．足底反射陽性のことをバビンスキー徴候（Babinski sign）と呼ぶが，1905年バビンスキーは別のバビンスキー徴候（the other Babinski sign）を報告している[20]．片側顔面攣縮患者では病側の眼瞼筋は収縮し開眼困難となっているが，皺眉筋は挙上し眉毛が健側に比べ挙上している[21]（11）．同じように眼輪筋の収縮のより開眼困難となる眼瞼攣縮では認められない所見である．ボツリヌス治療の治療量決定において眼瞼攣縮と片側顔面攣縮の鑑別は重要であり，顔面のバビンスキー徴候も非常に有用な所見である．

11 the other Babinski sign

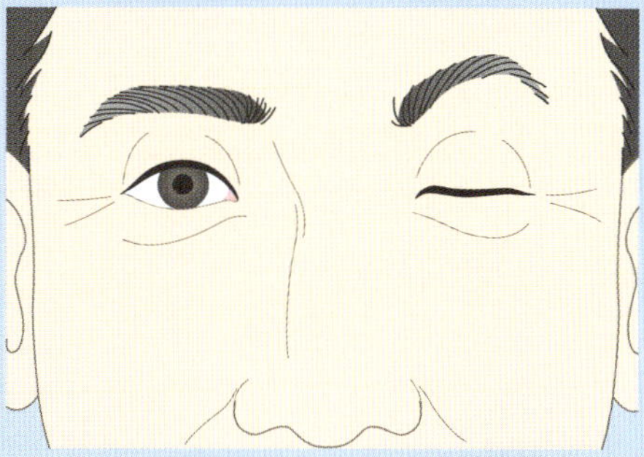

（Stamey W, et al. *Neurology* 2007[21] より）

過活動膀胱

排尿障害は高齢者を中心に非常に多い疾患である．過活動膀胱の症状として尿意切迫感は中心となる症状であり，その他，頻尿，切迫性尿失禁を伴う．過活動膀胱の第一選択は水分摂取の管理，膀胱訓練と抗ムスカリン薬の使用となる．しかし，抗ムスカリン薬では症状の改善が乏しかったり口渇や便秘などの副作用が出現したりすることがあり，治療に難渋することが少なくない．また，間欠的自己導尿を併用しても治療効果は十分でなく，切迫性尿失禁，尿路感染症，腎機能障害をきたすことも少なくない．海外では過活動膀胱に対する代替療法としてボツリヌス治療が行われ，失禁回数や排尿回数などの改善を認めるなどの有効性が報告されている[12,13]．

ボツリヌス毒素の過活動膀胱に対する作用機序として，従来知られているアセチルコリンの放出抑制以外にも知覚神経に作用する機序の可能性が示唆されている．排尿の知覚に関するC線維に発現している神経成長因子（nerve growth factor：NGF）に対するTrkA受容体，サブスタンスPとニューロキニンA（neurokinin A）に対するニューロキニン受容体，カプサイシンに対するバニロイド受容体，ATP（adenosine 5'-triphosphate：アデノシン三リン酸）に対するプリン受容体が知られている[14]．ボツリヌス毒素はグルタミン酸，サブスタンスP，NGFの放出を抑制する．上皮細胞からのATP分泌を抑制するなどの作用を有し，C線維からの知覚神経路を遮断するとされている[15]．

治療方法は膀胱三角部を除く膀胱壁内，粘膜下に1か所10単位程度にして計100～300単位を施注する．治療効果は数か月とされ，反復投与が必要である．

重篤な副作用の報告はないが，膀胱の筋肉の収縮力の低下に伴う尿閉や排尿困難，手術に伴う一過性の血尿，局所痛や排尿痛，尿路感染症が起こりうる．

本邦では多施設共同臨床試験が行われており，将来的にはボツリヌス治療が過活動膀胱の治療法の選択肢の一つとして加わるだろう．

唾液分泌過多

唾液分泌過多や流涎は嚥下の自発的な割合の減少するパーキンソン病（Parkinson disease）や咽頭筋の筋力低下や協調不全をもたらす運動ニューロン疾患，脳性麻痺，脳卒中後遺症，その他に意識障害や認知機能障害などでよくみられる．口腔内での唾液の貯留は不衛生であり，誤嚥性肺炎の原因となるため，その対策は重要である．唾液の約90％は耳下腺と顎下腺から分泌されており，治療法としてA型毒素もしくはB型毒素をこれらの唾液腺に施注する．

作用機序としてはボツリヌス毒素が唾液腺のコリン作動性神経分泌接合部のアセチルコリンの放出を抑制することで分泌量が低下する．耳下腺は唾液分泌腺の中では最大であり，耳の前方に位置している．顎下腺は頸部前部に位置している．触診で施注を行うには解剖学的知識を熟知している必要があり，超音波ガイド下で行うことが推奨される．A型毒素のボトックス®では顎下腺に1か所のみ5～15単位施注し，耳下腺に2～3か所に分割して合計10～40単位を施注する[16]．治療成績ではA型毒素もB型毒素も嚥下障害の増悪をきたすことなく，唾液分泌を抑制させる効果が認められている[17-19]．

今後の治療と考え方

ボツリヌス治療は対症療法であるが，効果・持続時間に非常に優れており，強力な治療法である．既存の治療としていくつかの不随意運動に適応があるが，理論的にはすべての不随意運動に対して有効であると考えられる．原疾患の病態から治療量を決定し，筋肉の解剖と作用を考慮して治療対象筋を選択する．新規治療では筋接合部以外の作用も見つかってきており，感覚線維や自律神経にも有効性が証明されて，今後は治療対象疾患の拡大が期待できるだろう．

頻回投与による耐性化の問題や非常に高価な薬物で患者負担の経済的な問題もあり，対症療法であることを念頭に，原疾患の治療優先とその他の治療法で改善を得られない場合の治療方法として選択すべきであると考える．世間的には「ボツリヌス」と聞くと恐ろしいイメージがあるが，薬剤として使うのは菌自体でなくボツリヌス毒素のみであり，用量さえ間違わなければ，他の薬剤に比べアレルギーや臓器障害など副作用の非常に少ない安全性の高い薬である．

（武内俊明，梶　龍兒）

文献

1）中村佳司，小崎俊司．ボツリヌス毒素の作用メカニズム．*Modern Physician* 2011；31：793-797.
2）Jacky BP, et al. Identification of fibroblast growth factor receptor 3（FGFR3）as a protein receptor for botulinum neurotoxin serotype A（BoNT/A）. *PLoS Pathog* 2013；9（5）：e1003369.
3）Pal PK, et al. Head tremor in cervical dystonia. *Can J Neurol Sci* 2000；27：137-142.
4）日本脳卒中学会 脳卒中ガイドライン委員会（編）．脳卒中治療ガイドライン 2015．東京：協和企画；2015, pp.295-298.
5）Naumann M, et al. Botulinum toxin type A is a safe and effective treatment for axillary hyperhidrosis over 16 months：A prospective study. *Arch Dermatol* 2003；139：731-736.
6）Diener HC, et al. OnabotulinumtoxinA for treatment of chronic migraine：Results from the double-blind, randomized, placebo-controlled phase of the PREEMPT 2 trial. *Cephalalgia* 2010；30（7）：804-814.
7）Aurora SK, et al. OnabotulinumtoxinA for treatment of chronic migraine：Results from the double-blind, randomized, placebo-controlled phase of the PREEMPT 1 trial. *Cephalalgia* 2010；30（7）：793-803.
8）Dodick DW, et al. OnabotulinumtoxinA for treatment of chronic migraine：Pooled results from the double-blind, randomized, placebo-controlled phases of the PREEMPT clinical program. *Headache* 2010；50（6）：921-936.
9）Robertson CE, Garza I. Critical analysis of the use of onabotulinumtoxinA（botulinum toxin type A）in migraine. *Neuropsychiatr Dis Treat* 2012；8：35-48.
10）Morenilla-Palao C, et al. Regulated exocytosis contributes to protein kinase C potentiation of vanilloid receptor activity. *J Biol Chem* 2004；279（24）：25665-25672.
11）Safarpour D, et al. Botulinum toxin A（Botox）for treatment of proximal myofascial pain in complex regional pain syndrome：Two cases. *Pain Med* 2010；11（9）：1415-1418.
12）Sahai A, et al. Repeated injections of botulinum toxin-A for idiopathic detrusor overactivity. *Urology* 2010；75（3）：552-558.
13）Campbell JD, et al. Treatment success for overactive bladder with urinary urge incontinence refractory to oral antimuscarinics：A review of published evidence. *BMC Urol* 2009；9：18.
14）Ouslander JG. Management of overactive bladder. *N Engl J Med* 2004；350：786-789.
15）da Silva CM, Cruz F. Has botulinum toxin therapy come of age：What do we know, what do we need to know, and should we use it? *Curr Opin Urol* 2009；19（4）：347-352.

16) Cordivari C, et al. New therapeutic indications for botulinum toxins. *Mov Disord* 2004；19(Suppl 8)：S157-S161.
17) Naumann M, et al. Assessment：Botulinum neurotoxin in the treatment of autonomic disorders and pain (an evidence-based review)：Report of the Therapeutic and Technology Assessment Subcommittee of the American Academy of Neurology. *Neurology* 2008；70：1707-1714.
18) Jackson CE, et al. Randomized double-blind study of botulinum toxin type B for sialorrhea in ALS patients. *Muscle Nerve* 2009；39：137-143.
19) Nóbrega AC, et al. Does botulinum toxin injection in parotid glands interfere with swallowing dynamics of Parkinson's disease patients? *Clin Neurol Neurosurg* 2009；111：430-432.
20) Babinski J. Hémispasme facial périphérique. *Nouvelle iconographie de la Salpêtrière* 1905；18：418-423.
21) Stamey W, Jankovic J. The other Babinski sign in hemifacial spasm. *Neurology* 2007；69 (4)：402-404.

Further reading

- Perotto AO（著），栢森良二（訳）．筋電図のための解剖ガイド 四肢・体幹 第3版．新潟：西村書店；1997.
  筋電図検査における筋肉の解剖と作用を学びたい臨床家にお勧め
- Wolfgang Jost, et al. Pictorial Atlas of Botulinum Toxin Injection：Dosage, Localization, Application. IL, USA：Quintessence Pub Co；2008／梶龍兒（監訳）．ボツリヌス療法アトラス．東京：医学書院；2012.
  ボツリヌス治療を始める臨床家にお勧め

I. 神経疾患の治療法

薬物療法

抗菌薬治療

対象とする主な神経疾患 細菌性髄膜炎，結核性髄膜炎，真菌性髄膜炎

シリーズ関連書籍 神経感染症

Point

- 髄膜炎には，初療が患者の転帰に大きく影響するneurological emergencyとして位置づけられている疾患が多くあり，適切な抗菌薬などを含む初期治療を迅速に開始することを要する場合が多い．複数の疾患を考慮した場合，それら疾患に対する治療をすべて開始する．病因確定後，それ以外の治療は中止する．
- 細菌性髄膜炎（BM）の起炎菌未確定時の抗菌薬は，日本における年齢階層別主要起炎菌の分布，耐性菌の頻度および宿主のリスクをふまえて選択する．
- BMは数時間で急速に進行する急性劇症型と，数日かけて悪化する場合がある．症状は頭痛，項部硬直，発熱，意識障害だが，成人ですべて揃うのは約半数である．治療開始までの時間が生命予後に大きく影響するため，常に念頭におき，本症を疑ったら入院後1時間以内に適切な抗菌薬をまず開始する．
- 結核性髄膜炎（TbM）は確定診断を待たずに，亜急性経過で，髄液にて単核球優位の細胞増多・蛋白高値・糖低下を呈したら，直ちに抗結核薬を開始する．なお，初療に反応しない場合はイソニアジド（INH）を増量する．
- TbMでHIV陰性の場合，重症度にかかわらず全例，副腎皮質ステロイド薬を併用する．一方，本症では血管炎により脳梗塞を30～50%で併発する．この場合，抗結核薬に抗血小板薬と副腎皮質ステロイド薬を併用する．
- 真菌性髄膜炎（FM）のうち発症頻度の高いクリプトコッカス性髄膜炎は，健常者でも発症する．
- FMでは，クリプトコッカスやカンジダなどアスペルギルス以外はアムホテリシンB（またはそのリポソーム製剤：L-AMB）とフルシトシンを併用し，アスペルギルスではボリコナゾールを第一選択として用いる．
- FMに併発する脳血管障害は，真菌が血管親和性を有し，血管に浸潤して起きる．動脈瘤によるくも膜下出血もみられる．真菌の浸潤で動脈はきわめて脆弱化しており，クリッピングの適応はない．

細菌性髄膜炎（BM）の治療

細菌性髄膜炎診療ガイドライン2014（日本神経学会・日本神経治療学会・日本神経感染症学会の3学会合同編集：ガイドライン作成委員会委員長　亀井　聡）[1]（以下，ガイドライン）が公表された．このガイドラインは，本症についての“日本発”の“日本における”診療ガイドラインの構築がきわめて重要との認識に立脚し作成された．なお，2013年4月からの小児におけるインフルエンザ菌および肺炎球菌結合型ワクチン等のワクチンの公費負担（定期接種化）が実施され，接種率が90%以上に急激に上昇し，少なくとも小児におけるインフルエンザ菌性髄膜炎の発症は大きく減少してきており，これら疫学的な動向把握の上に作成された．本稿では，上記ガイドラインに基づいた現時点での日本における細菌性髄膜炎（bacterial meningitis：BM）の診断と治療を中心に概説する．

BMの治療を念頭においた検査手順

病院到着から適切な抗菌薬開始までが遅れると死亡率は高くなる[1]．適切な抗菌薬投与まで

1 臨床症状より細菌性髄膜炎が疑われた場合の検査手順

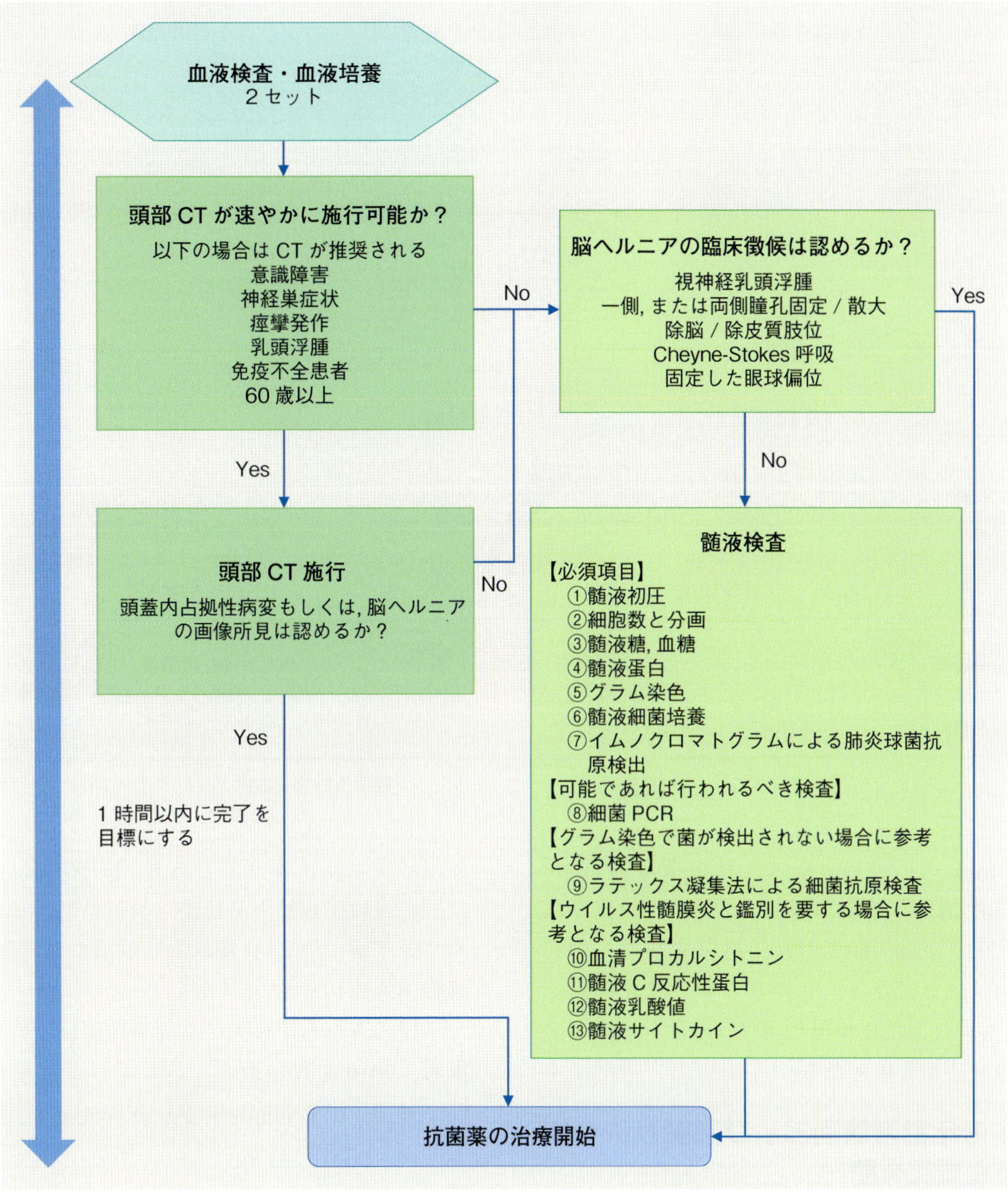

（細菌性髄膜炎診療ガイドライン 2014[1] より）

の時間は1時間以内が推奨されている[1,2]．この遅れの原因は神経放射線検査の実施にある．したがって，頭部CT・MRIが迅速に行えない場合，まず抗菌薬を開始することが必要である．意識障害，神経巣症状，痙攣発作，乳頭浮腫，免疫不全患者，60歳以上は，頭部CT検査にて頭蓋内占拠性病変もしくは脳ヘルニアの有無を確認する．髄液所見は重要だが，視神経乳頭浮腫，一側・または両眼の瞳孔固定／散大，除脳／除皮質肢位，Cheyne-Stokes 呼吸，固定した眼球偏位がある場合は脳ヘルニアを考え，頭部画像で異常がなくても，腰椎穿刺は禁忌である[1]．以上をふまえたガイドラインに記載されている本症の検査手順を示す（**1**）[1]．

確定診断は髄液からの菌同定である．塗抹・培養は診断信頼性が高いが，塗抹の最小検出感度は 10^5 colony forming units（cfu）／mL で，毎視野に菌を検出するには 10^7 cfu／mL 以上が必

2 本邦における年齢階層別の細菌性髄膜炎（市中感染）における主要起炎菌の割合

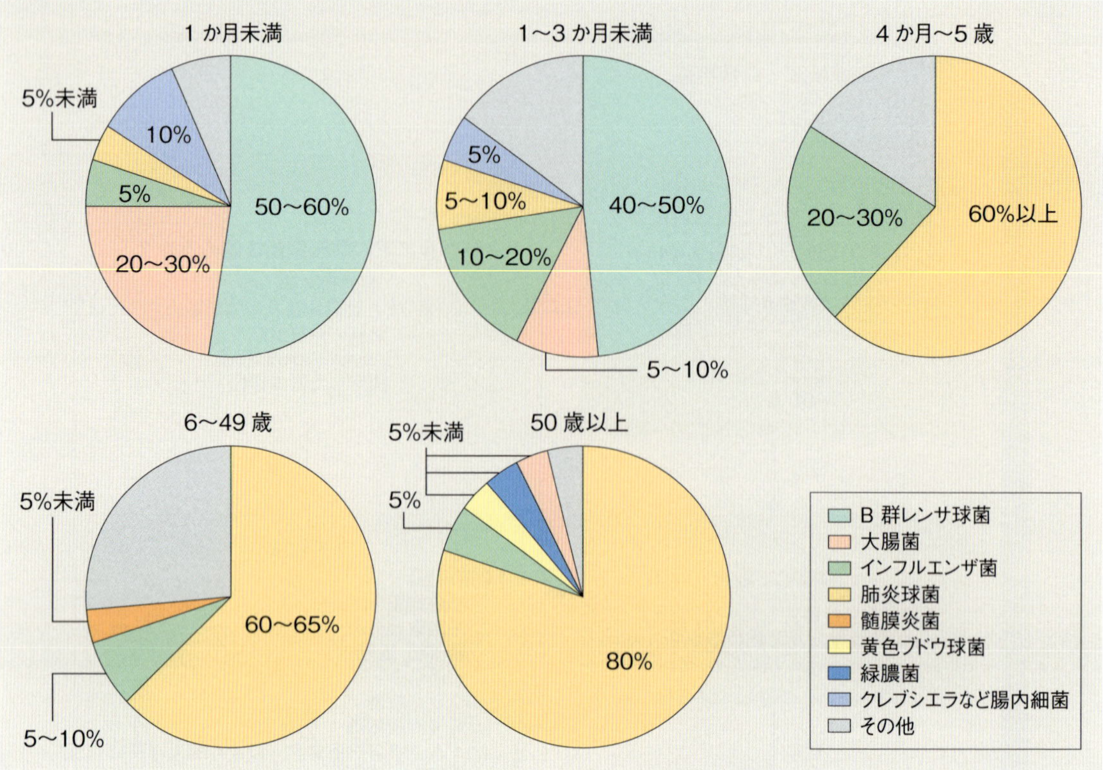

（細菌性髄膜炎診療ガイドライン2014[1]より作成）

要である．しかし，リステリア菌は通常 10^3 cfu/mL以下で検出率は低い．培養の検出率は未治療では70〜80%だが，抗菌薬前投与例では50%以下になる．したがって，早期病因診断として細菌抗原検出やポリメラーゼ連鎖反応（PCR）法が有用となる．

日本の年齢階層別および患者リスクによる主要起炎菌

本邦ガイドラインに記載されている本症の年齢階層別の主要起炎菌の割合を示す（2）[1]．

市中感染では，①生後1か月未満ではB群レンサ球菌と大腸菌が多い．②1〜3か月未満ではB群レンサ球菌が多い．③4か月〜5歳になるとインフルエンザ菌b型や肺炎球菌が増加していたが，ヘモフィルスインフルエンザ菌b型（Hib）・肺炎球菌ワクチンの普及により現在では減少している．その他として，リステリア菌，髄膜炎菌，レンサ球菌があげられる．④6〜49歳では60〜65%は肺炎球菌であり，5〜10%はインフルエンザ菌である．⑤50歳以上では，肺炎球菌が最も多いが，無莢膜型のインフルエンザ菌に加え，B群レンサ球菌や腸内細菌，緑膿菌もみられる[1]．

小児のみならず成人でも肺炎球菌は耐性化が進み，2010年以後現在，ペニシリン高度耐性肺炎球菌（penicillin-resistant *Streptococcus pneumoniae*：PRSP）21%，ペニシリン中等度耐性肺炎球菌（penicillin-intermediate *Streptococcus pneumoniae*：PISP）50〜60%，ペニシリン感受性肺炎球菌（penicillin-susceptible *Streptococcus pneumoniae*：PSSP）14%である[1]．肺炎と異なりBMでは転帰のうえから，PISPは高度耐性菌として治療が必要で，肺炎球菌BMの8割が高度耐性菌の治療が必要といえる．一方，日本ではワクチン導入の遅れでインフルエンザ菌BMが小児を中心に増加したが，前述のように，現在は減少してきている．しかし，いましばらくはインフルエンザ菌BMに留意する．さらに，日本では多剤耐性菌であるβラクタマーゼ非産生アンピシリン耐性株（β-lactamase non-producing ampicillin *Haemophilus influenzae*：BLNAR）が増加し，現在60％を超えている．したがって，いまだ耐性インフルエンザ菌も念頭におく必要がある．

今回，ガイドライン改訂に合わせ，日本における成人例のリスク別の起炎菌を初めて調査した[3]．①BM発症3か月以内の外科的侵襲的処置（脳室ドレナージや脳室シャントなど）後の起炎菌は，ブドウ球菌属が半数以上と多く，このブドウ球菌の耐性化率はMRSA（methicillin-resistant *Staphylococcus aureus*：メチシリン耐性黄色ブドウ球菌）を含み高率である．一方，②慢性消耗性疾患および免疫不全状態の患者に発症したBMでは，ブドウ球菌属25.7％，レンサ球菌属41.4％と多い．緑膿菌も5.1％で認められる．このブドウ球菌，レンサ球菌属の半数以上が耐性菌である．さらに，この両者が併存した患者（①＋②）に随伴したBMでは，ブドウ球菌属44.6％，レンサ球菌19.5％と多く，緑膿菌も8.3％であった．耐性化率は，ブドウ球菌属およびレンサ球菌属とも7割を超え高率であった．

BMの抗菌薬選択と副腎皮質ステロイド薬の選択

本邦ガイドラインに記載されている，現在の本邦におけるBMの疫学的現況をふまえた治療指針（**3**）[1]と成人例における主要抗菌薬の投与量と投与方法を示す（**4**）．なお，起炎菌が同定され，抗菌薬の感受性結果が得られたら変更する．

小児例の抗菌薬選択

■新生児

B群レンサ球菌と大腸菌が多く，リステリア菌もみられる．以上より，「アンピシリン（ABPC）＋セフォタキシム（CTX）」を推奨する．

■生後1～4か月未満

B群レンサ球菌や大腸菌に加え，インフルエンザ菌や肺炎球菌もある．以上より，耐性菌を考慮し，「パニペネム・ベタミプロン（PAPM/BP）またはメロペネム（MEPM）」＋「CTXまたはセフトリアキソン（CTRX）」を推奨する．効果が得られない場合はバンコマイシン（VCM）を追加する．

■生後4か月～16歳未満

インフルエンザ菌と肺炎球菌は減少しているが，検出頻度は依然として高く，両者の耐性頻度も高い．以上より，「PAPM/BPまたはMEPM」＋「CTXまたはCTRX」を推奨する．効果が得られない場合はVCMを追加する．

■頭部外傷，脳神経外科的処置後，シャント留置を受けた小児に併発した例

①頭蓋底骨折を伴う外傷例

鼻腔内保有菌が多く，肺炎球菌とインフルエンザ菌，MRSAを含むブドウ球菌を想定する．

②貫通性の外傷やシャント留置例

黄色ブドウ球菌や表皮ブドウ球菌および緑膿菌が多く，また，これら菌の耐性を考慮する．

以上より①，②ともに，「MEPMまたはPAPM/BP」＋VCMを推奨する．VCMが使えない場合はリネゾリド（LZD）を使用する．

■免疫不全を有する小児

あらゆる菌種を想定するが，薬剤耐性のブドウ球菌，インフルエンザ菌，肺炎球菌，緑膿菌を念頭におく．以上より，「MEPM＋VCM」を推奨する．VCMが使えない場合はリネゾリド（LZD）を使用する．

成人例の抗菌薬選択

■免疫能が正常と考えられる16～50歳未満

肺炎球菌60～70％，インフルエンザ菌5～10％で，肺炎球菌の耐性化率は高い．以上より，カルバペネム系抗菌薬である「MEPMまたはPAPM/BP」を推奨する．効果が得られない場合はVCMを追加とする．なお，VCMが耐性や副作用で使用できない場合，リネゾリド（LZD）を推奨する．

米国感染症学会ガイドラインでは2～50歳未満には，「第3世代セフェム抗菌薬（CTXまたはCTRX）＋VCM」が推奨されている[1]．しかし米国では，VCMが生後1か月以後の全年齢で推奨され，その使用が増加した結果，VCM

3 本邦における細菌性髄膜炎の疫学的現況をふまえた治療指針

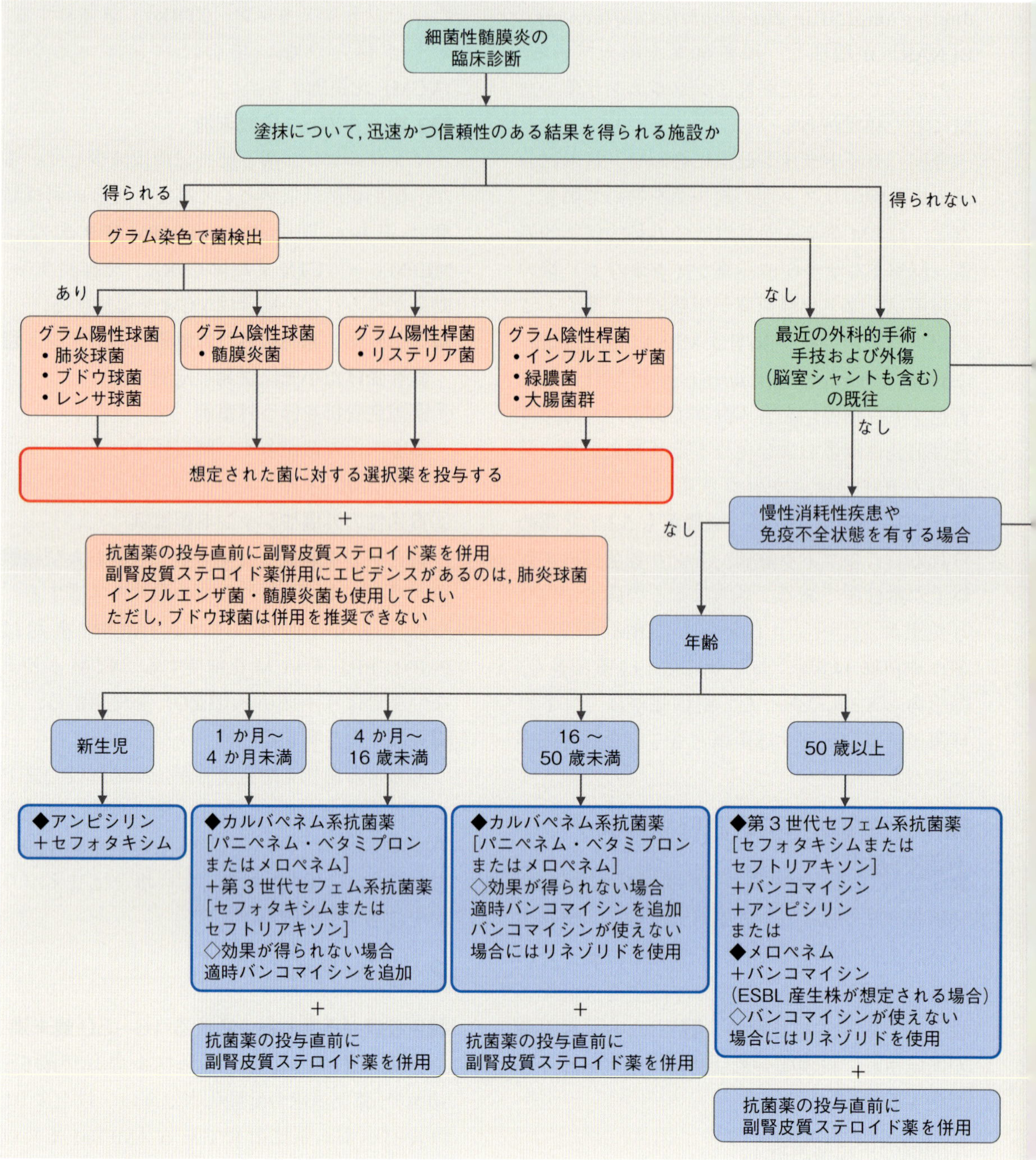

ESBL：基質特異性拡張型 β-ラクタマーゼ.

耐性菌が増加し，米国疾病予防管理センターから VCM 耐性菌に対し注意喚起がなされている．肺炎球菌は，Vnc S histidine kinase の低下で VCM に耐性化するが，菌体構造が変化し他の薬剤にも耐性化する．このような背景をもとに，今回のガイドラインでは，できる限り VCM は温存しカルバペネム系抗菌薬を推奨した．

■免疫能が正常と考えられる 50 歳以上の成人例

肺炎球菌が多く，しかも耐性化している．MRSA を含むブドウ球菌やリステリア菌も念

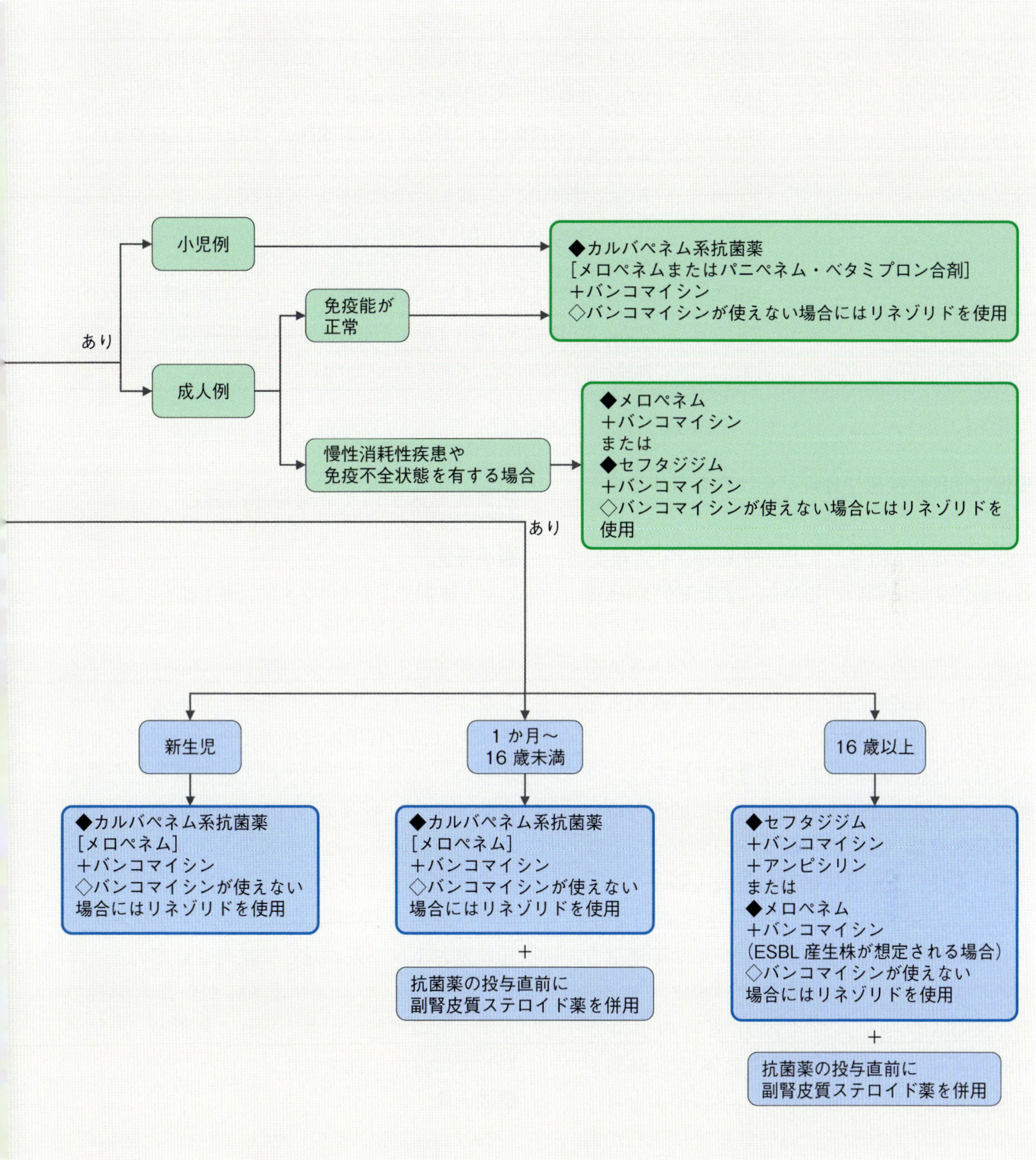

（細菌性髄膜炎診療ガイドライン 2014[1] より）

頭におく．したがって，リスクのない 50 歳以上では，「第 3 世代セフェム ＋ VCM ＋ ABPC」または「MEPM ＋ VCM」の両者を推奨した．

なお，日本でも基質特異性拡張型β-ラクタマーゼ（extended-spectrum β-lactamase：ESBL）産生株が増加している．以前に ESBL 産生株を検出した患者，ESBL が多く分離されている施設では，この可能性も想定し，MEPM ＋ VCM を選択する．

VCM が使えない場合はリネゾリド（LZD）を使用する．

4 細菌性髄膜炎成人例における主要抗菌薬の投与量と投与方法（1 日最大投与量）

一般名	略号	投与量，投与方法（1日最大投与量）
パニペネム・ベタミプロン合剤	PAPM/BP	1.0 g，6 時間ごとに点滴静注（4 g/日）［保険適用は 2 g/日］
メロペネム	MEPM	2.0 g，8 時間ごとに点滴静注（6 g/日）
セフォタキシム	CTX	2.0 g，4〜6 時間ごとに静注または点滴静注（12 g/日）［保険適用は 4 g/日］
セフトリアキソン	CTRX	2.0 g，12 時間ごとに静注または点滴静注（4 g/日）
バンコマイシン	VCM	30〜60 mg/kg/日，8〜12 時間ごとに点滴静注（3 g/日）［保険適用は 2 g/日］
アンピシリン	ABPC	2.0 g, 4 時間ごとに静注または点滴静注（12 g/日）［保険適用は 4 g/日］
セフタジジム	CAZ	2.0 g，8 時間ごとに静注または点滴静注（6 g/日）［保険適用は 4g/日］
リネゾリド	LZD	600 mg, 12 時間ごとに点滴静注（1,200 mg/日）［保険適用は 1,200 mg/日］

■慢性消耗性疾患や免疫不全状態を有する成人例

レンサ球菌 41.1%，ブドウ球菌 25.7%であり，各々耐性化率は高い．しかも，緑膿菌が 5.1%でみられる．したがって，緑膿菌までカバーする治療が望まれる．以上より，「セフタジジム（CAZ）+ VCM + ABPC」または「MEPM + VCM」を推奨する．なお，ESBL 産生株が想定される状況では，「MEPM + VCM」が考慮される．

■免疫能が正常と考えられる宿主に頭部外傷や外科的侵襲（脳室内ドレナージやシャントなど）を受けた患者に併発した成人例

ブドウ球菌 55.3%，グラム陽性桿菌 13.2%，グラム陰性桿菌 13.2%と続く．レンサ球菌はきわめて少ない．ブドウ球菌属では表皮ブドウ球菌，MRSA が多い．ブドウ球菌属の 1/4 が MRSA であり，ブドウ球菌属全体でも 85%が耐性化している．一方，グラム陰性桿菌を考えた場合，第 3 世代セフェムの併用では限界がある．以上より，「MEPM + VCM」を推奨する．

■慢性消耗性疾患や免疫不全を有する患者で，かつ外科的侵襲を受けた場合の成人例

ブドウ球菌属 44.6%（MRSA は全体の 11.1%），レンサ球菌属 19.5%（PRSP は全体の 11.1%），緑膿菌も 8.3%でみられる．したがって，「MEPM + VCM」または「CAZ + VCM」を推奨する．

副腎皮質ステロイド薬併用の適応

■小児例

メタ解析で，デキサメタゾン併用はインフルエンザ菌 BM の難聴頻度を下げ，肺炎球菌 BM では早期使用で有用である可能性が示唆された[4]．インフルエンザ菌以外の起炎菌，新生児ではデキサメタゾンの有用性は確認できないとする報告が多い．ただし先進国の小児を対象とした後方視的研究で，肺炎球菌 BM で早期併用が死亡と後遺症を減らしたとの報告[5]もある．

米国小児科学会の勧告（2003 年）では，デキサメタゾン併用はインフルエンザ菌 BM の乳幼児および小児に対して推奨されている．本邦ではインフルエンザ菌 BM がいまだ無視できず，その可能性が考えられる年齢層（乳幼児期）では併用を推奨した．

■成人例

2002 年に成人例 301 例の二重盲検試験にて，①転帰不良の軽減，②死亡率の減少に寄与したと報告[6]された．この二重盲験でのデキサメタゾン投与は，10 mg・6 時間ごとを抗菌薬投与 10〜20 分前に開始し，4 日間投与であった．しかし，多くが肺炎球菌であり，サブ解析では他の菌種で有意差はなかった．その後，成人例の副腎皮質ステロイド薬の併用について，過去の 5 試験の定量評価が報告[7]された．有意ではないが相対リスクは髄膜炎菌 0.87，インフル

エンザ菌0.86であり，いずれも1より低く，肺炎球菌以外に副腎皮質ステロイド薬を併用しても，悪化するとのエビデンスがあるわけではない．したがって，日本も含め先進国では副腎皮質ステロイド薬併用は導入すべきであると考える．

しかし，外科的侵襲後のBMでの併用については，成人・小児とも信頼に足りる報告がない．今回ガイドラインで提示した日本の外科的侵襲後のBMは，ブドウ球菌が多く，しかも80％が耐性菌であり，MRSAが多い．このブドウ球菌属に対する副腎皮質ステロイド薬併用の評価はなく，現時点で推奨する根拠はないと判断した．今後の検討課題と考える．

結核性髄膜炎（TbM）の初期治療

結核性髄膜炎（tuberculous meningitis：TbM）の治療は，髄液で単核球優位の細胞増多・蛋白高値・糖低下を呈したら，直ちに抗結核薬を開始する[2]．しかし，初回髄液の28％は多形核球優位を示すので留意する．したがって，結核菌検出が重要である．検出率は塗沫・培養とも50％以下と低く，培養に時間がかかる．髄液アデノシンデアミナーゼ（adenosine deaminase）値は一定の有用性があるが，細菌性髄膜炎で偽陽性を呈する．クォンティフェロン検査（T-スポット®.TB含む）は，結核既往や肺結核併発のない若年例での補助診断に限られる．PCRは感度・特異性が高いが，最小検出感度が不十分だと検出できないので高感度PCRを用いる．

イソニアジド（INH）・リファンピシン（RFP）・エタンブトール（EB）・ピラジナミド（PZA）の4者併用で2か月，その後INH・RFPは10か月投与する[2]．ストレプトマイシン（SM）は近年耐性化し，EB通常量では視神経障害は3％未満である．成人の標準的投与量は，INHは300 mg／日・経口投与，RFPは体重＜50 kgで450 mg／日，体重≧50 kgで600 mg／日の経口投与，EBは体重＜50 kgで1.5 g／日，体重≧50 kgで2.0 g／日の経口投与，PZAは15 mg／kg／日の経口投与をする．副作用として，INHの末梢神経障害・肝障害，RFPの肝障害，PZAの肝障害・関節痛，EBの視神経障害による視力低下，SMの難聴・平衡機能障害に注意する．INHによる末梢神経障害はピリドキシン（INH 100 mgあたり10 mgで投与）で予防可能である．

INHは代謝酵素*N*-acetyltransferase 2（NAT2）で肝代謝され排泄される．NAT2には遺伝子多型があり，日本人の約半数はrapid acetylatorであり，欧米のガイドラインのINH 300 mgでは，十分な有効濃度に至らない可能性がある．したがって，この初療で軽快しない場合，INHは増量し，それでも不十分ならINHの髄注も考慮する（Column「日本人におけるイソニアジド〈INH〉の投与量」p.102参照）．

副腎皮質ステロイド薬併用は，HIV（human immunodeficiency virus：ヒト免疫不全ウイルス）陰性例では有用であり，HIV陰性例は重症度にかかわらず全例併用する[11]．軽症ではデキサメタゾン0.3 mg／kg／日の静注で1週間，中等症～重症では0.4 mg／kg／日の静注で1週間投与し，その後1週間ごとに0.1 mg／kgずつ減量して比較的長期に投与する[12]．一方，血管炎により脳梗塞を30～50％で併発し，抗血小板薬と副腎皮質ステロイド薬を併用する．

真菌性髄膜炎（FM）の抗菌薬選択

真菌性髄膜炎（fungal meningitis：FM）は通常，2～4週間の亜急性経過で頭痛，発熱，嘔気，嘔吐，疲労感などで発症する．しかし，発熱や頭痛を伴わない場合や性格変化の発症もあり留意する[13,14]．最も頻度の高いクリプトコッカス性髄膜炎は，健常者でも発症する[10]．

診断では，未治療の培養でも検出率60％と低い．髄液クリプトコッカス抗原は感度・特異度が高い．8倍以上で本症を疑う．HIV陰性例では抗原価は菌量を反映し，治療判定として用いられるβ-Dグルカンはカンジダ・アスペルギルスでは高くなるが，クリプトコッカスでは高値になりにくく，ムコール菌など接合菌では陰性になる．透析・血液製剤の使用で偽陽性を示す．

治療は，クリプトコッカスとカンジダはアムホテリシンB（またはそのリポソーム製剤：

Column

日本人におけるイソニアジド(INH)の投与量

INH は代謝酵素 *N*-acetyltransferase 2 (NAT2) で肝代謝され排泄される．INH の肝代謝経路を示す(**5**)．NAT2 には遺伝子多型があり，酵素活性の低い変異型アレルの数により，rapid acetylator (RA)，intermediate acetylator (IA)，slow acetylator (SA) の 3 群に分類される[8]．NAT2 活性が低い SA の場合には，INH は代謝されず肝毒性をもつヒドラジンになる[9]．一方，代謝の速い RA では，すぐに代謝されて血中濃度が十分に上がらず，効果が不十分になる可能性がある．NAT2 遺伝子多型の頻度には人種差があり，日本人は RA が約半数・SA が約 10%に対し，白人では約半数が SA である．つまり，日本人の約半数は，*NAT2* 遺伝子の多型性の相違から，欧米のガイドラインにおける INH の標準的用量 300 mg では，十分な有効濃度に至らず，適切な治療効果が得られない可能性がある．血中濃度 1 時間値や局面下面積の比較結果から，日本人の半数は欧米の INH 300 mg の効果を得るには約 1.5 倍の 450 mg が必要であるとの指摘[10]もある．

5 イソニアジド (INH) の代謝経路

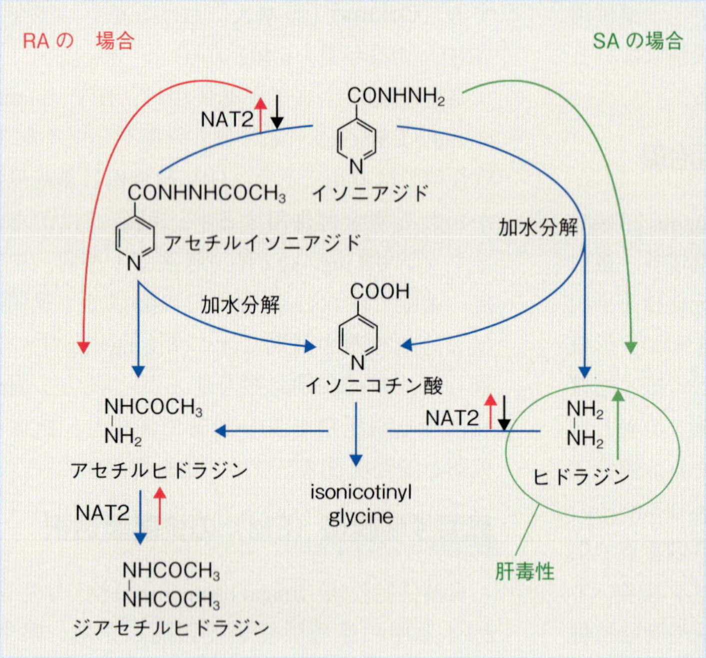

患者が slow acetylator (SA) の場合には，NAT2 のアセチル化は非常にゆっくりと代謝される．したがって図の右側（緑色）の経路になり，INH は肝毒性を有するヒドラジンになり，結果として薬剤性肝障害が起こりやすい．一方，日本人が多い rapid acetylator (RA) の場合には，NAT2 のアセチル化は活発である．したがって図の左側（赤色）の経路になり，すぐに代謝されて，ジアセチルヒドラジンになる．つまり，INH はすぐに代謝される．

L-AMB）とフルシトシンを併用し，開始 2 週間後に症状消失と培養陰性を確認したら，フルコナゾールによる地固めを 8 週間行う[13,15]．なお, アムホテリシン B と L-AMB の比較[16]では, 有効性に差はなく，L-AMB は腎毒性がより低い．したがって，L-AMB を選択とする．アスペルギルスではボリコナゾールが第一選択である[17]．

脳膿瘍や脳血管障害が併発すると難治になる．脳膿瘍はカンジダ･アスペルギルスで多く，脳血管障害はアスペルギルス・ムコール菌など接合菌で多い．脳膿瘍は緩徐に形成され，巣症状が出にくい．脳血管障害は，血管炎基盤の TbM と異なり，真菌が血管親和性を有するため，血管に浸潤し起きる．動脈瘤によるくも膜下出血もある．菌浸潤で動脈はきわめて脆弱化しており，クリッピングの適応はない．脳血管障害を呈すると転帰不良となる．

（亀井　聡）

文献

1）日本神経学会ほか（監修），「細菌性髄膜炎診療ガイドライン」作成委員会（編）．細菌性髄膜炎診療ガイドライン 2014．東京：南江堂；2014. pp.xi-xii, 1-123.
2）Thwaites G, et al. British Infection Society guidelines for the diagnosis and treatment of tuberculosis of the central nervous system in adults and children. *J Infect* 2009；59：167-187.
3）Takahashi K, et al. Hospital-based study of the distribution of pathogens in adult bacterial meningitis with underlying disease in Tokyo, Japan. *Neurol Clin Neurosci* 2017；5：8-17.
4）MacIntyre PB, et al. Dexamethasone as adjunctive therapy in bacterial meningitis. A meta-analysis of randomized clinical trials since 1988. *JAMA* 1997；278：925-931.
5）Mongelluzzo J, et al. Corticosteroids and mortality in children with bacterial meningitis. *JAMA* 2008；299：2048-2055.
6）de Gans J, van de Beek D. Dexamethasone in adults with bacterial meningitis. *N Engl J Med* 2002；347：1549-1556.
7）van de Beek D, et al. Adjunctive dexamethasone in bacterial meningitis：A meta-analysis of individual patient data. *Lancet Neurol* 2010；9：254-263.
8）Butcher NJ, et al. Pharmacogenetics of the arylamine N-acetyltransferases. *Pharmacogenomics J* 2002；2：30-42.
9）Ohno M, et al. Slow N-acetyltransferase 2 genotype affects the incidence of isoniazid and rifampicin-induced hepatotoxicity. *Int J Tuberc Lung Dis* 2000；4：256-261.
10）Kubota R, et al. Dose-escalation study of isoniazid in healthy volunteers with the rapid acetylator genotype of arylamine N-acetyltransferase 2. *Eur J Clin Pharmacol* 2007；63：927-933.
11）Prasad K, Singh MB. Corticosteroids for managing tuberculous meningitis. *Cochrane Database Syst Rev* 2008；(1)：CD002244.
12）Thwaites GE, et al. Dexamethasone for the treatment of tuberculous meningitis in adolescents and adults. *N Engl J Med* 2004；351：1741-1751.
13）Perfect JR, et al. Clinical practice guidelines for the management of cryptococcal disease：2010 update by the Infectious Diseases Society of America. *Clin Infect Dis* 2010；50：291-322.
14）Ecevit IZ, et al. The poor prognosis of central nervous system cryptococcosis among nonimmunosuppressed patients：A call for better disease recognition and evaluation of adjuncts to antifungal therapy. *Clin Infect Dis* 2006；42：1443-1447.
15）Pappas PG, et al. Clinical practice guidelines for the management of candidiasis：2009 update by the Infectious Diseases Society of America. *Clin Infect Dis* 2009；48：503-535.
16）Hamill RJ, et al. Comparison of 2 doses of liposomal amphotericin B and conventional amphotericin B deoxycholate for treatment of AIDS-associated acute cryptococcal meningitis：A randomized, double-blind clinical trial of efficacy and safety. *Clin Infect Dis* 2010；51：225-232.
17）Walsh TJ, et al. Treatment of aspergillosis：Clinical practice guidelines of the Infectious Diseases Society of America. *Clin Infect Dis* 2008；46：327-360.

参考文献

● 亀井聡．細菌性髄膜炎の診断と治療―ガイドラインから．神経治療 2016；33：135-140.

I. 神経疾患の治療法

薬物療法

グリオーマに対する抗腫瘍薬治療

現在の標準治療と次世代治療の展望

対象とする主な神経疾患 グリオーマ

Point

- グリオーマ（神経膠腫）は原発性脳腫瘍の中で，最も頻度が高く，かつ悪性度の高い腫瘍の一つである.
- 現在本邦で悪性グリオーマに対して標準的に用いられる治療薬はテモゾロミドとベバシズマブ，カルムスチン脳内留置剤である.
- グリオーマの分類には近年，分子診断が導入され始めており，これまでの薬剤に加えてドライバー分子異常とその関連分子を標的とした新規治療薬の開発が期待されている.
- *IDH1/2*，*H3F3A*，*BRAF* 遺伝子異常を有するグリオーマに対しては，precision medicine を目指した選択的阻害剤などの開発が進んでおり，今後臨床応用が期待されている.

グリオーマ（神経膠腫）概論

原発性脳腫瘍の中で最も頻度が高く，かつ悪性度の高い腫瘍であるグリオーマ（glioma：神経膠腫）はいまだ治癒困難な腫瘍である．これまで覚醒下手術などの手術技術の開発，放射線治療の発展とともに，多くの薬剤が臨床試験にて評価されてきた．主にニトロソウレア系薬剤を中心に，一定の効果は得られてきたものの，グリオーマの中で最も悪性度の高い腫瘍であるグリオブラストーマ（glioblastoma：膠芽腫）の生存期間中央値は約 15 か月といまだ，きわめて予後不良である．現状を打開するためにはこれまでの薬剤に加えて，グリオーマの性質を十分に解明しその急所をつくような，これまでとは作用機序が大きく異なる新規治療薬剤の開発が不可欠である．

近年，大規模な分子解析が進み，グリオーマはゲノム，エピゲノムを中心とした分子背景が大きく異なる腫瘍群に細分化されることが明らかになった．このことは，それぞれの腫瘍群で生物学的特徴が大きく異なり，治療標的対象がそれぞれ異なっていることを示唆している．グリオーマの診断基準である WHO 分類はこれらの知見を受けて 2016 年に改訂され[1]，これまでの病理学的診断基準に加えて遺伝子学的診断基準を導入した．グリオーマの分類はこれまでの形態学的分類から分子異常に基づく生物学的分類へと変化する変遷過程のまっただ中である．予後不良なグリオーマの治療においては，それぞれの腫瘍の生物学的特徴を正確に把握して，その特徴に適した治療を行うことが重要という概念が確立しつつある．

Key words

グリオーマ（神経膠腫）の悪性度分類

WHO 分類に基づき，浸潤性グリオーマはグレード II～IV に分類される（グレード IV が最悪性）．グレード II は低悪性度グリオーマ，グレード III は退形成性グリオーマ，グレード IV はグリオブラストーマ（膠芽腫）と呼ばれる．グリオブラストーマは，最初からグリオブラストーマとして発症する原発性グリオブラストーマ，グレード II もしくは III から徐々に悪性化して発症する二次性グリオブラストーマ，の 2 つに従来は分けられていた．近年の分子解析により，グレード II・III グリオーマ，二次性グリオブラストーマの大部分の症例は *IDH1/2* 遺伝子変異を有することが示された．そのため 2016 年の WHO 分類改訂により，原発性グリオブラストーマは IDH 野生型グリオブラストーマ，二次性グリオブラストーマは IDH 変異型グリオブラストーマと名前が変更された．グレード II・III グリオーマも *IDH1/2* 変異の有無や 1p19q 共欠失の有無などの遺伝子異常のほうがより悪性度を反映することが明らかになった[15,23]．そのためグレード II・III グリオーマをまとめて lower grade glioma と呼び，そのうえで存在する遺伝子異常により悪性度を予測する考え方が一般的になりつつある．

本稿ではこれまでのグリオーマの化学療法の発展の経緯，現在本邦で使用されているテモゾロミド，ベバシズマブなどの特徴に加えて，今後の新規治療法の開発の展望について解説する．

ニトロソウレア系薬剤── ACNU（ニムスチン），テモゾロミド

脳組織は進化の過程において，ホメオスターシスを維持するために，外部からの分子の侵入を防ぐ血液脳関門（blood-brain barrier：BBB）構造をもつようになった．BBB はいくつかの細胞間分子移動制御機構から構成されており，分子が BBB を越えて脳実質に届くためには，そのサイズ（分子量）や性質が制限される．

ニトロソウレア系薬剤は BBB を通過しやすいアルキル化薬として着目され，悪性グリオーマに対して，米国では 1970 年代から大規模臨床試験が行われた[2]．手術後に放射線治療と併用で，米国では BCNU（bis-chloroethyl-nitrosourea：カルムスチン）が用いられ，日本では BCNU が未承認ということもあり，ACNU（ニムスチン〈ニドラン®〉）が使用され検証された[3]．有意な OS（over-all survival：全生存期間）の延長は認めなかったが，腫瘍縮小率が良好であったことから全世界的にニトロソウレア系薬剤を用いた化学療法が中心となり，本邦では放射線治療に ACNU を併用する治療が標準治療となった．その後，放射線療法に対する化学療法の上乗せ効果は第 III 相試験では証明できなかった．第 III 相試験で初めて有意な生存期間の延長を認めた薬剤がテモゾロミド（テモダール®）であり，急速にグリオブラストーマの標準治療となった．

テモゾロミドは経口吸収性に優れた第二世代の DNA アルキル化薬であり，主に DNA のグアニン残基の N-7 位，O-6 位をアルキル化（メチル化）することにより腫瘍細胞死を誘導すると考えられている．テモゾロミドの分子量は 194 であり，BBB を通過する非常に小さな分子であることも脳腫瘍治療において有利な点である．2005 年に Stupp らにより欧州とカナダの多施設共同第 III 相試験の結果が報告された[4]．初発グリオブラストーマに対して，放射線治療単独群に比べて，放射線治療＋テモゾロミド併用群では有意に生存期間の延長を認めた（それぞれ 12.1 か月，14.6 か月）．この結果を受けて，2006 年に本邦でも承認された．術後放射線治療と併用して連日 75 mg／m^2 を投与し，放射線終了後は 150〜200 mg／m^2 を 5 日間投与し 23 日間休薬する前述の試験でのレジメンが用いられており，Stupp レジメンと呼ばれ定着している（**1**）．

Column

MGMT 遺伝子プロモーターメチル化とテモゾロミドの関係

これまでに DNA 修復酵素である *MGMT*（O6-methylguanine DNA methyltransferase）遺伝子のプロモーター部に DNA メチル化が存在するとテモゾロミドの感受性が高いことが報告されている[5]．MGMT 分子は遺伝子修復酵素であり，テモゾロミドのアルキル化作用を修復することで薬剤耐性に関わると考えられている．*MGMT* 遺伝子プロモーター部がメチル化されると MGMT の転写が抑制され MGMT 分子が減少し，テモゾロミドの効果が上がると考えられている．この概念より *MGMT* 遺伝子プロモーター部のメチル化状態は，テモゾロミドの効果予測因子として有用であると考えられている．ただし，さまざまな臨床研究の結果より *MGMT* 遺伝子プロモーターのメチル化があると，放射線治療のみを行った群でもメチル化がない症例群より予後良好であった．また，*MGMT* 遺伝子プロモーターのメチル化は，全 DNA の高メチル化状態を反映しているもの（氷山の一角）であり，DNA の高メチル化自体が予後良好因子であることも証明されている[6]．

このように *MGMT* 遺伝子プロモーターメチル化はテモゾロミドの効果予測因子であるのか，予後予測因子であるのかというところには議論があるものの，有用なマーカーであることは間違いないものである．現在の臨床上の問題は *MGMT* 遺伝子プロモーターのメチル化がない場合にテモゾロミドよりも有用と考えられる薬剤が今のところないことであろう．

1 主な臨床試験の治療レジメン

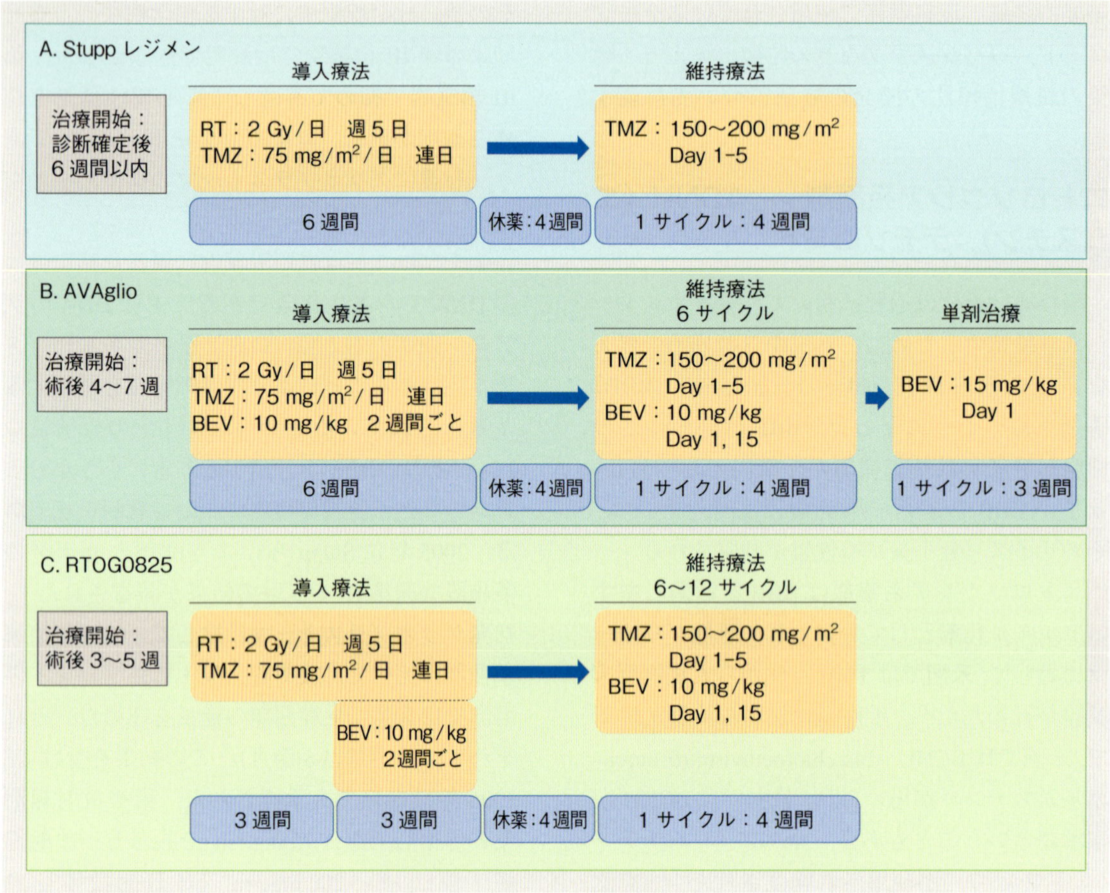

RT：放射線治療，TMZ：テモゾロミド内服，BEV：ベバシズマブ点滴静注．

ベバシズマブ

ベバシズマブ（アバスチン®）は血管内皮増殖因子（vascular endothelial growth factor：VEGF）に対するモノクローナル抗体である．グリオブラストーマは血管新生能が亢進していることが知られており，VEGF も高発現している．米国の再発グリオブラストーマを対象とした BRAIN 試験（第 II 相試験）[7]，本邦で行われた再発悪性グリオーマへのベバシズマブ単剤使用による JO22506 試験（第 II 相試験）[8] などのデータをもとに，本邦では 2013 年 6 月に承認された．また初発グリオブラストーマに対して，テモゾロミドと放射線併用療法に対するベバシズマブの上乗せ効果を検討した国際共同試験である AVAglio 試験（第 III 相試験）も進行中であったため，日本では世界に先駆けて，初発悪性グリオーマ（グレード III，IV）に対する承認がなされた．しかし，2014 年 *New England Journal of Medicine* 誌に AVAglio 試験[9] とほぼ同様のレジメンで行われた米国の RTOG0825 試験（第 III 相試験）[10] の結果が同時に発表された．いずれの試験もベバシズマブの上乗せによって，無増悪生存期間（progression-free survival：PFS）は有意に延長するものの，全生存期間（OS）は延長しないという結果であった．OS の結果は予想外のものであったが，いずれの試験でも再発時のクロスオーバーが多い，すなわち，ベバシズマブを使用しない群の患者が，再発した際にベバシズマブを使用するケースが多く含まれるなどの熟考すべき事実が多く含まれている．実臨床上では，ベバシズマブの強力な抗浮腫治療も相まって，著明な腫瘍随伴症状の改善を認める症例もよく経験される．また，きわめて予後不良疾患であるグリオブラストーマにおいては，PFSが約3か月間延長するという事実は，患者にとって非常に有用な効果と考えられる．これらのことから，初発グリオブラストーマに対しては症例に応じてベバシズマブの使用タイミングをそれぞれ検討しているというのが現状と考えられる．上記試験の付随研究として欧米より，グリオブラストーマの中でも特定のサブグループ（プロニューラルグループの中でも*IDH1/2*変異を有さない腫瘍群）ではベバシズマブの効果が高いということが報告された[11]（**1**）．

このように，今後はどのような症例にベバシズマブを初発から導入していくべきなのか，その答えを示すバイオマーカーの探索がきわめて重要である．世界に先駆けて，初発悪性グリオーマに対して承認された本邦から世界にエビデンスを発信していくことが期待されている．

カルムスチン脳内留置剤

前述のニトロソウレア系薬剤のうち，ACNUに比べてBCNUは脂溶性が高くBBBをよく通過するため，脳腫瘍に対して有効性が高いと考えられているが，脳内で腫瘍細胞に効果を発揮する濃度に達するには，高用量の投与が必要となる．そのため，骨髄抑制や肺毒性などの重篤な全身性の副作用が問題となり，BCNUは局所投与が理想的と考えられ，脳内留置用剤が開発された．

カルムスチン脳内留置用剤（ギリアデル®）は，カルムスチンを生体内分解性ポリマー基剤に含ませた脳内留置用の徐放製剤である．本製剤1枚にカルムスチン7.7 mgを有しており，開頭腫瘍摘出術1回に8枚まで留置可能であり，術直後から治療が開始できる局所投与型の抗悪性腫瘍薬である．

1995年に再発悪性グリオーマを対象としたプラセボ群との比較試験の結果が報告され，グリオブラストーマ症例では6か月生存率はプラセボ群が35.6％であったのに対し，カルムスチン留置群が55.6％であり，有意な上昇を認めた[12]．2003年には初発悪性グリオーマを対象とした臨床試験の結果が報告された．OSの中央値はプラセボ群の11.6か月に対して，カルムスチン留置群で13.9か月と有意な延長が認められた[13]．これらの結果を受けて，本邦では2009年に第I/II相試験が行われ，2012年9月に悪性グリオーマに対して承認された．

Precision medicineを目指した分子標的薬

Precision medicineとは，遺伝子情報，生活環境やライフスタイルにおける個々人の違いを考慮して疾病予防や治療を行う，という新しい医療の考え方である[14]．多くの癌でドライバー遺伝子異常が同定され，その遺伝子異常と腫瘍形成メカニズムを標的とした治療法が使用されている．たとえば非小細胞性肺癌では，*EGFR*（epidermal growth factor receptor：上皮成長因子受容体）遺伝子異常を有する場合，EGFRチロシンキナーゼ阻害薬（EGFR-TKI）が有用であることが示された．実際に治療薬の効果を投与前に予測するための解析はコンパニオン診断と呼ばれ，上記肺癌では*EGFR*遺伝子変異の解析が保険収載されている．

グリオーマにおいても，これまで多くの分子標的薬が臨床試験にて評価されてきたが，明確な効果を示す治療薬は同定されていない．この

Key words

Precision medicine

遺伝子情報，生活環境やライフスタイルにおける個々人の違いを考慮して疾病予防や治療を行うという新しい医療の考え方である．日本語では「精密医療」と訳されるが，まだ一般的に認知された訳語ではない．これまでいわれていたpersonalized medicine（個別化医療）は，ヒトゲノム情報を用いて，遺伝子多型情報をもとに個人に適した治療を提供することを目的とした概念である．personalized medicineはすべての患者で治療法が異なる可能性もあり，現実的にはコストが大きいことが問題点と考えられていた．近年，次世代シークエンス技術の発達により，多くの癌でゲノム，エピゲノム異常についてビッグデータが蓄積してきた．このビッグデータを参考にして，患者をカテゴリー分けし，そのカテゴリーごとに適切な医療を行う，もしくは予防処置を行うことを目指すのがprecision medicineである．たとえば非小細胞性肺癌では*EGFR*遺伝子変異を有する場合は，ゲフィチニブ，エルロチニブ，アファチニブが有効であり，*ALK*遺伝子異常を有する場合は，クリゾチニブ，アレクチニブなどが有効である．

原因として，多くの臨床研究が上記のような遺伝子異常に基づく層別化を行っておらず，実際には有効性を示す症例が存在するものの試験全体としては有効性を示せなかった可能性もある．グリオーマにおける precision medicine を実現するためには，ドライバー遺伝子異常とその腫瘍形成メカニズムを同定し，それに適した選択的分子阻害剤の開発が不可欠である． 近年，欧米や本邦からの大規模解析研究の結果により，グリオーマのドライバー遺伝子異常として，*IDH1/2* 遺伝子，*H3F3A* 遺伝子，*BRAF* 遺伝子異常などが同定され，その腫瘍形成メカニズムが解明されつつある．

IDH1/2 遺伝子異常

グリオブラストーマは，最初からグリオブラストーマとして発症する原発性グリオブラストーマと，低悪性度グリオーマから徐々に悪性化して発症する二次性グリオブラストーマとに分けられることがわかっていた．*IDH1/2* 遺伝子変異は後者の低悪性度グリオーマ（WHO 分類グレード II），退形成性グリオーマ（同グレード III），二次性グリオブラストーマ（同グレード IV）の約 80％にみられる．*IDH1/2* 遺伝子変異はこれらの腫瘍形成の最も早い時期にその遺伝子異常が起こる，すなわちドライバー遺伝子異常であることが示された[15]．

IDH1/2 はクエン酸サイクルにおいてイソクエン酸からα-ケトグルタル酸（α-KG）への変換を触媒し，細胞内代謝に関与する酵素である．

Key words

グリオブラストーマの分子分類

グリオブラストーマの病理像はきわめて強い組織内不均一性を示す．一方で，症例の病理所見を比較してグリオブラストーマを細分化することはこれまで困難であった．2010 年に網羅的な遺伝子発現解析の結果により，グリオブラストーマは 4 つのサブグループ（neural，classical，proneural，mesenchymal）に分けられることが明らかになった[24]．それぞれ，特徴的な遺伝子異常を有しており，臨床所見も異なることが示された．グリオブラストーマには腫瘍形成メカニズムや生物学的特徴が異なる複数の腫瘍群が混在していることが強く示唆された．その後 DNA メチル化解析も進み，網羅的かつ統合的な分子解析により明確な細分化が確立しつつある．

遺伝子変異により，基質特異性が変化し，α-KG を 2-ヒドロキシグルタル酸（2-HG）へと変換する機能が亢進する[16]．2-HG は DNA 脱メチル化活性をもつ ten eleven translocation（TET）蛋白や，いくつかのヒストン脱メチル化酵素を阻害する作用があるため，慢性的な 2-HG の蓄積は多彩なエピゲノム異常を誘導し，腫瘍形成に寄与している[17]．2013 年に動物実験にて変異型 IDH1 分子に特異的に作用する阻害剤が同定された．現在欧米では，臨床試験も開始されており，その結果が期待されている[18]．

H3F3A 遺伝子変異

2012 年，小児のグリオブラストーマにおいてヒストン H3 のバリアントであるヒストン H3.3 をコードする *H3F3A* 遺伝子に 2 か所の遺伝子変異の存在が報告された[19]．興味深いことに，2 か所の遺伝子変異はいずれも遺伝子の転写調節に重要な役割を果たすヒストンテールをコードする部位の変異（K27M，G34R/V）であった．ヒストンテールは多数のアミノ酸が 1 列に並んで構成されており，その化学的修飾を介して遺伝子発現を制御している．ヒストンテールの 27 番目のリシン（K27）は，ポリコーム群蛋白質によりメチル化修飾を受けることで，遺伝子発現を抑制する．K27 がメチオニン（M）に変異する *H3F3A* K27M 遺伝子がコードする変異型ヒストン H3.3 は，ポリコーム群蛋白質の K27 メチル化修飾を阻害し，多くの遺伝子発現を変化させる．このことから，ヒストン脱メチル化酵素を標的とした治療法も動物実験で有用性が証明され，臨床応用が期待されている[20]．

BRAF 遺伝子異常

小児期に多くみられるグリオーマの一つである，pilocytic astrocytoma（毛様細胞性星細胞腫）では *BRAF* 遺伝子異常がドライバー遺伝子異常の一つと考えられている．pilocytic astrocytoma の約 70％の症例に *BRAF* 遺伝子と *KIAA1549* 遺伝子の遺伝子融合異常がみられる．両遺伝子の融合部位は複数報告されているが，興味深いことにいずれの融合パターンでもBRAFのキナーゼドメインは残存し活性化している[21]．また，*BRAF*遺伝子の600番目のバリン（V）がグルタミン酸（E）に置換される（V600E）遺伝子変異は上述の*BRAF-KIAA1549*融合異常より頻度は少ないものの，一部のpilocytic astrocytoma症例で認められる[22]．*BRAF* V600E変異も*BRAF-KIAA1549*融合異常と同様に機能活性型変異である．BRAFはマップキナーゼ（mitogen-activated protein kinase：MAPK）パスウェイを制御する分子であり，BRAFが活性化するとMAPKパスウェイが活性化し，細胞増殖能が亢進する．pilocytic astrocytomaでは*BRAF*遺伝子異常（融合異常もしくは遺伝子変異）による，MAPKパスウェイの活性化が腫瘍形成に重要であると考えられている．BRAF変異を有する腫瘍では，BRAF V600E変異体の選択的阻害剤やMEK（MAPK／ERK〈extracellular signal-regulated kinase〉キナーゼ）阻害薬，mTOR（mammalian target of rapamycin）阻害薬などの効果が検討され，その結果が期待されている．

おわりに

グリオーマの抗腫瘍薬治療ではこれまでニトロソウレア系薬剤を中心とした化学療法が発展してきたが，いまだきわめて予後不良であり，現在使われている薬剤に上乗せ効果をもたらす新規薬剤の開発が不可欠である．グリオーマは近年，その分子異常と腫瘍形成メカニズムが明らかになりつつあり，生物学的特徴を重視した分類の細分化が導入され始めた．今後はそれぞれの生物学的特徴に基づき，急所を突くprecision medicineを行うための治療薬の開発が強く期待されている．現在，その先駆けとして変異型IDH1阻害剤の臨床研究が始まっており，予後不良なグリオーマ治療のブレイクスルーになることが強く期待されている．今後はより多くのドライバー分子異常の同定とそれを標的とした新規治療法の開発が進むことが望まれる．

（大岡史治，夏目敦至，若林俊彦）

文献

1) Louis DN, et al. The 2016 World Health Organization Classification of Tumors of the Central Nervous System：A summary. *Acta Neuropathol* 2016；131（6）：803-820.
2) Walker MD, et al. Randomized comparisons of radiotherapy and nitrosoureas for the treatment of malignant glioma after surgery. *N Engl J Med* 1980；303（23）：1323-1329.
3) Takakura K, et al. Effects of ACNU and radiotherapy on malignant glioma. *J Neurosurg* 1986；64（1）：53-57.
4) Stupp R, et al. Radiotherapy plus concomitant and adjuvant temozolomide for glioblastoma. *N Engl J Med* 2005；352（10）：987-996.
5) Hegi ME, et al. MGMT gene silencing and benefit from temozolomide in glioblastoma. *N Engl J Med* 2005；52（10）：997-1003.
6) Ohka F, et al. The global DNA methylation surrogate LINE-1 methylation is correlated with MGMT promoter methylation and is a better prognostic factor for glioma. *PloS One* 2011；6（8）：e23332.
7) Friedman HS, et al. Bevacizumab alone and in combination with irinotecan in recurrent glioblastoma. *J Clinical Oncol* 2009；27（28）：4733-4740.
8) Nagane M, et al. Phase II study of single-agent bevacizumab in Japanese patients with recurrent malignant glioma. *Jpn J Clin Oncol* 2012；42（10）：887-895.
9) Chinot OL, et al. Bevacizumab plus radiotherapy-temozolomide for newly diagnosed glioblastoma. *N Engl J Med* 2014；370（8）：709-722.
10) Gilbert MR, et al. A randomized trial of bevacizumab for newly diagnosed glioblastoma. *N Engl J Med* 2014；370（8）：699-708.
11) Sandmann T, et al. Patients With Proneural Glioblastoma May Derive Overall Survival Benefit From the Addition of Bevacizumab to First-Line Radiotherapy and Temozolomide：Retrospective Analysis of the AVAglio Trial. *J Clin Oncol* 2015；33（25）：2735-2744.
12) Brem H, et al. Placebo-controlled trial of safety and efficacy of intraoperative controlled delivery by biodegradable polymers of chemotherapy for recurrent gliomas. The Polymer-brain Tumor Treatment Group. *Lancet* 1995；345（8956）：1008-1012.

13) Westphal M, et al. A phase 3 trial of local chemotherapy with biodegradable carmustine (BCNU) wafers (Gliadel wafers) in patients with primary malignant glioma. *Neuro Oncol* 2003 ; 5 (2) : 79-88.
14) Jameson JL, Longo DL. Precision medicine--personalized, problematic, and promising. *N Engl J Med* 2015 ; 372 (23) : 2229-2234.
15) Suzuki H, et al. Mutational landscape and clonal architecture in grade II and III gliomas. *Nat Genet* 2015 ; 47 (5) : 458-468.
16) Dang L, et al. Cancer-associated IDH1 mutations produce 2-hydroxyglutarate. *Nature* 2009 ; 462 (7274) : 739-744.
17) Figueroa ME, et al. Leukemic IDH1 and IDH2 mutations result in a hypermethylation phenotype, disrupt TET2 function, and impair hematopoietic differentiation. *Cancer Cell* 2010 ; 18 (6) : 553-567.
18) Rohle D, et al. An inhibitor of mutant IDH1 delays growth and promotes differentiation of glioma cells. *Science* 2013 ; 340 (6132) : 626-630.
19) Schwartzentruber J, et al. Driver mutations in histone H3.3 and chromatin remodelling genes in paediatric glioblastoma. *Nature* 2012 ; 482 (7384) : 226-231.
20) Hashizume R, et al. Pharmacologic inhibition of histone demethylation as a therapy for pediatric brainstem glioma. *Nat Med* 2014 ; 20 (12) : 1394-1396.
21) Jones DT, et al. Tandem duplication producing a novel oncogenic BRAF fusion gene defines the majority of pilocytic astrocytomas. *Cancer Res* 2008 ; 68 (21) : 8673-8677.
22) Jones DT, et al. Oncogenic RAF1 rearrangement and a novel BRAF mutation as alternatives to KIAA1549 : BRAF fusion in activating the MAPK pathway in pilocytic astrocytoma. *Oncogene* 2009 ; 28 (20) : 2119-2123.
23) Brat DJ, et al. Comprehensive, Integrative Genomic Analysis of Diffuse Lower-Grade Gliomas. *N Engl J Med* 2015 ; 372 (26) : 2481-2498.
24) Verhaak RG, et al. Integrated genomic analysis identifies clinically relevant subtypes of glioblastoma characterized by abnormalities in PDGFRA, IDH1, EGFR, and NF1. *Cancer Cell* 2010 ; 17 (1) : 98-110.

I. 神経疾患の治療法

薬物療法

自律神経症候の薬物治療

対象とする主な神経疾患 パーキンソン病，多系統萎縮症，脳血管障害，認知症，末梢神経障害

シリーズ関連書籍 パーキンソン 脳血管障害 認知症

Point

- 自律神経症候の薬物療法を行う前に，自律神経症候の病態を正しく把握し，その責任病巣を推定しながら，まずは適切な非薬物療法を行う.
- 自律神経症候に対して薬物療法を行う際には，その有用性や副作用を十分に評価し，適宜中止も考慮するなど，漫然と投与しないよう留意する.
- 患者が自律神経不全に伴う症候とは思わずに訴えないこともあるため，適宜積極的な問診による病態把握と対応が必要となる.

自律神経系は，①生命を維持するうえで必須の循環・呼吸・消化器機能の恒常性維持，②内臓諸器官の相互活動の維持，③脳と内臓諸器官の相互作用の維持，④概日リズムの形成，などを統制する生体に備わった，きわめて重要なシステムである．臨床において自律神経系の障害が関与する症候は多彩かつ全身に及び，起立性低血圧，臥位高血圧，脈拍の変動異常，便秘，下痢，排便障害，嘔吐，頻尿，尿意切迫，残尿，尿失禁，低体温，高体温，発汗過多，発汗減少，陰萎，瞳孔調節異常，概日リズム障害をはじめ多岐にわたる．また，その原因疾患も多彩である．

自律神経系症候は，日常臨床でしばしば遭遇するが，内科的な治療は必ずしも容易ではない．その理由として，①原疾患の治療ができない場合も多い，②自律神経症候の責任病巣はしばしば多岐にわたり，病態の正確な把握が難しい，③症候に対する治療効果に限界がある，④ある症候に対する治療が別の症候の悪化を引き起こす（起立性低血圧に対する治療で臥位高血圧，頻尿に対する治療で残尿など），⑤治療と無関係に症状の頻度や重症度に変動がある，などがあげられる．このため，自律神経症候に対する薬物療法を行う前に，適切な鑑別診断，責任病巣の推定を含めた病態把握，非薬物療法を考慮する必要があり，それらが薬物療法の効果を高めると期待される．

このような臨床的な背景をふまえ，本項では，代表的な自律神経系症候である起立性低血圧，排尿障害，消化器系の障害について，病態と非薬物療法に触れたうえで，代表的な薬物療法について説明をする．

起立性低血圧

起立後 3 分以内に収縮期血圧で 20 mmHg 以上，もしくは拡張期血圧で 10 mmHg 以上の低下を認めた場合，起立性低血圧があると定義される[1]．自律神経障害を伴う末梢神経障害，パーキンソン病（Parkinson disease：PD），多系統萎縮症（multiple system atrophy：MSA）などでしばしば認める．加齢でも出現しやすくなる．

適切な病態把握や増悪因子の把握に基づく非薬物療法の指導に加え，薬剤の見直しは，まず行うべき対応である．さらなる薬物療法を追加するか否かは，問診で症状の頻度や重症度などを確認しつつ決めていく．起立性低血圧には内科的治療に反応しない場合や，暑い季節のみ顕在化する場合もあり，漫然と治療を継続しない注意も必要である．

起立性低血圧の病態

起立時には，重力により 300 mL から 800 mL

Column

パーキンソン病における起立性低血圧と認知症

近年，起立性低血圧はPDにおける認知症の危険因子であることが指摘されている[4]．起立性低血圧や臥位高血圧のあるPDでは，それらのないPDに比べて脳のアセチルコリン投射領域に白質病変が有意に多いとする報告がある．一方，起立性低血圧を有する症例では，広範囲に末梢病変が広がっている可能性が指摘されており，同様に脳内病変も広範であるため認知症を生じやすい可能性がある．起立性低血圧による脳灌流低下と血管病変が認知症の主体であれば，起立性低血圧と臥位高血圧への積極的な治療介入で認知症を予防できる可能性がある．しかし，もしそうならば，血管病変の部位に応じた，もう少し多様な認知機能低下様式がみられてもおかしくない．また，起立性低血圧のある症例とない症例で認知機能低下様式が異なる可能性もあるが，日常臨床において，そのような違いは感じない．MSAや純粋自律神経不全症，さらには末梢神経障害で起立性低血圧が認知症の危険因子とした報告は認めない．そうなると，やはり病変が広がりやすいことを反映している可能性を十分に考慮しないといけないし，むしろ，複数の機序が絡んでいると考えることが妥当と思われる．PDにおいて認知症は，最も予防し，対策を講じなくてはならない．起立性低血圧への適切かつ積極的な介入効果の検討結果が待たれる．

の静脈プールが下肢や内臓循環に生じるため，心臓への静脈還流や心拍出量は減少する．それに対して，圧受容器反射，循環系の反応（心臓のポンプ作用，循環血液量，血管収縮作用），骨格筋のポンプ作用が血圧の維持に重要な役割を果たす．

圧受容器反射は，正常な状態では起立時には，①頸動脈洞と大動脈弓にある圧受容器から舌咽神経と迷走神経を介した孤束核へのインパルスがすみやかに低下し，②延髄吻側腹外側領域の抑制解除により交感神経出力を増加させ，③迷走神経背側核と疑核の抑制解除により迷走神経活動を減少させる（**1**）[2]．これらの調整が心拍数増加，心収縮力増強，血管緊張亢進，骨格筋や内臓の血管収縮を起こし，血圧を維持する．皮膚，心臓，脳の血管抵抗には変化はない．また，交感神経の活性化に伴ってバゾプレッシン，ノルアドレナリン（noradrenaline：NA），レニン，アルドステロンなどの液性因子も増加し，血圧の維持に働く．

PDやMSAなどの疾患で認める神経原性の起立性低血圧では，圧受容器反射にかかわる孤束核，疑核，吻側および延髄腹外側部，中間質外側核，交感神経節，交感神経節後線維などへ病変が出現する[3]．特にPDでは末梢病変が，MSAでは中枢病変が，それぞれ関与するとされている．しかし，起立性低血圧を生じうる病変は多様であり，しばしば複数の領域に広がっている．起立性低血圧は，予後の不良や認知機能低下にも関連する[4]．

ヘッドアップティルト試験（head-up tilt test）では，臥位時と起立時のNAの測定が責任病巣の推定に有用である．臥位時NAは，交感神経節後線維の障害では高度低値，節前線維の障害では正常～軽度低値，中枢性の障害では正常～高値となる．また起立時のNAの上昇反応は，交感神経節前および節後の障害では低反応，中枢性の障害では正常～高反応を示す．圧受容器反射の求心路障害を含めた破綻の評価にはヴァルサルヴァ試験（Valsalva test）も用いる．

Memo

多系統萎縮症と呼吸障害

MSAでは睡眠時無呼吸，低換気，呼吸リズム障害，声帯開大障害などの呼吸器症状は最大70%程度に認め，特に睡眠中に高頻度である．声帯開大障害は突然死の原因の一つでもある．呼吸に関連する神経細胞は孤束核，疑核，延髄の両腹側にあるpre-Bötzinger complexなどに存在し，セロトニン神経はこれらの核に投射し，刺激を加えている．MSAでは，延髄セロトニン神経脱落を広範に認め，特に突然死を来す症例で高度であることが報告されており，選択的セロトニン再取り込み阻害薬にてMSAの声帯開大不全や気道圧が改善しうるとの報告もある．持続気道陽圧呼吸（continuous positive airway pressure：CPAP）も有用であるが，喉頭軟化症を合併しているMSAではむしろ呼吸障害を増悪させるため，注意が必要である．

起立性低血圧の非薬物療法

患者と介護者に姿勢の変化に伴う血圧の低下について教育する．具体的には[1]，急な姿勢変化を避ける，長時間座っていた後にはゆっくり

1 圧受容器反射経路

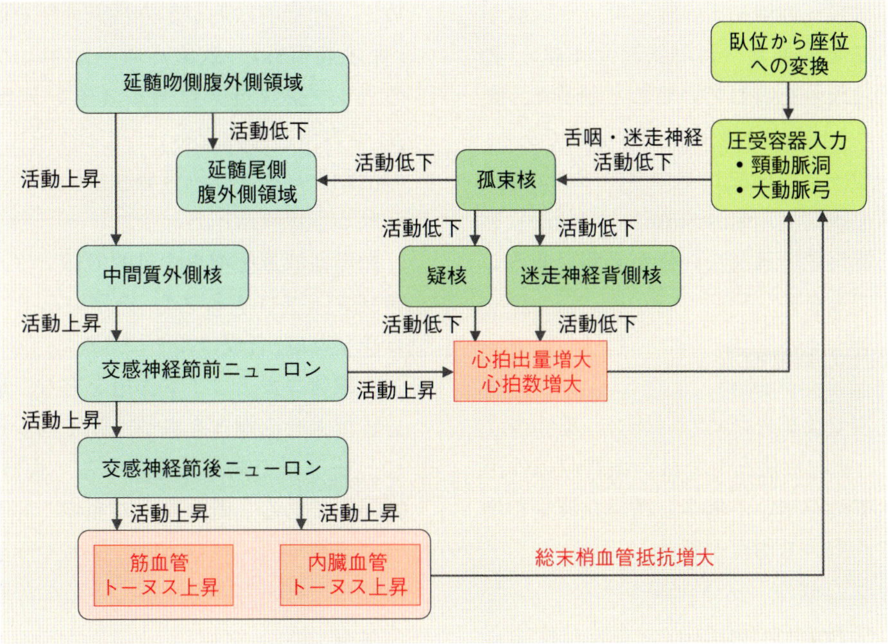

と立ち上がり歩き始めるまでに時間をかける，安全に座れる場所を確保する，などを助言・指導する．長時間の座位時には脚を組む，スクワットをする，つま先を上げるなども有用である．また，運動，体温上昇，食事によっても血圧の低下が起こりうることを説明する．

これらの指導で改善がない場合には，心不全や臥位高血圧に注意しながら塩分摂取（毎食0.5～1.0 g）と水分摂取による，十分な循環血液量を確保の指導をする．起立性低血圧症状がある際には500 mLを目処に水分を摂ると血圧上昇が期待できる．

多剤併用時には処方内容を見直す．可能であれば利尿薬，降圧薬は避ける．ただし臥位高血圧には短時間作用型降圧薬の就眠前投与を考慮する．三環系抗うつ薬，抗ヒスタミン薬，抗コリン作用のある薬剤は，最小限にする．ドパミン系薬剤，セレギリン，抗コリン薬，アマンタジンも血圧を低下させうる．PDにおいて，L-ドパ製剤の血中濃度がピークの際に起立性低血圧を認める場合には分割投与を考慮する．

弾性ストッキングやコルセットも有用であるが，運動機能障害を伴う場合には，その着脱に負担がかかり，日常使用は必ずしも容易ではない．また，下肢のみの弾性ストッキングの効果は限定的である．臥位時に頭部を30°ほど挙上することで臥位高血圧や夜間利尿を改善し，末梢血管抵抗の上昇を介した起立性低血圧の予防にもつながる．

起立性低血圧と鑑別すべき病態として血管迷走神経性失神がある．長時間の起立により静脈灌流が減少した状態では，交感神経緊張と副交感神経抑制が起こり，心収縮力，心拍数，血管抵抗が上昇する．しかし，左室容積の減少した状態で心収縮力が過剰に上昇すると，左室の機械的受容体が刺激され，迷走神経求心路を介する中枢性の交感神経抑制と，副交感神経刺激が生じ，交感神経緊張下にもかかわらず，心拍数の減少と血管拡張が起こり（Bezold-Jarisch反射），結果として血圧低下と徐脈が生ずる[5]．本病態は40歳以下で発症することが多く，ヘッドアップティルト試験を行っても血圧低下を確認できないことが多い．むしろ，発症前・発症時・発症後の状況を子細に問診することが診断に有用となる．血管迷走神経性失神の場合には，誘因を避ける，前兆があったらしゃがむようにする，静脈プールを減らす下肢の運動をする，水分摂取や塩分摂取により循環血液量を増やす，などを指導することが有用となる．

高齢者では頸部伸展による血圧低下と徐脈が誘発されることもある（頸動脈洞性失神）．動脈硬化の危険因子を有していることが多く，頸部病変を含めた血管性病変の評価が必要である．

問診や一般内科的所見に基づき，アダムス・ストークス症候群（Adams-Stokes syndrome）をはじめ，心肺疾患の適切な評価が必要であることはいうまでもない．

起立性低血圧の薬物療法

非薬物療法で改善を認めない場合，薬物療法を行う[1,3,6]．薬物療法としては，血管収縮作用を有する治療薬を用いる場合と循環血液量を増やす治療薬を用いる場合がある．

ミドドリン塩酸塩（メトリジン®など）は，末梢において接合部後膜のα_1受容体に作用して血管収縮を高める．内服してピークは1時間で3〜4時間効果が持続する．通常8 mg/日で，重症の場合には段階的に16 mgまで増量を試みる．

ドロキシドパ（ドプス®）はNAの前駆体としてNAの血中濃度を高める．1日量100 mg，1日1回の経口投与より始め，隔日に100 mgずつ増量，最適投与量を定め維持量とする（標準維持量は1日600 mg，1日3回分割投与）．なお，年齢，症状により適宜増減するが，1日900 mgを超えないこととする．また末梢性ドパ脱炭酸酵素阻害薬（dopa-decarboxylase inhibitor：DCI）は，中枢神経外においてNAへの変化を阻害するため，DCI合剤との併用は留意する．しかし，この影響はカルビドパの1回投与量を200 mgまで増量しないと認めない．

アメジニウムメチル硫酸塩（リズミック®など）はNA再取り込み阻害とMAO（monoamine oxidase：モノアミン酸化酵素）阻害によりNAの血中濃度を高める．1日20 mgを1日2回に分割経口投与する．

その他，アトモキセチン塩酸塩（ストラテラ®）は，NA再取り込み阻害作用を介して治療効果を出す（保険適用外）．ピリドスチグミン（メスチノン®）は，自律神経節前線維から放出されるアセチルコリンを増強し，節後線維のNA放出を間接的に促し起立性低血圧を改善しうる（保険適用外）．臥位高血圧は生じないとされる[7]．プロプラノロール（インデラル®）は，β_1受容体遮断作用を介して相対的にα_1受容体の活動を高め，体位性頻脈症候群の治療に用いられる（保険適用外）．

循環血液量を増やす目的では，フルドロコルチゾン（フロリネフ®）を用いる．フルドロコルチゾンは，合成コルチコステロイドの一つで，強い鉱質コルチコイド作用を有し，塩分と水分を貯留させる働きをもつ．朝1回少量から開始し，3〜7日で効果を確認する．維持量は0.1〜0.3 mgである．低カリウム血症，心不全には十分に留意する．投与中は，採血や胸部単純写真撮影などを適宜考慮する．下肢の浮腫も出やすくなる．

いずれの薬剤も治療効果を確認しながら段階的に増量する．臥位高血圧，頭痛，浮遊感などに留意する．治療効果がない場合には漫然とした投与はしない．臥位高血圧がある場合には，夕方の内服を控える．

排尿障害

排尿障害には，蓄尿障害と排出障害がある．蓄尿障害には日中頻尿，夜間頻尿，尿意切迫，尿失禁があり，排出障害には，排尿開始遅延，排尿時間延長，尿線の狭小化，残尿，尿閉がある．蓄尿障害は主に排尿筋の過活動が原因で，排出障害は，前立腺肥大などの器質的通過障害，排尿筋の収縮力低下，尿道括約筋の弛緩不全などが原因となる．

過活動膀胱の原因としては，非神経疾患である前立腺肥大，腹圧性尿失禁，骨盤臓器脱などに加え，加齢が原因となることが多い．神経疾患で脳が責任病巣となる疾患としては，PD，MSA，脳血管障害，認知症，脳炎･髄膜炎など，脊髄が責任病巣となる疾患としては，多発性硬化症，頸椎症，後縦靱帯骨化症，両側性の馬尾障害などがある．また末梢神経が責任病巣となる疾患として，糖尿病や自律神経ニューロパチーなどがある．なおMSAでは，過活動膀胱に

2 排尿にかかわる解剖学的構造物とネットワーク（1）

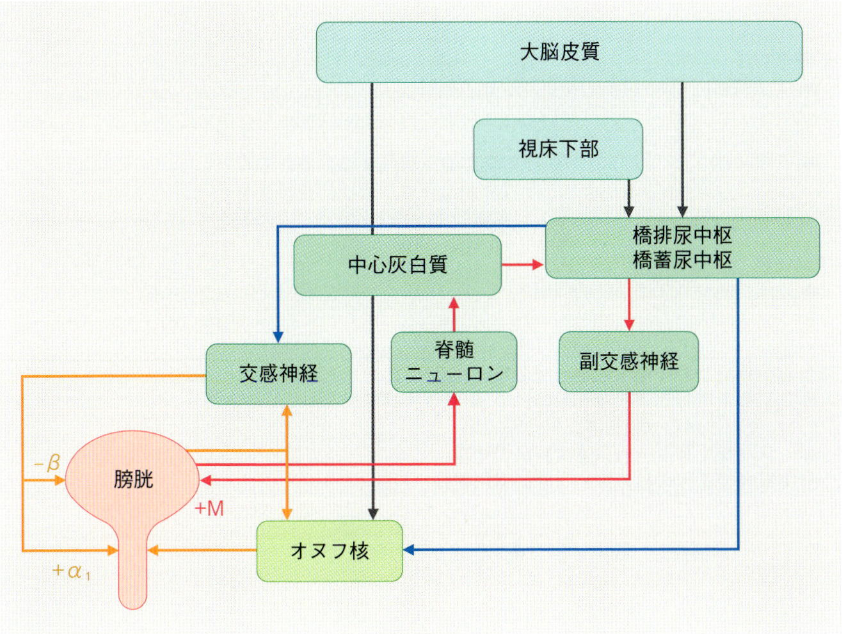

排尿の調整には，中枢と末梢のさまざまな領域が関与する．蓄尿時には橋蓄尿中枢が交感神経やオヌフ核の活動を上昇させ（青色），蓄尿に働く神経活動（橙色）が高まり，排出に働く神経活動（赤色）は低下する．排尿時には，蓄尿に働く神経活動は弱まり，排尿に働く神経活動が高まる．
（Jost WH. Urological problems in Parkinson's disease：Clinical aspects. *J Neural Transm (Vienna)* 2013；120：587 より）

加え，意図しない病失禁や排出障害も早期の段階から認めうる．脊髄病変も同様に蓄尿，排出障害の両方を認めやすく，頻度も高いため十分に病態評価する必要がある．

排尿障害の把握には，overactive bladder symptom scores（OABSS）など過活動膀胱を評価する問診・質問紙が有用である．排尿障害を認めたときには，腹部単純 X 線（KUB），尿培養，泌尿器受診などにより，尿路結石や膀胱結石，尿路感染，前立腺肥大の有無などを適宜確認する[8]．また，必要に応じて泌尿器科で評価を受ける．PD や MSA において尿路感染は入院中に生じる主要な臨床的問題でもある．

排尿障害の病態[2,9]（2，3）

排尿においてドパミンは重要な役割を果たし，D1 受容体は排尿反射抑制性，D2 受容体は排尿反射亢進性に働く．直接路の障害では，排尿反射の抑制効果が減弱し，PD や MSA で過活動膀胱症状が出る原因の一つとなる．前頭前野，視床下部，島，小脳，橋排尿中枢などの病変も排尿障害に関与する．

脊髄の中間質外側柱から出る下腹神経は膀胱に分布し β_3 受容体刺激を介して膀胱を弛緩させ，α_1 受容体刺激を介して尿道の抵抗を上げることで蓄尿に働く．またオヌフ核から出る陰部神経は外尿道括約筋に分布し，ニコチン性アセチルコリン受容体刺激を介して同筋を収縮することで蓄尿に働く．これらの部位の障害は尿失禁の原因となる．一方，仙髄副交感神経中枢から出る骨盤神経は M_3 受容体刺激を介して膀胱を収縮させる．同部位の障害は残尿の原因となる．

排尿障害の非薬物療法[8]

頻尿を認める場合，膀胱訓練や骨盤底筋訓練が有用な場合がある．ADL（activities of daily living：日常生活動作）低下に伴う尿失禁が考えられる場合には，抗 PD 薬の調整，トイレ動作の工夫，住環境の見直しと整備，着脱しやすい衣服への変更，リハビリパンツの利用などを考慮する．また臥位高血圧があるときには，頭部を 30°ほど挙上して臥床すると改善する場合もある．

排出障害の場合，前立腺肥大をはじめ，器質的疾患の適切な鑑別が必要となる．また，抗精神病薬，抗うつ薬，抗不整脈薬（ジソピラミド，メキシレチンなど），総合感冒薬，ベンゾジア

3 排尿にかかわる解剖学的構造物とネットワーク（2）

蓄尿

基底核回路
➡ D1 受容体刺激→持続的な排尿反射の抑制

中間質外側核（胸腰髄交感神経核）
➡ 下腹神経→ β_3 アドレナリン受容体刺激→膀胱体部平滑筋弛緩
α_1 アドレナリン受容体刺激→内尿道括約筋収縮
ノルアドレナリン受容体刺激→膀胱頸部平滑筋収縮

オヌフ核
➡ 陰部神経→外尿道括約筋収縮

排出

橋排尿中枢興奮←中脳水道中心灰白質←骨盤神経
➡ 仙髄副交感神経核刺激→骨盤神経（副交感神経節前線維）→ M_3 受容体刺激→膀胱排尿平滑筋収縮
➡ オヌフ核を抑制→外尿道括約筋の弛緩
➡ 胸腰髄交感神経核の抑制→膀胱頸部緊張が消失

前頭前野，視床下部，島，小脳なども関与

ゼピン系睡眠薬などが尿閉や排出障害の原因となる．

残尿がある場合には，適宜泌尿器科と相談のうえ，間欠的導尿を考慮する．PD や MSA では自己導尿が難しく，主介護者への指導が必要となる．また，持続的なカテーテル留置，膀胱瘻造設が必要となる症例もある．

排尿障害の薬物療法[8,9]

過活動膀胱に対しては，膀胱の過剰収縮を改善する目的で抗コリン薬が用いられる[10]．抗コリン薬は，口渇，便秘，認知機能低下を引き起こす可能性もあるため，脳に分布する M_4・M_5 受容体に選択性が低く，膀胱に広く分布し，排尿筋収縮に直接的に関与する M_3 受容体選択性の高いフェソテロジン（トビエース®），イミダフェナシン（ウリトス®，ステーブラ®），トルテロジン（デトルシトール®），ソリフェナシン（ベシケア®）などを用いる．イミダフェナシンは半減期が短く，夜間頻尿に対して眠前に処方する場合もある．高齢男性で，前立腺肥大と過活動膀胱が併存しているときには，抗コリン作用を有する薬剤の投与で尿閉を来しうる．

膀胱の弛緩を目的として β_3 作動薬であるミラベグロン（ベタニス®）も用いられる[11]．抗コリン薬に比してエビデンスは限られているが，抗コリン薬特有の副作用がない点が利点である．空腹時投与は控える．

フラボキサート（ブラダロン®など）は主に平滑筋細胞へのカルシウムイオン流入抑制やホスホジエステラーゼ阻害作用による過活動を抑制し，抗コリン作用が弱いという特徴を有する．

排出障害に対して用いる α_1 受容体阻害薬には，タムスロシン（ハルナール®など），シロドシン（ユリース®），ナフトピジル（フリバス®など），ウラピジル（エブランチル®）などがある．起立性低血圧に留意する．

残尿がある場合には間欠的導尿，尿失禁がある場合には抗コリン薬や β_3 作動薬と間欠的導尿の組み合わせなどが治療選択肢となる．

PD では，ロチゴチン（ニュープロ®）などのドパミン系薬剤は，尿意切迫や夜間頻尿を改善しうるため，運動症状に対する治療が不十分な症例では，まず運動症状の治療を優先してみることを考える．ドパミン系薬剤としては，D1 刺激作用を有する薬剤は蓄尿改善作用を示す可能性のあることが報告されている．脳深部刺激療法が膀胱容量を増大するとした報告もある．

ディベート

抗コリン作用のある薬剤と認知症

抗コリン作用のある薬剤の種類は抗うつ薬，抗精神病薬，降圧薬，頻尿に対する薬剤，利尿薬，H_2 ブロッカー（H_2 受容体拮抗薬），抗アレルギー薬，総合感冒薬などを含めて非常に多い．非選択的な抗コリン作用薬は，便秘，口渇症，胃部不快，眠気，緑内障悪化のみならず，せん妄や認知機能低下の原因となる．このため，最近は中枢移行性が低い，標的臓器選択性の高い薬剤が用いられている．

しかし 2016 年に，Alzheimer's Disease Neuroimaging Initiative（ADNI）と Indiana Memory and Aging Study（IMAS）という前方視的認知症コホートを検証した結果では[16]，中等度から高度な抗コリン作用のある薬剤を内服していた群では，内服していなかった群に比べて，認知機能が低く，MRI における脳萎縮が強く，PET でみた脳代謝も低下していた．さらにアルツハイマー型認知症の発症頻度も高かった．

この研究結果は，抗コリン作用薬が長期的にみてアルツハイマー型認知症を引き起こす可能性を示唆するものである．他にも抗コリン作用を有する薬剤の内服により，PD ではアルツハイマー病理の合併が増えるとする報告（*Ann Neurol* 2003；54：235-238）もある．

一方，抗コリン作用薬と脳萎縮，神経細胞死，アルツハイマー病理促進などとの関係は不明である．コリンエステラーゼ阻害薬の内服がアルツハイマー型認知症の発症を遅延させるというデータもない．さらに本研究では，①聴取した内服歴であり内服期間もばらばらである，②症例数が少ない，③薬剤ごとの評価ができていない，などの限界がある．さらに，プライマリーエンドポイントとして抗コリン作用薬と認知症発症との関係を観察していないため，抗コリン作用のある薬剤を内服する背景因子が原因であったのか，薬剤が直接的に原因であったのかも不明である．

いずれにしても，どのような薬剤にも当てはまることであるが，まずは病態評価を適切に行い，非薬物療法を指導した後，投与の必要性を十分に評価したうえで使用を開始し，治療効果をみながら漫然とした使用は避け，副作用には継続的に注意を払っていくことが重要である．

消化器症状[12]

消化管自律神経は消化管全長を支配しており，流涎，嚥下障害，胃不全麻痺，イレウス，便秘，下痢，排便障害をはじめ多彩な症状を生じる．また PD では，運動症状の出現前から消化管神経叢に異常リン酸化されたαシヌクレインを認めるが，この病理変化が迷走神経を介して迷走神経背側核へと進展し，橋，黒質，辺縁系，新皮質へと広がるとの考え方がある（Braak 仮説）．また腸管細菌叢の変化が，セロトニンなどの神経伝達物質の変化，迷走神経を介した中枢神経への影響などを引き起こし，多発性硬化症，PD をはじめとする神経疾患の病態に影響を及ぼしている可能性がある．そのほかにも，小腸の細菌過剰増殖やヘリコバクター・ピロリ感染（*Helicobacter pylori* infection）は，L-ドパの吸収に影響を及ぼし，ウェアリング・オフ現象（wearing-off phenomenon）の原因となることがある．

消化器症状の病態[2,13,14]

消化管は，副交感神経系，交感神経系，腸管神経系により支配される（**4**）．副交感神経系である迷走神経の消化管への遠心性支配は主に迷走神経背側核と疑核に由来する．迷走神経背側核からの出力線維は，食道から大腸まで消化管を広く支配するが，特に食道と胃における運動と分泌を担っている．疑核からの出力線維は，咽頭と食道の横紋筋に分布する．孤束核は，迷走神経の感覚系軸索を介して胃腸の受容体からの求心性入力を受け，嚥下，腸運動，分泌にかかわる迷走神経性の反射を開始するとともに連続した嚥下運動を作り出している．

腸管神経系は，主に縦走筋と輪走筋との間に位置する筋層間神経叢（myenteric plexus；Auerbach plexus）と粘膜下組織に位置する粘膜下神経叢（submucosal plexus；Meissner plexus）

4 消化管の運動にかかわる主な自律神経系

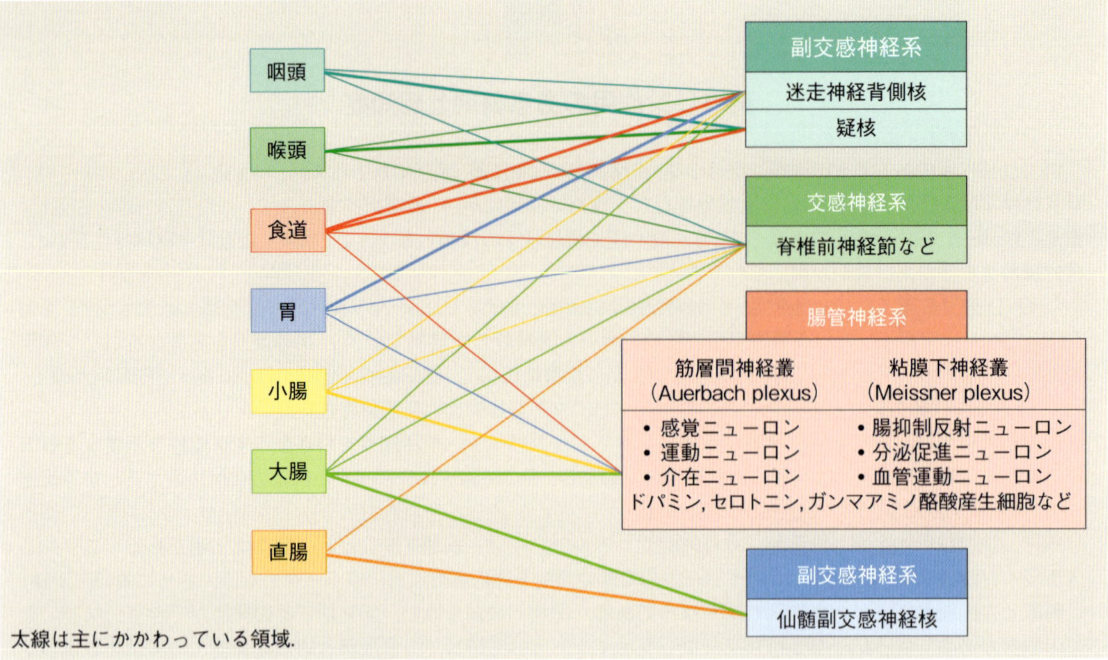

太線は主にかかわっている領域.

から成り立つ. 一部の神経叢は粘膜内と漿膜内にも分布する. 腸管神経系は, 脊髄とおよそ同数である約1億のニューロンから構成され, それのみで反射弓が成立し, 消化管の運動や水や電解質輸送などは, 自律的に制御できる. 一方で腸管神経系は, 交感神経系や副交感神経系を介して中枢神経系とも密に連絡している.

腸管神経系は消化管神経細胞とグリア細胞から構成され, 迷走神経背側核, 仙髄副交感神経核, 交感神経系である脊椎前神経節の調整を受けながら, 小腸と大腸の動きと分泌の大部分を担う. 消化管神経細胞には, 感覚ニューロン(消化管の機械的・化学的刺激を感知する感覚神経), 運動ニューロン, 介在ニューロン, 交感神経節後線維とシナプスを作る intestinofugal neuron, さらには secretomotor neuron, vosomotor neuron, ドパミン, セロトニン, ガンマアミノ酪酸産生細胞などがある.

Memo

発汗障害の診察と評価

本項で触れた起立性低血圧, 排尿障害, 消化器系の障害以外に, 発汗異常や呼吸障害も日常臨床でしばしば問題となり重要である. 発汗には精神性発汗と温熱性発汗があり, 過多の場合は子細な問診が重要となる. 全身性発汗過多では, α_2 受容体に作用し, 節前性の興奮抑制を介してノルアドレナリン (NA) の分泌を抑制するクロニジン内服, 局所性発汗過多には塩化アルミニウム塗布, 交感神経切除, A型ボツリヌス毒素などが試みられる. 無汗, 低汗は患者が自覚しておらず, 夏期の高体温で発見される場合もある. 無汗, 低汗の診察は, 打腱器の金属部分で下肢から順に擦るとよい. 発汗低下がある部分では抵抗少なくよく滑り, 発汗がある場所では抵抗を感じるようになる. 正確な病態把握のためには無汗や低汗では発汗試験が必要となる.

主に便秘に対する非薬物療法[13,14]

便秘に対しては, まずは運動, リハビリテーション, 食物繊維摂取, 水分摂取といった日常生活指導が大切である. 食物繊維は, 便の量を腸管内で増加させ, 腸表面の改善効果も有する.

便秘の原因となりうるカルシウム拮抗薬, 抗コリン薬, 三環系抗うつ薬などの薬剤の見直しを考慮する. パーキンソン病治療薬の中で, ドパミンアゴニストやアマンタジンの減量や変更ができれば考慮する. その他の便秘の原因となる疾患を適宜除外する.

主に便秘に対する薬物療法

ルビプロストン (アミティーザ®) は, 小腸に存在するクロライドチャネルを活性化することで小腸内への水分分泌を促し，腸の内容物の水分含有量を増加させて便秘を改善する[15]．一般に 1 回 24 μg を 1 日 2 回投与する．症状に応じて適宜減量する．

モサプリド（ガスモチン®など）は，選択的 5-HT_4 受容体に作用し，アセチルコリン遊離を増大し，上部と下部消化管の運動を改善する．1 回 5 mg を 1 日 3 回投与する．

本邦では浸透圧性下剤として酸化マグネシウムが経験的に用いられている．大腸刺激性下剤であるセンナ（アジャスト A® など），センノシド（プルゼニド®など）も用いられるが，耐性・習慣性があるため頓用として用いる．

ウサギのようなコロコロとした便が出る場合には，腸管の緊張が強いことが考えられるため，ポリカルボフィル（コロネル®など）が用いられることもある．

漢方薬である大建中湯（だいけんちゅうとう）にも大腸通過時間を短縮する効果がある．上部消化管運動の機能不全に対しては六君子湯（りっくんしとう）が用いられることもある．

また便が出そうで出せないという訴えのときには，直腸における排便反射の低下を考え，ビサコジル（テレミンソフト®）などの坐薬を考慮する．

（渡辺宏久，中村友彦，祖父江元）

文献

1) Low PA, Singer W. Management of neurogenic orthostatic hypotension：An update. *Lancet Neurol* 2008；7：451-458.
2) Naftd JP, Hardy SGP. 自律神経遠心系. Duane E. Haines（著），髙橋昭（監），岩瀬敏，佐橋功（編），ヘインズ神経科学—その臨床応用．東京：エルゼビア・ジャパン；2008, pp.491-506.
3) Espay AJ, et al. Neurogenic orthostatic hypotension and supine hypertension in Parkinson's disease and related synucleinopathies：Prioritisation of treatment targets. *Lancet Neurol* 2016；15：954-966.
4) Udow SJ, et al. 'Under pressure'：Is there a link between orthostatic hypotension and cognitive impairment in α-synucleinopathies? *J Neurol Neurosurg Psychiatry* 2016；87（12）：1311-1321.
5) Iwase S, et al. Role of sympathetic nerve activity in the process of fainting. *Front Physiol* 2014；5：343.
6) Seppi K, et al. The Movement Disorder Society Evidence-Based Medicine Review Update：Treatments for the non-motor symptoms of Parkinson's disease. *Mov Disord* 2011；26 Suppl 3：S42-S80.
7) Singer W, et al. Pyridostigmine treatment trial in neurogenic orthostatic hypotension. *Arch Neurol* 2006；63：513-518.
8) Gormley EA, et al；American Urological Association；Society of Urodynamics, Female Pelvic Medicine. Diagnosis and treatment of overactive bladder（non-neurogenic）in adults：AUA/SUFU guideline amendment. *J Urol* 2015；193：1572-1580.
9) Sakakibara R, et al. Parkinson's Disease Subcomittee, The Neurourology Promotion Committee in The International Continence Society. A guideline for the management of bladder dysfunction in Parkinson's disease and other gait disorders. *Neurourol Urodyn* 2016；35：551-563.
10) Novara G, et al. A systematic review and meta-analysis of randomized controlled trials with antimuscarinic drugs for overactive bladder. *Eur Urol* 2008；54（4）：740-763.
11) Warren K, et al. Mirabegron in overactive bladder patients：Efficacy review and update on drug safety. *Ther Adv Drug Saf* 2016；7：204-216.
12) Fasano A, et al. Gastrointestinal dysfunction in Parkinson's disease. *Lancet Neurol* 2015；14：625-639.
13) American Gastroenterological Association, Bharucha AE, et al. American Gastroenterological Association medical position statement on constipation. *Gastroenterology* 2013；144：211-217.
14) Rao SS, et al. Diagnosis and management of chronic constipation in adults. *Nat Rev Gastroenterol Hepatol* 2016；13：295-305.
15) Li F, et al. Lubiprostone Is Effective in the Treatment of Chronic Idiopathic Constipation and Irritable Bowel Syndrome：A Systematic Review and Meta-Analysis of Randomized Controlled Trials. *Mayo Clin Proc* 2016；91：456-468.
16) Risacher SL, et al. Alzheimer's Disease Neuroimaging Initiative. Association Between Anticholinergic Medication Use and Cognition, Brain Metabolism, and Brain Atrophy in Cognitively Normal Older Adults. *JAMA Neurol* 2016；73：721-732.

I. 神経疾患の治療法

薬物療法

精神症候の薬物治療

対象とする主な神経疾患 脳卒中，パーキンソン病，多発性硬化症，ハンチントン病

シリーズ関連書籍 脳血管障害 パーキンソン 多発性硬化症

Point

- 神経疾患の精神症候に対する薬物治療では，精神疾患のガイドラインに従った標準的治療が基本となる.
- 神経疾患における抑うつ状態では，アパシー（無感情）との鑑別診断が抗うつ薬の適応において重要である.
- 抗パーキンソン病薬，ステロイドなどの神経疾患に対する治療薬が精神症状を誘発あるいは増悪する可能性について適宜評価すべきである.
- 免疫性神経疾患では，血液脳関門の障害，低アルブミン血症，プレドニゾロン 40 mg / 日以上の使用がある場合，ステロイド誘発性精神症状の発現に注意する必要がある.

神経疾患における精神症候

神経疾患では，抑うつ・幻覚・妄想・不安などのさまざまな精神症候を伴う．これらの精神症候は，精神疾患の定義である「精神機能の基盤となる心理学的，生物学的，または発達過程の機能障害によってもたらされた，個人の認知，情動制御，または行動における臨床的に意味のある障害によって特徴づけられる症候群」を満たすものから，臨床場面で気づかれていない軽度のものまで幅広く存在する．これまで伝統的に精神医学では，神経疾患を含む一般身体疾患を原因とする精神障害を器質性精神障害と呼び，統合失調症や双極性障害などの内因性精神障害と区別してきた．2013 年に改定された米国精神医学会による精神疾患の診断・統計マニュアル（DSM-5）[1] においても，器質性精神障害の名称は使用されていないが，ほぼすべての診断基準に「その障害は，物質または一般身体疾患の直接的な生理学的作用によるものではない」という除外基準が設定されている．また，各精神障害群において「他の医学的疾患による」精神病性障害，双極性障害，抑うつ障害，不安症，強迫症のカテゴリーが用意され，神経疾患を含む一般身体疾患を原因とする精神障害を区別している．最近，わが国においても日本うつ病学会 [2] や日本神経精神薬理学会 [3] より，薬物治療ガイドラインが作成され，気分障害と統合失調症に対する標準的な薬物治療方法が記載されている．器質性精神障害における精神症候に対しても，DSM-5 などによる精神疾患の臨床診断基準に照らし合わせたうえで，ガイドラインに基づいた標準的治療を実施することが基本となる．しかし，器質性精神障害では，臨床診断や薬物治療を行ううえで内因性精神障害とは異なる留意すべき点が存在し，注意を要する．

抑うつ状態

抑うつ状態を生じやすい神経疾患

抑うつ状態を生じやすい神経疾患として，脳卒中，パーキンソン病（Parkinson disease），多発性硬化症，ハンチントン病（Huntington disease）などがある（**1**）[1,2]．また，抑うつ状態を引き起こしやすい物質として，免疫性神経疾患に対する治療薬としてしばしば用いられるステロイドがある．各神経疾患の抑うつ状態の頻度は，病期によって異なり，depression の定

1 抑うつ状態を生じやすい一般身体疾患と物質

抑うつ状態を生じやすい一般身体疾患	
解剖的疾患	脳卒中，パーキンソン病，ハンチントン病，外傷性脳損傷
内分泌学的疾患	クッシング病（Cushing disease），甲状腺機能低下症
その他	多発性硬化症
抑うつ状態を生じやすい物質	
中毒・離脱	アルコール，カフェイン，幻覚剤（フェンサイクリジン系麻酔薬など），揮発性物質，オピオイド，鎮痛薬・睡眠薬・抗不安薬，刺激剤（アンフェタミン，コカインなど），タバコ
治療に用いられる薬剤	ステロイド，インターフェロン アルファ，ジスルフィラム（降圧薬でも，気分症状がありうる）

（American Psychiatric Association. Diagnostic and Statistical Manual of Mental Disorders, 5th edition, 2013[1]；日本うつ病学会　気分障害の治療ガイドライン作成委員会. 日本うつ病学会治療ガイドライン II. うつ病（DSM-5）/大うつ病性障害, 2016[2] より）

2 抑うつとアパシーの共通点と相違点

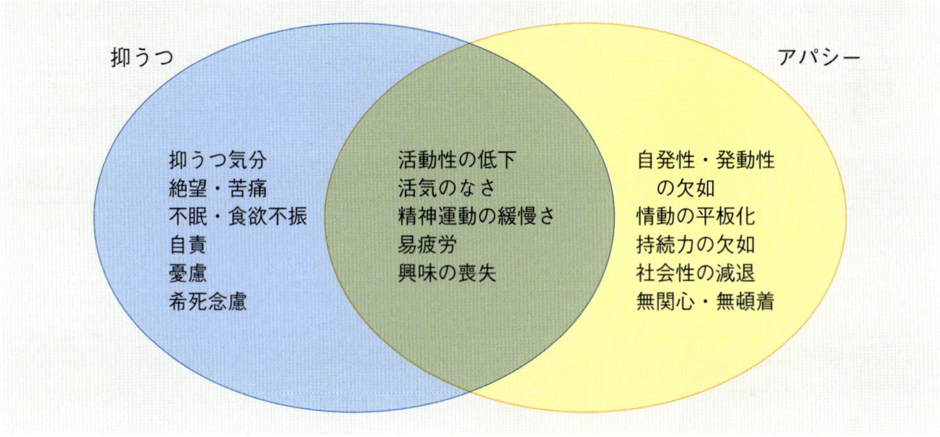

（藤瀬昇ほか. 精神神経学雑誌 2012[4] より）

義によって異なるため，報告によりばらつきがある．

抑うつとアパシーの鑑別について

神経疾患における共通した問題点として，アパシー（apathy；無感情）をしばしば認めることがあげられる．抑うつとアパシーは，症候学的に共通する部分も多く，その鑑別には注意を要する（**2**）[4]．アパシーでは，抑うつ気分，悲哀感，自責の念，希死念慮の感情面の症状や，不眠・食欲不振が欠如し，自己の症状に情動的な苦痛を感じていないことが多い．一方，抑うつでは，患者自身が情動的に苦しく，苦痛を感じていることが多い．アパシーに対する薬物療法の知見は限定的であり[5]，治療的対応を決定するうえで両者の鑑別は重要である．

神経疾患とうつ病の症状の重複について

うつ病エピソードの操作的診断基準（DSM-5）では，抑うつ気分，興味または喜びの喪失，精神運動性の焦燥・制止，無価値観・罪責感，自殺念慮の感情面の症候のみならず，体重減少，不眠，易疲労性といった身体症候と思考力や集中力の減退といった認知機能に影響する症候が含まれている（**3**）[1]．神経疾患では，体重減少，不眠，易疲労性の身体症候がしばしば認められ，また，認知機能障害を呈することも多く，しばしば集中力の減退を生じる．そのため，神経疾

3 うつ病/大うつ病性障害の臨床診断基準（DSM-5）

A. 以下の症状のうち5つ（またはそれ以上）が同じ2週間の間に存在し，病前の機能からの変化を起こしている．これらの症状のうち少なくとも1つは（1）抑うつ気分，または（2）興味または喜びの喪失である．
　（1）その人自身の言葉（例：悲しみ，空虚感，または絶望を感じる）か，他者の観察（例：涙を流しているように見える）によって示される，ほとんど1日中，ほとんど毎日の抑うつ気分
　（2）ほとんど1日中，ほとんど毎日の，すべて，またはほとんどすべての活動における興味または喜びの著しい減退（その人の説明，または他者の観察によって示される）
　（3）食事療法をしていないのに，有意の体重減少，または体重増加（例：1カ月で体重の5％以上の変化），またはほとんど毎日の食欲の減退または増加
　（4）ほとんど毎日の不眠または過眠
　（5）ほとんど毎日の精神運動焦燥または制止（他者によって観察可能で，ただ単に落ち着きがないとか，のろくなったという主観的感覚ではないもの）
　（6）ほとんど毎日の疲労感，または気力の減退
　（7）ほとんど毎日の無価値観，または過剰であるか不適切な罪責感（妄想的であることもある．単に自分をとがめること，または病気になったことに対する罪悪感ではないもの）
　（8）思考力や集中力の減退，または決断困難がほとんど毎日認められる（その人自身の言明による，または他者によって観察される）
　（9）死についての反復思考（死の恐怖だけではない），特別な計画はないが反復的な自殺念慮，または自殺企図，または自殺するためのはっきりとした計画
B. その症状は，臨床的に意味のある苦痛，または社会的，職業的，または他の重要な領域における機能の障害を引き起こしている．
C. そのエピソードは物質の生理学的作用，または他の医学的疾患によるものではない．
D. 抑うつエピソードは，統合失調感情障害，統合失調症，統合失調症様障害，妄想性障害，または他の特定および特定不能の統合失調症スペクトラム障害および他の精神病性障害群によってはうまく説明されない．
E. 躁病エピソード，または軽躁病エピソードが存在したことがない．

（American Psychiatric Association. Diagnostic and Statistical Manual of Mental Disorders, 5th edition, 2013[1] より）

患に付随する症候であるのか，あるいは，抑うつ状態として生じた症候であるのか，慎重に鑑別する必要がある．Beck Depression Inventory（BDI）などの自己記入式評価尺度では，体重減少，不眠，易疲労性，自律神経症状などの身体症状の項目を多く含むため，得点の解釈に慎重を要する．これらの評価尺度は，抗うつ薬を対象とした臨床試験においても薬物効果の判定に用いられるため，それぞれの評価尺度の特徴をふまえたうえで研究結果を解釈する必要がある．

神経疾患における抑うつ状態に対する治療の重要性

脳卒中後うつ病（poststroke depression：PSD）では，日常動作の回復遅延，認知機能の悪化，さらに死亡率が上昇することが明らかとなっている．脳卒中後6か月の間に12週間の抗うつ薬による薬物治療を行った結果，抗うつ薬を服用した群は，プラセボを服用した群に比較して，脳卒中発症9年後の生存率が2倍以上であったと報告されている[6]．また，多発性硬化症患者において，抑うつ状態の合併は，生活の質（quality of life：QOL）を低下させるのみならず，死亡率を上昇させることが報告されている[7]．さらに抑うつ状態に対する治療上の重要な課題として，自殺関連行動がある．ほとんどの場合，自殺の背景に抑うつ状態があると考えられており，とくにハンチントン病では自殺率が高いことから注意が必要である．自殺危険率の高いうつ病患者の特徴を示す（**4**）[2]．

抗うつ薬の選択について

選択的セロトニン再取り込み阻害薬（selective serotonin reuptake inhibitor：SSRI）登場以降の新規抗うつ薬は，三環系抗うつ薬と比較すると副作用は少なく，大量服薬の際も致死的な事態となる可能性は低いため，新規抗うつ薬に着目

Column

軽症うつ病に対する抗うつ薬の適応について

軽症うつ病に対する薬物療法の是非は，プラセボとの比較で優越性を否定したメタ解析と，逆に有効性を報告するものとがあり，結論には至っていない[2]．諸外国のガイドラインやアルゴリズムを俯瞰すると，薬物治療の位置づけが異なっている．軽症に対して，抗うつ薬を第一選択とせず，心理療法やその他の治療方法を優先するものが少なくない．アクチベーション（症候群）や自殺関連行動，衝動的他害行動の増加など，抗うつ薬の使用に随伴する問題点も指摘されている．日本うつ病学会のガイドラインには，「軽症うつ病の治療の基本は，患者背景や病態の把握に努め，支持的精神療法と心理教育を行うことにある」としており，抗うつ薬による薬物療法や認知行動療法のエビデンスが不十分であることを指摘しつつ，「基礎的介入なしに，安易に薬物療法や体系化された精神療法を行うことは，厳に慎まなければならない」と記述されている．また，薬物療法の適応については，①過去に抗うつ薬に良好に反応した既往，②罹病期間が長期であること，③睡眠や食欲の障害が重いこと，④焦燥があること，⑤維持療法が予測される場合，が推奨されている．神経疾患では，先述したアパシーの問題や身体症状の評価の問題も考慮し，個別性に応じた治療的対応が必要となる．

4 自殺危険率の高いうつ病患者の特徴

基本的特徴 •男性（5～10倍），65歳以上，単身（特に子どもがいない） •失業中，近い過去に強度のストレスフルな出来事あり •自殺に向けた特定の計画（特に致命的な内容のもの） •致死的な方法にアクセスできること
病歴・家族歴 •自殺企図の既往あり，精神科入院歴あり •自殺の家族歴あり
合併疾患 •アルコール・薬物依存，パニック発作・重度の不安 •重症身体疾患，重度の絶望感や快楽欠如

（日本うつ病学会　気分障害の治療ガイドライン作成委員会．日本うつ病学会治療ガイドライン II. うつ病(DSM-5)／大うつ病性障害，2016[2] より）

5 新規抗うつ薬

SSRI •フルボキサミン（デプロメール®，ルボックス®） •パロキセチン（パキシル®） •セルトラリン（ジェイゾロフト®） •エスシタロプラム（レクサプロ®）
SNRI •ミルナシプラン（トレドミン®） •デュロキセチン（サインバルタ®） •ベンラファキシン（イフェクサー®SR）
NaSSA •ミルタザピン（リフレックス®，レメロン®）

して記載する．現在，日本で市販されている新規抗うつ薬には，SSRI，セロトニン・ノルアドレナリン再取り込み阻害薬（serotonin noradrenaline reuptake inhibitors：SNRI），ノルアドレナリン作動性・特異的セロトニン作動性抗うつ薬（noradrenergic and specific serotonergic antidepressant：NaSSA）の 3 種類がある（5）．

新規抗うつ薬の使い分けであるが，十分量の使用による抗うつ効果はどれも同等であることが報告されている[8]．神経疾患では，多剤がすでに使用されていることも多く，抗うつ薬の副作用や薬物相互作用に配慮することは重要である．新規抗うつ薬の中でフルボキサミンとパロキセチンは広範なチトクローム P450（CYP）阻害作用があり，フルボキサミンは CYP2C9 を強く阻害することでワルファリンの代謝を遅らせ，CYP2C19 の阻害によってクロピドグレルの効果が低下する可能性がある．P 糖蛋白質はさまざまな組織に発現する薬物排泄トランスポーターで，これが阻害されると薬物の血中濃度が不安定となる．抗うつ薬の中で P 糖蛋白質を強く阻害するのは，セルトラリンとパロキ

Key words

チトクローム P450（CYP）

活性部位にヘムをもつ特定の酸化還元酵素群の酵素の総称で，細菌から植物，動物に至るまでほとんどすべての生物に存在する．ヒトでは主に肝臓に存在し，薬物代謝において重要な役割を果たしている．たとえば，特定の CYP を阻害する薬物を服用していた場合，その CYP によって代謝されるはずの薬物は代謝されにくくなり，血中濃度が上昇する．逆に，特定の CYP を誘導する薬物も存在し，その場合はその CYP によって代謝される薬物は血中濃度が低下する．

6 幻覚や妄想をきたしうる代表的な疾患

神経変性疾患	アルツハイマー病，レビー小体型認知症，パーキンソン病，ハンチントン病，進行性核上性麻痺，前頭側頭葉変性症，脊髄小脳変性症など
脳血管障害	多発性脳梗塞，ビンスワンガー病（Binswanger disease）など
炎症・感染症	進行麻痺，種々の慢性脳炎，抗 NMDA 受容体抗体陽性例を含む辺縁系脳炎など
脱髄疾患	急性散在性脳脊髄炎，多発性硬化症など
腫瘍関連	脳腫瘍など
外傷	頭部外傷後遺症

（荻原徹也ほか．幻覚と妄想，2011[14] より）

セチンである．免疫抑制薬などの血中濃度の細かい調節が必要な薬剤について，多くの薬剤代謝に CYP や P 糖蛋白質が関与しており，相互作用には十分な注意が必要となる．

新規抗うつ薬の副作用の出現頻度は，薬剤間で異なる．嘔気・嘔吐はほとんどの抗うつ薬にみられるが，ミルタザピンは逆に制吐作用を有する．ふらつきやめまいも，どの抗うつ薬にもみられ，特に高齢者では転倒のリスクが高まる．ミルタザピンはさらに過鎮静が加わるため，より注意が必要である．抗うつ薬全般では性機能障害も生じるが，ミルタザピンは性機能障害を起こしにくいという特徴がある．その他，エスシタロプラムは QT 延長のある患者には禁忌となっており，デュロキセチンは高度肝障害/GFR 30 未満の腎障害時は禁忌となっている．抗うつ薬に関して，2009 年に厚生労働省医薬食品局は，脳の器質的障害または統合失調症の素因のある患者，衝動性が高い併存障害のある患者などに対し，慎重投与するよう求めている[9]．添付文書には，慎重投与の欄に「脳の器質的障害または統合失調症の素因のある患者」は「精神症状を悪化させることがある」と記載されている．

神経疾患の抑うつ状態を対象としたランダム化比較試験について

ハンチントン病においては，ランダム化比較試験（randomized controlled trial：RCT）の結果，シタロプラムで効果が報告されている[10]．パーキンソン病では，三環系抗うつ薬の有効性を報告した研究はあるものの，新規抗うつ薬の有効性を示したものはない．アルツハイマー病（Alzheimer disease）では，抗うつ薬の有効性は複数のメタ解析において一貫していない[11,12]．てんかん患者に対する SSRI の安全性は数多く報告されているが，唯一の RCT では，プラセボと抗うつ薬の間で有効性に有意差を認めていない．三環系抗うつ薬は発作閾値を下げることが報告されており，注意が必要である．一方，ラモトリギンは，てんかんに併発する抑うつに対して，プラセボと比較して有意な効果が報告されている[13]．

幻覚・妄想

神経疾患における幻覚・妄想の特徴

さまざまな神経疾患において，幻覚や妄想が出現する（6）[14]．神経疾患では，意識障害に伴って出現する幻覚は幻視のかたちをとることが多く，幻聴が中心である内因性精神障害と異なる．神経疾患でみられる妄想は，内因性のも

Key words

幻覚・妄想

幻覚と妄想は主要な精神病症状とみなされている．幻覚とは，実際には外的刺激がないにもかかわらず起きる知覚様の体験である．幻覚はどの感覚様態にも生じうる．妄想とは，相反する証拠があっても変わることのない，固定した信念である．妄想のテーマは多様であるが，内容が明らかにありえないもので，通常の生活体験からかけ離れている場合，その妄想は奇異と判断される．妄想と強固な考えとの区別は難しいことがあるが，明白で合理的な証拠があるにもかかわらず，どの程度の確信度で信じられているかが，区別を決める一つの要素となる[1]．

7 主な非定型抗精神病薬の副作用と血中濃度半減期

薬剤	鎮静	体重増加	錐体外路症状	抗コリン作用	低血圧	QT 延長	半減期（時間）
リスペリドン	+	++	+	+	++	++	20〜24
オランザピン	++	+++	±	+	+	+	22〜35
クエチアピン	++	++	±	+	++	+++	6〜7
アリピプラゾール	−	±	±	−	−	±	47〜68
ペロスピロン	±	±	+	−	±	±	α 1〜3 β 5〜8

（Leucht S, et al. *Lancet* 2013[15]；Wenzel-Seifert K, et al. *Dtsch Arztebl Int* 2011[16]；平成 24 年度厚生労働科学研究費補助金〈厚生労働科学特別研究事業〉．認知症，特に BPSD への適切な薬物使用に関するガイドライン作成に関する研究班．かかりつけ医のための BPSD に対応する向精神薬使用ガイドライン，2013[17] を参考に作成）

のと比較して体系化することが少なく，現実に即した内容が中心で認知機能障害や幻視が背景となる場合が多い．

抗精神病薬と錐体外路症状

抗精神病薬は，主に統合失調症に対する治療薬であり，中脳辺縁系の D2 受容体を阻害することで幻覚や妄想を軽減する．一方で，黒質線条体系の D2 受容体を阻害することで錐体外路症状の副作用を生じることが少なくない．神経疾患では神経症状を呈しており，抗精神病薬の使用によって錐体外路症状の悪化や鎮静がかかることで，転倒や嚥下障害のリスクが高まる．特にパーキンソン病やレビー小体型認知症（Dementia with Lewy body）などの黒質ドパミン神経細胞脱落を有する神経疾患では，抗精神病薬の投与に注意を要する．また，錐体外路症状に対するドパミン補充療法が幻覚・妄想を励起することがあり，運動機能と精神症状の双方に対する柔軟な治療目標の設定が重要となる．日本では数多くの抗精神病薬が市販されているが，従来型抗精神病薬よりも新規抗精神病薬のほうが錐体外路症状は出現しにくい．日本では現在，9 種類の非定型抗精神病薬が認可されている．

各抗精神病薬の注意すべき点について

精神病症状に対する各抗精神病薬の有効性は，クロザピンを除いて大きな相違を認めない[15]．むしろ，各薬剤の副作用に留意することは重要である．鎮静効果の強弱で大きく分けると，リスペリドン，オランザピン，クロザピン，クエチアピン，アセナピンは鎮静系であり，アリピプラゾール，ブロナンセリン，パリペリドン，ペロスピロンは非鎮静系である．焦燥や興奮が強いときは鎮静系を用いることが多いが，特に高齢者などでは過鎮静により容易に転倒してしまうので，用量は慎重に設定する必要がある．また，オランザピン（ジプレキサ®）とクエチアピン（セロクエル®）は糖尿病患者では禁忌であることに留意する．

てんかん患者における幻覚・妄想に対して抗精神病薬を投与する場合，痙攣発作誘発危険度に注意する．クロザピン（クロザリル®）が最も高く，アリピプラゾール（エビリファイ®）やリスペリドン（リスパダール®）で比較的低値となっている．

特に精神科以外でも使用する頻度が高いと考えられる新規抗精神病薬について，主な副作用と，血中濃度の半減期を表にまとめた（7）[15-17]．副作用の多くは用量依存性であるため，投与量に注意が必要で，症状発現時は減量を考慮するべきである．また，投与量だけでなく，たとえばリスペリドン使用で眠気が持ち越してしまったときに，より半減期の短いクエチアピン（糖尿病がある場合はペロスピロン〈ルーラン®〉）に変更するなどの検討はしばしば臨床上必要になる．

8 ステロイド誘発性神経精神症状のリスク因子

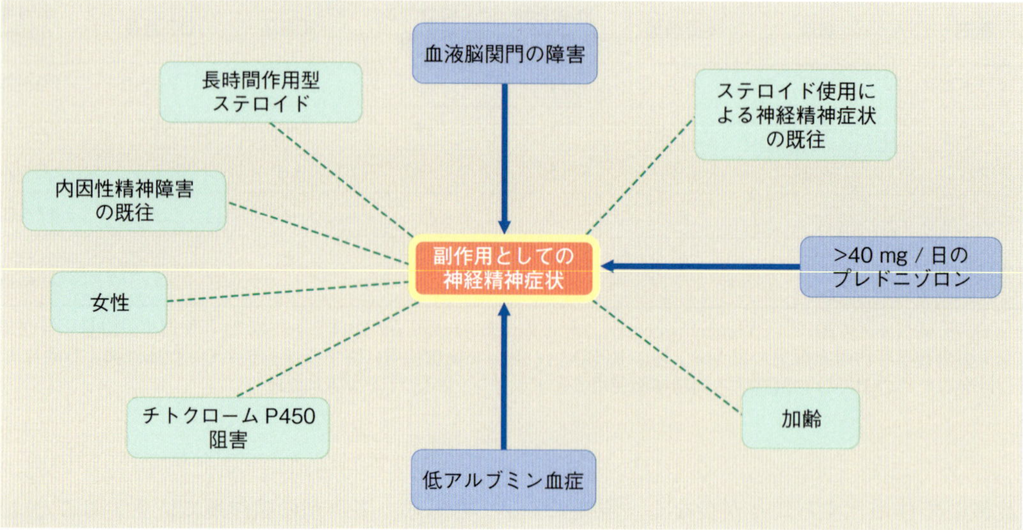

実線は“proved”，破線は“probable”のリスク因子.

（West S, et al. *Curr Opin Organ Transplant* 2014[19] を参考に作成）

神経疾患の幻覚・妄想を対象としたランダム化比較試験について

アルツハイマー病に対しては複数のRCTが存在し，特にオランザピンやアリピプラゾールが有効であったとの報告がある[11]．クロザピンはパーキンソン病の幻覚に対して最もエビデンスがあるとされるが[18]，本邦においては現在，クロザピンの適応は治療抵抗性統合失調症に限られているのが現状である．次善の策として，最も錐体外路症状を悪化させにくいことなどから，クエチアピンが推奨されている．2005年に米国食品医薬品局（FDA）より，非定型抗精神病薬が，高齢認知症患者の死亡率を高めていると警告が行われており，慎重を要する．

ステロイド誘発性精神症状

免疫性神経疾患の薬物治療において頻用されるステロイドは，副作用として高頻度に精神症状をきたす．気分障害などの精神症状が出現すると，安定した神経疾患の治療を行うことが困難となることから，適切な時期の向精神薬による治療介入は重要である．そのため，ステロイド投与患者においては，精神症候の早期徴候に注意する必要があり，あらかじめ精神症状出現のリスクに配慮した治療計画が望まれる[19]．

現在のところ，ステロイドによる神経精神症状の発現を予測する明確な方法は存在しない．しかし，血液脳関門の障害や，低アルブミン血症は現時点で最も妥当な危険因子である（8）[19]．また，ステロイドはプレドニゾロン40 mg／日より投与量が多くなると，神経精神症状をきたす可能性が高くなり，注意を要する．ステロイド誘発性の精神症状は，たいていステロイド使用開始･増量から8週間以内に生じる．ほとんどの例ではステロイドの減量中止によって寛解状態に至る[20]．しかし，神経症状に対するステロイド治療中に精神症状が出現した場合，向精神薬による対症療法をせざるをえないことも多い．

（平野光彬，藤城弘樹，尾崎紀夫）

文献

1) American Psychiatric Association. Diagnostic and Statistical Manual of Mental Disorders, 5th edition. Arlington, VA : American Psychiatric Association ; 2013.

2) 日本うつ病学会 気分障害の治療ガイドライン作成委員会. 日本うつ病学会治療ガイドライン II. うつ病（DSM-5）/ 大うつ病性障害 2016.
http://www.secretariat.ne.jp/jsmd/mood_disorder/img/160731.pdf
3) 日本神経精神薬理学会（編）. 統合失調症薬物治療ガイドライン. 東京：医学書院；2016.
4) 藤瀬昇, 池田学. うつ病と認知症との関連について. 精神神経学雑誌 2012；114：276-282.
5) Drijgers RL, et al. Pharmacological treatment of apathy in neurodegenerative diseases：A systematic review. *Dement Geriatr Cogn Disord* 2009；28：13-22.
6) Jorge RE, et al. Mortality and poststroke depression：A placebo-controlled trial of antidepressants. *Am J Psychiatry* 2003；160：1823-1829.
7) 樋口輝彦（監修）. 認知症などの器質性疾患の前触れとしてのうつ病・うつ状態. 大阪：医薬ジャーナル社；2016.
8) Gartlehner G, et al. Comparative benefits and harms of second-generation antidepressants for treating major depressive disorder：An updated meta-analysis. *Ann Intern Med* 2011；155：772-785.
9) 厚生労働省医薬食品局. 医薬品・医療機器等安全性情報 No.258. 2009.
http://www1.mhlw.go.jp/kinkyu/iyaku_j/iyaku_j/anzenseijyouhou/258.pdf
10) Moulton CD, et al. Systematic review of pharmacological treatments for depressive symptoms in Huntington's disease. *Mov Disord* 2014；29：1556-1561.
11) Wang J, et al. Pharmacological treatment of neuropsychiatric symptoms in Alzheimer's disease：A systematic review and meta-analysis. *J Neurol Neurosurg Psychiatry* 2015；86：101-109.
12) Thompson S, et al. Efficacy and safety of antidepressants for treatment of depression in Alzheimer's disease：A metaanalysis. *Can J Psychiatry* 2007；52：248-255.
13) Ettinger A, et al. Depression and comorbidity in community-based patients with epilepsy or asthma. *Neurology* 2004；63：1008-1014.
14) 萩原徹也ほか. 精神障害と幻覚妄想. 堀口淳（編）, 脳とこころのプライマリケア 6, 幻覚と妄想. 東京：シナジー；2011. pp.79-85.
15) Leucht S, et al. Comparative efficacy and tolerability of 15 antipsychotic drugs in schizophrenia：A multiple-treatments meta-analysis. *Lancet* 2013；382：951-962.
16) Wenzel-Seifert K, et al. QTc prolongation by psychotropic drugs and the risk of Torsade de Pointes. *Dtsch Arztebl Int* 2011；108：687-693.
17) 平成 24 年度厚生労働科学研究費補助金（厚生労働科学特別研究事業）. 認知症, 特に BPSD への適切な薬物使用に関するガイドライン作成に関する研究班. かかりつけ医のための BPSD に対応する向精神薬使用ガイドライン. 2013.
http://www.mhlw.go.jp/stf/houdou/2r98520000036k0c-att/2r98520000036k1t.pdf
18) Connolly BS, Lang AE. Pharmacological treatment of Parkinson disease：A review. *JAMA* 2014；311：1670-1683.
19) West S, Kenedi C. Strategies to prevent the neuropsychiatric side-effects of corticosteroids：A case report and review of the literature. *Curr Opin Organ Transplant* 2014；19：201-208.
20) Magro-Checa C, et al. Management of Neuropsychiatric Systemic Lupus Erythematosus：Current Approaches and Future Perspectives. *Drugs* 2016；76：459-483.

I. 神経疾患の治療法

薬物療法

高齢者薬物療法の注意点

対象とする主な神経疾患 パーキンソン病，認知症，脳梗塞

シリーズ関連書籍 パーキンソン 認知症 脳血管障害

Point

- 高齢者では，薬物有害事象の発生が増加する．
- 薬物動態の加齢による変化と多剤併用が高齢者における薬物有害事象の二大要因であり，それぞれの原因と対応策を理解する必要がある．
- 日本老年医学会より『高齢者の安全な薬物療法ガイドライン 2015』が発表されており，適切な薬剤調整の指標となる．
- 高齢者の薬物療法において，過剰医療，過少医療を避け，生活の質（QOL）を大切にする医療を実現するには，多職種連携が不可欠である．

高齢者では，個人差に加え，加齢による薬物動態の変化が大きいといった特性があり，薬物有害事象の発生が若年者と比較して多い．また，加齢とともに複数の疾患を合併することが多くなるため，複数施設の診療に伴う多剤併用による重複投薬や薬物間相互作用のリスクが問題になる．さらに，服薬の自己管理が困難な場合には家族状況やサービス利用など，社会背景も考慮した薬物調整が要求される．近年では，メディアから薬物有害事象を強調した不十分な情報を得て，必要な薬剤を自己中断することで病状が悪化したり，医療者との関係悪化につながることも懸念される．過剰医療，過少医療にならぬよう，正確な知識をもって患者，患者家族に情報を提供することが重要である．

米国では Beers Criteria[1] が，欧州では STOPP／START Criteria[2] が発表されており，適正処方のためのスクリーニングツールとして用いられている．本邦ではこれらと対比されるものとして，日本老年医学会から『高齢者の安全な薬物療法ガイドライン 2015』[3] が発表されており，その中で主要な薬物および使用法について，「特に慎重な投与を要する薬物」，「開始を考慮するべき薬物」としてリストに列記している．まず高齢者薬物療法の全般的な注意点，次に神経内科で診ることが多い疾患・症候にかかわる薬剤について述べ，最後に漢方薬についてふれる．

すべての高齢者で注意すべき点

薬物有害事象の回避

高齢者における薬物有害事象の発生には疾患上の要因，機能上の要因，そして社会的要因が関与している．複数の疾患を有することは多剤併用や併科受診に，慢性疾患が多いことは長期服用の薬剤が多くなることにつながる．また，高齢者の症候は非典型的であることがしばしばあり，誤診に基づく誤投薬や対症療法による多剤併用に関与するとされる[3]．機能上の問題としては加齢による薬物動態の変化，認知機能や視力・聴力低下によるアドヒアランス低下や誤服用がある．社会的な要因として過少医療や服薬中断があげられる．特に服用薬剤数の増加と薬物動態の加齢性変化に基づく薬物感受性の変化が薬物有害事象の二大要因である．薬物動態と薬力学の加齢性変化に留意し，投与量，投与回数の調整や薬剤投与前後の血算，肝機能，腎機能評価，薬剤によっては適宜血中濃度モニタリングをするなどの対処が重要である（**1**）．

1 薬物動態・薬力学の加齢性変化と対処

薬物動態（PK）				薬力学（PD）
吸収（A）	分布（D）	代謝（M）	排泄（E）	
消化管機能は加齢により変化するが，鉄やビタミン剤などを除き，加齢による吸収への影響は少ない	細胞内水分が減少するため，水溶性薬物の血中濃度が上昇しやすい．逆に脂肪量増加のため脂溶性薬物は蓄積しやすい．血清アルブミンが低下すると薬物の蛋白結合率が減少し，総血中濃度に比して遊離型の濃度が上昇することに注意を要する	主に肝臓で行われ，肝血流，肝細胞機能低下で薬物代謝は低下する．肝代謝率の高い薬物では血中濃度上昇に注意が必要である．最も大きな個人差の要因である	主に腎臓から尿中に行われるが，薬物によっては肝臓から胆汁中に排泄される．腎血流量は加齢により直線的に低下するため腎排泄型薬剤の血中濃度は上昇する	同一量の薬物投与でも効果の出方が異なる大きな原因はPKによる血中濃度の違いだが，同じ血中濃度でも受容体など効果器官の要因で変化しうる．加齢に伴い反応性が変化する薬物があり，β遮断薬やβ刺激薬に対する感受性低下，ベンゾジアゼピンなどの中枢神経抑制薬，抗コリン系薬剤への感受性亢進があげられる

＋

薬物相互作用

薬物代謝酵素で最も重要なチトクローム P450（CYP）を介した相互作用が問題となる．CYP の分子種は数十種類存在するが，同一の CYP で代謝される薬剤の併用で効果が増強する．また，CYP 活性を阻害，あるいは誘導する薬剤で併用薬の代謝が影響を受ける

対処法

加齢で起こりやすくなる最大血中濃度増大に対して**投与量減量**，半減期延長に対して**投与回数減量**を考慮する．少量投与からの開始を心がけ，肝機能，腎機能，血清アルブミンの測定，血中濃度測定などの**定期的な評価と見直し**により有害事象の回避に努める

薬効は，薬物動態（Pharmacokinetics：PK）と薬力学（Pharmacodynamics：PD）により左右される．薬物動態は薬物の血液・組織濃度の変化であり，吸収（Absorption），分布（Distribution），代謝（Metabolism），排泄（Excretion）で規定され，ADME と略される．加えて，組織レベルでの反応性である薬力学が関与し，さらに併用薬があれば薬物相互作用に注意を要する．

（日本老年医学会〈編〉．高齢者の安全な薬物療法ガイドライン 2015[3] より作成）

服薬アドヒアランス

服薬アドヒアランスは患者の理解，意思決定，治療協力に基づく内服遵守である．高齢者では服用薬剤の増加や服薬管理能力の低下によって服薬アドヒアランスが低下しやすくなる．特に要介護高齢者では，独居，うつ状態，認知症，服薬困難，介護者が男性であること，介護者の自覚的健康感が悪いことが，アドヒアランス低下に関連するとされる[4]．服薬管理能力の低下が認知症の早期症状のこともあり，疑わしい場合は家族や周囲の人から情報を得るとともに認知機能スクリーニング検査を行う．

良好な服薬アドヒアランスを保つためには，まず服薬状況を確認し，服薬管理を考えた処方の工夫をするとともに，患者の解釈モデルを把握したうえで，病態や処方理由などの医学情報を伝える必要がある．服薬状況や患者の解釈モデルの把握には，家族や介護者，薬剤師，看護師の協力が重要である．日本老年医学会の立場表明では，過少でも過剰でもない医療，および残された期間の生活の質（quality of life：QOL）を大切にする医療が最善の医療であるとしている[5]．服薬管理の点からは，複数の専門医療機関を受診するよりもかかりつけ医が処方を一元管理し，必要なときに疾患別専門医に意見を求

Key words

解釈モデル

解釈モデルは，患者が自分の病気や治療をどうとらえているかということである．患者の病識や薬識の程度を知ったうえで疾患，薬物療法の理由や重要性，使用方法について説明し，患者の理解を得て良好なアドヒアランスを維持するために早期に把握すべき事項である[6]．また，開始した薬剤の減量を試みるときにも確認しておくことが望ましい．

2 良好な服薬アドヒアランスの維持

服薬状況の把握

- 残薬の確認
- 生活状況の確認
- 必要に応じて認知機能評価
- 難聴による説明への理解不足や視力低下による薬剤の取りこぼしや紛失がないか

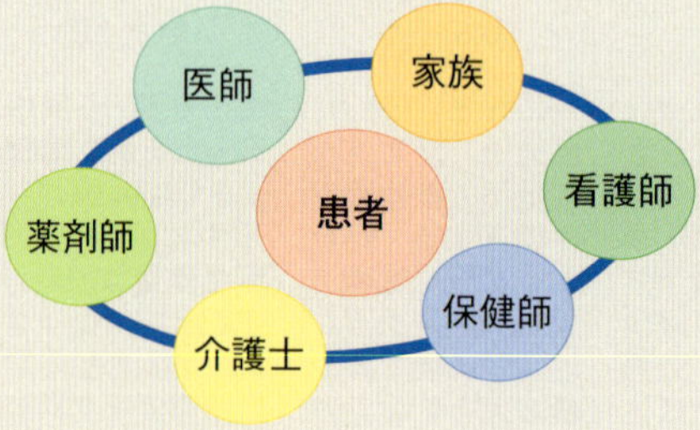

処方の工夫

- 同薬効 2〜3 剤を強力価の 1 剤か合剤にまとめて服薬数を減らす
- 各系統の薬剤はなるべく単剤で，1 日 1 回ですむようにして服用法を簡便化する
- 介護者の出勤前や帰宅後にまとめる
- 口腔内崩壊錠や貼付剤の選択
- 用量調節しない薬剤は一包化調剤を指示
- 服薬カレンダーや薬ケースの利用
- なるべく処方医療機関，調剤薬局の一元化

家族・メディカルスタッフとの連携

- 飲み忘れの自覚がない場合，飲むと体調が悪い，あるいは飲む前から副作用が心配といった理由で適切に服用できていないなど，医師に直接伝えられることが少ない状況を把握するには，家族・メディカルスタッフと良好な関係を築いておく必要がある．病態や処方理由は，患者の同意を得て家族やメディカルスタッフにも伝えておくことが望ましい

（日本老年医学会〈編〉. 高齢者の安全な薬物療法ガイドライン 2015[3] より作成）

める体制が望ましい（**2**）.

注意すべき薬剤

『高齢者の安全な薬物療法ガイドライン 2015』[3] では，「特に慎重な投与を要する薬物」を列記している．これらは，系統的レビューの結果に基づいて，高齢者で重篤な有害事象が出やすい，あるいは有害事象の頻度が高いことを主な選定理由とし，高齢者では安全性に比べて有効性に劣る，もしくはより安全な代替薬があると判断された薬物である．75 歳以上の高齢者および 75 歳未満でもフレイル〜要介護状態の高齢者を対象としており，基本的には慢性期，特に 1 か月以上の長期投与を適応対象としている．処方薬を整理したい場合，新規処方を検討している場合にフローチャートに従って慎重に検討することを勧めている（**3**）．すべての高齢者で特に慎重な投与を要する薬物として，前述のガイドライン[3] では**4**の薬剤をあげている．使用法の詳細や背景となる文献などはガイドラインを参照されたい．

Key words

フレイル

加齢に伴い，ストレスに対する脆弱性が亢進した状態で，筋力低下，動作緩慢，易転倒性，低栄養のような身体的問題，認知機能障害やうつなどの精神・心理的問題，独居や経済的困窮などの社会的問題を抱えた要介護状態の前段階を指す．

疾患・症候ごとに注意すべき点または薬剤

パーキンソン病

非高齢者と比較して，高齢者では運動症状の進行が早い傾向があり，ジスキネジアを生じる率が低いことから，高齢者や認知機能障害・精神症状を呈する患者では L-ドパ，特に末梢性ドパ脱炭酸酵素阻害薬配合剤（dopa-decarboxylase inhibitor：DCI〈DDC 阻害薬〉）との合剤から開始することが推奨される．これは，ドパミン受容体刺激薬の有害事象である日中過眠，突発性睡眠，幻覚・妄想などが高齢者でしばしば問題となることが理由とされる．悪心・嘔吐などの有無を観察しながら増量し，至適投与量を模索する．進行期にはドパミン受容体作動薬がしばしば用いられ，幻覚・妄想を生じる可能性がある．幻覚・妄想症状は抗コリン薬，アマンタジン，セレギリン，ドパミン受容体作動薬（非麦角系，麦角系），エンタカポン，ゾニサミドの順に生じやすく，問題になるときは処方時期を考慮しつつ，この順で薬剤調整を検討する．抗コリン薬は高齢者においてイレウス，尿閉，記銘

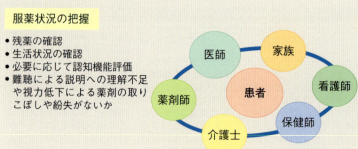

3 特に慎重な投与を要する薬物の調整と新規処方

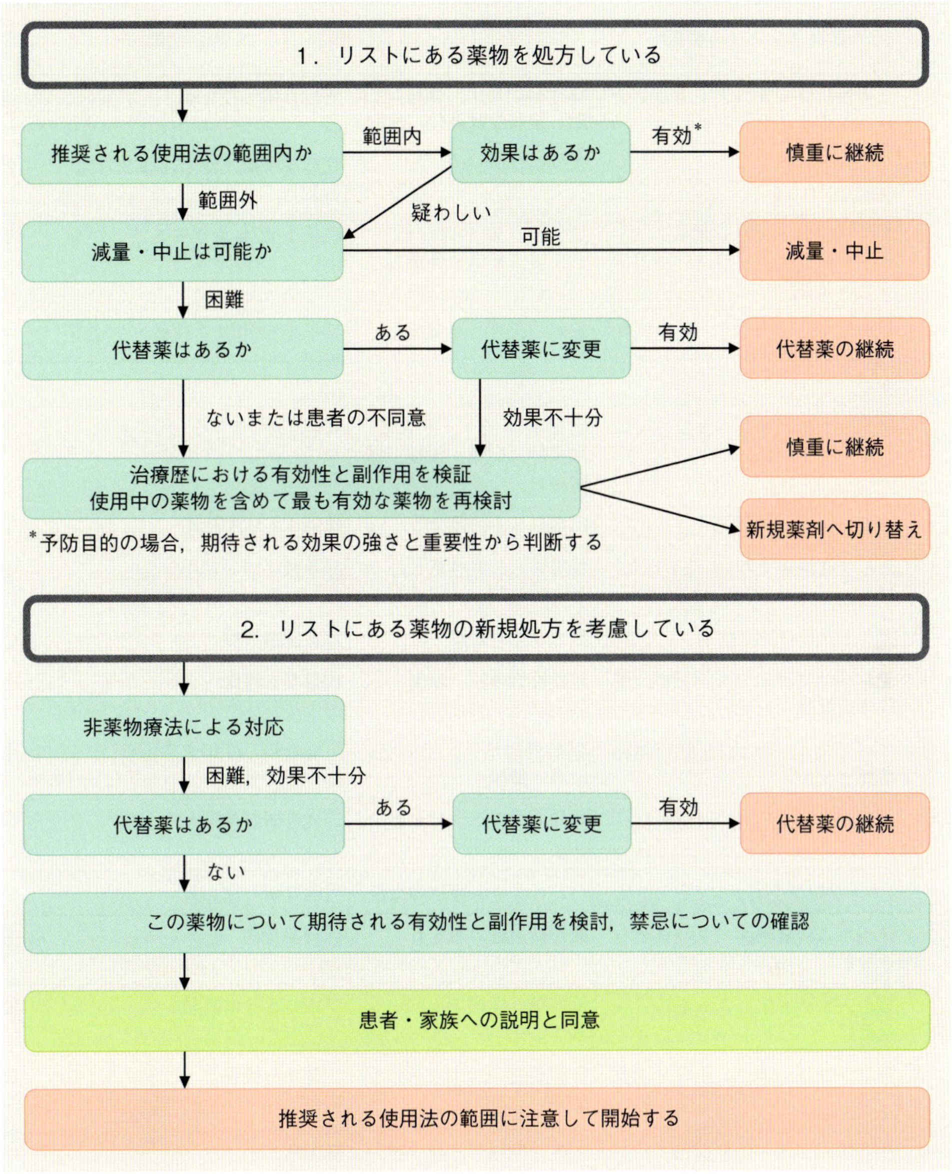

（日本老年医学会〈編〉．高齢者の安全な薬物療法ガイドライン 2015[3] より）

力障害，幻覚を生じやすいため使用を避ける．認知症のあるパーキンソン病患者へのコリンエステラーゼ阻害薬については，潜在的にパーキンソン症状悪化に注意を要するが，総合的な運動障害スコアの悪化を確認した報告はない．

特発性パーキンソン病以外にパーキンソン症候群として脳血管性パーキンソニズムや薬剤性パーキンソニズムがあるが，これらの頻度も年齢とともに高くなる．薬剤性パーキンソニズムは，60％が服用開始後 1 か月以内に，90％が 3 か月以内に発症し，数日ないし数週間単位で急速進行するのが特徴である．薬剤性パーキンソニズムの存在を予測するのに役立つ指標として“Liverpool University Neuroleptic Side-Effect Rating Scale（LUNSERS）”がある[10,11]．パーキンソニズムの出現・悪化の原因となる可能性のある薬剤として常に意識する必要があるのはドパミン D2 受容体遮断作用のある薬剤であるが，それ以外でも頻度は少ないものの報告されている薬剤があり，高齢者でよく使用される薬剤を

4 すべての高齢者で特に慎重な投与を要する薬物

分類	薬物クラス（一般名）	主な副作用・リスク・理由	推奨使用法	エビデンス質／推奨度
抗うつ薬	三環系抗うつ薬（アミトリプチリン，イミプラミンなど）	認知機能低下，便秘，口渇，排尿症状悪化，尿閉	可能な限り控える	高／強
スルピリド	（スルピリド）	錐体外路症状	代替薬考慮．使用時は 50 mg/日以下	低／強
睡眠薬	ベンゾジアゼピン系睡眠薬（ジアゼパム，エチゾラム，トリアゾラムなど）	過鎮静，認知機能低下，せん妄，転倒・骨折など	最低必要量をできるだけ短期間	高／強
睡眠薬	非ベンゾジアゼピン系睡眠薬（エスゾピクロン，ゾルピデムなど）	転倒・骨折，過鎮静など	漫然と使用せず減量・中止を検討	中／強
抗パーキンソン病薬	抗コリン薬（トリヘキシフェニジル，ビペリデン）	認知機能低下，せん妄，過鎮静，口渇，便秘，尿閉など	可能な限り控える．代替薬：L-ドパ	中／強
抗血小板薬	抗血小板薬の複数併用	出血リスクが高まる	原則 12 か月未満	中／強
利尿薬	ループ利尿薬（フロセミドなど）	腎障害，起立性低血圧など	必要最小限の使用	中／強
利尿薬	アルドステロン拮抗薬	高カリウム血症	適宜採血評価	中／強
α遮断薬	受容体サブタイプ非選択的α受容体遮断薬	起立性低血圧，転倒	代替薬を考慮	中／強
H_1受容体拮抗薬	すべての第一世代H_1受容体拮抗薬	認知機能低下，せん妄，口渇，便秘	可能な限り使用を控える	中／強
H_2受容体拮抗薬	すべてのH_2受容体拮抗薬	認知機能低下，せん妄	可能な限り使用を控える	中／強
制吐薬	（メトクロプラミドなど）	パーキンソン症状の出現	可能な限り控える	中／強
糖尿病薬	スルホニル尿素薬（グリメピリドなど）	低血糖遷延のおそれ	代替薬考慮	中／強
糖尿病薬	ビグアナイド薬（メトホルミンなど）	低血糖，乳酸アシドーシスなど	ブホルミンは禁忌	低／弱
糖尿病薬	チアゾリジン薬（ピオグリタゾン）	骨粗鬆症（女性），心不全	少量から慎重に	高／強
糖尿病薬	α-グルコシダーゼ阻害薬	下痢，便秘，放屁，腹満感	腸閉塞など注意	中／弱
糖尿病薬	すべての SGLT2 阻害薬	重症低血糖，脱水など	使用時は慎重に	低／強
インスリン	スライディングスケール投与	低血糖のリスクが高い	可能な限り控える	中／強
過活動膀胱治療薬	（オキシブチニン）	尿閉，認知機能低下，口渇など	代替薬考慮	高／強
過活動膀胱治療薬	ムスカリン受容体拮抗薬	口渇，便秘，尿閉など	低用量から	高／強
NSAIDs	すべての NSAIDs	腎障害，上部消化管出血	短期間，低用量	高／強

SGLT2：ナトリウムグルコース共輸送体 2.

（日本老年医学会〈編〉. 高齢者の安全な薬物療法ガイドライン 2015[3] より作成）

5 高齢者パーキンソン病の指針・注意点

運動症状	
•精神症状あるいは認知機能障害を合併するか，症状改善の必要性が高い高齢パーキンソン病患者を対象として，L-ドパ（DCI 合剤）を 1 日量 150 mg から開始し，悪心・嘔吐などを観察しながら増量して調整する •運動合併症（ウェアリングオフ・ジスキネジア・on-off）の発生が用量依存性に誘発されるため注意 •急な中断による悪性症候群に注意する．閉塞隅角緑内障では禁忌	
パーキンソニズム出現・増悪のリスクとして報告のある薬剤	
ドパミン D2 受容体遮断作用のある薬剤 （※ベンザミド系のスルピリドは胃腸機能調整薬や制吐薬として処方されることがあり注意）	•定型抗精神病薬（フェノチアジン系，ベンザミド系，ハロペリドールなどのブチロフェノン系は禁忌），非定型抗精神病薬（リスペリドンなど），制吐薬（メトクロプラミドなど）
ドパミン D2 受容体遮断作用のない薬剤 （※頻度は少ないが注意が必要）	•抗うつ薬（SSRI），Ca 拮抗薬（ベラパミル，ジルチアゼム），ヒスタミン H_1 受容体拮抗薬（アリメマジン，ヒドロキシジン），ヒスタミン H_2 受容体拮抗薬（ファモチジン，シメチジン），抗てんかん薬（バルプロ酸），抗腫瘍薬（シタラビン，シクロホスファミド），頻尿治療薬（プロピベリン），免疫抑制薬（シクロスポリン），気分安定薬（リチウム），抗真菌薬（ファンギゾン）
幻覚・妄想などの精神症状	
•まずパーキンソン病治療薬の使用に起因するものでないかを検討し，パーキンソン病治療ガイドラインの手順に従って調整しても問題となる場合，薬物追加治療を検討する •非定型抗精神病薬，特にクエチアピンは定型抗精神病薬に比べてパーキンソニズム悪化を来しにくい •非定型抗精神病薬ではリスペリドン，オランザピン＞クエチアピン＞クロザピンの順に錐体外路症状が出現しやすい •クエチアピン 12.5 ～25 mg / 日程度であれば，ほとんどパーキンソニズムを悪化させず精神症状を改善しうる（※糖尿病では禁忌のため使用しない）	

（日本老年医学会〈編〉. 高齢者の安全な薬物療法ガイドライン 2015[3] より作成）

含むため注意が必要である（**5**）．

認知症

認知症の症状には中核症状と BPSD（behavioral and psychological symptoms of dementia：行動・心理症状）がある．高齢者で認知機能障害が疑われる場合，まず薬物の有害事象が合併している可能性を検討することが重要である．実際には薬物が認知機能障害の単一の原因となるよりも，アルツハイマー病（Alzheimer disease）などの基礎疾患を有する患者の症状を増悪させる場合が多い．高齢者に使用すると認知機能障害を来す可能性のある薬剤として，抗コリン作用をもつ薬物，向精神薬，ベンゾジアゼピン系睡眠薬・抗不安薬などがあげられる．特に抗コリン作動薬は，抗コリン作用の累積が認知症の新規発症リスクに関連する可能性が示唆されている．抗コリン作用の強さからリスクを点数化している報告がある[12]．普段あまり抗コリン作動薬として認識していない薬剤が抗コリン作用を有していることがあるため注意する（**6**）．

BPSD には幻覚，妄想，うつ，不安，焦燥，興奮，易怒性，徘徊など多彩な症状が含まれる．BPSD に対しては，対応の工夫，環境調整，介護保険を介した福祉サービスの活用などの非薬物療法をまず行う．薬物療法を実施する際には，リスクとベネフィットを慎重に検討し，安全性への配慮が重要である．コリンエステラーゼ阻害薬やメマンチンで改善しない場合，抗精神病薬の使用を検討する．緊急度の高い幻覚，妄想，攻撃性，焦燥などに対しては非定形抗精神病薬が治療選択肢となりうるが，錐体外路症状，傾眠，尿路系合併症，また死亡率や脳血管障害リスクが高まるとする報告があり，必要最低用量かつできる限り短期間の使用にとどめる．痙攣が頻発するケースでは痙攣の閾値を下げるリスクがあり，抗精神病薬の使用は控える．BPSD の対症治療薬としては抑肝散や抗てんかん薬が用いられる場合がある．抑肝散は，認知症患者の興奮，易怒性，幻覚，妄想などに改善効果を認め，抗コリン症状や錐体外路症状がみられない[13]．認知症の経過中にしばしば認められる

6 抗コリン作動薬リスト*

3点（とても強い）		2点（強い）		1点（中等度）	
薬剤分類・薬効	一般名	薬剤分類・薬効	一般名	薬剤分類・薬効	一般名
定型抗精神病薬（フェノチアジン系）	クロルプロマジン	非定型抗精神病薬	クロザピン	定型抗精神病薬（ブチロフェノン系）	ハロペリドール
	ペルフェナジン		オランザピン		
	フルフェナジン	抗精神病薬・制吐薬	プロクロルペラジン	非定型抗精神病薬	リスペリドン
三環系抗うつ薬	アミトリプチリン	三環系抗うつ薬	ノルトリプチリン		クエチアピン
	イミプラミン	筋弛緩薬	バクロフェン	抗うつ薬	パロキセチン（SSRI）
筋弛緩薬	チザニジン	H_1 受容体拮抗薬	セチリジン		ミルタザピン（NaSSA）
H_1 受容体拮抗薬	シプロヘプタジン		トリプロリジン		トラゾドン（SARI）
	クロルフェニラミン		ロラタジン	骨格筋痙攣弛緩剤	メトカルバモール
	ジフェンヒドラミン	H_2 受容体拮抗薬	シメチジン	H_2 受容体拮抗薬	ラニチジン
	ヒドロキシジン				
	プロメタジン	パーキンソン病/症候群治療薬	アマンタジン	パーキンソン病/症候群治療薬	レボドパ/カルビドパ
鎮痙薬	ヒヨスチアミン				エンタカポン（末梢 COMT 阻害薬）
	アトロピン	止瀉薬	ロペラミド		セレギリン（選択的 MAO-B 阻害薬）
胃腸機能改善薬	ジサイクロミン	排尿障害治療薬	トルテロジン		
排尿障害治療薬	オキシブチニン				

*上記は文献 12 の著者らが処方頻度が高いとした 500 の薬剤から解析したものであり，すべての抗コリン作動薬リストではない．
*認知機能に影響するとされるほか，尿閉，便秘，緑内障，口渇のリスクとしても注意する．
（Rudolph JL, et al. *Arch Intern Med* 2008[12] を参考に作成）

うつ状態に対しては非薬物的対応が有効な場合が多いとされるが，薬物療法を施行する場合，三環系抗うつ薬は認知機能をさらに悪化させる可能性があるため使用すべきでない．アルツハイマー病に対する選択的セロトニン再取り込み阻害薬（SSRI）についてはメタ解析によって効果が否定されており[14]，セロトニン・ノルアドレナリン再取り込み阻害薬（SNRI）についてもエビデンスの高い報告はないため，抗うつ薬を用いる前に，非薬物療法やコリンエステラーゼ阻害薬の効果を確認することが勧められる．

脳梗塞

高齢者の薬物治療に関連して，脳梗塞慢性期の再発予防として使用頻度が高い抗血栓薬（抗血小板薬・抗凝固薬），高血圧治療薬，糖尿病治療薬，高脂血症治療薬について，高齢者における指針と注意点をまとめた（7[3,15]）．脳梗塞に対する抗血栓薬などは，単に高齢である，認知症があるなどの理由で差し控えるべきでなく，ハイリスクの高齢者では適応を積極的に検討する．

7 脳梗塞慢性期の再発予防として使用頻度が高い薬剤の高齢者への投与

抗血栓薬 （抗血小板薬，抗凝固薬）	•抗血栓薬服用患者では年齢が高いこと自体が大出血の危険因子であり，リスクとベネフィットを評価する •複数の抗血栓薬の併用療法によるメリットは単独と比較して限定的であり，大出血のリスクを上昇させるため，長期間（12か月以上）の使用は原則として行わず，単独投与とする •高齢の心房細動患者における大出血リスクは，ダビガトラン（220 mg / 日）とリバーロキサバンはワルファリンと同等，アピキサバンはワルファリンよりも大出血リスクが低い
高血圧治療薬	•後期高齢者やフレイルを合併する場合は緩徐なスピードで降圧する •140/90 mmHg 未満が降圧目標だが，過剰な降圧に陥らないよう注意し，個々に適した降圧薬を選択する
糖尿病治療薬	•75歳以上の高齢者およびフレイルな高齢者では，低血糖のリスクを考慮して慎重に行う •ピオグリタゾンは骨折（女性），骨粗鬆症，心不全のリスクを上げるため少量から慎重に投与する •DPP-4阻害薬は他の薬剤に比べ，低血糖など副作用は少ない傾向にある
高脂血症治療薬	•二次予防目的では75歳以上でもフレイルの有無にかかわらずスタチンの開始を検討すべきである •スタチンは高齢者において糖尿病の新規発症を有意に増やすため注意する

DPP-4：dipeptidyl peptidase IV.
（日本老年医学会〈編〉. 高齢者の安全な薬物療法ガイドライン 2015[3]；日本脳卒中学会 脳卒中ガイドライン委員会〈編〉. 脳卒中治療ガイドライン 2015[15] を参考に作成）

Column

多剤併用（polypharmacy）

服用薬剤数の増加は，薬物有害事象増加の大きな要因である．高齢者は複数の疾患を併発していることがあり，多剤併用になりやすい．多剤併用はさまざまな理由で問題になる．一つは潜在的な不適切投薬（potentially inappropriate medications：PIMs）のリスクを高めることで，長期的にみて身体機能，認知機能に悪影響を及ぼしうる投薬を指す．その他にも前述の薬物相互作用に関連した有害事象増加や服薬アドヒアランスの問題，誤投薬のリスク増加，薬剤費の増大などが問題となり，多剤併用は健康状態の悪化に関連するとされる[7]．何剤から多剤かという明確な定義はないが，本邦の高齢者の安全な薬物療法ガイドライン[3]では薬剤有害事象のリスク増加，転倒発生率の増加との関連が報告される5〜6種類以上を多剤併用の目安としている．しかしながら，多剤併用は高血圧，糖尿病，脂質異常症などの生活習慣病や認知症，脳卒中，虚血性心疾患，ならびに整形外科疾患，泌尿器科疾患など高齢者が罹患しやすい疾患のガイドラインに準じた結果であることも多く，どのように改善するかが問題である．多剤併用を回避するためには，予防医学的エビデンスを目の前の後期高齢者や要介護高齢者にあてはめるのが妥当か，対症療法が有効であるか，生活習慣の是正やリハビリテーションなどの非薬物療法[8]の検討が十分であるかどうかを見直すとともに，処方薬の優先順位を判断して本邦ガイドライン[3]の「高齢者の処方適正化スクリーニングツール」などを参考にしながら必要性の低いものを中止する努力が求められる．また，多剤併用患者では，意識低下，食欲低下，低血圧などすべての新規症状についてまず一度は薬物有害作用を疑う必要がある．複数の医療機関や診療科を受診している場合には，処方の意図や薬剤中止によるリスクの把握が難しいことから減薬の判断がより困難になる．ポリファーマシー外来として多職種がチームとして取り組むことで薬剤調整がしやすくなったとする報告[9]があり，多職種連携の重要性が示唆される（**8**）．

8 多剤併用の問題と注意点

多剤併用の問題点	多剤併用の回避・注意点
•潜在的な不適切投薬のリスク増加 •薬物相互作用による薬物有害事象の増加 •処方や調剤の誤り，誤服用のリスク •服薬アドヒアランスの低下 •服用する，あるいはさせる手間の増加 •薬剤費の増大	•予防薬のエビデンスを確認する •予防医学的エビデンスをあてはめるのが妥当な患者か検討する •対症療法は有効か評価する •非薬物療法の十分な検討を行う •処方薬の優先順位を判断する •新規症状の出現時は薬物有害作用をまず疑う •新規薬物開始後の皮疹や呼吸困難は薬物アレルギーを疑う

9 高齢者で有効性が示唆される漢方薬

薬剤	対象となる病態・疾患名	推奨される使用法・注意事項
抑肝散(よくかんさん)	認知症のBPSDのうち陽性症状を有し，適応のある認知症治療薬の効果が不十分な場合に考慮する	高齢者では常用量の2/3程度から開始，レビー小体病の夜間幻視では1/3量の眠前投与でも効果を期待できる．開始1か月ほどで必ず血中K濃度を測定する．甘草含有製剤のため低K血症に注意．肝機能障害を起こすことがある．まれにBPSDを悪化させることがある．陰性症状や認知機能には無効であることに留意する
半夏厚朴湯(はんげこうぼくとう)	脳卒中患者，パーキンソン病患者において嚥下反射，咳反射が低下し，誤嚥性肺炎の既往があるか，そのおそれがある場合に考慮する	1日常用量を分3から始め，約2週間で効果が出たら常用量の2/3，分2に切り替え継続．過敏症（発赤）．嚥下反射低下で服用が難しいときは食前投与にこだわらず，患者が口にできるものに混ぜるなど服用方法を工夫する
大建中湯(だいけんちゅうとう)	1．腹部術後早期の腸管蠕動不良がある場合 2．脳卒中患者で慢性便秘を呈する場合	高齢者の投与量は1日常用量の2/3を分2，あるいは1日常用量を分3である．間質性肺炎と肝障害の報告がある（症例数はいずれもまれ）
補中益気湯(ほちゅうえっきとう)	慢性閉塞性肺疾患など，慢性あるいは再発性炎症性疾患患者における炎症指標および栄養状態が改善しない場合に考慮する	甘草含有製剤であり，低カリウム血症に注意する．エビデンスの質は十分でないが，COPDの栄養指標，炎症指標を改善させたとする報告がある
麻子仁丸(ましにんがん)	慢性便秘，排便困難全般	高齢者では1日1回，眠前1包から開始する．薬効が不足なら常用量の2/3を眠前1回あるいは朝晩分2で服用する．腸管ガスが多きときは大建中湯併用を考慮．穏やかに作用し，通常高齢者でも下痢などのおそれは低い

BPSD：behavioral and psychological symptoms of dementia（認知症の行動・心理症状）．

（日本老年医学会〈編〉．高齢者の安全な薬物療法ガイドライン2015[3]より）

漢方薬

漢方，伝統中医薬品など東アジアの伝統医薬品は，多様な高齢者の病態の一部で有効性が報告されている．特に高齢者において有効性が示唆される医療用漢方製剤も使用されている[3]（9）．

（冨本秀和，石川英洋）

文献

1) American Geriatrics Society 2015 Beers Criteria Update Expert Panel. American Geriatrics Society 2015 updated Beers criteria for potentially inappropriate medication use in older adults. *J Am Geriatr Soc* 2015；63：2227-2246.
2) O'Mahony D, et al. STOPP/START criteria for potentially inappropriate prescribing in older people：Version 2. *Age Ageing* 2015；44：213-218.
3) 日本老年医学会（編）．高齢者の安全な薬物療法ガイドライン2015．東京：メジカルビュー社；2015.
4) Kuzuya M, et al. Factors associated with nonadherence to medication in community-dwelling disabled older adults in Japan. *J Am Geriatr Soc* 2010；58：1007-1009.
5) 日本老年医学会.「高齢者の終末期の医療およびケア」に関する日本老年医学会の「立場表明」2012. 日老医誌 2012；49：381-386
6) 後藤恵子. 服薬アドヒアランスとプラセボ効果に配慮した服薬指導. 薬局　2012；63（12）：3528-3534.
7) Charlesworth CJ, et al. Polypharmacy among adults aged 65 years and older in the United States：1988-2010. *J Gerontol A Biol Sci Med Sci* 2015；70：989-995.
8) 鳥羽研二. 非薬物療法. 臨牀と研究 2016；93：459-462.
9) 矢吹拓. ポリファーマシーに対する多職種チームの取り組み―入院患者を対象としたポリファーマシー外来. 第21回日本緩和医療学会学術大会；2016, S227.
10) Day JC, et al. A self-rating scale for measuring neuroleptic side-effects：Validation in a group of schizophrenic patients. *Br J Psychiatry* 1995；166：650-653.

11) Jung HY, et al. Liverpool University Neuroleptic Side-Effect Rating Scale (LUNSERS) as a subjective measure of drug-induced parkinsonism and akathisia. *Hum Psychopharmacol* 2005；20：41-45.
12) Rudolph JL, et al. The anticholinergic risk scale and anticholinergic adverse effects in older persons. *Arch Intern Med* 2008；168：508-513.
13) Matsuda Y, et al. Yokukansan in the treatment of behavioral and psychological symptoms of dementia：A systematic review and meta-analysis of randomized controlled trials. *Hum Psychopharmacol* 2013；28：80-86.
14) Sepehry AA, et al. Effect of selective serotonin reuptake inhibitors in Alzheimer's disease with comorbid depression：A meta-analysis of depression and cognitive outcomes. *Drugs Aging* 2012；29：793-806.
15) 日本脳卒中学会 脳卒中ガイドライン委員会（編）. 脳卒中治療ガイドライン 2015. 東京：協和企画；2015.

I. 神経疾患の治療法

食事・栄養指導

対象とする主な神経疾患 脳血管障害，パーキンソン病，ALS

シリーズ関連書籍 脳血管障害 パーキンソン ALS 神経難病

Point

- すでに栄養状態が不良な患者だけでなく，今後低栄養に陥るリスクが高い患者にも，栄養療法が必要である.
- 嚥下障害は，さまざまな神経疾患の栄養管理において，問題となることが多い．栄養療法を有効かつ安全に実施するためには，嚥下障害への適切な対応が重要である.
- 胃瘻造設に関する患者説明では，積極的な栄養療法の適応に関する話なのか，栄養経路の選択に関する話なのかを明確にする.
- パーキンソン病患者にとっての経腸経路は，栄養摂取経路であるだけでなく，運動機能維持に必須の薬剤服用経路である.
- 筋萎縮性側索硬化症（ALS）患者に対する胃瘻造設は，低栄養の回避による筋萎縮の進行抑制にも効果がある.

栄養療法の基本

栄養療法は，栄養管理プロセス（**1**）に沿って実施する[1]．まず対象者のスクリーニングを行う．スクリーニングで拾い上げるのは，すでに栄養状態が不良な患者（現存する低栄養），現時点での栄養状態は問題ないが，発症した疾患の影響で今後低栄養に陥るリスクが高い患者（今後発生が見込まれる低栄養）である．スクリーニングは，多くの対象者に行われるため，簡便に実施可能である必要がある．本邦で多く用いられているスクリーニングツールに，主観的包括的評価（Subjective Global Assessment〈SGA〉；**2**）がある[2].

スクリーニングで抽出された患者に対し，管理栄養士などの専門スタッフが栄養アセスメントを行う．栄養アセスメントは，詳細な病歴聴取，身体診察，身体計測，血液検査などから成る．アセスメントの結果に応じて，栄養管理計画を立案・実施する．栄養管理計画には，投与栄養量（投与蛋白量，脂質量，炭水化物量），投与内容と経路選択（経口摂取，経腸栄養，静脈栄養）などが含まれる．**3**に投与栄養量設定の基本を，**4**に栄養投与経路選択のフローチャートを示す.

1 栄養管理プロセス

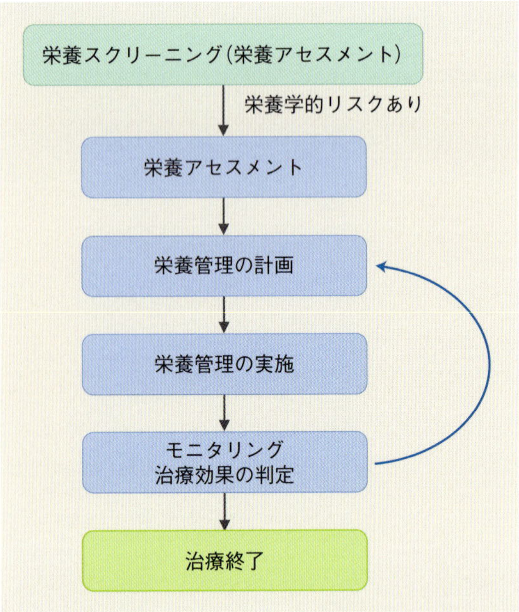

（日本静脈経腸栄養学会〈編〉．静脈経腸栄養ガイドライン第3版，2013[1]，p.48 より）

2 主観的包括的評価（SGA）

A．問診
　1．体重の変化
　　過去6か月間の合計体重減少量：　____kg　　減少率（%）____%
　2．通常時と比較した場合の食物摂取の変化
　　□変化なし
　　□変化あり　　　　期間　______週間
　　　現在の摂取食物のタイプ　□固形食　□液体食　□点滴　□飢餓状態
　3．消化器症状
　　□なし　□悪心　□嘔吐　□下痢　□食欲不振
　4．ADL
　　□自立
　　□ ADL 障害あり：　□日常生活は可能　□歩行可能　□寝たきり
　　　　　　　　　　　障害の期間　______週間
　5．疾患および代謝需要 / ストレス
　　診断名
　　代謝需要 / ストレス　□なし　□軽度　□中等度　□高度

B．身体症状（スコアによって評価：0＝正常；1＋＝軽度；2＋＝中等度；3＋＝高度）
　皮下脂肪の減少（上腕三頭筋，胸部）
　筋肉喪失（大腿四頭筋，三角筋）
　下腿浮腫
　仙骨浮腫
　腹水

C．主観的包括的評価（SGA）
　□　栄養状態良好　　A
　□　中等度の栄養不良　B
　□　高度の栄養不良　C

（Detsky AS, et al. *JPEN J Parenter Enteral Nutr* 1987 [2] より）

神経疾患の栄養療法の4つの特徴

栄養療法は神経疾患患者の治療の柱の一つである．低栄養は神経疾患の患者に多くみられ，合併症発症や死亡，予後不良に関連する[3-5]．神経疾患患者の栄養評価・栄養計画を行う場合，以下のような特徴を念頭におく必要がある．

すでに低栄養であることが多い

神経疾患患者の多くは栄養評価時点ですでに低栄養であることが多い．急性発症の神経疾患（脳血管障害など）の場合は，低栄養が発症リスクであることがその一因である．神経変性疾患の場合は，身体機能の低下に伴い，買い物，食事準備，摂食，嚥下など，栄養摂取に関わるさまざまな場面で困難が起きることが，低栄養の原因となる．また，ビタミン B_1 欠乏によるウェルニッケ脳症（Wernicke encephalopathy）など，特定の栄養素欠乏が神経疾患の発症原因となることもある（5）．

さらに栄養状態が悪化する可能性が高い

神経疾患には，嚥下障害，運動麻痺，不随意運動などの機能障害が随伴することが多い．これらの機能障害は栄養状態の悪化につながる．特に嚥下障害は，栄養療法の有効性（必要栄養量の経口摂取），安全性（誤嚥や窒息などの回避）の両面で大きな問題となる．嚥下障害への不適切な対応は，低栄養，脱水，誤嚥性肺炎などを

Memo

栄養状態と血清アルブミン値

血清アルブミン値は，栄養状態の指標として用いられるが，急性疾患では血液希釈や炎症の影響を受けて大きく変動する．急性期の血清アルブミン低値が，患者の死亡，予後不良，在院日数延長と関連したという報告は多いが，これを入院時低栄養が，患者の転帰不良と関連すると判断するのは問題がある．急性期の血清アルブミン値は，患者の栄養状態の指標というよりも，重症度の指標として解釈するほうが適切である．

3 投与栄養量設定の基本

まず，1 日のエネルギー投与量，水分投与量を決定する．
①エネルギー投与量
- 簡易式：25〜30 kcal×体重 / day（ストレスの程度にあわせて増減）
- 推算式：Harris-Benedict 式を用いて基礎代謝量を推算し，活動量や病態を考慮して基礎代謝量に係数を乗じ，算出する．

②水分投与量　30〜40 mL×体重 / 日（病態に応じ増減）

次に，各栄養素の投与量を決定する．
③投与蛋白質量　0.8〜1.0 g / kg / 日（病態，侵襲の程度に応じ増減）
④投与脂質量　総エネルギー投与量の 20〜40%（病態に応じ増減）
⑤投与糖質量　総エネルギー投与量の 50〜60%（病態に応じ増減）

③＋④＋⑤＝①になるように設定する．

⑥ビタミン・ミネラル投与量　1 日必要量を 100%投与（電解質は病態に応じ調整，ビタミン B_1 欠乏に留意）

基本知識
炭水化物 1 g＝4 kcal，蛋白質 1 g＝4 kcal，脂質 1 g＝9 kcal

静脈栄養時の注意点
- 糖質投与速度　グルコースとして 5 mg / kg / 分以下（侵襲時は 4 mg / kg / 分以下）
- 脂質投与速度　0.1 g / kg / 時以下（1 日 1.0 g / kg 以上の投与は避ける）

4 栄養投与経路の選択

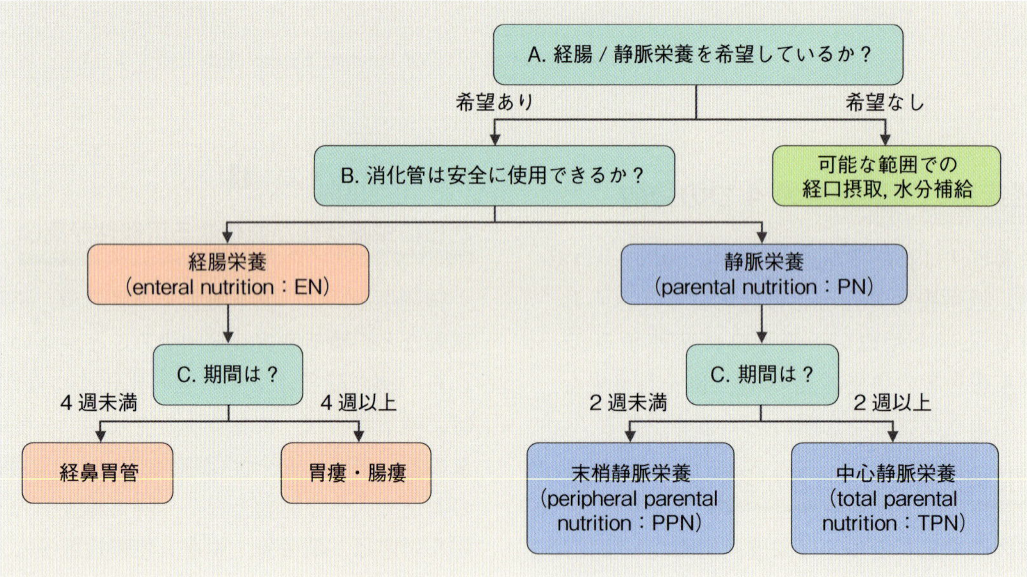

惹起し，入院による廃用，日常生活動作（ADL）低下につながる．発症した神経疾患による低栄養の発生・進行が予測される場合，早い段階でそれを認識し，適切な栄養療法を開始する必要がある．

病態に応じた栄養療法が必要である

神経疾患の病因は，脳血管障害，中毒・代謝性疾患，感染症，炎症性疾患，自己免疫疾患，脱髄疾患，変性疾患，機能性疾患など多岐にわたる．出現する症状も，疾患の種類や病変部位によりさまざまである．痙攣や筋攣縮を伴う疾

5 特定の栄養素欠乏と神経症状

欠乏栄養素	神経症状
ビタミンA	夜盲症
ビタミンB_1	ウェルニッケ脳症，コルサコフ症候群（Korsakoff syndrome），脚気，眼球運動障害
ビタミンB_6	多発神経炎，痙攣
ビタミンB_{12}	亜急性連合性脊髄変性症
ビタミンE	小脳性運動失調，眼球運動障害
ナイアシン	認知機能低下
亜鉛	味覚障害
銅	脊髄症
カルシウム，マグネシウム	テタニー

患では消費エネルギーは増加するため，それに見合うエネルギー投与が必要である．呼吸不全，腎不全，薬剤による鎮静などがある場合は，それらの病態を考慮した栄養管理が必要になる．

病期に応じた栄養療法の定期的な見直しが必要である

神経疾患の栄養管理を時間軸で分類すると，急性に発症した疾患（脳血管障害など）の急性期管理と，急性に発症した疾患の慢性期管理，緩徐に進行する疾患（神経変性疾患など）の長期管理の3つに分けられる．経過が長期にわたる場合は，初期の栄養療法を漫然と継続するのではなく，病態・身体機能・活動度の変化に応じて，栄養療法の見直しを行う必要がある．

以下，神経疾患の日常臨床で比較的多く経験する，脳血管障害，パーキンソン病（Parkinson disease），筋萎縮性側索硬化症（amyotrophic lateral sclerosis：ALS）について，栄養療法の要点を説明する．

脳血管障害の栄養管理

脳血管障害発症の危険因子には，加齢，男性，高血圧，糖尿病，脂質異常症，喫煙，心房細動，大量飲酒などがある．脳血管障害を発症し入院する患者は，このような合併症を抱えることが多い．入院時に明らかな既往がなくても，入院後の検査でこのような併存疾患が判明する患者もいる．脳血管障害の栄養管理では，脳血管障害だけでなく，複数の併存疾患も念頭においた栄養管理が必要になる．

脳血管障害急性期の栄養管理

脳血管障害急性期の栄養管理のポイントは，現在の栄養状態，嚥下機能に応じた，適切な栄養療法の導入にある．急性期の栄養管理で大きな問題となるのは，嚥下障害である．脳血管障害患者の40〜60％は，嚥下障害を合併する[6]．水飲みテスト，反復唾液嚥下テストなどを用いて，嚥下機能のスクリーニングを実施する．スクリーニングで嚥下機能障害が疑われた患者には，言語聴覚士による嚥下機能評価・リハビリテーションを行い，必要に応じて嚥下造影，嚥下内視鏡などの画像検査を実施する．脳血管障害患者の嚥下機能を適切に評価し，評価結果に基づいて，栄養摂取経路や摂取時の姿勢，食形態・水分の粘度を調整することにより，誤嚥性肺炎，栄養障害，脱水の発生頻度が低下したこ

Key words

反復唾液嚥下テスト（repetitive saliva swallowing test：RSST）

患者を座位にし，唾液をできるだけ何回も飲み込んでもらう．喉を軽く触診し，喉頭挙上→下行を診察し，30秒間の嚥下回数を数える．高齢者では30秒間に3回以上唾液嚥下ができれば正常である．

6 脳血管障害急性期の栄養投与経路選択

		嚥下障害	
		あり	なし
栄養障害	あり	経鼻胃管からの経腸栄養	経口補助食品の併用 →無効なら経鼻胃管による経腸栄養
	なし	食事形態・粘度調整 →無効なら経鼻胃管による経腸栄養	経口摂取，定期的な栄養アセスメントで経過観察

とが報告されている[7]．

急性期脳血管障害患者の栄養管理では，栄養障害の有無，嚥下障害の有無の 2 軸で評価を行い，栄養投与経路を決定，栄養療法を開始する（6）．栄養障害があり，嚥下障害もある患者には，経鼻胃管からの経腸栄養を行う．経口での必要栄養量摂取が困難と判断された脳血管障害患者を対象に実施された FOOD 研究では，早期経腸栄養投与群（1 週間以内に経腸栄養を開始）では，非経腸栄養群（末梢静脈輸液を行って経腸栄養の開始を遅らせる）と比較して，6 か月後の死亡率が 5.7％低かったと報告されている（死亡率：早期経腸栄養群 42.4％，末梢静脈輸液群 48.1％）[8,9]．しかし，頭蓋内圧亢進による嘔吐の危険が高い場合や，循環動態が安定しない場合は，急性期に短期的な末梢静脈栄養を行う場合もある．

栄養障害があり，嚥下障害はない患者には，まず経口補助食品を併用する．補助食品で十分量の栄養摂取が達成できなければ，経鼻経腸栄養を実施する．栄養障害がなく，嚥下障害がある患者は，今後栄養状態が悪化する可能性が高い．患者の嚥下機能に応じて，食事の形態や，水分の粘度調整を行う．重度の嚥下障害で十分量の栄養摂取ができなければ，経鼻経腸栄養を実施する．栄養障害がなく，嚥下障害もない場合も，定期的な栄養アセスメントを行い，経過観察する．

患者が嚥下障害をもつ場合，経口摂取，経腸栄養，静脈栄養など，複数の栄養投与経路を組み合わせて使用することが多い．経口摂取を目標として，医師，看護師，言語聴覚士，管理栄養士などの多職種チームでリハビリテーションを継続し，病状経過，嚥下リハビリテーションの進行に応じた適切な投与経路の組み合わせを選択することが重要である．経口摂取の場合の食事も，嚥下機能の回復に応じて食形態の調整を行う．

回復期～慢性期の栄養管理

回復期～慢性期の栄養管理のポイントは，嚥下機能の回復・リハビリテーション強度の変化に応じ，栄養投与量・投与経路を定期的に見直し，調整することにある．回復期の脳血管障害患者の多くは，リハビリテーションにより運動量が増加する．リハビリテーションの効果を最大化するためには，運動量の増加に応じた十分な栄養量の投与が重要である．栄養投与量が不十分な状態で，リハビリテーションによる運動量が増加した場合，患者は体蛋白をエネルギーに異化するため，筋肉量は減少する．リハビリテーション負荷を増加する前に，それに見合う十分な栄養投与がなされているかをしっかり確認する必要がある．脳血管障害の回復期には，栄養管理とリハビリテーションの実施が相乗的な効果を生む．リハビリテーションによる運動量増加に応じた積極的な栄養療法は，良好な身体機能回復につながり，嚥下練習を含めた積極的なリハビリテーションの実施が，患者の栄養状態改善につながる．

慢性期の脳血管障害患者に対しては，回復期の投与栄養量を漫然と継続した場合の過栄養に注意しなければならない．脳血管障害により遷延性意識障害に陥った患者，脊髄梗塞により四肢麻痺・対麻痺を発症した患者では，慢性期の必要栄養量は予測式で導かれた値よりも少ない

Column

「胃瘻はつくりません」と言われたら

2010年頃から，胃瘻に関する批判的な報道が増え，それに伴い，胃瘻造設を希望しない患者・家族が増えた印象がある．日本の胃瘻造設件数も，2008年度に年間約10万件あったものが，2014年度には約6万件に減少している（厚生労働省「社会医療診療行為別統計」からの推算）．なかには，病状説明の中で，“胃瘻”という単語を聞いた瞬間に，「胃瘻はいいです（造設しません）」と，拒否反応を示す患者・家族もいる．

「胃瘻はつくりません」と言われたらどうするか．「わかりました」と患者・家族の意向を受け，診療録に“胃瘻造設は希望せず”と記載してよいのだろうか．筆者は，患者・家族から胃瘻造設を希望しないと意思表示された場合，以下の２点を確認することにしている．

① どのレベルの判断か

4「栄養投与経路の選択」では，A. 経腸 / 静脈栄養（積極的な栄養療法）を希望しているか，B. 消化管は安全に使用できるか，C. 必要な期間は，の３つのレベルで，投与経路の選択を行う．患者・家族との胃瘻造設に関する相談では，どのレベルで話をしているかを，説明する医師・メディカルスタッフが意識し，患者・家族にも明確に伝える必要がある．

近年の報道では，胃瘻が「適応をきちんと考えないまま実施されている栄養療法」の象徴として取り扱われてきた．意思疎通困難な高度認知症患者に胃瘻を造設し，漫然と経腸栄養を行う場面をテレビで視聴し“胃瘻は悪いもの”という印象をもつ患者・家族も多い．

Aのレベル（積極的な栄養療法の実施について）に関する判断で，患者・家族が（胃瘻造設を含めた）積極的な栄養療法を希望しない場合は，われわれ医療従事者は基本的にはその判断を尊重する．栄養療法の適応に関する判断は，個々の患者の価値観や置かれた状況に加え，法的・倫理的側面からの検討も必要である．説明・方針決定は多職種チームで行い，必要に応じて施設の倫理委員会などに相談を行う．

問題は，患者・家族とも積極的な栄養療法を希望しているにもかかわらず，Cのレベルの相談になった時点で胃瘻造設を忌避する場合である．長期にわたる経腸栄養を必要とする場合は，患者本人の違和感，誤挿入などの合併症リスク，ケアスタッフの管理上の問題などから，経腸栄養のアクセスルートとして経鼻胃管よりも胃瘻が推奨される．近年の諸報道は，Aのレベルの問題を取り上げ，その象徴として胃瘻を扱ってきた．Cのレベルの相談なのに，患者・家族より胃瘻忌避の表明があった場合，われわれ医療従事者は，患者・家族との話のレベルの食い違いがないかを確認する必要がある．積極的な栄養療法を行い，長期栄養管理が必要な場合は，医学的には胃瘻造設が推奨されること，それを経鼻胃管のままにしたり，静脈栄養にしたりしても，栄養療法の効果は上がらず合併症のリスクを高め，結果的に本人の苦痛を増やすことを，言葉を尽くして説明すべきである．

② 因果の混同が起きていないか

諸報道で切り取られた，意思の疎通ができない患者に造設された胃瘻，それを使用して行われる経腸栄養の場面から，一部に“胃瘻を造設されたらおしまいだ．テレビで放映されていたような意思疎通が困難な状態になってしまう”という印象をもつ患者・家族もいる．患者に重度の嚥下障害はあるものの，意思疎通はしっかりできる場合，胃瘻造設によって報道されているような意思疎通困難な状態に陥るわけではないことも，説明する必要がある．胃瘻造設を行った場合，将来意思疎通困難になったときに，経腸栄養の継続を希望するかどうかについては，事前意志表示が可能なこともお話しする．

胃瘻が「適応をきちんと考えないで実施されている栄養療法」の象徴として報道されることが，患者・家族の誤解を生み，医療現場にさまざまな影響と混乱をもたらしている．適応を考えない，安易な胃瘻造設も問題ならば，患者や家族の誤解に便乗した安易な胃瘻造設回避も問題である．

ことが多い．このような場合に，回復期に設定された投与栄養量をそのまま継続すると，過栄養により体重が増加し，肥満に陥ることがある．

胃瘻造設のタイミング

リハビリテーションによって最終的に経口摂取が可能となる症例がある一方で，重度の嚥下障害の場合は永続的な経腸栄養が必要となる場合もある．胃瘻造設の時期については，発症後7〜10日の急性期に経皮内視鏡下胃瘻造設術（percutaneous endoscopic gastrostomy：PEG）を行った群は，経鼻経腸栄養を行った群よりも死亡率が高く，機能予後も悪かったという報告がある[8,9]．一方で，発症後1か月前後でPEGを行った群では，経鼻経腸栄養群と比較して栄養状態も生命予後も良好であったと報告されている．一般的には，4週間以上の長期にわたり経鼻経管栄養が必要な場合，PEGを実施することが推奨されている．

パーキンソン病の栄養管理

自宅で療養しているパーキンソン病患者の15％はすでに低栄養状態であり，24％には今後低栄養に陥るリスクがあるという報告がある．パーキンソン病患者の低栄養に関連する因子には，診断時の高齢，内服薬のレボドパ換算量高値，体重，UPDRS（Unified Parkinson's Disease Rating Scale）スコア高値，不安，うつ，独居などがある[10]．パーキンソン病患者では，定期的な栄養状態評価を行う必要がある．低栄養や体重減少は，便秘，悪心・嘔吐，嚥下障害，不随意運動，うつ，認知機能低下，食事摂取に必要な時間の延長など，さまざまな原因で引き起こされる．以下，症状ごとにその対応策と注意点を説明する．

便秘

胃腸管運動の低下，抗コリン薬などの薬剤副作用，運動量減少，水分摂取の減少，自律神経機能障害が関連して，便秘となることが多い．便秘はパーキンソン病患者に高率で合併するため，すべての患者に対して便秘の有無を問診する．パーキンソン病患者は発症前から飲水量が不十分であることが多く，積極的な飲水指導，食物繊維の摂取推奨に加え，定期的な運動指導，緩下薬の投与を行う．

悪心・嘔吐

パーキンソン病患者が悪心・嘔吐による食欲不振に陥った場合，まず確認するのが，便秘の有無と，最近抗パーキンソン病薬を追加変更したかどうかの服薬歴確認である．ほとんどの抗パーキンソン病薬で悪心・嘔吐が起きる可能性があり，特に投与初期・増量後には注意が必要である．症状に応じて，内服調整，ドンペリドンなどの制吐薬の投与を行う．症状が重篤な場合は，短期的に末梢静脈栄養を必要とする場合もある．

嚥下障害

パーキンソン病の病期の進行とともに，嚥下障害の頻度は高くなる．晩期パーキンソン病患者の約50～82％に嚥下障害が合併するという報告もある．嚥下スクリーニングのための質問表であるEAT-10（7）[11]が，パーキンソン病患者の嚥下障害スクリーニングに有効であったとの報告もある．パーキンソン病患者では，運動症状の日内変動がみられることがあるが，嚥下障害の程度も日内変動する．朝，昼と問題なく食事摂取した患者が，夕食を誤嚥・窒息することもある．嚥下造影などで嚥下機能評価を行う場合も，運動機能の日内変動と評価実施時間の関係に留意する．食事の性状，飲み物のとろみなどは，日内変動の中でも最も悪い時間帯の嚥下機能に合わせて調整する．

嚥下障害が進行した場合，抗パーキンソン病薬の内服も困難になり，さらなる運動機能低下に陥る危険がある．パーキンソン病患者にとっての経腸経路は，栄養摂取経路としてだけでなく，運動機能維持に必須の薬剤服用経路としても重要である．重度の嚥下障害をもつ患者，特に窒息の既往がある患者には，遅滞なく胃瘻造設を行う必要がある．

寡動，不随意運動

寡動や不随意運動は，買い物，調理，配膳といった食事の準備を困難にし，食事摂取の障害となる．また，激しい不随意運動は患者の栄養必要量を増加させる[12]．抗パーキンソン病薬の内服調整や，十分な食事摂取時間の確保，ヘルパー・配食サービス導入，運動症状の安定した時間に簡単に摂取できるような間食の提供などの環境調整が必要となる．

うつ病，認知症，精神症状

パーキンソン病患者の40％はうつ病を発症し，30％は認知症を発症するという報告がある．また，運動機能維持のために高用量の抗パーキンソン病薬を内服中の患者では，精神症状の合併が多い．うつ病，認知症，精神症状とも，食欲低下を引き起こすため，パーキンソン病患者の栄養療法においては大きな問題となる．うつ状態が遷延し，拒食が続く場合に，抗うつ薬治

7 EAT-10 日本語版

EAT-10（イート・テン）
嚥下スクリーニングツール

Nestlé NutritionInstitute

氏名:　性別:　年齢:　日付:　年　月　日

目的

EAT-10は、嚥下の機能を測るためのものです。
気になる症状や治療についてはかかりつけ医にご相談ください。

A. 指示

各質問で、あてはまる点数を四角の中に記入してください。
問い:以下の問題について、あなたはどの程度経験されていますか?

質問1:飲み込みの問題が原因で、体重が減少した
0=問題なし
1
2
3
4=ひどく問題

質問2:飲み込みの問題が外食に行くための障害になっている
0=問題なし
1
2
3
4=ひどく問題

質問3:液体を飲み込む時に、余分な努力が必要だ
0=問題なし
1
2
3
4=ひどく問題

質問4:固形物を飲み込む時に、余分な努力が必要だ
0=問題なし
1
2
3
4=ひどく問題

質問5:錠剤を飲み込む時に、余分な努力が必要だ
0=問題なし
1
2
3
4=ひどく問題

質問6:飲み込むことが苦痛だ
0=問題なし
1
2
3
4=ひどく問題

質問7:食べる喜びが飲み込みによって影響を受けている
0=問題なし
1
2
3
4=ひどく問題

質問8:飲み込む時に食べ物がのどに引っかかる
0=問題なし
1
2
3
4=ひどく問題

質問9:食べる時に咳が出る
0=問題なし
1
2
3
4=ひどく問題

質問10:飲み込むことはストレスが多い
0=問題なし
1
2
3
4=ひどく問題

B. 採点

上記の点数を足して、合計点数を四角の中に記入してください。　合計点数（最大40点）

C. 次にすべきこと

EAT-10の合計点数が3点以上の場合、嚥下の効率や安全性について専門医に相談することをお勧めします。

（若林秀隆ほか，静脈経腸栄養 2014[11]，http://www.maff.go.jp/j/shokusan/seizo/kaigo/pdf/eat-10.pdf より）

療と並行した短期的な経腸栄養実施によりうつ症状，栄養状態ともに改善する場合がある．認知機能が低下した患者は，食事準備，食事摂取の能力が低下するため，低栄養に陥る危険が高くなる．内服調整だけでなく，環境調整，社会資源の導入が重要である．

蛋白制限療法について

進行期パーキンソン病患者で，運動症状の日内変動が目立ち，薬物療法でコントロール困難な場合，蛋白制限療法（0.8 g／kg IBW）や蛋白シフト療法（朝昼の蛋白量を減らし，夕食にシ

8 ALSの栄養管理アルゴリズム（アメリカ神経学会）

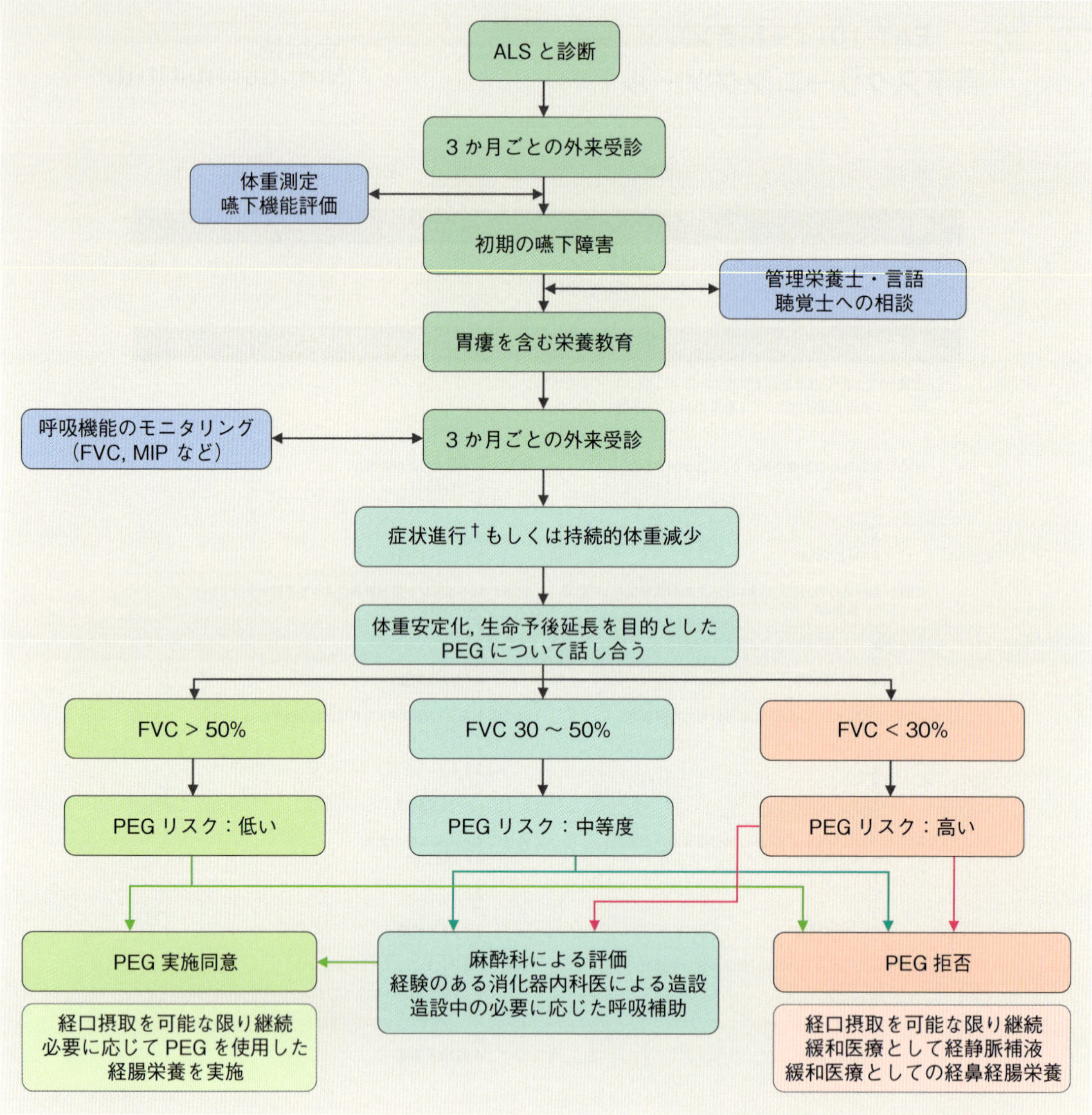

† 食事時間が長くなる，疲れて食事を途中でやめる，経口摂取量減少による体重減少速度の加速，経口摂取困難に対する家族の不安.

FVC：努力肺活量，MIP：最大吸気圧，PEG：経皮内視鏡下胃瘻造設術.

（Miller RG, et al. *Neurology* 2009[15] より）

フトさせる）が試みられることがある[13]．これは，蛋白質の多量摂取により，十二指腸からのL-ドパの吸収が低下し，血液脳関門でのL-ドパの移送が妨げられるためである．これらの治療は短期的には奏功する場合があるが，長期的には脱落が多く，蛋白制限の栄養面での影響が明かでないなどの問題がある．パーキンソン病の薬物療法の進歩，外科治療の進歩に伴って，パーキンソン病に対して蛋白制限療法が行われることは，まれになってきている．

筋萎縮性側索硬化症（ALS）の栄養管理

神経筋疾患患者にとって，栄養状態は生命予後や合併症発症の独立した予測因子であり，栄養管理は重要な課題である[14]．ALS患者の栄養障害発症・進行には，摂取栄養量の減少，消費栄養量の増加の両面が関係する．摂取栄養量

Column

経腸栄養剤の選択基準

多くの種類の経腸栄養剤が市販されており，施設によって採用している栄養剤も異なる．自施設の栄養剤を，以下の７つの軸で整理しておくと，栄養剤選択時に参考になる．

①窒素源の形態

半消化態栄養剤：蛋白質，ポリペプチド（消化が必要）

消化態栄養剤：アミノ酸，ジペプチド，トリペプチド（消化は不要）

成分栄養剤：アミノ酸（消化は不要）

脳血管障害など，消化吸収機能に影響することがない疾患では，半消化態栄養剤を第一選択とする．消化態栄養剤・成分栄養剤は，半消化態栄養剤よりも浸透圧が高いため，浸透圧性の下痢に留意する．また，成分栄養剤は脂肪をほとんど含まない．成分栄養剤を単独で長期使用する場合は，必須脂肪酸欠乏の予防のため，経静脈的な脂肪乳剤投与が必要である．

②カロリー密度

単位体積あたりのカロリー量のことを，カロリー密度という．経腸栄養剤のカロリー密度は，0.75～2 kcal/mL である．脳血管障害では，通常は 1 kcal/mL の製剤を使用する．栄養剤の水分量は，体積の 75～80%であることが多い．カロリー密度が高い（1.5～2 kcal/mL）栄養剤の場合，含まれる水分量が少ないため，注意が必要である．

③蛋白量

負荷の多いリハビリテーションを行っている場合，褥瘡を合併する場合には，1.2～1.5 g/kg/ 日の蛋白質を投与する．慢性腎疾患を合併している場合には，病期に応じて投与蛋白量を 0.6～0.8 g/kg/ 日に制限する．蛋白量設定時には，糖質・脂質由来の十分な非蛋白熱量が投与されているかについても併せて確認を行う．

④味

バニラ，コーヒー，イチゴ，バナナ，メロン，おしるこ，麦茶など，さまざまな味の栄養剤が市販されている．栄養剤を経口飲用する場合は，患者の嗜好に合わせて調整する．

⑤医療保険上の扱い

薬機法（医薬品，医療機器等の品質，有効性及び安全性の確保等に関する法律）で管轄される医薬品扱いのものと，食品衛生法で管轄される食品扱いのものがある．在宅経腸栄養を行う場合，医薬品扱いの経腸栄養剤は処方が可能であるが，食品扱いの経腸栄養剤は購入しなければならないため，患者の金銭的な負担が異なることがある．

⑥形状

液体の経腸栄養剤が大多数であるが，一部粉末のもの，半固形状のものがある．半固形状の栄養剤は，液体栄養剤と比較して，胃食道逆流に伴う嘔吐・誤嚥性肺炎の減少，下痢の改善などが期待されている．

⑦パッケージ

缶やアルミパックでパッケージされ，使用時に経腸栄養用の投与容器に移して使用するもの，パッケージされたバッグに，投与用チューブを刺せば，容器に移さずに投与可能なもの（RTH 製剤：Ready to Hang 製剤）がある．

減少の原因には，嚥下障害，便秘・薬剤副作用・うつ病による食欲低下などがある．消費栄養量増加の原因には，呼吸筋の筋力低下や呼吸器感染症併発により，呼吸回数，呼吸努力が増加することがある．栄養摂取が不十分で栄養障害が進行すると，筋肉量減少のため，ALS 自体の病状が急速に進行する．疾患進行をできるだけ遅らせるためにも，適切な栄養療法の実施が重要である．8に，アメリカ神経学会の ALS 栄養管理アルゴリズムを示す[15]．

経口摂取の安全確保

ALS と診断し，定期外来でフォローしている間にも，嚥下障害は徐々に進行する．この時期の目標は，嚥下機能が徐々に低下する中で，

9 ALS 患者の食事形態の注意点

きざみ食は避ける
- ばらばらになりやすいものは嚥下しにくい
- ゼラチンや増粘剤などでまとまりやすい形態に

さらさらの液体は避ける
- 咽頭での落下スピードが速いものは誤嚥しやすい
- 適度なとろみをつける

のどに貼り付きやすいものは避ける
- 干し海苔，わかめ，菜葉など
- 咽頭壁に付着することで誤嚥の原因となる

できるだけ長期間，安全に経口摂取を行うことである．診断後早期から，患者・家族に対し，食事形態などに関する情報提供を行うことが肝要である（9）．外来受診ごとに体重を測定し，呼吸機能のモニタリングを行う．前述の EAT-10 での嚥下機能スクリーニングが有用であっ

たという報告もある[16]．

内視鏡下胃瘻造設のタイミング

胃瘻造設のタイミングを逃さないことが重要である．形態に留意した食事でも頻回に誤嚥を繰り返すようになり，食事時間が長くなる，疲れて食事を途中でやめる，体重減少速度が速くなる，経口摂取困難に対する家族の不安が出現するなどした場合は，遅滞なく内視鏡下胃瘻造設を検討する．患者本人は食事摂取量減少を否定する場合もあるため，主介護者にも実際の食事量や食事に要する時間を確認することが重要である．

一部に胃瘻造設を希望しない患者がいること，ALS-D（ALS with dementia：認知症を伴うALS）のような自身の意志表示が困難な患者がいることも念頭におく．いよいよ食べられなくなり，体重減少や低栄養が顕在化するまでPEG造設を待ってはならない．呼吸機能が低下すると，PEG実施そのものが困難になる．アメリカ神経学会のガイドラインでは，努力性肺活量（FVC）が，予測値の50％以上残存する時点で，造設を行うべきであると推奨している[15]．

胃瘻造設から人工呼吸器装着まで

胃瘻からの経腸栄養を中心に，十分な栄養量の投与を継続する．この時期を対象とした研究には，PEG造設後，人工呼吸器（BiPAP）使用時間10時間／日以内の24名を対象とした小規模RCTがある[17]．①高炭水化物・高カロリー群（必要栄養量の125％），②高脂質・高カロリー群（必要栄養量の125％），③等カロリー群（必要栄養量の100％）の3群に患者を割り付け，栄養療法を実施したところ，①高炭水化物 高カロリー群で，重篤な合併症，合併症による中断が有意に少なく，等カロリー群の3名が中断後に呼吸不全で死亡したのに対し，高炭水化物高カロリー群では研究期間中の死亡はなかったと報告されている．

人工呼吸器装着後の留意点

人工呼吸器装着後，呼吸状態が安定し，四肢の筋萎縮が進行した場合，基礎代謝量減少に伴い必要エネルギー量は年単位で徐々に減少する[18]．人工呼吸器装着後に，呼吸器装着前と同じ栄養量で栄養療法を継続すると，徐々に患者の体重が増加し肥満となり，耐糖能異常を合併することもある．間接カロリメトリーによる必要栄養量測定が理想であるが，実施できる施設は限られている．間接カロリメトリーが実施困難な場合は，体重や血清アルブミン（慢性期で病態が安定していれば，血液生化学データは栄養指標として有用である）（**Memo**, p.139参照）の推移をみながら，投与栄養量の調整を行う．

（片多史明）

文献

1）日本静脈経腸栄養学会（編）．静脈経腸栄養ガイドライン第3版—静脈・経腸栄養を適正に実施するためのガイドライン．東京：照林社；2013.
2）Detsky AS, et al. What is subjective global assessment of nutritional status? *JPEN J Parenter Enteral Nutr* 1987；11（1）：8-13.
3）Corrigan ML, et al. Nutrition in the stroke patient. *Nutr Clin Pract* 2011；26：242-252.
4）Gillette-Guyonnet S, et al. Weight loss in Alzheimer disease. *Am J Clin Nutr* 2000；71：637S-642S.
5）Sheard JM, et al. Prevalence of malnutrition in Parkinson's disease：A systematic review. *Nutr Rev* 2011；69：520-532.
6）Mann G, et al. Swallowing function after stroke：Prognosis and prognostic factors at 6 months. *Stroke* 1999；30（4）：744-748.
7）Hinchey JA, et al. Formal dysphagia screening protocols prevent pneumonia. *Stroke* 2005；36：1972-1976.
8）Dennis M, et al. FOOD：A multicentre randomised trial evaluating feeding policies in patients admitted to hospital with a recent stroke. *Health Technol Assess* 2006；10：iii-iv, ix-x, 1-120.
9）Dennis MS, et al. Effect of timing and method of enteral tube feeding for dysphagic stroke patients（FOOD）：A multicentre randomised controlled trial. *Lancet* 2005；365（9461）：764-772.
10）National Institute for Health and Care Excellence, National Collaborating Centre for Chronic

Conditions. Parkinson's Disease：National Clinical Guideline for Diagnosis and Management in Primary and Secondary Care. *NICE* 2006 Jun：CG35.
11）若林秀隆，栢下淳．摂食嚥下障害スクリーニング質問紙票 EAT-10 の日本語版作成と信頼性・妥当性の検証．静脈経腸栄養 2014；29（3）：871-876.
12）Cushing ML, et al. Parkinson's disease：Implications for nutritional care. *Can J Diet Pract Res* 2002；63：81-87.
13）Cereda E, et al. Low-protein and protein-redistribution diets for Parkinson's disease patients with motor fluctuations：A systematic review. *Mov Disord* 2010；25（13）：2021-2034.
14）Chiò A, et al. Prognostic factors in ALS：A critical review. *Amyotroph Lateral Scler* 2009；10（5-6）：310-323.
15）Miller RG, et al. Practice parameter update：Tthe care of the patient with amyotrophic lateral sclerosis：Drug, nutritional, and respiratory therapies（an evidence-based review）：Report of the Quality Standards Subcommittee of the American Academy of Neurology. *Neurology* 2009；73（15）：1218-1226.
16）Plowman EK, et al. Discriminant ability of the Eating Assessment Tool-10 to detect aspiration in individuals with amyotrophic lateral sclerosis. *Neurogastroenterol Motil* 2016；28：85-90.
17）Wills AM, et al. Hypercaloric enteral nutrition in patients with amyotrophic lateral sclerosis：A randomised, double-blind, placebo-controlled phase 2 trial. *Lancet* 2014；383（9934）：2065-2072.
18）清水俊夫ほか．呼吸器補助・経管栄養下の ALS 患者の必要エネルギー量の検討．臨床神経学 1991；31（3）：255-259.

Further reading

- Volkert D, et al. ESPEN guidelines on nutrition in dementia. *Clin Nutr* 2015；34（6）：1052-1073.
  認知症患者の栄養管理に関する，ヨーロッパ静脈経腸栄養学会のガイドライン．重度認知症患者への経鼻経腸栄養は推奨しない，と明確に記載されており，日本の現状と比較しながら読むと興味深い

I. 神経疾患の治療法

運動療法・リハビリテーション

サイバニクス治療

HAL 医療用下肢タイプの現状と今後

対象とする主な神経疾患 脊髄性筋萎縮症，球脊髄性筋萎縮症，ALS，シャルコー・マリー・トゥース病，筋ジストロフィー，遠位型ミオパチー，先天性ミオパチー，封入体筋炎，痙性対麻痺，脳血管障害

シリーズ関連書籍 小脳 ALS 脳血管障害 神経難病

Point

- 一つの運動ニューロンの支配筋線維と運動ニューロンの構成体は運動単位（motor unit）と呼ばれ，運動単位自体が変性する疾患を神経筋疾患（neuromuscular disease）という．
- 神経筋疾患領域では，どのような運動療法に有効性があり，安全であるかの結論はでていなかった．
- HAL 医療用下肢タイプを使ったサイバニクス治療は神経筋 8 疾患に対して治験が行われ，歩行機能の改善に関する有効性と安全性が認められた．
- サイバニクス治療は神経グループ選択理論とヘッブ則（Hebbian theory）に対応しており，装着者の運動意図に基づいて，誤りのない正確な歩行運動を疲れなく繰り返すことに装着者が集中することで，神経可塑性を促し，HAL を脱いだ後に歩行改善が得られる．
- 随意運動障害を来すあらゆる神経疾患，神経筋疾患は，原因に基づく治療法の開発のみならず，運動機能回復に関する治療法が重要であり，サイバニクス治療が期待される．

神経筋疾患における機能再生と運動負荷

随意運動は生きるために必須の機能であり，脊髄と脳幹の運動ニューロンを中枢神経系が制御することで行われる．一つの運動ニューロンの支配筋線維と運動ニューロンの構成体は運動単位（motor unit）と呼ばれる[1]（1-A）．運動ニューロンの支配する筋線維数は身体部位により差がある．中枢神経系はこの運動単位を制御し，効果器（effector）として，随意的な筋出力を制御する．筋出力は筋自体の特性，運動単位活動の頻度，および動員される運動単位の数により調整される．

運動単位自体が変性する疾患は，神経筋疾患（neuromuscular disease）と呼ばれ[2]，希少疾患として，脊髄性筋萎縮症（spinal muscular atrophy：SMA）球脊髄性筋萎縮症（spinal and bulbar muscular atrophy：SBMA），筋萎縮性側索硬化症（amyotrophic lateral sclerosis：ALS），シャルコー・マリー・トゥース病（Charcot-Marie-Tooth disease：CMT），筋ジストロフィー，遠位型ミオパチー，先天性ミオパチー，封入体筋炎などが代表的といえる．いずれも進行性の筋力低下が特徴であり，いくつかは原因に基づく治療法が研究されてきたが，依然として，完全治癒は望めない．疾患の進行により四肢の随意運動は障害され，日常生活は不便になり，立位・歩行が不能になることで，最終的に寝たきりに至る．

この転帰を変えるために，神経筋疾患に対して，強い筋収縮を短時間行う筋力トレーニング（strength training），弱い筋収縮を長期間行う持久力トレーニング（endurance training）[3]，またはポリオのような運動ニューロン疾患に対応した固有受容器神経筋促通法（proprioceptive neuromuscular facilitation technique）などの機能回復訓練[4]の有効性のみならず，過負荷による害が問題にならないかなど，さまざまに議論がなされてきたが[5]，結論に至らなかった[6,7]．

神経筋疾患の進行に伴って，筋力が低下すると，筋力を保つために中枢神経系は脊髄運動ニューロンに対するシナプス刺激を，疾患発症前

1 運動単位に対するシナプス刺激の再構成モデル

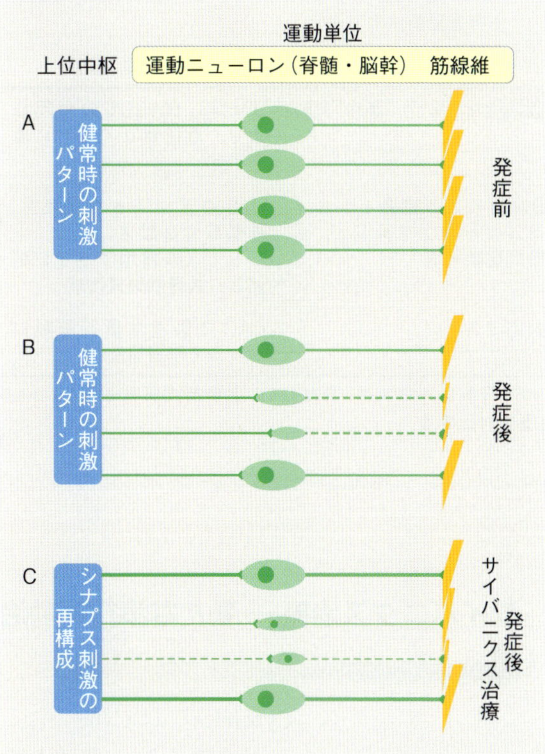

1 つの運動ニューロンと筋線維から成る構成体は運動単位と呼ばれ，随意運動の効果器である．
A：健常時．
B：神経筋疾患が発症すると脊髄運動ニューロンに対するシナプス刺激を増大させ筋力を維持しようとする．その結果，傷害を受けている運動単位ほど過活動により変性が進む．
C：サイバニクス治療を行うことで，中枢からのシナプス刺激は再構成され，より健常な運動単位には強く，より傷害を受けているものには弱く調整される．

の様式で単に増加させる可能性がある（1-B）．各運動単位に対する上位の中枢の刺激強度が運動単位の変性の程度に対応して調整されれば，筋出力や筋持久力は最高になる可能性がある（1-C）．そうすれば，症状が改善すると同時に，運動ニューロンの変性スピードも軽減できる可能性がある．

このように，効果器の出力が最適となるように，上位の中枢機能の神経可塑性を実際に起こす治療法は，機能回復のためのニューロリハビリテーション技術といえる．後述するサイバニクス治療は1-C を実現しうる機能再生治療として原因に基づく治療法，再生医療との複合療法として使うことができる．さまざまな中枢神経レベルの神経可塑性が起きることで，脊髄損傷，脳血管障害，パーキンソン病（Parkinson disease），多発性硬化症などのあらゆる神経疾患に対する機能回復治療としても有効になるに違いない．

神経疾患，神経筋疾患における今までの歩行運動療法

慢性進行性の神経筋疾患や神経疾患に対しては，廃用症候群の予防が重要と考えられている．一般に廃用予防に関するリハビリテーションアプローチは日常生活における運動習慣づけによって容易に予防できると考えられがちだが，神経疾患，神経筋疾患においては，廃用予防は不可能である．これらの疾患では歩行運動スキルが失われ，正しい歩行運動そのものができないため，自ら強化することができないからである．歩行運動スキルを再学習するためには，専門的なリハビリテーションプログラムが必要であるが，それ自体が機能回復療法と同一といえる．

一般に，歩行障害患者の歩行運動再学習には3つの必要条件がある（2）．第一に，学習効果を上げるためには，完全に転倒予防することで，安心し集中して歩行運動療法に専念すること．第二に，通常は筋疲労と全身の疲労のため，短時間で運動学習が嫌になり継続できないとい

2 歩行運動再学習のための3つの必要条件と各種歩行運動療法

必要な条件	歩行運動療法の方法		
	徒手的歩行練習	BWSOT, BWSTT	サイバニクス治療
①転倒せず，安心感で運動学習に集中すること	転倒の危険性がある，不安感	危険性なく安全に集中可能	BWSTT, BWSOT の併用により，危険性なく安全に集中可能
②筋疲労，運動疲労が起きず運動学習を反復・継続すること	難易度が高い場合，すぐに疲労し，継続が困難となる	BWSTT では電動トレッドミルが筋疲労を抑制し，長時間継続可能	HAL のアシストで筋疲労，運動疲労は起きにくい．トレッドミル併用でさらに軽減し，長時間継続可能
③誤りのない運動学習をすること	対応できない	対応できない	CAC で最適な歩行運動パターンで学習可能

通常の理学療法による徒手的歩行運動療法，免荷式トレッドミル歩行トレーニング（BWSTT）と免荷式床上歩行トレーニング（BWSOT）によるもの，HAL® を使用したサイバニクス治療を対比する．
CAC：サイバニック自律制御．

う問題の解決が必要であること．第三に，疾患のため患者はセラピストの支援があっても，徒手的練習では正確な歩行運動パターンを遂行することがきわめて困難であり，試行錯誤の中で，間違った歩行運動パターンを学習する危険が多いことから，常に正しい歩行パターンを必要としていることである．

脊髄障害患者に対する先行研究[8]から，神経疾患，神経筋疾患に対して，免荷式トレッドミル歩行トレーニング（body weight supported treadmill training：BWSTT）と免荷式床上歩行トレーニング（body weight supported overground training：BWSOT）が試されてきた（2）．免荷装置は下肢の支持性を補うために使われ，転倒防止が重要であり，完全に転倒防止できることで，患者は不安から解放され，歩行運動学習に集中することが可能となる．これで第一番目のポイントをクリアできる．免荷量は最終的にはゼロに近く設定する．第二番目に関して，BWSTT の電気式トレッドミルは使用者の歩行運動に必要なエネルギー消費のかなりの部分を軽減することができるため，疲労現象を起こさず，長時間歩行運動療法を継続することができる（2）．前傾姿勢も改善される．このため，BWSTT は神経筋疾患，神経疾患の歩行運動療法として大変期待されてきた．Cochrane Database でもトレッドミルを使った歩行運動療法は，エビデンスレベルが評価され続けている[9]．

サイバニクス治療—新たな歩行運動治療

サイバニクス（Cybernics）は Cybernetics, Mechatronics, Informatics を融合した機器と人の身体／脳がリアルタイムに情報を交換して人を支援する技術概念である[10]．筑波大学の山海はそれに基づいて皮膚表面に出現する運動単位電位（motor unit potential：MUP）から装着者の運動意図を解析し，各種センサー情報と運動パターンのデータベースを参照し，適切なアシストトルクで随意運動を増強するサイボーグ型ロボット HAL®（Hybrid Assistive Limb®）を発明した．HAL 医療用下肢タイプのアシストトルクの決定は以下のハイブリッド制御，すなわちサイバニック随意制御（cybernic voluntary control：CVC），サイバニック自律制御（cybernic autonomous control：CAC），サイバニックインピーダンス制御（cybernic impedance control：CIC）（3）により行われている[11]．

CIC により装着者は固有感覚に基づき身体感覚情報をリアルタイムに感じることができる．CVC により，随意運動意図を生体電位により実際の運動現象よりも早期に検出し，生体電位に応じたトルクを出力しようとするため，随意運動意図に基づく運動発現を得ることができる．また CAC により歩行などの誤りのない正

3 HAL 医療用下肢タイプのハイブリッド制御の構成要素とアシストトルクの決定メカニズム

ハイブリッド制御の構成要素	アシストトルクの決定方法（動作メカニズム）
サイバニックインピーダンス制御（CIC）	HAL による運動時に質量，慣性モーメントのずれを補正し装着者に重さを感じさせず，自分の脚で歩いている感じにする
サイバニック自律制御（CAC）	関節角度，床反力センサー情報などを分析し，内部の歩行パターンを参照し誤りの少ない歩行を実現
サイバニック随意制御（CVC）	皮膚表面の運動単位電位計測から，運動意図を推測し，各関節の動きをアシストする．筋収縮にかかわらず動作する

確な動作パターンがサポートされ，複数の脳領域の活動と複数の筋-関節の動作がリアルタイムに同期される．HAL には脳活動と運動現象を正しく反復して行わせることでの神経可塑性を促進する運動プログラム学習効果があると考えられる．HAL を装着し，HAL と電極で結ぶことで，装着者の運動意図に基づいて，誤りのない正確な歩行運動を疲れなく繰り返すことができ，神経可塑性が促され，HAL を脱いだ後に歩行改善が得られる．これにより，2の 3 番目の歩行運動学習の要件が満たされた治療法が可能になった．

山海と筆者はこの歩行運動治療を「サイバニクス治療（cybernic treatment）」と呼んだ．Edelman は神経グループ選択理論（The Theory of Neural Group Selection：Neural Darwinism）を提唱し，活動性の高い神経ネットワークが神経系に選択されることを述べた．運動学習を試行錯誤により行うと，不適切な異常運動を容易に獲得するので，正しい誤りの少ない運動学習が必要と考えた．繰り返しにより強化が行われるという理論はヘッブ則（Hebbian theory）といい，シナプス可塑性はシナプス前後の繰り返すニューロンの発火でそのシナプスの伝達効率は増強されるという考えである．サイバニクス治療は神経グループ選択理論とヘッブ則に対応しており，その検証試験が HAL 医療用下肢タイプの治験（後述の NCY-3001 試験）といえる．随意運動障害を来すあらゆる神経疾患，神経筋疾患は，原因に基づく治療法の開発のみならず，運動機能回復に関する治療法が重要であり，歩行機能障害に対するサイバニクス治療が期待される[12]．

神経筋疾患に対する治験結果

HAL 医療用下肢タイプ（HAL-ML05）の最初の検証試験として，脊髄性筋萎縮症（SMA），球脊髄性筋萎縮症（SBMA），筋萎縮性側索硬化症（ALS），シャルコー・マリー・トゥース病（CMT），筋ジストロフィー，遠位型ミオパチー，先天性ミオパチー，封入体筋炎の歩行障害に対する治療効果があるかどうか，有効性と安全性について医師主導治験（NCY-3001 試験）が行われた．本稿はそれを基に執筆されている．また，その結果に基づき 2015 年 11 月 25 日に HAL 医療用下肢タイプは医療機器製造販売承認された．2016 年 4 月にロボットを用いた歩行運動処置治療として世界で初めて公的医療保険が適応され，同年 9 月から治験を行った上記の指定難病 8 疾患に対して治療が開始された．

NCY-3001 試験は運動単位が傷害される 8 疾患（神経筋疾患）を 1 グループとして行った検証試験である．神経筋疾患は痙性，固縮，失調という要素を配慮する必要がなく HAL からみて同様に扱える疾患群であった．治験の 24 例のクロスオーバー法の検定（9 回-9 回）では，HAL 治療と通常の歩行運動療法が比較され，2 分間歩行テストの距離で HAL 治療に 10.066％（p=0.0369）の上乗せ改善効果があった．通常歩行運動療法のみでも 9.297％改善したため，対象患者は通常歩行運動療法も十分に行われていない状態であることがわかった．HAL 治療単独では 24.874％の改善効果を認めた[11]．2 分間歩行テストおよび歩行率（cadence）に有意な改善効果を認めた．

神経筋疾患における RCT（randomized controlled trial）が成功したことで，有効性・安全性は検証された．サイバニクス治療は2の歩行運動学習の3つの必要条件を満たしていることと考えられ，いままで神経筋疾患に対する運動療法は有害なのではといわれてきたが，その考えはあてはまらないことがわかった．さらに，その有効性のメカニズムは中枢からのシナプス刺激が再構成され，より健常な運動単位には強く，より傷害を受けているものには弱く調整されるからと考えられた（1-C）[13]．

神経疾患に対する治験

痙性対麻痺

脊髄運動ニューロンより上位の病変に基づく歩行不安定症として2014年8月から「希少性神経・筋難病疾患の進行抑制治療効果を得るための新たな医療機器，生体電位等で随意コントロールされた下肢装着型補助ロボット（HAL-HN01）に関する医師主導治験-HTLV-1関連脊髄症（HAM）等の痙性対麻痺症による歩行不安定症に対する短期の歩行改善効果についての多施設共同無作為化比較対照並行群間試験（NCY-2001試験）」を，主に，HAMや遺伝性痙性対麻痺などの脊髄障害に対する適応拡大治験として開始している．ホイストを使った通常の歩行運動療法と比較して，2分間歩行距離の改善を想定したもので，両下肢の随意性の改善とともに痙性の改善が見込まれている．

脳血管障害による片麻痺

2016年秋から，筑波大学の鶴島らにより，発症5か月までの脳卒中の片麻痺に対する治験（RCT）を開始した．「脳血管障害による片麻痺患者に対する生体電位等で随意コントロールされた下肢装着型治療ロボット（HAL-TS01）の下肢体幹運動能力改善効果に関する医師主導治験（HIT-2016試験）」で，単脚タイプのHAL-TS01が使われ，通常リハビリテーションと比較して，歩行スピードや歩幅の改善が見込まれている．

4 神経筋疾患，神経疾患の自然経過とサイバニクス治療，複合療法

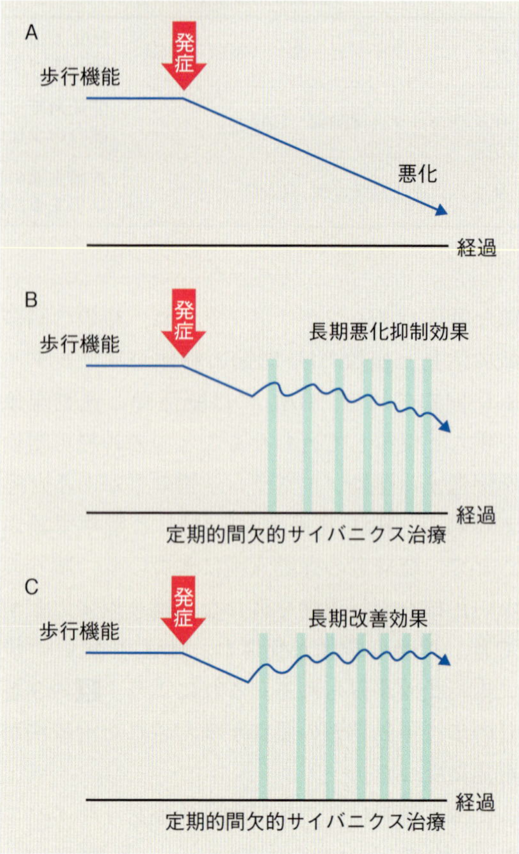

A：自然経過では症状の悪化は免れない．
B：サイバニクス治療を長期に間欠的に行うことで歩行障害の進行スピードを抑制できる．
C：薬剤，抗体医薬，核酸医薬，幹細胞などの治療との複合療法でさらに長期の有効性が向上しうる．

その他

多発性硬化症，視神経脊髄炎，パーキンソン病，脊髄小脳変性症，外傷性の脊髄損傷，急性期脳血管障害に対しても有効性が想定され，RCTの準備が開始されている[12]．それぞれに対して，並行群間試験で有意差が得られるような，至適な組み入れ基準，主要評価項目などの検討が行われている．

HALと薬剤との複合療法

薬剤，核酸医薬，抗体医薬，酵素置換，幹細胞などとHALとの複合療法（combined therapy）が今後，最も期待される治療法である．運動機能の改善は，運動意図と運動器を結ぶ神

5 免荷装置とHALを使った歩行運動療法，サイバニクス治療

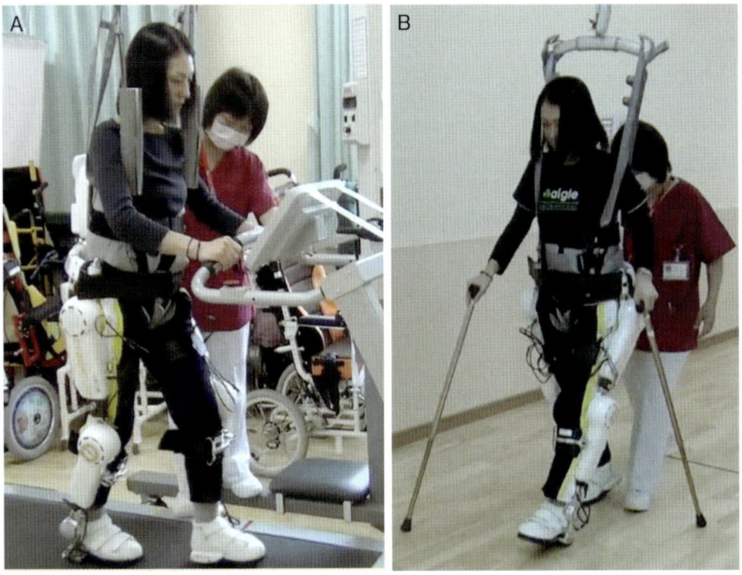

A：BWSTTにHALを装着使用しサイバニクス治療を行っている様子．
B：BWSOTにHALを装着使用しサイバニクス治療を行っている様子．
BWSTT, BWSOTとはこの状態からHALを外した状態．

経ネットワークの機能再生によってしか改善を示しえないからである．今まで，有効性評価に失敗してきた治療薬にサイバニクス治療を組み合わせ複合療法とすることで相互の効果が高まると思われる（4-C）．

HAL医療用下肢タイプの使用方法の実際

サイバニクス治療のためには，使用者はHAL医療用下肢タイプの安全使用講習会の受講が必須である．さらにその施設の主要メンバーは5日間の指導者講習会に参加してサイバニクス治療法の技術を習得する．

使用方法

HAL医療用下肢タイプの取り扱い説明書，添付文書[11]およびHAL医療用下肢タイプ適正使用ガイド[14]を参照し，患者に頼らない転倒防止策（免荷装置，ホイスト等）を使用する（5-B）．電動式トレッドミルの併用も有効性を高める方法である（5-A）．休息時間を適宜入れ，運動学習に必要な歩行集中時間を合計20分以上になるように，歩行運動療法をBWSTTまたはBWSOTとして行う（5-A, B）．免荷量は最終的にゼロでよく，転倒予防機能が重要である．治験のデータから示唆されたように，最初の9回は週2回以上行う．運動学習の理論から，高頻度の学習が必要であり，週3〜4回の使用が標準的だが，体の痛みや疲労などが出現した場合は休息日やマッサージなどの日を入れる．9回使用を1クールとして，前後で，2分間歩行テスト，10 m歩行テストによる歩行スピード，歩行率，歩幅の計測を行い効果を確認する．何らかの改善が認められたら，1〜2か月程度の休息期間を入れ，長期使用に移行する（4-B）．休息期間中も通常のリハビリや自己トレーニングは重要である．長期使用における確定したプロトコールはまだない．運動学習理論に従い，プラトーまで歩行機能が改善するまでは高頻度にサイバニクス治療を行う．現在，長期の安全性と有効性評価のために使用成績調査が行われている．

装着・調整方法

移動型または天井走行型のホイスト（5-B）を使い立位装着を行う．電極位置が決まっている場合はおよそ5分で装着完了させる．フィッティング，アライメント調整のために，脚長に合ったHALを装着し，患者とHALの股関節軸，膝関節軸を合わせこむ．アライメントは足部モジュールの内外反軸が床面に対して垂直になるようにする．垂れ足の程度または短下肢装具を

6 HAL 医療用下肢タイプの標準的な電極貼付位置候補部位

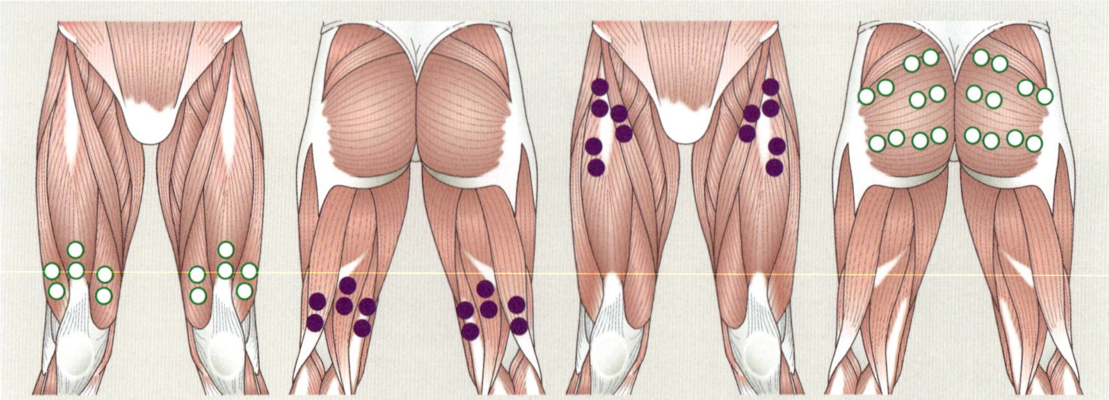

図の複数の候補部位から，各脚で，膝関節伸展筋群 2 個，屈筋群 2 個，股関節伸筋群 2 個，屈筋群 2 個の合計 8 個に基準電極 1 個の合計 9 個の電極が必要．両脚では 18 個となる．

（CYBERDYNE．HAL 医療用下肢タイプ添付文書，2016[11] より）

入れるか入れないかで足関節固定力を調整する．

電極スクリーニングは初回時に必須である．最初は HAL を装着せず，電極のみ貼付し，HAL コントローラで電位を読み取る．各脚，基準電極を入れて 9 個の電極を貼付する（患者一人あたり合計 18 電極）．基本位置は股関節用電極の屈曲側が大腿直筋，伸展側は大臀筋，膝関節用の屈曲側はハムストリングの大腿二頭筋または半腱様筋，半膜様筋で，膝関節の伸展側は外側広筋または内側広筋などになる（6）．しかし，神経筋疾患患者，神経疾患患者は基本位置にこだわらず，その関節の屈曲・伸展運動に対する運動単位電位信号として，相反性に生体電位信号（bio-electrical signal：BES）が出るように位置決めを行う．BES 目盛りが 2 になるように選択し，感度（増幅率）レベルを調整する．神経疾患では A フィルタ，神経筋疾患の場合は B フィルタを使うとよい場合が多い．ホイストを使い立位で，各関節を 10 秒程度の脱力の後，3 秒程度の動作と 5 秒程度の脱力を繰り返し，感度と電極位置を調整する．次に，装着し立位，数歩の歩行を繰り返し，トルクチューナの設定を行う．BES 目盛りをトルクに変換する係数であり，歩行時に脚の動きが軽くなるなどの主観的な感覚で調整する．バランスチューナは伸展動作なのに，屈曲が強い場合などの相反性が悪い場合のバランスを取る際に設定できる．伸展 10 とは屈曲を 10 割減らすという意味で，屈曲のトルクはゼロになる．トルクリミットは BES の信号をどこで上限とするかの値であり，50％未満では CVC の良さが生かせず，促通効果が望めなくなるので，できる限り上げる．クローヌス様動きに対しては，トルクリミットを下げることで押さえられるが，促通効果が望めなくなるので，トルクチューナを下げ，アシスト力が減る場合は，電極位置を再度相反性の高い部位に張り替える．筋緊張が強い場合は，バランスチューナを使い調整する．

HAL の単関節モデルについて

HAL 単関節タイプ[15] は，脳卒中片麻痺の上肢機能の改善や，膝関節置換術後の膝関節運動の早期改善に適応できる．HAL 単関節タイプは装着者の運動意図に基づく BES により，随意的な屈曲または伸展をモータトルクで支援する特徴があり，脳卒中急性期から慢性期までの随意運動の促通療法として有効性が期待され，RCT が待たれる．

神経筋疾患患者に対するサイバニックインターフェース

神経筋疾患患者は，筋力が低下した状態でも意思伝達装置や環境制御装置を使用する必要があり，スイッチインターフェースの開発と装着方法の研究が行われてきた．メカニカルスイッチは患者の運動現象をとらえるため，微小な動きだと固定と調整が難しくなる場合が多い．眼球運動入力式では，装着者の固視微動の大きさによって入力精度が左右される．そのため，直接身体と機器をケーブルで接続して運動現象によらず機器を操作する方法として，HALのCVC機能を利用したスイッチコントロールの研究が進められた．随意運動意図が皮膚表面から運動単位電位としてでていれば，それを読み取りスイッチ信号に変換する仕組みである．CYBERDYNE社の協力を得て，検証試験として，「進行した筋萎縮性側索硬化症（ALS）患者等の障害者を対象としたサイバニックスイッチAI02の有用性に関する多施設共同非盲検自己対照比較試験（HS-100試験）」（臨床試験責任医師　中島孝）が行われた．この福祉用具に対する試験結果を基にして，多様な患者が使用できる商品モデルが開発・販売される予定である．

本稿は，平成24～26年度厚生労働省，難治性疾患等実用化研究事業，「希少性難治性疾患-神経・筋難病疾患の進行抑制治療効果を得るための新たな医療機器，生体電位等で随意コントロールされた下肢装着型補助ロボット（HAL-HN01）に関する医師主導治験の実施研究」，平成27～29年日本医療研究開発機構（AMED）難治性疾患実用化研究事業「希少難治性脳・脊髄疾患の歩行障害に対する生体電位駆動型下肢装着型補助ロボット（HAL-HN01）を用いた新たな治療実用化のための多施設共同医師主導治験の実施研究」，平成27～28年AMED障害者対策総合研究開発事業「進行したALS患者等を含む障害者のコミュニケーション支援機器開発」を基に執筆した．

（中島　孝）

文献

1) Sherrington CS. Remarks on some aspects of reflex inhibition. *Proc R Soc Lond* 1925；97（686）：519-545.
2) Brown HR, et al. Diseases of the nerve and motor unit. In：Kandel ER, et al（editors）. Principles of Neural Science, 5th edition. New York：McGraw-Hill Professional；2014. pp.307-336.
3) Voet NB, et al. Strength training and aerobic exercise training for muscle disease. *Cochrane Database Syst Rev* 2013；7：CD003907.
4) Voss DE, et al. Proprioceptive Neuromuscular Fascilitation：Patterns and Techniques. New York：Harper & Row；1956.
5) Johnson EW, Braddom R. Over-work weakness in facioscapulohuumeral muscular dystrophy. *Arch Phys Med Rehabil* 1971；52（7）：333-336.
6) Gianola S, et al. Efficacy of muscle exercise in patients with muscular dystrophy：A systematic review showing a missed opportunity to improve outcomes. *PloS ONE* 2013；8（6）：e65414.
7) Dal Bello-Haas V, Florence JM. Therapeutic exercise for people with amyotrophic lateral sclerosis or motor neuron disease. *Cochrane Database Syst Rev* 2013；5：CD005229.
8) Wernig A, et al. Laufband（treadmill）therapy in incomplete paraplegia and tetraplegia. *J Neurotrauma* 1999；16（8）：719-726.
9) Mehrholz J, et al. Treadmill training for patients with Parkinson's disease. *Cochrane Database Syst Rev* 2015（9）；CD007830.
10) Sankai Y, et al（editors）. Cybernics：Fusion of Human, Machine and Information Systems. Tokyo：Springer Japan；2014.
11) CYBERDYNE. HAL® 医療用下肢タイプ添付文書．2016年2月15日作成（第1版）．https://www.cyberdyne.jp/products/pdf/HT010910A-U01_R1.pdf
12) Wall A, et al. Clinical application of the Hybrid Assistive Limb（HAL）for gait training-a systematic review. *Front Syst Neurosci* 2015；9：48.
13) 中島孝．ロボットスーツによる神経機能回復メカニズム．*Clinical Neuroscience* 2016；34（8）：936-937.
14) CYBERDYNE. HAL® 医療用下肢タイプ 適正使用ガイド，第2版．2016年5月6日発行．https://www.cyberdyne.jp/products/pdf/HT010911A-U01_R2.pdf
15) CYBERDYNE. HAL® 自立支援用（単関節タイプ）．2016. http://www.cyberdyne.jp/products/SingleJoint.html

I. 神経疾患の治療法

運動療法・リハビリテーション

CI 療法

対象とする主な神経疾患 脳卒中，多発性硬化症，脳性麻痺

シリーズ関連書籍 脳血管障害 多発性硬化症

Point

- CI 療法は，evidence-based medicine として確立されたニューロリハビリテーションの代表的な治療法であり，諸外国でも広く実施されている．
- CI 療法はそれ自体が治療概念というよりも，近年の運動制御や運動学習の理論，および行動学の知見を豊富に取り入れた一連の治療パッケージである．
- CI 療法の知見は，脳卒中患者はもとより，運動障害を有するすべての患者に対するリハビリテーションを考えるうえで重要な示唆を与えてくれる．
- 先進的な治療機器を適切に取り入れながら，患者の麻痺手行動が良好に変容していくような介入が，今後，重要となると考えられる．

脳卒中後の運動麻痺は，患者の QOL を著しく低下させる後遺症であり，その治療法の確立は今なおリハビリテーションの大きな課題となっている．過去の脳卒中リハビリテーションには，筋再教育や促通手技といったさまざまな手法が用いられてきたが，近年は脳の可塑性に基づき，運動制御や運動学習などの神経科学的知見をリハビリテーションに応用した "ニューロリハビリテーション" が主流となってきている．constraint-induced movement therapy（以下，CI 療法）は，evidence-based medicine として確立されたニューロリハビリテーションの代表的な治療法であり，諸外国でも広く実施されている．本稿では，CI 療法の理論的背景とその実際について解説する．

constraint-induced movement therapy（CI 療法）とは

CI 療法は，動物実験の知見をもとに体系化された脳卒中片麻痺上肢に対する治療法の一つである．直訳すると「拘束誘導性運動療法」となるが，その文字通り，非麻痺手をミトンや三角巾などで拘束して使用を制限し，集中的な麻痺手の訓練プログラムを実施するのが一般的である．過去の報告には「とにかく麻痺手を動かせばよい」との考えで，同様の治療が "forced-use therapy（強制使用療法）" とも称されていたが，それでは十分な効果をもたらさないことがすでに示されている．現在の CI 療法では，単に非麻痺手を拘束して麻痺手を強制的に使用するというよりも，難易度を適切に調整した段階的な作業課題の反復と，Transfer Package と呼ばれる麻痺手の日常的使用を促進させるような行動心理学的介入が重要視されている（**1**）．

CI 療法のコンセプトは，残存する麻痺手機能を最大限に引き出し，それを活用した日常生活動作を再学習することにある．CI 療法のようなリハビリ室と日常生活をつなぐ関わりは，脳卒中後の上肢機能訓練を考えるうえで非常に重要であると，筆者らは考えている．

CI 療法の歴史と生理学的背景

CI 療法の理論は脳損傷サルの行動実験を基盤としているが，その研究の歴史は 20 世紀初頭にまでさかのぼる．1917 年に Ogden と Franz は，錐体路を損傷したサルが非麻痺肢をスリングなどで拘束し，麻痺肢を使用せざるをえないような状況に置いたところ，麻痺肢を再び使用するようになったことを報告した[1]．その後も Knapp らの同様の実験によってその現象が検証

1 CI 療法を構成する３要素

①非麻痺手の使用の制限

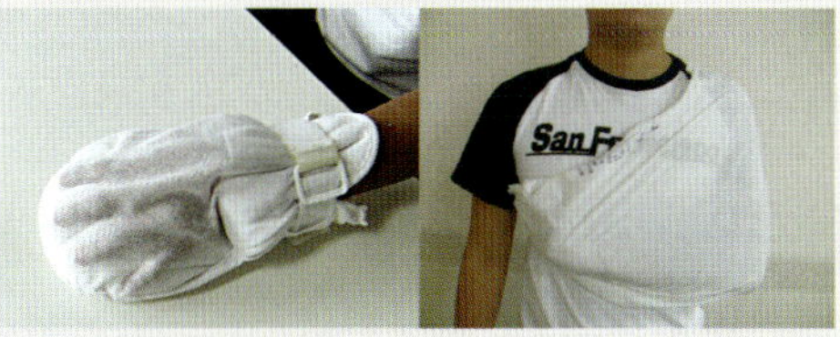

- 非麻痺手の行動を物理的に抑制．麻痺手の使用を意識させる
- 患者が自律して非麻痺手の使用を制限できるのであれば，必ずしも拘束する必要はないとする報告もある

②課題志向型訓練

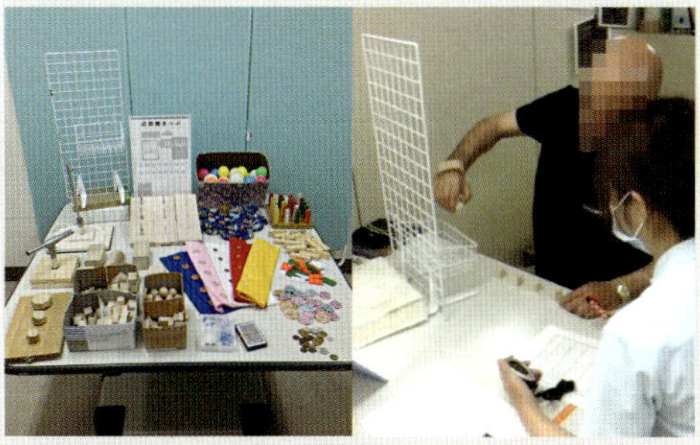

- 大脳皮質の再組織化，残存機能を生かした運動の再学習を理論背景とした訓練手法
- 患者が必要とする日常生活活動に沿って課題を提供する
- 課題は麻痺手の改善に合わせ，適切に難易度を漸増する
- 療法士は原則，徒手介助（ハンドリング）を行わない．患者が自発的に課題を遂行できるように外部環境を調整する

③ Transfer Package
訓練室で獲得した麻痺手機能を日常生活に“転移”させる行動心理学的手法

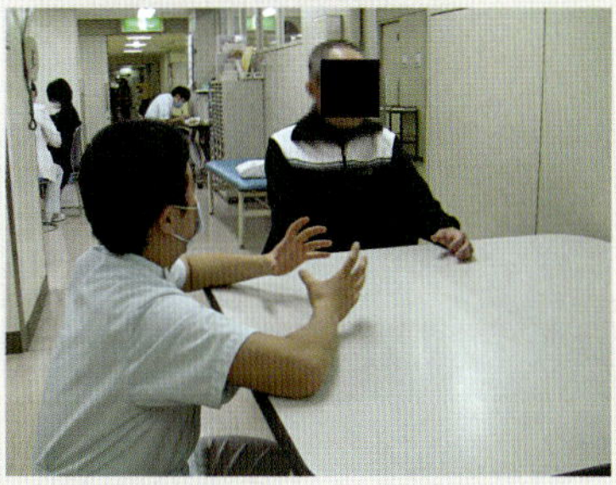

- 禁煙指導や糖尿病教育などの手法をもとにした一連の介入
- 以下のような手続きを組み合わせながら，日常生活における麻痺手の使用頻度が改善されるよう導く

  [Behavioral contract]
  麻痺手での達成目標を設定．麻痺手使用を書面に記し，強く奨励

  [Self monitoring]
  麻痺手に関する 1 日の行動を日記に記すなどして，麻痺手の使用状況を自己監視

  [Problem-solving]
  麻痺手の使用頻度が向上するような自助具・補助具の利用や，在宅環境の調整

され，脳損傷後の麻痺肢の運動制限が“不使用”によって生じている可能性が指摘された[2]．この仮説をもとに 20 世紀後半，Taub らが求心性神経を損傷させたサルに対する体系的な機能回復トレーニングを検討し，非障害側前肢の拘束および障害側前肢の段階的なトレーニングによって麻痺側前肢の不使用が改善しうることを発見した．

また CI 療法は，これらの研究と同時期に明らかにされた，神経細胞および大脳皮質における神経可塑性の知見にも依拠している．Nudo らは，一側大脳皮質における手の支配領域を梗塞させたサルに対して集中的な麻痺手の訓練を実施したところ，残存する近位関節の支配領域が変化するとともに，手関節や前腕，手指の支配領域が梗塞巣の周辺に再構成されたことを示し，「使用依存的脳可塑性（use-dependent plasticity）」を提唱した．これらの基礎研究が CI 療法の発端となり，Ostendorf[3] や Wolf[4] による脳卒中患者の臨床応用へとつながった．

CI 療法による脳卒中患者の脳可塑性変化も，すでに多くの研究によって立証されている．Liepert ら[5] は，脳卒中患者における一次運動野（M1）の領域変化を経頭蓋磁気刺激を用いて調べたところ，CI 療法後に損傷側 M1 における手の支配領域が拡大していたことを明らかにした．脳卒中患者の CI 療法前後の脳血流変化を SPECT で調べたところ，一次運動野だけでなく，損傷半球の運動前野，上前頭回，両側の小脳といった運動の計画・遂行に関わる脳領域が変化していたことも報告されている[6]．さらに Gauthier らは，CI 療法前後における大脳の構造的変化を voxel based morphometry（VBM）を用いて評価した結果，適切な CI 療法を受けた患者群は対照群に比して，両側の感覚運動領野および海馬の灰白質質量に有意な増加がみられたとしている[7]．

CI 療法のエビデンス

CI 療法は，大規模な無作為化比較試験によって脳卒中後の上肢麻痺に対する訓練の有効性を示した最初の治療法である．また，基礎科学の知見を臨床へと変換する bench-to-bedside プロセスが重要とされる中で，CI 療法は脳損傷サルモデルの基礎研究を脳卒中の臨床へと応用したリハビリテーションの領域では数少ない治療法である．

CI 療法のメルクマールとなる代表的な臨床研究は，Wolf らによって行われた EXtremity Constraint-Induced Therapy Evaluation（EXCITE）trial[4] である．彼らは前向き単盲検化多施設無作為化比較試験によってその効果を検証した．3,000 人以上の脳卒中患者をスクリーニングしたのち，適格基準を満たした 222 人の初発脳卒中患者を 2 群にランダム割り付けして介入を試みた．CI 療法群と通常ケア群（特別な治療を受けない群）において，介入前後の上肢機能の変化を比較した．その結果，CI 療法群のほうが通常ケア群に比べて，麻痺手の上肢機能および日常生活における麻痺手の使用頻度に有意な改善を示した．加えて Wolf らは，CI 療法の持ち越し効果が 1 年後，ないし 2 年後まで維持されていたことも報告した．

すでに諸外国における脳卒中治療に関するガイドラインの多くは，推奨される治療法として CI 療法を紹介している．特に，近年発表された AHA／ASA（American Heart Association／American Stroke Association）のガイドライン[8] では，「CI 療法および（その訓練強度を）修正した CI 療法は，適応基準を満たした脳卒中患者であれば，その実施を前向きに検討したほうがよい」としてエビデンスレベル A が付与されている．また本邦の脳卒中治療ガイドライン 2015 においても推奨グレードは A であり，「麻痺が軽度の患者に対しては，適応を選べば，非麻痺側上肢を抑制し，生活の中で麻痺側上肢を強制使用させる治療法が強く勧められる」と記されている[9]．

CI 療法の適応と実際

運動学習を効果的に促すためには，ある程度まとまった期間で集中的な訓練を実施することが望ましい．EXCITE trial は，麻痺手の訓練を 1 日 6 時間，連続 10 日間実施するプロトコールを採用しており，これが CI 療法の一般的な訓練強度とされている[4]．しかし近年は，「modified（修正）CI 療法」として，諸外国の実情に合わせたプロトコールも多く報告されるようになった．当院では通常，1 日 5 時間の訓練×連続 10 日間（休日を除く）のプロトコールを採用している．

CI 療法は，単純に健側上肢を拘束して麻痺手の運動を繰り返すというような訓練法ではない．①健側上肢を拘束することによる麻痺手の積極的使用，②集中的・段階的な課題志向型訓練，③訓練室で獲得した麻痺手機能を日常生活での使用に転移させるための行動心理学的手法（Transfer Package）という 3 つの要素から構成される体系的な訓練法であり，治療者はこれらを適切に組み合わせながら訓練を実施していく．

適応基準

CI 療法はさまざまな物品を麻痺手で反復して操作する訓練法であることから，物品を掴んで離す能力が患者にいくらかでも残存していなければ，その実施が難しい．そのため，CI 療法を適応できる患者の基準は，手関節の随意的な背屈が 20° 以上可能であり，かつ母指を含む 3 本指の中手指節間（MP）関節と近位指節間（PIP）関節が 10° 以上随意的に伸展できることとされる（**2**）．簡単にいえば，ハンドタオルを掴んで離すことができる程度の手指機能である．当院も原則的にはこれに準じており，その他 **3** に示すような基準を鑑みてリハビリテーション科医が総合的に判断している[10,11]．

2 一般的な CI 療法の適応基準

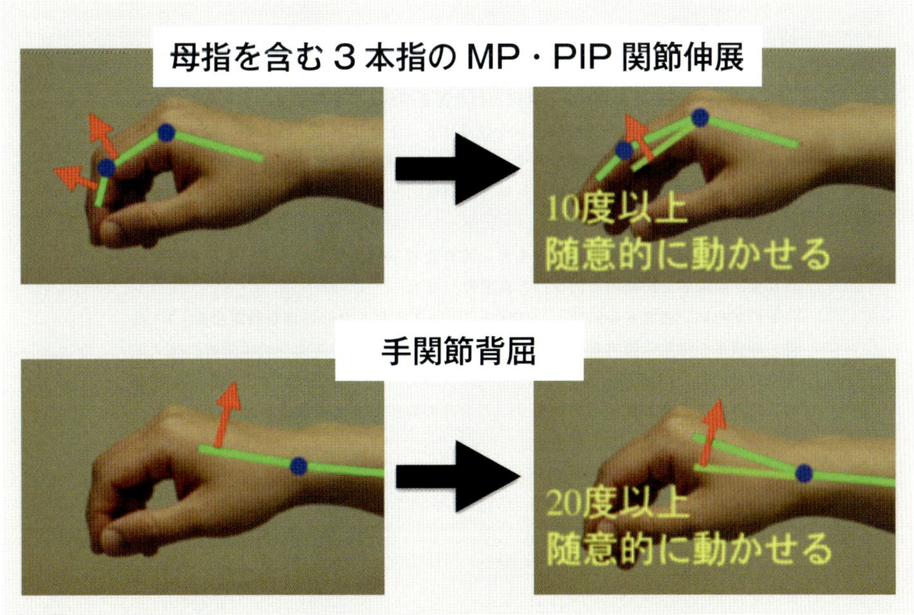

MP 関節：中手指節間関節，PIP 関節：近位指節間関節.

CI 療法の実際

■健側上肢の拘束

非麻痺側上肢の拘束は，CI 療法実施に際して行われる象徴的な介入である．その拘束方法はアームスリングや三角巾，ミトンなどが用いられるのが一般的であり，脳性麻痺児のように，自律して健側上肢の使用を制限できない場合には，一時的なギプス固定によって制限することもある．ただし，近年は麻痺手単独の動作だけでなく，より日常生活動作に即して麻痺手の機能を生かした両手動作を再獲得することにも重点が置かれている．自律的に健側上肢の使用を制限できる患者であれば，必ずしも健側上肢を物理的に拘束する必要はない．

■課題志向型訓練

CI 療法で行われる訓練は，ストレッチングや神経筋促通手技（ファシリテーション〈facilitation〉）といった単純な関節運動ではなく，合目的性のある作業課題を麻痺手で解決していくようなものを提供すべきである．またその課題内容は，患者の生活様式やニーズに即したものであることが好ましく，患者と担当セラピストがよく相談しながら訓練プログラムを立案する．具体的には，家電用品の押ボタンを操作する，引き出しを開ける，麻痺手で物品を動かすといった比較的容易な作業から，箸やスプーンを使う，鉛筆・ハサミを持つなどの巧緻性を要する作業まで多岐にわたる．もちろん，このような作業課題を麻痺手で遂行しようとすると困難であるため，操作しやすいような形態のもの（自助具）に変えたり，作業する位置や姿

3 当院における CI 療法の適応基準

麻痺側上肢の随意運動
- 親指を含む 3 本指の PIP および MP 関節を 10° 以上伸展可能　かつ
- 手関節を 20° 以上伸展可能

その他の基準
- Mini-Mental State Examination が 20 点以上
- 重度の高次脳機能障害（失語・失行・注意障害）や精神疾患がない
- 医学的にコントロールできていない重大な合併症がない
- 肩関節に亜脱臼，肩手症候群など重度の疼痛がない
- 肩・肘関節にわずかでも随意運動が認められる
- 集中訓練のストレスに耐えられる
- 患者自らが CI 療法を強く希望している
- 歩行やセルフケアが自立しており，転倒の危険性が低い

以上を勘案し，リハビリテーション科医が総合的に判断する.

4 目標設定共有のために筆者らが用いている書面（ある患者の一例）

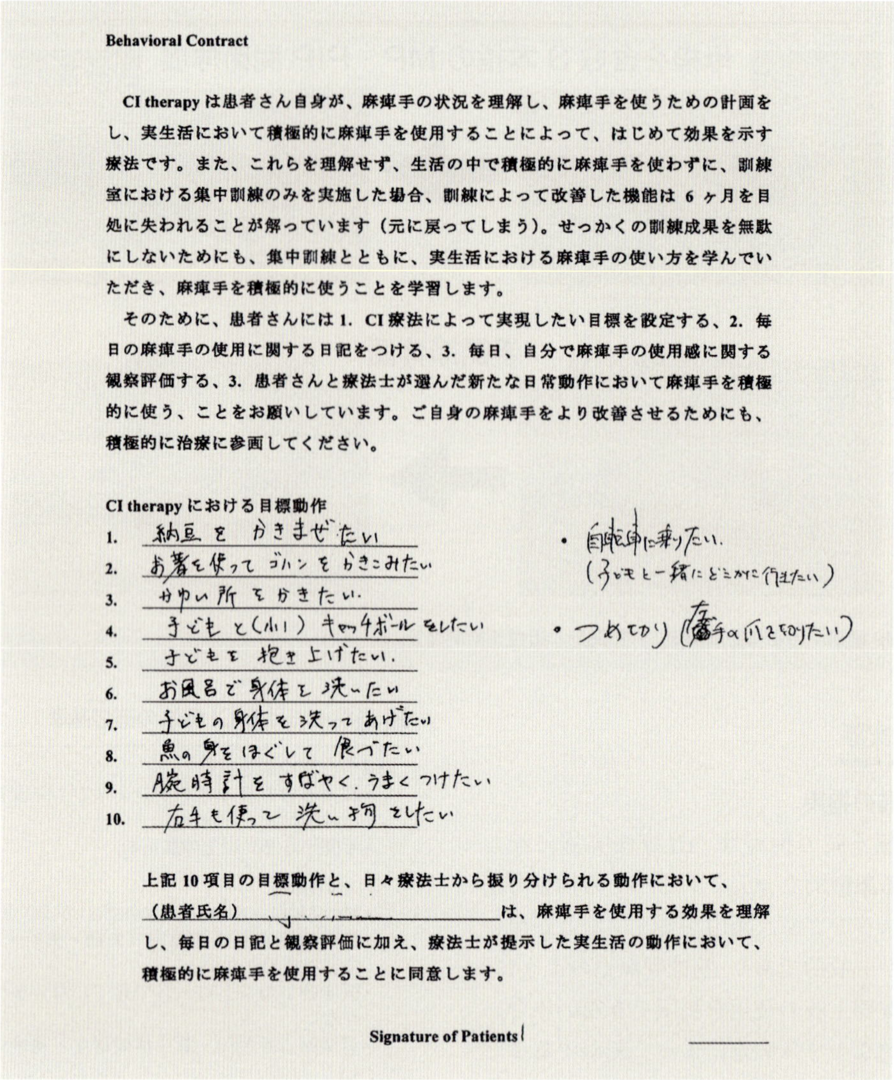

Behavioral Contract

CI therapy は患者さん自身が、麻痺手の状況を理解し、麻痺手を使うための計画をし、実生活において積極的に麻痺手を使用することによって、はじめて効果を示す療法です。また、これらを理解せず、生活の中で積極的に麻痺手を使わずに、訓練室における集中訓練のみを実施した場合、訓練によって改善した機能は 6 ヶ月を目処に失われることが解っています（元に戻ってしまう）。せっかくの訓練成果を無駄にしないためにも、集中訓練とともに、実生活における麻痺手の使い方を学んでいただき、麻痺手を積極的に使うことを学習します。

そのために、患者さんには 1. CI 療法によって実現したい目標を設定する、2. 毎日の麻痺手の使用に関する日記をつける、3. 毎日、自分で麻痺手の使用感に関する観察評価する、3. 患者さんと療法士が選んだ新たな日常動作において麻痺手を積極的に使う、ことをお願いしています。ご自身の麻痺手をより改善させるためにも、積極的に治療に参画してください。

CI therapy における目標動作

1. 納豆をかきまぜたい
2. お箸を使ってゴハンをかきこみたい
3. かゆい所をかきたい.
4. 子どもと(小1)キャッチボールをしたい
5. 子どもを抱き上げたい.
6. お風呂で身体を洗いたい
7. 子どもの身体を洗ってあげたい
8. 魚の身をほぐして食べたい
9. 腕時計をすばやく.うまくつけたい
10. 右手も使って洗い物をしたい

・自転車に乗りたい.
(子どもと一緒にどこかに行きたい)

・つめ切り (左手の爪を切りたい)

上記 10 項目の目標動作と、日々療法士から振り分けられる動作において、（患者氏名）＿＿＿＿＿＿＿＿は、麻痺手を使用する効果を理解し、毎日の日記と観察評価に加え、療法士が提示した実生活の動作において、積極的に麻痺手を使用することに同意します。

Signature of Patients ＿＿＿＿＿＿

勢を変えたりすることで課題に対応していく．この訓練手法は，従来の神経筋再教育が目指した運動による神経路の修復というよりも，麻痺手の残存機能を最大限に生かした運動スキルの再学習に主眼を置いたものといえる．

■ Transfer Package

「リハビリ室ではできるけれども，自宅ではできない（やらない）」といった訓練室と自宅生活における能力の乖離は，脳卒中リハビリテーションにおいても古くから指摘されている．訓練室での集中訓練によって，せっかく麻痺手の機能が向上したとしても，日常生活でその能力が活かせなければ，改善した機能が維持されることはなく，機能回復そのものの意義が薄れてしまう．脳卒中患者のように身体性が変容した状況では，健常者が考えるような日常生活動作（ADL）への自然な般化というのは実際にはうまくいきにくく，そのためこれらを橋渡しするような介入が別個に必要となってくる．つまり，麻痺手の“学習された不使用（learned non-use）”を脱し，残存した麻痺手の機能を生かした新たな動作方法を再学習していく必要がある．Transfer Package はそのための一連の関わりを示したものである．

Transfer Package の背景理論となっているのは，1950 年代から社会心理学の分野で提唱さ

5 日常生活における麻痺手使用を促す毎日のチェックリスト（ある患者の一例）

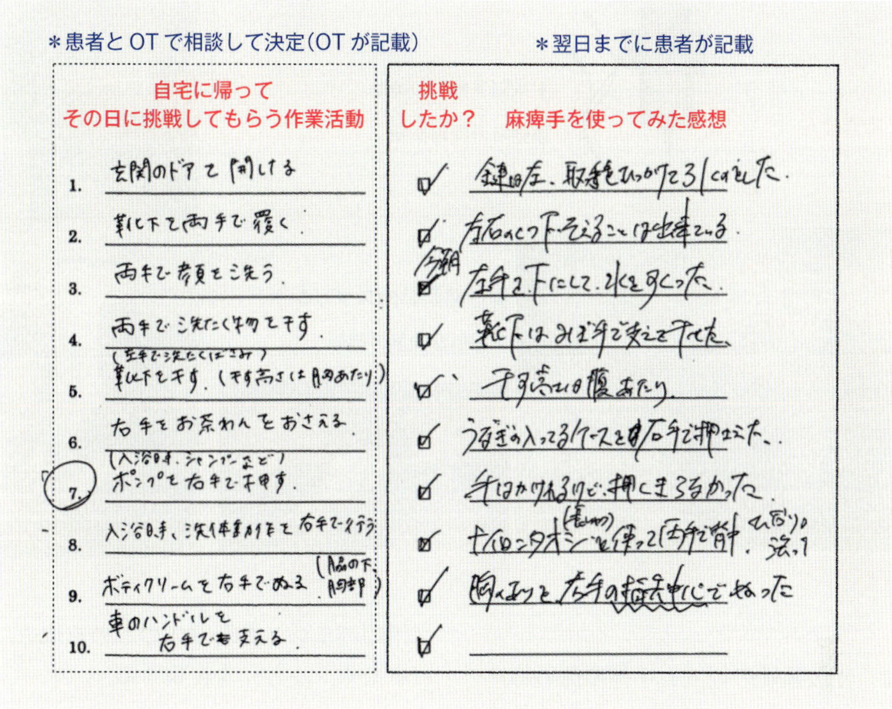

れている「健康信念モデル（Health-Belief Model）」である．糖尿病や薬物依存，禁煙治療などに対する患者教育の分野で多くの研究や実践が報告されてきたが，これまで脳卒中上肢リハビリテーションにはあまり適用されてこなかった．CI 療法中は日常生活でできうるかぎり麻痺手を使うことを契約するとともに，治療者と患者双方で治療期間内の達成目標を共有する（**4**）．また治療期間中は，毎日日記やチェックリストをつけることで，対象者自身に麻痺手に関わる行動の内省を促す．麻痺手での動作が困難な作業については，「なぜ難しかったのか」を患者に自省させ，自助具などを用いながら麻痺手の動作方法を工夫し指導していく（**5**）．このような行動心理学的手法は概念的で定量化しづらいが，その一方で患者の主体的な治療参加や意思決定プロセスへの参加が上肢機能の改善に良好な影響を及ぼす可能性が示されている．

Taub は脳卒中患者に CI 療法を行い，Transfer Package を用いたほうがこれらを用いなかった群よりも有意に上肢機能と日常生活での使用頻度が改善したと報告した[12]．加えて筆者らも，脳卒中片麻痺患者に対して CI 療法を行い，Transfer Package 実施の有無による効果の違いを検討した結果，Transfer Package を含む CI 療法を受けた患者群は，そうでない患者群に比べて 6 か月後の上肢機能と日常生活における麻痺手の使用頻度が有意に改善していた[13]．

他の治療手段と CI 療法の併用

これまでに述べたように，CI 療法はさまざまな物品操作を反復して行う訓練法であるため，対象となる患者は手指の随意運動がある程度残存していることが治療適応となる．適応基準を逸脱するような重度片麻痺患者の場合は，CI 療法単独での訓練は困難であるため，他の治療手段を併用した訓練手段を取る必要がある．近年はボツリヌス療法や，ロボット治療，神経筋電気刺激（neuromuscular electrical stimulation：NMES），装具療法といった治療が広まったことにより，従来の CI 療法では適応対象外であった重度片麻痺患者であっても，上記の治療手段を併用した訓練が可能になってい

6 重度片麻痺に対するCI療法のコンセプトを生かした多角的介入

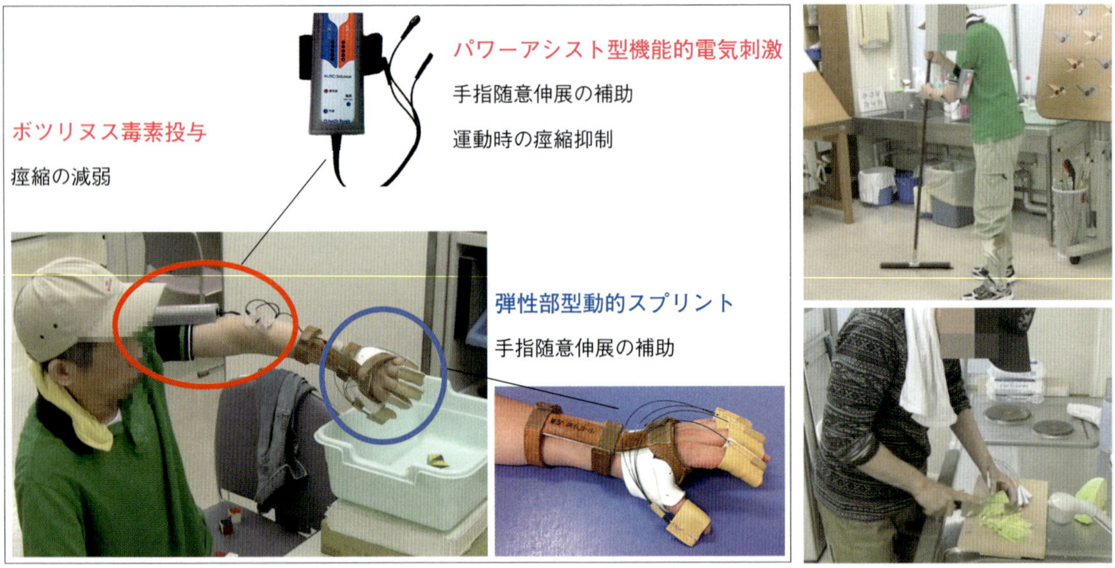

る．

筆者らは，上肢痙縮の軽減と手指関節の随意伸展をアシストする目的でこれらの治療を併用したCI療法を実施し，良好な成績を得た[14]（6）．ボツリヌス療法やロボット療法は，脳卒中リハビリテーションを促進する非常に有効な治療手段であるが，それ単独の治療では日常生活における実用的な麻痺手使用を獲得するのは難しい．ADLにおける麻痺手の使用を改善させるためには，やはりCI療法がもつ課題志向型訓練やTransfer Packageのような介入は必要不可欠であると思われる．今後は脳卒中リハビリテーションのエビデンスを適切に活用した複合的治療介入の効果が期待される．

CI療法のコンセプトを生かした試み

脳卒中患者の下肢麻痺に対するCI療法

CI療法は従来，脳卒中片麻痺上肢に対する治療法として普及してきたが，課題志向型訓練やTransfer Packageの治療コンセプトは，脳卒中の下肢障害に対する訓練にも十分応用できる．ただし，上肢のように健側下肢を拘束するのではなく，麻痺側下肢への荷重を持続的に意識した歩行練習や，日常生活に必要とされる麻痺側下肢への荷重が促されるような環境での実用的バランス練習（床のものを取る，障害物をまたぐ，など）を反復する．

脳卒中以外の病態に対するCI療法

諸外国では，多発性硬化症（multiple sclerosis：MS）患者や末梢神経損傷患者，頭部外傷患者，脳性麻痺（cerebral palsy：CP）児といった他の中枢神経疾患に対してもCI療法のコンセプトを生かした訓練が実施され，その有効性が示されている．MSは脳卒中と病態が異なるが，中枢神経障害による上肢麻痺に対してはCI療法を適用できる可能性がある．Markは進行型MS患者5例に対して30時間のCI療法を実施した結果，上肢機能の改善，ADLにおける麻痺手の使用頻度の向上ならびに身体疲労感の減少が認められ，少なくともその効果は4週間維持されていたと報告した[15]．寛解と増悪を繰り返しながら病勢が進行していくMS患者では，麻痺肢の“学習性不使用”も生じやすく，それに対するCI療法は有効となりうる．

CP児に対するCI療法の報告も近年増加している．ただし，小児の場合は成人よりも工夫を凝らした対応が必要となる．たとえば前述のように，小児例では非麻痺手の使用を自制できないため，欧米ではしばしば非麻痺手の上腕以遠にギプスを装着して訓練を実施していることが多い．また，患児に親しみがあるようなプログラムでなければ，訓練に対するアドヒアランスを得ることは難しいため，集団活動を通した訓練や，地域・自宅環境での訓練などが報告されている．

他疾患に対してCI療法を適応する際は，患者が長時間の訓練に耐えることが可能か否か，日常生活における麻痺手使用を自律的に実施できるか否かを十分に吟味する必要がある．

おわりに

本稿ではCI療法の生理学的背景やエビデンス，ならびに具体的なCI療法の実施について述べた．CI療法はそれ自体が治療概念というよりも，近年の運動制御や運動学習の理論，および行動学の知見を豊富に取り入れた一連の治療パッケージである．CI療法の知見は，脳卒中患者はもとより，運動障害を有するすべての患者に対するリハビリテーションを考えるうえで重要な示唆を与えてくれる．先進的な治療機器を適切に取り入れながら，患者の麻痺手行動が良好に変容していくような介入が今後重要となると考えられる．

（花田恵介，道免和久）

文献

1) Ogden R, Franz SI. On cerebral motor control：The recovery from experimentally produced hemiplegia. *Psychobiology* 1917；1：33-47.
2) Knapp HD, et al. Movements in monkeys with deafferented forelimbs. *Exp Neurol* 1963；7：305-315.
3) Ostendorf C, Wolf S. Effect of forced use of the upper extremity of a hemiplegic patient on changes in function：A single-case design. *Phys Ther* 1981；61：1022-1028.
4) Wolf SL, et al. Effect of constraint-induced movement therapy on upper extremity function 3 to 9 months after stroke：The EXCITE randomized clinical trial. *JAMA* 2006；296（17）：2095-2104.
5) Liepert J, et al. Treatment-induced cortical reorganization after stroke in humans. *Stroke* 2000；31：1210-1216.
6) Könönen M, et al. Increased perfusion in motor areas after constraint-induced movement therapy in chronic stroke：A single-photon emission computerized tomography study. *J Cereb Blood Flow Metab* 2005；25（12）：1668-1674.
7) Gauthier LV, et al. Remodeling the brain：Plastic structural brain changes produced by different motor therapies after stroke. *Stroke* 2008；39：1520-1525.
8) Winstein CJ, et al. Guidelines for Adult Stroke Rehabilitation and Recovery：A Guideline for Healthcare Professionals From the American Heart Association/American Stroke Association（vol 47, pg 98, 2016）. *Stroke* 2017；48（2）：e78.
9) 日本脳卒中学会 脳卒中ガイドライン委員会（編）．脳卒中治療ガイドライン 2015．東京：協和企画；2015.
10) 道免和久，竹林崇．Constraint-induced movement therapy（CI療法）—最近の知見．リハビリテーション医学 2013；50（9）：712-717.
11) Hosomi M, et al. A modified method for constraint-induced movement therapy：A supervised self-training protocol. *J Stroke Cerebrovasc Dis* 2012；21（8）：767-775.
12) Taub E, et al. Method for enhancing real-world use of a more affected arm in chronic stroke：Transfer package of constraint-induced movement therapy. *Stroke* 2013；44（5）：1383-1388.
13) Takebayashi T, et al. A 6-month follow-up after constraint-induced movement therapy with and without transfer package for patients with hemiparesis after stroke：A pilot quasi-randomized controlled trial. *Clin Rehabil* 2013；27（5）：418-426.
14) Takebayashi T, et al. Therapeutic synergism in the treatment of post-stroke arm paresis utilizing botulinum toxin, robotic therapy, and constraint-induced movement therapy. *PM R* 2014；6（11）：1054-1058.
15) Mark VW, et al. Constraint-induced movement therapy for the lower extremities in multiple sclerosis：Case series with 4-year follow-up. *Arch Phys Med Rehabil* 2013；94：753-760.

参考文献

- 道免和久（編）．ニューロリハビリテーション．東京：医学書院；2015.
- Takebayashi T, et al. A one-year follow-up after modified constraint-induced movement therapy for chronic stroke patients with paretic arm：A prospective case series study. Top Stroke Rehabil 2015；22（1）：18-25.

I. 神経疾患の治療法

運動療法・リハビリテーション

理学療法，作業療法

対象とする主な神経疾患 脳卒中，神経変性疾患，頭部外傷後遺症，脊髄疾患，末梢神経障害

シリーズ関連書籍 脳血管障害　パーキンソン　小脳

Point

- 神経疾患を対象としたリハビリテーションの近年における位置づけは，役割の範囲と人的資源の両面でより重要となっている．
- 理学療法は，動作の分析による基本的な動作を引きだし，作業療法は生活活動を介入手段として，機能障害にアプローチする．
- 理学療法および作業療法の専門的介入は神経疾患のいずれの病期にも適用がある．
- 経過が長期間に及び，複雑な機能障害を有する場合のある神経疾患には，新しい医学的治療法との組み合わせや，時間的および生活空間のつながりにおける途切れのない（シームレスな）リハビリテーションの充実が望まれる．

医療の中でのリハビリテーション

日本の高齢社会の進行とともに，リハビリテーションが医療の中で果たす役割は大きくなっている．2014年には医療機関に従事する理学療法士および作業療法士はそれぞれ約10万5,000人，5万7,000人，言語聴覚士も2万3,000人余であり[1]，いずれも10年前の2倍以上に増加した[1]．介護老人保健施設におけるリハビリテーションや通所や訪問介護，生活支援に関連するリハビリテーションなど，新たなリハビリテーション形態が設けられた一方，一般病院での従事者の増加も著しく，2005〜2014年の10年間に理学療法士2.7倍，作業療法士2.3倍，言語聴覚士2.5倍の増加に至っている[1,2]．

これら療法士の増加は，対象患者の高齢化，認知症を含めた対象疾患の増加に対応した流れであろう．同時に，リハビリテーション領域における専門領域や介入方法の高度化と細分化も徐々に進みつつある．理学療法士および作業療法士の分野では，認定および専門療法士制度とともに専門分化が進み，疾患特異的な知見に基づく介入も増えている（**1**）[3,4]．

いずれのリハビリテーションにおける介入も全人的な視点から機能障害をとらえるアプローチが中心であることは従来と同じである．本稿では，神経疾患を対象とした理学療法と作業療法の目的と介入について概説する．

リハビリテーションのアプローチ

リハビリテーションは，神経疾患のみならず外傷を中心とした外科的あるいは整形外科的疾患および精神疾患などの機能障害を有する患者全般を対象としている．神経疾患については，脳卒中や末梢神経障害などのcommon diseasesを中心としたリハビリテーションに加え，いわゆる神経難病がリハビリテーションの対象となる．医師の診断と治療は病態に基づいた疾患ベースのアプローチ（働きかけ）が中心となるが，リハビリテーションでは，動作障害や生活障害といった機能障害の分析に基づいて日常生活への適応や参加を高める症候・障害ベースのアプローチを有する点に特徴がある．この基本的アプローチとともに，各疾患個別の病理に対応して特化した介入や，社会資源（保健医療，家族，教育，職業など）とのつながりの中で行う地域リハビリテーションが加わってきている[5]．

1 療法士の専門分化（認定療法士，専門療法士）

理学療法士			作業療法士	
認定理学療法士分野	専門理学療法士分野		認定作業療法士	専門作業療法士分野
•7 分野	•23 分野		•分野区分なし	•7 分野
基礎理学療法 神経理学療法 運動器理学療法 内部障害理学療法 生活環境支援理学療法 物理療法 教育・管理理学療法	ひとを対象とした基礎領域 動物・培養細胞を対象とした基礎領域 脳卒中 神経筋障害 脊髄障害 発達障害 運動器 切断 スポーツ理学療法 徒手理学療法 循環 呼吸	代謝 地域理学療法 健康増進・参加 介護予防 補装具 物理療法 褥瘡・創傷ケア 疼痛管理 臨床教育 管理・運営 学校教育		認知症 手外科 福祉用具 特別支援教育 高次脳機能障害 精神科急性期 摂食障害

いずれも専門教育プログラムの修了などの要件により認定される．

（日本理学療法士協会[3]；日本作業療法士協会[4] より）

理学療法と作業療法の目的と適用

理学療法は，主として動作の観察と障害の分析に基づき基本的な動きを引き出すことを目的としている．運動機能へのアプローチを中心としているものの，運動の阻害因子となる痛みや身体の変形，循環器や呼吸器，認知機能など個別の臓器機能障害に対する介入も含んでいる．

作業療法は，生活での活動（作業）を手段として使うことで，身体の動きを日常の活動の実現に近づけ，対象者の希望する生活へと導く介入手法である．作業療法は，身体機能のみならず精神疾患や認知機能障害も対象とする．障害や疾患とその回復過程，地域などリハビリテーションを行う場によっては，両者の領域がオーバーラップしたり協働を必要としたりすることはまれではない．

理学療法と作業療法の適用には，障害部位による区別はないが，身体の移動動作における下肢機能，作業の遂行における上肢機能，という観点から，下肢と上肢の機能障害への介入はそれぞれ理学療法士と作業療法士が担当することが多い．また，近年の神経機能，特に脳機能の理解の進歩により，いずれの領域であっても脳機能の障害とその回復や可塑を考慮した介入手法がとり入れられつつある．近年では，リハビリテーション医学における治療の進歩により治療内容に特化したリハビリテーション，ロボット技術を用いた訓練や補助的治療の組み合わせとともにリハビリテーションが行われるようになってきている（**2**）[6]．

Key words

作業療法における「作業」

作業療法の「作業（occupation）」とは「専念すること」，「従事すること」の意味であり，日常生活活動，仕事，運動，遊びや余暇活動，社会活動，などヒトの活動全般を含む．いわゆる就労としての作業を意味するものではない．作業療法（occupational therapy）の内容も occupation の意味とともに理解がなされる必要がある．

理学療法の対象と種類[5,7,8]

理学療法を定義する構成要素には，①身体運動機能を対象とする，②身体運動機能と運動病態学の知識に基づき，身体運動機能を脅かす因子である疾病，外傷，加齢，健康状態および環境因子などに対処する，③障害を通じて疾病と障害の予防，治療，維持，環境調整などに関わる，④介入手段として身体運動に関わる物理的刺激および理学的手段が含まれる，があげられる[7]．理学療法は，直接あるいは間接的に身体運動機能の障害と関連する疾患や外傷を対象とするため，ほぼすべての神経疾患が理学療法の対象となりうる．また，糖尿病や循環器障害，呼吸器障害および代謝性疾患などの内科的疾患

2 脳卒中後遺症としての上肢機能障害に対して行われる多種の治療

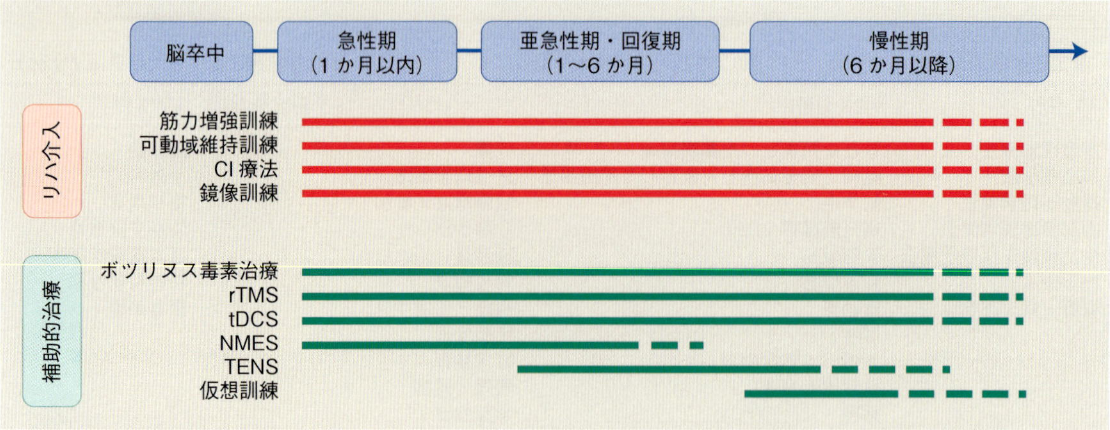

これらはリハビリテーション医学領域の治療として実施されることが多いが，理学療法および作業療法の評価と介入と組み合わせて行われる．医学的治療の一部につながる形でリハビリテーションが実施される特殊な介入も増えている．
rTMS：反復経頭蓋磁気刺激療法，tDCS：経頭蓋直流電気刺激，NMES：神経筋電気刺激装置，TENS：経皮的電気刺激療法．
(Hatem SM, et al. *Front Hum Neurosci* 2016[6] を参考に作成)

3 主な理学療法の分類

運動療法	物理療法	義肢装具療法
関節可動域・伸長運動 筋力維持増強運動 筋持久力強化運動 呼吸運動 運動負荷訓練 バランス練習 協調運動訓練 機能的動作訓練	温熱療法 —ホットパック，超音波療法，パラフィン浴など 寒冷療法 —アイスマッサージ，クリッカー，冷水浴など 水治療法 —渦流浴，ハバードタンク，歩行・運動用プールなど 光線療法 —レーザー療法，赤外線療法，紫外線療法など 電気療法 —経皮的電気刺激療法，経皮的神経刺激療法，機能的電気刺激など 機械力学的療法 —マッサージ療法，牽引療法など	義肢適合上の支援 —義足，移動補助具の利用支援など 装具療法の支援 —治療用装具，更正・矯正用装具の利用支援など

や外科的疾患での機能性障害に対する理学療法も行われている[7]．介入手段は，運動療法，物理療法，義肢装具療法，の 3 つに大別される(3)．また，運動療法についての目的別の治療法は4のごとく，機能障害別あるいは疾患別の多種の介入が考慮される[7]．

作業療法の対象と種類

作業療法は，特定の課題に専念・従事することで，生産する過程を通して身体的または精神的な機能障害を評価しつつ，機能の回復を促進し，健康増進と社会生活における最大の機能を発揮させる介入，と記述できる．作業療法は，その当初は精神科患者を対象としたが，身体障害や慢性疾患，小児発達領域での作業療法が体系化され，現在では乳幼児から高齢者まで疾患や外傷により身体的または精神的機能に障害をもつ，あるいはその可能性のある者すべてを対象とする．

作業療法が介入に用いる方法は，身体や精神などその人全体に働きかける日常生活活動や課題である（5[9]）．このような作業療法の特性から6の訓練で作業療法の活用が望まれる[10]．

医師からの理学療法・作業療法の処方

理学療法も作業療法もその実施は医師の処方によることが定められている．処方には①診察，②医学的評価結果の要約，③リハビリテーショ

4 運動療法の種類──目的別治療法

A. 基礎・基本的治療	B. 応用・特殊目的別治療	C. 臨床・疾患別治療
•関節可動域運動 他動的関節可動域治療 自動的関節可動域治療 補装具治療 •伸長運動 徒手的伸長運動 器械的伸長運動 自己的伸長運動 •筋力維持・増強運動 徒手抵抗（介助）運動 器械抵抗（介助）運動 自己抵抗（介助）運動 •協調性改善運動 Frenkel 体操 •バランス改善運動 機能改善的アプローチ 環境適応的アプローチ •姿勢改善運動 姿勢保持安定性向上運動 姿勢低位促通運動 •筋弛緩運動 段階的筋弛緩法（Jacobson 法） 自律神経調整法（Schults 法） •全身協調運動 自動運動 呼吸運動 •基本動作獲得運動 •起立歩行能力向上運動	•神経生理学的治療 固有受容性神経筋促通法 Brunnstrom 法 Vojta 法 Rood 法 •神経発達的治療 Bobath 法 •神経筋再教育治療 バイオフィードバック法 感覚運動再教育治療 •神経筋協調治療 動的関節協調治療 •運動再学習治療 •認知運動療法 •徒手療法 関節モビライゼーション 軟部組織モビライゼーション 神経モビライゼーション 運動併用モビライゼーション •疼痛軽減治療 マイオセラピー •痙性制御治療 •嚥下障害治療 •水中運動治療 •バルーン療法 •リンパ浮腫治療 •代替療法　など	•腰痛 Williams 体操 Kraus-Weber 体操 Cailliet 体操 •肩関節治療障害 Codman 体操 チューブトレーニング •脊柱側弯 Klapp 体操 •末梢循環障害 Bürger 体操 Bürger-Allen 体操 •腰痛圧迫骨折 Böhler 体操 •アキレス腱断裂 Hohmann 体操 •関節リウマチ リウマチ体操 •慢性閉塞性呼吸器疾患 呼吸筋ストレッチ体操 •産科 妊婦体操 産褥体操 •頸肩腕症候群 •パーキンソン病 •骨粗鬆症 •糖尿病　など

（板場英行．運動療法学 総論，第 3 版，2010[7] より）

5 作業療法で用いる手法

対象	用いる作業内容	具体例
基本的能力 （ICF：心身機能・身体構造）	感覚・運動	物理的感覚運動刺激（準備運動を含む），トランポリン・滑り台，サンディングボード，プラスチックパテ，ダンス，ペグボード，プラスチックコーン，体操，風船バレー，軽スポーツなど
応用的能力 （ICF：活動と参加，主に活動）	生活行為，セルフケア，ADL，IADL	食事，更衣，排泄，入浴などのセルフケア，起居・移動，物品・道具の操作，金銭管理，火の元や貴重品などの管理練習，コミュニケーション練習など
社会的能力 （ICF：活動と参加，主に参加）	創作	絵画，音楽，園芸，陶芸，書道，写真，茶道，はり絵，モザイク，革細工，籐工芸，編み物，囲碁，将棋，各種ゲーム，川柳や俳句など
	仕事・学習参加	書字，計算，パソコン，対人技能訓練，生活圏拡大のための外出活動，銀行や役所など各種社会資源の利用，公共交通機関の利用，一般交通の利用など
環境資源 （ICF：環境因子）	用具の提供，環境整備，相談・指導・調整	自助具，スプリント，福祉用具の考案作成適合，住宅等生活環境の改修・整備，家庭内・職場内での関係者との相談調整，住環境に関する相談調整など
作業に関する個人特性 （ICF：個人要因）	把握・利用・再設計	生活状況の確認，作業のききとり，興味・関心の確認，対象者にとって意味のある作業の提供に利用価値のある作業ができるように支援，ライフスタイルの再設計など

ICF：国際生活機能分類，ADL：日常生活動作，IADL：手段的日常生活動作．

（日本作業療法士協会．作業療法ガイドライン実践指針〈2013 年度版〉，2013[9] より）

6 作業療法の活用が望まれる訓練

- 移動，食事，排泄，入浴などの日常生活活動に関する ADL 訓練
- 家事，外出などにおける IADL 訓練
- 作業耐久性の向上，作業手順の習得，就労環境への適応などの職業関連活動の訓練
- 福祉用具の使用などに関する訓練
- 退院後の住環境への適応訓練
- 発達障害や高次脳機能障害などに対するリハビリテーション

ADL：日常生活動作，IADL：手段的日常生活動作.
（厚生労働省医政局長．医療スタッフの協働・連携によるチーム医療の推進について．医政発 0430 第 1 号．2010 年 4 月 30 日[10] より）

7 理学療法および作業療法の脳梗塞後遺症患者へのリハビリテーション処方内容（例）

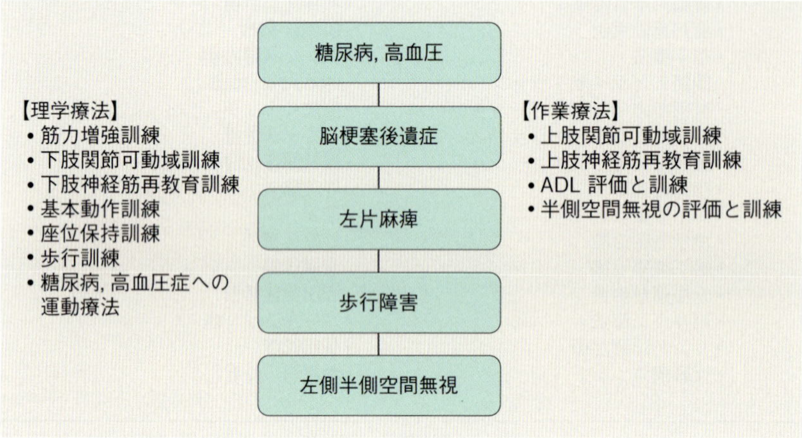

8 リハビリテーション処方を生かす基盤の整備

- 日ごろから考えを伝える
- 教育体制作り
- 新しい訓練法の導入（＋機器の用意）
- クリニカルパス・標準的なプログラムの作成
- 担当制の工夫
- 人員増強・訓練時間増加
- システム全体の構築

（石合純夫ほか．*Jpn J Rehabil Med* 2010[12] より）

ンによる到達目標とともに，④介入内容の指示と，⑤リスクと禁止事項が記載される．処方箋上での理学療法と作業療法の別は必ずしも明確になされない場合もあるが，両者の介入の特性に従ってなされるべきである（7）．近年は，理学療法および作業療法のガイドラインが策定され[9,11]，リハビリテーションの質の向上が図られている．また，リハビリテーション部門の資源の整備が伴うことでリハビリテーションの十分な効果が期待できる（8）[12]．

Key words

国際生活機能分類（ICF）

国際生活機能分類（International Classification of Functioning, Disability and Health：ICF）は，障害に関する国際的な分類として 2001 年に WHO で採択された．ICF は，人間の生活機能と障害に関して，アルファベットと数字を組み合わせた方式で分類するものであり，人間の生活機能と障害について「心身機能・身体構造」「活動」「参加」の 3 つの次元および「環境因子」などの影響を及ぼす因子で構成されている．約 1,500 項目に分類されている．ICF は，身体機能の障害による生活機能の障害に環境因子という観点を加えた．たとえば，バリアフリーなどの環境を評価できるように構成されており，障害者はもとより，全国民の保健・医療・福祉サービス，社会システムや技術のあり方の方向性を示唆している．ICF を用いることは，①障害や疾病をもった人やその家族，保健・医療・福祉などの幅広い分野の従事者による障害や疾病の状態についての共通理解，②障害者に向けたサービスの計画や評価，記録などの手段となる，③障害者に関する調査や統計について比較検討する標準的な枠組みとなる，点で有用である．

介入のプロセス

理学療法，作業療法いずれの介入も，9に示すような基本的プロセスに沿って進められる．プロセスは多職種連携の中で進められ，介入のプログラム策定や効果の評価などについて多職種からの情報や指摘される問題点が考慮される．

神経疾患における理学療法と作業療法

理学療法や作業療法の個別の介入内容は個々の疾患や対象者の障害の程度によって異なる．

9 理学療法・作業療法の介入のプロセス

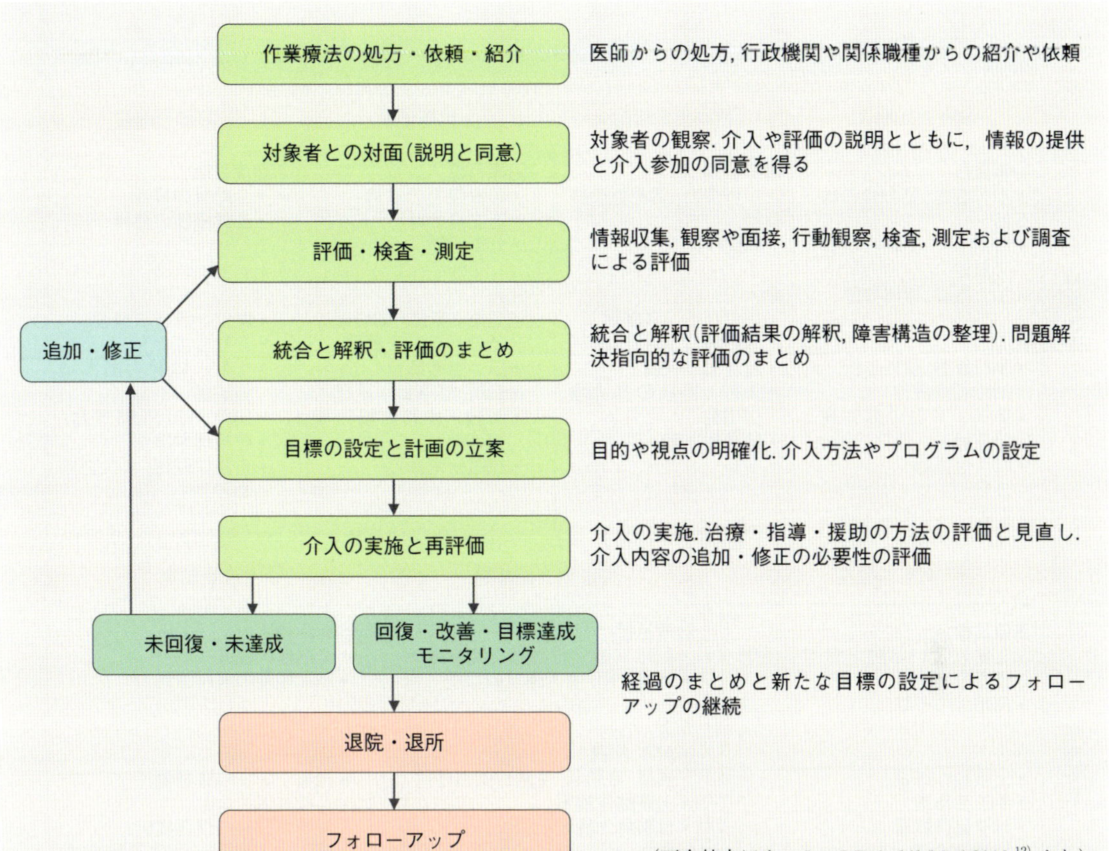

（石合純夫ほか．*Jpn J Rehabil Med* 2010[12] より）

10 パーキンソン病（PD）への理学療法――ホーン・ヤール（Hoehn&Yahr：H-Y）の重症度分類

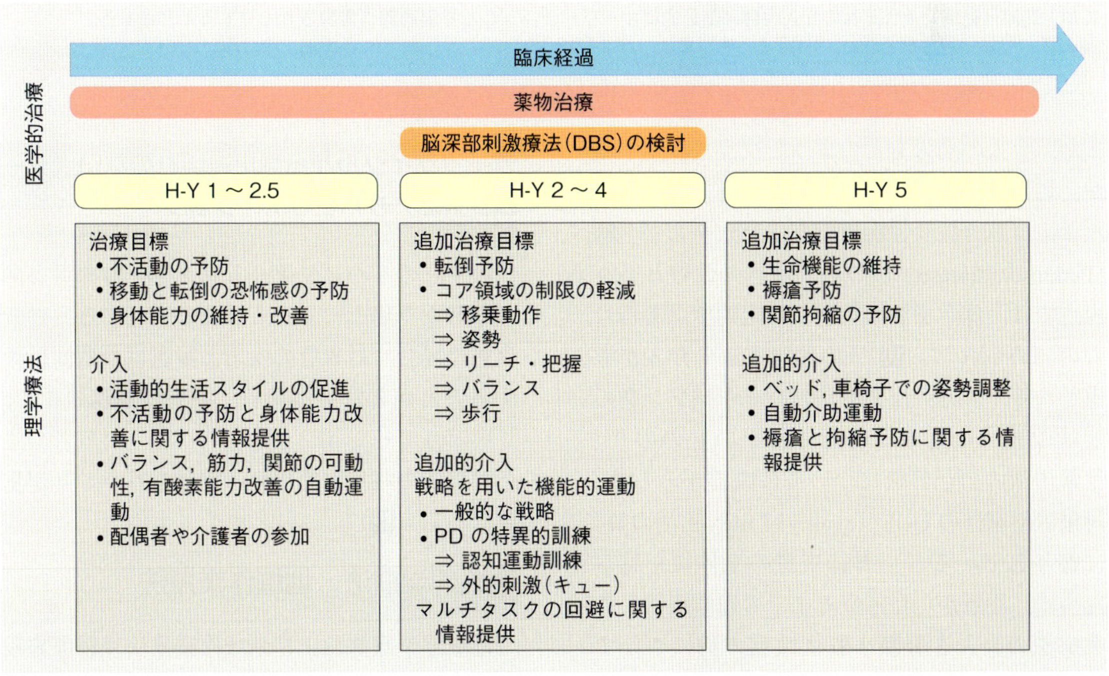

（堀場充哉．今日の理学療法指針，2015[15] より）

11 脊髄小脳変性症における病期の進行と理学療法，作業療法

臨床経過 →

理学療法

歩行自立期	伝い歩き期期	車椅子期	移動不能期
治療目標 • 歩行能力，活動性の維持 • 応用レベルのバランス練習 • 生活指導，環境調整 介入 • 歩行練習，屋外歩行 • 階段昇降練習 • 体幹・下肢の筋力増強運動 • 持久性運動 歩行やトレッドミルなど	治療目標 • 歩行能力，活動性の維持 • 転倒予防 介入 • 立位バランス練習 • 歩行練習，歩行器練習 • 起居動作練習 • 体幹・下肢の筋力増強運動 • 持久性運動 トレッドミル，エルゴメーターなど	治療目標 • 移動能力の維持 • 自立度の維持 • 転倒予防 介入 • 立位，座位，四つ這いでのバランス練習 • 伝い歩き練習 • 起居，移乗動作練習 • 四肢・体幹の筋力増強運動 • 呼吸練習など	治療目標 • 介助量の軽減 • 身体機能の維持 介入 • 座位バランス練習 • 介助立位練習 • 上肢・体幹の筋力増強運動 • 拘縮予防（ROM 運動） • 呼吸理学療法 • 良肢位保持，体位変換など

作業療法

ADL 自立期	ADL 要介助時期	全介助時期
治療目標 • 正常に近い活動を意識し活動性を維持 • 廃用性の予防 介入 • 上肢動作練習 • 手工芸作業 • ペグ動作練習 • 協調性練習 Frenkel 体操など	治療目標 • ADL の安定性と確実性を維持． • 道具使用，生活環境の調整 介入 • ADL 訓練 器具，自助具，生活設備の使用 • 上肢動作練習 • 食事動作練習 • 更衣，排泄，整容，入浴の練習 • コミュニケーション装置の導入 • 住環境調整の情報提供など	治療目標 • 介助量の軽減 • 認知機能の廃用予防 介入 • 褥瘡予防 • 拘縮予防（ROM 運動） • 良肢位保持など • 住環境調整の情報提供 • 福祉用具利用に関する情報提供など

ROM：関節可動域．それぞれの介入内容は部分的にオーバーラップしたり協同的に実施されたりすることがある．
（望月久．今日の理学療法指針，2015 [18]；山口普己．作業療法士 イエロー・ノート 専門編，第 2 版，2013 [19] を参考に作成）

また，介入の効果をどのような視点で設定するか，によって介入の適用や選択も異なる [13]．たとえば進行性変性疾患であるパーキンソン病（Parkinson disease）について症状の改善という視点では，理学療法の効果が限定的ではあるものの認められ [14]，**10** [15] の理学療法の介入が考慮される．一方，作業療法のパーキンソン病の症状改善への効果は有意ではないものの [16]，日常生活の自己評価については改善がみられ，対象者や家族の QOL（quality of life：生活の質）に寄与している [17]．神経疾患の全体像を見るために，診断から在宅療養までの理学療法と作業療法の介入を脊髄小脳変性症の例について **11** [18,19] に示した．

ライフサイクルから見た途切れのない（シームレスな）リハビリテーション

いずれのリハビリテーションも，対象者と関わる時期や場所によって目的は変化する．神経疾患の場合，対象者の疾患と障害は長期間持続することがまれではない．多職種連携の中で，リハビリテーションも途切れなく，対象者の生活や機能の維持に寄与する支援を行うことが重要である（**12**）[9]．

地域理学療法・地域作業療法

地域理学療法および地域作業療法は医療施設以外で実施される理学療法および作業療法を総

12 予防期から終末期に至る病期別のリハビリテーションの目的と計画

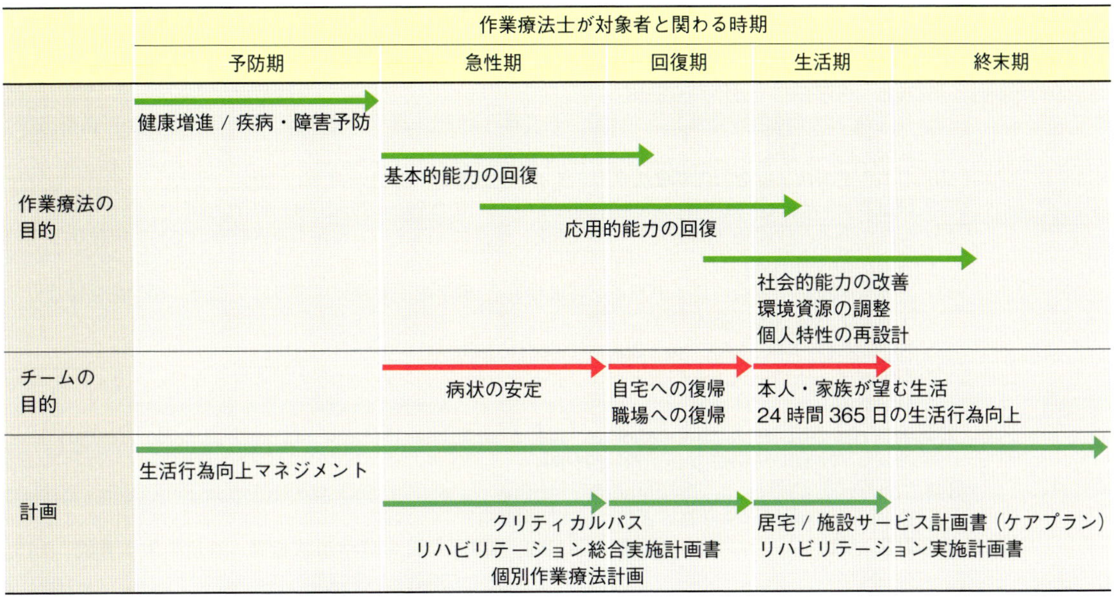

途切れのない（シームレス）支援が重要な作業療法の例.

（日本作業療法士協会．作業療法ガイドライン実践指針〈2013 年度版〉，2013[9] より）

称する．介護保険制度やその他の福祉制度の施行により，現在ではリハビリテーションには単に，一定レベルの機能回復を得て医療機関から退院すること，を目指すものではなく，対象者が生活の場（地域）で生活者としての活動が続けられるように支援する，という方向性が求められている．いわば，医療機関から地域社会に至る生活空間のつながりにおいてもシームレスなリハビリテーションが要求されている．リハビリテーションの構成要素は医療機関における実施と地域における実施では異なる（13[20]）．理学療法士および作業療法士は，地域全般を支援するために健康増進や疾病予防に関する啓蒙活動，生活環境や公共設備などの社会資源の調整などへの参加や情報提供を求められる時代となってきている．長期間，疾患とともに過ごすことが少なくない神経疾患患者においては，患者であり生活者である対象者が支援を受けられるリハビリテーションの充実が望まれる．

（寳珠山 稔）

13 医療モデルと生活モデルの構成指標

指標	医療モデル	生活モデル
目的	疾病の治療・救命	QOL の向上
ゴール	健康	生活の自立
対象者	患者	生活者
方法	治療	支援・援助
主体	提供者	利用者
主な実施場所	病院	地域・住宅
チームの構成	医療従事者	多領域の職種
視点	問題は何か	可能なことは何か

（牧田光代．理学療法学概説，2014[20] より）

文献

1）厚生労働省．理学療法士・作業療法士の需給推計方法について．
http://www.mhlw.go.jp/stf/shingi/other-isei.html?tid=348780
2）日本言語聴覚士協会．
https://www.jaslht.or.jp/
3）日本理学療法士協会．
http://www.japanpt.or.jp/
4）日本作業療法士協会．
http://www.jaot.or.jp/

5）内山靖（編）．理学療法学概説．奈良勲（監修），標準理学療法学 専門分野．東京：医学書院；2014.
6）Hatem SM, et al. Rehabilitation of motor function after stroke：A multiple systematic review focused on techniques to stimulate upper extremity recovery. *Front Hum Neurosci* 2016；10：442.
7）板場英行．運動療法とは何か．吉尾雅春ほか（編），標準理学療法学 専門分野，運動療法学 総論，第3版．東京：医学書院；2010．pp.8-18.
8）星文彦．理学療法の対象と治療手段．奈良勲（編著），理学療法概論，第6版．東京：医歯薬出版；2013，pp.75-134.
9）日本作業療法士協会．作業療法ガイドライン実践指針（2013年度版）．2014.
http://www.jaot.or.jp/wp-content/uploads/2015/10/OTguideline2013-practice.pdf
10）厚生労働省医政局長．医療スタッフの協働・連携によるチーム医療の推進について．医政発0430第1号．2010年4月30日．
11）日本理学療法士協会，ガイドライン特別委員会 理学療法診療ガイドライン部会．理学療法診療ガイドライン，第1版．2011.
「ダイジェスト版」http://jspt.japanpt.or.jp/guideline/
12）石合純夫，正門由久．専門医としてリハビリテーション処方はどうするべきなのか．*Jpn J Rehabil Med* 2010；47：449-462.
13）de Vries NM, et al. Physiotherapy and occupational therapy and mild to moderate Parkinson disease. *JAMA Neurol* 2016；73：893-894.
14）Tomlinson CL, et al. Physiotherapy versus placebo or no intervention in Parkinson's disease. *Cochrane Database Syst Rev* 2013；10：CD002817.
15）堀場充哉．パーキンソン病．網本和ほか（編），今日の理学療法指針．東京：医学書院；2015，pp.252-258.
16）Dixon L, et al. Occupational therapy for patients with Parkinson's disease. *Cochrane Database Syst Rev* 2007：(3)：CD002813.
17）Sturkenboom IH, et al. OTiP study group. Efficacy of occupational therapy for patients with Parkinson's disease：A randomised controlled trial. *Lancet Neurol* 2014；13：557-566.
18）望月久．脊髄小脳変性症．網本和ほか（編），今日の理学療法指針．東京：医学書院；2015，pp.259-263.
19）山口普己．脊髄小脳変性症．澤俊二（編），作業療法士 イエロー・ノート 専門編，第2版．東京：メジカルビュー社；2013，pp.601-602.
20）牧田光代．地域理学療法学．内山靖（編），標準理学療法学 専門分野，理学療法学概説．東京：医学書院；2014，pp.193-199.

Further reading

- 福井圀彦ほか（編）．脳卒中最前線—急性期の診断からリハビリテーションまで，第4版．東京：医歯薬出版；2009.

  脳卒中と周辺医療に関して網羅的に学ぶことができる

- 小森哲夫（監修），田中勇次郎ほか（編）．神経難病領域のリハビリテーション実践アプローチ．東京：メジカルビュー社；2015.

  代表的な神経難病のリハビリテーションについて具体的な問題点やアプローチについて解説されている

I. 神経疾患の治療法

運動療法・リハビリテーション

言語療法

対象とする主な神経疾患 脳卒中，パーキンソン病，ALS，脊髄小脳変性症

シリーズ関連書籍 脳血管障害 パーキンソン ALS 小脳 神経難病

Point

- 言語コミュニケーションの障害は失語症，発語失行，構音障害に大別される．
- 患者の抱える障害を臓器レベルの障害である機能障害（impairment），個体レベルの障害である能力低下（disability），社会環境レベルでの障害である社会的不利（handicap）の3相に分けて把握する．
- 患者ニーズを把握したうえで，病態に応じた言語療法を行う．
- 脳卒中やパーキンソン病では言語療法のエビデンスが比較的蓄積されているが，それ以外の疾患では未だエビデンスが乏しい．

言語コミュニケーションの障害

言語コミュニケーションの障害は，1960年代にDarleyらによってaphasia，apraxia of speech，dysarthriaに大別され，それぞれの病態の解明が進んできた．aphasiaは言語（language）のレベルでの高次脳機能障害である．apraxia of speechおよびdysarthriaは（運動性）発話障害（〈motor〉speech disorders）とも総称され，運動遂行のレベルでの障害による（1）．

失語症（aphasia）は正常な言語機能をいったん獲得した後に，言語野の損傷によって言語表象に障害を来すものである．聴く，話す，読む，書く能力の単数もしくは複数の障害を呈する．失語症のタイプ分類は脳卒中の症例の蓄積によって発展してきた経緯があり，代表的なものにブローカ失語（Broca aphasia），ウェルニッケ失語（Wernicke aphasia），伝導失語などがある．分類について詳しくは成書を参照されたい[1]．

発語失行（apraxia of speech）は，左大脳半球の中心前回弁蓋部を中心とする領域の損傷によって構音の企画過程の異常を来すものであり，失語性の音韻操作の障害や構音に関与する器官の麻痺とは異なる病態である．構音および韻律（プロソディー）の障害を来すが，構音の誤りの非一貫性がみられることが病態の鑑別上重要であり，たとえば「トケイ」の復唱を指示すると，「トカイ」であったり，「トクイ」であった

Key words

失語症

aphasiaは完全な失語症を意味し，不完全な失語はdysphasiaと呼ぶべきとの考え方もあるが，本稿ではより一般的に使用されていると考えられるaphasiaを用いた．

1 言語コミュニケーションの障害の分類

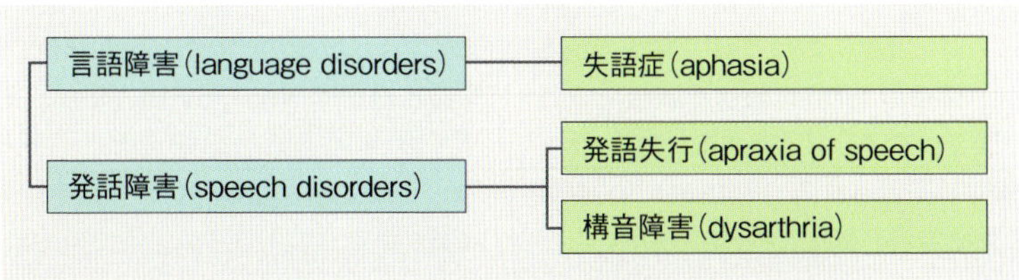

2 構音障害の分類

タイプ	障害部位	代表的な原因疾患
弛緩性構音障害	下位運動ニューロン	脳血管障害 多発性硬化症 球脊髄性筋萎縮症 下位脳神経障害
痙性構音障害	上位運動ニューロン	脳血管障害 多発性硬化症 原発性側索硬化症
運動失調性構音障害	小脳系	脳血管障害 脊髄小脳変性症 自己免疫性小脳性運動失調症
運動低下性構音障害	錐体外路系	パーキンソン病 薬剤性パーキンソニズム
運動過多性構音障害	錐体外路系	ハンチントン病 ジストニア
混合性構音障害 •痙性-弛緩性 •運動失調性-運動低下性-痙性	上下位運動ニューロン 小脳系-錐体外路系	筋萎縮性側索硬化症 多系統萎縮症 脊髄小脳変性症

（Yorkston KM, et al. Management of Motor Speech Disorders in Children and Adults, 2nd ed. TX：Pro-ed；1999 を参考に作成）

り一定しない．

構音障害（dysarthria）は球麻痺，仮性球麻痺，小脳性運動失調，錐体外路障害などによって起こる．正常の発話機能を形成する要素として，呼吸，発声，調音，共鳴，韻律（prosody）があり，発話に関与する器官（呼吸筋，声帯，軟・硬口蓋，舌，顎，口唇など）の筋力低下，運動範囲の減少，運動のタイミングの誤りなどによって構音障害が引き起こされる．代表的な病態と原因疾患には 2 のようなものがある．dysarthria は一般に構音障害と訳されることが多いが，この訳語には異論が述べられている（Column 参照）．

言語リハビリテーション

世界保健機関（WHO）は 1980 年の国際障害分類において障害を 3 相に分類しており，疾病による障害は，臓器レベルの障害である機能障

Column

用語の混乱

日本神経学会が編集する神経学用語集によると，speech は 1. 言語，2. 発話，3. 発語と訳されている．例をあげると，speech therapy は“言語”療法，fluency of speech は“発話”の流暢性，apraxia of speech は“発語”失行，となっている．これは，speech という単語が language も含む広義の意味に使用される場合と language を含まない狭義の（motor）speech に使用される場合があることが一因である．前者に対しては“言語”，後者に対しては“発話”もしくは“発話”が用いられることが多い．個々の term に対する訳語については歴史的な経緯も関与しているようである．本稿では，speech therapy に対して言語療法，（motor）speech disorders に対して発話障害の用語を用いた．

dysarthria は球麻痺，仮性球麻痺，小脳性運動失調，錐体外路症状などが原因となる．かつては口唇や舌などの構音（articulation）を担う器官の障害が原因と考えられていた経緯があるために，日本語でもこれに準じて構音障害と訳されていた．その後，咽喉頭を含む発声発語器官全体に障害が生じ得ることが知られるようになり，dysarthria は構音だけにとどまらないより広範な（motor）speech の障害として理解されるに至った．つまり，dysarthria を構音障害と呼称するのは病態を考慮すると適切ではない可能性がある．そのため，そのままディサースリアと記載することを推奨する立場がある[13]．これら用語についての日本神経学会や日本音声言語医学会などの関連学会共同での再検討が望まれる．

3 障害の3相

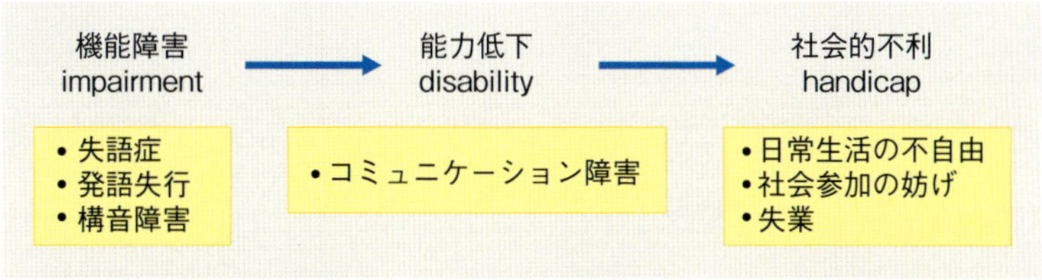

WHO（国際障害分類，1980）は障害を3相に分類し，疾病による障害は，臓器レベルの障害である機能障害（impairment），個体レベルの障害である能力低下（disability），社会環境レベルでの障害である社会的不利（handicap）に分けられる．
（厚東篤生ほか．脳卒中ビジュアルテキスト，第3版．東京：医学書院；2008を参考に作成）

害（impairment），個体レベルの障害である能力低下（disability），社会環境レベルでの障害である社会的不利（handicap）に分けられる（**3**）．この分類を具体的な疾患にあてはめてみると，たとえば，脳卒中そのものによって生じる機能障害である失語症があり，それによるコミュニケーションの能力低下が起こり，結果として就労などにおいて社会的不利を被るというように理解できる．

神経疾患には進行性の経過をたどるものも多く，治療の目標が完治とはなりえない場合も多い．そのため，治療者は介入前に患者にどのような機能障害，能力低下，社会的不利が起こっているかを評価し，実現可能なゴールを共有しておく必要がある．言語障害を引き起こす神経疾患は多岐にわたる．紙面の都合上，代表的な疾患・病態を中心に述べる．

脳卒中の言語リハビリテーション

失語症

高次脳機能障害全国実態調査委員会の報告によると，18,438人の脳卒中患者において失語症は脳梗塞で28.6%，脳出血では34.8%，くも膜下出血では24.4%でみられたと報告されており，失語症は脳卒中患者において頻度の高い病態である．「脳卒中治療ガイドライン2015」では，治療にあたって系統的な評価を行うことが勧められており（グレードB），ウェスタン失語症総合検査（Western aphasia battery：WAB）および標準失語症検査（standard language test of aphasia：SLTA）が推奨されている（グレードB）[2)]．

言語聴覚療法は，行うことが強く勧められている（グレードA）．欧米のメタアナリシスやCochrane Reviewsでは言語聴覚療法は効果があることが示されている[3,4)]．また，本邦における失語症に対する言語聴覚療法の効果を検討したメタアナリシスによると，刺激法，構文治療，仮名文字訓練，Promoting Aphasics' Communicative Effectiveness（PACE）などに臨床的に高いレベルの効果が認められたものの，科学的に高い水準のエビデンスをあげえていないと結論づけている[5)]．軽度の失語症は発症後2週間，中等度の失語症は6週間，重度の失語症は10週間が回復の大きい期間とされており[6)]，早期から集中的に治療を行うことが求められる．一方で，失語症訓練に対する改善度と罹病期間には相関なく，発症から1年以上経過した失語症患者においても失語症訓練が有効であるとの報告がある[7)]．訓練を受けたボランティアによる言語訓練でも効果があるとする報告もあり[8)]，家族などが治療者となり得ることを示している．

グループ治療やコンピュータ機器を用いた治療も勧められる（グレードB）．グループ療法は実践的なコミュニケーション能力の向上に重点を置いている．コンピュータを使用した自己訓練は，慢性期においてもその有効性が報告されており，自宅で日々行うプログラムとしても有効性が期待される．

4 パーキンソン病（PD）における発話障害の病態

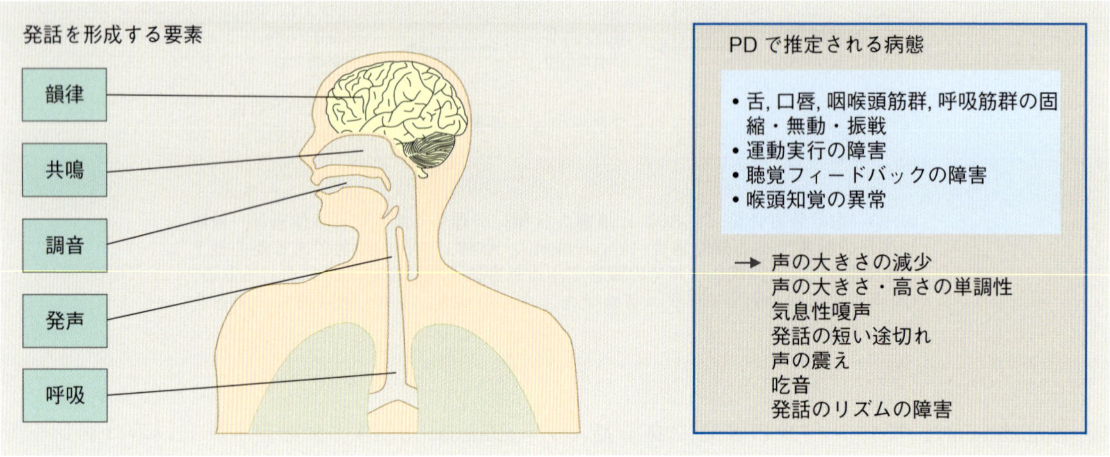

発語失行

エビデンスレベルの高いリハビリテーション法は乏しい．治療法は大きく構音運動のパターンと音の生成に基礎を置くもの，発話のプロソディーに焦点を当てたもの，ジェスチャーや代替手段を用いるものがあり，重症度に合わせて治療が選択される．

構音障害

エビデンスレベルの高いリハビリテーション法は存在しない．「脳卒中治療ガイドライン2015」[2]においては，構音障害によるコミュニケーション障害を改善する目的の訓練は，十分な科学的根拠はないが，行うことを考慮してもよい（グレードC）とされている．錐体路障害による構音障害では筋力増強訓練の効果が期待される．また，健側の使用を制限して患側に集中的な運動を行わせることで機能改善を図るconstraint-induced movement therapy（CI療法）は上肢の機能回復を目指すものとして始まったが，顔面筋の機能回復にも試みられている（☞ I.「CI療法」p.158）．

パーキンソン病の言語リハビリテーション

パーキンソン病（Parkinson disease：PD）はその経過の中で60～90％もの患者が発話障害を生じるとされている．従来，発話障害は進行期に出現するとされていたが，近年の報告では診断時にすでに存在しているとするものも多い．罹病期間が長くなるとともに悪化し，コミュニケーションに障害を来したり，社会的な孤立の原因ともなり得る．PDの発話障害は黒質線条体系の変性に伴うドパミン系出力の低下だけではなく，非ドパミン系システムの異常も関連していると考えられている．PDの発話障害は運動低下性構音障害（hypokinetic dysarthria）と呼ばれ，小声で，声の大きさや高さが単調で抑揚がなく，発話が短く途切れたり，構音が歪んで聞き取りにくかったり，かすれ声であったりするのが特徴である．口腔～喉頭の各筋群や呼吸筋などの音声に関わる筋群の固縮，無動は運動低下性構音障害の主要な要因と考えられる．さらに，PD患者では自分の声が小さいことを認識できないといった聴覚フィードバックの異常などの高次レベルの異常が報告されている．また，吃音の合併も多く，すくみ足と同様に運動開始のキューがスムーズに出ないことが原因と推測されている．PDで推定されている発話障害の病態を4に示す．

PDに対する言語リハビリテーションとして最もエビデンスレベルの高いものはLee Silverman Voice Treatment（LSVT®）であり，30本程度の関連報告がある．1か月のうちに16回と高頻度に，高負荷の発話および呼吸の訓練を行うプロトコルとなっており，治療1年後も声の大きさの改善が保たれていたことが報告されている[9]．また，明瞭度の改善も報告されている．PETで脳代謝の変化を検討した研究では，プロソディーの制御や監視に関連する右半球の特定の領域の活動がLSVT後に上昇しており，脳の可塑性に変化を与えることが示されている[10]．このようにLSVTは有効な言語リハビリテーションであるが，本邦ではLSVTを提供できる施設が限られることが問題点である．月に8回施行する変法，インターネットを介したLSVT-webの有効性も報告されており，これらは患者の治療へのアクセス改善に寄与する可能性がある．

重度の吃音により，コミュニケーションが阻害される場合は，ペーシングボードの適応がある[11]．当院で使用しているペーシングボードを**5**に示す．1つの音節を発するのに合わせて隣接するスロットを順に指さしていくことにより，発話の速度をコントロールし，吃音を改善させることができる．これはPDのすくみ足の治療に用いられる外部キューと同じメカニズムを利用している．

発話機能を改善させるデバイスも開発されている．altered auditory feedback（AAF）は自分の声を電気的に処理してイヤフォンにフィードバックする手法であり，フィードバックを遮断する，遅延させる，ピッチを変化させるなどの手法がある．AAFによって声の大きさや発話速度に改善がみられると報告されている．Lombard effectと呼ばれる，ノイズがあると人は無意識な反射として発声の努力をし，明瞭度や声量を上げようとする働きがある．これを利用したデバイスでPDの発話明瞭度や声の大きさが改善する報告がある．また，近年ではGoogle Glassで動作し，声が小さい場合にはGlass上にアラートが出るようなアプリケーションも開発されている．ただし，これらのデバイスの長期的な効果については検討されていない．

Key words

Lee Silverman Voice Treatment（LSVT®）

重度の発話障害のためにコミュニケーションが困難であったPD患者Lee Silvermanのために開発された言語リハビリテーション．高負荷の発声および発話タスクを反復する1時間のセッションを合計16回行う．治療を行う言語聴覚士はLSVT Global, Incの提供するコースを受講して認証を受ける必要がある．日本でも受講コースが開催されている．

5 当院で使用しているペーシングボード

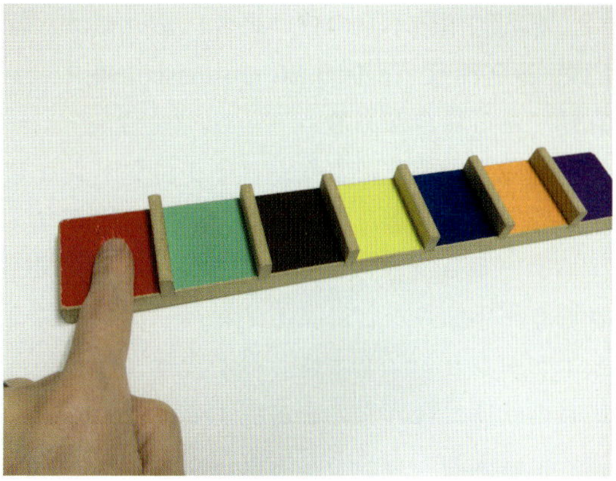

1つの音節を発するのに合わせて隣接するスロットを順に指さしていくことにより，発話の速度をコントロールし，吃音を改善させることができる．

ALSの言語リハビリテーション

筋萎縮性側索硬化症（amyotrophic lateral sclerosis：ALS）では上位および下位運動ニューロン障害に起因する構音障害がみられる．臨床的な特徴として，発話速度の低下，低いピッチ，かすれ声，開鼻声，構音の歪みがみられる．

病態の進行が速いことが一因と考えられるが，ALSに対する言語リハビリテーションのエビデンスは乏しい．「筋萎縮性側索硬化症診療ガイドライン2013」によると，筋疲労を来さない程度の口腔周囲筋・舌筋の運動療法，顎関節ROM維持はQOL（quality of life：生活の質）の向上に有用である可能性がある（グレードC1）とされる[12]．舌や口腔周囲筋の筋力向上を目指した運動療法については有効性のエビデンスはなく，過度な負荷は避けるべきである．文章を短く区切って発話するフレージング法は，発話速度を低下させ，同時に明瞭度を向上する．周囲が静かな環境でコミュニケーションをとる，相手と近い距離で話す，など環境を整えることはコミュニケーションの向上に役立つ．鼻咽腔閉鎖不全の強い患者においては，軟口蓋挙上補綴（palatal lift prosthesis：PLP）が有効である場合がある．

構音障害の悪化により，コミュニケーションが困難となってきた場合には，早期に代替コミュニケーション手段の導入を検討する．筆談，身振り・手振りなどによるノンバーバル・コミュニケーション，文字盤，電子機器，などから患者の状態に合うものを選択する．電子機器では，信号入力の方法として直接ボタンを押す他に，視線や脳波，脳血流を入力手段とするものも開発されている．「筋萎縮性側索硬化症診療ガイドライン 2013」の Clinical Question 9-2 に機器の一覧がまとめられており，参照されたい．また，近年では iPad などのタブレットにおいて動作するコミュニケーションのための簡易なアプリケーションも利用可能である（トーキングエイド®など）．

脊髄小脳変性症の言語リハビリテーション

遺伝性および孤発性の脊髄小脳変性症が存在する．遺伝性の脊髄小脳変性症の多くは常染色体優性の遺伝形式をとる．脊髄小脳失調症（spinocerebellar ataxia：SCA）のうち SCA 6 や SCA 31 のように比較的純粋な小脳性運動失調を呈する疾患と，SCA 1，SCA 2，SCA 3 に代表されるように小脳性運動失調に加えて錐体路症状，錐体外路症状などを合併する疾患がある．また，代表的な孤発性脊髄小脳変性症である多系統萎縮症では小脳性運動失調，錐体外路症状，錐体路症状の病態の合併がみられる．本稿では運動失調性構音障害にフォーカスを絞って述べる．

運動失調性構音障害の臨床的な特徴は，明瞭度の低下，音素の引き伸ばし，不正確な子音，母音の歪みなどであり，“酔っぱらいのしゃべり方”のような印象を受ける．言語リハビリテーションの報告は少数例を対象とした横断的研究が散見されるのみであり，エビデンスは乏しい．明瞭度の改善のために発話速度を調整する手法（フレージング法やリズミック・キューイング法など）を用いたり，構音訓練である対照的生成ドリルなどが行われる．

おわりに

代表的な病態や疾患についての言語療法およびコミュニケーションの改善のために使用されるデバイスについて述べた．上記のように多くの疾患においてエビデンスは未だ不十分であるといわざるを得ない．言語療法の治療効果は使用する言語の特性による影響を受けるため，欧米のエビデンスをそのまま日本語に適応するには注意を要する．本邦におけるさらなる研究が望まれる．

（坪井　崇）

文献

1）平山惠造．神経症候学 改定第二版 I．東京：文光堂；2006，pp.178-208.
2）日本脳卒中学会 脳卒中ガイドライン委員会（編）．脳卒中治療ガイドライン 2015．東京：協和企画；2015.
3）Robey RR. A meta-analysis of clinical outcomes in the treatment of aphasia. *J Speech Lang Hear Res* 1998；41：172-187.
4）Brady MC, et al. Speech and language therapy for aphasia following stroke. *Cochrane Database Syst Rev* 2012；(5)：CD000425.
5）三村將ほか．わが国における失語症言語治療の効果，メタアナリシス．高次脳機能研究 2010；30：42-52.
6）Pedersen PM, et al. Aphasia in acute stroke：Incidence, determinants, and recovery. *Ann Neurol* 1995；38：659-666.
7）Moss A, Nicholas M. Language rehabilitation in chronic aphasia and time postonset：A review of single-subject data. *Stroke* 2006；37：3043-3051.
8）Meinzer M, et al. Intensive language training in the rehabilitation of chronic aphasia：Efficient training by laypersons. *J Int Neuropsychol Soc* 2007；13 (5)：846-853.

9) Ramig LO, et al. Intensive speech treatment for patients with Parkinson's disease : Short-and long-term comparison of two techniques. *Neurology* 1996 ; 47 : 1496-1504.
10) Narayana S, et al. Neural correlates of efficacy of voice therapy in Parkinson's disease identified by performance-correlation analysis. *Hum Brain Mapp* 2010 ; 31 : 222-236.
11) 鈴木淳一郎ほか．脳深部刺激術後に生じた反復性発話異常に対してペーシングボードが有用であったパーキンソン病の1例．臨床神経学 2013 ; 53 : 304-307.
12) 日本神経学会（監修），「筋萎縮性側索硬化症診療ガイドライン」作成委員会（編）．筋萎縮性側索硬化症診療ガイドライン 2013．東京：南江堂；2013.
13) 西尾正輝．かつてわれわれは Dysarthria を「構音障害」と呼んでいた，といえる新たなる時代を迎えよう―小島氏への異論．音声言語医学 2000 ; 41 : 73.

Further reading

- Tomik B, Guiloff RJ. Dysarthria in amyotrophic lateral sclerosis : A review. *Amyotroph Lateral Scler* 2010 ; 11 : 4-15.

ALS における構音障害の病態や治療について学びたい人にお勧め

- Sapir S. Multiple factors are involved in the dysarthria associated with Parkinson's disease : A review with implications for clinical practice and research. *J Speech Lang Hear Res* 2014 ; 57 : 1330-1343.
- Atkinson-Clement C, et al. Behavioral treatments for speech in Parkinson's disease : Meta-analyses and review of the literature. *Neurodegener Dis Manag* 2015 ; 5 : 233-248.

PD における発話障害の病態や治療に関するエビデンスが網羅的にまとめられており，これらについて学びたい人にお勧め

- Yorkston KM ほか（著），伊藤元信ほか（監訳），藤原百合ほか（訳）．運動性発話障害の臨床―小児から成人まで．東京：インテルナ出版；2004.

運動性発話障害の治療に関わりたい人にお勧め

- Lee Silverman Voice Treatment（LSVT®）とは（新潟リハビリテーション大学 WEB サイト）.
http://nur.ac.jp/gs/lsvt/
- LSVT Global WEB サイト.
http://www.lsvtglobal.com/

I. 神経疾患の治療法

運動療法・リハビリテーション

芸術療法と音楽療法

対象とする主な神経疾患　認知症，パーキンソン病

シリーズ関連書籍　認知症　パーキンソン

Point

- 芸術療法と音楽療法は，十分なエビデンスのある研究はまだ少ないが，芸術療法は精神面の評価に，音楽療法は構音障害や運動障害の治療に用いられている.
- リハビリテーション治療に効果があるというエビデンスはあるが，その長期効果に対してはまだ十分なデータはない.
- モチベーションを高めるうえで，音楽療法と行動療法を複合したダンス療法の研究に，近年 RCT による報告が多く加わり有用性が認められている.
- モチベーションを形成する意味でも，遊戯性を加味したリハビリテーションの方法として行動療法と複合した音楽療法は有用である.

リハビリテーションの意義

元来，リハビリテーション療法には，対照を設定することが困難なため十分なエビデンスがないものが多い．さらに，芸術療法と音楽療法はそのほとんどがケースレポートにとどまった報告が多い．特に芸術療法と音楽療法は，用いる手法も 10 人の施療士がいると 10 通りの治療法があるというように，報告によってその手法がまちまちである．しかし，神経変性疾患の薬剤治療法については，十分な効果を得ているパーキンソン病（Parkinson disease）の L-ドパ療法を例にあげると，適切なリハビリテーション療法が薬物よりも効果があると報告されている．L-ドパを用いた ELLDOPA study という L-ドパ投与が病気の進行に影響するかをみた試験[1]では，L-ドパは 300 mg 程度の投与で UPDRS（Unified Parkinson's Disease Rating Scale）スコアは約 4 点改善がみられている．薬物投与以外のリハビリテーションで Tomlinson らの総説では[2]リハビリテーションは 3～7 点程度改善するとされている．特に運動療法やダンス療法は効果がみられる．もちろんこれは，リハビリテーションを行った直後に測定しているので長期効果の保証はないが，短期間では薬物療法と同様にリハビリテーションは十分に効果があると考えられる．また，既存の薬物療法と組み合わせることで費用対効果の優れた代替療法としても期待されている．

薬剤による治療と違い，リハビリテーションの報告ではその効果がどの程度持続するかということが十分記載されていない．多くは中止後数か月以内にその効果がみられなくなっている．生活習慣病の治療には「毎日歩いて適度な運動をすることやダイエットして体重を落とすことが薬剤治療以上に効果がある」とされている．しかし大多数の人は病気になってから初めて運動の重要性に気づくが，それにもかかわらず運動療法を行うことは非常に困難である．経済学ではプロスペクト理論があり，今 1 万円分の努力をするには，将来の 2 万 5 千円の利益がないと実行に移さないとされている．ランニングやダイエットなどの努力はやる気の動機づけがない限り行わないので，服薬という楽な行為での治療につながる．リハビリテーションも同様に，リハビリテーションを行うモチベーションを形成することが重要である．筆者の個人的な経験では，家でもリハビリテーションをしたいということで作成した DVD は，使用して 3 か月でほぼ半数の患者では利用されていないと

1 箱庭療法用の器具

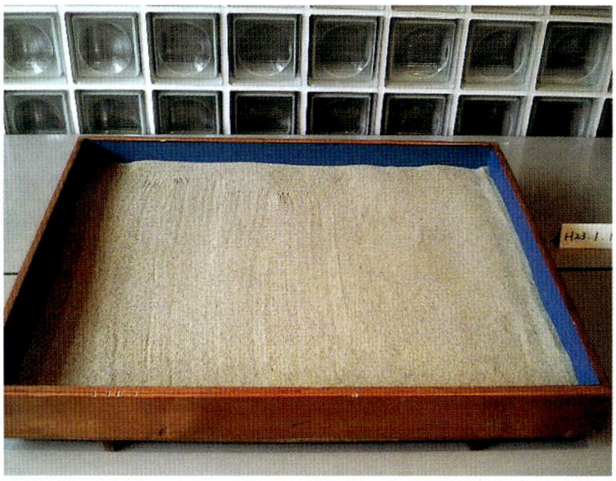
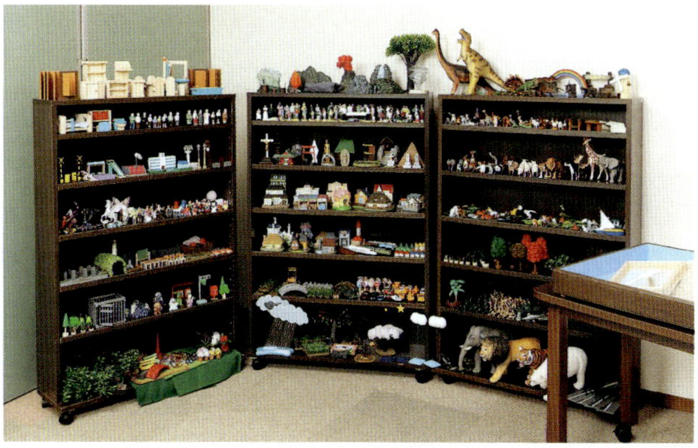

一般的には海や川を表現しやすい青い箱（52 × 72 × 7 cm）に砂を入れ，右のミニチュアを自由に置く.

いうことがあった．もともとパーキンソン病を中心とした患者はやる気がなくなりやすいので，どうしたら継続できるかを考えることが必要である.

精神的なモチベーションを高める意味で，非運動療法と運動療法の併用は効果がある可能性がある．特に音楽には，行動を維持し制御するドパミン系を賦活するうえで密接な関わりがあるとされている[3]．腹側被蓋野のドパミン遊離を起こし，楽しさを増加させる報酬系のシステムを賦活化させるとされている[4]．その意味では，芸術療法や音楽療法は患者の精神的なモチベーションを高めるうえで有用と考える.

芸術療法

芸術療法は，芸術の創造的なプロセスを利用してすべての年齢層の人々の身体的，精神的，感情的な健康を改善することを目標としており，芸術的な自己表現に関わる創造的なプロセスは，人々の葛藤や問題解決を助け，ストレスを減らして自尊心と自己認識を向上させ，洞察力を与えるとされている.

芸術療法は，病気，精神的外傷や課題に直面する人々や自己啓発を求める人たちに，専門的な関わりの中で芸術創作を治療的に用いる方法である．芸術療法は，カウンセリングと心理療法のモデルに，人間発達，視覚芸術（素描，絵画，彫塑やその他の芸術形式）および創造的プロセスの分野を統合したものである．その性格上，対照を置いた研究は多くなく，ケースコントロールスタディにとどまる報告が多いこと，個人差が大きいことから治療方法を一般化することは難しいが，代表的な治療法を記載する.

コラージュ療法

コラージュ療法は，雑誌や広告などから写真や絵などを切抜き，台紙に貼って一つの作品を作る簡単な方法で，自己の内面を振り返る方法とされている.

樹木描画法

隠された深層意識を「絵」に例えて具体化することで人格や心理状態を読み取る心理検査で，知的能力や発達の診断に用いることが多い．一般的な人格診断だけでなく，職業適性，精神障害や知的障害の早期発見，心理療法の効果測定などに用いられる.

箱庭療法（1）

箱庭療法は，心理士が見守る中，クライエントが自発的に，砂の入った箱の中にミニチュア玩具を置き，また砂自体を使って，自由に何かを表現したり，遊ぶことを通して行う心理療法である.

以上にみられるように，芸術療法は心理学的な側面から行われる精神療法であるため，精神的な治療効果などの判定に用いられることが多い．神経変性疾患の治療としては，認知症の治療への応用や脳卒中後のうつ，パーキンソン病のアンヘドニアへの応用が考えられるが，さらなる研究報告の蓄積が待たれる．

音楽療法

なぜ人間が音楽を作ったか明らかではないが，音楽に対する趣味は違っても音楽を聞くことが嫌いな人は少ない．音楽療法には，音楽のもつリラクゼーション機能やヒーリング機能があるとされている．さらに，パーキンソン病では内的リズム障害がもともとあるため，メトロノームのような明確なリズム刺激が歩行を改善させることや，合図を送ることができる機器を用いた訓練でパーキンソン病患者の歩行が改善することが報告されている．したがって，精神面とリズム面を同時に治療できる音楽療法は，少なくとも高い潜在的適応性を秘めていると思われる．

音楽療法のメタアナリシス

■高齢者のうつ

高齢者のうつについて報告されたRCTレベルが2以上のもの19報の検討[5]では，音楽療法は効果を認めるが他の治療法と明らかな差は認めないとされている．

■認知症患者に対する音楽療法の効果[6]

音楽療法は，衝動性行動に対しては最も効果が高く，次いで不安症状に効果を認めている．しかし，うつ症状には軽度の効果があり，認知機能に対しては明らかな効果は認められない．

音楽療法の内分泌免疫系への影響

Fancourt[7]は，音楽療法による内分泌免疫系の変化を報告した研究を対象としたシステマティックレビューを報告している．音楽による情動を介したリラクゼーション効果を客観的に測定したものであるが，ノルアドレナリンの低下（4/12報），コルチゾールの変化（18/29報），NK細胞活性（1/4報），IgAの変化（8/16報）であり，必ずしも有意な変化があるとはいえず，今後の客観性や方法論の統一が必要である．

神経変性疾患に対する音楽療法

神経変性疾患の音楽療法としては，パーキンソン病患者に対して最も応用されている．パーキンソン病の特徴として内的なリズム形成障害が知られている．歩行においてもすくみ足や突進現象などがみられる．すくみ足に対しては，外的な刺激を送ることですくみ足が改善されることがよく知られている[8]．そのため，音楽療法のようなリズム形成に関わる治療はパーキンソン病のリハビリテーションとして適しているといえる．メトロノームの一定のリズムをもった外的刺激での歩行訓練が用いられるが，単調になりやすく，ある程度の音楽を加えるほうが効果があると報告している[9]．また，リズム運動以外に集団的な合唱や音声抑揚訓練は，受動的なストレッチ運動に比較して運動機能に改善がみられるとされている[10]．

パーキンソン病は，同時に動作を行うことが困難である．そのため日常にウォークマンなどの音楽機器を用いて歩行をサポートすると障害物を横断するときなどに逆に歩行に障害が出現することが報告されている[11]．すなわち，単純に直進動作を行う際にはサポートできるかもしれないが，日常生活での新しい処理が必要となる際にはむしろ動作の抑制がみられる可能性がある．

受動的な音楽療法の効果としては，120 bpmのテンポの音楽テープを毎日1時間3週間聞くことで歩行の改善だけでなく，うつ状態の改善もみられたと報告されている[12]．

構音障害に対する治療—LSVT®

構音障害に特化した治療としてLee Silverman Voice Treatment（LSVT®）が知られている[13]．発声を通じて発話能力を高める意味で音楽療法とは異なるが，十分なエビデンスをもった治療法であるので紹介する（**2**）．

LSVT®は米国のRamigらが考案したパーキンソン病の発語障害改善目的の訓練法で，パーキンソン病患者であるLee Silvermanの構音障害を改善するために考案したため上記の名前が

2 LSVT® の宣伝用バッジ

大きな声を出すことを促している.

つけられている. 高いエビデンスレベルを有した現時点における最も有効な行動療法で, 声量, 声の明瞭度, 高さ, 速度, 表情, 嚥下の改善を期待できる訓練方法である. LSVT® 習得のためには実技指導が必要である. LSVT® における治療の 5 原則を以下に示す.

■ Focus on Voice

声の大きさを高めることに専念する. 大きな声を出すことで発声発語器官の運動範囲は拡大し, 発話速度は低下し, 明瞭度も改善する.

■ Focus on High Effort

パーキンソン病の小声を通常の大きさの声にまで高めるため, 叫ぶくらいの高さの声で発声する.

■ Focus on Intensive Treatment

集中治療とは, 50〜60 分の訓練を 1 週間に 4 回, 4 週間実施することを意味する. 米国における保険診療が背景にあり, いかに集中的に効果のあるリハビリテーションを行うかが焦点となっている.

■ Focus on Calibration

較正 (calibration) では, 他者には小声であっても自分は普通と思っているため, クライアント自身の声の大きさに関する感覚を治していく.

■ Focus on Quantification

定量化とは, クライアントの動機づけのために, 毎回のセッションの結果を数値化することである.

当院の音楽療法士が行う音楽療法

一定した方法はまだ確立されていないが, パーキンソン病の音楽療法に筆者らが用いている治療法を以下に示す.

プログラムの重点項目は「声のトレーニング」と「リズム運動」を中心とする.

■声のトレーニング

①顔面のマッサージ, ②口を大きく開けたり閉じたりの運動, ③顔の表情, ④発声 (口の動きを意識しながら, ウーイー, パッ, タッ, カッ, ウィスキー), ⑤ LSVT® 法を応用した大きな声を出す発声トレーニング.

■リズム運動

リズム感のある楽曲を使用して, 患者が使いやすいようにトーンチャイムなどの打楽器を用いて, 手足の運動やリズミックの動きを応用した体重移動などを行っている.

運動療法との複合としての音楽療法

ダンス, 太極拳などは, 音楽に合わせて運動療法を行うことから複合的な音楽療法に位置づけることができる. 音楽により快適さ, 楽しさ, やる気を出させ, 同時に感情を高揚させることで, より行動療法を行いやすくなる. ケアハウスなどで認知症患者に行われており, 重篤な副作用はなく社会生活との接点の改善や問題行動の鎮静化などに役立っているとされている. Guzmán-Garicía ら[14] のレビューでは, 多くの報告はその方法もまちまちであるため効果に関しては十分に評価できない. ダンス療法後には, 問題行動を伴う衝動性の低下や情動の安定化, コミュニケーションの改善がみられた報告があるとされているが, エビデンスレベルの低いものしかなく, 今後の検討が必要としている. しかし近年, パーキンソン病患者に対しては, RCT による報告が出ている.

■太極拳[15]

パーキンソン病患者を太極拳, 筋力トレーニング, ストレッチの 3 群に分け, 週 2 回 60 分のセッションを 24 週間行った. 一次アウトカムは姿勢の安定性を副次項目として歩行の歩幅などを測定したが, いずれも筋力トレーニングやストレッチ群に比較して有意に改善し, 特に転倒の発生率が低下した. また大きな副作用もなく施行することができた．太極拳トレーニングの効果は3か月間維持されたとしている．

■アルゼンチンタンゴ[16)]

アルゼンチンタンゴと通常訓練に分け，12週間のタンゴ治療を行った．Movement Disorder Society（MDS）-UPDR などの運動症状は，自主訓練群と差はなかったが，Timed Up & Go テスト[17)]（椅子に腰掛けた状態から立ち上がって3 m先の目印を回って戻るまでの時間を測定する．通常の歩行速度で行った後，2回目は最大の歩行速度で行い，最大の歩行速度を用いる）およびターンの速さに有意な改善がみられた．うつや疲労度には変化はなかったが，通常の訓練に比べて楽しみや充実感は有意に大きかった．単調なリハビリテーション訓練は継続が難しいことを考えると，このような遊戯性をもった治療は有用ではないかと考えられる．

（平山正昭）

文献

1）Fahn S, et al. Levodopa and the progression of Parkinson's disease. *N Engl J Med* 2004；351（24）：2498-2508.
2）Tomlinson CL, et al. Physiotherapy intervention in Parkinson's disease：Systematic review and meta-analysis. *BMJ* 2012；345：e5004.
3）Boso M, et al. Neurophysiology and neurobiology of the musical experience. *Func Neurol* 2006；21（4）：187-191.
4）Menon V, Levitin DJ. The rewards of music listening：Response and physiological connectivity of the mesolimbic system. *Neuroimage* 2005；28（1）：175-184.
5）Zhao K, et al. A systematic review and meta-analysis of music therapy for the older adults with depression. *Int J Geriatr Psychiatry* 2016；31：1188-1198.
6）Chang YS, et al. The efficacy of music therapy for people with dementia：A meta-analysis of randomised controlled trials. *J Clin Nurs* 2015；24（23-24）：3425-3440.
7）Fancourt D, et al. The psychoneuroimmunological effects of music：A systematic review and a new model. *Brain Behav Immun* 2014；36：15-26.
8）Satoh M, Kuzuhara S. Training in mental singing while walking improves gait disturbance in Parkinson's disease patients. *Eur Neurol* 2008；60（5）：237-243.
9）Cancela J, et al. Designing auditory cues for Parkinson's disease gait rehabilitation. *Conf Proc IEEE Eng Med Biol Soc* 2014；2014：5852-5855.
10）Pacchetti C, et al. Active music therapy in Parkinson's disease：An integrative method for motor and emotional rehabilitation. *Psychosom Med* 2000；62（3）：386-393.
11）Brown LA, et al. Obstacle crossing among people with Parkinson disease is influenced by concurrent music. *J Rehabil Res Dev* 2010；47（3）：225-231.
12）林明人．パーキンソン病に対する音楽療法．*Monthly Book Medical Rehabilitation* 2007（76）：71-76.
13）El Sharkawi A, et al. Swallowing and voice effects of Lee Silverman Voice Treatment（LSVT）：A pilot study. *J Neurol Neurosurg Psychiatry* 2002；72（1）：31-36.
14）Guzmán-García A, et al. Dancing as a psychosocial intervention in care homes：A systematic review of the literature. *Int J Geriat Psychiatry* 2013；28（9）：914-924.
15）Pan XG, et al. Effects of Tai Chi exercise on blood pressure and plasma levels of nitric oxide, carbon monoxide and hydrogen sulfide in real-world patients with essential hypertension. *Clin Exp Hypertens* 2015；37（1）：8-14.
16）Rios Romenets S, et al. Tango for treatment of motor and non-motor manifestations in Parkinson's disease：A randomized control study. *Complement Ther Med* 2015；23（2）：175-184.
17）Podsiadlo D, Richardson S. The timed "Up & Go"：A test of basic functional mobility for frail elderly persons. *J Am Geriatr Soc* 1991；39（2）：142-148.

I. 神経疾患の治療法

運動療法・リハビリテーション

次世代型リハビリテーション

対象とする主な神経疾患 ▶ 脳卒中，外傷性脳損傷

シリーズ関連書籍 ▶ 脳血管障害

Point

- 脳損傷後の機能回復は，麻痺肢の使用経験に伴う脳の可塑的変化に関連する（use-dependent plasticity）.
- 麻痺肢を使用する課題指向型練習とその練習量の確保が，機能回復を促進するための重要な要素である.
- 同じ練習量に対して効率を向上させるためには，段階的な課題難易度の設定や結果のフィードバックなど，運動学習の原則の導入が有効である.
- 適応的な脳の可塑的変化を促進するための試みは，neuromodulation と呼ばれ，脳刺激や brain machine interface，neurofeedback などをリハビリテーションと併用する試みが進行中である.
- 新規技術には患者からのアクセスのしやすさの実現も考慮すべきである.

神経疾患に対するリハビリテーションのパラダイムシフト

この数十年の間に，中枢神経損傷後の機能障害に対するリハビリテーション（以下，リハ）の考え方は大きく変遷した．従来，損傷後の脳は再生しないことを前提に，リハの主流は残存機能で代償して，日常生活動作（activity of daily living：ADL）を向上させることであった．たとえば，脳卒中後の片麻痺に対するリハでは，利き手交換や麻痺側下肢に対する装具療法，非麻痺側下肢の筋力増強である．現在でもこれらの介入は，特に重度の麻痺を呈する患者においては重要な意味をもつ．

動物の脳損傷モデルでの実験の蓄積から，中枢神経の非損傷部分の機能的・構造的な再構築と機能回復が改善することが明らかになった[1]．そのような中枢神経系の可塑的変化は麻痺肢の使用経験により促進される（use-dependent plasticity；***Key words*** 参照）．ヒトでも，機能的脳画像を用いた研究から，同様の現象が確認されている（**Column**「機能回復に関する脳機能画像研究」p.189 参照）．このような知見がリハの臨床にも反映され，麻痺肢を使用する課題指向型練習とその練習量の確保が，機能回復を促進するための重要な要素であると考えられている．一方で，同等の練習量に対して，学習効率を高める練習内容の設定や可塑的変化を誘導する neuromodulation などの方法論の開発は，さらなる機能回復の促進につながるであろう（後述）．練習機会や総活動量を増やすための方策として，ロボティクス（robotics）の発展も期待される．

具体的なリハ介入の方法論の検証

リハ後の機能回復の神経基盤が use-dependent plasticity であるという理論的背景に基づいて，課題指向型練習の効果を検証する小規模な

Key words

use-dependent plasticity

Nudo らは，一次運動野の部分的虚血を生じさせたリスザルにおいて，段階的に難易度を高めながらパレットからエサをとる課題指向型練習を行い，その前後で微小電極刺激による一次運動野内のマッピングを行ったところ，手指や前腕の領域が拡大することが示された（**1**）[1]．臨床例でも練習後の麻痺側上肢の機能回復とともに一次運動野のマップや運動関連領野の活動の変化から，use-dependent plasticity（使用依存的可塑性）が生じていると考えられる．

1 use-dependent plasticity

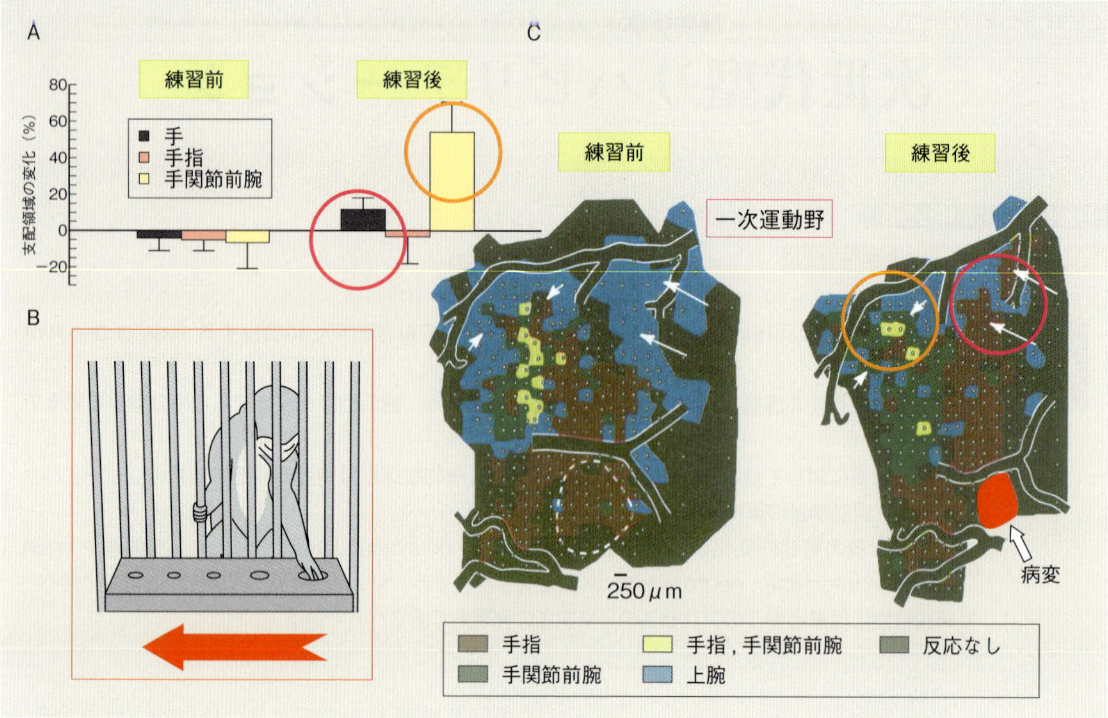

一次運動野の虚血病変後，麻痺を生じた前肢で，えさ取り練習を段階的に行った（大きく浅いえさ箱から小さく深いえさ箱へ）．運動機能の回復とともに，一次運動野の手指（赤○）や前腕（オレンジ○）を支配する領域が拡大した．

（Nudo RJ, et al. *Science* 1996[1] より）

RCT（randomized controlled trial）が蓄積してきた．それらのメタ解析では，非麻痺側上肢の使用をスリングなどで制限し，麻痺側の使用を促す課題を段階的に行うCI療法（constraint induced movement therapy，☞ I.「CI療法」p.158）や，ロボット補助による上肢訓練，運動想像を用いたmental practiceなどの有効性が示唆された[10]．

CI療法

2000年代半ばからようやくConsolidated Standards of Reporting Trials（CONSORT）の基準に従った，多数例の多施設RCTが行われるようになった．その皮切りになったのが非麻痺側上肢の使用を制限して，CI療法の有効性を検討したEXCITE研究であり[11]，対照に比して麻痺側上肢の使用が向上することが示された．

その際，①手関節や手指関節の伸展がある程度残り比較的軽症な患者を選択したこと，②麻痺の程度だけでなく，課題遂行時間や麻痺側上肢の使用頻度などの最適な評価法を採用したこと，③非麻痺側上肢の使用制限法や時間などを含む定量・再現が可能な方法論を提示したことが，従来のリハの方法論に関するRCTに比較して優れているといえる．比較的経験の浅い療法士でもCI療法を同様の方法論で同等な患者に提供でき，かつその結果の再現性も保証されたわけである．

しかし，問題点もあり，対照は「通常ケア」という上肢使用量の異なる群であった．すなわち，結果的に麻痺側上肢の練習量が十分に確保できたことが，良好な転帰につながったと考えられる．

EXCITE研究後は対照の練習量をマッチさせるデザインでの研究報告がいくつかなされた．ロボット補助による上肢機能訓練[12]や体重免荷トレッドミル歩行訓練（body weight supported treadmill training：BWSTT）[13]，運動想像練習[14]，さらに上肢の課題指向型練習[15]などについて

Column

機能回復に関する脳機能画像研究

機能的MRIなどを用いた脳機能画像研究によると，脳損傷後に生じる可塑的変化は，運動時の新たな脳賦活部位の出現，脳賦活の効率化，運動時や安静時のネットワークの結合性の変化に要約される．横断的には損傷部位や重症度の違い，縦断的には機能回復に伴って，これらの所見に変化がみられる．たとえば，横断的な研究では，麻痺肢運動時や歩行時の病変半球，非病変半球を含めた運動前野や補足運動野などの運動関連領野の活動亢進が報告された[2,3]．縦断的な研究では，機能予後の良好例においてさまざまな領域にみられた活動が収束していく現象も見出された[4,5]（**2**）．さらに局所の活動だけでなく，領域間の結合性の変化が注目されている．結合性の評価にはいくつかの理論が提案されている．機能的結合性（functional connectivity）は2つ以上の脳領域活動の時間経過の関連を仮定する．安静状態における病変半球の一次運動野と非病変半球との機能的結合性の低下と機能回復に伴った結合性の改善が観察されている[6]．有効結合性（effective connectivity）は，dynamic causal modelのような因果関係を規定する数学的仮定に基づく．非病変半球一次運動野から病変半球一次運動野に対する抑制的影響や病変半球の一次運動野と運動前野の機能的カップリングが機能障害の程度やその回復と相関することが示されている[6,7]．構造的結合性（structural connectivity）は拡散テンソル画像（diffusion tensor imaging：DTI）による白質線維の検出に基づく．脳卒中後の上肢麻痺の回復に対する皮質赤核脊髄路の貢献が報告されている[8,9]．

2 脳卒中後の歩行機能回復とリハ介入効果に関連する脳内機構

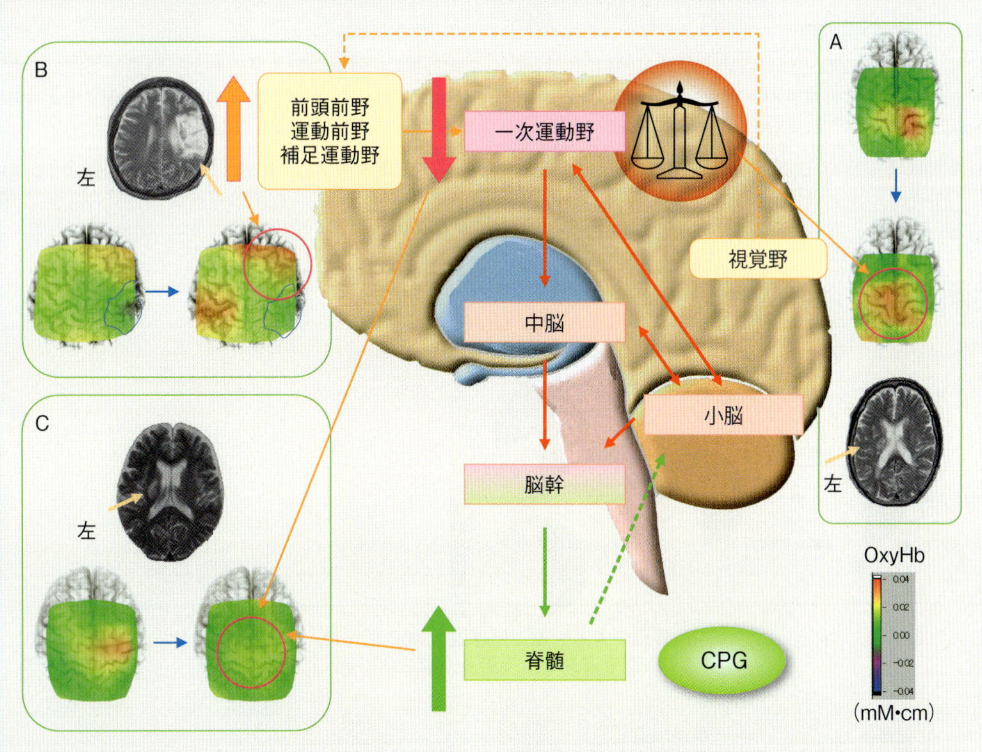

リハ後の歩行機能改善に伴う歩行時の脳活動の変化をfNIRS（*Memo*「機能的近赤外分光法」p.192参照）で評価した．主な変化部位を赤丸で囲んでいる．MRI画像内の矢印は病変部位を示す．

A：皮質下の梗塞などある程度錐体路も保存されている場合は，歩行機能改善に伴い，感覚運動野の活動が対称的になる．

B：中大脳動脈領域の広範な脳梗塞では，歩行機能改善に伴い，運動前野の活動が増加した．

C：体重免荷やトレッドミル速度の段階的増加により，自動的な歩行が可能になると感覚運動野の活動はむしろ低下した．

CPG：central pattern generator.

3 対照群の介入量をマッチさせた脳卒中後の片麻痺患者に対するリハのRCT

筆頭著者	雑誌，年	標的機能	リハ介入	患者数（人）	発症後期間
Lo [12]	*NEJM* 2010	上肢	ロボット訓練	127	維持期
Duncan [13]	*NEJM* 2011	歩行	BWSTT	408	回復期，維持期
Ietswaart [14]	*Brain* 2011	上肢	運動想像練習	121	回復期
Winstein [15]	*JAMA* 2016	上肢	課題指向型練習	361	回復期（45日）

BWSTT：体重免荷トレッドミル歩行訓練.

検証されたが，上肢麻痺や課題遂行時間や歩行速度などを指標とした介入群の転帰と対照との差は明確ではなかった（3）．すなわち，さまざまな課題指向型練習において，練習時間を同等にすると，介入の特異的効果が不明確になるという逆戻りの事象が生じている．

Column

麻痺側上肢リハの脳モデル

麻痺手使用行動強化を行うための，脳モデルが提案されている[19]．4では右片麻痺の患者が右上の標的に到達しようとするときに，リハ介入がないと麻痺のない左上肢を使用してしまう．やがてその動作が定着し，右前の標的に到達するときも左上肢を選択し，右上肢の不使用が進む（4-A③）．ある期間，療法士が介入して（4-A④），右上肢使用を指導し（誤差学習），患者にもそれができるという達成感や報酬があると（報酬学習），麻痺肢使用の行動強化が進み，右上肢で右上に到達するという好循環が生まれる．ここまで誘導できれば，療法士の存在がなくても患者自身が右上肢を使用するようになり，右上肢使用の行動強化が生じ，さらに機能が回復する．必要な介入回数（量）は，麻痺の程度などにより差があると考えられる．

4 麻痺側上肢リハの脳モデル

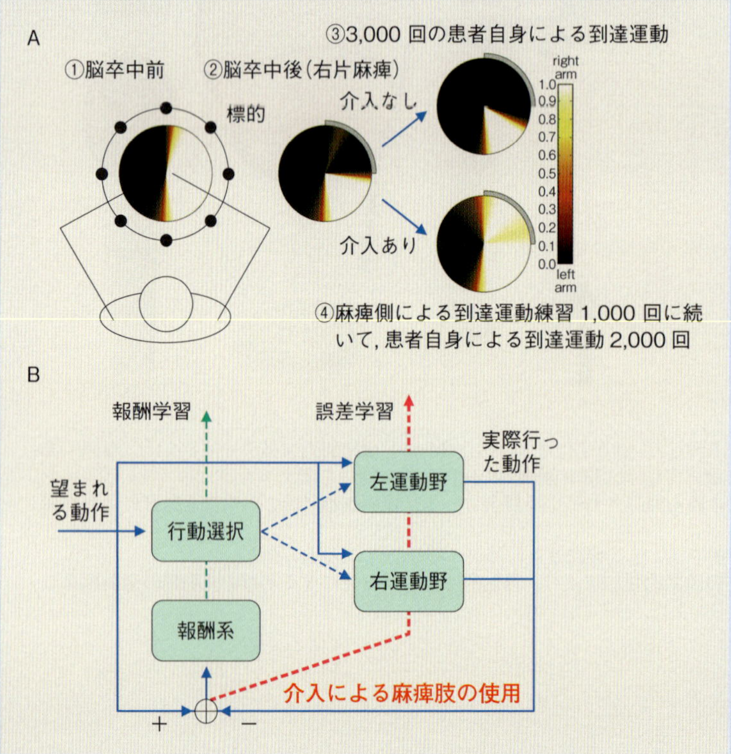

A：麻痺側上肢による到達標的のリハ介入なし，リハ介入ありによる差異.
B：リハ介入による学習様式.
ある閾値以上に学習が進むと右上肢で右上へリーチする好循環が生じる.
（Han CE, et al. *PLoS Comput Biol* 2008[19] より）

5 neuromodulationの試み

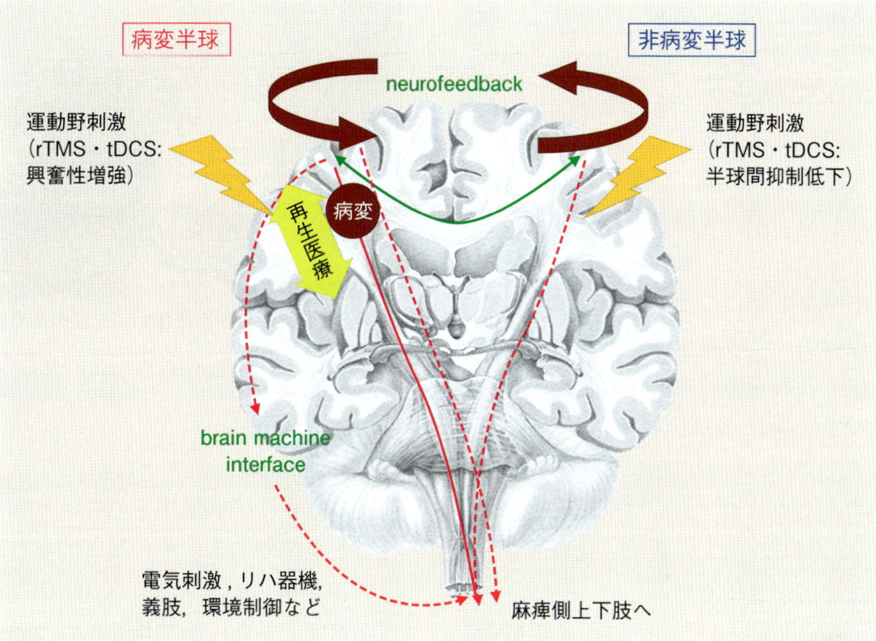

説明は本文参照.
rTMS：反復経頭蓋磁気刺激，tDCS：経頭蓋直流電気刺激.

リハの有効性を規定する要素

同等の練習量に対する学習効率を高める試み

このように練習課題と時間を規定するのみでは，リハの有効性の検証に限界があることが示唆される．練習量以外にリハ効果を高める方法はないのであろうか．同じ練習量に対して効率を向上させるためには，リハを運動学習ととらえた観点からの検討が必要である．事実，脳卒中患者の運動学習能力とADL改善には相関がみられる[16)]．効率を向上させるための要素としては，リハの進捗に応じて課題内容の難易度を段階的に上げていくこと（shaping），患者に対してフィードバックが行われること（knowledge of results, knowledge of performance）などがあげられる．たとえば，ロボットアームによる到達運動練習では正確性や速度[17)]や，歩行練習ではセッションごとの歩行速度のフィードバック[18)]を患者に行うことにより，それぞれ上肢麻痺の改善や歩行速度改善の促進効果が報告されている．教師付（療法士）による誤差修正に基づく学習から報酬による学習へと進むことで，麻痺肢使用の行動強化に結びき，総体として練習量が増え，運動学習が保持される（身体で覚える）ものと考えられる（**Column**「麻痺側上肢リハの脳モデル」p.190参照）．

同等の練習量に対して脳の可塑的変化を高める試み

機能回復に伴って生じるuse-dependent plasticityそのものに着目して，適応的な脳の可塑的変化を促進するための試みはneuromodulationと呼ばれ，近年のニューロリハビリテーションのトピックスである．狭義には神経刺激により神経活動を変化させる方法であり，磁気・電気による脳刺激やbrain machine interface（BMI）の一つである深部脳刺激があげられる．広義にはBMIやbrain computer interface（BCI），neurofeedback，さらに薬剤によるモノアミン系やアセチルコリン系神経伝達の増強なども視野に入る（**5**）．neuromodulationに加えて，課題指向型練習を併用することが重要であることを忘れてはならない．

脳刺激には反復経頭蓋磁気刺激（repetitive Transcranial Magnetic Stimulation：rTMS）や経頭蓋直流電気刺激（transcranial Direct Current Stimulation：tDCS）などの手法があり，非病変半球から病変半球に対する脳梁を介した抑制的影響の改善を意図している．病変半球刺激により興奮性を高めること，非病変半球刺激により興奮性を低下させることで脳梁を介した病変半球への抑制を減少させること，および二者の組み合わせが理論的には考えられる．最近のガイドラインでは，非病変半球の一次運動野に対する低頻度 rTMS のみが，エビデンスレベル B（有効である可能性が高い）とされている[20]．有効性を検証するためのデータ蓄積や対象例における病変半球の興奮性低下の確認，長期的なメリットの検証などが課題である．

BMI や neurofeedback には，標的とする脳領域の賦活が機能回復を促進するかという因果関係の検証としての神経科学的意義もある．脳波の event-related desynchronization（ERD，**Memo**「事象関連脱同期」参照）を利用した BMI[21] や real-time fNIRS（functional near-infrared spectroscopy，**Memo**「機能的近赤外分光法」参照）を用いた neurofeedback[22] の小規模 RCT で有効性が示唆されている（**6**）．

薬物とリハの併用に関しては，アンフェタミン，セロトニン再吸収阻害作用をもつ抗うつ薬（selective serotonin reuptake inhibitors：SSRI），メチルフェニデートや L-ドパなどが検討されてきたが，最近，SSRI と理学療法の併用が，うつ状態を呈さない急性期脳卒中患者の運動麻痺を有意に改善させることが報告された[23]．

これらの neuromodulation は恒久的に行うものではなく，運動麻痺などの神経学的異常の程度（impairment）の底上げにより，麻痺肢使用の行動強化への好循環を生むトリガーとしての役割が重要である．その臨床的な意義は，運動麻痺そのものが改善し，ADL での麻痺肢の使用が可能となり，訓練場面以外における麻痺肢を使用する行動強化が生じることでさらに麻痺が改善し，ADL での使用が定着し，活動性向上や社会参加につながるという行動の好循環をもたらすことにある（**7**）．

近年は neuromodulation 以外にも，再生医療とリハの併用に関する臨床治験が世界で進行しつつある．自家骨髄間葉系幹細胞の静脈内投与[24]，骨髄由来の間葉系幹細胞の脳梗塞周囲組織への投与[25] などがその例であり，安全性や有効性のデータの蓄積とその検証が期待される．

6 fNIRS を用いた neurofeedback の様子

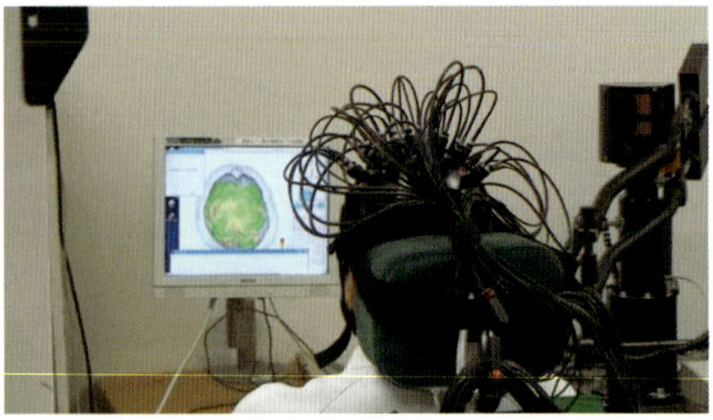

被験者は手指の運動を想像して，運動前野の活動を高めることを練習する．

（Mihara M, et al. *Stroke* 2013[22] より）

次世代のリハビリテーション

上述のような現状をふまえ，次世代のリハの

Memo

事象関連脱同期（event-related desynchronization：ERD）

脳波上，運動想起や実際に運動する前に，運動意図を反映して，α波やβ波などの特定の周波数領域の電位が運動野付近で低下する現象がみられる．BMI の一部では，ERD を器具や電気刺激を介した麻痺肢運動開始のトリガーとする訓練を提供している．

Memo

機能的近赤外分光法（functional Near-Infrared Spectroscopy：fNIRS）

頭蓋や皮膚を透過する近赤外光を利用した機能的脳画像技術の一つであり，機能的 MRI（fMRI）同様に神経活動に伴う大脳皮質血流変化を検出する．近赤外領域の光は，頭蓋骨や皮膚を通過し，主にヘモグロビンをはじめとする生体内色素によって吸収されることから，吸光度の変化を測定することにより，局所の酸素飽和度の変化および血流変化を測定することができる．装置が比較的簡便でベッドサイドを含めた日常的な環境での測定が可能であること，測定中の姿勢に対する自由度が高く，被験者への負担が比較的少ないことなどが利点である．

7 neuromodulation の意義

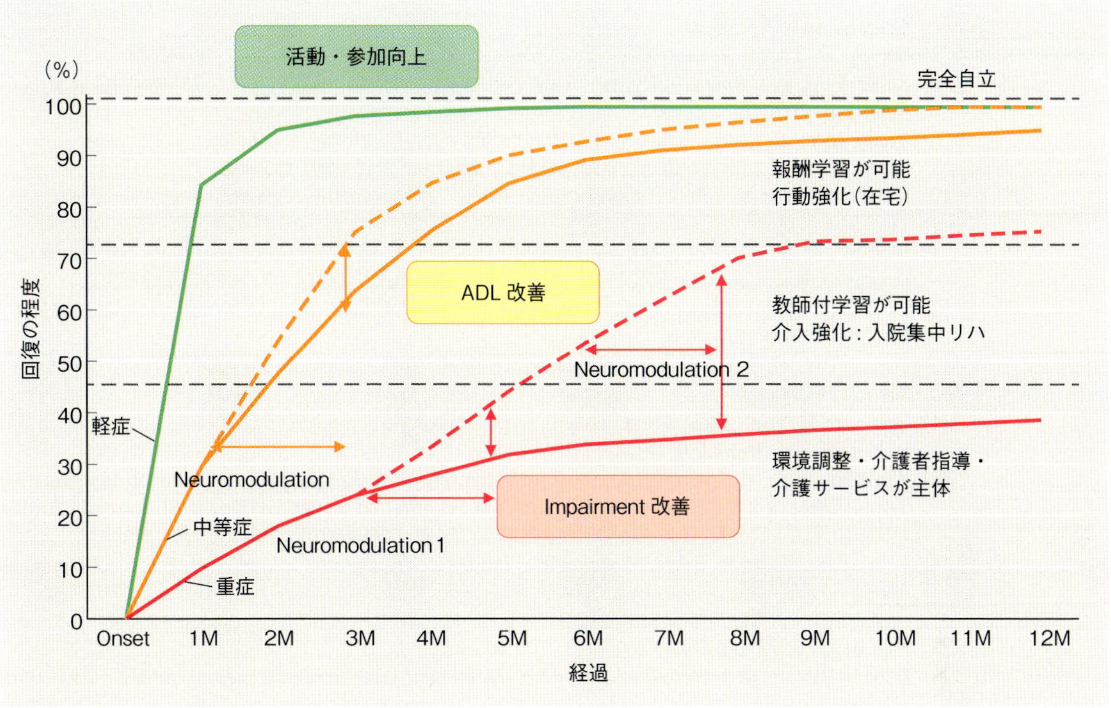

neuromodulation は機能回復⇒ ADL 改善⇒行動強化⇒活動・参加の流れを強化するトリガーとしての役割を果たす．詳細は本文参照.

課題は，練習が必要な患者に対して，どのような方法論を用いるにせよ，練習や活動機会が結果として確保される仕組みが保証されることであろう．たとえば，医療保険資源のリハは急性期～回復期（脳卒中の場合，おおむね発症後 1 か月から 6 か月まで）へ集中している[26]．一方，退院後の生活場面での活動量の確保のための方策は不十分である．そこで療法士などの専門職は，練習を直接提供するだけでなく，患者自らに誤差学習と報酬学習の原則に基づいた行動強化が生じるように，段階的な難易度を設定した練習課題の提示を行い，生活の中で行動強化を図ることが必要である．その方法論として，ロボットによる練習量の確保や活動量のテレモニタリングなどの新規技術の導入も期待される．さらに考慮すべきは，neuromodulation や再生医療などの新規治療に対して実際に患者がアクセスできなければ，国民生活の質の向上に寄与できない点である．有効性や安全性を保証し，必要な患者に必要なときに必要な治療が供給できるような体制確立への取り組みも研究者に求められている．

（宮井一郎）

文献

1) Nudo RJ, et al. Neural substrates for the effects of rehabilitative training on motor recovery after ischemic infarct. *Science* 1996；272（5269）：1791-1794.
2) Weiller C, et al. Individual patterns of functional reorganization in the human cerebral cortex after capsular infarction. *Ann Neurol* 1993；33：181-189.
3) Miyai I, et al. Premotor cortex is involved in restoration of gait in stroke. *Ann Neurol* 2002；52：188-194.
4) Ward NS, et al. Neural correlates of motor recovery after stroke：A longitudinal fMRI study. *Brain* 2003；126：2476-2496.
5) Miyai I, et al. Longitudinal optical imaging study for locomotor recovery after stroke. *Stroke* 2003；

34：2866-2870.
6) Grefkes C, Fink GR. Connectivity-based approaches in stroke and recovery of function. *Lancet Neurol* 2014；13：206-216.
7) Carrera E, Tononi G. Diaschisis：Past, present, future. *Brain* 2014；137：2408-2422.
8) Ruber T, et al. Compensatory role of the cortico-rubro-spinal tract in motor recovery after stroke. *Neurology* 2012；79：515-522.
9) Ishida A, et al. Causal link between the cortico-rubral pathway and functional recovery through forced impaired limb use in rats with stroke. *J Neurosci* 2016；36：455-467.
10) Langhorne P, et al. Motor recovery after stroke：A systematic review. *Lancet Neurol* 2009；8：741-754.
11) Wolf SL, et al. Effect of constraint-induced movement therapy on upper extremity function 3 to 9 months after stroke：The EXCITE randomized clinical trial. *JAMA* 2006；296：2095-2104.
12) Lo AC, et al. Robot-assisted therapy for long-term upper-limb impairment after stroke. *N Engl J Med* 2010；362：1772-1783.
13) Duncan PW, et al. Body-weight-supported treadmill rehabilitation after stroke. *N Engl J Med* 2011；364：2026-2036.
14) Ietswaart M, et al. Mental practice with motor imagery in stroke recovery：Randomized controlled trial of efficacy. *Brain* 2011；134：1373-1386.
15) Winstein CJ, et al. Interdisciplinary Comprehensive Arm Rehabilitation Evaluation Investigative Team. Effect of a Task-Oriented Rehabilitation Program on Upper Extremity Recovery Following Motor Stroke：The ICARE Randomized Clinical Trial. *JAMA* 2016；315（6）：571-581.
16) Hatakenaka M, et al. Impaired motor learning by a pursuit rotor test reduces functional outcomes during rehabilitation of poststroke ataxia. *Neurorehabil Neural Repair* 2012；26：293-300.
17) Hogan N, et al. Motions or muscles? Some behavioral factors underlying robotic assistance of motor recovery. *J Rehabil Res Dev* 2006；43（5）：605-618.
18) Dobkin BH, et al. International randomized clinical trial, stroke inpatient rehabilitation with reinforcement of walking speed（SIRROWS）, improves outcomes. *Neurorehabil Neural Repair* 2010；24（3）：235-242.
19) Han CE, el al. Stroke rehabilitation reaches a threshold. *PLoS Computational Biology* 2008；4（8）：e1000133.
20) Lefaucheur JP, et al. Evidence-based guidelines on the therapeutic use of repetitive transcranial magnetic stimulation（rTMS）. *Clin Neurophysiol* 2014；125（11）：2150-2206.
21) Mukaino M, et al. Efficacy of brain-computer interface-driven neuromuscular electrical stimulation for chronic paresis after stroke. *J Rehabil Med* 2014；46：378-382.
22) Mihara M, et al. Near-infrared spectroscopy-mediated neurofeedback enhances efficacy of motor imagery-based training in poststroke victims：A pilot study. *Stroke* 2013；44：1091-1098.
23) Chollet F, et al. Fluoxetine for motor recovery after acute ischaemic stroke（FLAME）：A randomised placebo-controlled trial. *Lancet Neurology* 2011；10（2）：123-130.
24) Honmou O, et al. Intravenous administration of auto serum-expanded autologous mesenchymal stem cells in stroke. *Brain* 2011；134（Pt 6）：1790-1807.
25) Steinberg GK, et al. Clinical Outcomes of Transplanted Modified Bone Marrow-Derived Mesenchymal Stem Cells in Stroke：A Phase 1/2a Study. *Stroke* 2016；47（7）：1817-1824.
26) Miyai I, et al. Results of new policies for inpatient rehabilitation coverage in Japan. *Neurorehabil Neural Repair* 2011；25（6）：540-547.

Further reading

- Cheeran B, et al. The future of restorative neurosciences in stroke：Driving the translational research pipeline from basic science to rehabilitation of people after stroke. *Neurorehabil Neural Repair* 2009；23（2）：97-107.

神経科学からリハの臨床への橋渡し研究に対する考え方や方向性が的確にまとめられている

I. 神経疾患の治療法

運動療法・リハビリテーション

神経疾患・認知症に対する運動療法・予防

対象とする主な神経疾患 アルツハイマー病

シリーズ関連書籍 認知症

Point

- アルツハイマー病（AD）に対する運動療法は，認知機能の保持に有効であることが実証されているが，中等度以上の認知症者に対する効果は明確ではない．
- AD の予防には①禁煙，②活動の向上，③アルコール摂取の減少，④食事バランスの改善，⑤必要に応じた体重調整が推奨されており，高齢期には運動の実施が重要である．
- 軽度認知障害を有する高齢者への運動療法は認知機能の向上に有効である可能性が高く，今後は，運動療法による認知症発症遅延の効果を検証するとともに，適切な運動期間，頻度，強度を検討する必要がある．
- より高い効果を得るために運動以外の要素を含んだ複合的な介入の効果検証を進める必要がある．

神経疾患，特に認知症に対する運動療法

アルツハイマー病（Alzheimer disease：AD）などの神経疾患の抑制のために，疾患修飾薬の開発と効果検証が進められ，認知症の根治あるいは完全に発症を抑制できる医療技術の進展が望まれる．しかし，現状における薬剤は限定的な効果しか期待できず，薬物療法を補助するため，運動療法を含む非薬物による治療が試みられてきた．非薬物治療は，ほとんど副作用なく実施が可能で，簡便かつ安価で実施できるものが多く，認知症や認知機能障害の予防に対して広く実施されるようになってきた．

認知症予防における運動療法は，有酸素運動や筋力トレーニング，およびそれらの複合的なトレーニングによって認知機能の低下抑制や向上を目的として実施される．また，認知症者に対する運動療法は，認知機能の改善，情動・精神機能の安定や改善，日常生活動作（activities of daily living：ADL）の改善，家族負担の減少を目的として行われる．ただし，運動療法の効果をランダム化比較試験によって明確に示した研究は少なく，十分なエビデンスがあるとはいえない状況にある．このような制約があるとはいえ，運動療法は，部分的であるにせよ有効性が確認されており，現在すぐに取り組むことのできる治療法の一つとして推奨されるべきであろう．

アルツハイマー病（AD）に対する運動療法のエビデンス

認知症者に対する運動療法の効果をまとめたコクラン・システマティックレビューの結果をみると，認知機能に対して基準に該当した 8 つの研究結果のメタ解析において有意な効果が確認された（標準化平均差 0.55，95％信頼区間 0.02–1.09）[1]．ただしこの結果は，研究間の不均一性があり，中等度～重度の認知症者のみを対象とした研究を除外して再解析をした結果では，有意な効果が消失した（標準化平均差 0.31，95％信頼区間 −0.11–0.74）．2015 年の改訂においても運動による認知機能向上に対する効果は明確となっていない（標準化平均差 0.43，95％信頼区間 −0.05–0.92）[2]．また，運動による ADL に対する効果については，ADL について報告された 6 つの研究のメタ解析の結果，有意な効果が確認された（標準化平均差 0.68，95％信頼区間 0.08–1.27）[1,2]．また，1 研

究の知見ではあるが，運動プログラムへの参加が介護者の介護負担感を減少させる効果が示された（標準化平均差－15.30，95％信頼区間－24.73－－5.87）[1,2]．

また，ADによる認知症者の認知機能，ADL，行動，気分，生活の質（quality of life：QOL），さらに介護者の気分，心理的健康，QOL，拘束をアウトカムとした非薬物治療のシステマティックレビュー[3]によると，認知症者に対する介入内容は，認知トレーニング，行動介入，認知的刺激，経頭蓋磁気刺激，運動療法，音楽療法，回想法，ADLトレーニング，マッサージ，レクリエーション，光療法，多重感覚刺激，心理療法，バリデーション，リラクゼーション，およびこれらの複合プログラムが実施されていた．介護者に対しては，教育，支援，ケース管理，レスパイトケア，およびこれらの複合プログラムが提供された．また，その他として，認知症者と介護者双方への介入，職業介護者へのトレーニングなどの介入が含まれていた．これらのプログラムによって，すべてのアウトカムにおいて軽度～中等度の効果がADおよび介護者に対して認められており，非薬物治療の有効性が示された．これらの知見は，認知症者の機能向上のためには，運動療法のみより，対象者の状態に応じた多様な介入の選択肢をもつことが重要であることを示唆している．

ADの経過と予防戦略

認知症の中で最も多いのはADによるものであり，全体の50～75％を占めると考えられている．ADは，その原因物質であるアミロイドβの蓄積が発症の20年程度前から始まっていることが明らかとなり，まだ症状のないpreclinical Alzheimer's disease（プレクリニカルAD）や軽度認知障害（mild cognitive impairment：MCI）の段階から予防の取り組みを実施する必要性が示唆されている．

この長期にわたる予防戦略を検討する際には，各年代に応じた危険因子に対する効果的な予防策を検討する必要があるだろう．中年期からの認知症予防や認知機能障害予防対策について，2015年に報告されたNICE（National Institute for Health and Care Excellence）ガイドラインによると，①禁煙，②活動の向上，③アルコール摂取の減少，④食事バランスの改善，⑤必要に応じた体重調整が推奨された[4]．

高齢期においては，中年期からの予防対策を継続するとともに，老年症候群などを予防するための活動的なライフスタイルの確立が，より重要性を増すようになる．活動には，身体的活動，知的活動，社会的活動が含まれ，これらがバランスよく生活の中に取り込まれることが望ましい．認知症予防の取り組みとして，行政事業としては介護予防事業があげられるが，この事業では，身体活動の向上に対するプログラムが多く用いられる．その理由としては，身体活動（運動）の実施は，高齢期に認知症とともに要介護の主たる原因であるフレイル（frailty）の予防にも効果を有し，実施が簡便で比較的低コストで実施でき，習慣化も目指しやすいことなどが考えられる．

運動による認知症予防対策

有酸素運動の実施とAD発症予防との関連は，縦断研究により多くの知見が報告されている．たとえば，認知機能に問題のない4,615名の高齢者を5年間追跡調査した研究では，ウォーキングよりも高強度の運動を週3回以上行っていた高齢者は，運動習慣のない高齢者より認知症の発症リスクが低かった[5]．また，認知機能障害のない1,740名の高齢者を平均6.2年間追跡調査した研究では，調査期間中に158名が認知症を発症し，これらの高齢者に共通した特徴が分析された．その結果，週3回以上の運動習慣をもっていた高齢者は，3回未満しか運動していなかった高齢者に対して，認知症になる危険がハザード比で0.62（95％信頼区間0.44–0.86）に減少した[6]．さらに，運動機能で3グループ（低い，中等度，高い）に分けた場合，運動機能が低い高齢者ほど，認知症の予防に対する運動習慣の重要度が高い，すなわち運動習慣がなければ認知症になりやすいことも報告されている．

1 運動による認知機能向上効果

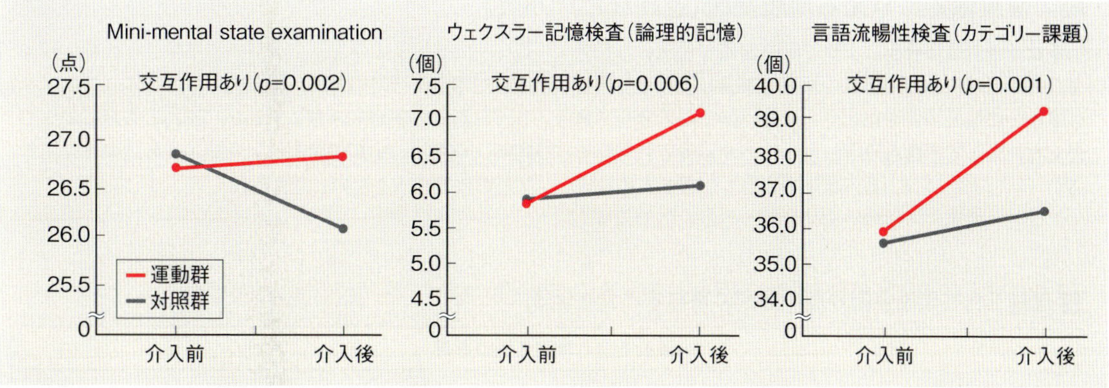

軽度認知障害（MCI）高齢者に対する10か月間の介入前後における測定値の変化を示した．いずれの項目においても交互作用が認められ，運動の効果が確認された．

運動の内容については，単一の運動内容よりも，ウォーキング，サイクリング，水泳，ゴルフなど複数の運動を組み合わせて行うほうが認知症の予防効果が高いことも明らかになっている[7]．

また，人生の各時期における身体活動量と認知症の発症を分析した研究では，10代の身体活動量が高齢期の認知症に最も関連していたと報告されている[8]．ただし，10代に活動量が低くても，その後に活動量が高まっている人では，活動量が低いままの人よりも認知機能障害のリスクは低かった．この研究結果から，できるだけ早期からの運動習慣の促進が重要であることがわかる．このように，習慣的な運動あるいは身体活動が認知症予防に効果的だと結論づける観察研究は数多い．

介入研究による知見からは，有酸素運動が記憶ならびに海馬にどのような影響を及ぼすかについて，ランダム化比較試験を用いて検討した報告では，120名の健常高齢者を対象にしたランダム化比較試験の結果より，週3回の有酸素運動トレーニングに1年間参加した介入群が対照群（ストレッチの実施）に比べ，記憶が有意に改善した[9]．有酸素運動以外にも，筋力増強トレーニングを中心としたプログラムの効果も報告がなされている．たとえば，Liu-Ambroseらの報告では，筋力増強トレーニングの認知機能への効果を検証するために，155名の対象者を以下の3群にランダムに割り付けた（週2回の頻度で運動する群，週に1回の頻度で運動する群，筋力増強トレーニングではなくバランストレーニングを行う対照群）．その結果，週に1回または2回の筋力増強トレーニングを受けた群では，対照群に比べて，注意や抑制などの遂行機能を中心とした認知機能に効果をもたらした[10]．

一方，MCI高齢者に対する介入研究の知見においては，有酸素運動ないし身体活動促進を実施した研究では，全体的な認知機能，言語機能，記憶[11,12]，遂行機能に効果を報告したものがある一方で，限局的な効果もしくは効果の認められなかった報告もある．MCIを有する高齢者に対する運動の効果を検討したシステマティックレビューによると，言語流暢性検査においては，運動による有意な効果が確認されたが，実行機能，認知処理速度，記憶については有意な効果が認められていない[13]．筆者らの研究グループでは，有酸素運動，dual-task（デュアルタスク／二重課題）を用いた運動（コグニサイズ＝cognition〈認知〉＋excercise〈運動〉）に加え，運動の習慣化を取り入れた複合的運動プログラムの効果検証を，MCI高齢者100名を対象に実施した（介入頻度：2回／週，時間：90分／回）[11,14]．その結果，全体的な認知機能や言語流暢性に加え，他の研究ではほとんど有効性が確認されていない記憶への効果，脳萎縮に対する維持，改善効果が認められた（**1**）[11,14]．運動だけでなく，多様な要素を取り

脳の健康保持に与える環境要因（運動など）の影響

運動を含む環境要因によって脳の健康が保持されるメカニズムに関する動物実験の知見は集積しており，運動は直接的に脳の構造変化を促し加齢に伴う脳の変化や病理変化に対して影響を及ぼしうることが示唆されている（2）[17,18]．たとえば，血圧低下のような一般的な危険因子の低減，血管や神経細胞増殖といった脳の細胞構築の強化，成長因子の増加，アミロイド蓄積への影響，強化された電気生理学的特性，その他のメカニズムが含まれる．これらの多様なメカニズムが，運動の実施によって同時に作用し，認知機能の低下や認知症の危険性を減少するのに寄与するものと考えられる[18]．

2 運動を含む環境要因が脳の健康に寄与する介在因子

運動を含む環境要因の影響		
一般的な危険因子の低減	脳の細胞構築の強化	脳の成長因子の増加
1. 心血管危険因子の減少：高血圧，耐糖能，インスリン抵抗性，脂質プロフィール，太り過ぎ 2. 脳卒中のリスクを低減 3. 脳の血流および酸素供給の向上 4. 内皮の一酸化窒素産生の促進 5. 炎症の減少 6. ラジカル酸化蛋白質の蓄積の減少 7. 脳の可塑性の促進 8. 認知的予備力の向上 9. より高い社会活動	1. 樹状突起長の延長，神経前駆細胞増殖，樹状の複雑化 2. 海馬における血管の成長 3. 皮質の血管の成長 4. 小脳における血管の成長 5. ミクログリアの増殖 6. 歯状回における強化された短期および長期増強 7. 増加した脳の毛細血管密度 8. 神経線維の拡大の推進 9. 皮質におけるミクログリアの増殖 10. 神経新生および増殖 11. 海馬組織の損失の減少 12. 分化したニューロンの数の増加	1. 脳由来神経栄養因子（BDNF）の増加 2. インスリン様成長因子-1（IGF-1）の増加 3. 血管内皮細胞由来増殖因子（VEGF）の増加 4. セロトニンの増加 5. アセチルコリンの増加 6. 線維芽細胞増殖因子の誘導 **アミロイド蓄積への影響** 1. アミロイド蓄積の減少 2. 上昇したAPPのレベル下での海馬の機能の強化
強化された電気生理学的特性		他のメカニズム
1. 高頻度刺激の応答における増強 2. シナプシンとシナプトトロフィンレベルの増加 3. グルタミン酸受容体の増加（NR2BとGluR5）		1. 遺伝子転写の変化 2. 中枢神経系におけるカルシウムレベルの上昇

APP：アミロイド前駆体蛋白．

（Rolland Y, et al. *J Am Med Dir Assoc* 2008[18]，National Center for Geriatrics & Gerontology より）

入れたことがMCI高齢者の認知機能の向上に寄与したものと考えられた．

運動療法と薬物療法（コリンエステラーゼ阻害薬，メマンチン，いちょう葉エキス）の認知機能に対する効果を調べたシステマティックレビューでは，MCIに対する薬物療法では効果が認められず（n=3,693，標準化平均変化率0.03，95％信頼区間0.00–0.005），運動療法ではわずかではあるが，有意な効果が示された（n=6,443，標準化平均変化率0.20，95％信頼区間0.11–0.28）[15]．この著者らは，結論として薬物療法と運動療法との組み合わせの相乗効果を確認していく必要があることを強調している．

運動を含む複合的介入

運動のみではなく，食事，認知トレーニング，血管リスクのモニタリングといった複合的な介入の効果が示された[16]．認知機能が年齢標準より軽度低下した高齢者1,260名（60～77歳）をランダムに介入群（631名）とコントロール群（629名）に割り付け，介入群は定期的な食事指導，血管リスクのモニタリング，積極的な運動と認知トレーニングを実施した研究が報告された[16]．運動は理学療法士がジムにて個別指導を実施し，筋力トレーニングは週1～3回，有酸素運動は週2～5回実施している．認知トレーニングでは10回のグループセッションと，

ディベート

運動が認知機能向上をもたらす階層モデル

運動が認知機能に対して良好な影響を及ぼすメカニズムは複雑である．運動は生物学的，行動学的，社会心理学的レベルの各階層において影響を及ぼし，これらの総体として認知機能向上効果が発揮されると考えられる（3）．生物学的レベルでは，インスリン抵抗性の改善からシナプス機能の向上，脳容量の増加へとつながり，それが認知機能の向上に寄与すると考えられる．また，運動により脳血流量が増加し，それとともにBDNF（brain derived neurotrophic factor：脳由来神経栄養因子）やIGF-1（insulin-like growth factor-1：インスリン様成長因子-1）などの神経栄養因子の増加によるシナプス機能の向上や脳容量の増加を介して認知機能の向上がもたらされると考えられる．行動学的レベルでは，運動による睡眠状態の向上による身体活動の向上，もしくは疲労感の低下を介して身体活動レベルが向上する．そして，身体活動の向上から認知機能の改善が期待できる．運動の実施そのものによる身体活動量の向上，および身体機能の向上による身体活動の向上や，疲労感の解消から認知機能の向上に資する刺激量が担保されると考えられる．また，社会心理学的には，運動によるうつ症状の解消による認知機能の向上効果が期待できる．また，うつ症状の緩和により社会的ネットワークの再構築が期待でき，その社会的ネットワークの向上による認知機能の向上効果が認められる．さらに，うつ症状の緩和により認知的活動性が向上し，それが認知機能向上に寄与する．また，運動による自己効力感の向上から社会的ネットワークの構築が促進され，認知機能向上につながると考えられる（3）．

3 運動による認知機能向上のメカニズム

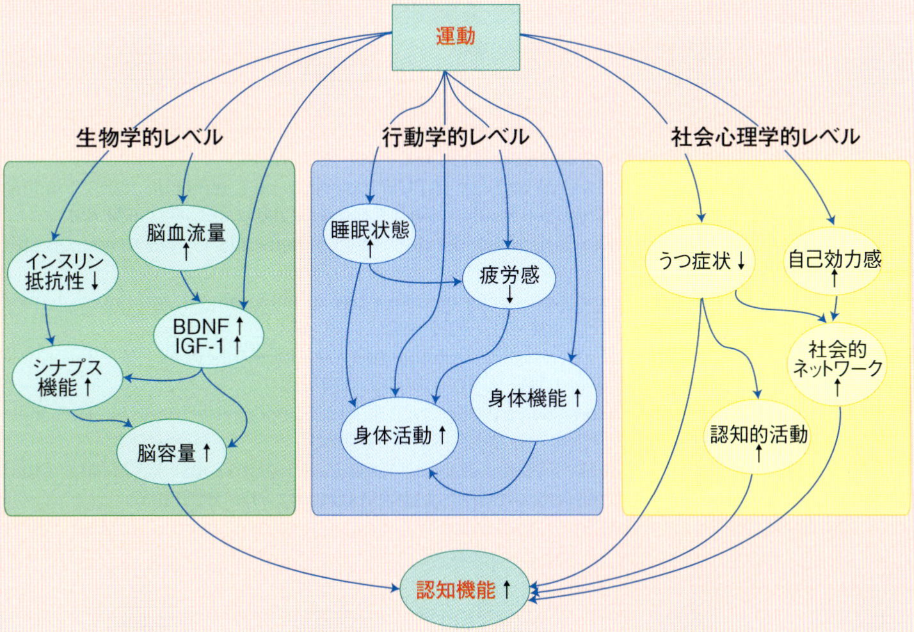

パーソナルコンピュータ・プログラムを用いた72回の個別セッションを実施した．

これらの予防対策を2年間実施した結果，神経心理学的検査バッテリーの総合点の変化に有意差が認められ，多面的介入の効果が示されている[16]．非薬物療法における個々の効果はそれほど大きいものではなく，効果的な組み合わせや，効果が出る介入の必要量を明確にしていく必要がある．

今後の課題

認知症者に対する運動療法は，少なくとも一部の認知機能やADLの保持に有効であることが確認されており，積極的に運動処方がなされる必要があるだろう．また，認知症を予防できる明確な方法は明示されていないが，発症遅延を実現できる可能性のある介入として運動療法があげられる．運動する機会を担保する社会的ネットワークを構築し，高齢者が社会参加できる場を創出していくことが，認知症者の機能保持や認知症予防を実現するために必要とされる．今後は介入内容のみではなく，介入期間，頻度，強度，介入方法の組み合わせなど，実際に活動処方するために必要な知見を集積する必要がある．なお，研究として，十分な介入期間と量を担保して効果があったとする結果を出しても，実際に社会実装される際に不十分な状態で予防対策が行われれば効果的な取り組みになるとは考えにくい．現状においては運動療法を受けることのできる機会は限定的であり，費用対効果を含めた長期的な分析をすることで，研究成果と社会実装との乖離を解消していく必要がある．

（島田裕之）

文献

1）Forbes D, et al. Exercise programs for people with dementia. *Cochrane Database Syst Rev* 2013；12：CD006489.

2）Forbes D, et al. Exercise programs for people with dementia. *Cochrane Database Syst Rev* 2015;4：CD006489.

3）Olazarán J, et al. Nonpharmacological therapies in Alzheimer's disease：A systematic review of efficacy. *Dement Geriatr Cogn Disord* 2010；30（2）：161-178.

4）NICE guideline. Dementia, disability and frailty in later life-mid-life approaches to delay or prevent onset. 2015.
https://www.nice.org.uk/guidance/ng16.

5）Laurin D, et al. Physical activity and risk of cognitive impairment and dementia in elderly persons. *Arch Neurol* 2001；58（3）：498-504.

6）Larson EB, et al. Exercise is associated with reduced risk for incident dementia among persons 65 years of age and older. *Ann Intern Med* 2006；144（2）：73-81.

7）Podewils LJ, et al. Physical activity, APOE genotype, and dementia risk：Findings from the Cardiovascular Health Cognition Study. *Am J Epidemiol* 2005；161（7）：639-651.

8）Middleton LE, Yaffe K. Targets for the prevention of dementia. *J Alzheimers Dis* 2010；20（3）：915-924.

9）Erickson KI, et al. Exercise training increases size of hippocampus and improves memory. *Proc Natl Acad Sci U S A* 2011；108（7）：3017-3022.

10）Liu-Ambrose T, et al. Resistance training and executive functions：A 12-month randomized controlled trial. *Arch Intern Med* 2010；170（2）：170-178.

11）Suzuki T, et al. A randomized controlled trial of multicomponent exercise in older adults with mild cognitive impairment. *PLoS One* 2013；8（4）：e61483.

12）Lautenschlager NT, et al. Effect of physical activity on cognitive function in older adults at risk for Alzheimer disease：A randomized trial. *JAMA* 2008；300（9）：1027-1037.

13）Gates N, et al. The effect of exercise training on cognitive function in older adults with mild cognitive impairment：A meta-analysis of randomized controlled trials. *Am J Geriatr Psychiatry* 2013；21（11）：1086-1097.

14）Suzuki T, et al. Effects of multicomponent exercise on cognitive function in older adults with amnestic mild cognitive impairment：A randomized controlled trial. *BMC Neurol* 2012；12：128.

15）Ströhle A, et al. Drug and Exercise Treatment of Alzheimer Disease and Mild Cognitive Impairment：A Systematic Review and Meta-Analysis of Effects on Cognition in Randomized Controlled Trials. *Am J Geriatr Psychiatry* 2015；23（12）：1234-1249.

16）Ngandu T, et al. A 2 year multidomain intervention of diet, exercise, cognitive training, and vascular risk monitoring versus control to prevent cognitive decline in at-risk elderly people（FINGER）：A randomised controlled trial. *Lancet* 2015；385（9984）：2255-2263.

17）Cotman CW, et al. Exercise builds brain health：Key roles of growth factor cascades and inflammation. *Trends Neurosci* 2007；30（9）：464-472.

18）Rolland Y, et al. Physical activity and Alzheimer's disease：From prevention to therapeutic perspectives. *J Am Med Dir Assoc* 2008；9（6）：390-405.

I. 神経疾患の治療法

神経難病の緩和ケア

対象とする主な神経疾患 ALS，筋ジストロフィー，多系統萎縮症，脊髄小脳変性症

シリーズ関連書籍 ALS 神経難病

Point

- 緩和ケアは，疼痛の管理だけでなく患者・家族のQOLを可能なかぎり向上させることを目指す．
- わが国の神経難病に対する緩和ケアは，家族介護を前提とする介護保険制度を利用し，主に在宅療養を中心とする家族の大きな負担に依存した体制となっている．
- 患者・家族の意思決定を尊重し，住み慣れた地域でその人らしく生活を続けていくために，神経内科医をはじめとするさまざまな専門職が連携して支援にあたることが肝要である．

神経内科医が診療する神経疾患の中には，依然として原因不明で根治的治療法が確立されていない進行性の神経変性疾患が「神経難病」として多数残されている．神経内科はかつて，「診断のみで治療がない」と揶揄された時代もあったが，神経変性疾患に関する基礎研究，および根本的治療の開発に向けた応用研究は着実に進歩しており，神経難病医療の将来に希望をもたらしている．さらに，地域において多職種の専門職が有機的に連携することによって，神経難病の患者と家族を支援する体制が構築できれば，現状では根治は望めないものの，できる限りこれまでと同等の生活を，住み慣れた地域で続けることも可能になってきている．ここで最も重要なのは，地域のさまざまな関係者の間で，進行性神経難病の緩和ケアに向き合う基本的な理念が共有されていることである．

緩和ケア

WHOが2002年に改定した緩和ケアの定義は，

"Palliative care is an approach that improves the quality of life of patients and their families facing the problem associated with life-threatening illness, through the prevention and relief of suffering by means of early identification and impeccable assessment and treatment of pain and other problems, physical, psychosocial and spiritual."

となっており[1]，清水哲郎はこれを，「緩和ケアは，生命を脅かす疾患に伴う問題に直面している患者と家族のQOLを，痛みおよび他の身体的，心理社会的，およびスピリチュアルな諸問題について，早期にそれらを見出し，ぬかりのないアセスメントと対処（治療・処置）によって，苦痛を予防し，和らげることを通して，増進させようとする一つの手立てである」と訳している[2]．

ここでポイントは，quality of life（QOL）という用語の理解にあり，神経難病を対象とすれば，「life」は単に「生活」のみならず，広く「人生」や「生命」を指すことになる．QOLが当事者の主観的な評価によるのは当然であるが，現在，QOLの客観的な評価方法を検討している中央社会保険医療協議会の費用対効果評価部会では，quality-adjusted life year（QALY；質調整生存年）の使用を基本とする方向で議論されている[3]．QALYにおけるqualityは，完全な健康を1，死亡を0とするQOLスコア（効用値）であり，当事者による主観的な評価ではない．

米国のBachはすでに1991年に，Life Satisfaction Index（LSI）という指標を用いて，長期間人工呼吸器を使用しているデュシェンヌ型筋ジストロフィー（Duchenne muscular dystrophy）の当事者によるLSIの自己評価は，

1「QOL が低い」とは

	LSI（1～7）
人工呼吸器使用者（平均 21.1 年，1 日 15 時間使用）の評価	4.98 ± 1.68
健康なケア提供専門家 242 人の自身に関する評価	5.33 ± 1.20
同じ専門家による人工呼吸器使用者に関する評価	2.42 ± 1.37

Life Satisfaction Index（LSI）は QOL 指標の一つで，7 点満点．筋ジストロフィーで人工呼吸器を使用している当事者の自己評価も，そのケアを担当している各種専門家 242 人の自己評価も，ともに 5 点前後で有意差はない．しかし，専門家といえども当事者に成り代わって評価すれば，当事者による自己評価の半分の点数になった．

（Bach JR, et al. *Am J Phys Med Rehab* 1991 [4] より）

その周囲の健常なケア提供者の自己評価と同じレベルであるにもかかわらず，周囲の人々による「客観的」LSI 評価は当事者による主観的評価の半分のレベルであったことを示している[4]（**1**）．見た目の印象に因りがちな「客観的」という言葉の落とし穴がここにある．主観的な評価である QOL 指標を，同じ疾患での他者との比較や他の疾患との比較に用いるのは，本来はナンセンスなのである．

緩和ケアは終末期ケア（ターミナルケア）と同義ではない．緩徐に進行する神経変性疾患では，いつからが「終末期」なのかを定義することも困難であるが，緩和ケアは「終末期」にのみ提供されるものではない．神経難病の診断と同時に開始されるケアはすべて，当事者の QOL の向上を目指したものとなるので，緩和ケアに該当することになる．

一方，緩和ケアはホスピスケアと同義と考えてよい．わが国でも緩和ケアの提供を目的とする緩和ケア病床が設置されてはいるが，対象となる疾患は悪性腫瘍とエイズに限定されており，この病床に本来最も相応しい進行性神経変性疾患の患者の利用は認められていない．世界で初めて，1967 年に Cicely Saunders によって開設された St Christopher's Hospice が，その翌年には筋萎縮性側索硬化症（amyotrophic lateral sclerosis：ALS）の患者を受け入れていることとは対照的な対応である．こうした状況では，わが国における進行性の神経難病を対象とした緩和ケアは，家族介護を前提とする介護保険制度を利用して，主として在宅療養の場で提供される他はなくなる．わが国の神経難病に対する緩和ケアの特徴は，家族の大きな負担に依存した体制となっていることである．

「難病法」

2015（平成 27）年 1 月 1 日から「難病の患者に対する医療等に関する法律」(以下，難病法) が施行され，わが国の難病対策制度は従来の厚生省令に基づく制度から，法律に基づく制度に改められた．難病法の「第 2 条　基本理念」には，「難病の患者に対する医療等は，難病の克服を目指し，難病の患者がその社会参加の機会が確保されること及び地域社会において尊厳を保持しつつ他の人々と共生することを妨げられないことを旨と」すると謳われている．

難病法と時期を同じくして，2015 年 1 月末に公表された「新オレンジプラン」は，認知症に関するわが国の総合的な施策を示したものであるが，ここでも「認知症の人の意思が尊重され，できる限り住み慣れた地域のよい環境で，自分らしく暮らし続けることができる社会の実現を目指す」ことが基本的考え方として掲げられている．難病法と新オレンジプランが共通する目標を掲げているのは，ともに障害者基本法に採用されたノーマライゼーションの理念が基本に据えられているためである．

ノーマライゼーション

ノーマライゼーションの理念は，わが国では未だ定着していないのではないか．その主な理由は教育が徹底されていないためであり，それは日本人のもつ平等観に由来するのではないかと筆者は考えている[5]．大学病院の病棟実習に来る医学生に，「敬老の日に，新潟市民で 75 歳以上の高齢者に一律に 1 万円のお祝い金をあげたいと新潟市長が提案したとしたら，賛成か，反対か，理由を付けて述べよ」という課題を出すと，10 年前には約半数が賛成したが，最近は賛成する学生はいなくなった．しかし，その理由をノーマライゼーションの理念から説明できる学生も一人もなかった．

われわれ日本人の考える平等とは，「他人と同じ」であることである．かつての定額給付金のような施策に約2兆円を費やしても，全国民に12,000円ずつ配分され，皆が同じであるならば，納得してしまう．しかし，ノーマライゼーションの理念は，そのコミュニティーでは普通の，当たり前の生活レベルに皆が達するまでは，生活環境を平等にするための負担はコミュニティーで担うべきと考える．皆への配分が同じになることではなく，生活環境が平等になることに価値を置いているからである．限られた社会資源を重点的に配分しなければ，最底辺の人たちがコミュニティーにおける普通の，当たり前の生活環境に到達することはない．対象者全員に一律に1万円を積み上げても，1万円分の平行移動が起こるだけである．

ノーマライゼーションの理念を拠り所にしなければ，神経難病の患者が人工呼吸器を装着して在宅で療養生活をしようとしたときに，彼らのために人工呼吸器や吸引器，電動ベッドなどを用意することは，特定の個人に対する「過剰な行政サービス」になってしまう．この国の行政は，皆への配分が同じである施策が最もよいと考えがちであり，基本理念とは矛盾した判断をする．

Personhoodの尊重

“Personhood”は，認知症者に対するperson-centered careを提唱したTom Kitwoodによる造語であり，わが国では「その人らしさ」と訳している．彼は認知症者のケアを，旧来のいわゆる問題行動への対処を中心とするものから，当事者のその人らしさを尊重し，その人の視点に立ったケアに変えていくために，この言葉を用いた[6]．認知症も，神経難病も，これらに向き合う基本理念はノーマライゼーションであり，住み慣れた地域で，できる限りこれまでと同等の生活を送ることができるようにするためのキーワードは，当事者のpersonhoodを尊重した地域リハビリテーションの実現である．

地域リハビリテーションとは，地域における生活の主体者として，当事者が普通の，当たり前の生活を再構築するためのプロセス全体を指し，地域において全人間的復権を遂げることである．認知症にも，神経難病にもフレンドリーな地域社会で，包括的なケアシステムを構築することを目標とする現代においては，関係者の間にこの基本理念が共有され，当事者一人ひとりの価値観を尊重し，真摯に向き合い，寄り添い，そのQOLを可能な限り高めるために，神経内科医を含めた関係者が支援にあたることが最も肝要なのである．

人生の最終段階における医療とケアの原則

厚生労働省が2007年に公開した「終末期医療の決定プロセスに関するガイドライン」に示されたアルゴリズムでは，当事者と医療者との間で，合意形成を目指した話し合いを行うことの重要性が強調された．医療現場における意思決定に，医療者によるパターナリズムが優先された時代から，当事者も主体的に参加して，当事者と医療者の間の合意形成が重視される時代に移行した結果である．本ガイドラインはその後，最期まで尊厳を尊重した人間の生き方に着目した医療を目指すことが重要であるという考えに基づき，2016年に「人生の最終段階における医療の決定プロセスに関するガイドライン」と改称された[7]（**2**）．ここでは，人生の最終段階を迎えた当事者と医療者が，当事者にとって最善の医療とケアを作り上げるためのプロセスとして，以下の3つの原則が掲げられている．

①医師等の医療従事者から適切な情報の提供と説明がなされ，それに基づいて患者が医療従事者と話し合いを行い，患者本人による決定を基本としたうえで，人生の最終段階における医療を進めることが最も重要な原則である．

②人生の最終段階における医療における医療行為の開始・不開始，医療内容の変更，医療行為の中止等は，多専門職種の医療従事

2 人生の最終段階における医療の決定プロセスに関するガイドライン

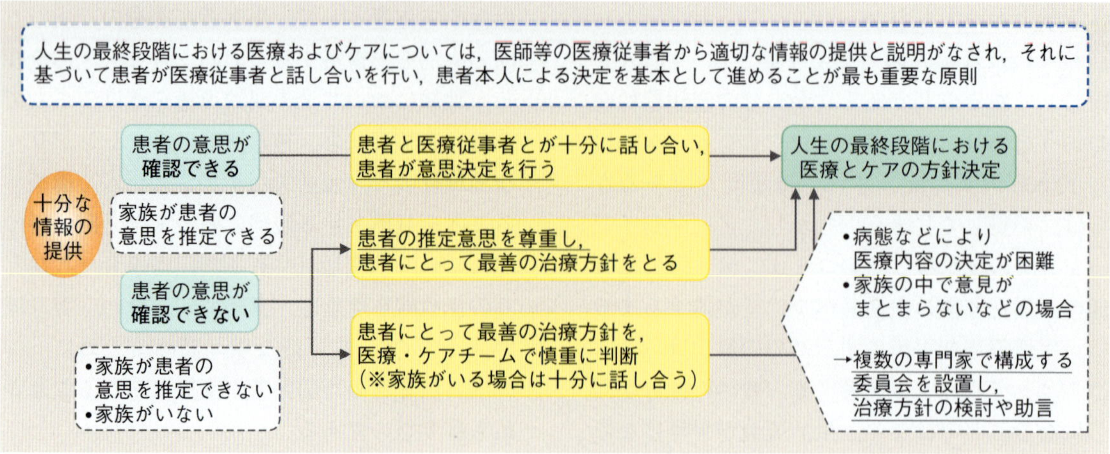

（厚生労働省医政局地域医療計画課資料[7]；厚生労働省「人生の最終段階の医療における厚生労働省の取組」平成28年10月27日 p.11 より）

者から構成される医療・ケアチームによって，医学的妥当性と適切性を基に慎重に判断すべきである．

③医療・ケアチームにより可能な限り疼痛やその他の不快な症状を十分に緩和し，患者・家族の精神的・社会的な援助を含めた総合的な医療及びケアを行うことが必要である．

このガイドライン（2）では，当事者の意思表示ができる場合には，本人の意思が主で，家族の意思は従とする立場が採られている．しかし，自己決定の尊重という意味では，家族の意向も当事者と同等に尊重されるべきであるという意見もある[2]．いずれが正しいということではなく，本人を第一とする個人主義の立場に立つか，わが国の伝統的な家族共同体を重視する立場に立つか，の違いと言い換えることもできよう．本人が意思表示をできない場合には，家族から情報を得るなど，可能な限りの方法によって本人の意思を忖度することになる．

人工呼吸器療法の開始と中止

神経難病医療の現場では，進行性の呼吸不全に対して，人工呼吸器を導入する必要が生じることがあり，その場合は呼吸器を装着して生きる道を選ぶか，装着せずに死を迎える道を選ぶか，という究極の選択をしなければならない．関係者が当事者の意思決定を支援するためには，当事者にとってよくない情報をいかに提示するか，などの技法に習熟する必要があるのは当然であるが[8]，人工呼吸器の開始・不開始の意思決定においては，従来は医療者の価値観，倫理観がさまざまに反映されてきた経緯がある．特に，病院が保有する人工呼吸器の台数に限りがあった時代には，ALS などの神経難病に対して呼吸器を導入することの是非について，深刻な議論がなされた．しかし，人工呼吸器は今やレンタル可能な医療機器となり，（合意に基づいて）意思決定をするのは当事者であることに，医療者も異存はないであろう．

患者本人は人工呼吸器を装着して療養を続けることによって，家族に重い介護負担をかけることを最も心配している．このため，特に在宅療養を志向する場合には，本人と家族の間でもあらかじめ十分な合意を得ておきたい．医療依存度が高い状態にあって，在宅でも病院並みの安全な療養体制を望むのであれば，リスクを負いながらの在宅療養は選べないはずである．それでも在宅療養を選ぶ以上は，当事者にも当然，それなりの自覚（覚悟）が求められ，であればこそ，支援者も最大限の支援ができるのである．

人工呼吸器を巡って最も難しい問題は，いったん始めた呼吸器を中止できるか否かである．「わが国の法律では中止はできない」という記述をよく目にするが，これは誤りであり，「法の欠缺（けんけつ）」という状態にあって，肯定する法律も否定する法律も存在していない，いわば真空状態にあるというのが正しい．法は道徳の最低限とされ，すべてが法律で規定されているわけではない．

現状では，人工呼吸器を中止すれば，担当医が殺人罪で刑事訴追を受ける可能性は依然あるが，上述した「人生の最終段階における医療の決定プロセスに関するガイドライン」の原則②には「医療行為の中止」も含まれている．したがって，本ガイドラインに沿った十全の対応がなされていれば，本人の意思による人工呼吸器の中止という選択肢もあり得るという指摘もある[9]．"Palliative Care in ALS"[10] の著者であるOliver はかつてわが国を訪れた際に，「英国では，当事者が希望する医療を行わないことがillegal（非合法）である」と述べていた．人工呼吸器治療をはじめから差し控えることと中止することを峻別し，中止することを殊更問題視するのは，わが国における議論の特徴である．WHO の見解でも，人工呼吸器治療をはじめから差し控えることと，中止することを区別してはいない[11]．

モルヒネの使用

人工呼吸器を装着しないという意思決定をした患者には，呼吸不全が進行すると深刻な呼吸苦が待ち受けており，これに対する十分な緩和ケアが必要になる．ALS などの非癌性疾患に対するモルヒネの使用は，癌に準じた形で少しずつ普及しているが，まだまだ十分とはいえない[12,13]．わが国では，そもそも癌に対するモルヒネの使用も，未だ十分ではないと指摘されている[14]．

ALS における呼吸苦に対して，モルヒネは少量で十分に有効であり，副作用は問題にならないことがすでに示されているので，緩和ケアを担当する神経内科医はモルヒネについて理解を深め，その使用方法に習熟している必要がある[15,16]．モルヒネの使用法の詳細については，最近のマニュアルを参照されたい[17-19]．

癌においても，非癌性疾患においても，緩和ケアというと依然として，モルヒネの使用に関する議論に終始しがちになる．疼痛の管理は緩和ケアにおけるきわめて重要な一面ではあるが，緩和ケアの目標は疼痛の管理にとどまらず，当事者・家族の QOL を可能なかぎり向上させることにあることを忘れてはならない．さらにわが国では，疼痛の管理にあたっては，身体的な痛みのみが治療の対象となり，心理的，社会的，スピリチュアルな「痛み」は対象として考慮されてこなかった．この点は上述のガイドライン改訂版[7] にも書き込まれており，今後の大きな課題である．

多職種連携と地域包括ケア

神経難病の当事者・家族の QOL を緩和ケアによって向上させるためには，一人神経内科医のみでは到底対応しきれないことは明らかであり，かかりつけ医・専門医，看護師・保健師，療法士，医療ソーシャルワーカー（MSW），ケアマネジャー，介護士，薬剤師，栄養士，歯科医師，医療機器取り扱い業者，義肢装具製作者，行政関係者，民生委員，救急隊員，ボランティアなど，地域で活動するさまざまな専門職が，当事者が抱える多種多様な課題に総合的・包括的に向き合うために，有機的に連携して対応しなければならない．そのためには，参加する各専門職は他の専門職種の業務をよく理解することから始める必要がある．

今後，若年層人口が減少するわが国では，都市部を除くほとんどの地域では，対象となる疾患別にこうした顔の見えるネットワークを構築することは困難であろう．認知症に対して準備される地域包括ケアシステムを，対象者がおよそその十分の一に相当する難病にも，特に在宅医療の現場ではニーズの多い神経難病患者にも，適用することになると想定される．認知症にも，神経難病にも対応することができる神経内科医が果たすべき役割は，今後益々大きくなるのであり，神経内科医はその期待に応えねばならない．

（西澤正豊）

文献

1）WHO. WHO Definition of Palliative Care.
http://www.who.int/cancer/palliative/definition/en/
WHO. Palliative Care.
http://www.who.int/mediacentre/factsheets/fs402/en/
2）清水哲郎．臨床倫理の考え方．臨床倫理学と医療人類学のフォーラム―緩和ケアの臨床現場を支えるために．17/Apr/2010.
http://www.l.u-tokyo.ac.jp/~shimizu/cleth-dls/1004cleth&pal.pdf
3）厚生労働省．中央社会保険医療協議会費用対効果評価専門部会第 36 回議事資料．
http://www.mhlw.go.jp/stf/shingi2/0000144194.html
4）Bach JR, et al. Life satisfaction of individuals with Duchenne muscular dystrophy using long-term mechanical ventilator support. *Am J Phys Med Rehab* 1991；70（3）：129-135.
5）辻省次（総編集），西澤正豊（編）．アクチュアル 脳・神経疾患の臨床，すべてがわかる神経難病医療．東京：中山書店；2015.
6）Kitwood T. Dementia Reconsidered：The Person Comes First. Berkshire, UK：Open University Press；1997.
7）厚生労働省．人生の最終段階における医療の決定プロセスに関するガイドライン．平成 19 年 5 月（改訂 平成 27 年 3 月）．
http://www.mhlw.go.jp/file/06-Seisakujouhou-10800000-Iseikyoku/0000078981.pdf
8）日本神経学会（監修）．筋萎縮性側索硬化症診療ガイドライン 2013．CQ3-1 ～ 3-11．東京：南江堂；2013. pp.46-69.
9）板井孝壱郎．人工呼吸器療法の中止．西澤正豊（編），アクチュアル 脳・神経疾患の臨床，すべてがわかる神経難病医療．東京：中山書店；2015. pp.355-361.
10）Oliver D, et al（editors）. Palliative Care in Amyotrophic Lateral Sclerosis：From Diagnosis to Bereavement, 3rd edition. New York：Oxford University Press；2014.
11）WHO. Health legistlation at the down of the XXI century. *International Digest of Health Legislation* 1998；49（1）：1-296.
http://www.who.int/iris/bitstream/10665/63933/1/IDHL_1998_49_p1-296_Special_issue_eng.pdf?
12）後明郁男ほか．特集がんだけじゃない！ 緩和医療―近年話題となっている非がん領域の緩和医療を中心に．治療 2013；95：1267-1356.
13）平原佐斗司（編著）．チャレンジ！ 非がん疾患の緩和ケア．東京：南山堂；2011.
14）厚生労働省．がん等における緩和ケアの更なる推進に関する検討会における議論の整理．
http://www.mhlw.go.jp/file/06-Seisakujouhou-10900000-Kenkoukyoku/0000153445.pdf
15）荻野美恵子．緩和ケアと看取り．西澤正豊（編），アクチュアル 脳・神経疾患の臨床，すべてがわかる神経難病医療．東京：中山書店；2015. pp.145-152.
16）宮川沙織，荻野美恵子．ALS に対する緩和医療．祖父江元（編），アクチュアル 脳・神経疾患の臨床，すべてがわかる ALS・運動ニューロン疾患．東京：中山書店；2013. pp.306-313.
17）成田有吾（編著）．改訂版 神経難病在宅療養ハンドブック―よりよい緩和ケアの提供のために．大阪：メディカルレビュー；2016. pp.71-98.
18）森田達也，木澤義之（編）．緩和ケアレジデントマニュアル．東京：医学書院；2016. pp.77-106.
19）日本神経学会（監修）．筋萎縮性側索硬化症診療ガイドライン 2013．CQ3-12「強オピオイド（モルヒネなど）はどのように使用するか」．東京：南江堂；2013. pp.70-72.

I. 神経疾患の治療法

血液浄化療法と免疫グロブリン大量静注療法

対象とする主な神経疾患 多発性硬化症，視神経脊髄炎，ギラン・バレー症候群，慢性炎症性脱髄性多発根ニューロパチー，重症筋無力症

シリーズ関連書籍 多発性硬化症 神経免疫

Point

- 免疫性神経疾患の治療では，副腎皮質ステロイド療法，血漿浄化療法（PP），免疫グロブリン大量静注療法（IVIg）が主役である.
- 多発性硬化症（MS）では，PP は急性増悪期に行い，IVIg についてはエビデンスがない.
- 視神経脊髄炎（NMO）では，PP は急性増悪期に行い，IVIg は急性増悪期，再発予防として行うがエビデンスが得られていない.
- ギラン・バレー症候群（GBS）では，PP と IVIg はほぼ同等の治療効果の報告がある.
- 慢性炎症性脱髄性多発根ニューロパチー（CIDP）では，ステロイド療法とともに PP と IVIg は標準的治療法である.
- 重症筋無力症（MG）では，PP，IVIg は全身型 MG の急性増悪期に主に施行される.

近年，免疫性神経疾患の病態解明や治療法開発には大きな進歩がみられた．中枢神経を障害する多発性硬化症（multiple sclerosis：MS），視神経脊髄炎（neuromyelitis optica：NMO），末梢神経を障害するギラン・バレー症候群（Guillain-Barré syndrome：GBS），慢性炎症性脱髄性多発根ニューロパチー（chronic inflammatory demyelinating polyradiculoneuropathy：CIDP），神経筋接合部を障害する重症筋無力症（myasthenia gravis：MG）は代表的な免疫性神経疾患である．これらの免疫性神経疾患の治療では，副腎皮質ステロイド療法とともに，血漿浄化療法（plasmapheresis：PP），免疫グロブリン大量静注療法（intravenous immunoglobulin：IVIg）が主役となるが，疾患ごとに個々の治療反応性は異なる．

本稿では，はじめに PP と IVIg について述べる．続いて，PP と IVIg が主役となる免疫性神経疾患の治療について記述する．

血漿浄化療法（PP）

免疫性神経疾患の病態は，神経，神経筋接合部などの正常組織を標的とした自己免疫反応が考えられ，自己抗体の関与が証明されている疾患と，証明されていない疾患がある．抗アセチルコリン受容体（acetylcholine receptor：AChR）抗体が陽性となる MG は前者，抗体の関与が証明されていない MS は後者の代表的疾患になる．異なった免疫学的機序が推測される MG と MS であるが，両疾患とも PP が有効である．すなわち PP には，自己抗体の除去以外の機序による治療効果があることが推測されている．

PP の種類と方法

以下に日本アフェレシス学会の推奨する治療法を紹介する．

■血漿交換法（plasma exchange：PE）

膜型血漿分離器を使用することが多い．1 回の血漿処理量は 2,000～4,000 mL で，多くは 3,000 mL 前後で行われる．通常，置換液として 5％アルブミン製剤あるいは新鮮凍結血漿（fresh frozen plasma：FFP）を用いる．

■二重膜濾過血漿交換法（double filtration plasmapheresis：DFPP）

一次膜に血漿分離器，二次膜に血漿分画器を設置する．1 回の血漿処理量は血清 IgG の約 70

%除去を目標とする．たとえば，体重 40 kg では 1,500～2,500 mL，体重 50 kg では 2,000～3,000 mL，体重 60 kg では 2,500～3,500 mL が目標となる．通常，置換液としてアルブミン製剤を使用する．

■免疫吸着法（immunoadsorption plasmapheresis：IAPP）

血漿分離器，吸着カラムとしてイムソーバ TR-350，PH-350（旭化成メディカル株式会社）を使用する．1 回の血漿処理量は 1,500～2,000 mL，多くは 2,000 mL 前後を目標とする．IAPP では置換液としてアルブミン製剤あるいは FFP を使用することがないのが利点である．

PP の禁忌

絶対禁忌はないが，体外循環を使用するため，以下の場合は相対的禁忌となる．

- 出血症状：脳出血，肺出血，消化管出血，止血困難な部位の出血など．
- 循環不全状態：心不全，致死的な不整脈の合併など．
- 感染症：重篤な感染症など．
- 低体重：小児，高齢者などで体重 20 kg 以下など．

PP の保険適用

神経内科疾患では，MS，GBS，CIDP，MG の 4 疾患が保険適用となっている．

MS と CIDP では，実施回数は一連につき月 7 回を限度として 3 月間に限って算定する．

MG では，発症後 5 年以内で重篤な症状悪化傾向のある場合，または胸腺摘出術や副腎皮質ホルモン剤に対して十分奏効しない場合に限り行う．実施回数は一連につき月 7 回を限度として 3 月間に限って算定する．

GBS では，GBS disability scale で 4 度以上の場合に限り行う（後述）．実施回数は一連につき月 7 回を限度として 3 月間に限って算定する．

いずれの疾患においても，PE，DFPP，IAPP が認められている．

免疫グロブリン大量静注療法（IVIg）

IVIg による免疫性神経疾患の治療効果は，自己抗体との競合作用，補体カスケード反応の抑制，抗イディオタイプ抗体による抗体活性の中和，サイトカイン産生・放出の調整などが推測されているが，詳細は不明である．IVIg は，アレルギー症状，血栓症などに注意が必要であるが，血漿浄化療法に比し，簡便性，安全性に優れる．

IVIg の保険適用

神経内科疾患では，GBS，CIDP，多巣性運動ニューロパチー（multifocal motor neuropathy：MMN），MG，多発筋炎，皮膚筋炎が保険適用がある．

各種製剤と使用可能な疾患を以下に記す．

- 献血グロベニン®-I：CIDP，MMN，GBS．
- 献血ベニロン®-I：GBS．
- 献血ヴェノグロブリン®IH：CIDP，MMN，MG，多発筋炎，皮膚筋炎．

多発性硬化症（MS）

中枢神経系での炎症性脱髄疾患である．未解明の部分も多いが，主に白質の障害に基づく中枢神経症候が，空間的・時間的に多発することが特徴である．中枢神経内の 2 つ以上の病巣に由来する症状があり（空間的多発），症状の寛解や再発（時間的多発）を認める．同様の経過を示すことがある他疾患の除外ののち診断される．頭部，脊髄 MRI で，造影効果の異なる多発性の病変や，脳脊髄液検査でのオリゴクローナルバンドの検出は，診断感度を高める．視神経脊髄炎で陽性となる抗アクアポリン（aquaporin：AQP）4 抗体は陰性である（1）．一方，診断が困難，不確実な症例もあり，MS は必ずしも均一な臨床像を呈さず，多様な病態が推定されている．臨床経過より，一次性進行型，再発寛解型，二次性進行型に分類されるが，明確に分類できない症例もある．

1 視神経脊髄炎（NMO）と多発性硬化症（MS）の比較

		NMO	MS
主病変		視神経，脊髄	脳室周囲，脊髄
増悪時の病型		急性に増悪	さまざま（急性～慢性）
重症度		重症	比較的軽症
性差（男性：女性）		1：9	1：3
大脳病変		少ない	目立つ
脊髄病変		3 椎体以上の灰白質	2 椎体以下の白質
抗 AQP4 抗体		約 80％で陽性	陰性
自己免疫疾患合併		多い	まれ
脳脊髄液	細胞数	上昇	正常～軽度上昇
	オリゴクローナルバンド	陰性	陽性

MS では，脳質周囲の白質病変が特徴的である．脳脊髄液検査でのオリゴクローナルバンドの検出は MS を示唆する．
NMO では重篤な視神経障害，脊髄障害が特徴である．抗アクアポリン（AQP）4 抗体陽性は，NMO で認める．NMO ではシェーグレン症候群（Sjögren syndrome），全身性エリテマトーデス（SLE）などの自己免疫疾患の合併が高率である．

MS の治療のポイント

PP は再発寛解型 MS の急性増悪期に行われる．ステロイドパルス療法抵抗性の症例，合併症や副作用のため，ステロイド治療が施行できない症例で単純血漿交換が施行される．

IVIg の有効性についてのエビデンスはない．

■急性増悪期

ステロイドパルス療法が第一選択である．通常，メチルプレドニゾロン（ソル・メドロール®）1,000 mg／日× 3～5 日（1 クール）を投与する．神経症状，治療効果を把握しながら，ステロイドパルス療法は計 2～3 クール施行することが多い．

再発寛解型 MS の急性増悪期で，ステロイドパルス療法抵抗性である症例，合併症や副作用のためステロイド治療が施行できない症例は，PP の対象となる[1]．PP で有効性が十分に検討されているのは PE のみである．IAPP の有効性は症例報告レベルである．また，慢性進行型 MS の障害進行防止において，PP の有効性は認められていない[2]．

Memo

血漿浄化療法（PP）は再発寛解型 MS の急性増悪期に施行されるが，長期的な予後には影響しないと報告されている．また，これまでの研究報告からは，通常は MS の治療で IVIg の使用を考慮することはない．

■寛解期，再発予防

インターフェロン β（IFN β；ベタフェロン®，アボネックス®），フィンゴリモド（イムセラ®，ジレニア®），ナタリズマブ（タイサブリ®），グラチラマー酢酸塩（コパキソン®），フマル酸ジメチル（テクフィデラ®）が使用される．

視神経脊髄炎（NMO）

NMO は視神経炎と脊髄炎を来す自己免疫性疾患である．同様に中枢神経系を障害する MS との異同が問題となっていたが，現在，MS と NMO は別の病態と考えられている．NMO では抗 AQP4 抗体がバイオマーカーとなる．重篤な視神経病変，MRI で 3 椎体以上にわたる連続性脊髄病変と，血清中抗 AQP4 抗体陽性は NMO の診断に導く（1）．一方，NMO として典型的な神経障害を呈するが抗 AQP4 抗体が陰性の症例（seronegative NMO）や，抗体は陽性であるが視神経炎あるいは脊髄炎のいずれか一方のみを認める症例も少なくない．これらの非典型的な症例も NMO spectrum disorder として，NMO と同様の病態と考えられている．

NMO の治療のポイント

PP は NMO の急性増悪期に行う．ステロイドパルス療法抵抗性の症例や重篤な症例では積極的に PP を施行する．維持期での再発予防効

2 GBS disability scale

0	GBSによる症状，所見はない
1	ごく軽微な症状，所見はあるが走ることはできる
2	介助なしに5m以上歩行できる
3	何らかの介助があれば5m以上歩行可能
4	介助があっても歩行できず，車椅子あるいは臥床状態
5	人工呼吸器装着
6	死亡

（Hughes RA, et al. *Lancet* 1978[5] より）

果が報告されているが，通常は急性増悪期に施行される．保険適用なし．

IVIgはNMOの急性増悪期，再発予防での有効性の報告はあるが，エビデンスは得られていない．

■急性増悪期

ステロイドパルス療法が第一選択である．通常，メチルプレドニゾロン1,000 mg/日×3〜5日（1クール）を投与する．神経症状，治療効果を把握しながら，ステロイドパルス療法は計2〜3クール施行することが多い．

ステロイドパルス療法抵抗性の症例では，積極的にPPを施行する．

NMOはMSに比べ重症で，後遺症を認める頻度が高く，早期治療が重要である．PPではPE，IAPPいずれの治療も有効であると報告されている[3,4]．抗AQP4抗体のサブクラスはIgG1が主であり，IAPPでの除去率も高い．抗AQP4抗体陽性が確認できていない症例や，陰性の症例ではPEを考慮する．IVIgは，有効性が報告されているが十分なエビデンスは得られていない．

■寛解期，再発予防

急性増悪期の治療時から経口副腎皮質ステロイド薬を投与する．通常，プレドニゾロン（プレドニン®）5〜25 mgで開始し，数か月で漸減する．10 mgより漸減すると再発率が上昇する可能性が報告されている．アザチオプリン（アザニン®，イムラン®）の併用により，プレドニゾロンの漸減，症状の安定が得られるとされている．アザチオプリンの量は50〜100 mg/日で投与されることが多い．間欠的なPP，IVIgの有効性が報告されているが，十分なデータはなく，症例ごとに慎重な判断が必要である．

> **Memo**
> 急性増悪期のNMOにおいて，PPは他治療では代替できない効果を発揮する．MSで再発予防に用いられるIFNβはNMOに対しては無効か，増悪させる可能性があることに注意する．

ギラン・バレー症候群（GBS）

GBSは急性発症の四肢筋力低下を主徴とする末梢神経障害である．約60〜70％で先行感染を認め，自己免疫機序により発症する．典型例では，発症1〜4週前に呼吸器感染，消化器感染などの先行感染症状を認める．手掌，足底などの四肢遠位部の異常感覚と，脱力症状で発症する．腱反射は病初期に低下〜消失する．しばしば，眼球運動障害，構音障害，嚥下障害，顔面神経麻痺などの脳神経症状を伴う．徐脈・頻脈，血圧変動，膀胱直腸障害などの自律神経障害を観察することもある．約60％の症例で神経細胞膜の構成成分である糖脂質に対する抗糖脂質抗体が陽性となる．症状は進行性であるが，2〜4週以内にピークに達する．極期でも自力歩行可能な軽症例から，発症後数日で四肢麻痺となる重症例までさまざまである．呼吸筋麻痺，球麻痺による誤嚥性肺炎により気管挿管，人工呼吸器の管理が必要となる例も少なくない．10〜20％に重篤な障害が残る．重症度分類として，GBS重症度分類（GBS disability scale）が臨床の場で使用されている（**2**）[5]．

GBSの治療のポイント

PPとIVIgはいずれの治療もほぼ同等の治療効果が報告されている[6]．副腎皮質ステロイド薬の単独使用は無効である．また，PPとIVIgを併用しても予後の改善は得られないと報告されている．

■急性期

IVIgが簡便性，安全性により第一選択として施行されることが多い．急性期で歩行困難な症例（GBS disability scale 4度以上）が保険適

Column

mEGOSによるGBS難治例の予測

欧州のグループが報告しているModified Erasmus GBS Outcome Scores（mEGOS）（3）は難治例の予測に有用である[8]．mEGOSは，入院時と入院7日後の発症年齢，先行感染として下痢の有無，MRC sumスコアの合計点により算出され，6か月後歩行不能となる可能性を的確に予測する．入院時のmEGOSは7点以上で発症6か月後歩行に介助を要する確率が約30%，入院7日後のmEGOSは10点以上で発症6か月後歩行に介助を要する確率が約40%と予測される．初回治療に抵抗性で難治性の経過が予測される症例では，mEGOSなどの客観的指標を参考にして，免疫調整療法の追加を検討する．

3 mEGOS

Modified Erasmus GBS Outcome Scores（mEGOS）					
入院時			入院後7日		
予後因子		点数	予後因子		点数
発症年齢	～40歳 41～60歳 61歳～	0 1 2	発症年齢	～40歳 41～60歳 61歳～	0 1 2
先行する下痢	なし あり	0 1	先行する下痢	なし あり	0 1
MRC sum score	51～60 41～50 31～40 0～30	0 2 4 6	MRC sum score	51～60 41～50 31～40 0～30	0 3 6 9
計		0～9点	計		0～12点

mEGOSは，入院時と入院7日後の発症年齢，先行感染として下痢の有無，MRC sum scoreの合計点により算出され，6か月後歩行不能となる可能性を的確に予測する．高齢発症，先行感染症状としての下痢がある症例，四肢筋力低下の強い症例は予後不良となる可能性が高くなる．
GBS：ギラン・バレー症候群，MRC：Medical Research Council.

（Walgaard C，et al. *Neurology* 2011[8] より）

用となるが，GBS disability scale 3以下でも進行性の症例に対して施行される．また，IVIg開始2週後のIgG上昇値（ΔIgG）が少ない症例では神経症状の改善が十分でないことが報告されている[7]．

PPでは，PE，DFPP，IAPPのいずれも有効である．こちらも，保険適用では，GBS disability scaleで4度以上の場合に限りとされているが，GBS disability scale 3度以下であっても症状が進行性であれば血液浄化療法を考慮する．施行回数は重症例で4～5回/2週を目安にする．

■早期～回復期

初回のIVIgを施行したにもかかわらず，症状がさらに進行する場合，明らかな神経症状の改善が得られない症例では早期から2回目のIVIgを考慮する．

PP，IVIgのいずれかで治療を行い，免疫調整にて改善を認めたが，回復期に再び増悪する症例を経験することがある．そのような場合は，CIDPなどの他疾患の検索を改めて検討する必要があるが，GBSの診断が妥当と考えられる症例では，免疫調整療法の追加（2回目のIVIgなど）を検討する．

慢性炎症性脱髄性多発根ニューロパチー（CIDP）

2か月以上の経過で慢性に進行する免疫性脱髄性末梢神経障害である．同様の免疫性末梢神経障害であるGBSは，1か月以内に症状のピークに達し，単相性の経過を示す急性疾患であ

4 INCAT Overall Disability Sum Scale

	可能	支障はあるが可能	不可能
髪をとく，または洗髪			
ナイフとフォーク，スプーンの使用			
硬貨をつまむ			
ボタンやジッパーの使用			

0 上肢の運動に支障なし
1 片側または両側の障害は，上記の行為に影響しない
2 片側または両側の障害は，上記の行為に影響するがいずれの行為も可能
3 片側または両側の障害により，上記のうち１つまたは２つの行為が不可能
4 片側または両側の障害により，上記のうち３つ以上の行為が不可能
5 目的のある自動運動は不可能

0 歩行に支障なし
1 障害はあるが，独歩で外出が可能
2 外出には片側のサポート（杖，松葉杖，介助）が必要だが，歩行は可能
3 外出には両側のサポート（杖，松葉杖，介助）が必要だが，歩行は可能
4 外出には車椅子を用いるが，介助があれば立位保持や数歩の歩行は可能
5 移動は車椅子に限定され，介助があっても立位保持や数歩の歩行は不可能

INCAT：Inflammatory Neuropathy Cause and Treatment.

（Hughes R，et al. *Ann Neurol* 2001[12] より）

ることから鑑別される．診断には，European Federation of Neurological Societies／Peripheral Nerve Society（EFNS／PNS）の2010年の臨床診断基準が頻用される[9]．ミエリン関連糖蛋白（myelin-associated glycoprotein：MAG）抗体関連ニューロパチー，MMNは治療反応性が異なることから，CIDPから除外される．CIDPは，typical CIDPとatypical CIDPに分けられ，typical CIDPは左右対称性の運動感覚障害を呈し，近位筋と遠位筋を同程度に侵し，腱反射は四肢で低下～消失する．atypical CIDPには多巣性脱髄性感覚運動型（multifocal acquired demyelinating sensory and motor：MADSAM），遠位筋優位型（distal acquired demyelinating symmetric：DADS）などがある．

Memo

typical CIDPは，免疫調整療法への反応は良好である．一方，atypical CIDPは免疫調整療法に抵抗性であることが多く，typical CIDPとatypical CIDPは別の病態が推測されている．また最近，患者の一部で陽性となることが報告されているcontactin-1抗体，neurofascin155抗体陽性のCIDPはIVIgに抵抗性であることが多い．

最近，CIDPの一部において，抗neurofascin155抗体，抗contactin-1抗体など関連性が推測される抗体が報告されているが，GBSにおける抗糖脂質抗体のような疾患感度の高いマーカーは見出されていない．つまり，CIDPは必ずしも均一な臨床像を呈さず，多様な病態が推定されている．

CIDPの治療のポイント

IVIg，PPは，副腎皮質ステロイド療法とともにCIDPの標準的治療法である[10,11]．

■急性増悪期

CIDPの標準的治療は，IVIg，副腎皮質ステロイド療法，PPの3つの治療法である．治療の選択については患者状況を配慮して決定する．1つの治療が無効であれば他の治療を試みる．

IVIgが，簡便性，安全性により第一選択として施行されることが多い．

PPでは，PE，IAPPいずれの治療もほぼ同等に有効であると報告されている．副腎皮質ステロイド療法は，プレドニゾロン1 mg／kg／日または60 mg／日からの漸減療法が行われる．

Column

多巣性運動ニューロパチー(MMN)

感覚障害を伴わない左右非対称の上肢遠位筋優位の筋力低下と筋萎縮を主徴とする慢性脱髄性末梢神経障害を来す疾患としてMMNがある．MMNはIVIgにのみ反応し有効である．副腎皮質ステロイド薬では悪化することもあり，CIDPとは異なる疾患とされている．診断は，神経伝導検査で運動神経伝導ブロックや伝導遅延を確認し，同部位の感覚神経伝導にまったく異常を認めないことにより診断される．患者の半数でIgM GM1抗体が陽性となる．典型的症例の診断は容易であるが，運動ニューロン疾患との鑑別が困難な症例もある．

また，経口副腎皮質ステロイド薬に先立ち，メチルプレドニゾロンパルス療法を行うこともある．副腎皮質ステロイド療法は効果発現に時間を要すことがある点や，長期連用による副作用に配慮する．また，非典型的CIDPである純粋運動型例において，副腎皮質ステロイド療法使用では無効例，増悪例の報告がある．

治療効果は握力などの筋力評価以外に「(INCAT) Overall Disability Sum Scale」(**4**)[12]などの客観的スコアを使用する．

■寛解期，再発予防

IVIgに反応を示す症例では，IVIgの反復投与が推奨されている[11]．IVIgの1回投与量，投与間隔は症例ごとに異なるため，至適最小量，適切な投与間隔を把握し，決定する．同様に，PPに反応性を示す症例においては，PPの反復を考慮する．PPの種類，頻度，施行間隔についても症例ごとに確認する．IVIgやPPでコントロールが難しい症例では，副腎皮質ステロイド薬またはアザチオプリンなどの免疫抑制薬治療の併用が行われる．ただし，副腎皮質ステロイド薬を寛解期，再発予防目的で使用する際は，過剰投与，副作用に注意する必要がある．難治例では傍腫瘍性末梢神経障害などのCIDP以外の疾患の可能性を繰り返し確認する(***Memo*** p.212参照)．

重症筋無力症(MG)

MGは神経筋接合部に対する自己免疫疾患である．筋疲労現象と，日内変動が特徴的である．眼症状として眼瞼下垂や複視を，その他に，四肢筋力低下，嚥下障害，構音障害などの球症状を認める．時に呼吸筋不全のため，人工呼吸器管理を要する．反復誘発筋電図，エドロホニウムテスト，胸腺腫検索，自己抗体測定が診断に役立つ．MGの病因とされる抗体には抗AChR抗体，抗MuSK(muscle-specific receptor tyrosine kinase：筋特異的受容体型チロシンキナーゼ)抗体がある．

抗AChR抗体は眼筋型MGの約50%，全身型MGの80%で陽性となる．抗MuSK抗体は抗AChR抗体陰性MGの約40%で陽性となると考えられている．抗MuSK抗体陽性MGは球症状，呼吸筋障害を高頻度に認め重症化することが多い．眼筋型MGではコリンエステラーゼ阻害薬などを用いた対症療法が主体となる．

本稿では，紙面の都合上，PPとIVIgが実施されることが多い全身型MGの治療について記載する．

MGの治療のポイント

PP，IVIgは全身型MGの急性増悪期に主に施行される．急性増悪期の全身型MGは，速効性の効果が得られるPP，IVIgで治療を開始する．早期にMG症状を制御することで，維持療法として使用する副腎皮質ステロイド薬の投与量を少なくでき，患者の生活の質が確保される．PPとIVIgの効果は同等と報告される[13]が，球症状が強い症例，クリーゼ症例などの重症例ではPPのほうが明らかな治療効果が得られることが多い[14]．

■急性増悪期

PPは確かな治療法であり第一に考慮する．関連する抗体の種類により選択する浄化法が異なる．抗AChR抗体のIgGサブクラスはIgG1が主体でトリプトファンカラムを用いたIAPPでの除去率は高く，抗AChR抗体陽性MGで

5 当施設での重症筋無力症（MG）急性増悪期治療

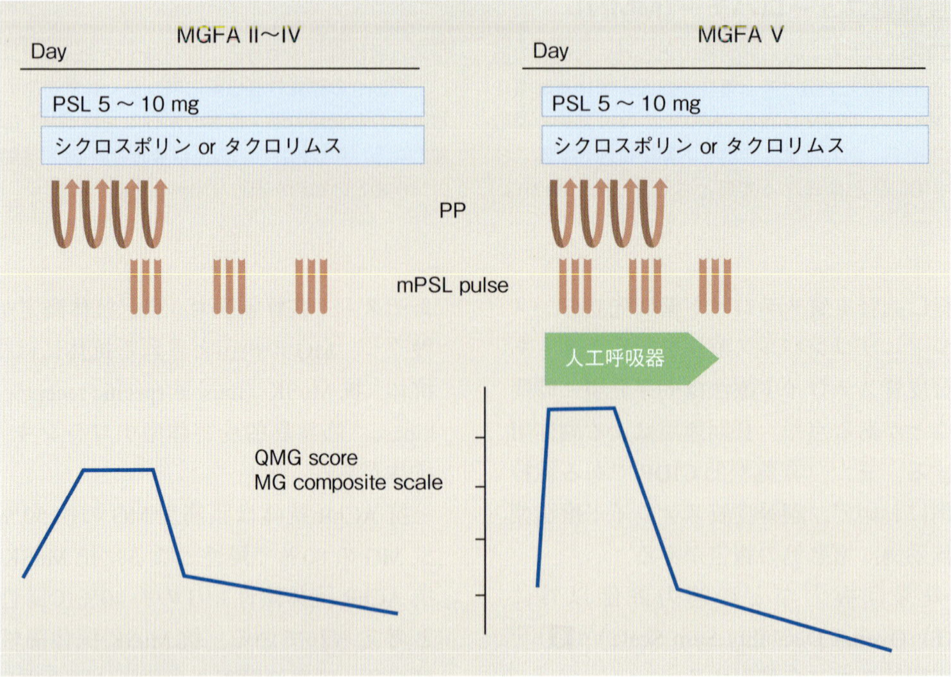

当施設での急性増悪期全身型MGの標準的な治療法を提示した．ステロイド製剤による初期増悪を懸念し，クリーゼに至っていない症例（MGFA II～IV：左図）はPPで十分な症状の改善を観察した後にステロイドパルス療法を追加する．初回治療であれば3～5回のPP後，MG症状の改善を観察した後に，ステロイドパルス療法を2～3クール追加する．
一方，クリーゼに至った症例（MGFA V：右図）では，最初からPPとステロイドパルス療法を開始している．
MG Foundation of America（MGFA）Clinical Classification：
・臨床経過で最重症時の症状に基づいてI～Vに分類する．
・眼筋型がIで，II～Vは全身型である．数字が増すにつれ重症となり，Vは気管挿管を要する状態．
PP：血漿浄化療法，mPSL pulse：メチルプレドニゾロンパルス療法．

は免疫吸着療法を選択する．一方，抗MuSK抗体は，サブクラスIgG4が主体でトリプトファンカラムを用いたIAPPでの除去率は低く，抗MuSK抗体陽性MGではPEを選択する[15]．抗体の検査結果が不明または，いずれの抗体も陰性の場合はPEの選択が確実である．

IVIgは，血液浄化療法と同等の効果が期待でき，急性増悪期の病勢コントロールに貢献する．特に，PPの施行に際し合併症の危険性が高くなる高齢者，循環動態が安定しない症例で使用されることが多い．

副腎皮質ステロイドパルス療法

ステロイドパルス療法を単独で行うとMG症状の初期増悪をきたす可能性が高い．ステロイドパルス療法単独ではなく，PPやIVIgと併用する．通常，メチルプレドニゾロン1,000 mg/日×3日（1クール）を投与する．神経症状，治療効果を把握しながら，ステロイドパルス療法は計2～3クール施行することが多い．

当科での標準的な全身型MG（MG Foundation of America〈MGFA〉Clinical Classification：MGA II～IV）の急性増悪期治療は，PPを単独で繰り返し一定の症状改善を確認した後にメチルプレドニゾロン1,000 mg/日×3回を追加する．特に，クリーゼに直結することが多い球症状，呼吸機能の悪化を来さないように注意している．なお，受診時にすでにクリーゼに至っているケース（MGFA V）に関しては，人工呼吸

Memo

副腎皮質ステロイド薬の副作用はプレドニゾロン換算で7.5～10 mg/日から明らかとなりやすい．つまり，長期的（年単位）経口ステロイド薬はプレドニゾロン10 mg/日以下，なるべく5 mg / 日以下を目標とする．

6 MG composite scale

上方視時の眼瞼下垂出現までの時間（医師の観察）	＞45秒	0	11～45秒	1	1～10秒	2	常時	3
側方視時の複視出現までの時間（医師の観察）	＞45秒	0	11～45秒	1	1～10秒	3	常時	4
閉眼の筋力（医師の観察）	正常	0	軽度低下（閉眼維持可能）	0	中等度低下（閉眼維持困難）	1	重度低下（閉眼不能）	2
会話，発音（患者の申告）	正常	0	時に不明瞭または鼻声	2	常に不明瞭または鼻声だが理解可能	4	不明瞭で理解が困難	6
咬む動作（患者の申告）	正常	0	固い食物で疲労	2	柔らかい食物でも疲労	4	栄養チューブ使用	6
飲み込みの動作（患者の申告）	正常	0	まれにむせる	2	頻回のむせのため食事に工夫を要す	5	栄養チューブ使用	6
MGによる呼吸状態	正常	0	活動時息切れ	2	安静時の息切れ	4	呼吸補助装置使用	9
頸の前屈/背屈筋力（弱いほうを選択，医師の観察）	正常	0	軽度低下	1	中等度低下（おおよそ半減）	3	重度低下	4
上肢の挙上筋力（医師の観察）	正常	0	軽度低下	2	中等度低下（おおよそ半減）	4	重度低下	5
下肢の挙上筋力（医師の観察）	正常	0	軽度低下	2	中等度低下（おおよそ半減）	4	重度低下	5
合計（0～50点）								

（Burns TM, et al. *Neurology* 2010[16] より）

器の管理下，血液浄化療法とステロイドパルス療法を同時に併用し治療を開始する（**5**）．また，症例の背景を考慮し，PPに代えてIVIgを選択している．治療効果はQuantitative MG（QMG）score，MG composite scale（**6**）[16] などの客観的スコアを使用する．

■寛解期

少量の経口副腎皮質ステロイド薬に加え，早期から積極的にカルシニューリン阻害薬を投与する．

おわりに

免疫性神経疾患の診療においてPP，IVIgは不可欠な治療法である．一方，疾患ごとに治療反応性が異なり，同一疾患でも症例ごとに治療反応性が異なることも少なくない．未解明の部分が多い免疫性神経疾患において，病態解析の進歩，新規治療の開発が期待される．加えて，既存の治療であるPP，IVIgについても，適応疾患，適正な使用法などさらなる検討が期待される．

（鈴木秀和，楠　進）

文献

1）Cortese I, et al. Evidence-based guideline update：Plasmapheresis in neurologic disorders：Report of the Therapeutics and Technology Assessment Subcommittee of the American Academy of Neurology. *Neurology* 2011；76：294-300.
2）Weiner HL, et al. Double-blind study of true vs. sham plasma exchange in patients treated with immunosuppression for acute attacks of multiple sclerosis. *Neurology* 1989；39：1143-1149.
3）Watanabe S, et al. Therapeutic efficacy of plasma exchange in NMO-IgG-positive patients with neuromyelitis optica. *Mult Scler* 2007；13：128-132.
4）Kleiter I, et al. Neuromyelitis optica：Evaluation of 871 attacks and 1,153 treatment courses. *Ann Neurol* 2016；79：206-216.

5) Hughes RA, et al. Controlled trial prednisolone in acute polyneuropathy. *Lancet* 1978；2：750-753.
6) Randomised trial of plasma exchange, intravenous immunoglobulin, and combined treatments in Guillain-Barré syndrome. Plasma Exchange/Sandoglobulin Guillain-Barré Syndrome Trial Group. *Lancet* 1997；349：225-230.
7) Kuitwaard K, et al. Pharmacokinetics of intravenous immunoglobulin and outcome in Guillain-Barré syndrome. *Ann Neurol* 2009；66：597-603.
8) Walgaard C, et al. Early recognition of poor prognosis in Guillain-Barré syndrome. *Neurology* 2011；76：968-975.
9) Van den Bergh PY, et al. European Federation of Neurological Societies/Peripheral Nerve Society guideline on management of chronic inflammatory demyelinating polyradiculoneuropathy：Report of a joint task force of the European Federation of Neurological Societies and the Peripheral Nerve Society - first revision. *Eur J Neuro*l 2010；17：356-363.
10) Dyck PJ, et al. A plasma exchange versus immune globulin infusion trial in chronic inflammatory demyelinating polyradiculoneuropathy. *Ann Neurol* 1994；36：838-845.
11) Hughes RA, et al. Intravenous immune globulin (10% caprylate- chromatography purified) for the treatment of chronic inflammatory demyelinating polyradiculoneuropathy (ICE study)：A randomised placebo-controlled trial. *Lancet Neurol* 2008；7：136-144.
12) Hughes R, et al. Randomized controlled trial of intravenous immunoglobulin versus oral prednisolone in chronic inflammatory demyelinating polyradiculoneuropathy. *Ann Neurol* 2001；50：195-201.
13) Qureshi AI, Suri MF. Plasma exchange for treatment of myasthenia gravis：Pathophysiologic basis and clinical experience. *Ther Apher* 2000；4：280-286.
14) 加藤茉里ほか．抗 AChR 抗体陽性重症筋無力症の急性増悪期治療―血液浄化療法と免疫グロブリン大量療法の比較．神経治療学 2014；31：37-42.
15) 野村恭一ほか．免疫吸着（TR-350）療法は自己抗体の IgG サブクラスにより除去能が異なる．厚生労働科学研究費補助金難治性疾患克服研究事業，免疫性神経疾患に関する調査研究班，平成 20 年度総括・分担研究報告書．pp.52-55.
16) Burns TM, et al. The MG Composite：A valid and reliable outcome measure for myasthenia gravis. *Neurology* 2010；74：1434-1440.

I. 神経疾患の治療法

磁気刺激療法・電気けいれん療法

磁気刺激療法

対象とする主な神経疾患 パーキンソン病，ジストニア，脳血管障害，神経障害性疼痛，脊髄小脳変性症

シリーズ関連書籍 パーキンソン 脳血管障害 小脳

Point

- 磁気刺激は中枢神経・末梢神経を，痛みなく，非侵襲的に刺激できる.
- 磁気刺激療法は，磁気刺激を反復して行うことで，神経疾患を治療する手法である.
- 主な治療機序は，神経可塑性を誘導することによる.
- パーキンソン病，ジストニア，脳血管障害，神経障害性疼痛，脊髄小脳変性症などに有効性が期待されている.
- 過活動膀胱による尿失禁の磁気刺激療法が保険適用となった.
- 磁気刺激は安全性に関するガイドラインを順守する必要がある.

概説

磁気刺激（magnetic stimulation）は 1985 年，イギリスの Barker らが開発した手法である[1]. ヒトの中枢神経・末梢神経を非侵襲的に，痛みなく，刺激することを可能にした画期的なものであった. 特に脳を刺激するためには，電気抵抗の高い頭蓋骨が存在するために，従来は高電圧の電気刺激が必要であり，かなりの痛みを伴うものであった. 一方で，経頭蓋磁気刺激（transcranial magnetic stimulation：TMS）が開発されたことにより，容易に脳を刺激できるようになり，特に中枢神経系の病態解明に貢献してきた. 中枢神経の検査法としても，臨床応用されるに至った.

磁気刺激というのは，後述するように，実際には磁気で刺激するものではなく，変動磁場を利用して，誘導電流を体内に発生させるものである. つまり磁気刺激は，神経系を最終的に電流で刺激しているということになる. 脳に電流を流すことで治療する手法は以前から知られていた. 代表的なものの一つは電気けいれん療法（electroconvulsive therapy：ECT）である. 脳に大量の電流を通電することにより，薬剤抵抗性の統合失調症やうつ病を治療できる. もう一つは脳深部刺激療法（deep brain stimulation：DBS）である. 大脳基底核に電極を埋め込み，局所に電流を流すことで，パーキンソン病（Parkinson disease）やジストニア（dystonia）を治療できる.

磁気刺激も ECT や DBS と同様に，脳に電流を流すことができる手法であり，神経疾患に治療応用できる可能性が期待されたのは当然の経緯であった. 1990 年代になり，磁気刺激を反復して行うことができるようになり，反復経頭蓋磁気刺激療法（repetitive TMS：rTMS）と呼ばれ，治療応用を目指した研究がさかんに行われてきた. その長年の研究成果により，現在，磁気刺激療法は，欧米ではうつ病（depression／melancholia）に臨床応用が可能となっており，本邦においても尿失禁に対して保険適用となっている. また本邦において，うつ病，パーキンソン病についても，第 III 相試験が進行中であり，神経障害性疼痛についても今後，第 III 相試験が予定されている.

本稿では，磁気刺激の原理，磁気刺激療法の機序，磁気刺激療法の臨床応用，安全性と注意点，禁忌などについて解説する.

磁気刺激の原理

経頭蓋磁気刺激（TMS）は，ヒトの中枢神経・

1 経頭蓋磁気刺激（TMS）の仕組み

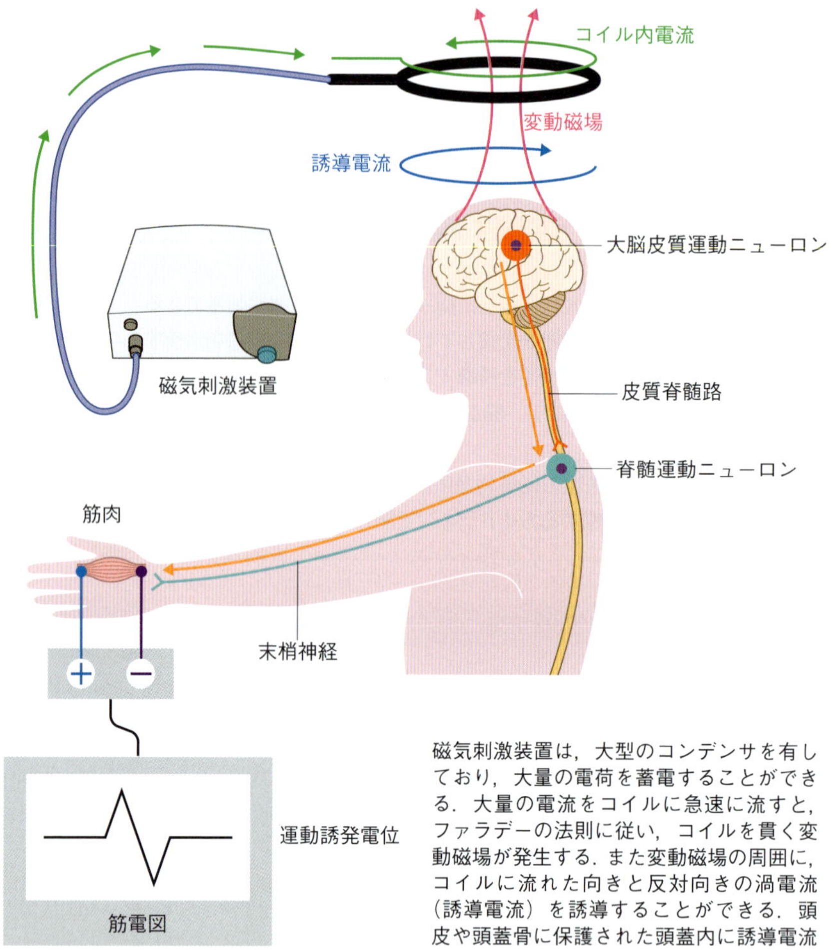

磁気刺激装置は，大型のコンデンサを有しており，大量の電荷を蓄電することができる．大量の電流をコイルに急速に流すと，ファラデーの法則に従い，コイルを貫く変動磁場が発生する．また変動磁場の周囲に，コイルに流れた向きと反対向きの渦電流（誘導電流）を誘導することができる．頭皮や頭蓋骨に保護された頭蓋内に誘導電流を発生させることができるため，痛みなく，非侵襲的に大脳を刺激することができる．

末梢神経を，痛みなく，非侵襲的に刺激できる方法である．磁気刺激装置から導線の巻かれたコイルに瞬間的に電流を流すことにより，ファラデーの法則に従い，コイルを貫く変動磁場を発生させ，この磁場の時間的変化により生体内に誘導電流（渦電流）を発生させることができる．この誘導電流によりニューロンを刺激するというのがTMSの原理である（1）．

Memo

磁気刺激は，これまで数多くの脳機能の病態解明に貢献してきた[2]．皮質脊髄路の伝導の評価のみならず，運動野の同定，大脳皮質興奮性の評価，脳梁伝導の評価，小脳機能の評価，言語機能の評価，大脳皮質領域間の信号連絡の解析などにも応用されてきた．また，近年では，末梢神経近位部の伝導の評価やニューロン活動の固有リズムの解析なども可能となっており，中枢神経・末梢神経の全般の病態解明に寄与している．

大脳皮質運動野に対してTMSを行うと，大脳皮質運動ニューロンを発火させることができる．皮質脊髄路からインパルスが下行し，シナプスを介して脊髄運動ニューロンを発火させる．結果，インパルスは末梢神経を伝わり，神経筋接合部を介して，筋を収縮させる．この筋収縮を表面筋電図で記録することにより，運動誘発電位（motor evoked potential：MEP）を記録でき，振幅や潜時を解析できる．

刺激コイルはさまざまなものが開発されてい

2 磁気刺激コイル

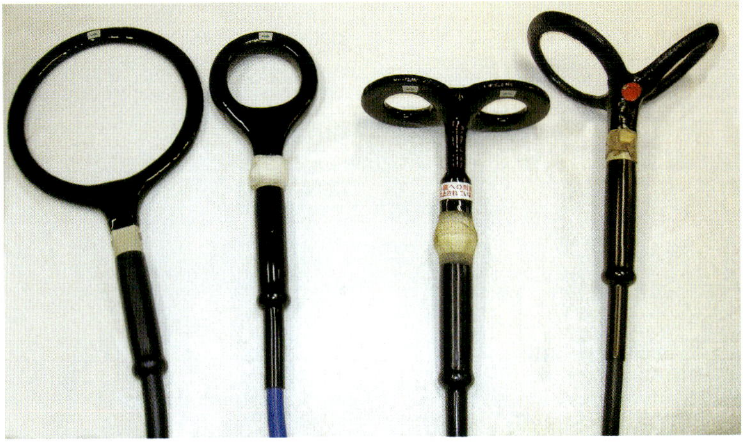

左からMATSコイル，円形コイル，8の字コイル，ダブル・コーンコイル．MATSコイルは腰仙部神経根刺激専用コイルである．円形コイルは，単発刺激のTMS，神経根刺激，rTMSなどに用いられる．8の字コイルは，局所刺激が可能であり，その空間解像度は約1 cm程度であり，TMS・rTMSに用いられる．ダブル・コーンコイルは下肢の運動野のTMS，脳幹刺激などで用いられる．

る（2）．治療目的に使用されるコイルは，円形コイルあるいは8の字コイルである．最初に臨床応用されたのは，中枢神経系の伝導路の解析であった．中枢運動伝導時間（central motor conduction time：CMCT）などのパラメータを用いて，皮質脊髄路の伝導の評価目的に応用された．大脳刺激（TMS），脳幹刺激，馬尾起始部刺激，神経根刺激など複数の刺激法があり，皮質脊髄路の伝導の評価は，詳細な検討が可能となっている．

磁気刺激療法の機序

1990年代に入り，機械の改良がなされ，連続してTMSを繰り返し行う反復経頭蓋磁気刺激療法（rTMS）が実施可能となった．1994年Pascual-Leoneらは，5 HzのrTMSを大脳皮質の一次運動野に実施すると，刺激後のしばらくの時間，同部位の興奮性が増大することを報告した[3]．また逆に，1997年Chenらは，0.9 HzのrTMSを一次運動野に実施すると，刺激後のしばらくの時間，同部位の興奮性が低下することを報告した[4]．これらの報告以降，健常者において多数の検討がなされ，5 Hz以上の高頻度rTMSではコイル直下の大脳皮質の興奮性を増大させ，1 Hz以下の低頻度rTMSでは興奮性を低下させることが判明した[5]．この現象は，1970年代から行われていた動物実験でのシナプス可塑性（synaptic plasticity）でみられる長期増強（long-term potentiation：LTP），長期抑圧（long-term depression：LTD）という現象に類似していたことから，高頻度rTMSはLTP-like effect，低頻度rTMSはLTD-like effectをもたらし，シナプス可塑性を誘導できる手法と考えられるようになった（**Column**「神経可塑性」p.221参照）．

つまり，rTMSが神経疾患へ治療応用できると期待されているのは，シナプス可塑性を誘導し，シナプスの伝達効率を変化させ，ニューロンの形態学的変化をもたらし，脳機能の再構築を誘導しえると考えられているからである．rTMSの侵襲性の低さと，薬剤を必要としないことから，特に薬剤抵抗性の難治性の神経疾患に対する治療法として期待されている．

なお，このような規則的なrTMSをconventional rTMSと呼ぶ．後述するように，近年ではpatterned rTMSと呼ばれる不規則なrTMSも開発されている（3）[6]（**Column**「patterned rTMS」p.224参照）．

磁気刺激療法の臨床応用

rTMSの有効性のエビデンスが最も蓄積されているのは精神疾患であるうつ病である[5,6]．メタアナリシスでも，左背外側前頭前野に対する高頻度rTMSは高い有効性を示しており，欧米では内服抵抗性うつ病の治療法として，すでにrTMS治療法が認可されている．本邦でも，

3 conventional rTMS と patterned rTMS

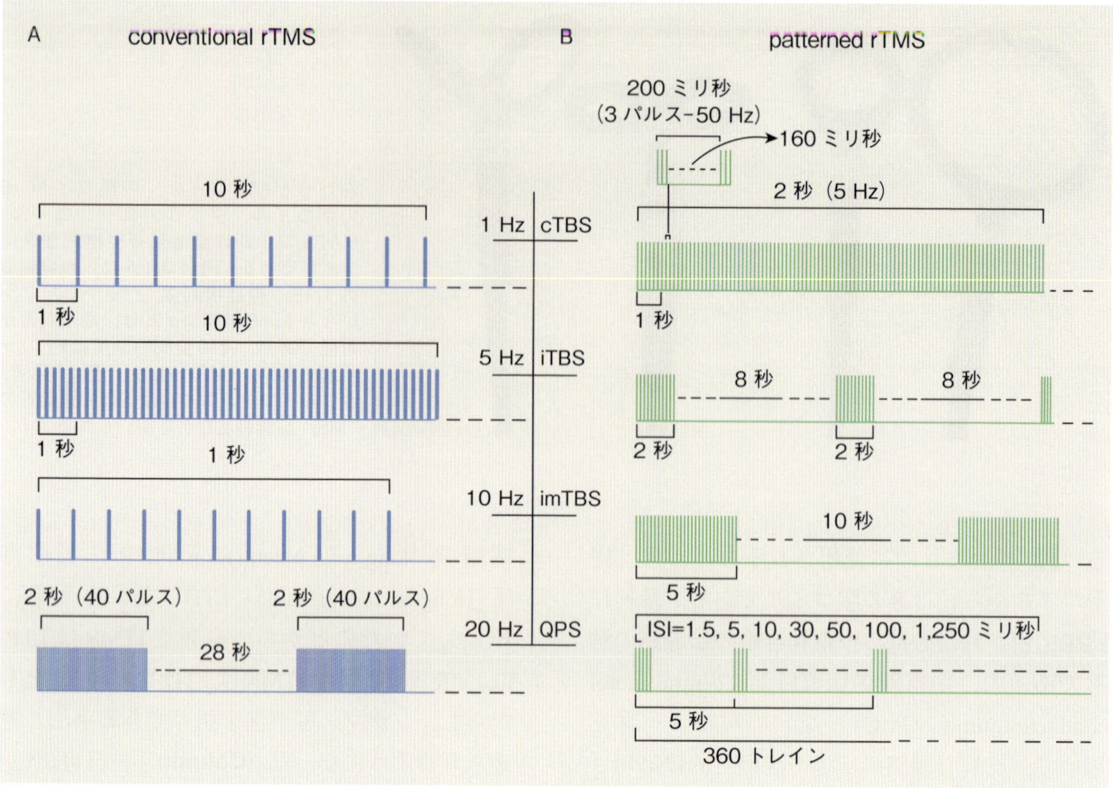

conventional rTMS は，規則的な rTMS である (A)．patterned rTMS は，不規則な rTMS である (B)．シータバースト刺激 (TBS) には continuous TBS (cTBS)，intermittent TBS (iTBS)，intermediate TBS (imTBS) がある．反復単相性四連発刺激 (QPS) は最も強力な rTMS と考えられている．

(Rossi S, et al. *Clin Neurophysiol* 2009 より[6])

4 尿失禁に対する磁気刺激装置 (日本光電 TMU-1100)

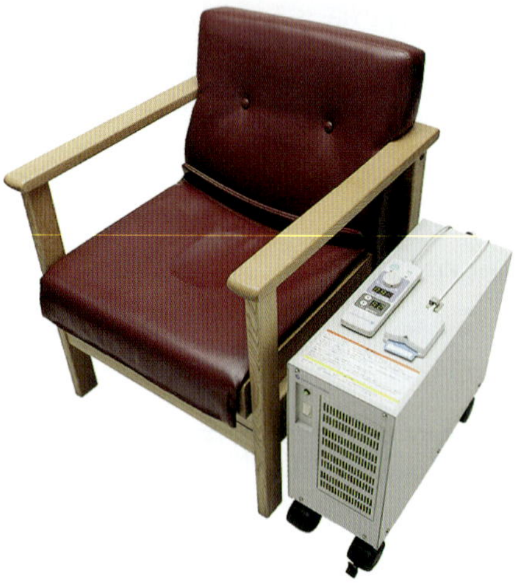

椅子型のものであり，椅子の下に刺激コイルが埋め込まれている．衣服の着脱は不要であり，患者は 25 分間座っているだけで，治療を受けることができる．

(日本光電工業株式会社の許可を得て掲載)

第 III 相試験が実施中である．また本邦では，2014 年に尿失禁に対して磁気刺激療法が保険適用となった．これは世界に先駆けた臨床応用であり，本邦でのエビデンスの蓄積によるものである．その他の神経疾患では，パーキンソン病，ジストニア，脳血管障害，神経障害性疼痛，脊髄小脳変性症などにも応用されている．以下，それぞれの神経疾患について，簡単に述べる．

尿失禁

2014 年「尿失禁治療薬が奏効しない，あるいは使用できない成人女性の過活動膀胱患者」に対して，磁気刺激療法が承認された (4)．無作為割付二重盲検化多施設共同研究により，エビデンスが蓄積されてきたが，143 名がエントリーした第 III 相試験においても，実刺激群 (94 名) がシャム刺激 (プラセボ刺激) 群 (49 名)

Column

神経可塑性

マウスあるいはラットの海馬のニューロンを電気刺激する実験では，ニューロンを高頻度で刺激すると，刺激後のしばらくの時間，神経伝達物質の量を反映する興奮性シナプス後電位（excitatory postsynaptic potential：EPSP）が増加する一方，低頻度で刺激すると，刺激後のしばらくの時間，EPSP が減少することが判明していた．形態学的に検討すると，高頻度刺激では神経終末から放出される神経伝達物質の増加・シナプス後膜の受容体の数の増加・スパインの大きさの増大などが起き，低頻度刺激では逆方向の現象が起きていた．つまり，電気刺激により，シナプス・ニューロンの形態学的変化がもたらされていた．このシナプス・ニューロンが変化する現象を「シナプス可塑性」と呼ぶ．また，シナプスの伝達効率が増加する現象を「長期増強（LTP）」，低下する現象を「長期抑圧（LTD）」と呼ぶ[7]．

「神経可塑性（neural plasticity）」とは，さまざまな入力により，神経回路が変化する性質を指し，脳の柔軟性の機序ともいえる．これは発達・記憶・学習などに関わっており，また神経疾患でも，症状に対する適応として可塑性が起こることが知られている．たとえば，脳血管障害で皮質脊髄路が障害されれば，皮質脊髄路が再生する他に，赤核脊髄路などの他の下行路が発達するなどの現象である．

rTMS は，神経可塑性の中でもシナプス可塑性に最も関わっていると考えられている．なんらかの強い入力により，*N*-メチル-D-アスパラギン酸（NMDA）受容体にカルシウムイオンが流入すると，それがトリガーとなり，シナプス可塑性が誘導されると想定されている（**5**）．カルシウムイオンの流入のような「電気生理学的」な変化はミリ秒単位で起こりうる．続いて，シナプスの蛋白質に対してリン酸化酵素が働くなどの「生化学的」な変化は秒～分単位の時間で起こりうる．そして，最終的なシナプス・ニューロンの変化などの「形態学的」な変化には時間～日単位を要すると推測されている．ここで，rTMS が果たす役割は，「電気生理学的」な変化を起こし，シナプス可塑性を誘導するトリガーを引くことである[8]．これにより，シナプス・ニューロンの形態学的な変化をもたらし，神経回路を是正し，脳機能の再構築に結びつけようとしている．

5 シナプス可塑性の時間経過

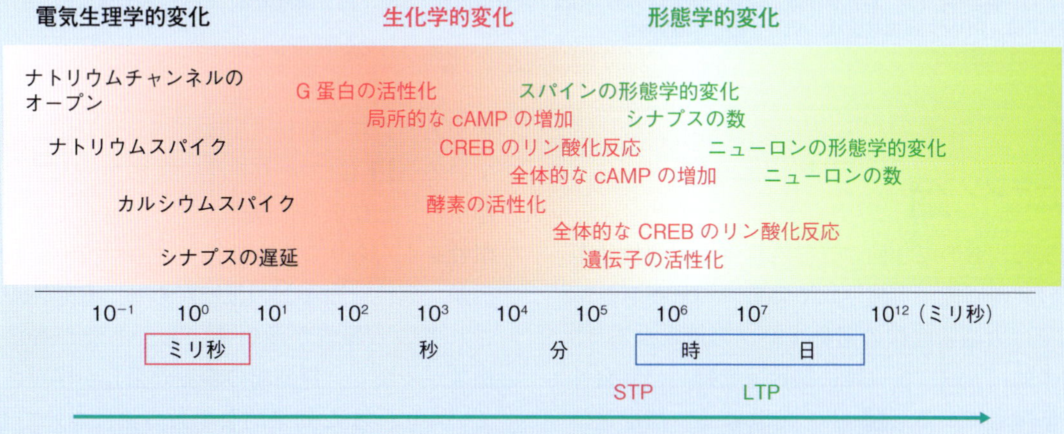

シナプス可塑性の時間経過として，ミリ秒単位で「電気生理学的変化」が生じ，続いて，秒～分単位で「生化学的変化」が起こり，時間～日単位で「形態学的変化」に至ると想定されている．この電気生理学的な変化がトリガーとなり，シナプス可塑性が誘導される．rTMS の役割は，このトリガーを引くことにあると想定されている．
cAMP：環状アデノシン一リン酸，サイクリック AMP，CREB：cAMP response element binding protein（cAMP 応答配列結合蛋白質），STP：短期増強，LTP：長期増強．

（Ugawa Y. *Basal Ganglia* 2012[8] より）

に比して，尿失禁回数，尿意切迫感，排尿量をいずれも改善させ[9]，世界に先駆けて保険適用となった．骨盤部への 10 Hz の反復磁気刺激療法であり，刺激強度は耐えられる最大出力とし，1 回あたり 25 分行う．週 2 回行い，6 週間（合計 12 回）刺激を行う．過活動膀胱を抑制し，尿失禁が改善することから，作用機序としては，陰部神経を刺激し，求心性の入力が脊髄に入り，骨盤神経（副交感神経）を抑制し，下腹神経（交感神経）を刺激する効果があると考えられてい

6 パーキンソン病，ジストニアの大脳基底核の運動ループ

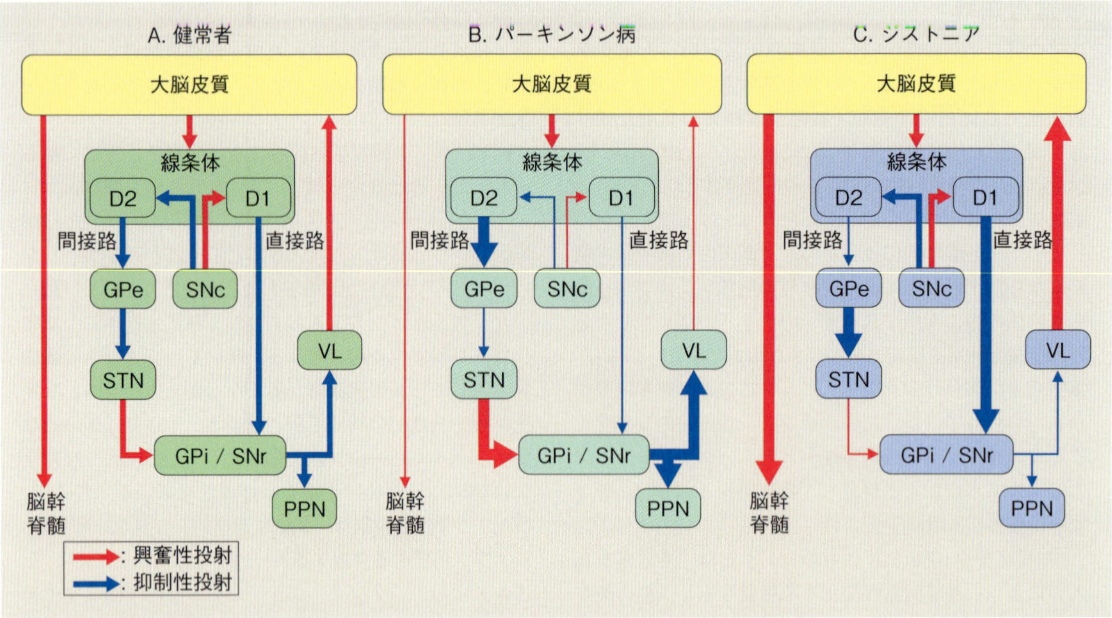

パーキンソン病（B）では，ドパミン欠乏により，直接路の機能低下，間接路の機能亢進がみられ，結果的に大脳皮質の興奮性が低下している．このため，動作緩慢などのパーキンソニズムが出現していると考えられている．高頻度 rTMS を用い，大脳皮質の興奮性を増大させることにより，二次的に大脳基底核の運動ループも是正できることが期待される．一方，ジストニア（C）では，直接路の機能亢進，間接路の機能低下により，結果的に大脳皮質の興奮性が増大している．このため，過剰な筋収縮により，運動が障害されていると考えられている．低頻度 rTMS を用い，大脳皮質の興奮性を低下させることにより，二次的に大脳基底核の運動ループも是正できることが期待される．
D1：D1 受容体，D2：D2 受容体，Gpe：淡蒼球外節，Gpi：淡蒼球内節，SNr：黒質網様体部，SNc：黒質緻密部，STN：視床下核，PPN：脚橋被蓋核，VL：視床外側腹側核．

る．

パーキンソン病

本邦において 3 回の無作為割付二重盲検化多施設共同研究が実施されている．パーキンソン病では大脳基底核の運動ループの障害があり，結果的に大脳皮質（特に補足運動野）の興奮性が低下している（6-B）．それゆえ，補足運動野に高頻度 rTMS を実施することにより，運動ループに対して神経可塑性をもたらすことが期待できる．最も効果が認められたのは，99 名のパーキンソン病患者を 2 群に割り付け，5 Hz の刺激頻度で補足運動野に対して rTMS を実施したものである[10]．結果は，rTMS は実刺激群で有意に運動症状を改善していた．この結果を受け，本邦で第 III 相試験が実施中である．

ジストニア

ジストニアでは大脳基底核の運動ループの障害があり，結果的に大脳皮質の興奮性が増大している（6-C）．それゆえ，低頻度 rTMS を実施することにより，運動ループに対して神経可塑性をもたらすことが期待できる．書痙，眼瞼痙攣，痙性斜頸などの報告があり，有効性が示されている報告が多い[11]．しかしながら，症例数が少なく，短期間の刺激効果しか検討されていない．また効果的な刺激方法についても，まだ不明な点が多く，今後，さらなる検討が必要である．

脳血管障害

脳血管障害の患者の患側半球では大脳皮質の興奮性が低下しており，健側半球では大脳皮質の興奮性は増大している（7）．この結果から，通常は両側の大脳半球は互いに抑制し合って興奮性のバランスを維持しているが，脳血管障害でこのバランスが崩れ，リハビリテーションに支障をきたしていると考えられている．患側に

7 相互脳梁抑制と脳血管障害

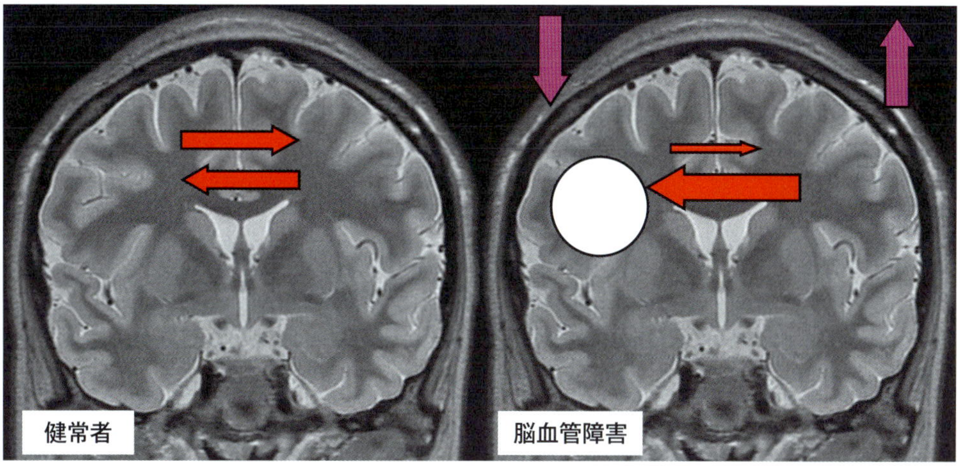

健常者では大脳半球が互いに脳梁を介して抑制しているが，脳血管障害を発症すると，患側の大脳皮質興奮性は低下する．これにより，健側に向かう脳梁抑制は低下し，健側の大脳皮質興奮性は増大する．結果，患側へ向かう脳梁抑制が増大し，患側の大脳皮質興奮性はますます低下する．この悪循環が，麻痺した手を動かすのを妨げていると考えられている．それゆえ，患側に対しては高頻度 rTMS，健側に対しては低頻度 rTMS を行い，大脳皮質興奮性を是正する治療が行われる．

対する高頻度 rTMS あるいは健側に対する低頻度 rTMS により，大脳皮質の興奮性の異常を是正することにより，回復が早まるとされている[5]．本邦での検討は乏しいが，海外では大規模調査が多数報告されており，有効性が示されている．

神経障害性疼痛

本邦で難治性の神経障害性疼痛の患者 64 名に対して，一次運動野に対する 5 Hz の rTMS の無作為割付二重盲検化多施設共同研究が実施された[12]．結果，実刺激群で有意に高い除痛効果が得られた．もともと，一次運動野に対して直接的に電気刺激を行う大脳皮質運動野刺激法で除痛効果が得られることが報告されており，それに合致する結果であった．この結果を受け，今後，本邦で第 III 相試験が予定されている．

脊髄小脳変性症

本邦において 98 名の脊髄小脳変性症患者に対して，無作為割付二重盲検化多施設共同研究が実施されている．皮質性小脳萎縮症（cortical cerebellar atrophy：CCA）患者 50 名，脊髄小脳失調症（spinocerebellar ataxia：SCA）6 患者 48 名に対して，運動野刺激，後頭部刺激，シャム刺激を行ったところ，SCA6 に対する運動野刺激において，有意な小脳性運動失調の改善が認められた[13]．しかし著効したとは言い難く，より最適な刺激方法での再検討が必要である．

安全性と注意点，禁忌

脳を刺激する TMS と rTMS で問題となるのが，安全性の面である．最も懸念されるのは，痙攣である．刺激強度が強いほど，刺激頻度が高頻度なほど，刺激回数が多いほど，痙攣リスクは高まる．それゆえ，刺激方法は「磁気刺激法の安全性に関するガイドライン」に従う必要がある[6,16]．順守することによって，そのような重篤な有害事象はほとんど報告されてはいない．主な副作用に頭痛などがあげられるが，通常，軽度で一時的である．なお，尿失禁に対する磁気刺激療法では，末梢神経を刺激しているため，痙攣のリスクはなく，安全に使用できる．

注意すべき点は，MRI とほぼ同様であり，体内金属（心臓ペースメーカー，脳深部刺激電極，人工内耳など）を有する患者に行うことは禁忌である．重篤な心疾患の患者や妊婦に対しても安全性が確立されていない．その他，てんかんの既往，頭蓋内病変の既往，痙攣閾値を低下させる薬剤の内服歴，睡眠不足，アルコール依存

Column

patterned rTMS

従来，規則的に刺激する conventional rTMS が主流であったが，近年，不規則に刺激を行う patterned rTMS が開発されている[6]．主なものに，シータバースト刺激（theta burst stimulation：TBS）や反復単相性四連発磁気刺激（quadripulse stimulation：QPS）などがある．

1．シータバースト刺激（TBS）

5 Hz の θ 帯域のバースト刺激（50 Hz の 3 連続刺激）を合計 600 発，刺激する手法である[14]．intermittent TBS はバースト刺激を 2 秒間行い，8 秒間休止することで，LTP-like effect をもたらす．continuous TBS は刺激を連続で行い，LTD-like effect をもたらす．最大の利点は，刺激時間が短い点である．短時間で十分な効果が期待できれば，検者，被検者ともに負担が少なくなる．ただし，当初期待されていたほど TBS の効果は安定せず，被検者間でのばらつきが多いことも判明している．

2．反復単相性四連発刺激（QPS）

現時点で最も強力で持続時間の長い効果をもたらす rTMS である[15]．四連続のバースト刺激を 5 秒ごとに，合計 1,440 発，刺激する手法である．短い刺激間隔（ISI〈interstimulus interval〉5 ミリ秒など）の QPS では LTP-like effect をもたらし，長い刺激間隔（ISI 50 ミリ秒など）では LTD-like effect をもたらす．一般的に rTMS には二相性刺激装置が使用されるが，QPS は単相性刺激装置を使用している（8）．単相性刺激装置の利点は，同一の方向でニューロンを刺激することにより，効率的に神経可塑性を誘導できる点にある．それゆえ，QPS は conventional rTMS に代わる，より強力な治療法として期待されている．

8 反復単相性四連発刺激（QPS）の刺激装置

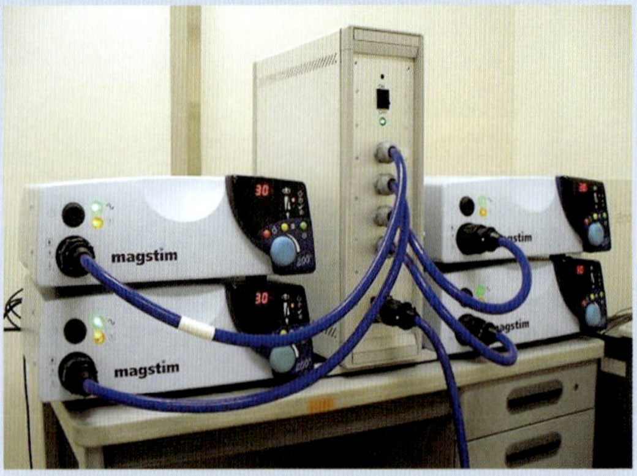

QPS は不規則に刺激を行う patterned rTMS の一つである．4 台の単相性刺激装置からの 4 連続バースト刺激を，1 つの 8 の字コイルを通して行うことで，強力な神経可塑性を誘導できる．

などを有する患者も相対禁忌である．rTMS は保険適用外であるため，臨床・研究応用する場合には，ガイドラインを参考に適宜，各施設での倫理委員会の承認を得る必要がある．

おわりに

磁気刺激療法の研究では，常にどの刺激方法が最適かという問題が存在している．それぞれの疾患に対して，最適な刺激部位，刺激頻度，刺激強度，刺激回数，刺激間隔などを探索する必要がある．疾患の病態生理に基づけば，刺激部位や刺激頻度などは，ある程度までは予想できる．しかし，それぞれの刺激方法について大規模研究が必要となるため，試行錯誤の連続であった．長年にわたる地道な研究の蓄積が，近年になってようやく一部，成果をあげたといえるであろう．しかし，まだまだ解決すべき問題が多いのが現状であり，さらなる研究が必要である．

（松本英之，宇川義一）

文献

1) Barker AT, et al. Non-invasive magnetic stimulation of human motor cortex. *Lancet* 1985；1（8437）：1106–1107.
2) 松本英之，宇川義一．経頭蓋磁気刺激の臨床応用および新しい刺激法．計測と制御 2015；54：100–105.
3) Pascual-Leone A, et al. Responses to rapid-rate transcranial magnetic stimulation of the human motor cortex. *Brain* 1994；117：847–858.
4) Chen R, et al. Depression of motor cortex excitability by low-frequency transcranial magnetic stimulation. *Neurology* 1997；48：1398–1403.
5) Lefaucheur JP, et al. Evidence-based guidelines on the therapeutic use of repetitive transcranial magnetic stimulation（rTMS）. *Clin Neurophysiol* 2014；125：2150–2206.

6) Rossi S, et al. Safety, ethical considerations, and application guidelines for the use of transcranial magnetic stimulation in clinical practice and research. *Clin Neurophysiol* 2009；120：2008-2039.
7) Fleming JJ, England PM. AMPA receptors and synaptic plasticity：A chemist's perspective. *Nat Chem Biol* 2010；6：89-97.
8) Ugawa Y. Motor cortical plasticity in basal ganglia disorders or movement disorders. *Basal Ganglia* 2012；2：119-121.
9) Yamanishi T, et al. Multicenter, randomized, sham-controlled study on the efficacy of magnetic stimulation for women with urgency urinary incontinence. *Int J Urol* 2014；21：395-400.
10) Hamada M, et al. High-frequency rTMS over the supplementary motor area for treatment of Parkinson's disease. *Mov Disord* 2008；23：1524-1531.
11) Matsumoto H, Ugawa Y. Therapeutic effects of non-invasive brain stimulation for dystonia. *Basal Ganglia* 2016；6：101-105.
12) Hosomi K, et al. Daily repetitive transcranial magnetic stimulation of primary motor cortex for neuropathic pain：A randomized, multicenter, double-blind, crossover, sham-controlled trial. *Pain* 2013；154：1065-1072.
13) 岡部慎吾, 宇川義一. 脊髄小脳変性症. 神経治療学 2006；23：477-482.
14) Huang YZ, et al. Theta burst stimulation of the human motor cortex. *Neuron* 2005；45：201-206.
15) Hamada M, et al. Bidirectional long-term motor cortical plasticity and metaplasticity induced by quadripulse transcranial magnetic stimulation. *J Physiol* 2008；586：3927-3947.
16) 松本英之, 宇川義一. 磁気刺激法の安全性に関するガイドライン. 臨床神経生理学 2011；39：34-45.

Further reading

- Rossini PM, et al. Non-invasive electrical and magnetic stimulation of the brain, spinal cord, roots and peripheral nerves：Basic principles and procedures for routine clinical and research application. An updated report from an I.F.C.N. Committee. *Clin Neurophysiol* 2015；126：1071-1107.
  磁気刺激の開発から 30 周年を記念して, 国際臨床神経生理学会から発表されたガイドラインである. 磁気刺激の基本的原理から臨床・研究への応用まで, 詳しく記載されている

- Quartarone A, et al. Task-specific hand dystonia：Can too much plasticity be bad for you? *Trends Neurosci* 2006；29：192-199.
  神経可塑性を誘導しうる rTMS, TBS, 連合性ペア刺激（paired associative stimulation：PAS), 経頭蓋直流電気刺激（transcranial direct current stimulation：tDCS）について, ジストニアでの検討を中心にまとめられている

- Karabanov A, et al. Consensus paper：Probing homeostatic plasticity of human cortex with non-invasive transcranial brain stimulation. *Brain Stimul* 2015；8：442-454.
  シナプス可塑性に関わる, metaplasticity, homeostatic plasticity, BCM 理論などに関するヒトでの研究成果がまとめられている

I. 神経疾患の治療法

磁気刺激療法・電気けいれん療法

電気けいれん療法

対象とする主な神経疾患 パーキンソン病，認知症，抗 NMDA 受容体脳炎，悪性症候群

シリーズ関連書籍 パーキンソン 認知症

Point

- 電気けいれん療法（ECT）は薬物治療抵抗性のうつ病を中心に現在用いられている．
- ECT の安全性は，修正型，片側電極配置およびパルス矩形波治療器の導入により高められてきた．
- ECT はパーキンソン病などの運動障害，認知症などの神経疾患に対しても応用が可能である．
- ECT の作用機序としては脳由来神経栄養因子（BDNF）を介するものが注目されている．

電気けいれん療法の歴史

電気けいれん療法（electroconvulsive therapy：ECT）はけいれん療法（Column 参照）の一つとして 1938 年に開発された．化学物質であるショウノウやペンチレンテトラゾールによる全身けいれんにより統合失調症やうつ病を治療する試みはすでに行われていたが，電流を用いてけいれんを誘発する方法を行ったのはイタリアのチェルレッティ（Cerletti U.）とビニ（Bini L.）である．この方法は簡便であることから，ECT は精神疾患の治療法として広まった．彼らは ECT がうつ病や躁うつ病で著効することを報告していた[1)]．

最初は頭部に通電し，全身けいれんを誘発する方法が用いられていたが，ECT の安全性を高めるための努力は続けられてきた．しかし，この点については見逃されがちで，ECT については現在でも「野蛮」「懲罰的」といった負のイメージがつきまとっている[2)]．薬物療法の進展に伴って ECT は下火になっていたが，近年，薬物治療抵抗性の精神障害の治療法として見直されている．ECT の現在の位置づけを **1** に示す．

ECT の改良

ECT の安全性を高めるために，以下のような試みが行われてきた（**2**）．ECT の改良により高齢者を含め身体的な問題をかかえる場合にも ECT が実施可能となってきた．ただし，

Column

けいれん療法の発見

ショウノウ（樟脳）を用いたけいれん療法を見出したのはハンガリーの神経病理学者であったメドゥナ（Meduna L.J.）である．彼はてんかん患者と統合失調症患者の死後脳を比較し，前者ではグリア細胞が多く認められるに対し，後者ではほとんど認められないことに注目し，両者が拮抗するとの仮説を立てた．そこで，人工的に全身けいれんを引き起こすことで統合失調症の治療を試みた[1)]．彼の仮説は現在では否定されているものの，精神症状とけいれん発作が拮抗的な関係にある可能性はあるかもしれない．

チェルレッティらはてんかんの研究を進める中で，電流によりけいれん発作が誘発されることを動物実験で確かめていた．当時ローマの屠殺場では豚を電気で殺しているとの噂があり，ビニが見学に行ったところ，電気そのもので豚は死んでおらず，けいれん発作後に深い眠りに入ったところで屠殺していることを見出した．このことから電気を用いたけいれん療法が可能と判断し，ローマ駅周辺を徘徊していた統合失調症と思われる身元不明の男性に対して最初の ECT が施行されたとされている．ほぼ同じ頃わが国の安河内や三宅も動物実験を経て ECT を行っていた[1)]．当時は精神科の治療法はほとんどまったくなかったことから，この治療法が世界中に広まった．

1 精神科におけるECTの位置づけ

- 主な適応疾患
  - うつ病
  - 双極性障害（かつての躁うつ病）
  - 緊張病（特に，意思発動性が著しく低下した昏迷状態）
- 主な適応状態
  - 自殺の危険性が高いなど緊急性を要する場合
  - 薬物療法の危険性が高い場合（たとえば，老人や妊婦）
  - 薬物療法に抵抗を示す場合

2 ECTの安全性向上

- 修正型ECT：筋弛緩薬，静脈麻酔薬，酸素投与
- 電極配置の工夫：劣位半球片側性，前頭部両側性
- 治療器の改良：定電流短パルス矩形波治療器の一般化
- 刺激条件の検討：超短パルス矩形波（0.25〜0.3 msec）の導入

3 ECTに際して高度の危険性を伴う状態

1. 最近起きた心筋梗塞，不安定狭心症，非代償性うっ血性心不全，重度の心臓弁膜症のような不安定で重度の心血管疾患
2. 血圧上昇により破裂する可能性のある動脈瘤または血管奇形
3. 脳腫瘍その他の脳占拠性病変により生じる頭蓋内圧亢進
4. 最近起きた脳梗塞
5. 重度の慢性閉塞性肺疾患，喘息，肺炎のような呼吸器疾患
6. 米国麻酔学会（ASA）の術前状態分類[注]で4または5と評価される状態

注）ASA4とは「生命の危険を伴うほどの重篤な全身疾患があり，日常生活が不能な症例」（重症心不全，心筋症，肺・肝・腎・内分泌疾患の進行したもの），ASA5とは「瀕死の状態で，手術の可否にかかわらず生命の保持が困難な症例」（致命的な頭部外傷，胸腹部大動脈瘤破裂，重症肺塞栓，広範囲腸間膜血管閉塞などに伴うショック状態）を指す．

（本橋伸高ほか．精神神経学雑誌 2013[3]より）

ECTの危険性を高める状態には注意が必要である（**3**）．

修正型ECT

ECTの全身けいれんに伴う問題点としては脊椎の圧迫骨折，関節の脱臼などがあったため，筋弛緩薬サクシニルコリン（スキサメトニウム）と静脈麻酔薬を用いる方法が1952年には確立した．酸素化を十分にすることにより低酸素による脳の障害を防ぐことも可能となった[1]．修正型ECTは麻酔科の協力が必要であるため，わが国での導入は遅れていたが，1980年代頃からは総合病院を中心に広まっている．現在では日本精神神経学会によりこの方法が推奨されている[3]．

Memo

ECTの静脈麻酔薬

最初はバルビツール酸が用いられていた．その後導入されたプロポフォールは発作閾値を上げ，けいれん誘発を困難にする場合があるため，現在でもチアミラールやチオペンタールがECT麻酔の中心になっている．

片側性ECTと前頭部両側ECT

両側側頭部に電極を置くことで開始されたECTの副作用としてせん妄や健忘などの認知機能障害が大きな問題となっていた．刺激電極を劣位半球（右）片側に置くことで，これらの副作用を軽減する試みが1950年代から行われている．1970年に開発されたd'Eliaの方法（側頭－頭頂電極配置）が現在でも広く用いられている．このほか，電極を側頭部から前頭部に移動することで認知機能障害を減らす試みも行われている[1]．側頭部両側性，右片側性および前頭部両側性の電極配置を**4**に示す[4]．

Memo

ECTによる認知機能障害

①麻酔覚醒時に起こる発作後錯乱，②治療と治療の間に起こる発作間せん妄，③記憶障害がある．前向性健忘（記銘力障害）は治療終了後数日から数週間で改善するのに対し，逆行性健忘の改善には多少時間がかかり，ECT期間中やそれ以前の記憶が完全には回復しないこともある．

4 ECTにおける電極配置

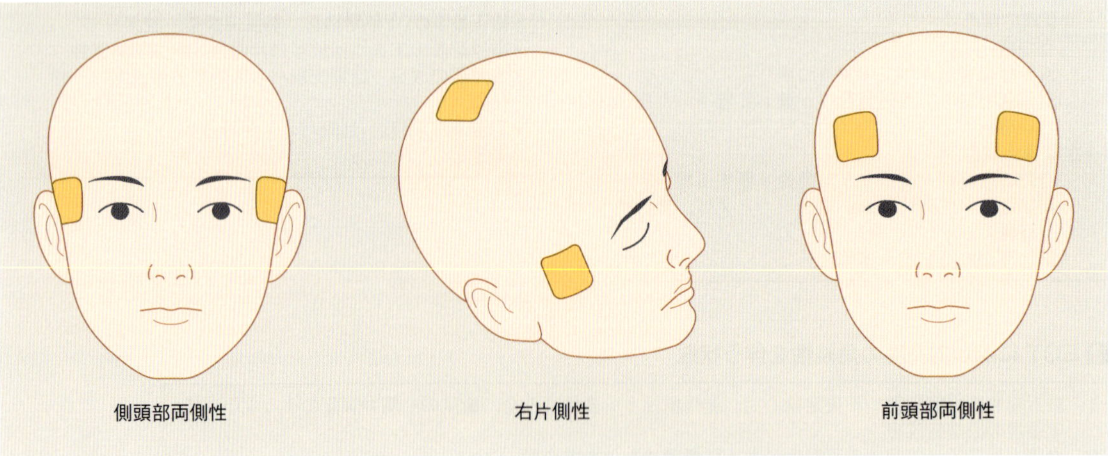

(Swartz CM, et al. *Psychiatry* 〈*Edgmont*〉 2005[4] より)

短パルス矩形波ECT

初期のECTの刺激装置は交流電源の電圧を変えるだけのものであり，電流はサイン波であった．この電流を用いた場合には連続的に刺激が行われるために効率の低さが知られていた．また，発作を誘発するのに過度のエネルギーが必要となるために，認知機能障害がしばしば認められた．そこで1ミリ秒前後の短パルス（矩形）波で刺激する装置が開発された．この装置では刺激条件を安定させるために0.9アンペア程度の定電流が流れるように工夫がなされた．少ないエネルギー（正確には電気量）で発作が誘発できるために，認知機能障害を減らすことができるようになった[1]．欧米では1980年代から短パルス矩形波刺激装置が主流になっており，わが国でも2002年になりこの装置（パルス波治療器サイマトロン，ソマティックス社製Thymatron®）が導入された[3]．サイン波形と短パルス波形の違いを**5**に示す．

超短パルス矩形波ECT

パルスの幅を0.25〜0.3ミリ秒に短くすることで，けいれん誘発に必要な電気量をさらに少なくできるとの研究が発表された[5]．片側性ECTに関しては，この超短パルス矩形波ECTが期待されている．既存のパルス波治療器でこの方法を行うことは可能となっている．

神経疾患に対するECT

神経疾患にECTを行う場合は脳に対する侵襲性をできるだけ減らす努力が必要であり，パルス波治療器を用い修正型で行うことが原則になる．また，電極配置も片側性が望ましい．

運動障害

うつ病を伴うパーキンソン病（Parkinson disease）に対するECTの有効性が示されたのは1970年代以降である．これらの報告では，うつ症状のみならずパーキンソン症状が著明に改善したとされている．うつ症状を伴わないパーキンソン病の身体症状に対してもECTが有効であったと報告されている[6,7]．唯一の比較対照試験では，ECTは模擬ECTと比べて，on-off現象を示すパーキンソン病のonの時間を延長している[8]．問題点としては，効果が長く続かないことが指摘されており，ECTの施行間

Key words

電気量

刺激の強度を表す単位（ミリクーロン：mC）であり，パルス波の電流量（アンペア）とパルス波の数（ミリ秒）の積で表される．たとえば，0.9アンペアの最大電流量，パルス幅0.5ミリ秒，70ヘルツのパルス波が3秒流れると0.9×0.5×70×2×3=189 mCとなる．

5 サイン波と短パルス波の波形

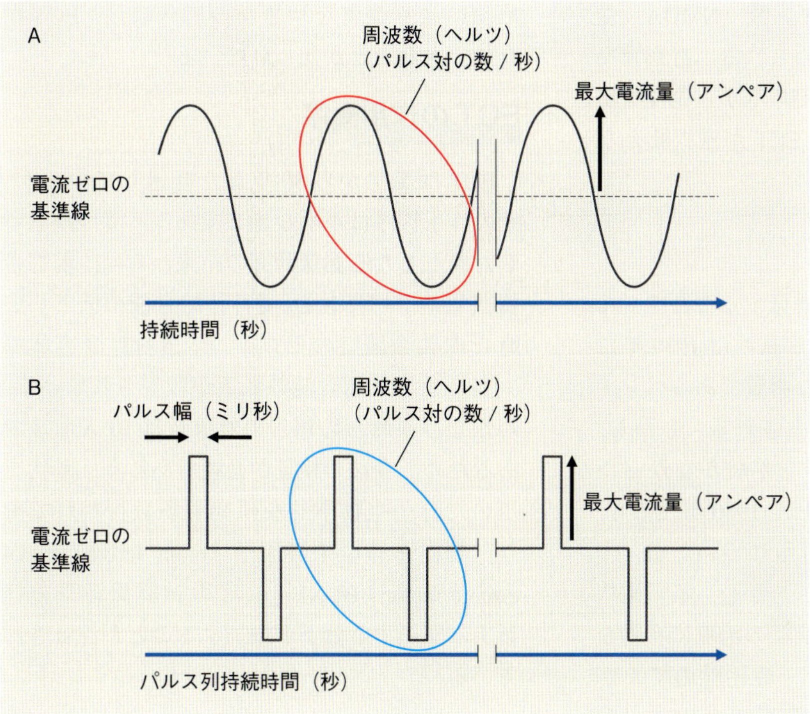

サイン波（A）は継続的に起伏する波形であるため，不応期にも刺激が与えられ効率が悪い．これに対し，短パルス波（B）ではすばやく上下する矩形波の流れとして構成されるため，電気活動のない時間があり，より効率的な刺激が可能となる．
（本橋伸高ほか〈監訳〉．パルス波 ECT ハンドブック，2012[5]より）

隔を週1～月1回と徐々に広げるような試み（すなわち維持ECT）も行われている．また，せん妄などの副作用についても注意が必要とされている[6]．パーキンソン病の精神症状および運動症状に対するECTの有効性については，わが国でも見直されつつある[9]．

進行性核上性麻痺については少数例での報告があるものの，副作用の出現を考慮すると有用性は限定的とされている[6]．

治療に難渋することが多い遅発性ジスキネジアについては，ECTによる改善例の報告があるので，治療法の一つとして考えることは可能であろう[6]．

認知症

興奮や攻撃性は認知症における行動異常の中心的な問題であり，介護の費用，入院，介護者の負担などを増やすことが知られている．行動異常には対して抗精神病薬が用いられているものの，効果は十分ではなく，逆に過鎮静，脳血管障害などにより死亡率を高めることが問題視されている．このような点から，老年期の精神障害にかなり安全に用いられているECTが注目されている．薬物療法に抵抗を示す興奮や攻撃性に対して，主として片側性ECTを行うことで十分な効果を示す可能性が指摘されている[10]．

レビー小体型認知症（dementia with Lewy body：DLB）はうつ症状を伴うことが多いため，ECTの有用性が報告されている．ECTは精神病症状やパーキンソン症状にも効果が期待できるので，DLBの治療法として期待できる[11]．

多発性硬化症

多発性硬化症にはうつ病を中心とする精神疾患を併存することがまれでない．うつ病や緊張病に対してECTが有効であったとの報告はあるものの，活動性の病変を伴うものでは血液脳関門の透過性が高まることで神経障害を強める可能性も指摘されているため，慎重な対応が必要である[12]．

抗NMDA受容体脳炎

発熱，頭痛などの前駆期を経て急性の精神病像を示し，やがて意識障害，けいれん，自律神経症状などを呈することで診断されることの多い抗 *N*-メチル-D-アスパラギン酸（NMDA）受容体脳炎は緊急の対応が求められる．奇形腫などを伴う場合は手術が原則であるが，免疫療法などに反応しない場合には ECT が選択肢となりうる[13]．

てんかん

人工的に全身けいれんを誘発することでてんかんの発作頻度を減少させる試みは 1939 年にさかのぼる．当時は化学的な物質であるペンチレンテトラゾールを用いたとされる．しかし，効果は一時的で，2〜3 か月しか続かなかったようである．ECT が一般化した 1940 年代にも，てんかんの治療に ECT が行われていたが，十分な効果は得られていない．しかし，不機嫌状態，もうろう状態や精神病症状の治療に有効な可能性は報告されていた[14]．難治性のてんかん重積状態に対する気管挿管下での ECT の有効性は少数ながら報告されている[15]．

悪性症候群

抗精神病薬服薬中に高熱，筋強剛，意識障害を呈することはまれならずあり，横紋筋融解症や腎不全により致死的になることが知られている．ドパミン作動薬，ダントロレンなどの薬物療法により改善を示さない場合には，ECT が有効であることが知られている[16]．

Key words

脳由来神経栄養因子

神経成長因子の一つであり，脳の可塑性に関与している．すなわち，受容体である TrkB を介して，既存の神経細胞の生存を支え成長を促すほか，新たな神経細胞やシナプスの生成や再生を助長している．

ECT の作用機序

ECT は誕生から 80 年近く経過しているが，その作用機序は不明なままである．うつ病患者を対象とした脳画像研究の結果からは，前部帯状回でのドパミン D_2 受容体結合能の低下，広範な皮質領域でのセロトニン 5-HT_2 受容体や 5-HT_{1A} 受容体結合能の低下が報告されている．ただし，これらの報告の対象数は 10 人前後であるため，今後の検証が必要であろう．動物を用いた分子生物学的な研究も多数行われており，脳由来神経栄養因子（brain-derived neurotrophic factor：BDNF）などの神経保護や神経新生に関連する分子が増加することが注目されている[17]．

おわりに

ECT はうつ病を中心とする精神疾患の治療として 80 年近く用いられている．この間安全性を高めるための改良が行われているため，脳に対する侵襲は軽減されている．ECT の作用機序は不明ではあるものの，神経保護作用や神経栄養作用が注目されていることから，神経疾患に対する効果は十分期待できる．これまでは症例報告が中心であったので，今後は ECT の比較対照試験が必要であろう．なお，ECT の具体的な手技については，文献[1,3,5]を参照されたい．

（本橋伸高）

文献

1）本橋伸高．ECT マニュアル—科学的精神医学をめざして．東京：医学書院；2000.
2）Sienaert P. Based on a true story? The portrayal of ECT in international movies and television programs. *Brain Stimul* 2016；9：882-891.
3）本橋伸高ほか．電気けいれん療法（ECT）推奨事項 改訂版．精神神経学雑誌 2013；115：586-600.
4）Swartz CM, Nelson AI. Rational electroconvulsive therapy electrode placement. *Psychiatry（Edgmont）* 2005；2（7）：37-43
5）Mankad MV, et al. Clinical Manual of Electroconvulsive Therapy. Washington DC：American Psychiatric Association Publishing；2010／本橋伸高ほか（監訳）．パルス波 ECT ハンドブック．東京：医学書院；2012.
6）Kennedy R, et al. Electroconvulsive therapy in movement disorders：An update. *J Neuropsychiatry Clin Neurosci* 2003；15：407-421.

7) Popeo D, Kellner CH. ECT for Parkinson's disease. *Med Hypotheses* 2009；73：468-469.
8) Andersen K, et al. A double-blind evaluation of electroconvulsive therapy in Parkinson's disease with "on-off" phenomena. *Acta Neurol Scand* 1987；76：191-199.
9) Usui C, et al. Improvements in both psychosis and motor signs in Parkinson's disease, and changes in regional cerebral blood flow after electroconvulsive therapy. *Prog Neuropsychopharmacol Biol Psychiatry* 2011；35：1704-1708.
10) Acharya D, et al. Safety and utility of acute electroconvulsive therapy for agitation and aggression in dementia. *Int J Geriatr Psychiatry* 2015；30：265-273.
11) Burgut FT, Kellner CH. Electroconvulsive therapy（ECT）for dementia with Lewy bodies. *Med Hypotheses* 2010；75：139-140.
12) Steen K, et al. Electroconvulsive therapy in multiple sclerosis. *Innov Clin Neurosci* 2015；12：28-30.
13) Braakman HM, et al. Pearls & Oy-sters：Electroconvulsive therapy in anti-NMDA receptor encephalitis. *Neurology* 2010；75：e44-e46.
14) Caplan G. Electrical convulsion therapy in the treatment of epilepsy. *J Menti Sci* 1946；92：784-793.
15) Zeiler FA, et al. Electroconvulsive therapy for refractory status epilepticus：A systematic review. *Seizure* 2016；35：23-32.
16) Katus LE, Frucht SJ. Management of serotonin syndrome and neuroleptic malignant syndrome. *Curr Treat Options Neurol* 2016；18：39.
17) 高野晴成，本橋伸高．電気けいれん療法（ECT）の作用機序の解明．臨床精神医学 2013；42：459-465.

I. 神経疾患の治療法

呼吸管理

対象とする主な神経疾患 ALS，筋ジストロフィー，多系統萎縮症

シリーズ関連書籍 ALS パーキンソン 神経難病

Point

- 呼吸管理は，筋萎縮性側索硬化症（ALS），筋ジストロフィー，多系統萎縮症（MSA）で特に問題となる．
- 呼吸困難は患者の主観的症状であり，呼吸不全は低酸素血症である．呼吸不全を早期に把握しておく．
- 病名告知と情報提供を行い，人工呼吸器使用についての患者自身の意向を確認する．
- 呼吸不全が確認されたら，ガイドラインに沿って，非侵襲的陽圧換気（NPPV）を導入する．
- NPPVの限界やNPPVを利用できない場合は，患者の意向を確認のうえ気管切開下陽圧換気（TPPV）を導入する．
- 呼吸困難には，原因検索，薬の投与，リハビリテーション，用手的またはカフアシスト使用により排痰を行う．

神経疾患では，重症筋無力症のクリーゼ，中毒性疾患，あるいはギラン・バレー症候群（Guillan-Barré syndrome）の重症例などの急性疾患や，神経変性疾患など神経難病における慢性呼吸不全において，呼吸管理が問題になる．筋萎縮性側索硬化症（amyotrophic lateral sclerosis：ALS）や筋ジストロフィー（以下，筋ジス）での呼吸筋麻痺や，多系統萎縮症（multiple system atrophy：MSA）での声帯麻痺や中枢性呼吸障害が知られている．慢性の病態でも，痰の喀出困難により急性呼吸不全に陥る．ここでは，ALSを念頭に，神経難病の呼吸管理について概説する．

神経難病の呼吸困難感・呼吸苦は，患者や介護者にとって非常につらく，かつ，生命予後に直結する．神経変性疾患の病態を改善させる治療法はまだないため，症状は進行する．さらに同一診断名であっても，患者一人ひとりの症状の発現と進行は多様である．どの時点で呼吸症状出現の可能性を患者に伝え，理解してもらい，医療チームが症状出現を把握し，状況に応じて対処していくか，いずれも十分な配慮と準備を要する．

呼吸困難と呼吸不全の違い

「息が苦しい」，「息ができない」など，患者の呼吸困難感は主観的な自覚症状である．一方，呼吸不全は低酸素血症（室内空気吸入時の動脈血酸素分圧 60 mmHg〈Torr〉以下）の病態を表している．さらに，室内空気吸入時の二酸化炭素分圧が 45 mmHg 未満をI型呼吸不全，45 mmHg 以上をII型呼吸不全と分類する[1]．ALSでは換気障害から二酸化炭素貯留が生じ，II型に相当する．

自覚症状：呼吸不全が生じていても，患者は必ずしも呼吸困難感を訴えない．一方，不安などから，呼吸不全が生じていなくても，「息が苦しい」，「息ができない」などの訴えもある．呼吸不全を早期に把握しておくことが重要である[2]．呼吸困難感以外の症状として，声が小さくなる，長い会話ができなくなる，痰を喀出しにくくなる，息切れする，疲れやすい，寝つけない，眠りが浅い，昼間の眠気，起床時の頭痛などが訴えられる．

Column

SPIKESをふまえたALSの推奨される告知

STEP 1：Setting up the interview
面談の設定

- 静かで心地よく，プライバシーの保てるところで対面して座って行う.
- 十分な時間をとって（少なくとも 45～60 分）中断されないように準備して，院内コールも預けるもしくはサイレントモードにする．時間が限られている場合はあらかじめ患者に伝える.
- 家族が多数参加する場合には代表者を指定してもらう.
- 家族，精神状態，社会的立場，病歴，問題となる検査結果などの患者情報を知っておき，すべての情報を手元にもっておく.
- 可能であれば専門の看護師やソーシャルワーカーを確保し，同席の許可をえる.

STEP 2：Assessing the patient's perception
患者の認識を評価する

- 患者が自身の体に起こっている異変をどのようにとらえ，どの程度知っているかを確認する（「お身体の状態について，今までどのようなことを伝えられたことがありますか」「検査を行う理由についてどのようなお考えをおもちですか」など）.
- 患者の理解に誤解がないか，どのように感じているのか（悲観的なのか，非現実的な期待をもっていないかなど）を探る.

STEP 3：Obtaining the patient's invitation
患者からの求めを確認する

- 患者が自身の疾患についてどの程度知りたいと思っているかを探る.
- 悪い知らせを聞くことから目をそむけることは妥当な心理学的対処方法である.
- できれば検査を始める前に悪い知らせだったとしても聞いておきたいかを聞いておく（「どのように検査結果をお知らせしましょうか，悪い結果であったとしてもすべての情報を知らせてほしいですか」など）.
- 患者自身が聞きたくないときには他の誰に話しておいたらよいか指定してもらう.

STEP 4：Giving knowledge and information to the patient
患者に知識と情報を提供する

- 悪い知らせであることをあらかじめ予告する（「申し上げにくいのですが…」「少し厳しい話になりますが…」）.
- 患者が理解しやすい知識や語彙を用いること，過度に直接的な表現（「根治療法はありません」「死に至る病気です」），実施可能な治療までも否定するような表現（「治療法はありません」「当院ではすることはありません」）はすべきでない.
- 今のところ完治させることはできず，症状は少しずつ悪くなることを伝えるが，根治が難しくとも症状緩和のための治療はあること，実際の生活を少しでも楽に過ごすためのケアや補助があること，合併症は治療できること，最後まで責任をもって関わっていく医療機関があることを，前向きな考えや，希望をもてるように説明する.
- 患者が病気の経過を知りたい場合にはおおよその進行と予後について正直に話すが，個人差が大きいことや，予測には限界があることを認識させる．予後は変動が大きく，5 年，10 年もしくはそれ以上生存する人もいることに言及する.
- 進行抑制薬（例．リルゾール）や現在行われている研究や参加できる治験について知らせる.
- 簡単な絵を描いて疾患についての解剖を説明する.
- 質問する時間を十分にとる.
- 患者の機能を維持するためにあらゆることを行い，患者の治療に対する意思決定は尊重されることを保証する.
- 患者のことを継続的に気にかけ，決して見捨てることはないことを保証する.
- 患者支援組織（患者会など）について伝え，患者が望めばセカンドオピニオンにも同意する.

STEP 5：Addressing the patient's emotions with empathic responses
患者が抱く感情に共感を込めて対応する

- 患者の感情は，ショック，孤独感，悲しみ，沈黙から疑い，涙，否定や怒りまでさまざまである.
- 医師の共感的対応（患者の気持ちを推察し，必要に応じて言語化して確認する．非言語的コミュニケーションや沈黙も共感的な対応となりうる．医師としてももっと良い知らせができたらよかったのにと思っていることやそのような感情を抱くのは無理もないと理解していることを伝える，など）は患者をささえ，連帯意識を与えたりすることができる.
- 温かみをもち，注意を払い，尊重すること，正直で思いやりをもつこと，過度に感傷的にならないこと.
- 相手のペースに合わせて話すこと.

STEP 6：Strategy and summary
方針とまとめ

- 治療計画について議論する心の準備ができているかを患者に尋ねる.
- 実施可能な治療の選択肢を提示し，期待される効果を具体的に議論することで治療効果を誤って理解していないか確認する.
- 話し合いの内容をまとめて話し，記載もしくは録音してまとめておく.
- 告知後の最初の外来は 2～4 週後とし，今後定期的なフォローアップをしていくこと，治らないからといって見捨てられるわけではないことを説明する.
- 以下のことは避ける：診断を保留する，不十分な情報を与える，患者が知りたがらない情報を与える，無感情に情報を伝える，希望を失わせる.

（「筋萎縮性側索硬化症診療ガイドライン 2013」[3] より）

補助呼吸に向けて

病態告知と情報提供

重症筋無力症，中毒性疾患，ギラン・バレー症候群などの重篤な状況では，診断と呼吸不全の病態はほぼ同時に生じている．しかし，ALSなどの神経難病では診断確定時には，まだ多くの場合，呼吸不全に至っていない．診断名を伝えるときなど，呼吸症状のないときに，今後の呼吸不全出現の可能性を伝えておくことが必要となる．急速な進行例で，患者側が受容しにくい場合，経験の浅い担当者では，診断名や病態を伝えることに困難を感じる．「悪い知らせを伝える」には，時間的および多職種での人的な余裕を作り，準備して臨む必要がある．患者側との双方向性のやりとりで「先ずは聴くこと」から始める[3)]（**Column**「SPIKESをふまえたALSの推奨される告知」p.233参照）．

患者自身の意向の確認

呼吸不全出現の可能性を説明するときには，その対処方法も伝えることになる．呼吸の補助装置について，非侵襲的陽圧換気（noninvasive positive pressure ventilation：NPPV），気管切開下陽圧換気（tracheostomy, positive pressure ventilation：TPPV），などの方法と利害得失，さらには，いったん開始した補助換気の中止は，現行法制度下では困難であることを伝える．しかし，患者側が，どこまで知りたいか，気持ちの準備ができているかなど，チームでの事前の情報収集と患者の意向を「聴く」ことが第一歩である[3)]．必要に応じて，段階的な説明を考慮する．ただし，進行が速い患者では，患者心理に配慮しながらも遅きに失しないよう対応する．補助換気の使用の有無を問わず，呼吸苦などの症状緩和の方策についても，質問されることが多い．むしろ，この質問がない場合には，提供された情報を患者側が十分認識できていない可能性がある．

人工呼吸器使用，特にTPPVに関してさまざまな思いがある．装着後の在宅療養の希望，在宅での介護力を尋ね，地域の長期入院可能な施設の状況，レスパイト入院を含む在宅支援体制などの情報提供を行う．「生きる」という本人の強い意志と介護者の協力がTPPV下の在宅療養に欠かせない[4)]．

呼吸機能低下に対する対処方法

現在，使用可能な主な機器（人工呼吸器）名を提示した（**1**）．提供業者が複数であることもまれではない．また，NPPVにもTPPVにも使用できる装置がある．それぞれの特性や提供業者について，医師がすべて承知しておくことは容易ではない．都道府県の難病相談支援センター，難病医療連絡協議会，難病医療専門員，呼吸器科医師，看護師，医療工学技師などの多職種や患者会の協力を得て情報提供する．

非侵襲的な装置として，胸当て（キュイラス）を用いて陽・陰圧による補助呼吸を行うものがある．生理的な呼吸に近い陽圧（呼気）と陰圧（吸気）を用いた陽・陰圧体外式人工呼吸器（RTX）である．この機種は，挿管不要で非侵襲的である．振動による喀痰排泄促進モードがあり，無気肺予防や他の補助換気との併用など期待される面もある．しかし，レンタル料が外来保険点数を上回ることなどコスト面が問題となる．業者への交渉も考慮される．

いずれの機器においても，患者および介護者に実際の機器や部品に触れてもらい，理解してもらう必要がある．機器紹介の依頼，患者会参加時などに装着している患者に会って直接話を聞くことなどを考慮すべきである[4)]．

NPPVとTPPV

現在，ALSにおいて，TPPVを直接導入することはきわめてまれである．1999年のAmerican Academy of NeurologyおよびWorld Federation of NeurologyからのALS治療ガイドラインを受けて，2000年以降，NPPVは標準的なALSの補助呼吸治療法となってきた[5,6)]．

NPPV装着者はTPPVへ移行しやすいといわれる．これは機器が小型化し，回路を変えるだけでTPPVに変更可能な機種があることも一因

1 呼吸機能低下時に使用可能な主な機器（人工呼吸器）

•BiPAP A40	•クリーンエア VS INTEGRA
•トリロジー 200 plus	•クリーンエア VS ULTLA
•トリロジー 100 plus	•レジェンドエア
•LTV 1150	•MONNAL T50
•LTV 1200	•MONNAL T60
•ベラビスタ	•RTX レスピレータ
•ピューリタンベネット 560	•NIP ネーザル V
•ニューポート ベンチレータ モデル HT70	•Vivo30
•ニューポートベンチレータシリーズ モデル HT50	•Vivo40
•クリーンエア VELIA	•Vivo50
•クリーンエア ASTRAL150	•Puppy-X（パピー テン）
•クリーンエア VS SERENA	•Puppy-2（パピー 2）

と考えられる．木村による ALS190 例の事前意思確認を行ったうえでの TPPV 装着者の検討では，65 歳未満ではほぼ半数に TPPV 装着，65 歳以上では 25％が TPPV を装着していた[7]．しかし NPPV での延命効果から TPPV への移行を選択しない者も増えている．TPPV 利用者は，2010 年以降減少傾向がみられる[7]．

木村の報告では NPPV の使用では生存期間中央値は 43 か月で使用しない場合に比べて 11 か月延長していた[7]．TPPV の使用では，死亡までの生存期間中央値は 75 か月で，使用しないと死亡する時点の中央値 32 か月と比べて，43 か月の延長が認められた[7]．

NPPV の導入まで

気管切開

ALS では，気管切開だけで長く対応されることはまれである．気管切開の目的の一つに痰の吸引がある[4]．痰の除去の効果や死腔の減少などにより，呼吸状態が一時的に改善することが知られている．しかし ALS の場合，通常は TPPV を前提に気管切開が施行される．MSA では，声帯外転筋麻痺に対しての根本的な治療法となる．

酸素吸入

通常，ALS の場合，肺に異常はなく，酸素投与は不要である．しかし，初期の SpO_2 低下時に少量（0.5～2 L／分）を試みることがある．CO_2 ナルコーシスを起こす危険性があるので注意が必要ではある．また，人工呼吸器使用を希望しない場合や，NPPV や TPPV との併用で使用する場合を考慮する．なお，酸素使用中の周囲の火気は厳禁である[4]．

横隔膜ペーシング

横隔膜に電極を挿入し，電気的に駆動させる手法が米国で開始され，本邦でも少数例の試行が始まっている．しかし，生存期間の延長については未確定である[8]．

呼吸機能の評価

診断時から呼吸機能を逐次，評価する．症状の発現と進行は個々に異なる．受診時ごとに，患者・介護者や在宅での様子をよく知る人から情報収集する．息苦しさばかりでなく，声の大きさ，長い会話の可否，痰の喀出状況，息切れ，疲労感，睡眠，昼間の眠気，起床時の頭痛など，具体的に尋ねる．通常，座位より仰臥位で呼吸症状は顕著となる．睡眠時（特にレム睡眠時）にさらに増悪するため，最初に睡眠時の換気不全が生じることが多い[9]．在宅を含めた支援チームで状況を把握する．発声持続秒数（できるだけ長く「あ～」などと発声させ，秒数を記録）を呼吸機能の推定に用いることもある．医師は状況をみて詳細な呼吸機能検査を指示する．

肺活量測定では最大量の吸気の後に強制的に呼出させた努力肺活量（forced vital capacity：% FVC）がよく用いられる．ただし，顔面筋

2 神経筋疾患におけるNPPV導入の指標

睡眠時のNPPV適応
•慢性肺胞低換気症状*（肺活量が60％以下の場合はハイリスク）
•昼間に酸素飽和度低下（94％以下）または高二酸化炭素血症（45 mmHg以上）
•睡眠時SpO_2モニターで，apnea-hypopnea index（AHI）が10時間以上，SpO_2が92％未満になることが4回以上か，全睡眠時間の4％以上
睡眠時に加えて覚醒時のNPPVの適応
•呼吸困難に起因する嚥下困難
•ひと息に長い文章を話せない
•慢性肺胞低換気症状*を認め，昼間に酸素飽和度低下（94％以下）または高二酸化炭素血症（45 mmHg以上）

* 慢性肺胞低換気症状．疲労，息苦しさ，朝または持続性の頭痛，朝の倦怠感，嘔気，食欲不振，嚥下困難，体重減少，日中の眠気，睡眠時に頻回の覚醒，悪夢，睡眠時の体位交換の増加，集中力低下，発汗，頻脈，下腿浮腫，イライラ感，不安，学習障害，学業成績低下等が知られている．

（日本呼吸器学会 NPPV ガイドライン作成委員会〈編〉．NPPV〈非侵襲的陽圧換気療法〉ガイドライン 改訂第2版，p.139，表4より，表下の注は筆者による）

の筋力低下によるマウスピースからの息漏れが生じることがある．呼吸不全が疑われたら，動脈血ガス分析での確認が必要である．

他の呼吸筋筋力の評価方法として，咳のピークフロー（cough peak flow〈CPF〉あるいはpeak cough flow〈PCF〉）がある．基準値は270/分である．自力の咳では気道分泌物や異物が排出できない場合，CPF ＜ 270 L/分とされる（12歳以上）[9]．

最大強制吸気量（maximum insufflation capacity：MIC）を肺活量の低下時に必要に応じて測定する．さらに最大吸気圧（maximum inspiratory pressure：MIP），最大呼気圧（maximum expiratory pressure：MEP），鼻腔吸気圧（sniff nasal inspiratory pressure：SNIP）の測定がある．これらを使用可能な施設は多くはないが，SNIPは測定時の身体的負担が小さいことや，呼吸筋の筋力低下が進行した場合でも測定が継続可能といわれている[9]．

酸素飽和度（SpO_2）と経皮または呼気終末二酸化炭素分圧（$TcCO_2$または$EtCO_2$）は，覚醒時と，必要に応じて睡眠時（症状出現時や肺活量低下時など）に測定する．非侵襲的モニターが不備の場合は覚醒時に動脈血ガス分析を行う[9]．

NPPVの開始

呼吸不全が確認された場合，NPPV拒否の意向がなければ，まずNPPVを考慮する．ガイドラインでは，「神経筋疾患による慢性呼吸不全に対し，第一選択としてNPPVを使用すべき（エビデンスレベルII，推奨度B）．」と「咽喉頭の機能低下が著しく，気道確保が困難な場合，NPPVは使用すべきではない（エビデンスレベルII，推奨度D）」があげられている[9]．

ALSでのNPPV導入の具体的な指標

①呼吸困難の自覚症状がある，②努力肺活量（％FVC）が50％未満，あるいはMIPが60 cmH_2O未満，③動脈血ガス（$PaCO_2$）が45 mmHg以上，④睡眠中のSpO_2が88％未満で5分以上持続．①から④までの1つでもあれば導入する．自覚症状がまず優先される[4,9]．神経筋疾患一般のNPPV導入の指標をガイドラインから提示した（2）[9]．

ALSでのNPPVの禁忌

患者本人の協力が得られない場合，咽頭・喉頭の機能低下が著明で，機能を改善させる手段を講じても痰（ほとんどが唾液のたれ込み）や流涎が著しい場合は，NPPVの禁忌である．

3 慢性呼吸不全における NPPV の導入方法

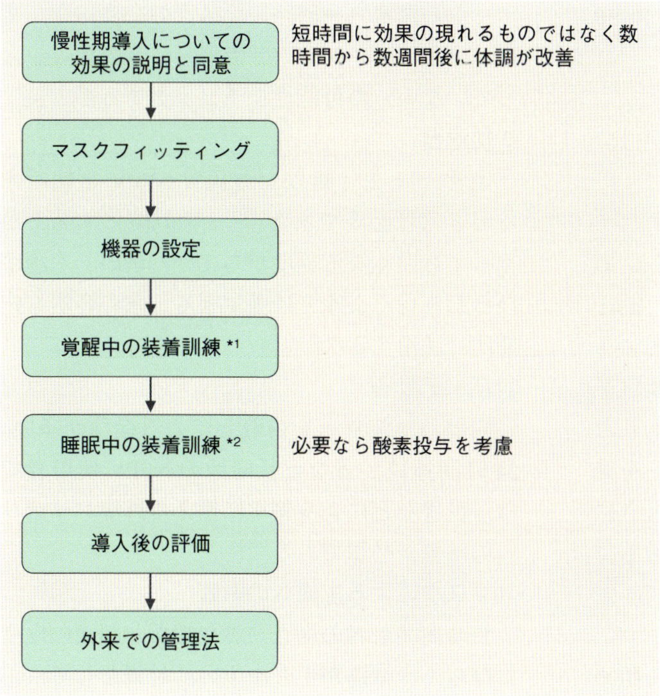

*1 機器の設定を最も適切な状態にする．5分から開始して1時間以上の昼寝の間に装着できるよう目標を決める．

*2 2〜3時間の連続使用が可能であれば，一晩装着を目標とする．終夜パルスオキシメーターや経皮炭酸ガス連続測定器によって機器の調整を更に行い，最適の条件を決める．

（日本呼吸器学会 NPPV ガイドライン作成委員会〈編〉．NPPV〈非侵襲的陽圧換気療法〉ガイドライン 改訂第2版，2015，p.19[10] より）

ALS での NPPV の導入手順

手順の概要を図に示した（3）[10]．情報提供時に，「短時間に効果の現れるものではなく数時間から数週間後に体調が改善」するものであることを伝えておくこと，呼吸不全症状が顕著となる前から練習を開始しておくことが重要である[10]．

■マスクフィッティング

導入の可否を決めるポイントとなる．マスクには，鼻のみ，鼻と口，顔面全体を覆うもの，など各種ある．鼻のみのマスクの利点はしゃべりやすく，食事もとりやすい．口を閉じにくい状況では鼻のみのマスクは使えない．日中と夜間で使い分けることも考慮する[4,9,10]．

■機器の設定

自発呼吸優先モードと強制換気挿入モードを有するものが多い．練習の場合には自発呼吸優先で，自覚症状が加わってきた場合には自発呼吸＋強制換気の混合（S/T モード）で，呼吸状態（NPPV のアラーム頻度や患者の様子）から強制換気挿入モードを選択する．無呼吸が多い場合，最初から強制換気モードを用いる[4]．

■各種設定，調整──NPPV 導入時の目安

① IPAP/EPAP

- $PaCO_2$ 45〜55 mmHg：自発呼吸優先，吸気気道陽圧（inspiratory positive airway pressure：IPAP）6〜8 mmH_2O／呼気気道陽圧（expiratory positive airway pressure：EPAP）2〜4 mmH_2O
- $PaCO_2$ 55〜65 mmHg：自発呼吸優先／強制換気挿入モード，IPAP 8〜12 mmH_2O／EPAP 2〜4 mmH_2O
- $PaCO_2$ 65 mmHg 以上：強制換気挿入モード，IPAP 10〜16 mmH_2O／EPAP 2〜4 mmH_2O

ALS では IPAP を中心に増量する．呼気弁のない回路を使用する bilevel PAP 機器では CO_2 の再呼吸を防止するため EPAP をかける必要があるが，神経筋疾患では通常，EPAP を最低値に設定する[4,9]．ただし，その最低値でも呼気が妨げられる患者がいる．呼気弁のある回路を使用する人工呼吸器では通常の神経筋疾患では，呼気終末陽圧（positive end-expiratory pressure：PEEP）

を必要としない病態であるため，PEEPを付加しない．重症心不全を合併する場合にはPEEPを高くする場合がある[9]．

②呼吸回数

12〜15回／分で吸気時間呼気時間比（I:E比）をみながら調整する[4]．

③トリガー

最初は設定できる範囲の中間の値から始める．患者から吸気が弱いと言われた場合，IPAPを上昇させる以外に，吸気トリガーを敏感にして早めに吸気を開始することでIPAPや換気量を確保できることがある．逆に強いと言われたら，IPAPを下げる以外に，吸気トリガーを鈍くする方法もある．呼吸しにくい，息を吐きにくい，と言われる場合，呼気トリガーを敏感にして，呼気のタイミングを早める方法もある[4]．

④ライズタイム

最初は設定できる範囲の中間の値から始める．吸気が弱いと言われた場合，IPAPを上げる以外にもライズタイムを速く立ち上げることで吸気量を確保する[4]．また，逆に強いと言われたときにはIPAPを下げる以外に，ライズタイムを遅めにする方法もある[4]．

⑤最大／最小吸気時間

機種によってはI：E比をみながら調整できるものがある．最小吸気時間が短いとIPAPが十分に上がらないことがある．最小吸気時間は0.3〜0.4秒以上が適当のことが多い[4]．最大吸気時間が長いと息が吐きにくくなることがある．最大吸気時間は2秒以下が適当のことが多い[4]．

⑥適正なリーク（漏れ）の量

マスクの種類や発声が可能かどうかによって異なるが，15〜35 L／分が目安となる[4]．

⑦アラーム

低圧アラームはIPAPの80%程度が目安となる[4]．アラームの設定域値が高いと安全ではあるが，アラームが頻発する．

⑧アラームの頻発時のチェック項目

低圧アラームでは，マスク，回路からの漏れを，低換気アラームでは，マスク，回路からの漏れ，自発呼吸の低下を，高圧アラームでは，回路の閉塞，呼気ポートがあるマスクでは呼気ポートの閉塞（→回路・マスクの交換）を，また，ファイティング（呼吸器と患者の呼吸が合っていない）の可能性をチェックする[4]．

⑨加湿器

通常，1〜2時間以上連続でNPPVを使用するときには必要である[4,10]．呼気時にマスクがうっすら白くなる程度がちょうどよい．水滴がびっしり付くようでは強すぎる．水の容器も定期的に洗浄する[4]．

⑩バッテリー

内部バッテリーを内蔵している機種が多い．24時間連続装着など長時間のNPPV使用者では，災害などによる停電に備える外部バッテリーの準備が必須である[4,10]．

⑪マスクによる皮膚への影響

長時間装着者の場合，鼻や頬など顔面の皮膚にびらんや潰瘍が生じやすい．対策として，①バンドを強く締めすぎない．リーク過多ぎりぎりの緩さにする．②複数のマスクを用意して適宜交換し，同じ場所に圧をかけない．③褥瘡治療用の保護材やシリコンシートを用いる（薄いほうがリークが少ない）[4]．

⑫痰の喀出

痰や分泌物の喀出に，マスクに孔のあるものでは唾液用低圧持続吸引器を併用することもできる．排痰補助装置（カフアシストなど）を利用する．中途まで上がってきた痰で窒息しないよう，吸引手技とともに練習する必要がある[4]．

NPPVの限界

IPAPを（通常，18〜20 mmH_2O 程度まで）上げても呼吸苦が改善しない，また，圧を高くするとかえって苦しい，動脈血ガスの指標が改善しない場合，NPPVの限界と理解される．限界がくる前に，その後の方針について療養者側の意思確認が必要である．つまり，TPPVへ移行するかどうかである．TPPVを希望しない場合，呼吸苦を緩和する方策をとることになる（**4**）[4]．

4 ALS の呼吸に関する対処のアルゴリズム──米国神経学会のガイドラインより

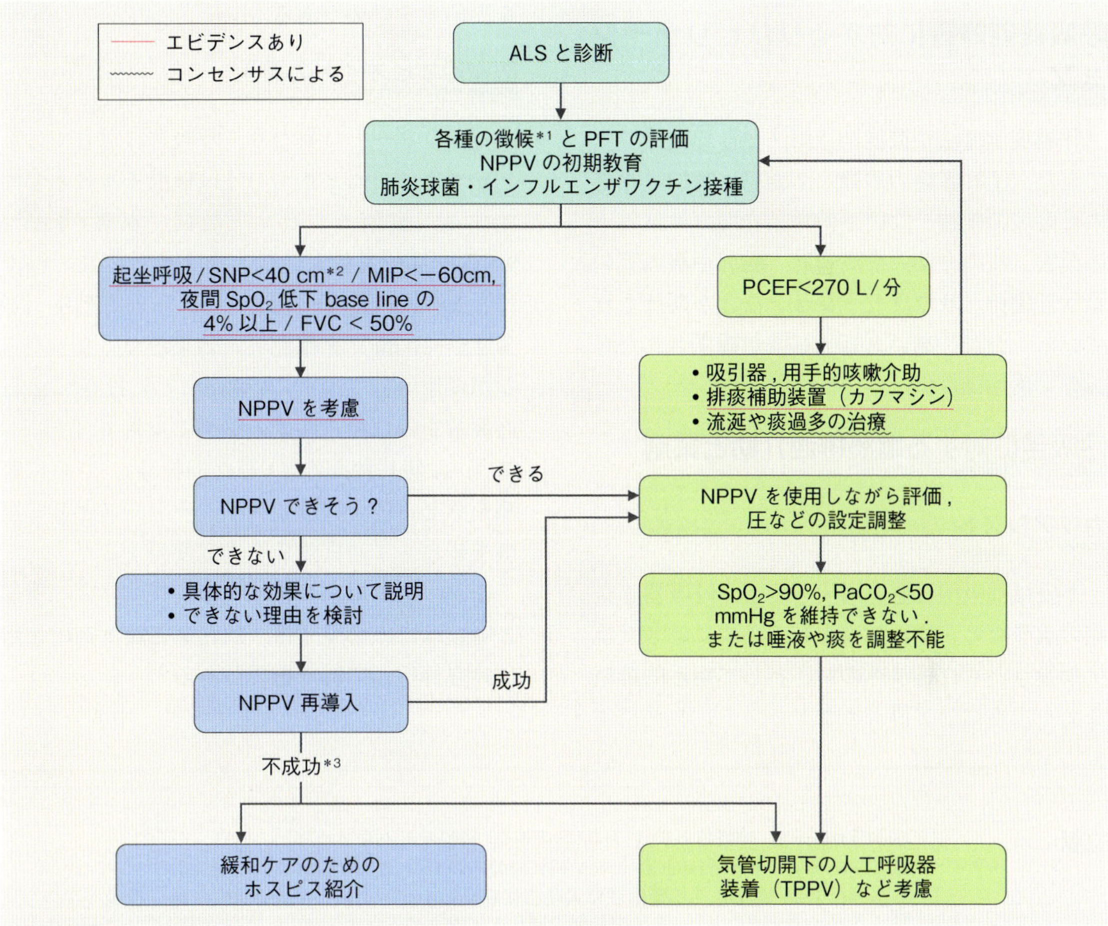

*1 夜間低換気を示唆する症状：頻回覚醒，朝の頭痛，過度の日中の眠気，ありありとした夢．
*2 日本人では SNP の値は欧米人より低く約−10 cm と考えたほうがよい．
*3 呼吸障害の進行がみられ，NPPV ができない場合，気管切開下の人工呼吸器装着など侵襲的呼吸補助またはホスピスへの紹介を検討する．

PFT：肺機能検査，NPPV：非侵襲的陽圧換気，PCEF：咳嗽ピークフロー値，SNP：鼻吸入圧，MIP：最大吸気圧，FVC：努力肺活量，TPPV：気管切開下陽圧換気．

（橋本司．改訂版 神経難病在宅療養ハンドブック―よりよい緩和ケア提供のために，2016 [4]，p.52，図 2 より）

TPPV の開始

NPPV の限界，あるいは NPPV を利用できない場合で，患者が TPPV を希望する場合に導入を検討する．

呼吸器疾患の合併や併存がない限り，換気量確保を主眼にする．導入時には SIMV（同期式観血的強制換気）＋ PS（pressure support：圧支持換気）から行うことが多い．

ALS や一部の筋ジスでは次第に自発呼吸がなくなり，VCV（volume controlled ventilation：従量式調節呼吸）などの調節換気に移行することが多い．

ファイティング，緊張性気胸に注意する．

PaO_2 は 80〜120 mmHg 程度に目標設定する．慢性的に $PaCO_2$ が高かった場合には，急激に $PaCO_2$ を戻すと呼吸性アルカローシスを生じることがあるので，$PaCO_2$ の目標値をやや高めに設定する [4]．

在宅療養に移行する場合，メーカーのサポート，トラブル時の対処方法，回路交換，バッグバルブマスク（アンビューバッグ®など）の使用方法など，介護者（家族）に指導する．外部バッテリーの重要性については NPPV と同じである[4)].

呼吸機能障害に対するリハビリテーション

呼吸理学療法が機能維持療法として期待されてきた．①呼吸筋の訓練，②胸郭・補助呼吸筋の可動域の維持，③徒手的呼吸介助（換気効率の改善，咳の介助，排痰補助，胸郭や横隔膜の柔軟性維持，リラクゼーションなどが期待されている．ただ，高いエビデンスが確立された呼吸理学療法はない[11)].

呼吸苦に対する喀痰排泄介助と薬剤

カフアシスト

不安は呼吸困難感を増大させる．呼吸器感染症の重畳など，原因の検索と，必要に応じた抗生剤投与ともに排痰への対応として用手的排痰介助や排痰補助装置（カフアシスト）を使用する．カフアシストはNPPV使用と同時に練習を開始する必要がある．

医療用オピオイドの導入

疼痛ラダーとは異なり，呼吸苦に対しては最初から塩酸モルヒネもしくは硫酸モルヒネで開始する．塩酸モルヒネ（散剤，水薬）1.25～2.5 mg／回で開始し，効果を実感するまで徐々に1.25～2.5 mgずつ増量する．1回有効量（通常2.5～10 mg）を確認し，効果がなくなったら頓用で用いる（通常，4時間ごとに投与）．1日必要量を確認後，同量の塩酸モルヒネ（モルペス®）に切り替える（1日2回投与）．さらに苦痛を感じる場合にはレスキュードーズとして塩酸モルヒネ1回有効量を適宜使用する[12)].

なお，医療用オピオイドの投与に伴い，便秘と嘔気はほぼ必発する．制吐薬と緩下剤の使用は適宜併行して行う必要がある．

（成田有吾，中井三智子）

文献

1) 日本呼吸器学会. 呼吸器の病気. H-02 呼吸不全. 慢性呼吸不全.
http://www.jrs.or.jp/modules/citizen/index.php?content_id=37（161022 accessed）
2) 日本神経学会（監修),「筋萎縮性側索硬化症診療ガイドライン」作成委員会（編). 呼吸不全の早期診断はどうすればよいか. 筋萎縮性側索硬化症診療ガイドライン 2013. 東京：南江堂；2013, pp.118-119.
3) 日本神経学会（監修),「筋萎縮性側索硬化症診療ガイドライン」作成委員会（編). どのように告知し，病状を説明するか. 筋萎縮性側索硬化症診療ガイドライン 2013. 東京：南江堂；2013, pp.46-49.
4) 橋本司. 医療処置の選択に対する説明と施行のポイント. 呼吸機能低下に対して. 成田有吾（編著). 改訂版 神経難病在宅療養ハンドブック—よりよい緩和ケア提供のために. 大阪：メディカルレビュー；2016, pp.4-69.
5) Miller RG, et al. Practice parameter：The care of the patient with amyotrophic lateral sclerosis（an evidence-based review)：Report of the Quality Standards Subcommittee of the American Academy of Neurology：ALS Practice Parameters Task Force. *Neurology* 1999；52：1311-1323.
6) Miller RG, et al. Consensus guidelines for the design and implementation of clinical trials in ALS. World Federation of Neurology committee on Research. *J Neurol Sci* 1999；169：2-12.
7) 木村文治. 筋萎縮性側索硬化症—人工呼吸器装着の背景因子と予後分析. 臨床神経学 2016；56：241-247.
8) 伊藤恒ほか. 筋萎縮性側索硬化症に対する横隔膜ペーシング—安全性と有効性の短期評価. 神経治療学 2015；32：501-505.
9) 日本呼吸器学会 NPPV ガイドライン作成委員会（編). 各論 B. 慢性呼吸不全. 5. 神経筋疾患. NPPV（非侵襲的陽圧換気療法）ガイドライン 改訂第2版. 東京：南江堂；2015, pp.136-142.
10) 日本呼吸器学会 NPPV ガイドライン作成委員会（編). 総論. 4. 慢性呼吸不全における NPPV の導入方法. NPPV（非侵襲的陽圧換気療法）ガイドライン 改訂第2版. 東京：南江堂；2015, pp.19-26.
http://fa.jrs.or.jp/guidelines/NPPVGL.pdf
11) 日本神経学会（監修),「筋萎縮性側索硬化症診療ガイドライン」作成委員会（編). 呼吸機能障害に対するリハビリテーションはどのように行うか. 筋萎縮性側索硬化症診療ガイドライン 2013. 東京：南江堂；2013, pp.120-121.
12) 荻野美恵子ほか. 神経難病における苦痛症状とその対応. 成田有吾（編著). 改訂版 神経難病在宅療養ハンドブック—よりよい緩和ケア提供のために. 大阪：メディカルレビュー；2016, pp.71-98.

Further reading

- 日本神経学会（監修）.「筋萎縮性側索硬化症診療ガイドライン」作成委員会（編）. 筋萎縮性側索硬化症診療ガイドライン 2013. 東京：南江堂；2013.
  筋萎縮性側索硬化症の診療上の各種問題点に対して，発行時点での知識と対処方法について根拠とともに提示．網羅的で医師をはじめとする専門職の参考資料として推薦
- 成田有吾（編著）. 改訂版 神経難病在宅療養ハンドブック―よりよい緩和ケア提供のために. 大阪：メディカルレビュー；2016.
  筋萎縮性側索硬化症をはじめとする神経難病の在宅療養，特に症状緩和を中心に解説．医師ばかりでなく多職種の利用を念頭に，携帯可能なサイズの参考資料として推薦

I. 神経疾患の治療法

外科的治療

脳深部刺激療法

対象とする主な神経疾患 パーキンソン病，ジストニア，振戦

シリーズ関連書籍 パーキンソン

Point

- 脳深部刺激療法（DBS）とは，中枢神経の脳神経回路における機能異常を，大脳基底核や視床などの脳深部に留置した電極で慢性的に刺激することで，制御，もしくは修正を図る治療法（＝neuromodulation）である．
- 進行期パーキンソン病に対する視床下核の DBS（STN-DBS）は，薬物単独治療に比較して効果が高いことがランダム化比較試験で確認されている．また5〜10年ほどの良好な長期成績も報告されている．
- 一次性全身性/分節性ジストニアに対する両側淡蒼球内節の DBS（GPi-DBS）の有効性も sham 刺激群との比較で示されている．特に DYT1 遺伝子異常を有する症例で効果がある．
- 本態性振戦では視床中間腹側核の DBS（Vim-DBS）が有効である．
- 新しいデバイスの出現や技術的進歩により，各々の症状に合わせて，テーラーメイドの刺激調節が可能となっている．
- 海外では，てんかん，うつや強迫神経症，認知症，群発頭痛などさまざまな疾患への応用に関する臨床研究が進んでいる．日本でもトゥレット症候群で臨床試験が進んでいる．

脳深部刺激療法（DBS）とは

脳深部刺激療法（deep brain stimulation：DBS）とは，細く柔らかい電極リードを脳内，特に大脳基底核や視床などの深部構造内に留置し，同部を慢性的に電気刺激することで，脳神経回路の機能異常の是正を図る治療法である．その特性は大きく2つあり，1つは，不可逆的な脳組織損傷をほとんど起こさず，脳機能を制御できることである．つまり，刺激を行わないことや，電極を抜去することで，手術前の状態に戻ることができるという可逆性がある．もう1つの特性は，留置後も電気刺激の範囲や強度を変えることで，治療効果や副作用に対応できる調節性を有することである．このようにDBSは可逆性と調節性という2つの特性を有しており，これが視床破壊術（thalamotomy）のような，定位的破壊手術に比較した場合，大きなアドバンテージである．これらの特性のおかげで，定位的破壊手術では危険であると回避されていた両側手術も可能となったのである．

DBS が導入されたのは，ほんの四半世紀前のことであるが，現在は難治性の運動異常症に対する有用な治療法として確立されている．全世界ですでに 10 万人以上の患者が本治療を受けている．本邦では 2017 年の段階で，DBS や機能外科を施行する，日本定位・機能神経外科学会認定の技術認定施設は 40 にのぼり，年間，数百例以上の症例に対し DBS が行われている．

DBS の適応となる疾患

現在，DBS が有効と知られている疾患には，

Key words

定位的破壊手術
定位的手術の技術を用いて，標的部位にプローブを挿入し，ラジオ波で局所的に温度上昇を引き起こして凝固巣を作成する（radiofrequency lesioning）．DBS の出現以前には主流の手法であった．

機能的定位脳手術施設認定・技術認定
日本定位・機能神経外科学会では，過去３年間の機能的定位脳手術症例登録数が 18 例以上の施設を機能的定位脳手術技術認定施設とし，そこで一定数の手術に関与した者に対して技術認定を行っている．ただし，手術は定位的破壊術，DBS に限り，脊髄刺激や運動皮質刺激は含めない．

1 パーキンソン病の各症状に対するDBSの効果

	Vim-DBS	GPi-DBS	STN-DBS
振戦	+++	++	+++
無動 / 寡動	なし	++	+++
固縮	なし	+++	+++
歩行障害	なし	++	++
薬剤性ジスキネジア	なし	+++	+ / ++
運動症状の変動	なし	++	+++
オフ時のジストニア	なし	++	+++
L-ドパの減量	なし	+ / なし	+++

+++：大きな効果が期待できる，++：中等度の効果が期待できる，+：少しの効果が期待できる，なし：効果なし.

不随意運動では，パーキンソン病（Parkinson disease），本態性振戦，ジストニアがあげられる．脳卒中などを原因とした症候性振戦（ホームズ振戦〈Holmes tremor〉）も同様に効果が期待できる．パーキンソン病に対しては，視床下核（subthalamic nucleus：STN），淡蒼球内節（globus pallidus interna：GPi）や視床中間腹側核（ventralis intermedius nucleus：Vim）といった標的部位が，それぞれの患者の症状に合わせて選択される（1）．

不随意運動以外にも，神経障害性疼痛を中心とした難治性疼痛も適応となる．本邦では以上

Column

DBSの歴史

運動異常症に対する外科治療は，1939年のBucyとCaseの報告より起始する．彼らは，振戦を主症状とするパーキンソン病の患者に対して，振戦の改善を図るため，一次運動野と運動前野の一部を切除した．その頃の報告として，他には高位頸髄錐体部切開や，中脳大脳脚切離がある（これらの手技は，現在はまったく行われないので注意してほしい）．1953年，Cooperがパーキンソン病の患者に対して，この中脳大脳脚切離を行おうとした際に，偶発的に前脈絡動脈を閉塞させてしまう．ところが予期せず，患者の振戦と固縮が驚くほど改善したのである．前脈絡動脈の主な支配領域に大脳基底核がある．この事件をもとに，パーキンソン病や不随意運動に対する大脳基底核の役割の理解が進み，視床や大脳基底核を定位的に破壊して治療効果を得るという概念が生まれたのである．1950年代初頭，SpiegelとWycisらにより定位脳破壊術が始まり[12]，本邦においても同時期に楢林らが淡蒼球内節破壊術（pallidotomy）を開始している．しかし，1967年にパーキンソン病に対する画期的な薬剤であるlevodopaが登場する．以後，薬物治療が主流となり，外科手術の流れはいったん停滞するのである．

その後，十数年以上の年月を経て，wearing offや薬剤性ジスキネジアといった，levodopaの治療の限界がだんだんと明らかになってくる．また，大脳基底核神経生理学の進歩，そして画像技術の日進月歩の発展が相まって，再び外科治療に対する関心が高まっていく．1980年代後半から，運動異常症に対する定位脳手術が再度脚光を浴びるようになったのである．定位脳手術のルネサンス期とも呼ばれる．

一方，脳深部に電極を挿入し脳の機能を修正しようと試みる概念は，1954年OldsとMilnerの自己刺激と報酬系の実験に起始する．彼らは，ラットの脳内に電極を挿入し，ペダルを踏むと電気が流れる仕組みとしてその行動を観察した．結果として，一度学習が成立したラットは，ペダルを踏みまくった．このことから，脳深部刺激することで快感，つまり報酬系の効果を獲得できることがわかったのである．その後，1960年代には体外刺激装置を用いて，うつ病や難治性疼痛の治療法へと臨床応用された．そして，前述の1980年代後半の定位脳手術のルネサンスとも呼べる時期に，振戦や不随意運動に応用されたのである．1993年，フランスのBenabidらが，パーキンソン病患者に対して，視床下核（STN）に高頻度電気刺激を行う方法を報告した[13]．他にも，淡蒼球内節（GPi）や視床中間腹側核（Vim）に対する効果も相次いで報告された．このようにして，可逆性と調整性を兼ね備えた脳深部刺激療法は，定位的破壊術より安全性も高く効果も高い方法であると認識されるようになり，全世界に拡がっていくのである．

2 DBS が実施，もしくは研究されている疾患と標的部位

疾患	標的部位
パーキンソン病	視床下核（STN），淡蒼球内節（GPi），視床中間腹側核（Vim），脚橋被蓋核（PPN）
振戦	Vim，視床下核後方領域（PSA）
ジストニア	GPi，視床腹外側核前部/後部（Voa/Vop）
強迫神経症	前腹側内包/腹側線条体（VC/VS），側坐核（Nacc）
うつ病	VC/VS，Nacc，前帯状皮質膝前部（ブロードマン 25 野）
トゥレット症候群	GPi 前内側部（辺縁系），視床正中-束傍核（CM-Pf）
薬物中毒	VC/VS，Nacc，視床下部外側部，腹内側部
認知症（アルツハイマー病）	両側脳弓/視床下部
難治性疼痛	視床後外腹側核/後内腹側核（VPL/VPM），第三脳室周囲灰白質（PVG）
群発頭痛	視床下部後部
てんかん	視床前腹側核（VA）

の疾患に対して行われることがほとんどであるが，海外ではさまざまな疾患に対して臨床研究が進んでいる．列挙すると，てんかん，トゥレット症候群（Tourette syndrome；この疾患に対しては，本邦でも臨床研究がスタートしている），神経性食欲不振症，強迫神経症，うつ病，薬物中毒といった精神科的疾患，また他にも，肥満，認知症，群発頭痛など，かなりチャレンジングな印象の疾患についても研究が進んでおり，期待が膨らむ．その標的部位は，疾患や症状に対応してさまざまである（2）．

DBS の手術手技

実際の手術手技は，①術前の治療計画の立案，②定位フレーム装着，CT/MRI を撮像，標的部位の座標を算出，③穿頭，神経活動記録，術中テスト刺激，刺激電極留置，④パルス発生装置の埋め込み，の各ステップから成る．①〜③までのステップは，通常局所麻酔で行うが，これは手術中に神経活動記録を実施することや，試験刺激の効果を確かめる目的がある．また同時に合併症のモニターも可能で，早期発見に繋がる．④のパルス発生装置の埋め込みは，通常全身麻酔で行う．

術前の治療計画の立案

高解像度 MRI 画像を複数のシークエンスで撮像する．筆者らの施設では 3T-MRI で 3D T1 解剖画像，3D T2 画像，磁化率強調画像（susceptibility weighted image：SWI）を用いており，これらを治療計画ワークステーションで画像フュージョンさせる．GPi は画像上視認できるが，STN や Vim は難しいため，その標的部位は前交連（anterior commissure：AC）と後交連（posterior commissure：PC）を結ぶ線（AC-PC line）を基準とした三次元空間から，Shaltenbrand-Wahren のアトラスを基に座標計算する．一般に多く用いられる STN, GPi, Vim の座標を図示する（3）．

定位フレーム装着，CT/MRI 撮像，標的部位座標の算出

定位フレームにはレクセルフレーム（Leksell frame）や CRW（Cosman-Roberts-Wells）のフレームが比較的よく用いられている．これを AC-PC line に可及的平行に，左右ぶれなく装着す

Key words

トゥレット症候群

音声チックを伴い複数の運動チックが，1 年以上持続する精神神経疾患である．注意欠陥多動性障害，強迫神経症などの併発症をみることが少なくない．その病態は大脳基底核のドパミン神経系活性低下に随伴する受容体の過活動が考えられている．

3 STN, GPi, Vim の標的部位

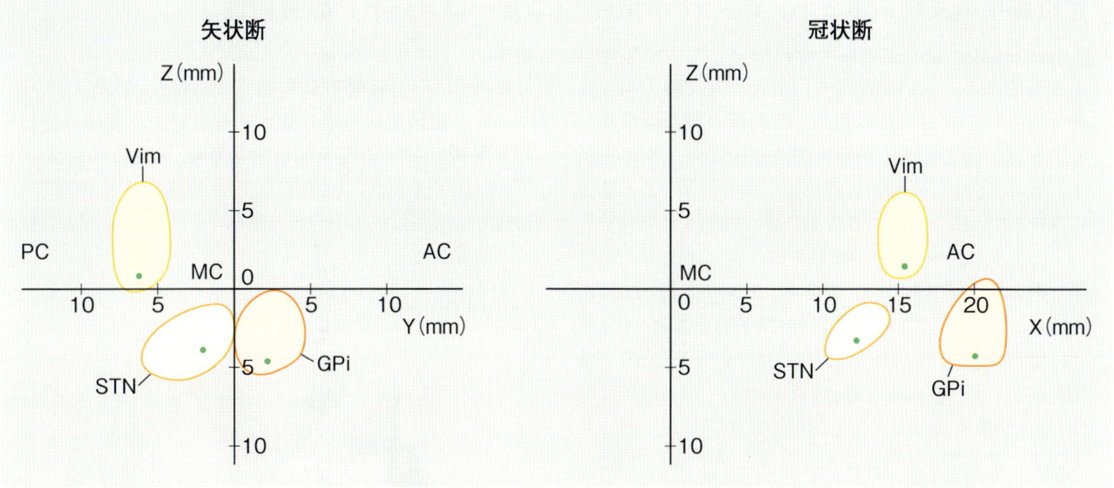

Y 方向は右が AC（前交連）方向，左が PC（後交連）方向，0 点が MC．Z 方向は上が背側，下が腹側，AC-PC が基準．いずれも同一平面ではないが，AC-PC 面に作図している．各神経核の輪郭を示し，点は当院（名古屋大学）で頻用される座標を示す．STN（視床下核）は正中より 12 mm 外側，MC（AC-PC の中点）より 2 mm 後方，AC-PC のスライスより 4 mm 下方．GPi（淡蒼球内節）は正中より 20 mm 外側, MC より 2 mm 前方, AC-PC のスライスより 5 mm 下方．Vim（視床中間腹側核）は正中より 15 mm 外側 , MC より 6 mm 後方，AC-PC のスライスより 1 mm 上方.

る．そのためには外耳孔の上縁と眼窩下縁を結ぶ Reed base line を指標とするとよい．局所麻酔下にヘッドピンで固定する．次いで，頭部 CT（もしくは頭部 MRI）を撮像し，先に作成した術前計画の画像と画像フュージョンして座標を算出する．

穿頭，神経活動記録，術中テスト刺激，刺激電極留置

患者は 25° 程度ギャッジアップした仰臥位として，計画された部位に穿頭を行う．この際，髄液漏れに注意する．穿頭の位置は刺入点とその方向によって決まる．筆者らの施設では定位手術ロボット（neuromate®，Renishaw 社）を使用している（**Column**「定位脳手術支援ロボット，neuromate®（ニューロメート）の有用性」p.246 参照）．

Key words

Shaltenbrand-Wahren のアトラス

1977 年，Shaltenbrand と Wahren により作成された定位脳手術のための解剖図譜．視床や大脳基底核を含む全脳の矢状断，冠状断，水平断の顕微鏡学的切片を AC-PC 線を基準とした座標系で詳細に示している．40 年経った現在も定位脳手術に使用されている．

次いで，微小電極を標的部位に刺入し，脳内の神経活動記録を行い，その解剖構造に特徴的な神経活動を分別することで電気生理学的に標的部位を確認する（microelectrode recording）．パーキンソン病では，STN や GPi に神経細胞の過活動がみられる（**4**）．この際使用する微小電極は先端の径が 10μで赤血球直径と同じぐらいである．また記録中に，四肢の関節を検者が動かすことにより，受動的な神経活動変化を見る．これは GPi や STN といった大脳基底核では体性局在を有し，固有感覚の入力に反応して発火が変化するため（表在覚の入力には反応しないので注意），この情報を基にして記録電極の現在の位置を知ることができるからである．

標的部位がある程度同定できたら，同部でテスト刺激を行う．振戦，筋固縮，無動の改善などを評価すると同時に，刺激による副作用の出現も評価する．たとえば STN であれば, 外側には錐体路，内側前方には動眼神経，内側後方には感覚神経線維が走行しており，眼球運動異常や筋収縮が低閾値の刺激で出現する場合には，進入経路の変更を必要とする．

標的部位を同定した後, 刺激電極を留置する．最近，この刺激電極には新しいデバイスが登場

Column

定位脳手術支援ロボット，neuromate®（ニューロメート）の有用性

neuromate®は，定位脳手術に特化した手術支援ロボットである．高い自由度で円滑に動く，腕のような部分を有しており，そのため，この種の機器はロボットアームと呼ばれる．正確に標的部位に到達する目的で，そのベクトルを瞬時に演算し，各モジュールを堅固に保持して，コンピュータ制御により作動する特性をもつ．ロボットアームは，1988年にKwonが生検術で使用したのが最初である．このロボットアームの一つであるneuromate®はフランスIMMI社で開発され，90年代にはBenabidらがパーキンソン病に対するDBSで使用を開始し，世界に広く普及していった．現在欧州ではCEマーク所得済みで，定位脳手術が1万例以上行われている．定位脳手術のさかんなフランスではDBSの約半数がこのneuromate®で行われていると聞く．本邦には，1995年にいったん導入されたが，十分な使用実績報告はなく，最近になり現行モデルが名古屋大学に導入され，薬事承認を得た経緯がある．現行モデルは四半世紀を経て，基本概念は維持しつつも，技術的にいっそう洗練されている．つまり，5つの関節による高い自由度で標的までの直線的な到達が可能となり，複数エンコーダによる常時精度チェック，衝突防止，作動速度調節機構により安全性が担保されている．また機体は軽量化され容易な移動を可能としている．生体での位置情報の精度検証については，平均誤差が0.44±0.23 mm，最大誤差は1.0 mmと報告されている[14)]．

各種のDBS手術で使われているが，複数のターゲットを正確に繰り返し実行するという点では，てんかん手術における脳深部電極留置術，stereoelectro-encephalography（SEEG）でその威力を発揮する．海外ではすでに多く用いられており，本邦でも今後の普及が期待される．

neuromate®

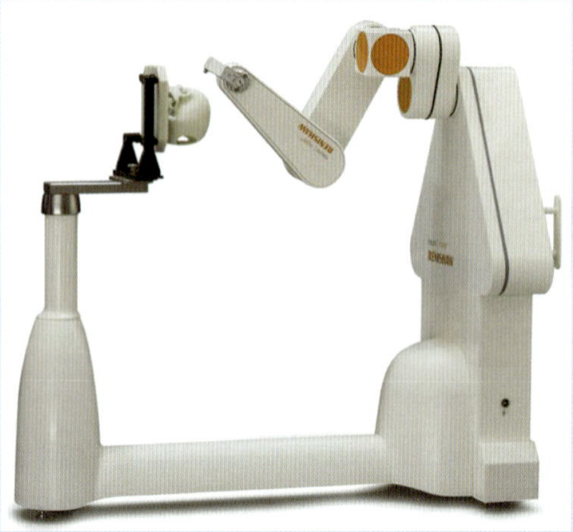

（製品写真はレニショー〈株〉データシート H-4149-0331-01 より）

4 STNおよびGPiの神経活動記録の様子（自験例）

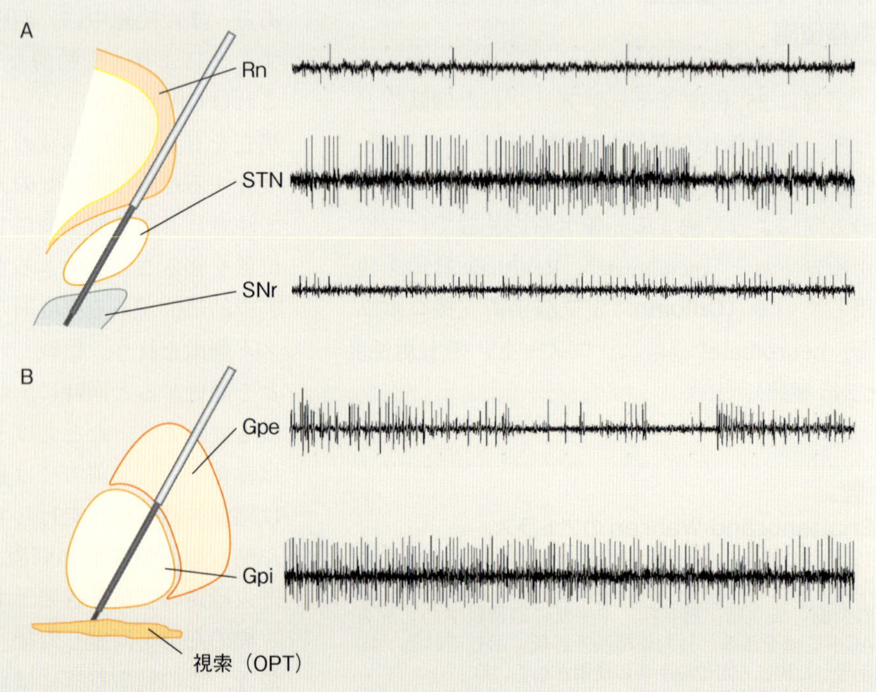

A：視床下核の微小電極記録．Rn（thalamic reticular nucleus；視床網様核）は発火頻度が低く不規則．STNは高頻度で不規則．SNr（substantia nigra pars reticulate；黒質網様部）は比較的規則的．

B：淡蒼球の微小電極記録．Gpe（淡蒼球外節）は発火頻度の高いところと間隔の空くところがあり，波形としてはpauserと呼ばれる．Gpi（淡蒼球内節）は高頻度でSTNと似ている．さらに奥には視索（OPT）があり，光刺激に反応した神経活動変化で確認できる．

Topics

DBS の新しいデバイスについて

最近登場した新しいデバイスにより，より綿密な刺激設定が可能となり，治療域の幅が増大している．

① **MICC**（multiple independent current control）：従来の DBS の刺激電極には 1.5 mm のコンタクトが 0.5 mm もしくは 1.5 mm 間隔で 4 つ存在する．このうち複数のコンタクトを使用して至的刺激条件を設定するのであるが，使用するコンタクトの刺激条件は独立して設定できなかったため，1 つのコンタクトによる刺激で副作用の出現があれば，どのコンタクトも刺激を下げる必要があった．しかし，この MICC では，独立した刺激条件を各コンタクトで設定できるため，上述のような場合に対応できるようになった（下図 **A**）．

② **Directional lead**：従来の DBS の刺激電極のコンタクトは長軸方向に対して円筒状に存在するが，どの方向にも全周性に刺激が伝わる形となっていた．しかし，この directional lead を用いると，ある方向にのみ，刺激を伝わらせて，副作用の恐れのある方向はブロックするという，刺激方向の選択が可能となる．たとえば，STN-DBS の場合，外側の錐体路への電流拡散を制御しつつ，STN に限局した刺激を与えることができる[15]（下図 **B**）．

③ **Closed loop stimulation**：挿入した電極より目的となる local field potential を測定し，各種周波数解析を同時に行い，その結果をフィードバックして刺激条件を変化させる方法が試みられている．本技術の実用化には，まだ機器の小型化など改良が必要であるが，パーキンソン病やジストニアなど臨床研究の結果が報告されてきている．また，てんかんに対して最近，FDA はこの closed loop stimulation system である RNS® システム（NeuroPace 社）を認可し，臨床使用が始まっている．

新しい DBS のデバイス

A

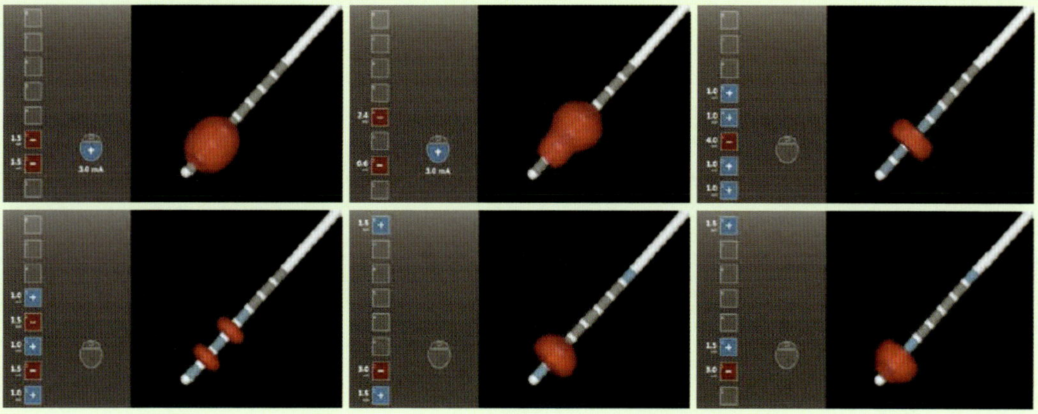

B

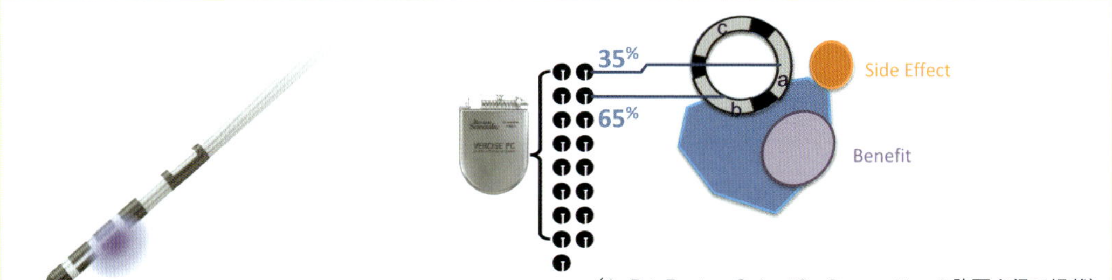

（A, B：Boston Scientific Corporation の許可を得て掲載）

A：MICC．電流の配分と部位を替えることで，任意の刺激を作りだせる．
B：Directional Lead．電極に垂直な面でみると，3 つのコンタクト（a, b, c）に分かれており，刺激強度を偏らせることで，治療効果を生かしつつ副作用を抑えた最適な電場を作ることができる．

している（**Topics** 参照）．

パルス発生装置の埋め込み

定位フレームを外し，全身麻酔に切り替え，パルス発生装置（implantable pulse generator：IPG）の埋め込みを行う．頭部の刺激電極より，導線リードを耳介後部，頸部の皮下を通して前胸部へ持ってくる．大胸筋膜上に皮下ポケット

ディベート

DBS 導入のタイミング──EARLYSTIM trial

日本神経学会の「パーキンソン病治療ガイドライン」(2011 年改訂版)の中で, STN-DBS, GPi-DBS に関しては, 高いエビデンスレベルの報告例とともにその有効性が示されており, 神経内科領域でも有効な治療方法として認知されていることがわかる. その中で, 外科的介入のタイミングとしては, ウェアリング·オフ, on-off 現象があり, ジスキネジアが生じ, これらに対して積極的な薬剤調整を行って, それでも不応な著明な日内変動がある場合に考慮する, と示されている. 現在, 筆者らの施設もこのガイドラインに従い, 神経内科の専門医とチームを組み, 相談したうえで治療適応を決定している.

しかし, 2013 年, この従来の適応の考え方と対立する報告がなされた. いわゆる "EARLYSTIM trial" の研究である[9]. この研究は, 罹病期間は 4 年以上ではあるが, 運動合併症が軽度の患者を対象として, STN-DBS 施行群と最良薬物治療群に割り付けたランダム化比較試験である. この研究の対象者の DBS 導入までの罹病期間は平均 7.5 年であり, 従来の 11〜13 年を大幅に短縮している. 結果として, 2 年間の ADL を比較した場合, STN-DBS 施行群で有意差をもって良好であった. この結果は今後の DBS 導入のタイミングについて, 大きく影響を及ぼすであろう. しかし, 一方で, この研究は長期効果に関しては一切示していない点に注意を要する. つまり, 早期に DBS を導入しても, 長期間の効果がないのであれば, 早い時期に悪化した場合にどうするのか? 次の手があるのか? という疑問が生じる. パーキンソン病で困っている患者に DBS の早期導入を提案するのであれば, 長期間の有効性も同時に示す必要があろう. 今後も継続するであろう, 大きな問題である.

を作成, IPG を留置する. この IPG は, 以前は MRI 非対応であり, 5 年程度の寿命のタイプしかなかったが, 最近は新しいデバイスとして, 一定条件での MRI 対応, かつ充電式で寿命の長い製品が利用可能となっている. 2 チャンネル式となっており, 左右の DBS を 1 個でまかなうタイプもある. ジストニアのような電力消費の著しい疾患には, 充電式は適している.

DBS の治療効果について

パーキンソン病に対する DBS の治療効果

DBS の適応疾患の代表格であるパーキンソン病では, その臨床症状は静止時振戦, 固縮, 無動/寡動, 姿勢保持障害であるが, 患者個々においてその表現型はさまざまであり, 症状に応じた標的部位の選択が必要である(ディベート参照). STN-DBS は運動症状全般を改善し, 治療効率の高さから, 現在最も多く行われている. オフ時の UPDRS (***Key words*** 参照) の運動スコアを 30〜70%改善し, 複数のランダム化比較試験で薬物療法単独との比較において, 有意差をもって効果があることが報告されている[1]. 一般にオン時の症状改善は乏しいが, 術前に副作用で L-ドパ等, 抗パーキンソン病薬の投与が十分できていない場合は, DBS によって改善も期待できる. また STN-DBS は L-ドパ内服と同様の効果があるため, 術後の抗パーキンソン病薬の減薬が可能である. これはジスキネジアなど薬剤性の副作用の減少を導く.

懸念される副作用としては, 情動障害があるが, これには抑うつ症状, 躁症状の出現, また前頭葉機能低下などがあげられる. 効果や副作用の理解には, CSTC ループ (皮質-線条体-視床-皮質ループ〈cortico-striato-thalamo-cortical loop〉) を考える必要があり, STN 内での刺激部位 (運動は前背側, 情動は腹内側, 認知機能は

Key words

UPDRS

パーキンソン病統一スケール (Unified Parkinson's Disease Rating Scale). 4 つのパート (I. 精神機能, 行動および気分, II. 日常生活動作, III. 運動試験, IV. 治療の合併症) から成る. パーキンソン病に対する新規治療薬や外科治療の評価の際に, ほぼ必ず用いられる.

腹外側）を考慮して刺激調整を図る必要がある．STN-DBS の長期効果については，文献的に 5～10 年の術後経過を観察した報告がみられる[2]．どの報告も結果は同様であり，振戦，固縮，寡動やウェアリング・オフ（wearing off）の効果は維持されるが，姿勢，歩行障害，言語障害など体軸症状（axial symptom）は悪化しやすい．

その他，振戦が主体となる患者においては Vim が標的部位となることがある．これには振戦以外の症状のコントロールが難しいという問題点がある．また，薬剤性ジスキネジアの強い症例や，術後認知機能低下を防ぎたい患者などで GPi が標的部位となり，治療効果がある（ディベート参照）．

Key words

皮質–線条体–視床–皮質（CSTC）ループ

皮質，線条体，視床を含む神経回路であり，運動や情動，認知機能に重要な役割を担う．各運動異常症や精神疾患の病態の生理学的理解に役立つ．少なくとも 5 つの並列回路が存在し，それらには motor（運動），oculomotor（眼球運動），dorsolateral prefrontal（背外側前頭前野），anterior cingulate（前部帯状回），lateral orbitofrontal（外側前頭眼窩野）のループがある．

VL もしくは Vo-complex

視床の亜核の一つで，外側腹側各群の吻側に位置する部分．Jones の分類では VL，Hassler の分類では Voa＋Vop，すなわち Vo-complex と呼ばれる．GPi から入力を受け，運動前野（ブロードマン 6 野）に主に投射する．

ジストニアに対する DBS の治療効果

ジストニアに対する DBS については，①病因（一次性か二次性か），②罹患部位（全身性，分節性，局所性），③遺伝子異常（DYT1 遺伝子異常があるかないか）を分けて考える必要がある．標的部位としては，GPi，もしくは視床（VL，Vo-complex）が考えられる．末梢性のジストニアでは，視床から大脳皮質へ至る，四肢末梢部の筋活動を調整する投射性出力を抑制することで，効果を得ることができる．このため，Vo-complex の手術を選択する．特にジストニア性書痙（dystonic writer's cramp）では同部の凝固術や DBS が選択される．

一方で，体幹や近位筋を含む全身性／分節性

ディベート

STN-DBS？それとも GPi-DBS？

Alexander の大脳基底核の神経回路によれば，パーキンソン病では STN，GPi のどちらも神経活動が過剰に亢進している．これを DBS によって抑制すれば，どちらが標的部位でも同じような臨床的効果を得られるはずであるが，実際には少なからず違いを実感する．

STN-DBS に比べて，GPi-DBS では，薬剤性ジスキネジアへの有効性が高い．激しいジスキネジアを有する患者の 40～80％程度で有効とされる．また GPi-DBS の有利な点として，情動への影響が少なく，術後の高次脳機能を悪化させることも少ないことがあげられる．その他，振戦や寡動，歩行障害に対する効果は，ほぼ同等であるが，GPi-DBS の不利な点は，術後の抗パーキンソン病薬の減薬ができないことである．また，GPi は比較的大きな神経核であり，治療効果に関連した機能分画があることも注意しないといけない．つまり，後腹側部では刺激によって固縮の著明な改善，薬剤性ジスキネジアの改善が得られるが無動が悪化する．一方，前背側ではオフ時の無動が改善するが，ジスキネジアが残存する．

この両方の標的部位を比較検討したランダム化比較試験はいくつか報告されている．Veterans Affairs CSP 468 study と呼ばれる研究では，3 年の経過観察で，運動改善は GPi も STN も同等，合併症に関しては GPi が有利，特に認知症状を生じない点で有利という結果であった[10]．2013 年のオランダのグループの報告（NSTAPS study）では，治療効果については STN のほうが良好で，合併症は同等との結果であった[11]．どちらの標的部位が優れているかという議論は，まだまだ継続しそうである．新しいデバイスが増え，刺激方法にさまざまな工夫を加えることができるようになって，治療効果にも影響が出てくる．患者自身の症状に合わせたテーラーメイドの治療ができる時代であり，単純な比較は難しいであろう．

ジストニアでは，体幹および四肢の近位部での調整が必要なため，中脳被蓋野に連動する脚橋被蓋核（pedunculopontine tegmental nucleus：PPN）など脳幹運動中枢への投射がある GPi のほうが，効果が高い．一次性全身性/分節性ジストニアに対する両側 GPi-DBS の治療効果は，sham 刺激群を比較対象としたランダム化比較試験において確認されている．BFMRS スケール（Burke-Fahn-Marsden dystonia rating scale）は両側 GPi-DBS 群で 15.8 点，sham 刺激群で 1.4 点と有意差をもって改善した[3]．メタ解析によれば，特に罹病期間の短い症例，術前症状が軽い症例，DYT1 遺伝子異常がある症例において，治療効果が高いことがわかった[4]．その他の一次性ジストニアについては，十分なエビデンスはないが，遺伝性ジストニア（DYT3，DYT11），頸性斜頸，メージュ症候群（Meige syndrome）に対する有効性が報告されている．

二次性（症候性）ジストニアは，一般に一次性に比べ治療効果が低い．しかし，その中でも，外傷性ジストニア，脳性麻痺，パントテン酸キナーゼ関連神経変性症などでは DBS の有効性が示されている．

振戦に対する DBS の治療効果

本態性振戦（essential tremor）は Vim-DBS の適応となる．振戦の機序は十分理解されていないが，小脳–視床–大脳皮質の回路が重要な役割を担うと考えられている．この回路の中継点である Vim 核を DBS で抑制することで，上肢に関連する振戦は 80〜90％でコントロールが可能となり，50％で完全消失すると報告されている[5]．また，最近の多施設共同研究の報告では，術後 6.5 年間の長期効果を確認している[6]．一方で，刺激に対する慣れや，病気の進行に対して刺激強度の段階的な増強が必要となることが多い．最近では集束超音波装置による Vim 核の破壊術も注目を集めている（***Memo*** 参照）．

その他，症候性振戦であるホームズ振戦は，そのほとんどが視床，脳幹，小脳に責任病巣を有し，小脳–赤核–視床路の異常と考えられている．この場合も Vim が標的部位として選択されることが多いが，加えて，Vo-complex にも DBS を同時に行うと効果が高いことも示されている．また，難治性の振戦の制御のための新しい標的部位として PSA（posterior subthalamic area）も注目されている．同部は視床腹側と視床下核上縁に境された領域で神経核ではなく，不確帯（zona incerta）と prelemniscal radiation を主体とした線維束の領域である．

DBS の合併症および埋め込み後の注意

術後の頭蓋内出血の可能性に関しては，1.9〜4.9％と報告されている[7]．術後の感染に関しては 2〜3％と報告されており，その出現は周術期を過ぎた数年後でもありえる[8]．他に刺激システムに関連するものでは，リードの断線や皮膚潰瘍がある．

IPG の埋め込み後の注意点としては，基本的に心臓ペースメーカーと同様である．ほとんどの家電やオフィス内の機器は通常の使用であれば IPG に影響はない．影響があったとしても，オフとなるだけであるので，患者携帯用のプログラマで，確認してオンとすることで対応可能である．また携帯電話は，22 cm 離すという推奨があるが，胸ポケットに入れないことを指導する．発電施設，変電所，溶鉱炉など強い磁場を発生する場所への立ち入りは禁忌である．温熱療法のためのジアテルミーでは，過剰な電流が流れ込む可能性があり，禁忌である．経頭蓋磁気刺激，精神科で行われる電気けいれん療法も禁忌である．また頭部 MRI については，条件

Memo

集束超音波装置（FUS）

現在，非侵襲的な凝固術として，MRgFUS（MRI-guided focused ultrasound therapy：MRI ガイド下集束超音波装置）が注目を集めている．これはトランスデューサーにより電子的に焦点を調整して 1,000 本の超音波ビームを，治療領域に集束させて標的組織を焼灼する技術である．MRI 画像で温度上昇の程度と部位をモニターすることで，適切な部位に適切なサイズの lesion を作成できる．穿頭や電極刺入を必要とせず，安全で効果的な治療効果を得られることが特徴である．2013 年にバージニア大学から本態性振戦に対する pilot study が報告され，有効性と安全性が確認された[16]．また，2016 年，日本も含む多施設ランダム化試験が報告され，sham 治療群に対して有効性が示された[17]．

つきで撮像可能な，MRI対応型のIPGも多くなってきている．火葬の際には，小爆発の可能性があり，メーカーからは摘出が推奨されている．心臓ペースメーカーの患者と同様，600°以下の火葬という対応が現実的である．

（前澤　聡，中坪大輔）

文献

1) Deuschl G, et al. A randomized trial of deep-brain stimulation for Parkinson's disease. *N Engl J Med* 2006；355（9）：896-908.
2) Castrioto A, et al. Ten-year outcome of subthalamic stimulation in Parkinson disease：A blinded evaluation. *Arch Neurol* 2011；68（12）：1550-1556.
3) Kupsch A, et al. Pallidal deep-brain stimulation in primary generalized or segmental dystonia. *N Engl J Med* 2006；355（19）：1978-1990.
4) Andrews C, et al. Which patients with dystonia benefit from deep brain stimulation? A metaregression of individual patient outcomes. *J Neurol Neurosurg Psychiatry* 2010；81（12）：1383-1389.
5) Benabid AL, et al. Long-term suppression of tremor by chronic stimulation of the ventral intermediate thalamic nucleus. *Lancet* 1991；16；337（8738）：403-406.
6) Sydow O, et al. Multicentre European study of thalamic stimulation in essential tremor：A six year follow up. *J Neurol Neurosurg Psychiatry* 2003；74（10）：1387-1391.
7) Binder DK, et al. Risk factors for hemorrhage during microelectrode-guided deep brain stimulator implantation for movement disorders. *Neurosurgery* 2005；56（4）：722-732.
8) Deep-Brain Stimulation for Parkinson's Disease Study Group, et al. Deep-brain stimulation of the subthalamic nucleus or the pars interna of the globus pallidus in Parkinson's disease. *N Engl J Med* 2001；345（13）：956-963.
9) Schuepbach WM, et al. Neurostimulation for Parkinson's disease with early motor complications. *N Engl J Med* 2013；368（7）：610-622.
10) Weaver FM, et al. Randomized trial of deep brain stimulation for Parkinson disease：Thirty-six-month outcomes. *Neurology* 2012；79（1）：55-65.
11) Odekerken VJ, et al. Subthalamic nucleus versus globus pallidus bilateral deep brain stimulation for advanced Parkinson's disease（NSTAPS study）：A randomised controlled trial. *Lancet Neurol* 2013；12（1）：37-44.
12) Spiegel EA, et al. Stereotaxic Apparatus for Operations on the Human Brain. *Science* 1947；106（2754）：349-350.
13) Benabid AL, et al. Acute and long-term effects of subthalamic nucleus stimulation in Parkinson's disease. *Stereotact Funct Neurosurg* 1994；62（1-4）：76-84.
14) von Langsdorff D, et al. In vivo measurement of the frame-based application accuracy of the Neuromate neurosurgical robot. *J Neurosurg* 2015；122（1）：191-194.
15) Steigerwald F, et al. Directional deep brain stimulation of the subthalamic nucleus：A pilot study using a novel neurostimulation device. *Mov Disord* 2016；31（8）：1240-1243.
16) Elias WJ, et al. A pilot study of focused ultrasound thalamotomy for essential tremor. *N Engl J Med* 2013；369（7）：640-648.
17) Elias WJ, et al. A Randomized Trial of Focused Ultrasound Thalamotomy for Essential Tremor. *N Engl J Med* 2016；375（8）：730-739.

Further reading

- Laxton AW, et al. A phase I trial of deep brain stimulation of memory circuits in Alzheimer's disease. *Ann Neurol* 2010；68（4）：521-534.
  認知症に対するDBSの可能性について知りたい人にお勧め
- Fisher R, et al. Electrical stimulation of the anterior nucleus of thalamus for treatment of refractory epilepsy. *Epilepsia* 2010；51（5）：899-908.
  難治性てんかんに対するDBSの可能性について知りたい人にお勧め

I. 神経疾患の治療法

外科的治療

脳深部刺激療法のパーキンソン病への効果

対象とする主な神経疾患 パーキンソン病

シリーズ関連書籍 パーキンソン

Point
- 脳深部刺激療法（DBS）は脳神経疾患の対症療法である．
- 視床下核脳深部刺激療法はパーキンソン病の運動合併症に対して顕著な改善効果を示す．
- 侵襲的な治療であるため，有用性が高く危険性が十分低い症例が対象となる．

脳深部刺激療法（deep brain stimulation：DBS）は脳の特定の神経核を刺激することによって神経症状を軽減する対症療法であり，定位脳手術の一つである．それ以前の定位脳手術である電気凝固と異なり，刺激パラメーターの調節による調整ができる点で可逆的であり，急速に普及して事実上，電気凝固に置き換わった．DBSの機序は完全には解明されていないが，パーキンソン病（Parkinson disease：PD）においてはβバンド（13–20 Hz）の病的に亢進した振動の抑制と考えられている[1]．本稿では，最も普及しているパーキンソン病に対する視床下核脳深部刺激療法（subthalamic nucleus〈STN〉-DBS）の実臨床について述べる．

パーキンソン病に対する視床下核脳深部刺激療法（STN-DBS）の効果

STN-DBSの効果は運動合併症の軽減である．PDの初期段階ではドパミン補充療法，すなわちL-ドパやドパミンアゴニストの服用により運動症状の改善が得られ，多くの患者で日常生活にそれほど支障なく過ごせる期間が数年間得られ，ハネムーン期と呼ばれる．その後，次第に薬剤の効果が短縮，減弱する．L-ドパ製剤を1日3～4回十分服用しても薬効に切れ目が生じることをウェアリング・オフ（wearing-off）といい，ウェアリング・オフがある患者で十分に薬が効いている状態をオン，薬の効果が切れている状態をオフという．また，ウェアリング・オフの出現と前後して薬の服用後に舞踏様の不随意運動が生じることが増え，ジスキネジアと呼ばれる．ジスキネジアは，初期に最も薬効が増大して動作緩慢が改善するときに出現し，ピークドーズ・ジスキネジアと呼ばれる．さらにPDが進行した状態では薬の効きかけや切れかけにも出現するようになり，バイフェイジック・ジスキネジア（biphasic dyskinesia）と呼ばれる．オフやジスキネジアは患者の日常生活動作（ADL）や生活の質（QOL）を大きく低下させる．

STN-DBSはオフ時の運動症状とADLを改善する（**1**）．オフ時間を短縮してオン時間を延長するが，オン時の運動症状はほぼ変わらないか改善してもわずかである．理想的な症例では，STN-DBS後にオフがほぼ消失して症状変動がわからなくなる．96例についてSTN-DBS前と6か月後を比較した研究[2]では，薬剤オフ時のADLと運動症状すべてが顕著に改善した（**2**）．薬剤オン時のADLは改善せず，運動症状は有意に改善したものの，全般にオフ時よりも乏しく，振戦・固縮・動作緩慢に比べて歩行と姿勢安定性の改善はやや劣っていた（**1**）．患者日誌による症状変動の評価では，STN-DBS前と比べてジスキネジアのないオン時間が約2.7倍に延長し，オフ時間は約39％に短縮，L-ドパで換算した薬用量は約63％に減量された（**2**）．ジスキネジアを伴うオン時間はDBS前の約30％に短縮し，ジスキネジア抑制効果は主としてSTN-DBSによる薬剤の肩代わり効果によって

1 STN-DBS 前後での日常生活動作と運動症状の変化

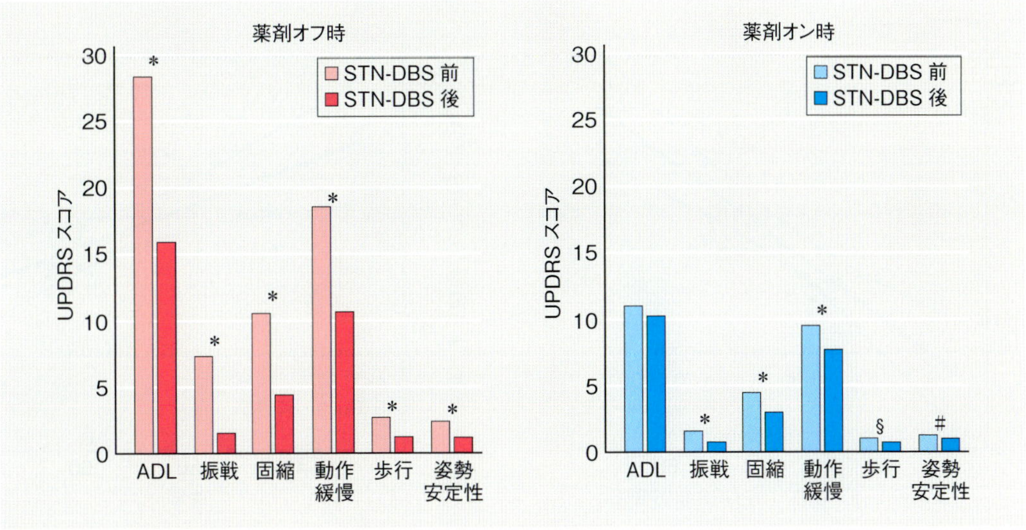

薬剤オフ時の日常生活動作（ADL）と運動症状すべてが顕著に改善する．薬剤オン時の改善は全般にオフ時よりも乏しく，振戦・固縮・動作緩慢に比べて歩行と姿勢安定性の改善はやや劣り，ADL は改善しない．

$^{*}p < 0.001$, $^{§}p = 0.006$, $^{\#}p = 0.05$

（Deep-Brain Stimulation for Parkinson's Disease Study Group. *N Engl J Med* 2001[2] より）

2 STN-DBS 前後の症状変動の変化（患者日誌による）

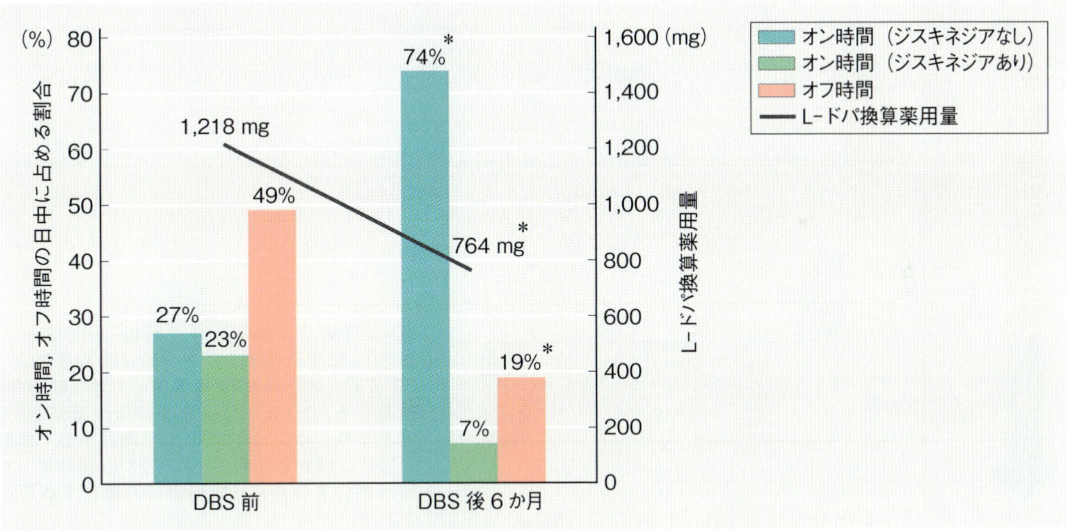

DBS 刺激後 6 か月でのオン時間（ジスキネジアなし）が 2.7 倍に延長，オフ時間が 40％に短縮している．L-ドパ換算薬用量は 63％に減量され，ジスキネジア改善に寄与していると考えられる．

$^{*}p < 0.001$（DBS 前と DBS 後 6 か月を比較）

（Deep-Brain Stimulation for Parkinson's Disease Study Group. *N Engl J Med* 2001[2] より）

薬剤が減量されたことによると考えられている．オン時では日常生活に不自由ないが，オフ時には不自由がある，オン時は Hoehn & Yahr 重症度分類 II 度以下だがオフ時には III 度以上となるなど，症状変動が十分大きく，薬効によって病状が明確に異なることが STN-DBS 導入の大前提となる．

STN-DBS による運動症状改善効果は術前の L-ドパ反応性と比例し（**3**），年齢と反比例する（**4**）[3]．年齢層別の検討[4]では，60 歳代で

3 STN-DBS の効果と術前の L-ドパ反応

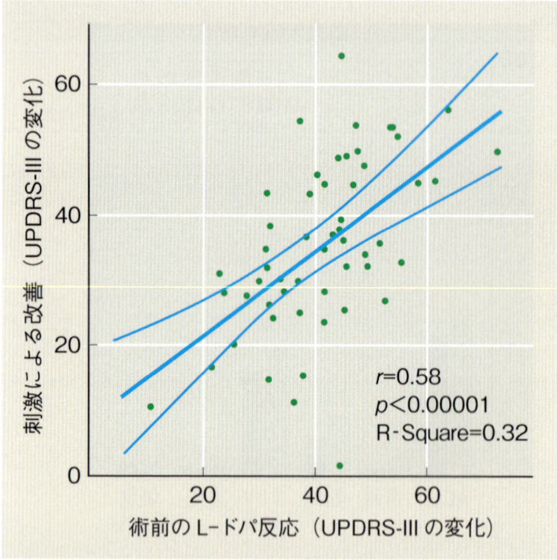

STN-DBS による運動症状改善は術前の L-ドパ反応性と比例する．縦軸，横軸ともに Unified Parkinson Disease Rating Scale（UPDRS）part III で示される運動症状の変化．

（Charles PD, et al. *Neurology* 2002[3] より）

4 STN-DBS の効果と導入時年齢

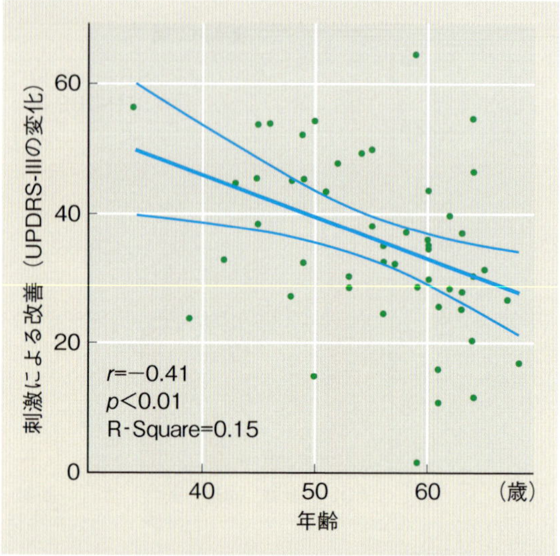

STN-DBS による運動症状改善は手術時の年齢と逆比例する．縦軸は Unified Parkinson Disease Rating Scale（UPDRS）part III で示される運動症状の変化．

（Charles PD, et al. *Neurology* 2002[3] より）

5 手術時年齢別の STN-DBS による運動症状の変化

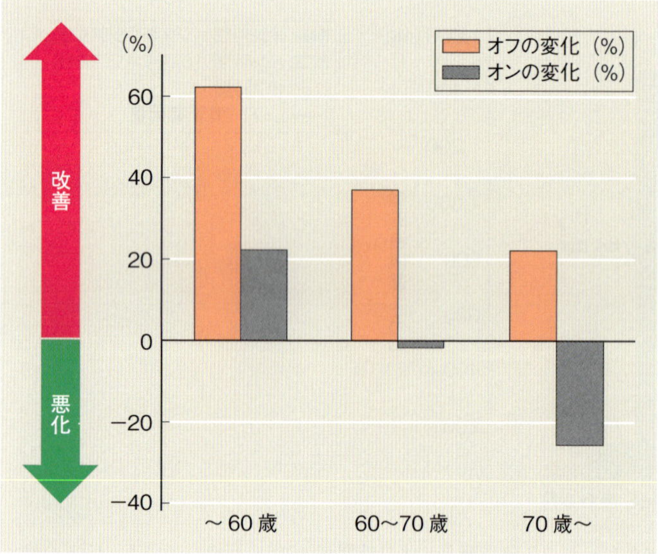

60～70 歳では術後にオフ時の UPDRS part III が 30％以上改善するがオン時は変わらない．～60 歳ではオフ時が 60％改善し，オン時も 20％改善する．70 歳～ではオフ時の改善が 20％にとどまり，オン時は 20％以上増悪する．高齢者ではオフ時が若年者の 1/3 しか改善せず，オン時が悪化するため，術前よりも悪化する可能性がある．

（Russmann H, et al. *Neurology* 2004[4] より）

は STN-DBS によってオフ時の運動症状が 30％以上改善するのに対してオン時の運動症状は不変であるが，60 歳未満ではオフ時が 60％，オン時が 20％改善する．これに対して，70 歳以上ではオフ時の改善が 20％と 60 歳未満の 1/3 にとどまり，オン時は STN-DBS 導入前よりも 20％超の悪化となる（5）．このため，多くの DBS 実施施設で 70 歳程度を DBS 適応検討の際の目安としている．

運動合併症が生じてから DBS を導入するまでの期間は多くの臨床研究で 10 年程度である[5,6]．十分にオン時の症状を改善させるために 60 歳代の中央値として 65 歳近辺で DBS を導入するとすれば，55 歳頃から運動合併症をきたした症例となり，ハネムーン期（PD の治療を開始してから運動合併症が生じるまでの安定期）

6 病理で確認されたPD患者について4つの好ましくない臨床的転帰（幻視，頻回転倒，認知機能障害，施設入所）が死亡のどれくらい以前に出現したか検討した研究

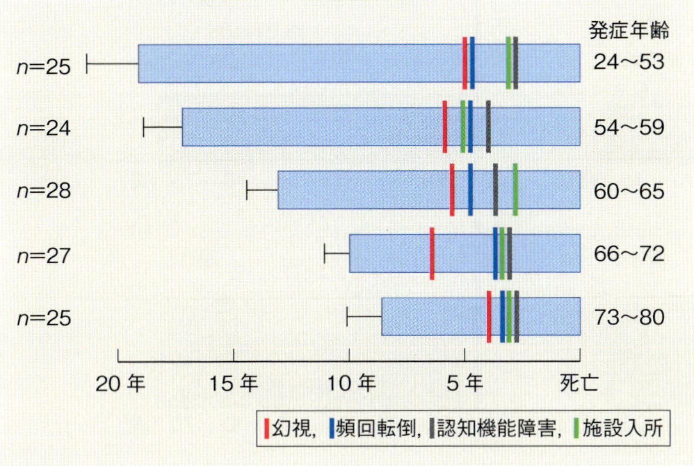

発症した年齢と関係なく，これらの臨床的転帰は死亡のおおむね5年前に出現していた．幻視や頻回転倒が出現するまで15年以上の時間があるのは，53歳以下発症の群のみである．

（Kempster PA, et al. *Brain* 2010[7] より）

7 若年発症PD患者におけるPDQ-39の比較（STN-DBS併用群 vs. 薬剤のみ群）

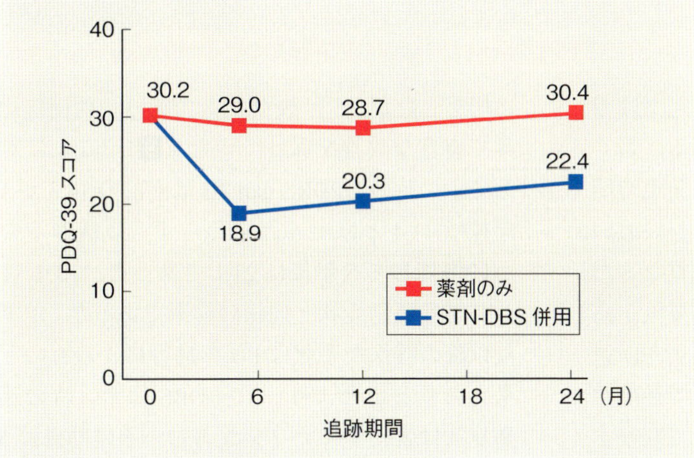

若年で発症した251例のPD患者（平均年齢52歳，平均罹病期間7.5年）をDBS＋薬剤もしくは薬剤治療のみに無作為割付して2年間追跡した研究では，DBS併用におけるParkinson's Disease Questionnaire（PDQ）-39で調べたQOLが有意に改善し，24か月後までの追跡期間においてその差を保っている．

（Schuepbach WM, et al. *N Engl J Med* 2013[9] より）

が通常数年であるので，おおむね50歳代前半もしくはそれ以前に発症した患者がSTN-DBSの有用性が高いと推定できる．この推定は，病理で確認したPD患者において発症から15年以上幻視や頻回転倒のない経過をたどる患者の発症年齢が平均して53歳以下であったとする研究（6）[7]とも合致する．また，若年で発症したPD患者は高齢で発症した患者に比べて早期から運動合併症が出現し，その重症度も高い[8]ことを考えると，若くして発症したPD患者ではSTN-DBS導入に適しているだけではなく，必要性・有用性も高いことがわかる．実際に，251例の若くして発症したPD患者（平均年齢52歳，平均罹病期間7.5年）をDBS＋薬剤もしくは薬剤治療のみに無作為割付して2年間追跡した研究[9]では，DBS群で薬剤群に比較して問題のあるジスキネジアを伴わないオン時間，オフ時のUnified Parkinson's Disease Scale（UPDRS）part II，オン時のUPDRS part III，オフ時のUPDRS part III，UPDRS part IV，L-ドパで換算した抗パーキンソン病薬用量が有意に改善しただけでなく，QOLも有意に改善し（7），24か月後までの追跡期間においてその差を保っている．

8 50 歳発症モデルケース

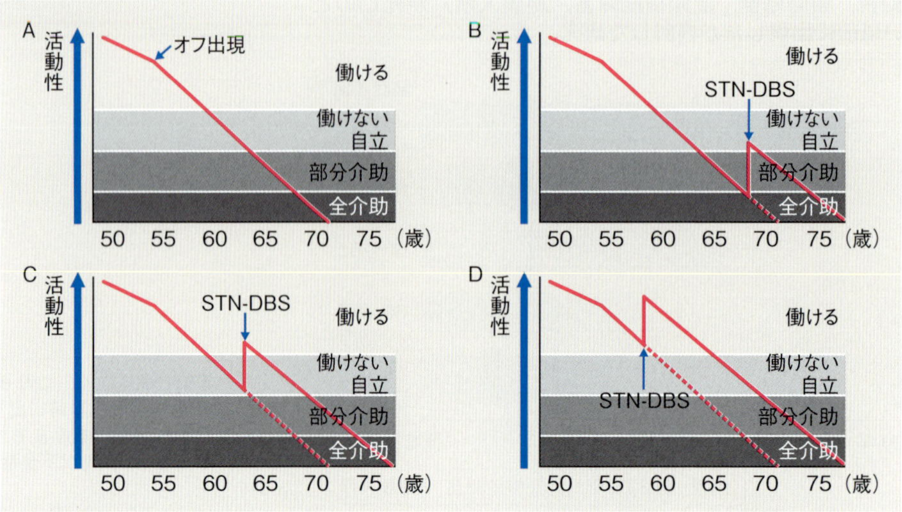

A：発症数年でオフが出現して活動性が低下し，早期退職の後に 60 歳代前半から要介助となる．
B：進行してから STN-DBS を導入することにより，いったん自立するがまもなく再び要介助となる．
C：STN-DBS のタイミングを早めることにより，自立した期間を延長することができる．
D：より早いタイミングで STN-DBS を導入することにより，働いたり活動的に過ごす期間を延長することも可能となる．

発症年齢は STN-DBS の有用性を決定づける最も強力な予測因子であると考えられる．若くして発症した PD 患者は運動合併症の発現時期が社会的・家庭的にも，人生のステージにおいても多忙で重要な役割を果たす時期と重なるため，長期間を見通した戦略的治療の重要性が高い（8）．一方で，運動合併症が生じた PD 患者は受診時間に合わせて薬剤を服用して通院することが多く，実際のオフ状態を外来で観察することは必ずしも容易でなく，オフ症状が患者の社会生活に与えるインパクトの把握も困難である．このため，50 歳代以前に発症した PD 患者に対しては，なるべく早期に DBS 治療の効果と有用性，リスクに関する十分な知識を伝え，十分に考慮し検討する時間を与えることが必要である．

STN-DBS の長期効果

STN-DBS 後の長期効果を 5 年間追跡した研究[10]では術前のオフ時の UPDRS part III は平均 55.7 と日常生活全般に介助が必要なレベルであったが，1 年後は 19.0 と日常生活が不自由なく過ごせるレベルまで改善し，その後は緩除に増悪したが，5 年後も 25.8 であり，術前に比べて有意な改善を保っていた（9）．これに対してオン時の UPDRS part III は術前の 14.3 が 1 年後は 11.4 とほとんど変わらず，以後ゆるやかに増加して 5 年後は 21.1 であった．ADL についても運動症状と同様の経過であった．1 年後以降の緩徐な悪化は PD の進行によるものと考えられることより，STN-DBS はオン時の運動症状は変えずにオフを改善し，その効果は 5 年以上にわたって持続することがわかる（9）．

STN-DBS を施行した患者を，STN-DBS の適応はあると判断されたものの希望撤回などの病態と無関係な理由で施行しなかった患者と比較した研究[11]では，6 年後のオン時の UPDRS part II，オン時とオフ時の UPDRS part III は DBS 施行群と非施行群に有意差なく，オフ時の UPDRS part II と UPDRS part IV，ジスキネジアの時間と程度，オフ時間が DBS 施行群で有意に良好であった．

さらに長期の経過としては 10 年後の報告[12]があり，追跡し得た症例は術前と比べて 10 年後もオフ時の運動症状は良好に保たれている（10）．STN-DBS 後 10 年経過した症例について

9 49 例について STN-DBS 後 5 年間の経過を検討した研究よりデータをグラフ化

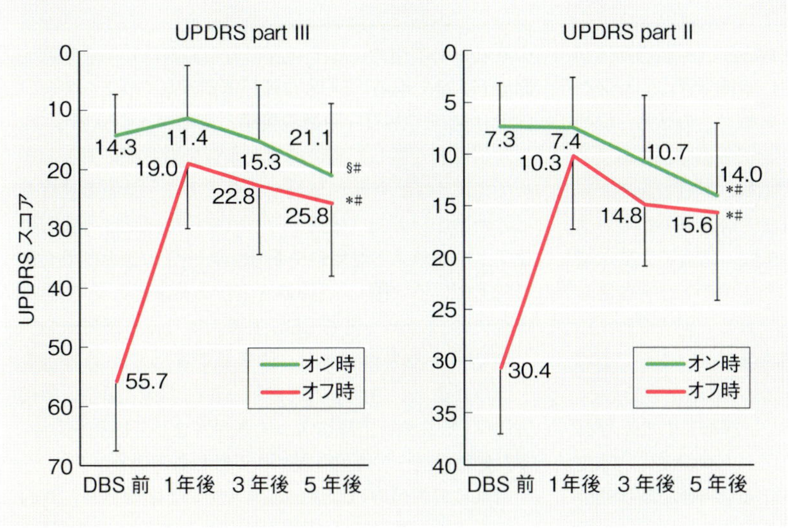

オン時の UPDRS part III と part II は DBS 1 年後も術前とほぼ変わらず，その後は PD の進行に伴って緩除に悪化する．オフ時の UPDRS part III と part II は DBS 1 年後に顕著に改善し，その後は PD の進行に伴って緩除に悪化するが，DBS 前と比較して顕著な改善を保っている．

§p=0.003（DBS 前と比較），*$p < 0.001$（DBS 前と比較），#$p < 0.001$（DBS 1 年後と比較）

（Krack P, et al. *N Engl J Med* 2003[10] より）

10 STN-DBS 後，10 年の経過

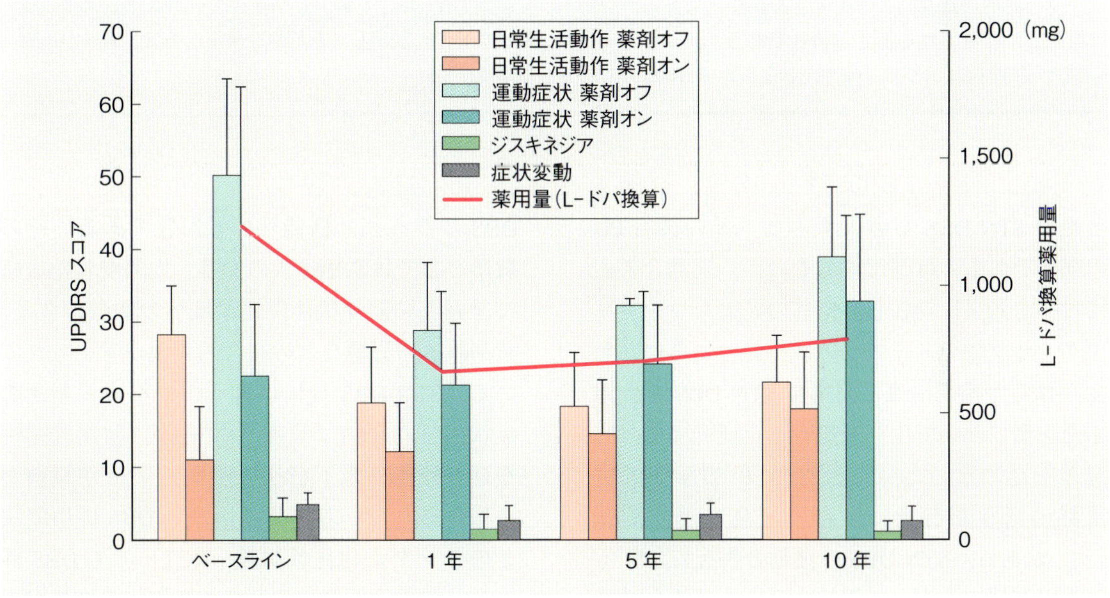

UPDRS part II で示される日常生活動作（ADL），part III で示される運動症状は，ともにオフ時は 10 年後も術前よりも良好に保たれている．オン時は STN-DBS 導入により変化なく，その後は緩除に悪化している．L-ドパで換算される薬用量は 10 年後も低く保たれている．

（Castrioto A, et al. Arch *Neurol* 2011[12] より）

治療状態にブラインドで評価したところ，薬剤の効果よりも DBS 刺激の効果がより多くの症状に対して有効であった．フォロー中の UPDRS part III も，DBS 刺激あり／薬剤オフでのスコアは術前よりも低くとどまっているのに対して，DBS 刺激なし／薬剤オンでのスコアが DBS 1 年後，5 年後，10 年後と次第に悪化していた．10 年後の罹病期間が平均約 23 年であることより，STN-DBS の効果そのものは長期にわたって持続的である一方，進行期の薬剤不応性症状が次第に顕在化していると考えられる．これらの長期効果を検討した研究から，ひ

Column

STN-DBSの適応検討

STN-DBSの適応検討にあたっては，①臨床的にPDと診断され，他のパーキンソニズムの原因となる疾患が否定でき，②運動症状改善が十分に期待でき，③リスクが十分低いことを確認する必要がある．このうち，②の運動症状改善効果はL-ドパ反応性と正の相関があること（3）[3]より，日常治療下での症状変動の客観的評価だけでなく，L-dopa testによって潜在的な治療の余地も含めて客観的な評価が必要になる．また，患者の主要な問題点がL-ドパ投与により短時間でもよいので十分改善しうるものであることの確認が必要である．症状変動全般が改善する場合でも患者の主訴が改善しないようであればアンメットニーズ（unmet needs）となるためである．

③のリスク評価が最も重要であり，多岐にわたる検討が必要である．脳血流シンチグラフィーや脳波による生理学的な検討はもちろんのこと，詳細な神経心理学的評価を行って潜在的な認知機能障害の存在を推定する．精神症状の把握はリスク評価だけでなく，DBS後のフォローアップの点からも重要である．衝動制御障害はリスクと同時に副次的に改善できる病態でもある[20]が，自発的に申告されることはまれである．スクリーニングとしてQuestionnaire for Impulsive-Compulsive Disorders in Parkinson's Disease（QUIP）も有用であり，日本語版も用いることができるが，衝動制御障害の疑いがある場合にはその詳細の把握のために注意深い問診が必要である．DBSに際してまったくリスクのない症例は皆無であり，周術期管理と術後フォローアップ，精神合併症が生じた際の速やかな対処のために本人・家族の意思や協力体制も確認が必要である．筆者の施設ではこれらを網羅的に確認するためにSTN-DBSの適応評価チェックリストを用いており，A～Dの適合度で判定を行っている（11）．この適合度はあくまで目安であり，実際にはDであってもDBSを導入するほうが望ましいと判断される場合もあり，BやCであっても導入しないほうがよいと考えられる症例も存在する．類似の評価方法はDBS施行施設によって多少異なっているものの，本質的には同一の概念に基づいて行われている．

これらの評価方法は思い込みを排して医療者が客観的な判断を行って患者と家族により具体的な説明を行い，冷静に考えてもらうためのツールである．適合度と症例固有の病態をふまえてターゲットの選択ならびに推奨度を検討してDBSを導入した場合の予想される術後の状態を具体的に説明し，最終的な希望を患者と家族から聴取する．

とたびSTN-DBSを導入すると，その後もPDの病態そのものは進行するものの，運動合併症に対する効果は持続し，術前の顕著なウェアリング・オフやジスキネジアは再発しづらいと考えられる．薬剤治療と薬剤にSTN-DBSを併用した患者において生存を比較した研究では，有意差を認めないという報告[13]とSTN-DBS併用群のほうが有意に生存率が高いとする報告[14]がある．STN-DBSの運動合併症に対する効果が長期にわたって継続することによって臥床状態に陥る時期が先延ばしされ，二次的に生存期間の延長がもたらされていることが推測される．

STN-DBSのリスク

STN-DBSの主要なリスクは手術合併症と刺激合併症に大別される．このうち，出血や感染などの手術合併症については国内で共同研究が行われているが，十分に安全と考えられている．刺激合併症において最も問題となるのはSTN-DBSに伴う認知機能への悪影響である．その機序としては電極挿入の影響，大脳皮質基底核神経回路の認知機能関連領域への刺激の波及，薬剤減量の影響などの複合的要因が考えられている．STN-DBS後には抑うつや不安，非運動症状の日内変動は改善[15]するが，言語流暢性や遂行機能の低下がみられる[16]ことが以前から報告されている．薬剤治療とDBS併用療法とのランダム化比較試験（RCT）でもDBS群において遂行機能や前頭葉認知機能の低下がみられ，高齢や体軸症状と関連していた．STN-DBS後のQOLの変化は術前の認知機能，抑うつ，言語機能と関連があり，これらが低い場合には十分な改善が得られない[15,17]．認知，精神機能に十分な予備能があることがSTN-DBS後の長期予後を良好に保つために重要である．日常生活には支障がなくても潜在的な認知機能障害があると術後に顕在化する恐れが高く，抑うつや不安は術後の精神症状発現リスクとなるため，運動症状が改善したとしても患者と介護者

11 北野病院の STN-DBS 適応評価チェックリスト

一般リスク	
年齢	65 歳以下：A，66〜70 歳：B，71〜75 歳：C，76 歳以降：D
合併症	他に疾病なし：A，コントロールされた疾病・既往あり血管危険因子なし：B，コントロールされた疾病・既往あり血管危険因子あり：C，コントロールされていない疾病あり：D
診断	
UK brain bank PD criteria	definite：A，not definite but familial：B，not definite：D
罹病期間	10 年以上：A，5-9 年：B，4 年未満：D
MIBG 心筋シンチ	孤発性 PD に合致：A，取り込み低下なしだが臨床的に PARK2：A，その他：D
目標症状	
運動症状の L-dopa 反応性（a，b の 2 項目のうち，よい方を採択する）	
a）内服治療での UPDRS3	Worst-Best が 20 以上：A，15-19：B，10-15：C，9 以下：D
b）L-dopa test	pre-post が 20 以上：A，15-19：B，10-15：C，9 以下：D
現在の ADL	
Hoehn & Yahr	Worst-Best が 2 以上：A，1：B，0：C
Schwab & England	Worst-Best が 50% 以上：A，30-50%：B，30%以下：C
精神症状	
幻覚	一度もなし：A，単純；内服調整で消失：B，単純；内服調整後もあるがコントロール下：C，複雑；コントロールされていない：D
妄想	一度もなし：A，既往あり：C，現在あり：D
不穏状態	一度もなし：A，既往のみ：B，稀にあるがコントロール下：C，コントロールされていない：D
不安	なし：A，あるが病状相当：B，あり．少量薬剤でコントロールされている：C，コントロールされていない：D
うつ	なし：A，あるが病状相当：B，あり．少量薬剤でコントロールされている：C，コントロールされていない：D
大脳皮質機能	
IMP-SPECT	血流低下なし：A，わずかな皮質血流低下：B，有意だが問題となるほどではない血流低下：C，異常な血流低下：D
EEG	正常：A，わずかな dis-organization：B，軽度の dis-organization，徐波：C，全般性徐波，DLB パターン：D
NeuroPsychometry	
MMSE	28 以上：A，25-27：B，23-24：C，22 以下：D
HDS-R	28 以上：A，25-27：B，23-24：C，22 以下：D
FAB	17 以上：A，15-16：B，13-14：C，12 以下：D
WAIS-III VIQ	95 以上：A，85-94：B，75-84：C，74 以下：D
WMS-R 最小 score	95 以上：A，85-94：B，75-84：C，74 以下：D
希望・サポート	
希望	しっかりしていて具体的な目標あり：A，具体的な目標はないが、しっかりしている：B，希望していて迷いあり：C，不安定：D
サポート	子供を含む同居家族二人以上：A，C 以上 A 未満：B，同居配偶者のみ：C，独居・不安定：D

（続く ↗）

11 北野病院の STN-DBS 適応評価チェックリスト（続き）

ドパミン依存・衝動制御障害	
dopamine dependendy	薬剤依存歴なし：A，薬剤依存既往＋で1年以上コントロールされている：C，その他：D
pathological gambling（PG）	ギャンブル全くなし：A，時にギャンブルあるが病的でない：B，PG既往＋で半年以上コントロールされている：C，その他：D
hypersexuality（HS）	交友関係の問題情報なし：A，HS既往＋で半年以上コントロールされている：C，その他：D
pathological eating（PE）	食行動異常なし：A，PE既往＋で半年以上コントロールされている：C，その他：D
compulsive shopping（CS）	購買行動異常なし:A，CS既往＋で半年以上コントロールされている:C，その他:D
punding	pundingに類する行動異常なし：A，punding既往＋で半年以上コントロールされている：C，その他：D
年齢・性別	55歳以上：A，54歳以下の女性：B，54歳以下の男性：C
適合度	適合度A：各カテゴリーの半数以上がAでCおよびDがない 適合度B：各カテゴリーの半数以上がAでCありかつDがない 適合度C：各カテゴリーの半数以上がBもしくはAかつDがない 適合度D：各カテゴリーの半数以上がCもしくは1つでもDあり
判断基準	適合度A，B：有用性がリスクを上回ると予想される 適合度C：有用性とリスクがほぼ同等と予想される 適合度D：有用性がリスクを下回ると予想される

ディベート

STN-DBS vs. GPi-DBS

従来，パーキンソン病の運動合併症に対する外科的治療法は淡蒼球内節凝固術が一般的であったが，STN-DBSの普及とともに取って代わられた．しかし，DBSは凝固術と類似した効果をもつことから，淡蒼球内節（globus pallidus internus：GPi）に対する脳深部刺激療法（GPi-DBS）も有効である．このため，GPi-DBSとSTN-DBSとの優劣が長く論争されてきたが，現在でも完全な決着をみていない．初期の研究では両者ともに有効であるものの，運動症状改善効果と薬物節約効果はSTN-DBSのほうがやや優れる傾向にある一方で，認知機能障害や精神障害などの合併症のリスクはGPi-DBSでより低い傾向にあることを報告しており[2]，その後に報告された観察研究でもおおむね同様であった．両者を直接比較したランダム化比較試験（RCT）が複数行われているが，研究によってばらつきがみられる．大規模なRCTとしてCSP468研究[5,21]とNSTAPS研究[6,22]があるが，前者はSTN-DBSとGPi-DBSの運動症状改善効果に有意差を認めず，有害事象はSTN-DBSに多いことを報告しているのに対して，後者ではSTN-DBSの運動症状改善効果はGPi-DBSに比して有意に優れ，有害事象は両者の間で基本的に差を認めていない．両者を含めてSTN-DBSとGPi-DBSを比較したRCTに関するメタアナリシス[23-25]では，研究間でのばらつきと異質性を指摘している．さらに詳細な解析[26]では，オン時の運動症状が軽度であることがGPi-DBSと比較したSTN-DBSの優位性に関連している可能性を指摘している．一方，STN-DBSとしては不適格と考えられる症例に対してGPi-DBSを施行して3年間経過を追跡した研究[27]では，オフ症状の改善を認め，構語障害はやや増悪したもののオン状態や体軸症状は悪化を認めなかった．STN-DBSとGPi-DBSの比較に関して，現時点ではオン時の症状が軽度で認知機能が保たれて体軸症状も目立たない若年の，より理想に近い症例ではSTN-DBSの有用性がGPi-DBSに勝る可能性が高いと考えられ，逆にSTN-DBSとしては理想的でないものの，重度の運動合併症のためにDBSを考えざるを得ない「追い込まれた」病態の患者においてはGPi-DBSを検討する価値があるとするのが妥当であろう．

の満足度を低下させることになる[18]．脳血流SPECTや脳波検査で局所的な大脳機能異常の有無をスクリーニングしておくことは，レビー小体型認知症（dementia with Lewy bodies：DLB）など他の疾患の合併を除外するうえで大切である．脳MRI検査で脳萎縮や脳血管障害等を除外しておくことも術前評価として必須である．近年，嗅覚障害は近い将来の認知機能障害のリスクであることが明らかとなり[19]，匂い識別覚検査（odor stick identification test for Japanese：OSIT-J）もDBSの適応を検討するうえで有用と考えられる．

（斎木英資）

文献

1) Karas PJ, et al. Deep brain stimulation：A mechanistic and clinical update. *Neurosurg Focus* 2013；35：E1.
2) Deep-Brain Stimulation for Parkinson's Disease Study Group. Deep-brain stimulation of the subthalamic nucleus or the pars interna of the globus pallidus in Parkinson's disease. *N Engl J Med* 2001；345：956-963.
3) Charles PD, et al. Predictors of effective bilateral subthalamic nucleus stimulation for PD. *Neurology* 2002；59（6）：932-934.
4) Russmann H, et al. Subthalamic nucleus deep brain stimulation in Parkinson disease patients over age 70 years. *Neurology* 2004；63（10）：1952-1954.
5) Follett KA, et al. Pallidal versus subthalamic deep-brain stimulation for Parkinson's disease. *N Engl J Med* 2010；362：2077-2091.
6) Odekerken VJ, et al. Subthalamic nucleus versus globus pallidus bilateral deep brain stimulation for advanced Parkinson's disease（NSTAPS study）：A randomized controlled trial. *Lancet Neurol* 2013；12：37-44.
7) Kempster PA, et al. Relationships between age and late progression of Parkinson's disease：A clinico-pathological study. *Brain* 2010；133：1755-1762.
8) Kempster PA, et al. Patterns of levodopa response in Parkinson's disease：A clinico-pathological study. *Brain* 2007；130：2123-2128.
9) Schuepbach WM, et al. Neurostimulation for Parkinson's disease with early motor complications. *N Engl J Med* 2013；368：610-622.
10) Krack P, et al. Five-year follow-up of bilateral stimulation of the subthalamic nucleus in advanced Parkinson's disease. *N Engl J Med* 2003；349：1925-1934.
11) Merola A, et al. Medical therapy and subthalamic deep brain stimulation in advanced Parkinson's disease：A different long-term outcome? *J Neurol Neurosurg Psychiatry* 2014；85：552-559.
12) Castrioto A, et al. Ten-year outcome of subthalamic stimulation in Parkinson disease：A blinded evaluation. *Arch Neurol* 2011；68：1550-1556.
13) Lilleeng B, et al. Progression and survival in Parkinson's disease with subthalamic nucleus stimulation. *Acta Neurol Scand* 2014；130：292-298.
14) Ngoga D, et al. Deep brain stimulation improves survival in severe Parkinson's disease. *J Neurol Neurosurg Psychiatry* 2014；85：17-22.
15) Witt K, et al. Neuropsychological and psychiatric changes after deep brain stimulation for Parkinson's disease：A randomised, multicentre study. *Lancet Neurol* 2008；7：605-614.
16) Fasano A, et al. Motor and cognitive outcome in patients with Parkinson's disease 8 years after subthalamic implants. *Brain* 2010；133：2664-2676.
17) Floden D, et al. Predicting quality of life outcomes after subthalamic nucleus deep brain stimulation. *Neurology* 2014；83：1627-1633.
18) Lewis CJ, et al. Parkinson's disease patients with subthalamic stimulation and carers judge quality of life differently. *Parkinsonism Relat Disord* 2014；20：514-519.
19) Baba T, et al. Severe olfactory dysfunction is a prodromal symptom of dementia associated with Parkinson's disease：A 3 year longitudinal study. *Brain* 2012；135：161-169.
20) Amami P, et al. Impulse control behaviours in patients with Parkinson's disease after subthalamic deep brain stimulation：De novo cases and 3-year follow-up. *J Neurol Neurosurg Psychiatry* 2015；86：562-564.
21) Weaver FM, et al. Randomized trial of deep brain stimulation for Parkinson disease：Thirty-six-month outcomes. *Neurology* 2012；79（1）：55-65.
22) Odekerken VJ, et al. GPi vs STN deep brain stimulation for Parkinson disease：Three-year follow-up. *Neurology* 2016；86（8）：755-761.

23) Sako W, et al. Which target is best for patients with Parkinson's disease? A meta-analysis of pallidal and subthalamic stimulation. *J Neurol Neurosurg Psychiatry* 2014；85（9）：982–986.
24) Liu Y, et al. Meta-analysis comparing deep brain stimulation of the globus pallidus and subthalamic nucleus to treat advanced Parkinson disease. *J Neurosurg* 2014；121（3）：709–718.
25) Xie CL, et al. Effects of neurostimulation for advanced Parkinson's disease patients on motor symptoms：A multiple-treatments meta-analysis of randomized controlled trials. *Sci Rep* 2016；6：25285.
26) Sako W, et al. On-period unified Parkinson's disease rating scale before surgery correlates with differences in outcomes between pallidal and subthalamic stimulation：A meta-analysis. *Neurol Sci* 2016；37（1）：135–137.
27) Bonenfant J, et al. Pallidal stimulation in Parkinson's patients with contraindications to subthalamic target：A 3 years follow-up. *Parkinsonism Relat Disord* 2017；34：20–25.

I. 神経疾患の治療法

外科的治療

迷走神経刺激療法

対象とする主な神経疾患 難治性てんかん

シリーズ関連書籍 てんかん

Point

- 迷走神経刺激療法（VNS）は，難治性てんかんの緩和的治療法としての地位を確立している.
- VNS は薬剤抵抗性てんかん，根治術の適応とならなかった広範・多焦点性てんかん，難治性の全般てんかん，限局焦点が機能部位であるため切除ができない症例，開頭手術を受けたが十分な発作抑制が得られなかった症例，などが治療対象となる.
- VNS の正確な効果発現機序は未解明であるが，迷走神経の電気刺激により発生した活動電位が迷走神経を求心性に伝導し，脳幹の孤束核を起点として，広く大脳皮質の電気活動を修飾することで，即時的なてんかん発作抑制効果を発揮すると考えられている.
- 医療環境が整い，より多くの患者が効果的かつ低侵襲な VNS の恩恵を受けられるよう期待される.

迷走神経刺激療法（vagus nerve stimulation：VNS）は 2010 年 7 月に保険適用となって以降，すでに 1,000 件以上の装置植込術が行われ，難治性てんかんの緩和的治療としての地位を確立している．VNS は EU で 1994 年，米国で 1997 年に承認されており，長期成績を含めた多くのエビデンスがすでに蓄積されている．国内の市販後調査でもこれと同様，もしくはより良好な成績が報告されてきており，VNS のさらなる普及への期待は大きい．本稿では，こうしたエビデンスもふまえつつ，難治性てんかんに対する緩和治療の役割と，緩和治療における VNS の位置づけについて概説し，実際の手術手技，調整の方法について詳細に解説する．

迷走神経刺激療法（VNS）の適応

てんかんを有する患者のうち，2～3 剤の抗てんかん薬で発作抑制が得られない薬剤抵抗性てんかんの患者の割合は約 30～40％に上る[1]．このうち，てんかん焦点が脳の一部分に限局しており，切除可能な場合には根治的開頭手術が考慮される．しかし，その数は決して多くはなく，残りの症例に対しては緩和的手術が考慮される．両側同期性の脳波異常があり，drop attack と呼ばれる転倒発作が主体であれば脳梁離断術が考慮されるが，drop attack 以外の発作型には有効性は高くはなく，成人では半球離断症状が出現することもあり，適応は比較的限られる．

VNS は，手術時間が 1～2 時間と短く，開頭手術と比べ合併症のリスクも低い．術後の回復も速やかであり，早期退院が可能である．VNS が特に効きにくい病態はないとされ，多くの薬剤抵抗性てんかんに適応を有する非常に汎用性の高い治療法である．具体的には，根治術の適応とならなかった広範・多焦点性てんかんや難治性の全般てんかんの症例，限局焦点だが機能部位であるため切除ができない症例，開頭手術を受けたが十分な発作抑制が得られなかった症例，その他の症例が対象となる．その他の症例とは，さまざまな理由で開頭術が行えない症例であり，患者が開頭手術を拒否した場合，輸血の可能性を極力減らしたい事情がある場合，基礎疾患により長時間の全身麻酔がかけられない場合，患者が検査に協力できず焦点診断が難しい場合などが含まれる．逆に VNS の適応を慎重に判断すべき条件には，長期ステロイドの服用，頸部手術の既往，頸部放射線照射後，体幹

1 迷走神経刺激装置植込術の術中写真

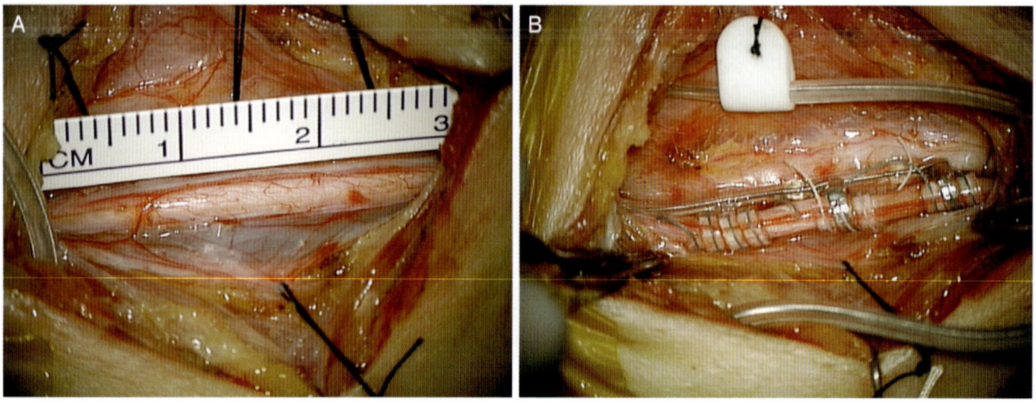

迷走神経を約3cm確保すれば無理なく電極を配置することができる(A). Bは電極部分を迷走神経に巻きつけ, リードを肩甲舌骨筋に固定したところ. 遠位側（左）から固定用アンカー, マイナス電極, プラス電極の順に配置されている.

2 迷走神経刺激装置のシステム

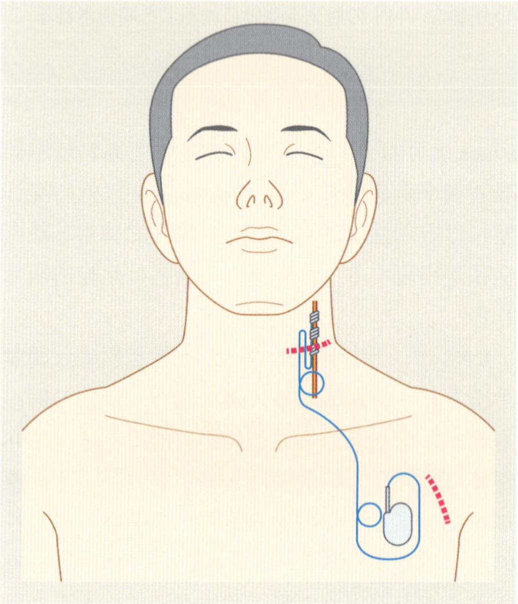

頸部と腋窩にそれぞれ5cm程度の皮膚切開を置き（破線---), 左側の頸部迷走神経に巻きつけたらせん電極を胸部皮下に留置したパルスジェネレータと接続する. 頸部と胸部にそれぞれループを作って固定する.

3 迷走神経刺激装置植込術後6か月の頸部の状態

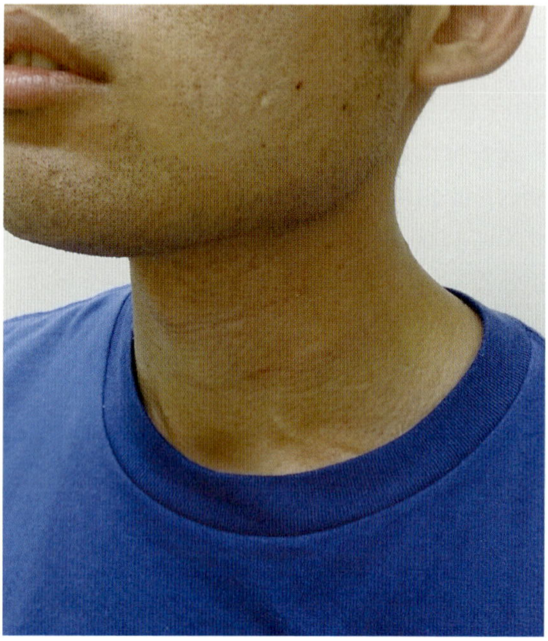

皮膚切開は, 皮膚割線に沿って行われるので, 通常はそれほど目立たない. 皮膚が薄い場合にはリード線が浮いて見える.

部MRIの定期フォローが必要な病態などがある.

このように非常に広い適応を有するVNSであるが, その効果はあくまで緩和的なものである. その適応の判断は, VNSの限界を十分に理解し, 根治術の可能性がないかを十分に検討したうえで, 心理社会的因子も考慮して行われるべきである.

VNSのシステム

右迷走神経は洞房結節, 左迷走神経は房室結節を支配すること, および動物実験で有意に右側の刺激で徐脈性不整脈が多かったことから左側が選択される. 植込術では, 左頸部と左前腋下線の位置に皮膚割線に沿った4～5cmの皮膚切開を行う. 胸鎖乳突筋を外側に牽引し, 総頸

4 迷走神経刺激療法における刺激パラメータの模式図

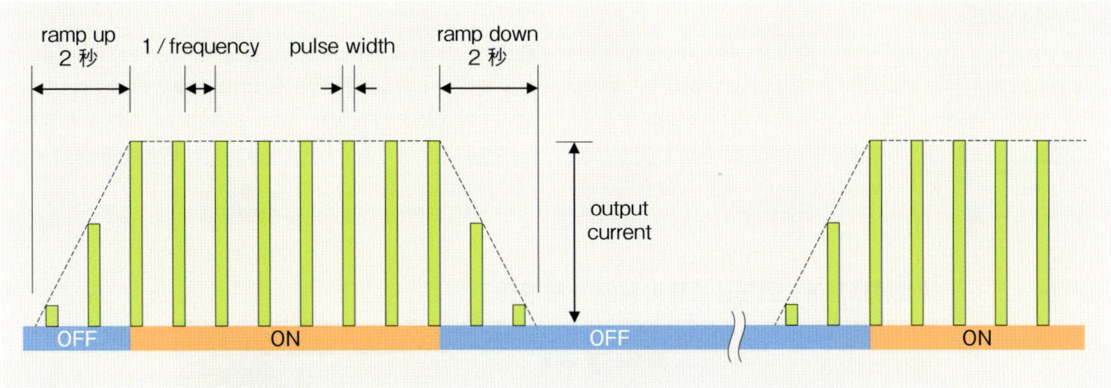

パルスジェネレータからの刺激は，on と off が交互に行われる．2 秒間の ramp up を経て刺激が on になり，その間は設定された強さの電流（output current）が出力される．off になると 2 秒間の ramp down を経て電流値がゼロになる．その他，パルス幅と刺激周波数が設定可能である．

5 duty cycle と設定条件の関係

	off time（分）								
on time（秒）	0.2	0.3	0.5	0.8	1.1	1.8	3.0	5.0	10
7	58%	44%	30%	20%	15%	10%	6%	4%	2%
14	69%	56%	41%	29%	23%	15%	9%	6%	3%
21	76%	64%	49%	36%	29%	19%	12%	8%	4%
30	81%	71%	57%	44%	35%	25%	16%	10%	5%
60	89%	82%	71%	59%	51%	38%	27%	18%	10%

duty cycle (%) = (on time〈秒〉+ 4) / (on time〈秒〉+ off time〈秒〉) × 100

動脈と内頸静脈の深部に位置する頸部迷走神経を 3 cm ほど露出する（**1**-A）．電極部分は 3 個の縦に連なるらせん体から成り，遠位側から固定用アンカー，マイナス電極，プラス電極の順に配置される（**1**-B）．この 3 個のらせん体を巻きつけ，皮下のリード線を介して前胸部に埋め込むパルスジェネレータと接続する．リード線は十分な長さがあり，頸部と胸部でそれぞれループを作って留置する（**2**）．迷走神経はその 80％が求心性線維から成っているうえに，らせん状電極の遠位側にプラス電極，中枢側にマイナス電極を配置することで，遠心性の伝導が起こりにくい構造になっている．試験刺激を行い，不整脈が起こらないことを確認して手術を終了する．植込後 0〜2 週間ほどで刺激を開始する．創部は個人差もあるが，多くは半年ほどで目立たなくなる（**3**）．

VNS の作動様式にはノーマルモードとマグネットモードがある．ノーマルモードでは，パルスジェネレータから，パルス状の電流が一定間隔で出力され，迷走神経に伝わる（**4**）．

迷走神経は通電により脱分極し，活動電位が中枢側に伝導する．電流が流れている時間が on-time，流れていない時間が off-time であり，両者の割合で duty cycle が決定する．duty cycle は長期の電気刺激による神経損傷の目安となり，duty cycle が高くなりすぎないように配慮する必要がある．初期設定は，刺激周波数 30 Hz，パルス幅 500 μs，on-time 30 秒，off-time 5 分（duty cycle 10％）である（**5**）．

Column

パルスジェネレータ

パルスジェネレータの電池寿命はおおむね5年であるが，設定条件とインピーダンスにより異なる．ただし，初回の寿命が5年だった場合，強い刺激条件からの開始になるため次の交換までの期間はそれより短くなる．パルスジェネレータには小型（103型：縦32×横45 mm）と大型（105型：縦52×横52 mm）があり，厚さはいずれも6.9 mmである（図）．皮下脂肪の薄い小児ではジェネレータの膨らみが体表から観察されるが，成人ではさほど目立たないことが多い．大型の電池容量は小型の1.7倍である．小型を使用して電池寿命が短かった場合には，大型への交換が考慮される．

迷走神経刺激装置植込術後の胸部X線写真

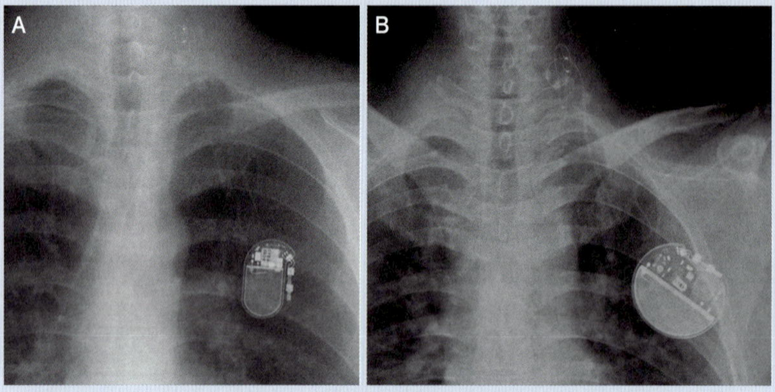

Aは103型，Bは同一患者のジェネレータを105型に交換した後の画像．

マグネットモード

付属のマグネットを使用することで，duty cycleで出力される刺激に加えて，必要に応じて任意で刺激を発生させることができる．マグネットをジェネレータ上に当てると刺激がいったんストップし，マグネットを離すとあらかじめ設定された電流が出力される．通常は，ノーマルモードの刺激よりも1段階（0.25 mA）高い電流値を設定しておく．1段階高い電流値に慣れておくことで，次回電流値を上げる際の嗄声や咽頭部違和感などの副作用が軽減する．マグネットを発作のより早い段階で使用したほうが発作の頓挫や軽減が得やすいようである．前兆がある例や二次性全般化が起こりやすい例では，マグネットを常に携帯することで大幅なQOLの改善が得られる場合がある．また，患者家族にとって，発作時に何かしてあげられることがある，という点はマグネットの重要な効能の一つと思われる（**6**）．

患者や家族は，マグネットを当てたときに刺激が開始する，と誤って理解している場合があるので，マグネットをジェネレータから離したときに刺激が開始する，ということを明確に説明しておくことが重要である．マグネットを当てている間はノーマルモードの刺激もoffのままである．したがって，刺激時の嗄声や咽頭部違和感の強い例では，人前で話すときや食事のときにマグネットをジェネレータ上に固定しておくとよい．また，設定変更後に副作用が強くでたがすぐには受診できないときなどにもマグネットの固定が有用である．

VNSの作用機序

VNSの正確な効果発現機序は未解明であるが，迷走神経の電気刺激により発生した活動電位が迷走神経を求心性に伝導し[2)]，脳幹の孤束核を起点として，視床，辺縁系，被殻などを介して広く大脳皮質の電気活動を修飾することで，即時的なてんかん発作抑制効果を発揮すると考えられている．長期間の刺激による慢性的な効果が発揮される機序はよくわかっていない

6 マグネットモード使用時の様子

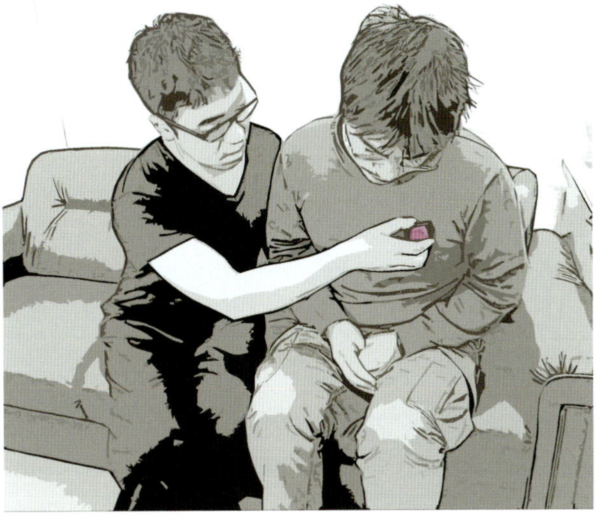

発作時（前兆を含む）にできるだけ早くマグネットを使用することにより，発作の頓挫や発作からの早期回復が得られる場合がある．マグネットを前胸部に当てることにより通常の刺激がoffになり，マグネットを前胸部から離すとマグネットモードが作動する．図はマグネットを前胸部に当てた状態．説明が不十分であると，この状態でマグネットモードが作動していると誤解している場合があるので注意が必要である．

が，神経伝達物質の濃度変化や局所脳血流の変化などが示唆されている．

VNSの効果

治療を継続した場合，発作が50％以上減少する患者（レスポンダー）の割合は治療開始後1年で40〜50％，2年後に50〜60％，5年後には60〜65％と，継時的に増えていくことが示されている[3]．最近では10年以上の長期フォロー成績も報告されており，60％以上のレスポンダー率が維持されている[4]．日本では導入後3年間に治療を開始した全患者約350人の追跡調査が行われているが，レスポンダー率は治療1年後で56％，2年後で59％であった[5]．レスポンダー率には反映されないが，発作時間が短くなる，発作の程度が軽くなる，発作からの回復が早くなる，といった数値化しづらい効果は多くの患者・家族が実感しており，レスポンダーでない患者でも満足度が高い場合がある．

一方，日常生活の支障となるてんかん発作が完全に消失する率は約5％で，開頭によるてんかん焦点切除術のような根治的効果は，あまり期待できない．なお，発作型やてんかん分類による長期成績には明らかな違いはない．また，VNSはてんかん発作の緩和とは独立して，日中の覚醒度，記憶･意思決定能力の向上や情動･気分の改善など，全般的な生活の質を高める可能性があることも示唆されている．

合併症・副作用

開頭手術に比べると手術侵襲や重篤な合併症のリスクは低い．手術の合併症は，術中の試験刺激に伴う一過性徐脈・心停止，術後の一過性反回神経麻痺，創部感染などが報告されている[6]．刺激による心停止はきわめてまれで（0.1％），手術室外での発生は報告されていない．創部感染は3〜6％ともいわれるが，システムの抜去に至るものは1.5％程度である．刺激治療に伴う副作用は，嗄声が最も多く（30％），その他に咽頭部不快感（12％），咳（8％），息切れ（8％）などがある[7]．嚥下障害や誤嚥も報告されているが，頻度は高くない．これらの副作用のほとんどは刺激が強すぎることによるもので，刺激条件の調整により消失する．また，治療の継続により，同一の刺激条件でも副作用の発現率は減少する．

MRIの撮像に関して，発売元の日本光電株式会社は「原則禁忌」としているが，撮像の必要性が高い場合は，1.5もしくは3テスラの装置にてヘッドコイルを用いて撮像を行うこと，と条件づきで認めている．その際には，事前に電流値をゼロに設定し，撮像後に再設定し，シ

7 外来におけるプログラミングワンドを用いた調整の様子

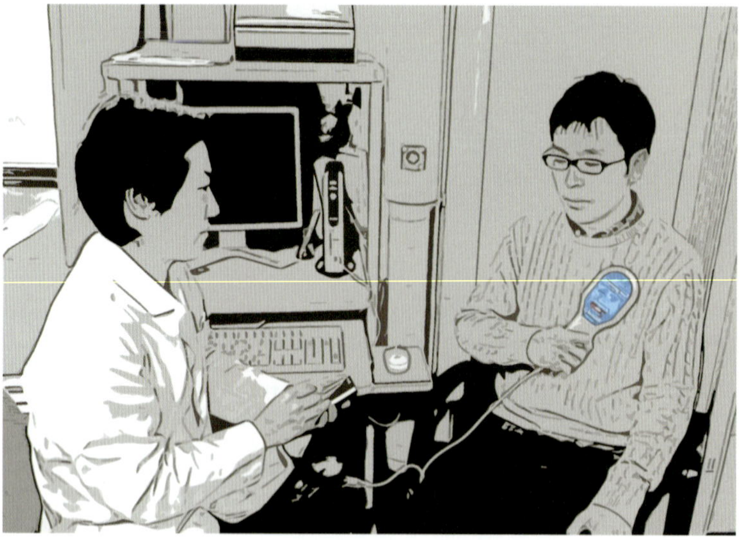

設定の変更や，システム診断を行う場合には，プログラミングワンドを前胸部に当てて行う．設定を変更した後は，しばらく（30 分程度）院内に滞在してもらい，頸部の違和感や咳などの副作用の強い場合には外来に戻ってきてもらうようにするとよい．

ステムチェックを行うことが必要である．実際，海外の報告ではこの条件下に 101 回（73 例）の撮像を行い，特に有害事象は発生していない[8]．

VNS 装置の調整

在宅迷走神経電気刺激治療指導管理料として，810 点が算定される．これに加えて，疼痛等管理用送信器加算 600 点が同時に請求できる．また，植込術から 3 か月以内の指導管理については導入期加算として 140 点が加算される．したがって，外来フォローにおいては，単なる刺激条件の調整だけでなく，発作頻度や様式の変化に関する詳しい聴取，使用方法のきめ細かい指導を行うことが求められる．

刺激条件の調整は，専用の機械（プログラミングワンド）と設定端末（Personal Data Assistance：PDA）を用いて行う（**7**）．

プログラミングワンドを前胸部のジェネレータの真上に配置し，まずインテロゲーション（通信開始）を行う．続いて設定条件のプログラミングを行い，システム診断を実行する．最後に再度インテロゲーションを行い，設定の確認を行う．一連の操作は，慣れれば 3 分程度で終了する．刺激条件は，電流値，周波数，パルス幅，on-time，off-time，マグネットモードの電流値，マグネットモードのパルス幅，マグネットモードの on-time の 8 項目がある．通常は，周波数 20/30 Hz，パルス幅 250/500 μs，on-time 30/60 秒，off-time 3/5 分が使用される．迷走神経の中心部が閾値上まで刺激されるためには，ある程度電流値を上げる必要があり，副作用に注意しながら徐々に設定を上げていく．効果がなかなか得られない場合でもいったんは 2.0〜2.5 mA まで電流値を上げたうえで，電池寿命を考慮して最適な電流値に設定していく．on-time と off-time のバランスで決まる duty cycle が 50％を超えると神経損傷の恐れがあるため注意を要する（**5**）．明確な根拠は示されていないが，患者によっては，7〜14 秒の on と 12〜30 秒の off で構成される rapid cycle が有効な場合もあり，試みる価値がある．

システム診断では，インピーダンスの異常や電池残量の低下があれば警告が表示される．インピーダンスが異常高値を示した場合はリードの断線や接続不良，ジェネレータの異常を疑う．リードの断線であればシステム全体の交換が必要であるが，そうでなければジェネレータ交換で対応可能である．IFI（Intensified Follow-up Indicator）がYesの場合には診察間隔を狭め，ジェネレータ交換の準備をしておく必要がある．

VNS装置の抜去

米国の大規模な長期フォローの報告によれば，VNS無効（9%），リード異常（8%），MRI撮像（7%），感染（2%）の他，機械的刺激，無発作が得られたため，乳がんの放射線照射のため，などの理由でVNS装置を抜去され，一部が再植込術を受けている[9]．無効例では必ずしも抜去を行う必要はなく，装置が入っていることの不利益が大きい場合や患者が抜去を希望した場合に考慮すればよい．装置の抜去をどこまで行うかは，目的にもよるが，頸部のリード除去を完全に行うことは迷走神経損傷のリスクがあり，必ずしも容易ではない．MRIに関しては，残存する電極リードが2 cm未満であれば撮像に関する制限はなくなる．これは，3個のらせん電極のうち，固定用電極の位置に相当する．

今後の展望

発作時の心拍数の変化を検出して刺激を発信するclosed loop型のVNSが開発され，近年中に国内での使用が可能となる見込みである．さらなる技術開発により，ジェネレータの小型化，大容量化が進んでいくことが予想される．また，耳介に分布する迷走神経枝を経皮的に刺激することによる低侵襲なVNSの開発や，植込型VNSの治療効果予測を行う研究が進行中である．より多くの患者が効果的かつ低侵襲なVNSの恩恵を受けられるようになることが期待される．

2016年8月の時点で，迷走神経刺激装置植込術（交換も含む）は全国83施設で行われ，1,500件に達した．2014年7月1日付で植込術および調整の認定基準も緩和され，てんかん学会専門医だけでなく，日本小児神経学会，日本神経学会，日本精神神経学会，日本脳神経外科学会の専門医であれば資格認定講習会を受講できるようになった．すでに多くの脳神経外科，神経内科，精神科，小児科の医師が認定を受けている．現時点では刺激装置の管理ができる医師が不足している地域へも，今後は認定医師が充足されていくものと思われる．VNSの医療環境が整うことで，今後さらにVNSが普及していくものと予想される．

（國井尚人，川合謙介）

文献

1）Wiebe S, et al. A randomized, controlled trial of surgery for temporal-lobe epilepsy. *N Engl J Med* 2001；345（5）：311-318.

2）Usami K, et al. Scalp-recorded evoked potentials as a marker for afferent nerve impulse in clinical vagus nerve stimulation. *Brain Stimul* 2013；6（4）：615-623.

3）Kuba R, et al. Vagus nerve stimulation：Longitudinal follow-up of patients treated for 5 years. *Seizure* 2009；18（4）：269-274.

4）Elliott RE, et al. Vagus nerve stimulation in 436 consecutive patients with treatment-resistant epilepsy：Long-term outcomes and predictors of response. *Epilepsy Behav* 2011；20（1）：57-63.

5）川合謙介．難治性てんかんに対する迷走神経刺激療法—使用成績調査 中間成績報告から．VNS Advancement for Epilepsy 2014. Vol.1.

6）Ben-Menachem E. Vagus-nerve stimulation for the treatment of epilepsy. *Lancet Neurol* 2002；1（8）：477-482.

7）Morris GL, 3rd, Mueller WM. Long-term treatment with vagus nerve stimulation in patients with refractory epilepsy. The Vagus Nerve Stimulation Study Group E01-E05. *Neurology* 1999；53（8）：1731-1735.

8）de Jonge JC, et al. Safety of a dedicated brain MRI protocol in patients with a vagus nerve stimulator. *Epilepsia* 2014；55（11）：e112-115.

9）Couch JD, et al. Long-term expectations of vagus nerve stimulation：A look at battery replacement and revision surgery. *Neurosurgery* 2016；78（1）：42-46.

I. 神経疾患の治療法

外科的治療

血管内治療

対象とする主な神経疾患 脳血管障害

シリーズ関連書籍 脳血管障害

Point

- 血管内治療は脳血管障害に対する低侵襲治療である.
- ランダム化比較試験によって，外科治療と同等，あるいは優位性が報告され，疾患によっては第一選択となりつつある.
- 血管内治療に用いられるデバイスは年々改良されており，高齢化に伴ってさらに適応が広がると予想される.
- 新たな頸動脈ステントや血栓回収機器，フローダイバーターなどの登場により新たな展開を迎えている.

脳血管内治療はカテーテルを用いた低侵襲治療であり，当初は外科手術困難例にのみ適応されていた．しかし，デバイスの開発や改良，およびエビデンスの確立によって治療数が徐々に増加し，現在では脳血管障害治療の主流になりつつある．本稿ではその中でも特に発展著しい頸部内頸動脈狭窄症，急性期脳主幹動脈閉塞症，大型・巨大脳動脈瘤に対する血管内治療について概説する．

頸部内頸動脈狭窄症に対する血管内治療

頸部頸動脈狭窄症は生活習慣病が誘因となって生じる動脈硬化性疾患である．頸動脈分岐部に好発し，プラークの破綻や血栓形成によって動脈原性塞栓症や脳灌流圧の低下による虚血をきたし神経症候を生じる．

頸部内頸動脈狭窄症に対する治療としては，抗血小板薬を中心とした内科的治療と外科的にプラークを摘出する頸動脈内膜剝離術（carotid endarterectomy：CEA）が行われ，CEA は高度狭窄例において内服治療よりも脳梗塞予防効果が高いことが証明されている．一方，全身状態や解剖学的な要因によって CEA のリスクの高い症例に対して頸動脈ステント留置術（carotid artery stenting：CAS）が施行されるようになっている．2008 年 4 月に保険収載されて以来，本邦での CAS の施行数は増加しており，CEA の 2 倍近い症例に施行されている[1)]．

頸動脈ステント留置術（CAS）の適応

頸部内頸動脈狭窄症の診断法には，侵襲の少ない順に頸動脈超音波，MR angiography，CTA angiography，血管造影検査がある．これらの検査により狭窄度やその形態を知ることができる．現在の CAS の保険適用は NASCET（North American Symptomatic Carotid Endarterectomy Trial）法で 50％以上の症候性頸動脈狭窄症と 80％以上の無症候性頸動脈狭窄症であり，主に CEA 高危険因子を有するものが対象となっている．

CAS の実際

■術前検査

①血管撮影：頸動脈狭窄の状態を評価すると同時に頭蓋内血管病変や大動脈弓の状態を評価する．

②脳血流検査：術後過灌流のリスク評価を目的として行われる．術後過灌流は慢性虚血によって脳血管反応性が低下している症例に発生しやすいと報告されている[2)]．術前の脳血管

1 近位脳保護デバイス（MOMA ウルトラ）

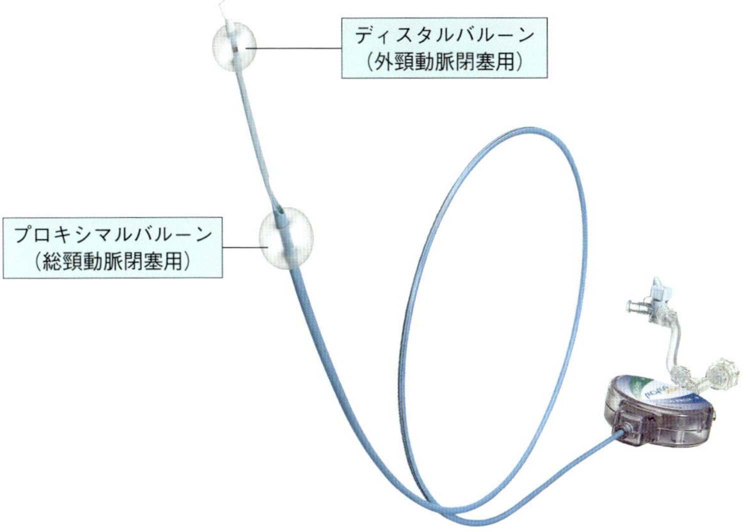

1 本のカテーテルに 2 つのバルーンがマウントされており，外頸動脈と総頸動脈を閉塞することができる．
（日本メドトロニック株式会社より提供）

反応性を評価するために脳血流 SPECT を実施する．

③頸動脈プラーク診断：脂質やプラーク内出血を多く含む不安定プラークと周術期虚血性合併症との関係が報告されている[3]．MRI を用いた評価法が多く行われており，Time-of-Flight 法や T1 強調画像で高信号を呈する病変がプラーク内出血や脂質成分を示す重要な所見の一つであると報告されている[4]．

■術前抗血小板療法

CAS 前 1 週間前後を目安として，2 剤以上の抗血小板薬を併用することが勧められている[5]．

■手技

主に大腿動脈穿刺で行われる．全身へパリン化した後にガイディングカテーテルを総頸動脈まで誘導する．術中の遠位脳塞栓症予防目的にてフィルター型脳保護デバイスまたは遠位バルーン型脳保護デバイスを内頸動脈に留置する（脳保護の開始）．

前拡張には小さめのバルーンカテーテルを用いてゆっくりと拡張する．その後，ステントを狭窄部の全長をカバーするように留置する．拡張が不十分な場合には後拡張を行う．フィルター型デバイスの場合は回収用カテーテルでシンプルに回収すればよいが，バルーン型の場合には内頸動脈内に浮遊しているデブリスを血液ごと吸引カテーテルで十分吸引した後にバルーンを収縮させ回収する必要がある．

手技終了後に頸部および頭蓋内血管撮影を行い，狭窄の解除と遠位塞栓の有無を確認する．穿刺部位は圧迫もしくはデバイスを用いて確実に止血する．

■新たなデバイス

前項の遠位脳保護デバイスに続き，より確実に塞栓子が捕捉できる近位脳保護デバイスが使用可能となった（1）．1 本のカテーテルに 2 つのバルーンがマウントされており，外頸動脈と総頸動脈を閉塞することができる．本デバイスは，狭窄部を通過させる必要がなく，手技中は血流を逆流させて吸引できるため，遠位フィルターデバイスに比べ，周術期の脳梗塞を有意に減少できることが報告されている[6]．

■術後管理

術後の主な合併症としては，主に遷延性低血圧や過灌流症候群（hyperperfusion syndrome）などがあげられる．

①遷延性低血圧：頸動脈分岐部にある頸動脈小体がバルーンやステントで圧迫されるため血管反射が起こり，徐脈や低血圧が遷延し，昇圧薬の投与を数日間要する場合がある．

②過灌流症候群：頸動脈の高度狭窄を拡張させると，術後には脳血流が増加する．この血流

2 代表的なステントリトリーバー

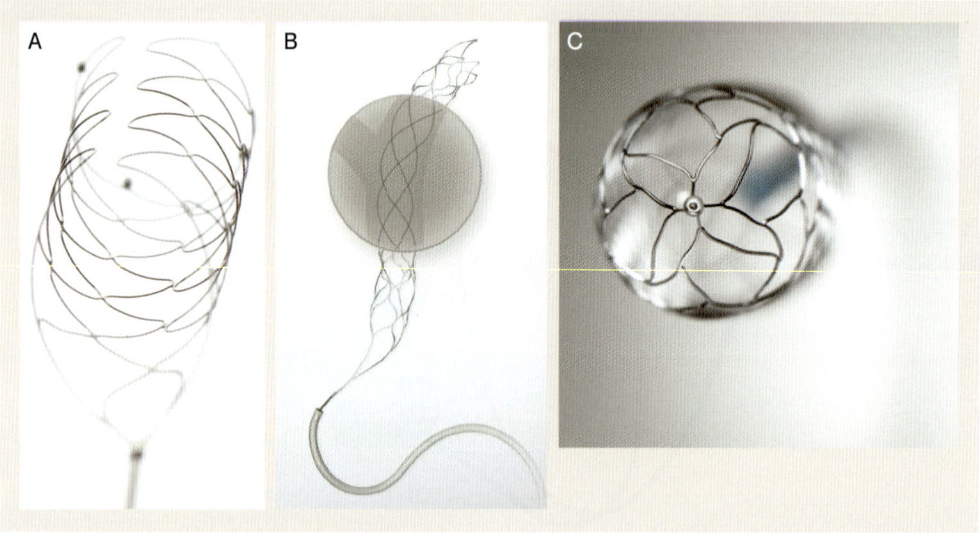

A：Solitaire FR，B：TREVO XP，C：REVIVE SE.
（A：コヴィディエンジャパン株式会社より提供；B：日本ストライカー株式会社より提供；C：日本メドトロニック株式会社より提供）

上昇が過度となった場合に過灌流による症候が起きる．頭痛や不穏症状といった軽度のものもあるが，大型の脳出血を来すと生命に関わる場合もあるため，その予防と管理は重要である．また，術前検査によって術後過灌流症候群のリスクが高いと判断された症例では，症候性過灌流に移行させないために十分な降圧が必要となる．

今後の展望と課題

頸動脈ステント留置術は保険収載されたこともあり，今後も症例数の増加が見込まれる．しかし対象となる症例の大部分は合併疾患を伴った高齢者であり，冠動脈疾患の合併や基礎疾患の管理などへの配慮，抗血栓療法の知識が必要であり，循環器内科などとの密接な連携が重要である．

急性期脳主幹動脈閉塞症に対する血管内治療

急性期脳主幹動脈閉塞症の原因は心原性脳塞栓症が過半数を占めている[7]．わが国では2005年に組織プラスミノゲン・アクチベータ（recombinant tissue-type plasminogen activator：rt-PA）静注療法が多くの施設で行われているが，適応外症例と無効例が多いという問題点が明らかになってきた．このため最近では，血栓回収デバイスを用いた血管内治療が行われている．

2015年には複数のランダム化比較試験（RCT）において，rt-PA静注療法を含む内科治療にステントリトリーバーを用いた血管内治療を追加することが，転帰を改善することが示された．これらのエビデンスを基に，本治療の普及と発展が期待される．

急性脳動脈閉塞治療の変遷と最新のエビデンス

2005年にrt-PA静注療法が本邦で認可され，発症4.5時間以内の脳梗塞の標準治療法として普及している．しかし本治療法は，内頸動脈，中大脳動脈近位部，脳底動脈などの脳主幹動脈閉塞症においては無効例が多く，その無効例または適応外症例に対する救済療法として脳血管内治療による血栓回収療法が行われてきた．古くはバルーンを用いた血栓破砕術やウロキナーゼを用いた経動脈的局所血栓溶解術が行われてきたが，最近では血栓回収デバイスが主流とな

3 ステントリトリーバーによる血栓回収療法

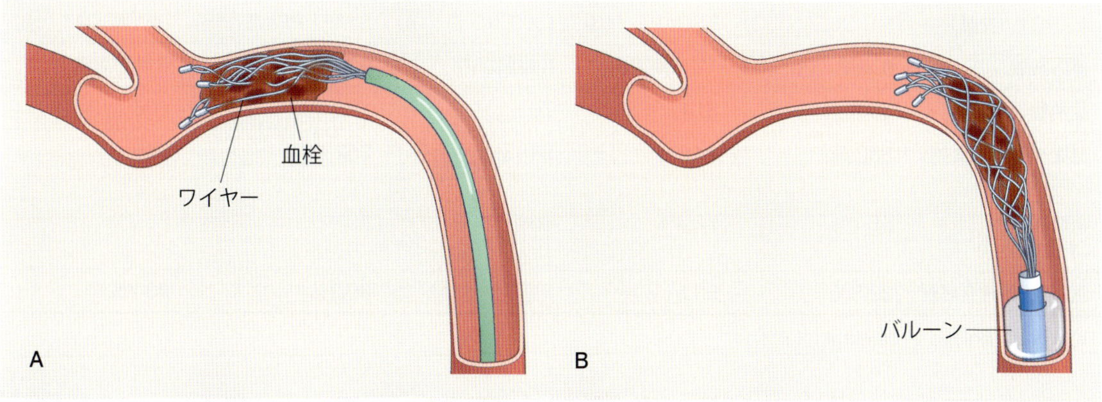

血栓内でステントを展開させた後（A），吸引しながら血栓を回収する（B）．

4 ステントリトリーバーによる血栓回収療法例

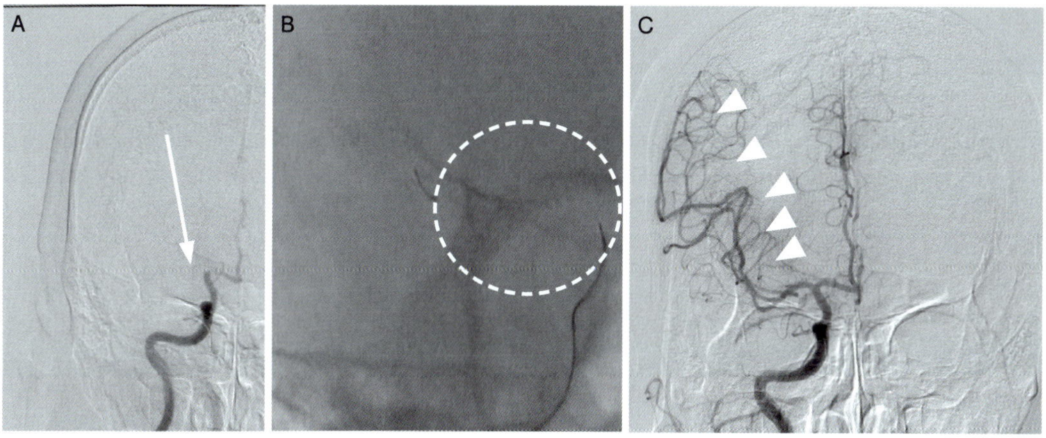

70代男性，突然の左片麻痺で発症した右中大脳動脈閉塞に対してステントリトリーバーによる血栓回収療法を行った．
A：術前脳血管撮影正面像にて右中大脳動脈閉塞を認める（⇨）．
B：ステントリトリーバーを閉塞部位で展開した（点線内）．
C：術後脳血管撮影正面像にて右中大脳動脈の完全再開通を認める（▷）．
術後左片麻痺は改善し，入院加療後に独歩退院となった．

っている[7]．

急性期脳梗塞に対する血管内治療に関する3つのRCTの結果が2013年に発表されたが，いずれのRCTにおいても血管内治療の有効性は示されず[8-10]，ホノルルショックと呼ばれている．これらの試験では，脳主幹動脈閉塞を確認していない点やrt-PA静注療法から血管内治療まで長時間を要している点，血管内治療の再開通率が低い点，血管内治療においても血栓回収療法がなされていないという問題点が指摘されている[11]．

その後，より血管再開通率の高いステントリトリーバー（2～4）が使用可能となり，世界的に多くのRCTが開始された．2014年末～2015年にそれらの結果が発表された（5）[12-16]．

以上の試験結果により，いずれも前方循環系の脳主幹動脈閉塞による急性期脳梗塞に対して，rt-PA静注療法を含む内科治療に加えてステントリトリーバーを用いた血管内治療を施行することにより，90日後の日常生活自立度が有意に改善することが証明された．

一方，上記のRCTを含む1990～2015年の急性期脳梗塞治療に対する臨床試験（対象症例108,082例）を解析したシステマティックレビ

5 5つのランダム化比較試験の結果

RCT（文献）	MR CLEAN（12）	ESCAPE（13）	EXTEND IA（14）	SWIFT PRIME（15）	REVASCAT（16）
適応時間	6時間以内	12時間以内	6時間以内	6時間以内	6時間以内
症例数	500	314	70	196	206
発症～再開通までの時間	332分	241分	248分	252分	355分
再開通率（TICI 2b/3）	58.7%	72.4%	86%	88%	65.7%
90日後予後良好群	32.6%	53%	71%	60.2%	43.7%

TICI：thrombolysis in cerebral infarction.

ューの結果が2015年に発表された[17]．発症4.5時間以内の急性期脳梗塞に対する標準治療はrt-PA静注療法であるが，その中でも脳主幹動脈閉塞例に対しては血管内治療による再開通療法が効果的であると結論づけている．また，90日後の機能予後においては，発症からいかに確実で迅速な閉塞血管の再開通が得られるかが重要であることが示された．

今後の展望と課題

これらの結果を受けて，米国心臓協会（American Heart Association：AHA）のガイドラインがアップデートされ，発症後6時間以内の前方循環系脳主幹動脈閉塞例に対し，rt-PA静注療法を含む内科治療にステントリトリーバーを用いた血管内治療を追加することが推奨された[18]．今後はより広く本治療を適応するための連携システムを確立することが重要であると考えられる．

大型・巨大脳動脈瘤に対するフローダイバーターを用いた血管内治療

大型・巨大脳動脈瘤は全動脈瘤の5～10%を占めており，10 mm以上の大型動脈瘤の破裂率は年間4.37%，25 mmを越える巨大脳動脈瘤では年間33.4%と非常に高率である[19]．治療として外科手術と血管内手術が行われているが，クリッピング術や母血管閉塞とバイパス術併用をはじめとする外科手術では侵襲性が高く，巨大動脈瘤に対する外科的手術の死亡率は5～22%との報告がある[20]．

一方で，従来のステント併用コイル塞栓術でも再開通が高率に生じることが知られており[21]，大型・巨大動脈瘤における再開通率は7～26%と報告されている[22]．このような症例に対する新たな治療デバイスとして開発されたのがフローダイバーターと総称されるステントである．目の細かいメッシュ構造で，動脈瘤に流入する血行を制御することにより，動脈瘤の破裂や増大を防ぎつつ母血管を温存するという画期的なデバイスである（6，7）．

パイプライン

わが国に最初に導入されたフローダイバーター（日本メドトロニック株式会社）で，白金/タングステンおよびコバルト/クロム/ニッケル/モリブデン合金のワイヤーで構成された円筒形のメッシュである（6）．わが国では2015年4月に薬事承認された．その治療機序としては，ステントメッシュによる血流阻害効果で脳血流をうっ滞させ血栓化を惹起すること，ステントメッシュが新生内膜の骨組みとなり，大きく欠損した親動脈壁が修復されやすくなることがあげられる[23]．

パイプラインに関するクリニカルエビデンス

■ PITA（Pipeline for Intracranial Treatment of Aneurysm）試験[24]

欧州と南米4か国で行われた前向き多施設共同単一群試験である．対象はワイドネック型（ドーム/ネック比1.5以下，またはネック長4 mm以上）あるいは前治療が失敗に終わった

6 フローダイバーターとパイプライン

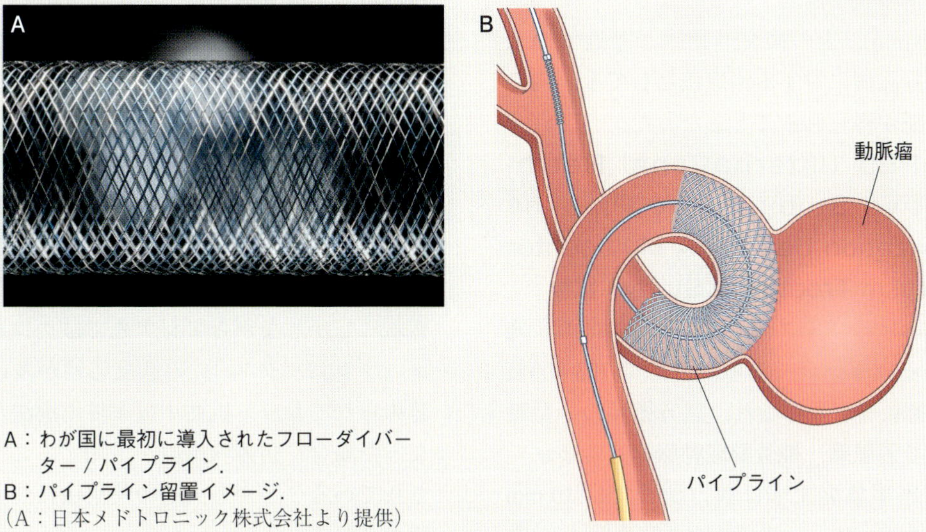

A：わが国に最初に導入されたフローダイバーター／パイプライン.
B：パイプライン留置イメージ.
（A：日本メドトロニック株式会社より提供）

7 パイプラインによる治療例

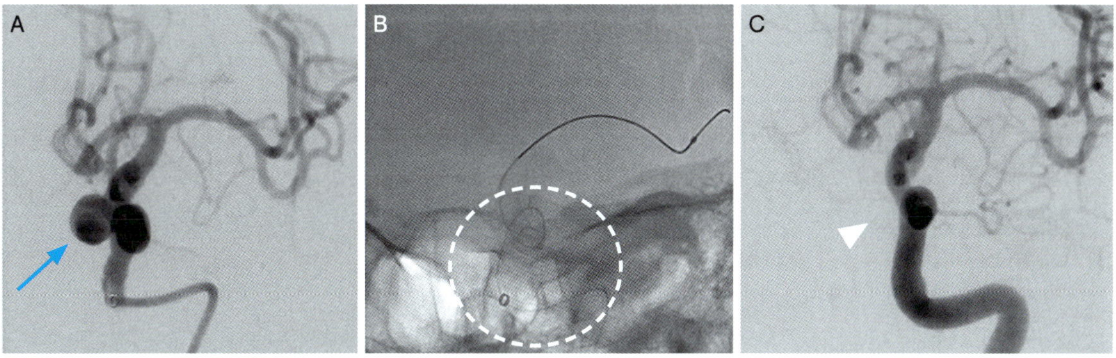

70代女性．左内頸動脈大型動脈瘤（最大径11 mm）の症例．術前7日からアスピリン100 mg，クロピドグレル75 mgの内服を行った.
A：術前血管撮影正面像．左内頸動脈瘤を認める（→）.
B：術中透視画像正面像．動脈瘤の頸部を十分に覆うようにパイプラインを留置した（点線内）.
C：術後6か月時の脳血管撮影正面像．動脈瘤は閉塞しており，脳血管撮影にてまったく描出されない（▷）.

脳動脈瘤31例であった．パイプラインの留置成功率は97.7%であり，半年後の脳動脈瘤完全閉塞率は93.3%ときわめて良好な成績であった．周術期脳卒中は6.5%に認められたが，2年後のフォローアップでもいずれの症例も再開通や血栓症を認めなかった.

■PUFS（Pipeline for Uncoilable or Failed Aneurysm）試験[25)]

欧州2か国と米国で行われた前向き多施設共同単一群試験である．対象はワイドネック型（ネック長4 mm以上）かつ最大径が10 mm以上の未破裂内頸動脈瘤であった．合計で108例が登録され，脳動脈瘤の平均サイズは18.2 mm，平均ネック長は8.8 mmであった．登録症例のうち，約2割が巨大動脈瘤（ドーム径25 mm以上）であった．対象動脈瘤のサイズは大きかったにもかかわらずパイプライン留置成功率は99.1%であり，1年後の動脈瘤完全閉塞率は86%と良好な完全閉塞率を認めた．また，半年後の50%以上の親動脈狭窄を伴わない完全閉塞は73.6%であった．重篤な合併症（同側脳卒中／神経学的死亡）は5.6%であった.

以上の結果は事前に設定された有効性と安全性の評価基準値を満たすこととなり，パイプラインは 10 mm 以上の後交通動脈より近位の未破裂内頸動脈瘤に対する治療法として米国内における承認が得られることとなった．

■IntrePED（International Retrospective Study of the Pipeline Embolization Device：A Multicenter Aneurysm Treatment Study）試験[26)]

米国におけるパイプライン市販後の国際多施設共同後ろ向き研究である．合計で 793 症例，906 個の動脈瘤が登録され，前方循環の小型動脈瘤，破裂動脈瘤，椎骨脳底動脈瘤も含まれていた．有害事象発生率は前方循環では 10 mm 以上に 9.5％，10 mm 未満に 4.8％出現し，動脈瘤が大きくなるほど，有害事象の発生率が増加していた．後方循環での有害事象発生率は 16.4％であり，前方循環よりも高率であった．破裂例のほうが未破裂例に比べて合併症率が高かった（破裂瘤 18.4％，未破裂瘤 7.4％）．合併症としては虚血性脳卒中が最も多く（4.7％），次に脳内出血（2.4％）であった．動脈瘤破裂は対象症例の 0.6％で認められ，そのすべてが最大径 10 mm 以上の大きな動脈瘤であった．

以上から前方循環の巨大ではない大型瘤に治療を行う場合では，比較的安全性が高いと考えられる．本研究結果は，実臨床でのパイプラインを用いた治療の適切な症例選択に関して臨床的意義が大きいものと考える．

周術期抗血小板療法

前述のごとくパイプラインを用いた脳動脈瘤治療における周術期合併症は虚血性脳卒中が最も多いため，抗血小板療法はきわめて重要といえる．しかしながらアジア人ではクロピドグレル（プラビックス®）の低反応性が多いことが認められており，抗血小板薬併用療法が長期になった場合に頭蓋内出血が増加することが報告されていることから，その使用法については注意が必要である．

今後の展望と課題

フローダイバーターは動脈瘤に流入する血行を制御しつつ，母血管を温存する画期的なデバイスである．今後は抗血小板薬を中心とした周術期管理の徹底，虚血性・出血性含めた合併症をいかに減らすかなど，症例を蓄積しながら慎重に展開していくことが期待される．

（山田清文，吉村紳一）

文献

1）桑山直也．脳動脈瘤・頚動脈狭窄症に対する脳血管内治療．脳外誌 2010；19：41-46.
2）Kaku Y, et al. Factors predictive of cerebral hyperperfusion after carotid angioplasty and stent placement. *AJNR Am J Neuroradiol* 2004；25：1403-1408.
3）Yoshimura S, et al. High-intensity signal on time-of-flight magnetic resonance angiography indicates carotid plaques at high risk for cerebral embolism during stenting. *Stroke* 2011；42：3132-3137.
4）Yuan C, et al. MRI of atherosclerosis in clinical trials. *NMR Biomed* 2006；19：636-654.
5）吉村紳一ほか．脳血管内治療診療指針．7. 頚動脈狭窄症．*JNET* 2009；3（Suppl 1）：56-65.
6）Bijuklic K, et al. The PROFI study（Prevention of Cerebral Embolization by Proximal Balloon Occlusion Compared to Filter Protection During Carotid Artery Stenting）：A prospective randomized trial. *J Am Coll Cardiol* 2012；59：1383-1389.
7）Yoshimura S, et al. Efficacy of endovascular treatment for acute cerebral large-vessel occlusion：Analysis of nationwide prospective registry. *J Stroke Cerebrovasc Dis* 2014；23：1183-1190.
8）Broderick JP, et al. Endovascular therapy after intravenous t-PA versus t-PA alone for stroke. *N Engl J Med* 2013；368：893-903.
9）Kidwell CS, et al. A trial of imaging selection and endovascular treatment for ischemic stroke. *N Engl J Med* 2013；368：914-923.
10）Ciccone A, et al. Endovascular treatment for acute ischemic stroke. *N Engl J Med* 2013；368：904-913.
11）Yoshimura S, et al. Endovascular treatment of acute ischemic stroke：Honolulu shock and thereafter. *J Stroke Cerebrovasc Dis* 2014；23：e295-e298.
12）Berkhemer OA, et al. A randomized trial of intraarterial treatment for acute ischemic stroke. *N*

Engl J Med 2015；372：11-20.
13) Goyal M, et al. Randomized assessment of rapid endovascular treatment of ischemic stroke. *N Engl J Med* 2015；372：1019-1030.
14) Campbell BC, et al. Endovascular therapy for ischemic stroke with perfusion-imaging selection. *N Engl J Med* 2015；372：1009-1018.
15) Saver JL, et al. Stent-retriever thrombectomy after intravenous t-PA vs. t-PA alone in stroke. *N Engl J Med* 2015；372：2285-2295.
16) Jovin TG, et al. Thrombectomy within 8 hours after symptom onset in ischemic stroke. *N Engl J Med* 2015；372：2296-2306.
17) Prabhakaran S, et al. Acute stroke intervention：A systematic review. *JAMA* 2015；313：1451-1462.
18) Powers WJ, et al. 2015 American Heart Association/American Stroke Association Focused Update of the 2013 Guidelines for the Early Management of Patients With Acute Ischemic Stroke Regarding Endovascular Treatment：A Guideline for Healthcare Professionals From the American Heart Association/American Stroke Association. *Stroke* 2015；46；3020-3035.
19) UCAS Japan Investigators. The natural course of unruptured cerebral aneurysms in a Japanese cohort. *N Engl J Med* 2012；28；366：2474-2482.
20) Lawton M, Spetzler RF. Surgical strategies for giant intracranial aneurysms. *Acta Neurochir Supppl* 1999；72；141-156.
21) Miyamoto S, et al. Successful obliteration and shrinkage of giant partially thrombosed basilar artery aneurysms through a tailored flow reduction strategy with bypass surgery. *J Neurosurg* 2011；114：1028-1036.
22) Piotin M, et al. Stent-assisted coiling of intracranial aneurysms：Clinical and angiographic results in 216 consecutive aneurysms. *Stroke* 2010；41：110-115.
23) Tateshima S. Treatment of Intracranial Aneurysm with Pipeline Flow Diversion Stent. *No Shinkei Geka* 2015；43：775-785.
24) Nelson PK, et al. The pipeline embolization device for the intracranial treatment of aneurysms trial. *AJNR Am J Neuroradiol* 2011；32：34-40.
25) Becske T, et al. Pipeline for uncoilable or failed aneurysms：Results from a multicenter clinical trial. *Radiology* 2013；267：858-868.
26) Kallmes DF, et al. International retrospective study of the pipeline embolization device：A multicenter aneurysm treatment study. *AJNR Am J Neuroradiol* 2015；36：108-115.

Ⅱ．今後の治療法への展開

II. 今後の治療法への展開

遺伝子・核酸治療

遺伝子治療

対象とする主な神経疾患 パーキンソン病，アルツハイマー病，デュシェンヌ型筋ジストロフィー，ALS

シリーズ関連書籍 パーキンソン 認知症 ALS

Point

- ウイルスベクターの改良や基礎研究の進歩により，神経変性疾患・筋疾患にも遺伝子治療が可能となってきた．
- パーキンソン病では，ドパミン合成系酵素の遺伝子をウイルスベクターで導入する臨床研究が実際の患者でも行われ，良好な成績が得られている．
- その他，アルツハイマー病，筋萎縮性側索硬化症，デュシェンヌ型筋ジストロフィーなどでも，臨床応用を目指した遺伝子治療研究が進んでいる．

遺伝子治療とは

遺伝子治療とは，遺伝子異常をもつ細胞に対し，細胞外より何らかの遺伝子操作を施して，病的細胞の機能を修復することで疾患を治療する手法である．遺伝子を細胞へ送り込む手段としては主にウイルスベクターが用いられており，1990年代前半に急速に臨床研究が進み，さまざまな疾患に遺伝子治療が試みられた．2000年前後に副作用の報告が相次ぎ，いったん停滞期を迎えたが，その間の着実な基礎研究の進歩により安全性や確実性の向上がなされ，近年再び脚光をあびている．

現在の遺伝子治療の臨床研究は，腫瘍溶解性ウイルスなどを用いた癌治療が多くを占めるが，正常遺伝子を導入するという原理からも，単一遺伝子異常をもつ疾患もよい対象となる．実際，リポ蛋白リパーゼ（lipoprotein lipase：LPL）欠損症に対して，LPL遺伝子をウイルスベクターで導入する治療薬（alipogene tiparvovec〈Glybera®〉；2017年現在国内未承認）はすでに欧米で薬事承認を受けている．また，重症免疫不全を呈するアデノシンデアミナーゼ（ADA）欠損症に対し，患者の造血幹細胞へADAを導入する治療（Strimvelis™）も最近欧州での承認が得られた．他にも，*RPE65*遺伝子変異によって生じるレーバー先天性黒内障（Leber congenital amaurosis）において，網膜色素上皮細胞へ正常*RPE65*遺伝子をウイルスベクターで導入する遺伝子治療も良好な成績をおさめている．また本邦でも，芳香族アミノ酸脱炭酸酵素（aromatic-L-amino acid decarboxylase：AADC）欠損症の小児例に対し，正常AADC遺伝子をもつウイルスベクターを脳内へ投与する治療が自治医科大学で行われており，こちらも運動機能の改善がみられている．

遺伝子治療は，目的遺伝子を搭載したベクターを使って直接生体内に遺伝子を導入する体内遺伝子治療（in vivo gene therapy）と，患者の標的細胞をいったん体外へ出し，目的遺伝子を導入したうえで再度生体内へ遺伝子導入細胞をもどす体外遺伝子治療（ex vivo gene therapy）に分けられる（**1**）．患者組織へウイルスベクターを導入するレーバー先天性黒内障やAADC

Key words

腫瘍溶解性ウイルス

腫瘍細胞に感染してこれを細胞死させるウイルスで，アデノウイルス，レオウイルス，麻疹ウイルス，単純ヘルペスウイルスなどが遺伝子治療に用いられる．感染した癌細胞は融解し，感染性をもつ新たなウイルス粒子を放出して周囲の癌細胞に感染し，さらなる抗腫瘍効果を発揮する．

1 遺伝子治療のいろいろ──体内遺伝子治療と体外遺伝子治療

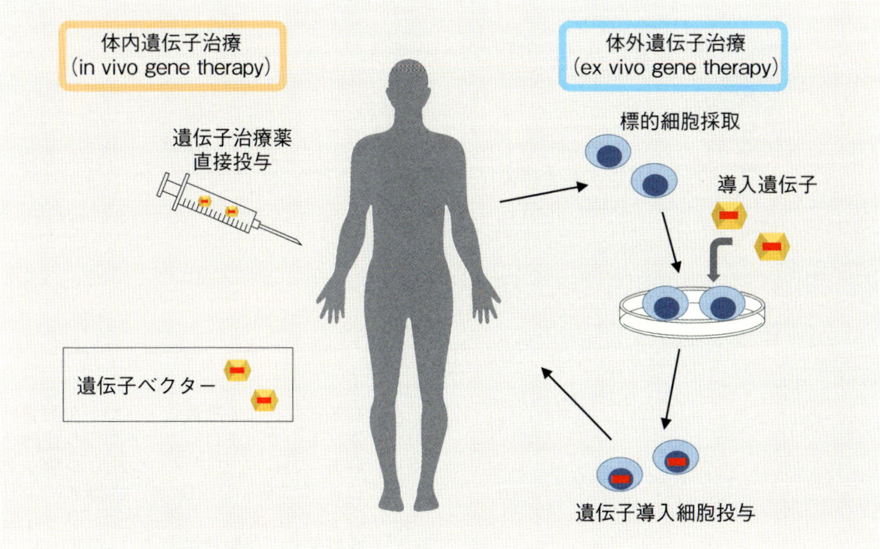

遺伝子治療は，目的遺伝子を搭載した遺伝子治療薬を直接体内へ投与する in vivo gene therapy と，いったん標的細胞を体外へ取り出したうえで遺伝子を導入し，目的遺伝子が導入された細胞を再び体内へ投与する ex vivo gene therapy に分けられる．

欠損症の遺伝子治療は前者，体外で患者造血幹細胞へ遺伝子を導入する ADA 欠損症の遺伝子治療は後者となる．神経変性疾患や筋疾患に対する遺伝子治療では，標的となる神経細胞や筋細胞へ効率的に導入できるウイルスベクターの確立により，前者の in vivo gene therapy の手法がとられることが多い．

遺伝子治療に用いられるウイルスベクターは多岐にわたり（**Column**「遺伝子治療に使用されるウイルスベクター」p.284 参照），その特性に応じて使い分けられている．神経変性疾患や筋疾患への遺伝子治療では主にアデノ随伴ウイルス（adeno-associated virus：AAV）ベクターが用いられているが，これは AAV ベクターが非病原性ウイルスの AAV に由来するため安全性が高く，また神経細胞や筋細胞のような終末分化した非分裂細胞へも遺伝子導入が可能で，また長期間の導入遺伝子発現が期待できることによる[1]．また，染色体 DNA への組み込みがほとんど起こらないことも利点の一つである．さらに AAV ベクターでは組織指向性が異なる血清型が複数存在し，1，2，5，8，9 型が神経系への親和性を示している．本稿では，こうした AAV ベクターを用いた神経筋疾患への遺伝子治療の現状と臨床応用への展望を中心に詳述する．

遺伝子治療の実際

パーキンソン病

パーキンソン病（Parkinson disease：PD）は，αシヌクレインなどの異常蛋白の凝集により神経細胞が障害され，特に黒質より被殻へ投射するドパミン作動性神経の変性がさまざまな運動症状につながる．被殻におけるドパミン欠乏による症状は，病初期にはドパミン前駆物質である L-ドパ（L-dopa）や，ドパミン受容体刺激薬の内服により治療効果が得られるが，神経細胞の変性が進行すると次第に薬効が乏しくなり，on-off 現象や wearing off 現象，また内服薬増加に伴う副作用が出現し，薬物治療に難渋することとなる．被殻におけるドパミン合成は，黒質からの投射神経軸索終末において，チロシンがチロシン水酸化酵素（tyrosine hydroxylase：TH）により L-ドパ（L-dopa）となり，さらに芳香族アミノ酸脱炭酸酵素（AADC）の働きによりドパミンへと変換されることでなされる．

また TH の補酵素となるテトラヒドロビオプテリンの合成には，グアノシン三リン酸シクロヒドロラーゼ（guanosine triphosphate cyclohy-

2 被殻におけるドパミン合成

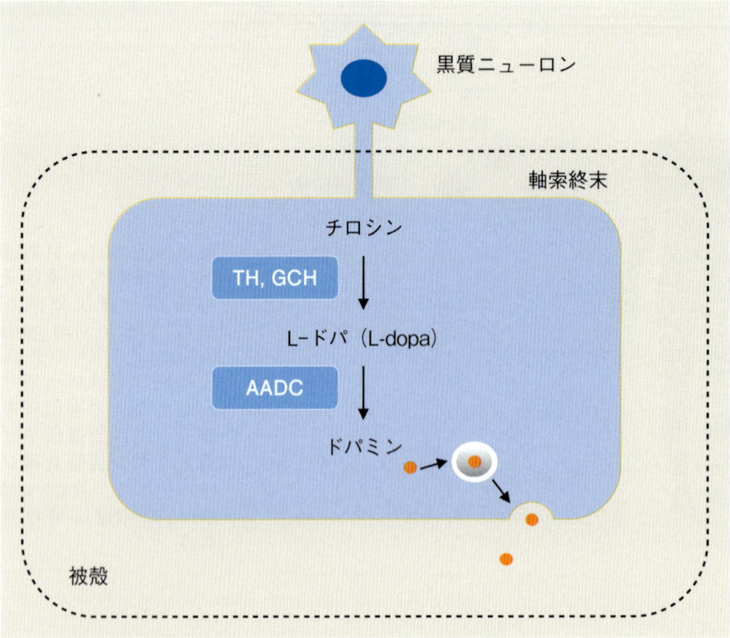

被殻に存在する黒質ニューロンの軸索終末において，チロシンがチロシン水酸化酵素（TH）とグアノシン三リン酸シクロヒドロラーゼ（GCH）の働きによりL-ドパ（L-dopa）へ変換され，さらに芳香族アミノ酸脱炭酸酵素（AADC）によりドパミンが合成される．合成されたドパミンは小胞により輸送され，軸索終末より放出される．

drolase I：GCH）が重要な役割を果たす（2）．

そこで，PD患者の被殻で低下しているドパミン合成に対して，こうしたドパミン合成系酵素をウイルスベクターにより補充して改善する方法が検討されてきた（3）．まず米国で，AADCを発現する2型AAV（AAV2）ベクター（AAV2-AADC）を両側の被殻へ投与する治験が開始され，PD患者治療群でオフ時のunified Parkinson's disease rating scale（UPDRS）運動スコアで36％の改善がみられた[2]．さらに本邦の自治医科大学で行われた治験でも，オフ時のUPDRSスコアで46％の改善と，AADCに結合する[^{18}F]-fluoro-*m*-tyrosine（FMT）をトレーサーとするpositron emission tomography（PET）で取り込みの増加がみられている[3]．さらに，こうしたAAV2-AADCの治療効果は4年以上も持続することも確認されている[4]．また，レンチウイルスの一種であるequine infections anemia virus（EIAV）ベクターを用いて，AADCだけでなく，TH，GCH遺伝子もともに両側被殻に発現させる治験も欧州で行われている．ProSavin® と名づけられたこの遺伝子治療薬は，投与半年後，1年後のUPDRS運動スコアを全症例で改善し，レボドパ換算1日用量（levodopa equivalent daily dose：LEDD）が減少する例もみられた[5]．また[^{11}C]-raclopride をトレーサーとするPETでも被殻におけるドパミン産生の増加が示唆されている．

PDでは，被殻のドパミン低下が視床下核の脱抑制にもつながるとされる．視床下核の過活動は，黒質網様部および淡蒼球内節の過剰興奮を引き起こし，視床－大脳皮質投射が過剰抑制されることで運動症状の悪化が起こると考えられている．PDにおける視床下核の過活動を抑制することを目的に，抑制性神経伝達物質GABA（γ-aminobutyric acide：ガンマアミノ酪酸）の合成に必要なグルタミン酸脱炭酸酵素（glutamic acid decarboxylase：GAD）の遺伝子をAAVベクターで導入する治療も試みられている．米国で行われた治験では，PD患者片側視床下核への遺伝子導入により，投与3か月後から12か月後までのUPDRS運動スコアの改善が投与反対側で確認されているほか，両側視床下核への投与でも有意な改善がみられている[6]．

また，PDで障害されるドパミン作動性神経を保護するため，ウイルスベクターによる神経

3 神経筋疾患における遺伝子治療の臨床研究

対象疾患	治療アプローチ	導入遺伝子	研究段階
パーキンソン病	ドパミン合成系酵素補充	*AADC*	第Ⅰ相治験
		AADC, *TH*, *GCH*	第Ⅰ/Ⅱ相治験
	視床下核活動性調節	*GAD*	臨床研究
	神経栄養因子導入	*GDNF*	第Ⅰ相治験
		NTN	第Ⅰ相治験
アルツハイマー病	免疫療法（抗体）	*Aβ*抗体	動物実験
	免疫療法（ワクチン）	*Aβ cDNA*	動物実験
	Aβ分解酵素導入	ネプリライシン	動物実験
	神経栄養因子導入	*IGF2*	動物実験
		NGF	動物実験
	抗炎症	*IL-4*	動物実験
		CD74	動物実験
	コレステロール代謝	*ACAT1*	動物実験
		CYP46A1	動物実験
デュシェンヌ型筋ジストロフィー	ジストロフィン補充	マイクロジストロフィン	動物実験
筋萎縮性側索硬化症	RNA 編集	*ADAR2*	動物実験
	神経栄養因子導入	*GDNF*	動物実験
		VEGF	動物実験
		IGF1	動物実験
異染性白質ジストロフィー	ライソゾーム酵素導入	*ARSA*	臨床研究
副腎白質ジストロフィー	ペルオキシソーム膜蛋白	*ALDP*	臨床研究
ハンチントン病	神経栄養因子導入	*GDNF*	動物実験
		NTN	動物実験
		BDNF	動物実験
		CNTF	第Ⅰ相治験
脳血管障害	神経栄養因子導入	*GDNF*	動物実験
		BDNF	動物実験

栄養因子の注入も試みられている．ドパミン作動性神経の栄養因子である neurturin（NTN）をAAV ベクターにより両側被殻へ発現させた治験では，治療対照群と比し，12 か月後の運動症状改善度の有意差はみられなかったが，18 か月後まで追跡した群では治療群で運動症状の改善がみられている[7]．また，GDNF（glial cell line-derived neurotrophic factor：グリア細胞由来神経栄養因子）を AAV ベクターで導入する治験も予定されている．

将来的な治療法の研究も進んでいる．筆者らは，神経細胞内に存在する蛋白質のネクジンがミトコンドリアの働きを促進する蛋白質 PGC-1α（peroxisome proliferator-activated receptor γ coactivator-1α）を安定化し，ミトコンドリア障害による神経細胞死を防ぐことを発見した．さらに，モデル動物にネクジンの遺伝子をAAV ベクターで導入することにより，神経細胞死を防ぎ，パーキンソン病の進行を抑制する遺伝子治療の可能性を示した[8]．今後，核酸医

Column

遺伝子治療に使用されるウイルスベクター

遺伝子治療に用いられるウイルスベクターは，ウイルスがもつ病原性に関する遺伝子を取り除き，外来の目的遺伝子を組み込んだものである．代表的なものとして，レトロウイルスベクター，レンチウイルスベクター，アデノウイルスベクター，アデノ随伴ウイルス（AAV）ベクターがある（4）．

レトロウイルスベクターは，一本鎖RNAウイルスであり，感染した細胞内で逆転写されて二本鎖DNAとなった後，宿主のゲノムに組み込まれる．レトロウイルスベクターは，比較的長い目的遺伝子を導入でき，大量調整が容易で，宿主ゲノムに組み込まれるため導入遺伝子が分裂後の細胞にも安定に伝わる利点があるが，神経系などの非分裂細胞への導入には不向きである．レンチウイルスベクターはレトロウイルスベクターの一種であるが，より複雑な構造を取っており，非分裂細胞にも感染して宿主ゲノムにウイルスDNAを導入できる利点がある．さらに導入した遺伝子が発現抑制を受けにくく，長期にわたる発現が期待できる．

アデノウイルスベクターは，多くの細胞種に感染可能で遺伝子発現効率が高く，また非分裂細胞にも遺伝子導入が可能であるが，遺伝子の発現が一過性である点や，改良されてきてはいるものの，その免疫原性が問題となる．これに対しAAVベクターは，非病原性ウイルス由来であり安全性が高く，神経や筋など終末分化した非分裂細胞にも遺伝子導入が可能で，長期の発現も期待できることから，最も多く神経筋疾患への治療研究に使用されている．ただし，導入できる遺伝子のサイズが4.5 kb程度と小さく，またベクターの調整が困難という点が課題である．

4 遺伝子治療に用いられる代表的なウイルスベクター

種類	非分裂細胞への導入	遺伝子発現期間	染色体への組み込み	大量調整	病原性
レトロウイルスベクター	×	長期	○	○	あり
レンチウイルスベクター	○	長期	○	×	あり
アデノウイルスベクター	○	一過性	まれ	○	あり
AAVベクター	○	比較的長期	まれ	×	なし

薬による治療も含め，臨床応用への期待がもたれている．

アルツハイマー病

アルツハイマー病（Alzheimer disease：AD）では，脳に老人斑という特徴的な病理像がみられる．老人斑はアミロイドβペプチド（amyloid β：Aβ）が凝集したものであり，このAβは前駆体であるアミロイドβ前駆体蛋白（amyloid-β precursor protein：APP）がセクレターゼという酵素で切断されることで生じる．単量体（モノマー）として切り出されたAβは，その凝集性の高さのせいで重合体（オリゴマー）を形成する．このAβオリゴマーが，神経変性を引き起こすと考えられている．セクレターゼを構成する遺伝子の変異が原因の家族性ADでは，切断活性の上昇したセクレターゼによりAβの産生が亢進し，早期の発症に至るとされている．Aβの産生亢進，蓄積がADの病態の中核をなすと考えられることから，Aβを脳内より除去する遺伝子治療アプローチも試みられている．免疫システムを利用してAβを抑制するアプローチとして，AAVベクターによりAβに対する抗体を産生させる免疫療法や，コレラ毒素とAβの融合蛋白を発現させるワクチン療法により，ADモデルマウスで病理学的なAβ抑制効果が確認されている．

一方，Aβを分解する酵素として，ネプリライシンを用いた治療も注目されている．ネプリライシンは膜結合型のメタロプロテアーゼの一つであり，*in vitro*でAβを分解することがわかっている．また，ネプリライシン欠損マウスでAβの増加がみられるほか，AD患者脳でもネプリライシンの低下がみられている．これらのことから，AD脳内でネプリライシンを増加させると，Aβの分解が促進されることが期待されている．実際，ネプリライシンを発現させるAAVベクターをADモデルマウス海馬へ投与することで，Aβがほぼ半減する効果も確認されており[9]，今後の臨床研究が待たれる．

他にも，神経細胞死の進行を抑制するため，神経栄養因子を遺伝子治療で導入するアプローチも検討されている．コリン作動性神経細胞を保護する作用のあるNGF（nerve growth factor：神経成長因子）をAAVベクターでマイネルト基底核へ導入する治療は，動物モデルでも良好な治療成績をおさめており，治験も開始されている．また記憶の固定に重要な役割を果たすIGF2（insulin-like growth factor 2：インスリン様増殖因子-2）や，神経での炎症を抑制するIL-4（interleukin-4：インターロイキン-4），APPと結合してAβ産生を抑制するCD74，Aβの産生・蓄積に関与するコレステロール代謝を調整するアシルCoA（コレステロールアシル基転移酵素〈acyl-CoA cholesterol acyltransferase 1：ACAT1〉）やneuronal cholesterol 24-hydroxylase（CYP46A1）をベクターで導入する方法も，動物実験で効果がみられている．

デュシェンヌ型筋ジストロフィー

デュシェンヌ型筋ジストロフィー（Duchenne muscular dystrophy：DMD）は，細胞骨格蛋白であるジストロフィン遺伝子の変異や欠失により，横紋筋の細胞膜の安定性に寄与する正常ジストロフィンが発現せず，筋膜の脆弱化のため筋変性が起こる．こうしたDMD患者筋組織へ，機能的なジストロフィン遺伝子を導入して，ジストロフィンを補充する遺伝子治療も研究が進められている．DMDに対する遺伝子治療の問題点として，ジストロフィンcDNAが全長14 kbと非常に長く，ウイルスベクターへの搭載が困難なことがある．これを克服するため，ジストロフィン遺伝子を短縮し必要最小限の部分のみを残した，4 kb程度の長さのマイクロジストロフィンも構築されている．国立精神・神経医療研究センターのグループは，骨格筋や心筋への遺伝子導入効率が高い8型や9型AAVベクターを用いて，マイクロジストロフィンを筋膜へ発現させることに筋疾患モデルマウスや筋ジストロフィー犬で成功している[10,11]．なお，筋ジストロフィー犬での治療研究においては，生来備わっている免疫応答のため遺伝子発現の持続が困難であったが，免疫寛容の誘導により，長期のマイクロジストロフィン遺伝子発現と，運動機能・心肺機能の改善が達成されている[12]．

筋萎縮性側索硬化症

筋萎縮性側索硬化症（amyotrophic lateral sclerosis：ALS）は，進行性の運動ニューロンの変性により全身の筋力低下を来すが，そのほとんどを占める孤発性ALSで運動神経の変性に至るはっきりとした原因はいまだに解明されていない．

ALSの病態仮説の一つとして，グルタミン酸受容体の一種であるAMPA（α-amino-3-hydroxy-5-methyl-4-isoxazolepropionic acid）受容体を介したカルシウムの流入異常が考えられている．AMPA受容体は，GluR1，GluR2，GluR3，GluR4の4つのサブユニットから構成される四量体であり，四量体の中に一つでもGluR2が含まれるとカルシウム非透過性となり，まったくGluR2がなければカルシウム透過性となる．このGluR2のカルシウム透過性には，第二膜貫通ドメインにあるアミノ酸の一つであるグルタミン（Q）が，GluR2ではRNA編集によりアルギニン（R）に変換されていることが寄与している（Q/R調節）．GluR2のQ/R調節は，RNA編集酵素であるadenosine deaminase acting on RNA 2（ADAR2）により行われている．正常の脊髄運動ニューロンでは，GluR2はQ/R調節を受けており，カルシウム透過性の低いAMPA受容体が発現している．

Key words

RNA編集

転写されたmRNAにおいて，特定の塩基が他の塩基へと変換される現象．GluR2 Q/R部位では，グルタミン（Q）をコードするCAGという塩基配列がADAR2によりCIGの配列に，つまりアデニン（A）がイノシン（I）に変換される．変換されたCIG配列はCGGコドンと認識されアルギニン（R）が翻訳される．

これに対し孤発性ALS患者の脊髄運動ニューロンでは，ADAR2の発現が低下しており，GluR2のQ/R調節がなされず，カルシウム透過性異常のある未編集型のGluR2が発現することがわかっている．また，ADAR2のノックアウトマウスでは，未編集型のGluR2の増加により異常なカルシウム透過性をもつAMPA受容体が発現し，運動ニューロンの変性に至ることから，ADAR2の低下が，孤発性ALSの病態に関与する可能性が考えられている[13)]．

そこで，ALSで発現が低下しているADAR2を遺伝子治療により導入する方法が検討されている．ADAR2遺伝子を発現する9型AAVベクターをADAR2ノックアウトマウスの尾静脈に投与することで，脊髄運動ニューロンでADAR2が発現し，運動ニューロンの変性や脱落が抑制され，運動機能の低下も抑制することもわかっている[14)]．これは，ADAR2の発現によりQ/R調節が促進され，未編集型のGluR2が低下することで，異常なカルシウム透過性をもつAMPA受容体が抑制されて運動ニューロン変性が抑制されることを示しており，臨床応用へ向け研究が進められている．

また，PDやADと同様，神経栄養因子を導入して運動ニューロンの保護を図る遺伝子治療研究も行われ，動物モデルでGDNFやVEGF（vascular endothelial growth factor：血管内皮増殖因子），IGF1の導入による治療効果がみられている．

その他

上記疾患以外にも，神経症状を呈する先天性代謝異常症にもex vivo gene therapyが行われている．ライソゾーム酵素であるアリルスルファターゼA（arylsulfatase A：ARSA）欠損による異染性白質ジストロフィー（metachromatic leukodystrophy：MLD）では，ARSAの基質であるスルファチドと呼ばれる糖脂質がオリゴデンドロサイトに蓄積して脱髄を引き起こす．これまでは造血幹細胞移植が行われてきたが，ドナー不足や生着不全，中枢神経系への効果が不十分といった問題点が多かった．そこでMLD患者の造血幹細胞に，体外でレンチウイルスベクターによりARSAを導入し，体内へもどす治験が欧州で行われ，治療後の末梢血球中，髄液中のARSA活性の上昇と運動機能の改善がみられた．

また，ペルオキシソーム膜蛋白であるALDP（ALD protein）をコードする*ABCD1*遺伝子の変異により，極長鎖脂肪酸が蓄積して脱髄に至る副腎白質ジストロフィー（adrenoleukodystrophy：ALD）でも，MLD同様ex vivo gene therapyとしてレンチウイルスベクターによる*ABCD1*遺伝子の導入が試みられている．治療後のALD患者では，末梢血球中のALDP発現と血中極長鎖脂肪酸の低下，さらには頭部MRIでの白質病変の改善もみられている．さらには，神経栄養因子であるNTNやGDNF，BDNF（brain-derived neurotrophic factor：脳由来神経栄養因子），CNTF（ciliary neurotrophic factor：毛様体神経栄養因子）を導入する遺伝子治療も，ハンチントン病（Huntington disease）や脳血管障害で臨床応用を目指した取り組みがなされている．

遺伝子治療の今後

これまで着実に積み重ねられてきた研究が実を結び，ようやく神経筋疾患への遺伝子治療の臨床応用が視野に入ってきた．さらなるウイルスベクターの改良や調整法の改善などで，よりいっそうの効果も期待できる．また，遺伝子治療の臨床研究を推進するにあたっても，関連法規や体制の整備も進んでいる．また，別稿で詳述される核酸医薬をウイルスベクターで導入す

Key words

ゲノム編集

ゲノム上の任意の標的DNA配列に二本鎖切断を導入し，その部分の配列を改変する技術であり，ZFN（zinc finger nuclease） や，TALEN（transcription activator-like effector nuclease），CRISPR-Cas9といった人工制限酵素が用いられる．特にCRISPR-Cas9システムでは，病因遺伝子変異部位を，相同組換えを利用して正常配列に置き換えることも可能となる．現状では，標的以外の配列を誤って切断するおそれ（off-target effect）も残っており，さらなる技術の向上が待たれている．

ることで，機能獲得変異（gain-of-function mutation）により発症する疾患の異常なRNAや蛋白を抑制するアプローチなども考えられている．さらに今後，人工制限酵素を用いたゲノム編集技術が進歩すれば，遺伝子治療のパラダイムシフトが起きて，自由に遺伝子を修正できる可能性もある．

（中森雅之，望月秀樹）

文献

1）Choong CJ, et al. Gene therapy for neurological disorders. *Expert Opin Biol Ther* 2016；16：143-159.

2）Christine CW, et al. Safety and tolerability of putaminal AADC gene therapy for Parkinson disease. *Neurology* 2009；73：1662-1669.

3）Muramatsu S, et al. A phase I study of aromatic L-amino acid decarboxylase gene therapy for Parkinson's disease. *Mol Ther* 2010；18：1731-1735.

4）Mittermeyer G, et al. Long-term evaluation of a phase 1 study of AADC gene therapy for Parkinson's disease. *Hum Gene Ther* 2012；23：377-381.

5）Palfi S, et al. Long-term safety and tolerability of ProSavin, a lentiviral vector-based gene therapy for Parkinson's disease：A dose escalation, open-label, phase 1/2 trial. *Lancet* 2014；383：1138-1146.

6）LeWitt PA, et al. AAV2-GAD gene therapy for advanced Parkinson's disease：A double-blind, sham-surgery controlled, randomised trial. *Lancet Neurol* 2011；10：309-319.

7）Marks WJ Jr, et al. Gene delivery of AAV2-neurturin for Parkinson's disease：A double-blind, randomised, controlled trial. *Lancet Neurol* 2010；9：1164-1172.

8）Hasegawa K, et al. Promotion of mitochondrial biogenesis by necdin protects neurons against mitochondrial insults. *Nat Commun* 2016；7：10943.

9）Iwata N, et al. Presynaptic localization of neprilysin contributes to efficient clearance of amyloid-beta peptide in mouse brain. *J Neurosci* 2004；24：991-998.

10）Nishiyama A, et al. Recombinant adeno-associated virus type 8-mediated extensive therapeutic gene delivery into skeletal muscle of alpha-sarcoglycan-deficient mice. *Hum Gene Ther* 2008；19：719-730.

11）Ohshima S, et al. Transduction efficiency and immune response associated with the administration of AAV8 vector into dog skeletal muscle. *Mol Ther* 2009；17：73-80.

12）Hayashita-Kinoh H, et al. Intra-amniotic rAAV-mediated microdystrophin gene transfer improves canine X-linked muscular dystrophy and may induce immune tolerance. *Mol Ther* 2015；23：627-637.

13）山下雄也，郭 伸．孤発性ALS運動ニューロンにみられるRNA編集低下とTDP-43病理の分子連関メカニズム．医学のあゆみ 2013；247：412-420.

14）Yamashita T, et al. Rescue of amyotrophic lateral sclerosis phenotype in a mouse model by intravenous AAV9-ADAR2 delivery to motor neurons. *EMBO Mol Med* 2013；5：1710-1719.

II. 今後の治療法への展開

遺伝子・核酸治療

核酸治療

対象とする主な神経疾患 脊髄性筋萎縮症，家族性アミロイドポリニューロパチー，デュシェンヌ型筋ジストロフィー，ALS，筋強直性ジストロフィー，ハンチントン病，多発性硬化症

シリーズ関連書籍 ALS パーキンソン 多発性硬化症

Point

- 核酸医薬品は，低分子医薬品，抗体医薬品に次ぐ新規の分子標的医薬として期待されている．
- 核酸医薬は従来の医薬品では直接標的にできなかったmRNAやmicroRNA，long non-coding RNAに加え蛋白質を標的とすることが可能である．
- これまでに核酸医薬品で上市された薬剤は5種類ある．
- 神経疾患に対しては2016年に米国食品医薬品局からデュシェンヌ型筋ジストロフィー（DMD）が迅速承認され，脊髄性筋萎縮症（SMA）が承認された．これら以外にも多くの臨床試験や基礎研究が行われている．

分子生物学の進歩により種々の疾患の病態が解明されつつある．それに伴い従来考えられていた多くの遺伝性疾患でRNAやDNAが治療標的となり得ることがわかってきた．しかしながら2015年までに核酸医薬品として上市されているものは3製品のみである．

最初の製品はサイトメガロウイルス（CMV）性網膜炎に対するfomivirsen（ホミビルセン；2017年現在国内未承認）で，眼内投与であった[1]．2番目の製品は標的を蛋白とするアプタマーであり，ペガプタニブである．ペガプタニブ（マクジェン®）は，中心窩下脈絡膜新生血管を伴う加齢黄斑変性症に対するアプタマーで核酸医薬品の中で唯一日本でも承認されている[2]．その後，2013年に初の全身投与の核酸医薬品mipomersen（ミポメルセン；2017年現在国内未承認）が上市された[3]．mipomersenはホモ接合体家族性高コレステロール血症（homozygous familial hypercholesterolemia：HoFH）に対して適応されている．

一方で神経疾患では，2016年に2種類の核酸医薬品（eteplirsen，SPINRAZA）が承認されており，大きな節目の年となった．これ以外にも臨床試験レベルでは，数多くの開発が行われている．今回は現在の神経疾患に対する核酸医薬品の開発状況，今後の必要性などを概説する．

核酸医薬品の種類

核酸医薬とはヌクレオチド骨格を基本構造とする医薬品で，その構造や標的分子，作用機序により多様な種類に分類される．核酸医薬品は，疾患の原因となるDNAやRNAあるいは蛋白質に対して化学合成されたオリゴヌクレオチドが直接作用する医薬品で，大きく2つに分けると，塩基配列特異的機序と非特異的機序の2つの作用がある．配列非特異的機序では，核酸医薬自体の立体構造が標的分子（主に細胞外蛋白）に結合して薬効を示す．膜受容体や細胞外蛋白質に結合するアプタマー（ペガプタニブなど）や細胞表面のToll様受容体やその他の自然免疫受容体に作用して，自然免疫系を活性化させる免疫刺激性核酸誘導体（CpGオリゴ核酸など）が開発されている．これらは細胞膜上や細胞外の蛋白質に作用する観点から抗体医薬に類似する．一方で配列特異的機序では，標的核酸に相補的に結合し遺伝子の転写・翻訳を制御することにより機能を発揮する．coding，non-codingにかかわらずRNAを標的とする．現在

1 ギャップマー（Gapmer）構造

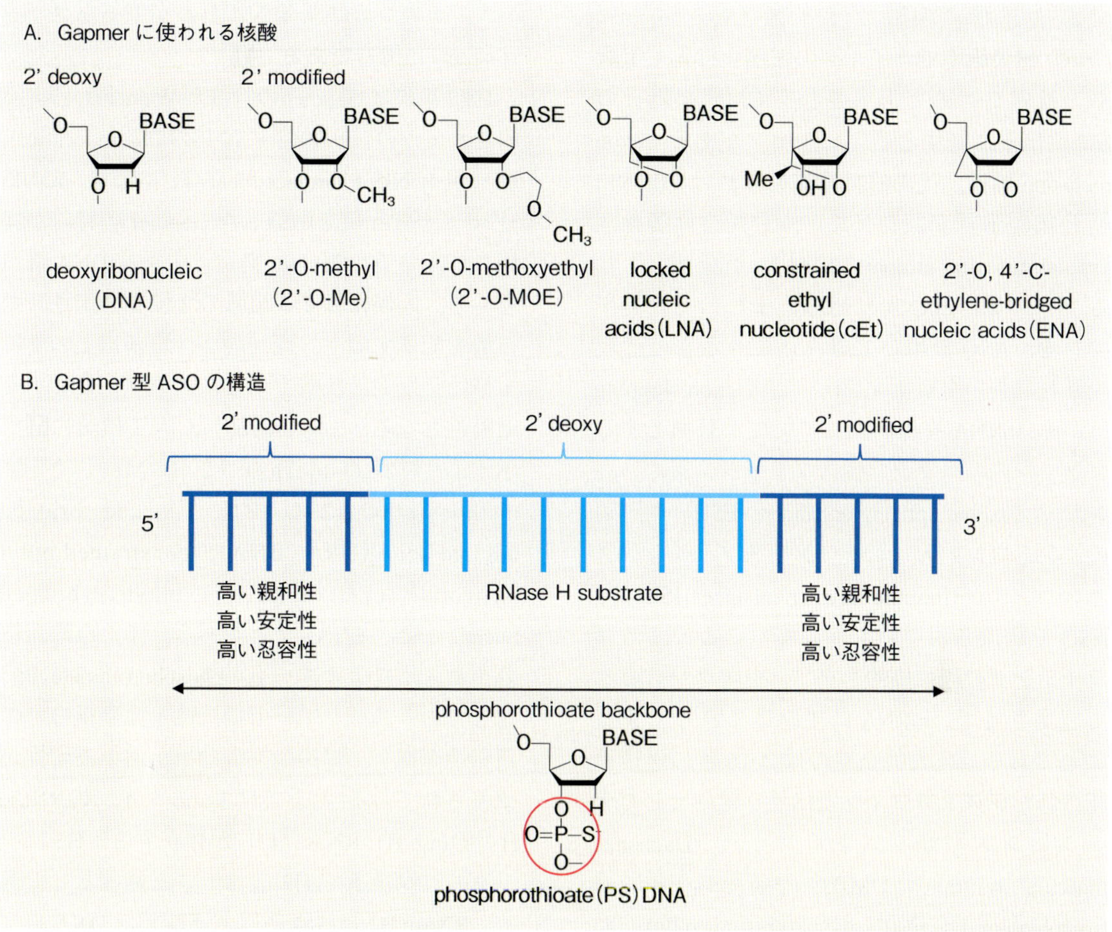

A：Gapmer に使われる核酸．左端は中央構造に使われる DNA，それ以外は 2 位を修飾した人工核酸である．左から 2'-O-methyl（2'-O-Me），2'-O-methoxyethyl（2'-O-MOE），locked nucleic acids（LNA），constrained ethyl nucleotide（cEt），2'-O, 4'-C-ethylene-bridged nucleic acids（ENA）である．
B：Gapmer 型 ASO の構造．両端の 2-5 塩基が人工核酸となっていて，中央 8-10 塩基が DNA 構造となっている．核酸間結合をホスホロチオエート（phosphorothioate）化（赤丸）されている．

のところ，神経変性疾患に対する治療薬として開発中の核酸医薬品としては配列特異的機序のアンチセンス核酸と siRNA（small interfering RNA）がある．

アンチセンス核酸（ASO）

アンチセンス核酸（アンチセンスオリゴヌクレオチド：antisense oligonucleotides〈ASO〉）は RNA に相補的な配列（アンチセンス配列）をもつ人工核酸により構成された一本鎖核酸（1）で，標的となる RNA と配列特異的に二本鎖を形成する．神経疾患を含む各種疾患で mRNA，pre-mRNA，microRNA などが標的として臨床開発中である．研究レベルでは long non-coding RNA なども標的となっている．作用機構は大きくリボヌクレアーゼ H（ribonuclease H：RNase H）非依存性／RNase H 依存性に分類される．

■ RNase H 非依存性

RNase H 非依存性作用は，ASO が標的 RNA の翻訳開始部位に結合することで蛋白翻訳を阻害する方法（steric blocking）やスプライシング調節部位に結合することで exon inclusion や exon skipping を誘導させる．これらは標的の遺伝子には結合するが，RNase H を介した標的遺伝子の分解は行われない．steric blocking には

1987年に世界で初めてASOを用いた治療研究であるラウス肉腫ウイルス（*Rous sarcoma virus*）感染細胞でウイルスの増殖を抑える実験や，世界で初めて上市されたCMV網膜炎の*IE2*遺伝子に対するホミビルセンがある．exon inclusionでは，代表的な標的疾患としてIONIS社とBiogen社が開発している脊髄性筋萎縮症（spinal muscular atrophy：SMA）があげられる[4,5]．本来，mRNAに組み込まれにくいエクソンを，ASOを用いて組み込ませることで産生される蛋白を変更する．一方でexon skippingは，pre-mRNAを標的にしていて，目標とするエクソン内のエクソン性スプライシングエンハンサー（exonic splicing enhancer：ESE）や周辺のイントロン内のイントロン性スプライシングエンハンサー（intronic splicing enhancer：ISE）を，ASOで認識されないようにすることで，スプライシングの際に標的エクソンをエクソンとして認識させず，mRNAに組み込まれなくすることである．代表的なものは2016年に迅速承認されたジストロフィン遺伝子を標的としたデュシェンヌ型筋ジストロフィー（Duchenne muscular dystrophy：DMD）[6]や研究レベルではfrontotemporal dementia and parkinsonism linked to chromosome 17（FTDP-17）の原因遺伝子*mapt*（Tauをコード）を標的とした例があげられる[7]．

■ RNase H依存性

RNase H依存性作用とは，DNA／RNA二本鎖のうちRNAのみを切断するエンドヌクレアーゼであるRNase Hが，一部または全部をDNAで構成するASOと標的RNAが形成した二本鎖を認識して標的RNAを分解する[8]．RNase Hは標的RNA分解後に単独となったASOを放出し，単独のASOが標的RNAを次々と分解し，高い遺伝子抑制効果を発現すると考えられる．1988年に，初めてこのRNase Hが部位特異的にDNA／RNAの二本鎖のRNAを切断する論文が発表されている．これにより単なるsteric blockingではなくて，ASOによるRNase Hを用いた治療の概念が出現した．ASOを2位が修飾された人工核酸ですべて構成すると安定性や薬物動態の改善に役には立つが，標的遺伝子と結合してもRNase Hにより認識されない[9]．そのために開発されたのがギャップマー（Gapmer）構造である（**1**）．

1987年にはGapmerの特許がWalder J.により出されており，1990年にはISIS Pharmaceuticals社（現IONIS Pharmaceuticals社〈以下，IONIS社〉）よりTm値を増強したGapmerの特許が提出されている．Gapmer構造は中央にDNA構造をもち，両端には2–5塩基の2位を修飾された核酸を配置する[10]．両端の2–3塩基以上の2位を修飾した人工核酸で十分にエキソヌクレアーゼ耐性となる．2位を修飾した人工核酸に**1**で示すように2'-O-methyl（2'-O-Me），2'-O-methoxy-ethyl（2'-O-MOE），locked／bridged nucleic acid（LNA／BNA），constrained ethyl nucleotide（cEt），2'-O, 4'-C-ethylene-bridged nucleic acids（ENA）などがある．また核酸間結合をホスホロチオエート（phosphorothioate：PS）化しておりヌクレアーゼ抵抗性と血漿蛋白との親和性が増し，腎排泄抑制効果と血中滞留性が改善されている．ヒトでは2つのタイプのRNase H（RNase H1, RNase H2）が存在する．H1はシングルペプチドでH2はヘテロ三量体として働く．RNase H1は5塩基以上連続したDNAを含んだASOが標的RNAに結合した場合に標的を切断すると考えられている[11]．H1はN末にあるRNA結合ドメインでRNA／DNAに結合し，RNAの5'末端から7–10塩基で標的RNAを切断する．

siRNA

siRNAは，3'側が2塩基突出した構造をもつ21塩基前後の短い2本鎖RNA（**2**）で，細胞内で他の分子と協調して相補的な配列を有するmRNAの切断・分解を誘導し蛋白翻訳を阻害するRNA干渉（RNA interference）という生体内に備わった遺伝子抑制機構を利用している[12]．二本鎖のsiRNAは細胞内でエンドヌクレアーゼ活性を示すAgo2（Argonuate2）などと複合体（RNA-induced silencing complex：RISC）を形成し，この複合体の中でパッセンジャー鎖（センス鎖）は解離されガイド鎖（アンチセンス鎖）

2 siRNA のメカニズム

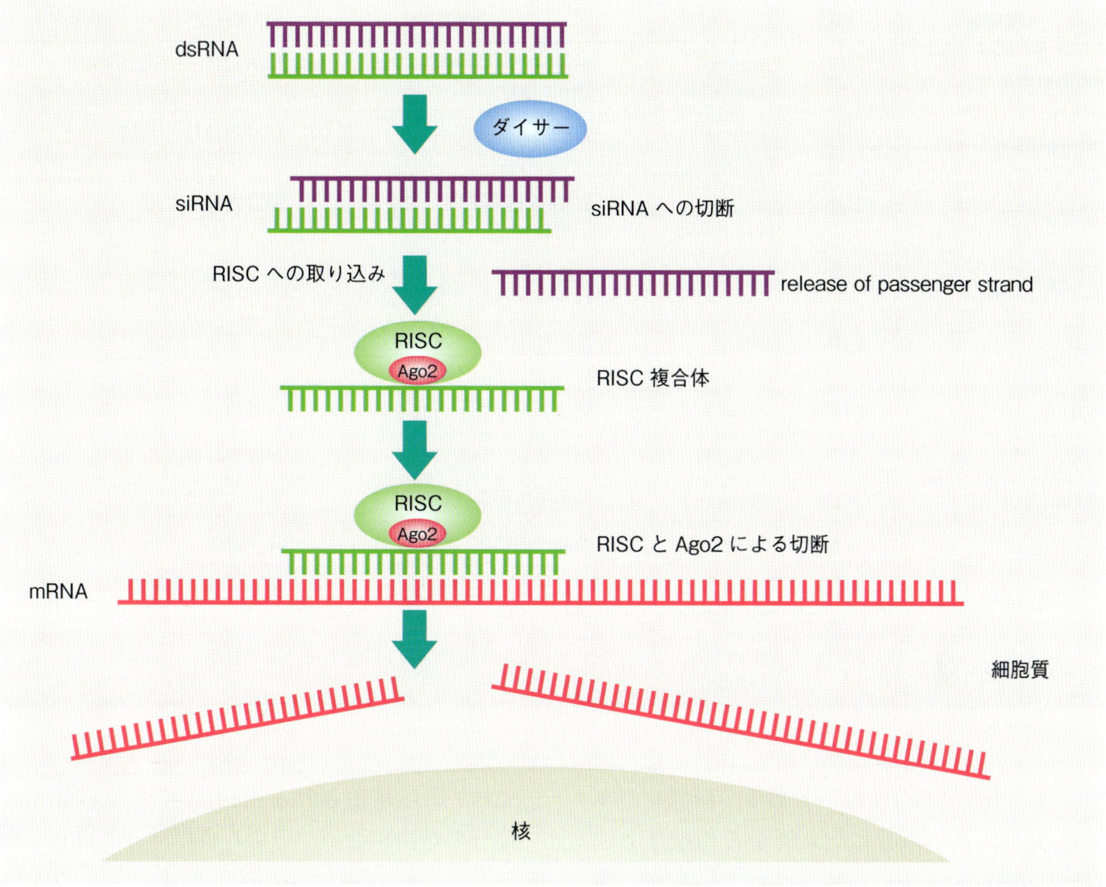

二本鎖である siRNA（small interfering RNA）は RISC（RNA-induced silencing complex）に取り込まれて一本鎖（ガイド鎖）になり，それによって活性化された RISC／ガイド鎖は配列特異的に細胞質で mRNA を切断する．
dsRNA：double stranded RNA，mRNA：messenger RNA，Ago2：Argonuate2.

が一本鎖となる．RISC 内に残ったガイド鎖が標的 mRNA を誘導して Ago2 によって標的 mRNA が切断される．ASO と同様，安定性の改善のために 2'-O-Me，2'-F など化学修飾を施される．siRNA は細胞内で再利用されながら catalytic（触媒的）に mRNA をノックダウンする．そのために，細胞内濃度が少量でも高い mRNA 抑制効果を示すことが特徴である．

一方，ASO と比較して siRNA 単独では血中滞留性が悪く，肝臓や癌組織以外へのデリバリーが困難であるためリガンドを結合するなど血中滞留性や組織移行性を高める工夫がされている．臨床試験では脂質ナノ粒子（lipid nanoparticles：LNP）や *N*-アセチルガラクトサミン（*N*-acetyl-D-galactosamine：GalNAc）などのリガンドが使われている[13]．

臨床試験への応用

現在，臨床試験が行われている疾患を**3**に示す．中枢神経疾患の場合，血液脳関門（blood-brain barrier：BBB）や血液脳脊髄液関門（blood-cerebrospinal fluid barrier：BCSFB）の存在により投与方法が限定される．BBB や BCSFB などにより外来異物や毒物の脳内の侵入を防御している．そのため薬剤の末梢からの中枢移行には脂溶性，プラス荷電，小分子（500 Da 以下）などの制限がある．残念ながら ASO は親水性，マイナス荷電であり，分子量は約 10 kDa といずれも前述の条件にあてはまらない．実際，放射線同位体で標識した ASO を静脈注射しても

3 神経筋疾患に対する主な核酸医薬品の開発状況

薬剤名	標的	作用	対象疾患	投与経路	phase
eteplirsen	DMD	Splicing modulation	デュシェンヌ型筋ジストロフィー(exon 51)	静脈投与	迅速承認
SPINRAZA™	SMN2	Splicing modulation	脊髄性筋萎縮症(Type1 に相当)	髄腔内投与	承認
SPINRAZA™	SMN2	Splicing modulation	脊髄性筋萎縮症(Type2 or 3 に相当)	髄腔内投与	III
IONIS-TTR$_{Rx}$	TTR	RNase H	家族性アミロイドポリニューロパチー	皮下投与	III
Patisiran	TTR	siRNA	家族性アミロイドポリニューロパチー	皮下投与	III
IONIS-DMPK-2.5$_{Rx}$	DMPK	RNase H	筋強直性ジストロフィー	皮下投与	II
IONIS-HTT$_{Rx}$	HTT	RNase H	ハンチントン病	髄腔内投与	II
IONIS-SOD$_{Rx}$	SOD1	RNase H	筋萎縮性側索硬化症	髄腔内投与	II
ATL1102	VLA-4	RNase H	多発性硬化症	皮下投与	II
NS-065/NCNP-01	DMD	Splicing modulation	デュシェンヌ型筋ジストロフィー(exon 53)	静脈投与	I/II
DS-5141b	DMD	Splicing modulation	デュシェンヌ型筋ジストロフィー(exon 45)	皮下投与	I/II

脳に達する割合は1%以下である．研究レベルではリガンドを利用した末梢からの投与方法(経鼻・静脈・皮下)が検討されているが，現実的には髄腔内投与で臨床試験が行われている．髄腔内投与では脊髄くも膜下投与されたASOは軟膜を通過し実質に到達する．早期に高い中枢神経濃度をもたらすことができ，薬剤投与量およびその毒性の軽減が期待できる．また長期に濃度が保たれる．動物実験モデルやヒトにおける臨床試験においてもその安全性が証明されている．これらの投与法では皮下髄液リザーバーの設置が必要となる．

脊髄性筋萎縮症(SMA)

中枢神経疾患において核酸医薬の開発が最も進んでいるのはSMAである．小児や幼児に対しての試験が，第III相試験まで進んでいた．SMAは*SMN1*遺伝子異常によるSMN蛋白が産生されない(**4**)．*SMN1*の近傍にはほぼ相同的な配列を有する*SMN2*が存在する．しかしながら，*SMN2*からはexon 7を含んだ全長のSMN蛋白質は，10～20%程度しか作られない．*SMN2*から産生される蛋白の90%はexon 7の部分の蛋白がない．そのために部分的にしか機能しない．*SMN2*のintron 7内のイントロン性スプライシングサイレンサー(intronic splicing silencer：ISS)を標的としたASO(Nusinersen, 2017年現在国内未承認)によりexon 7がsplicing outされないようにすることでSMN蛋白質を増加させ，治療につなげる．第II相試験では自然歴と比べても，無イベント期間(イベントの定義は呼吸器装着か死)が延長し，運動機能のスコアでも基礎値より上昇がみられた[5]．3回以上投与後に死亡した患者の脊髄を解析したところ，同薬剤の濃度は，動物実験で効果があった濃度より高く，脊髄のみならず，脳の運動神経でも核酸の局在が観察された．組織ではexon 7を含んだ全長の*SMN2*遺伝子が発現し，加えてSMN蛋白質の発現も確認されており，髄腔内投与での有効性が確認されている．続く第III相試験であるENDEAR試験では，乳児期発症型SMA患者を対象として試験が行われNusinersenの投与を受けた群では，治療群は運動機能が臨床的な改善を認め，かつ死亡率

4 脊髄性筋萎縮症（SMA）での exon inclusion

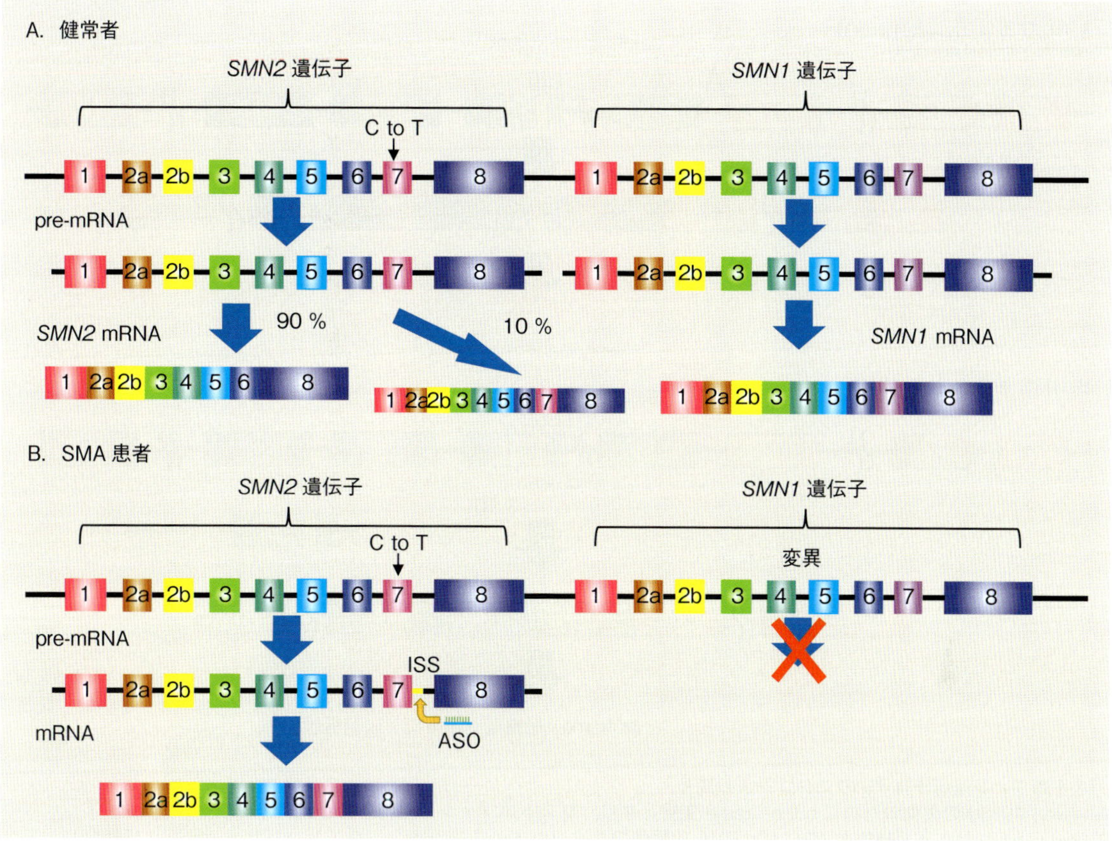

A：健常者の場合，*SMN1* および *SMN2* 遺伝子両方から SMN 蛋白質が産生される．*SMN2* 遺伝子からは exon 7 に相当する蛋白質を含んだ SMN 蛋白質が 10%程度に対して exon 7 に相当する蛋白質を欠いた SMN 蛋白質が 90%を占める．
B：患者の場合，*SMN1* 遺伝子の変異のために，*SMN1* 遺伝子から蛋白質は産生されず，*SMN2* 遺伝子からのみ蛋白質が翻訳される．しかしながら大部分は exon 7 に相当する蛋白質を欠いた SMN 蛋白質である．
そこで intron 7 にあるイントロン性スプライシングサイレンサー（ISS）を ASO にて塞ぐことにより，intron 7 が splicing out するのを防ぐ．それにより exon 7 に相当する部分を含んだ SMN 蛋白質が発現される．

の低下を有意に認めた＊1．

家族性アミロイドポリニューロパチー（FAP）

家族性アミロイドポリニューロパチー（familial amyloid polyneuropathy：FAP）に対する核酸医薬品も IONIS 社が開発を行っている．IONIS-TTR_{Rx} は FAP の原因となるトランスサイレチン（transthyretin：TTR）を標的としており，mRNA 自体の発現を抑制する．TTR が肝臓で産生されるために皮下投与で行われている．第I相試験では，血清 TTR 蛋白の最大 92％の低下が確認されている．2013 年から開始されている第 III 相試験（NEURO-TTR）では 300 mg の皮下投与で実施されている．投与群では血清 TTR 蛋白が最大 92％，平均でも 76％との低下が認められており，効果としては十分に発揮している．しかしながら一部の患者に血小板減少が認められており，今後の開発の状況に注目が集まっている．

siRNA でも Alnylam Pharmaceuticals 社が FAP に対して臨床試験を行っている．第 II 相試験で血清 TTR 蛋白の最大 96％の低下とこちらも素晴らしい効果がみられている．本薬剤は LNP をキャリアーとして開発されている．現在，第 III 相試験が開始されている．ただ並行して

＊1
Nusinersen
2016 年 10 月 28 日に米国食品医薬品局（FDA）と欧州医薬品庁に対して承認申請が行われ，2016 年 12 月 23 日に FDA から承認された（商品名：SPINRAZA™）．

5 デュシェンヌ型筋ジストロフィー（DMD）での exon skipping

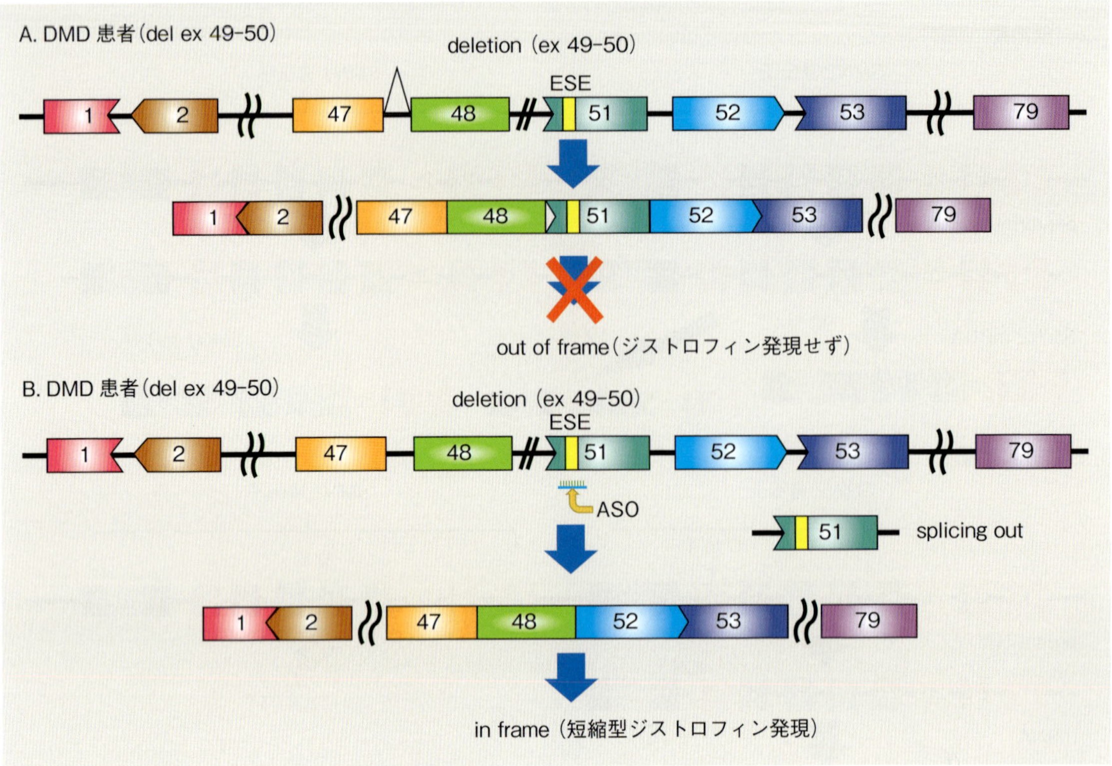

ジストロフィン遺伝子は 79 のエクソンより成る．
A：exon 49-50 の欠失のために out of frame 変異となり，ジストロフィンが発現されない．
B：exon 51 に対する相補的な ASO が mRNA 前駆体のエクソン内のスプライシングエンハンサー（ESE）に結合し，エクソンとして認識されない．そのために exon 51 が欠失し，in frame 化して，短縮型のジストロフィンが発現する．

行われている siRNA を用いた家族性アミロイド心筋症を標的とした臨床試験では神経症状悪化のために中止となっている．こちらの siRNA は GalNac をキャリアーとしており，薬剤としては同一ではないが今後の開発状況が注目される．

デュシェンヌ型筋ジストロフィー（DMD）

デュシェンヌ型筋ジストロフィー（DMD）は，本邦での罹患率は出生男児 3,300 人に 1 人で，患者数は約 3,000 人と筋ジストロフィーの中では最多である．ジストロフィン遺伝子は 79 のエクソンより成る．ジストロフィン遺伝子の変異により発症する．5のように exon 49-50 の欠失のために out of frame 変異となり，ジストロフィンが発現されない．exon 51 に対する相補的な ASO が mRNA 前駆体に結合し，スプライシングを阻害する．そのために exon 51 が欠失し，in-frame 化して，短縮型のジストロフィンが発現する．2006 年からエクソン 51 スキッピングに対する臨床試験が開始されている[4]．BioMarin 社の drisapersen（2017 年現在国内未承認）と Sarepta Therapeutics 社の eteplirsen（2017 年現在国内未承認）がある．drisapersen に関しては，残念ながら昨年末に公表された結果では有効性を判断する主要な評価項目である 6 分間歩行において治験薬投与群で有意な改善を認めず開発は中止されている[14]．一方の eteplirsen では，第 II 相試験（2b）で 6 分間歩行においてはプラセボ群に比較して有意な改善が認められた[6]．現在も全例で長期安全性・有効性を検証する試験として投与が継続中であるが，2016 年 9 月に Phase IIb の結果を受けて，FDA より迅速承認を受けている[15]．日本国内では DMD に対しては，国立精神・神経研究医療センターが日本新薬株式会社と exon 53 に対して phase I の臨床試験を終了しており，日本で phase I／II [16] を，アメリカで phase II [17] を開始している．また神戸大学が第一三共株式会社と，同じく DMD に対して exon 45 を対象に ENA を用いた phase I／II の臨床試験を開始している [18]．

筋萎縮性側索硬化症（ALS）

家族性 ALS（familial amyotrophic lateral sclerosis〈ALS〉：fALS）は ALS 全体の 5～10％を占める．fALS の原因の一つとして，*SOD1* 遺伝子の点変異がよく知られている．常染色体優性遺伝の fALS に対する核酸医薬品として，IONIS 社が *SOD1* に対する Gapmer 型 ASO を用いて，すでに第 I 相臨床試験を終了している．髄腔内投与で行われ，重篤な副作用を認めず脳脊髄液中への移行が確認されている．現在，第 II 相試験が開始されている [19]．また最近は欧米における fALS の最も多い原因遺伝子である *C9ORF72* 遺伝子（chromosome 9 open reading frame 72）が治療標的として注目されている．すでに IONIS 社は開発を明言していて，その効果が注目される．

現在，臨床試験中の神経筋疾患に対する臨床試験を **3** に示した．多発性硬化症（multiple sclerosis：MS）でもすでに臨床試験が実施され，MRI での新しい脳内病変の減少がみられるなど，期待のもてる結果となっている [20]．標的はリンパ球上の接着因子である CD49d（VLA-4）で抗体医薬のナタリズマブの標的として知られており，核酸医薬でも抗体医薬と同等，もしくはそれ以上の有効性が示せるかどうか注目される．またハンチントン病（Huntington disease）や筋強直性ジストロフィーでもすでに臨床試験が始まっている．研究レベルではアルツハイマー病・脊髄小脳変性症などでも治療が検討されている．

おわりに

ここ 30 年にわたる遺伝子解析の進歩には目覚ましいものがある．1980 年代に組換え DNA および PCR（polymerase chain reaction）技術の発明により，制限断片長多型解析，ミニサテライトなどを用いて疾患の原因遺伝子の染色体上の位置を決めていくポジショナルクローニング法で疾患遺伝子の探索が数多くなされた．これに加えて，ヒトゲノム解析とトランスクリプトーム解析により全ゲノムの約 9 割が coding，non-coding を含め RNA に転写されている．近年のゲノムワイド関連解析（genome-wide association study）において，解析により神経疾患関連遺伝子が多数見つかっている．これらの機能の解明が進めば，核酸医薬の標的遺伝子がさらに広がり，核酸による治療の可能性が高まると考えられる．神経変性疾患には未だに治療法がないものも多く，疾患の克服に向けた核酸医薬の今後の進展に期待したい．

（永田哲也，吉岡耕太郎，横田隆徳）

文献

1) Pizzorno MC, et al. trans-activation and autoregulation of gene expression by the immediate-early region 2 gene products of human cytomegalovirus. *J Virol* 1988；62（4）：1167-1179.
2) Ng EW, et al. Pegaptanib, a targeted anti-VEGF aptamer for ocular vascular disease. *Nat Rev Drug Discov* 2006；5（2）：123-132.
3) Kastelein JJ, et al. Potent reduction of apolipoprotein B and low-density lipoprotein cholesterol by short-term administration of an antisense inhibitor of apolipoprotein B. *Circulation* 2006；114（16）：1729-1735.
4) Hua Y, et al. Peripheral SMN restoration is essential for long-term rescue of a severe spinal muscular atrophy mouse model. *Nature* 2011；478（7367）：123-126.
5) Zanetta C, et al. Molecular therapeutic strategies for spinal muscular atrophies：Current and future clinical trials. *Clin Ther* 2014；36（1）：128-140.
6) Takeshima Y, et al. Modulation of in vitro splicing of the upstream intron by modifying an intra-exon sequence which is deleted from the dystrophin gene in dystrophin Kobe. *J Clin Invest* 1995；95（2）：515-520.
7) Sud R, et al. Antisense-mediated Exon Skipping Decreases Tau Protein Expression：A Potential Therapy For Tauopathies. *Mol Ther Nucleic Acids* 2014；3：e180.

8) Bennett CF, Swayze EE. RNA targeting therapeutics : Molecular mechanisms of antisense oligonucleotides as a therapeutic platform. *Annu Rev Pharmacol Toxicol* 2010 ; 50 : 259-293.
9) Monia BP, et al. Evaluation of 2'-modified oligonucleotides containing 2'-deoxy gaps as antisense inhibitors of gene expression. *J Biol Chem* 1993 ; 268 (19) : 14514-14522.
10) Teplova M, et al. Structural origins of the exonuclease resistance of a zwitterionic RNA. *Proc Natl Acad Sci U S A* 1999 ; 96 (25) : 14240-14245.
11) Cerritelli SM, Crouch RJ. Ribonuclease H : The enzymes in eukaryotes. *FEBS J* 2009 ; 276 (6) : 1494-1505.
12) Elbashir SM, et al. Duplexes of 21-nucleotide RNAs mediate RNA interference in cultured mammalian cells. *Nature* 2001 ; 411 (6836) : 494-498.
13) Coelho T, et al. Safety and efficacy of RNAi therapy for transthyretin amyloidosis. *N Engl J Med* 2013 ; 369 (9) : 819-829.
14) BioMarin Announces Withdrawal of Market Authorization Application for Kyndrisa™ (drisapersen) in Europe.
15) Sarepta Therapeutics Announces FDA Accelerated Approval of EXONDYS 51™ (eteplirsen) injection, an Exon Skipping Therapy to Treat Duchenne Muscular Dystrophy (DMD) Patients Amenable to Skipping Exon 51.
http://investorrelations.sarepta.com/phoenix.zhtml?c=64231&p=irol-newsArticle&ID=2204492.
16) デュシェンヌ型筋ジストロフィー治療剤 NS-065 の第 I / II 相 臨床試験開始についてのお知らせ.
http://www.nippon-shinyaku.co.jp/company_profile/news.php?id=2832.
17) デュシェンヌ型筋ジストロフィー治療剤「NS-065」の 米国での前期第 II 相臨床試験開始についてのお知らせ.
http://www.nippon-shinyaku.co.jp/company_profile/news.php?id=2918.
18) デュシェンヌ型筋ジストロフィー治療剤の国内臨床試験開始について.
http : //www.daiichisankyo.co.jp/news/detail/006411.html.
19) Miller TM, et al. An antisense oligonucleotide against SOD1 delivered intrathecally for patients with SOD1 familial amyotrophic lateral sclerosis : A phase 1, randomised, first-in-man study. *Lancet Neurol* 2013 ; 12 (5) : 435-442.
20) Limmroth V, et al ; ATL 1102 Study Group. CD49d antisense drug ATL1102 reduces disease activity in patients with relapsing-remitting MS. *Neurology* 2014 ; 83 (20) : 1780-1788.

II. 今後の治療法への展開

再生医療・iPS 細胞を用いた細胞移植治療

対象とする主な神経疾患 パーキンソン病，ALS，脊髄損傷

シリーズ関連書籍 パーキンソン ALS

Point

- 1980 年代からパーキンソン病に対し，中絶胎児中脳組織を用いた細胞移植治療の臨床試験が行われた歴史がある．
- 中枢神経疾患に対し，神経幹・前駆細胞や骨髄細胞を用いた再生医療が臨床試験として行われている．
- 次世代の細胞移植治療では多能性幹細胞（ES 細胞，iPS 細胞）から誘導されたドナー細胞を用いる治療が期待されている．
- iPS 細胞を用いた細胞移植治療では同種移植（アログラフト），HLA 適合移植，自家移植の可能性がある．
- パーキンソン病に対する多能性幹細胞を用いた細胞移植の臨床応用が間もなく始まる．

細胞移植の歴史

1980 年代から胎児の脳組織から得られた神経細胞を脳に移植すると，細胞が生着するという事実が動物実験で示されてきた．脳は「免疫租界」といわれるように比較的免疫反応に乏しい組織であり，そのことが脳の細胞移植が成功した一因と考えられる．1980 年代の後半から欧米を中心に中絶胎児の中脳組織を用いた移植治療がパーキンソン病（Parkinson disease）に対し試験的に行われてきた（1）．症例を選べば一定の効果が期待できる．典型的な経過のパ

1 パーキンソン病に対する胎児中脳組織を用いた移植治療

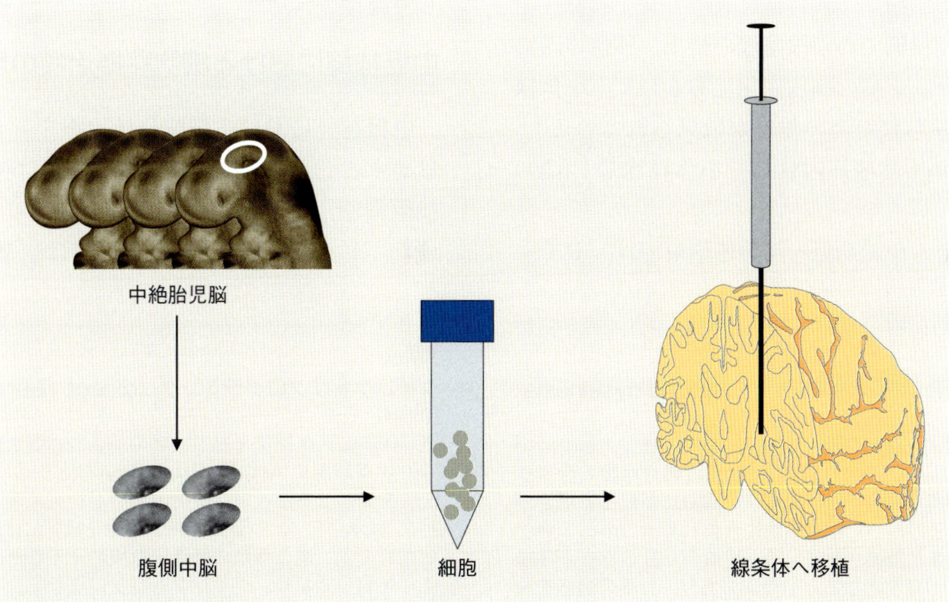

複数の胎児から腹側中脳を切り出し，分散した細胞を定位的にパーキンソン病患者の線条体に移植する．

Column

パーキンソン病に対する胎児細胞移植，二重盲検試験の考察

1980年代後半から欧米を中心に，胎児の脳組織を用いた移植治療がパーキンソン病に対して行われてきた．当初のオープンラベルの試験では著効する例も報告され，かなり期待がもたれた．しかし，続くアメリカでの二重盲検試験では，移植群全体では非移植群と比べて有意な効果が得られなかった[2,3]．サブ解析を行うと，60歳以下の比較的症状の軽い症例では有効性が確認されている[3]．近年，移植された患者の剖検例や長期成績が相次いで報告されている．それらによると10年以上経過しても移植片は患者の脳内で生存し続け，PETなどの機能画像検査では移植された細胞はドパミン神経として機能し続けると結論づけられる．なかには移植治療の効果により内服治療から完全に離脱でき，長期間経過している症例もある．内服治療からの完全離脱に至らないまでも，内服治療に対する移植ドパミン神経によるエフェクター効果により薬剤減量が期待できる．二重盲検試験の不成功の要因として，プラセボ効果，観察者のバイアス，患者選択，胎児組織の準備方法や量，不十分な免疫抑制，短いフォローアップ期間，などがあげられている．事実，同試験の2～4年のフォローアップでは機能改善とPETによる移植片でのフルオロドパの取り込みの改善がみられている．これらの結果をふまえ，現在ヨーロッパでは，中絶胎児を使った移植治療を至適化しようという臨床試験が再び行われている（TRANSEURO consortium http：//www.transeuro.org.uk/index.html)．

ターンでは症状が移植後半年ほどしてから改善し始め，5年ほどかけてプラトーに達し，以後はその状態が維持される．移植を受けた症例の中には移植治療の効果により内服治療から完全に離脱でき，長期間経過している症例も報告されている．しかし，アメリカで行われた二重盲検プラセボコントロール研究で期待された結果が得られず，移植片誘発ジスキネジア（graft induced dyskinesia)[1]の副作用が認識されるようになり，一般的な治療オプションとはなり得ていない[2,3]（Column「パーキンソン病に対する胎児細胞移植，二重盲検試験の考察」参照）．

また移植例での剖検病理の結果，移植片内にパーキンソン病の病理変化であるレビー小体様変化がみられたとの報告が散見されている[4-7]（Column「移植片内レビー小体様沈着」p.299参照）．

そもそも中絶胎児を用いる治療では，ドナー組織の供給という根源的な問題がある．そこで，幹細胞を誘導してドナー細胞としようという研究が精力的に行われてきた．特に胎性幹細胞（embryonic stem cell：ES cell）や人工多能性幹細胞（induced pluripotent stem cell：iPS cell）といった多能性幹細胞（pluripotent stem cell：PSC，後述）は増殖能が高く，さまざまな体細胞に分化誘導できる能力をもっているため，ドナー細胞の供給源として期待が集まっている．iPS細胞の臨床応用としての世界初の手術が2014年に本邦にて滲出性加齢黄斑変性症に対して施行された．

中枢神経における細胞移植治療の可能性

中枢神経における細胞移植治療を考えた際，移植するドナー細胞のソースとしては神経幹・前駆細胞，グリア前駆細胞などが考えられる（**2**）．ドナー細胞の供給源としては胎児脳から

Key words

移植片誘発ジスキネジア(graft induced dyskinesia：GID)

L-ドパによる薬剤誘発ジスキネジア（L-dopa induced dyskinesia：LID）とは別に，胎児組織移植後の合併症として移植片誘発ジスキネジア（GID）が起こる場合がある．原因の一つに移植細胞に含まれるセロトニン産生神経の関与が指摘されている．術前のLIDの存在が移植後GIDのリスクとなるという説もあり，移植の適応を決める際に重症LIDを除外すべきという意見もある．

Key words

ダイレクトリプログラミング（direct reprogramming)

2010年にスタンフォード大学のWernig博士らはマウスの皮膚細胞にAscl1，Brn2，Myt1lという3つの遺伝子を働かせることで，皮膚の細胞が神経に変化することを示した[23]．この研究はiPS細胞を経ずに体細胞の運命を変えて，違う種類の細胞に直接変えることができることを示しており，ダイレクトリプログラミングと呼ばれている．

Column

移植片内レビー小体様沈着

レビー小体はパーキンソン病の病理所見の特徴の一つであり，主要成分はリン酸化されたαシヌクレインである．胎児組織を移植され，10年以上経過した症例の剖検例において，移植されたドパミン神経細胞内にレビー小体様の病理変化がみられたという報告がある[4,5]．病的な宿主の脳に蓄積した異常蛋白が移植片に伝搬したためと考察されている[6,7]．しかし，移植片の中にレビー小体がみられたのは一部の症例のみであり，それら症例でも移植された神経の1～5%以下の神経に認められただけである．移植細胞内のレビー小体が，どの程度まで移植細胞の機能低下を及ぼすかなどの問題については現段階では未解決である．移植後10年未満の症例では宿主脳にはレビー小体がみられても，移植片内に病理変化がみられることはまれであり，加齢による病理変化のメカニズムが移植片でもある程度再現されている可能性がある．この現象が観察されたことをきっかけに，αシヌクレインの伝搬とパーキンソン病の病態生理の関係が注目され，この分野の研究が進んでいる．

2 神経およびグリア細胞による移植治療とターゲット疾患

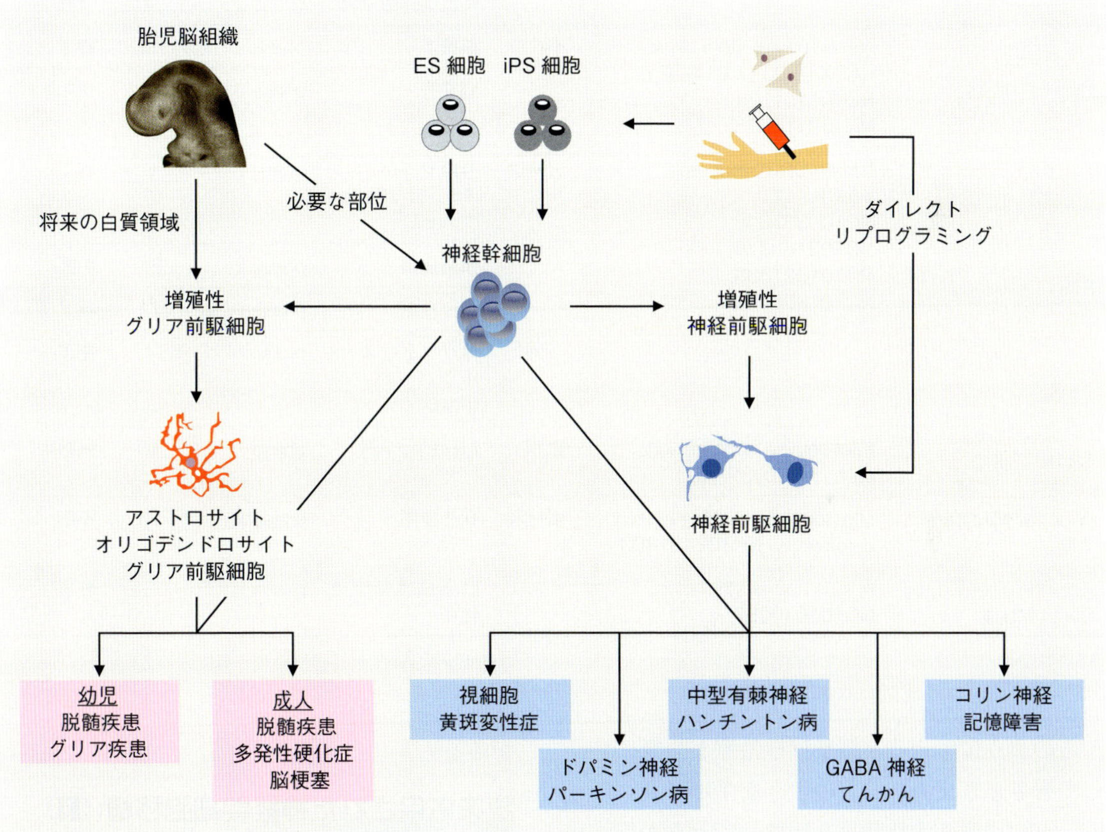

ドナー細胞のソースとしては神経幹・前駆細胞，グリア前駆細胞などが考えられる．レシピエント側の対象疾患としては，神経変性疾患，脱髄疾患，脳梗塞，脊髄損傷などの外傷，脳腫瘍などが考えられる．
ES 細胞：胎性幹細胞，iPS 細胞：人工多能性幹細胞．

採取した細胞を増殖させる方法，ES細胞，iPS細胞から必要な細胞を誘導する方法がある．最近ではiPS細胞を経ずに皮膚細胞から直接神経やグリアを誘導するダイレクトリプログラミングの技術も報告されている．一方，レシピエント側の対象疾患としてはパーキンソン病や筋萎縮性側索硬化症（amyotrophic lateral sclerosis：ALS）などの神経変性疾患，脱髄疾患，脳梗塞，脊髄損傷などの外傷，脳腫瘍などが考えられ，実際に臨床試験も行われている（3）．また，脳梗塞に対する骨髄細胞の静脈内投与も細胞移植治療といえる．

3 神経幹・前駆細胞の臨床試験

企業，グループ	細胞（製剤名）	場所	疾患	相	患者数	現在の状況
City of Hope	*E. Coli* CD-expressing neural stem cells, NCT01172964	アメリカ	再発悪性グリオーマ	phase I	15	終了
	E. Coli CD-expressing neural stem cells, NCT02015819		再発悪性グリオーマ	phase I	18	リクルート中
	carboxylesterase-expressing neural stem cells（hCE1m6-NSCs), NCT02192359		再発悪性グリオーマ	phase I	53	リクルート中
Neuralstem Inc.	fetal-derived neural stem cells, NCT01348451, NCT01730716, NCT01772810	アメリカ	筋萎縮性側索硬化症	phase I	18	試験中
			筋萎縮性側索硬化症	phase II	18	試験中
			慢性期脊髄損傷	phase I	4	試験中
ReNeuron Ltd.	human neural stem cells（CTX-0E03 or CTX-DP), NCT01151124, NCT02117635	イギリス	脳梗塞	phase I	11	終了
			脳梗塞	phase II	21	リクルート中
Stem Cells Inc	human CNS stem cells (HuCNS-SC), NCT00337636, NCT02163876, NCT01321333, NCT01005004	アメリカ	神経セロイドリポフスチン症（Batten disease）	phase I	6	終了
			頸髄損傷	phase II	31	中断
			胸髄損傷	phase I / II	12	終了
			ペリツェウス・メルツバッハー病（PMD）	phase I	4	終了
TRANSEURO	fetal-derived dopaminergic cells, NCT01898390	欧州	パーキンソン病	phase I	40	試験中
Wroclaw Medical 大学	olfactory ensheathing cells, autologous, NCT01231893	ポーランド	脊髄損傷	phase I	10	不明
Azienda Ospedaliera Santa Maria	human neural stem cells, NCT01640067	イタリア	筋萎縮性側索硬化症	phase I	6	終了

（Trounson A, et al. *Cell Stem Cell* 2015[21] より一部改変）

このように考えると細胞移植治療と一概にいってもさまざまあり，どのような治療メカニズム，どの程度の治療効果を期待して行うかに注意しなければならない．疾患により失われた神経ネットワークが，移植した神経細胞により再構築されれば，かなりの治療効果が期待できる．神経回路の再構築がなされなくても細胞からホストの神経に対する栄養因子，保護因子が分泌されても疾患によっては治療効果が期待できる場合もある．治療効果をもたらすメカニズムを科学的に示し，移植する細胞に何を期待するのかを明確にして，治療や研究を進めていく必要がある．

臨床応用された神経幹細胞移植（3）

StemCells Inc. 社によるヒト胎児由来神経幹・前駆細胞を使った臨床試験が行われている．この細胞は永久にライソゾーム酵素を産生し続け，進行した幼児の神経セロイドリポフスチン症（Batten disease）の治療に使われている．明らかな副作用は認められず，一部剖検例では細胞の生着も確認されている[8]．さらに遺伝的脱髄疾患であるペリツェウス・メルツバッハー病（Pelizaeus-Merzbacher disease：PMD）患者にも移植されている[9]．前頭葉の白質に移植された3人の患者では，中等度の神経機能の改善が認められた．頭蓋内MRIとMR spectroscopy（MRS）で移植部位の髄鞘化が確認された．これらの研究は，神経幹細胞を正しい蛋白を輸送するvehicleとして移植することにより，重症の遺伝疾患の進行を止めるというメカニズムで治療している．

しかし，他の中枢神経疾患や梗塞を治療するのはより困難である．神経，胎児細胞，間葉系細胞，骨髄細胞，臍帯血細胞，などを用いた多くの研究があるにもかかわらず，移植した幹細胞もしくはその誘導物が障害された細胞に取って代わり，神経回路を再構築し，脳卒中後の機能回復をもたらすことができるというエビデンスは限られている．

脳梗塞に関して，ReNeuron社は不死化したヒト胎児由来神経幹細胞（200万～2,000万細胞）を11人の慢性期脳梗塞患者（平均29か月）に移植したphase I studyを報告している[10]．副作用は起こらず，梗塞部位のMRIのT2 FLAIR像での回復が5人の患者で認められた．2年後のNIHSS（National Institute of Health Stroke Scale）スコアが0–5（平均2）ポイント改善した．これらの不死化した神経幹細胞は脳組織内で分散し，脳機能に対し一時的な神経保護効果をもつと考えられる．現在，梗塞後2～4か月の移植の効果を評価するphase II trialが進行中である．

ALSに対してはNeuralstem社がphase I studyを施行している．この研究では胎児脊髄由来の神経幹細胞，50万～100万細胞を腰髄，頸髄に髄内投与している．結果は，細胞関連の副作用は起こらなかったものの，生命予後に対する改善効果はほとんどみられなかった．歩行可能症例に行ったphase II studyでは200万～800万細胞を頸髄の複数部位に分けて移植する，もしくは1,600万細胞を腰髄と頸髄に移植している[11]．またイタリアのグループは，歩行不能なALS患者6例の腰髄に神経幹細胞を移植した．このphase I trialでは明らかな副作用はなかったとしている[12]．動物実験では生存期間の延長効果が認められているが，ヒトALS患者のphase II studyでは明らかな効果はまだ証明されていない．

脊髄損傷の再生にも神経幹細胞は用いられる．StemCells Inc.社はT2–11の脊髄損傷の慢性期患者12例に胎児神経幹細胞・前駆細胞の移植をphase I／II studyとして行った．障害部位の上下4か所で2,000万細胞を移植されている．細胞関連の副作用はみられず，感覚の回復と電気生理学的な反応が経時的にsegmentalに認められた．数人の患者はASIA機能障害スケール（American Spinal Injury Association impairment scale）のAからBに回復した．現在，頸髄損傷の患者でphase II trialを行っている．

グリオーマ（神経膠腫）の治療のために遺伝子操作した神経幹細胞が細胞傷害性薬剤の担体としても使われている．この戦略は神経幹細胞の腫瘍へのホーミング効果を利用している．アメリカCity of Hope（National Medical Center）の研究者らは神経幹細胞を遺伝子操作し，ある酵素を発現するようにした．この酵素は腫瘍の局所で患者に投与されたプロドラッグを強い細胞毒に転換する作用をもつ．最初のclinical studyではフルシトシン（5-FC）を5-フルオロウラシル（5-FU）に転換することが示され，患者へのプロドラッグの投与が可能であった．この治療がグリオーマの縮小に効果があるか検証中である．

脳梗塞，ALSに対する間葉系幹細胞（MSC）

Athersys社が脳梗塞後24～36時間で間葉系幹細胞（mesenchymal stem cell：MSC）の経静脈投与のphase II studyを二重盲検試験で行ったが，臨床的効果がなかった．これらMSCの静脈内投与の研究はいくつか行われているが，治療効果のメカニズムは明確には証明されていない．ALS治療に対するMSCの利用も臨床研究が行われている．脳や脊髄でのMRIの変化はみられておらず，剖検でも明らかな効果的変化はみられていない．自家MSCの髄内投与もしくは静脈内投与では，今のところ臨床的効果

4 多能性幹細胞を用いた細胞移植治療の臨床試験

領域	細胞 (製剤名)	企業，機関	場所	疾患	相	組織形態	現在の状況
網膜	hESC-RPE (MA09-hRPE)	Ocata Therapeutics	アメリカ	萎縮型加齢黄斑変性症	phase I/II	浮遊細胞	終了
		Ocata Therapeutics	アメリカ	シュタルガルト病	phase I/II	浮遊細胞	終了
		Ocata Therapeutics	イギリス	シュタルガルト病	phase I/II	浮遊細胞	試験中
		CHA Biotech (licenced from Ocata)	韓国	萎縮型加齢黄斑変性症	phase I/II	浮遊細胞	リクルート中
		CHA Biotech (licenced from Ocata)	韓国	シュタルガルト病	phase I	浮遊細胞	試験中
		UCLA	アメリカ	近視性黄斑変性	phase I/II	浮遊細胞	中断
	iPSC-RPE (autologous)	RIKEN	日本	滲出型加齢黄斑変性症	phase I	単層シート	中断
	hESC-RPE (PF-05206388)	Pfizer	イギリス	滲出型加齢黄斑変性症	phase I	単層シート	試験中
	hESC-RPE (Opregen)	Cell Cure Neurosicence	イスラエル	萎縮型加齢黄斑変性症	phase I/II	浮遊細胞	リクルート中
心筋	hESC-CD15$^+$ISL-1$^+$ cardiac progenitors	Assistance publique, Hôpitaux de Paris	フランス	重症心不全	phase I	フィブリンパッチに含有した細胞	リクルート中
膵臓	hESC-drived pancreatic endoderm (VC-01)	Viacyte	アメリカ	1 型糖尿病	phase I/II	医療機器に充填した細胞	リクルート中
中枢神経	hESC-drived oligodendrocyte progenitors (AST-OPC1)	Asterias Biotherapeutics	アメリカ	脊髄損傷	phase I	浮遊細胞	終了 (Geron 社の引き継ぎ)
	hESC-drived oligodendrocyte progenitors (AST-OPC1)	Asterias Biotherapeutics	アメリカ	脊髄損傷	phase I/II	浮遊細胞	リクルート中
	human parthenogenetic-derived neural stem cells	International Stem Cell Corporation	オーストラリア	パーキンソン病	phase I	浮遊細胞	試験中

hESC：ヒト ES 細胞，iPSC：iPS 細胞，RPE：網膜色素上皮．

(Kimbrel EA，et al. *Nat Rev Drug Discov* 2015 [22] より，現在の状況は筆者が追記)

はほとんどみられていない．

多能性幹細胞（PSC）

1998 年，James Thomson がヒト ES 細胞（human embryonic stem cell：hESC）を樹立してから多能性幹細胞（pluripotent stem cell：PSC）が再生医療に応用される可能性が議論されるようになった．多能性幹細胞は高い自己複製能だけでなく，体のあらゆる部位に分化しうる多能性をもつ．余剰凍結胚から樹立される ES 細胞には倫理的問題が内在し，研究や臨床応用への障害となっていた．2007 年にヒト iPS 細胞の報告がなされてからは，多能性幹細胞研究の主役が ES 細胞から iPS 細胞へと移った．周知のよう

5 ドナー細胞としてのドパミン神経前駆細胞の供給源

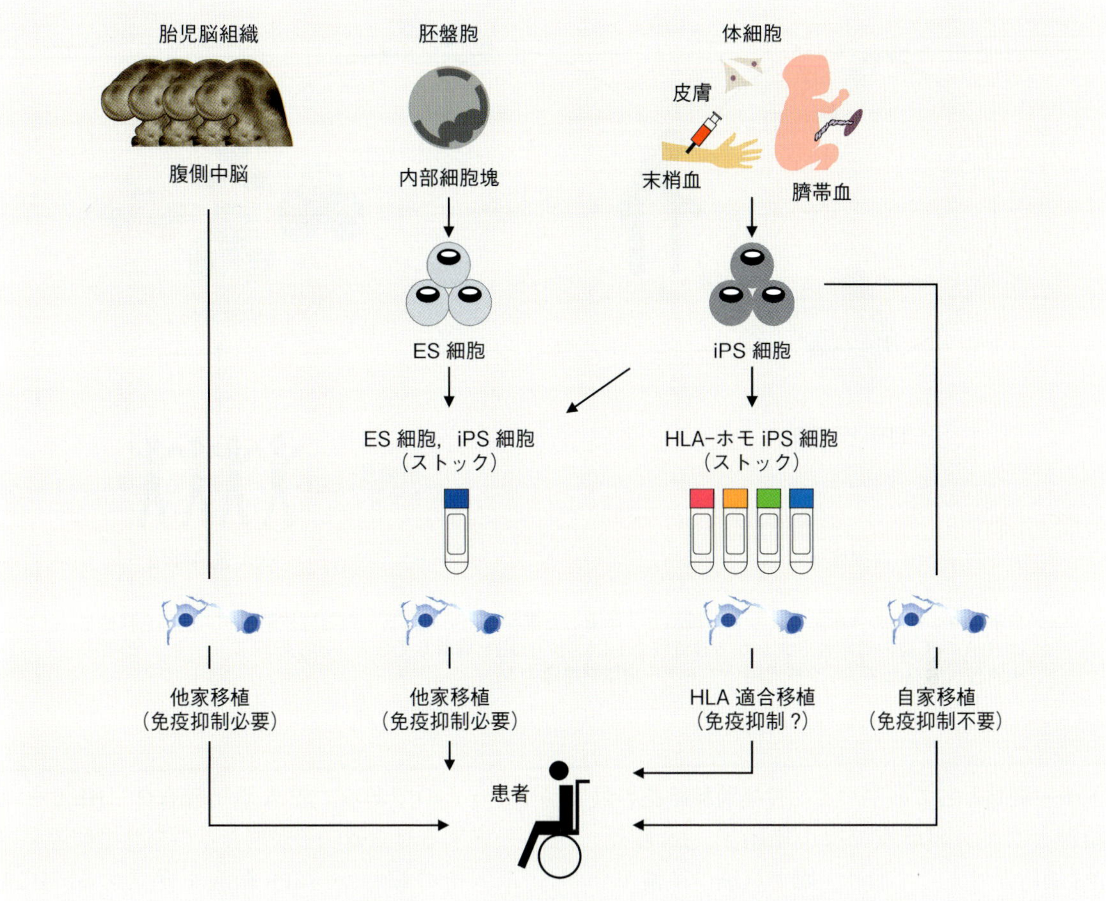

現時点で移植に十分な細胞を得られる供給源としては胎児脳組織，ES 細胞，iPS 細胞が考えられる．

に iPS 細胞は京都大学の山中らによりマウスで 2006 年に[13]，その翌年 2007 年にはヒトでの樹立が報告された．iPS 細胞は体細胞に初期化因子といわれる遺伝子などを導入して樹立される多能性幹細胞である．倫理的問題以外にも iPS 細胞のアドバンテージがある．一つは免疫原性のない自家移植が可能であること，そして患者由来の疾患モデル細胞が作れることである．近年では，ゲノムへの組み込みなしに安全性の高い iPS 細胞を樹立する技術が報告されている．

多能性幹細胞による細胞移植治療は，眼科領域で ES 細胞を用いて最初に臨床応用された．iPS 細胞を用いた臨床試験としては世界に先駆けて，2014 年 9 月に神戸の理化学研究所のチームが加齢黄斑変性症に iPS 細胞由来網膜色素上皮（retinal pigment epithelium：RPE）の自家移植を行った．2 例目は樹立した iPS 細胞が遺伝子変異をもっていたので中止になり，今後は自家移植ではなく，同種移植に切り替えて再開される予定である．ほかの臓器でも多能性幹細胞による細胞移植治療が臨床応用されつつある（**4**）．

中枢神経領域では，2010 年に Geron 社がヒト ES 細胞由来オリゴデンドロサイトを脊髄損傷患者に移植した．これは同社の経済的な理由ということで 2011 年に中断されている．3 年後に Asterias Biotherapeutics が同じ細胞を使って新たな臨床試験を行う許可を FDA から受けた．中枢神経系での次のターゲット疾患はパーキンソン病と考えられている．パーキンソン病に対しては先述したように中絶胎児を用いた細胞移植の臨床実績があるので，実現性が高い．

6 iPS 細胞を用いた自家移植と HLA 適合移植

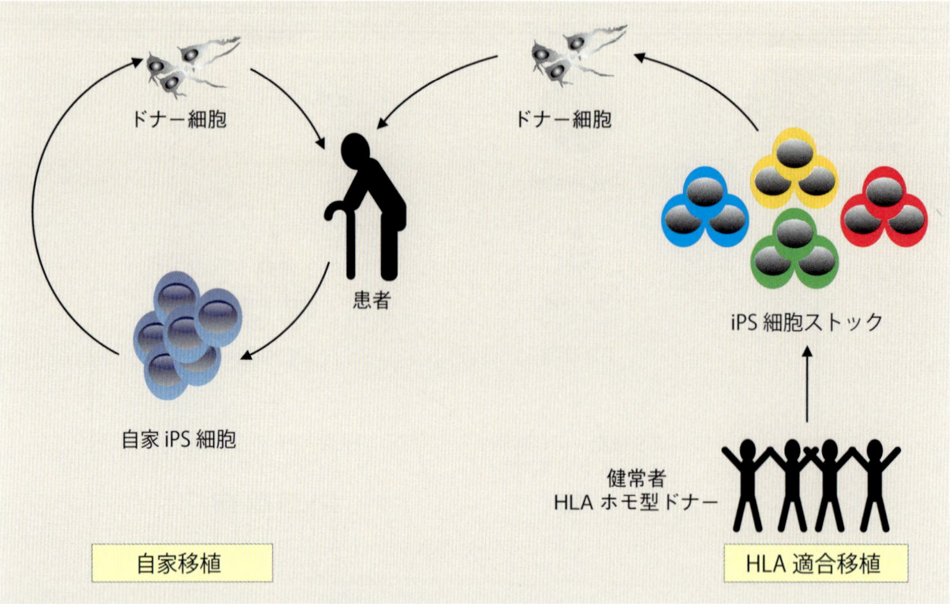

自家移植は自己の体細胞由来の iPS 細胞から誘導した細胞を用いる．ヒト白血球抗原（HLA）適合移植では HLA ホモ型の健常者ドナーから複数種の HLA 型の細胞を備蓄しておき（iPS 細胞ストック），患者の HLA 型に合ったストック株を用いてドナー細胞を誘導する．

ドナー細胞としてのドパミン神経前駆細胞の供給源として，現時点では中絶胎児，ES 細胞，iPS 細胞が考えらており，臨床試験の準備がそれぞれ進められている（5）．

iPS 細胞の可能性

先述したように，iPS 細胞は成人の体細胞を起源として樹立することができるため，ES 細胞に比べていくつかのアドバンテージがある．その一つが自家移植の可能性である．移植では免疫拒絶が問題となるが，自家移植ではドナー細胞として自家の細胞を用いるため拒絶反応は理論上ほとんど起こらない．免疫学的観点からは完璧なドナー細胞といえる．しかし，現実的には自家移植はドナー細胞の準備のために時間とコストがかかるため，将来的には一般的な治療として普及するのは難しいと考えられる．

そこで iPS 細胞の細胞ストックを用いたヒト白血球抗原（human leukocyte antigen：HLA）適合移植（6）が注目されている．これは腎移植や骨髄移植で行われているように HLA の型を適合させた移植を iPS 細胞を用いて行おうというものである．HLA ホモ接合体（HLA をコードする対立遺伝子が同じ）の細胞提供者を捜し，その細胞から iPS 細胞を樹立する．HLA は細胞表面に発現する蛋白で，臓器移植をする際の免疫拒絶反応に関与している．骨髄移植などではドナーとレシピエントの間で HLA-A, -B, -DR という 3 つの遺伝子の型が一致している場合に移植成績がよいことが知られている（7）．もし HLA3 座（HLA-A, -B, -DR）がホモの iPS 細胞株を 50 株集めれば，73％の日本人の移植に利用できるという試算がある[14]．ただし，他のマイナーな HLA や非 HLA 抗原の存在，およびナチュラルキラー細胞による免疫反応などもあり，これだけですべての拒絶反応が制御されるわけではない．

また，自家移植の将来性がまったくないわけではなく，患者自身の iPS 細胞を樹立するオプションも残しておくべきだと考えられる．自家移植，HLA 適合移植にはそれぞれのアドバンテージ，ディスアドバンテージがある（8）．また，神経系への細胞移植では免疫反応が他の臓器に比べ軽いので，HLA 不適合の同種移植

7 HLA 適合移植の概念

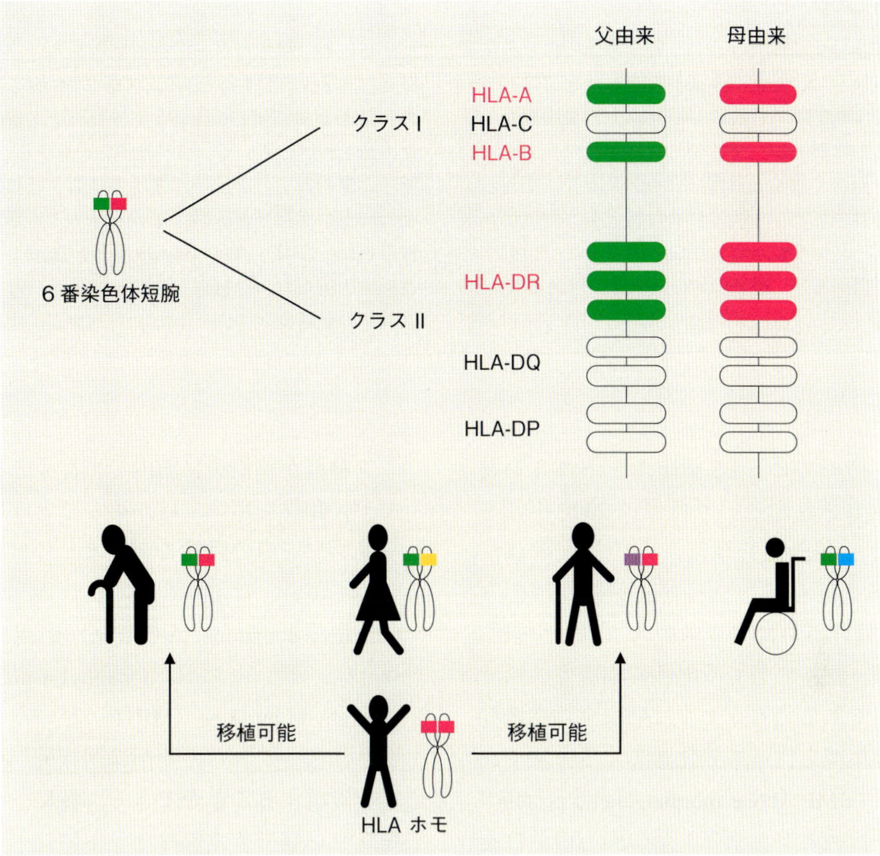

ヒト白血球抗原（HLA）は 6 番染色体短腕に遺伝子座があり，通常は父母に由来する対立遺伝子を受け継いでいる．臓器移植における拒絶反応は HLA の適合性に影響を受け，特に HLA-A，-B，-DR の一致が移植成績を向上させる．まれに，この HLA-A，-B，-DR の対立遺伝子が同じホモ型の HLA をもつ人がいる．このような人の血液や皮膚から HLA-ホモ iPS 細胞を樹立すると，これから誘導した細胞は同じ遺伝子をもつレシピエントには自己と認識されるため，移植治療に使用できる．

8 自家移植と HLA 適合移植の比較

	自家移植	HLA 適合移植
免疫拒絶反応	なし	なし or 少
免疫抑制薬	不要	あった方がいい？
コスト	高	低
細胞準備期間	6 か月	なし（細胞製剤化）
ドナー細胞	•疾患感受性の可能性？ •iPS 細胞樹立や分化誘導効率にばらつき •前評価に限度	•健常者由来 •品質が安定 •術前評価が十分可能

でも軽い免疫抑制療法を併用するだけで拒絶反応をコントロールできる可能性が高い．対象臓器それぞれでコスト，リスク，ベネフィットのバランスを考慮し，どのストラテジーが現実的かを見極める必要がある．

パーキンソン病に対する iPS 細胞を用いた細胞移植

ドパミン神経分化誘導に関しては，ES 細胞からも iPS 細胞からも同じ方法で分化誘導が可

Column

ソーティング

幹細胞から分化誘導を行うと，分化方向および分化度がある程度ばらついた細胞集団となる．分化プロトコールがいかに優れていても目的の細胞に100%の割合で分化誘導するのは難しい．そこで，細胞表面マーカーに対する抗体を用いて細胞を選別（ソーティング）するという方法が有効である．一般的には蛍光標識した抗体を用いてFACS（fluorescent activated cell sorting）という機器を用いるか，磁気標識した抗体を用いるMACS（magnetic activated cell sorting）というシステムが利用される．筆者らは多能性幹細胞由来ドパミン前駆細胞をソーティングするために，中脳のfloor plateのマーカーであるCORINに対する抗体を用い，FACSを用いた方法を採用している．目的細胞を選別することにより，移植効果の向上，ならびに腫瘍化リスク低減により安全性の向上が期待できる[20]．しかし一方で，臨床応用には残存抗体，GMP（**Key words**参照）環境下で使用可能な機器の選択および管理，スケールアップのための効率性などの問題をクリアーしなければならない．

能である．初めてヒトES細胞からドパミン神経が分化誘導されたという報告は2002年にさかのぼる[15]．多能性幹細胞からの神経誘導法は従来から大別して2つの方法が行われてきた．1つは株化されたマウスのストローマ細胞をフィーダー細胞にして多能性幹細胞と共培養を行う方法である．もう1つは細胞を浮遊培養し，細胞凝集塊を作って分化誘導する方法である．近年，BMP（bone morphogenetic protein：骨形成因子）系とアクチビン系の両方の活性を薬剤で阻害すると高率に神経分化することが報告されており，神経分化誘導系での標準方法となりつつある[16,17]．

パーキンソン病の移植治療で必要とされるドパミン神経は中脳腹側に存在する．iPS細胞からの誘導でも中脳腹側型のドパミン神経を効率よく分化誘導する必要がある．これには発生学の知識を応用し，そこで働いているサイトカインや成長因子を培地に添加することで目的とする中脳腹側の細胞を誘導することが可能となった．具体的にはソニックヘッジホッグ（sonic hedgehog：SHH），線維芽細胞増殖因子（fibroblast growth factor：FGF）8，Wnt刺激剤などが用いられる．分化誘導した細胞集団は多くのドパミン神経を含むが，より純度を高め，安全性と有効性を高めるために目的細胞に特異的な細胞表面マーカーを用いてFACS（fluorescent activated cell sorting）によるソーティングが行われることが多い（**9**）（**Column**参照）．

このようにしてiPS細胞から誘導されたドパミン神経が移植後に脳内で機能するかどうかはモデル動物を用いて確かめることができる．パーキンソン病の動物モデルとしては薬剤障害モデルが一般的である．ラットには6-hydroxydopamine（6-OHDA）が用いられ，マウス，サルには1-methyl-4-phenyl-1, 2, 3, 6-tetrahydropyridine（MPTP）という神経毒が使用される．これらの薬剤は選択的にドパミン神経を破壊することができる．特に，サルのパーキンソン病モデルではラットに比べてヒトパーキンソン病により類似した運動障害を呈する．これらの薬剤障害モデルにヒトiPS細胞由来のドパミン神経を移植すると，運動障害の改善が認められる．さらに，組織学的にも移植されたドパミン神経が線条体に生着し突起を伸ばしていることが確認される．

臨床応用を目指し，筆者らはサルおよびラットのモデルを使用してヒトES，iPS細胞由来ドパミン神経の移植の実験を行ってきた．いずれも行動改善が認められ，移植片の症候性増大，癌化などは認められなかった[18-20]．PET，MRIによる画像検査，最終段階での病理学的解析に

Key words

good manufacturing practice（GMP）

医薬品などの製造者が守るべき製造管理および品質管理の基準である．もとはアメリカFDAが1983年に制定した基準であるが，各国がこれに準ずる基準を設けている．ハード面，ソフト面について原材料の入荷から製造，最終製品の出荷に至るすべての過程において，製品が「安全」に作られ，「一定の品質」が保たれるように細かく法令で規定されている．

9 多能性幹細胞からのドナードパミン神経前駆細胞の分化誘導

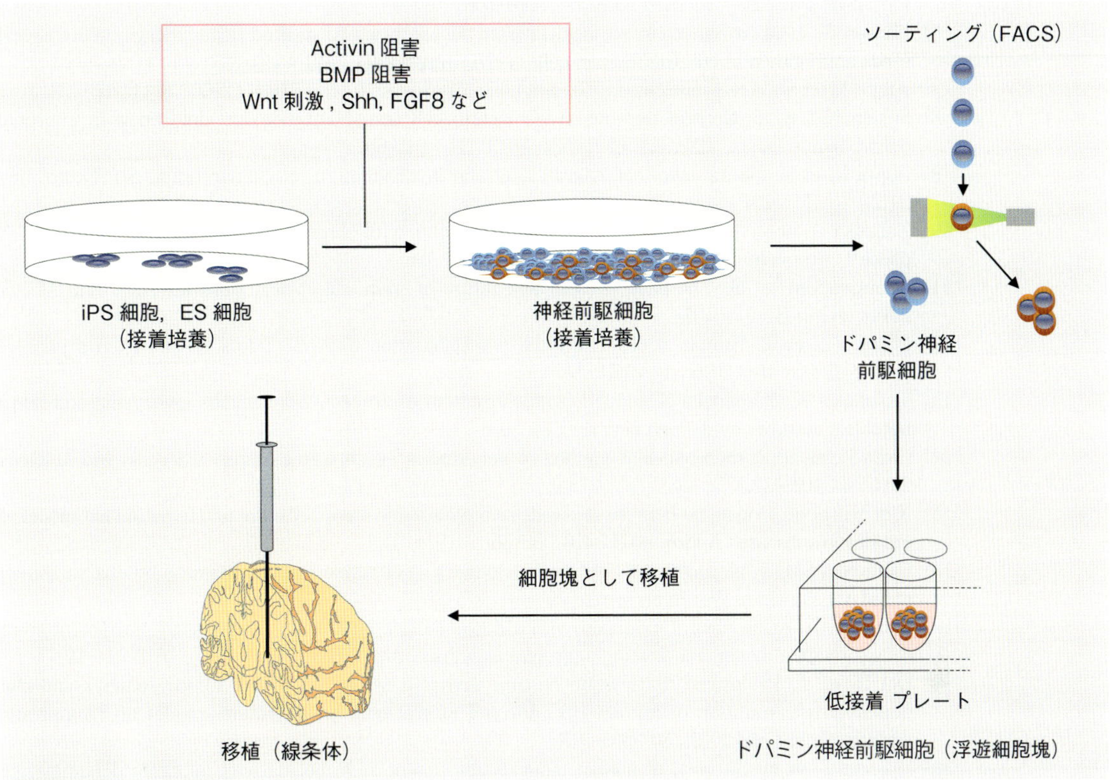

各種阻害剤，サイトカイン，成長因子などを用いて高率に中脳腹側型の神経を分化誘導できる．さらに目的細胞であるドパミン神経前駆細胞の純度を高めるためにFACSを用いたソーティングを行う．低接着プレート上で浮遊細胞塊として培養し，最終的に線条体へ移植する．

おいても，ドパミン細胞の機能的生着が確認されている．このような実験動物を用いた非臨床試験で有効性，安全性が確認されたので，臨床応用に向けた準備が世界中で始まっている．品質を管理するためにはGMP（good manufacture practice）基準で細胞を調整する必要がある．移植細胞の調整は臨床用の細胞調整室（Cell Processing Center：CPC）で行う必要があり，iPS細胞の樹立から最終ドナー細胞までのいくつかのステップで細胞の評価を行う．これにはドパミン神経のマーカー解析はもちろん，核型解析，プラスミドの残存，ゲノム解析，汚染検査，免疫染色，多能性マーカーの定量PCR（qPCR）などが含まれている．2017年現在，日本ではHLAホモのiPS細胞株から樹立した細胞を用い，欧米ではES細胞由来の細胞を用いて，パーキンソン病に対する細胞移植治療の臨床試験が計画されている．

（森実飛鳥，髙橋　淳）

文献

1) Lane EL, Winkler C. L-DOPA- and graft-induced dyskinesia following transplantation. *Prog Brain Res* 2012；200：143-168.
2) Olanow CW, et al. A double-blind controlled trial of bilateral fetal nigral transplantation in Parkinson's disease. *Ann Neurol* 2003；54：403-414.
3) Freed CR, et al. Transplantation of embryonic dopamine neurons for severe Parkinson's disease. *N Engl J Med* 2001；344：710-719.
4) Li JY, et al. Lewy bodies in grafted neurons in subjects with Parkinson's disease suggest host-to-graft disease propagation. *Nat Med* 2008；14：501-503.

5) Kordower JH, et al. Lewy body-like pathology in long-term embryonic nigral transplants in Parkinson's disease. *Nat Med* 2008；14：504-506.
6) Hansen C, et al. α Synuclein propagates from mouse brain to grafted dopaminergic neurons and seeds aggregation in cultured human cells. *J Clin Invest* 2011；121：715-725.
7) Angot E, et al. Are synucleinopathies prion-like disorders? *Lancet Neurol* 2010；9：1128-1138.
8) Selden NR, et al. Central nervous system stem cell transplantation for children with neuronal ceroid lipofuscinosis. *J Neurosurg Pediatr* 2013；11：643-652.
9) Gupta N, et al. Neural stem cell engraftment and myelination in the human brain. *Sci Transl Med* 2012；4：155ra137.
10) Kalladka D, et al. Human neural stem cells in patients with chronic ischaemic stroke (PISCES)：A phase 1, first-in-man study. *Lancet* 2016；388：787-796.
11) Thomsen GM, et al. The past, present and future of stem cell clinical trials for ALS. *Exp Neurol* 2014；262 Pt B：127-137.
12) Mazzini L, et al. Human neural stem cell transplantation in ALS：Initial results from a phase I trial. *J Transl Med* 2015；13：17.
13) Takahashi K, Yamanaka S. Induction of pluripotent stem cells from mouse embryonic and adult fibroblast cultures by defined factors. *Cell* 2006；126：663-676.
14) Okita K, et al. A more efficient method to generate integration-free human iPS cells. *Nat Methods* 2011；8：409-412.
15) Kim JH, et al. Dopamine neurons derived from embryonic stem cells function in an animal model of Parkinson's disease. *Nature* 2002；418：50-56.
16) Chambers SM, et al. Highly efficient neural conversion of human ES and iPS cells by dual inhibition of SMAD signaling. *Nat Biotechnol* 2009；27：275-280.
17) Morizane A, et al. Neural induction with a dopaminergic phenotype from human pluripotent stem cells through a feeder-free floating aggregation culture. *Methods Mol Biol* 2013；1018：11-19.
18) Doi D, et al. Prolonged maturation culture favors a reduction in the tumorigenicity and the dopaminergic function of human ESC-derived neural cells in a primate model of Parkinson's disease. *Stem Cells* 2012；30：935-945.
19) Kikuchi T, et al. Survival of human induced pluripotent stem cell-derived midbrain dopaminergic neurons in the brain of a primate model of Parkinson's disease. *J Parkinsons Dis* 2011；1：395-412.
20) Doi D, et al. Isolation of human induced pluripotent stem cell-derived dopaminergic progenitors by cell sorting for successful transplantation. *Stem Cell Reports* 2014；2：337-350.
21) Trounson A, McDonald C. Stem cell therapies in clinical trials：Progress and challenges. *Cell Stem Cell* 2015；17：11-22.
22) Kimbrel EA, Lanza R. Current status of pluripotent stem cells：Moving the first therapies to the clinic. *Nat Rev Drug Discov* 2015；14：681-692.
23) Vierbuchen T, et al. Direct conversion of fibroblasts to functional neurons by defined factors. *Nature* 2010；463 (7284)：1035-1041.

Further reading

• Barker RA, et al. Fetal dopaminergic transplantation trials and the future of neural grafting in Parkinson's disease. *Lancet Neurol* 2013；12：84-91.
パーキンソン病に対する胎児中脳移植について詳しく学びたい人にお勧め

• Trounson A, McDonald C. Stem cell therapies in clinical trials：Progress and challenges. *Cell Stem Cell* 2015；17：11-22.
幹細胞を使った臨床研究について詳しく学びたい人にお勧め

II. 今後の治療法への展開

治療法開発に向けて

神経疾患治療薬開発の動向

神経疾患のレギュラトリーサイエンスの現状と今後

Point

- 医師主導治験の導入や日本を含む国際共同治験の増加により，治療薬開発の動向は大きく変化してきた．
- 医薬品開発における基本的なルールとして，薬機法および関連法令・通知とICHガイドラインがある．
- 治験に関する新しい制度として，先駆け審査指定制度や人道的見地から実施される治験（拡大治験）が始まった．
- 医薬品の開発動向は，データ標準（CDISC標準），患者レジストリ，電子カルテデータ活用等の新しい動きでさらに変化していく．

神経疾患には難病・希少疾病に該当する疾患が多く存在し，いまだに有効な治療選択肢が限られている，または存在しない疾患も少なくない．しかし，近年になり遺伝子・再生医療や核酸医薬品等の新しい技術に基づく医薬品等の開発が進みつつあり，神経疾患の新たな治療選択肢の開発が進むことが期待されている．本邦の医薬品等の開発をとりまく環境は，法令の改正，臨床研究・治験の活性化に向けた各種の研究事業，国際的な規制調和の取組み等により大きく発展してきている．これに伴い，アカデミア（大学や，質の高い臨床研究を進める医療機関・研究機関）や医療現場が治験等において果たす役割も拡大し，本邦の医薬品等の開発における多様性は増してきている．さらに，行政および規制当局によりレギュラトリーサイエンスの推進に向けたさまざまな取組みも行われており，今後も医薬品等の開発環境は発展していくと考えられる．

医薬品等の開発動向およびその背景にある開発環境の変化を理解することは，医薬品等の開発に携わる者だけではなく医薬品等を使用する

Column

レギュラトリーサイエンスと医薬品開発

レギュラトリーサイエンスとは，1987年に内山 充博士（国立衛生試験所）により提唱された医薬品の開発・規制において重要な概念の一つである．内山博士はレギュラトリーサイエンスを「我々の身の回りの物質や現象について，その成因や機構，量的と質的な実態，及び有効性や有害性の影響を，より的確に知るための方法を編み出す科学であり，次いでその成果を用いてそれぞれを予測し，行政を通じて国民の健康に資する科学である」と定義した[12]．医薬品医療機器総合機構（PMDA）はレギュラトリーサイエンス推進を掲げ，レギュラトリーサイエンスに関する研究を行うとともに規制当局としての考え方を広く公表・発信していくことを示している．このような流れのなかで，第4期科学技術基本計画（2011〈平成23〉年8月19日閣議決定）ではレギュラトリーサイエンスを「科学技術の成果を人と社会に役立てることを目的に，根拠に基づく的確な予測，評価，判断を行い，科学技術の成果を人と社会との調和のうえで最も望ましい姿に調整するための科学」と定義し，レギュラトリーサイエンスを推進するためのさまざまな取組みが行われている．医薬品開発におけるレギュラトリーサイエンスを推進すること，すなわち国民の健康のために科学技術の成果を人と社会の調和のうえで国民に届けることは，新たな医薬品の開発促進につながるだけではなく，より良い形で医薬品を患者に届けることにもつながる．

1 コモン・テクニカル・ドキュメント（CTD）の概念図

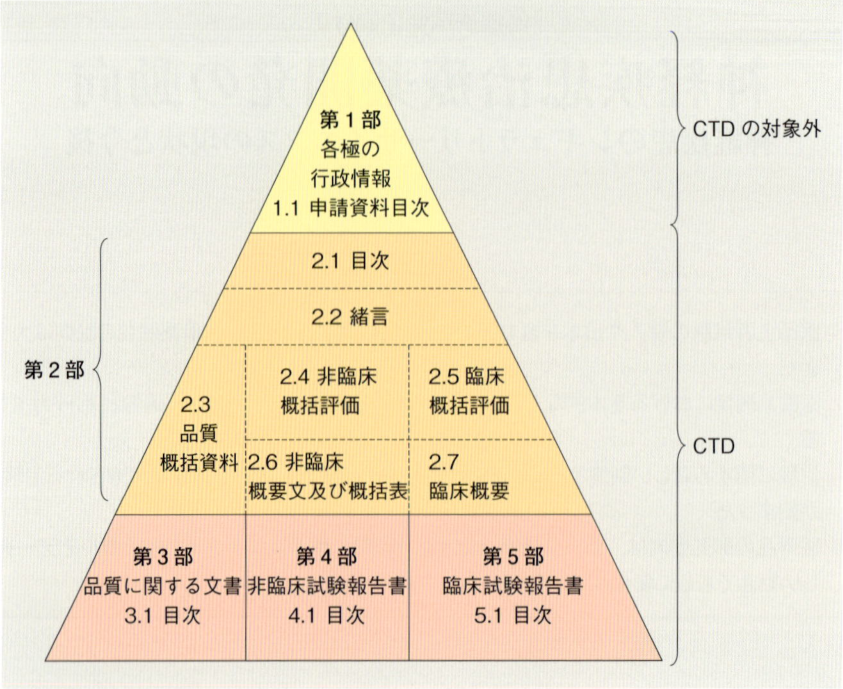

ICH-M4 新医薬品の製造又は輸入の承認申請に際し承認申請書に添付すべき資料の作成要領について示す.
（ICH-M4 新医薬品の製造又は輸入の承認申請に際し承認申請書に添付すべき資料の作成要領について 別紙 1[1] より）

すべての医療者にとって有用と考えられる.

治療薬開発動向に影響を与えたトピック

医師主導治験の導入と留意点

2002 年の薬事法改正により製薬企業等と同様に医師自らによる治験の届出および実施が可能となり，医薬品等の開発においてアカデミアが担える役割が拡大した．医師主導治験が導入される以前のアカデミアの役割は，基礎研究により医薬品の候補となる化合物（創薬シーズ）を発見し製薬企業等に移行することや製薬企業が実施する治験の実施施設に加わる等が主なものであった．医師主導治験が導入されたことにより，アカデミアの基礎研究や医療現場のニーズに直結した治験が実施されるようになった．神経疾患を対象とした医師主導治験には，球脊髄性筋萎縮症（bulbospinal muscular atrophy）に対するリュープロレリン酢酸塩，デュシェンヌ型筋ジストロフィーに対する NS-065／NCNP-01 等があり，いずれも有効な治療選択肢がなく医薬品開発が強く望まれている疾患である．

医師主導治験が終了した後には，製薬企業等がコモン・テクニカル・ドキュメント（Common Technical Document〈CTD〉，**1**[1]）と呼ばれる製造販売承認申請に必要な書類を作成し，医薬品医療機器総合機構（Pharmaceuticals and Medical Devices Agency：PMDA）に対して申請を行う必要がある．製造販売承認申請を行うことができるのは製造販売業許可を有する製薬企業に限られており，医師やアカデミアが自ら申請を行うことはできない．したがって，医師主導治験を実施した医師・アカデミアは CTD の一部となる治験総括報告書を適正に作成するとともに，製造販売承認申請を行う製薬企業等を考慮した開発プランを考えておく必要がある．

ドラッグ・リポジショニング

治療薬の開発には，今までヒトに投与されたことのない新規の化合物を用いた開発と，すで

ディベート

ドラッグ・リポジショニング

ドラッグ･リポジショニングにはさまざまな概念が含まれて，いくつかの用語が提唱されている．水島によると，①すでに医薬品として承認されている医薬品を，薬剤の新たにわかった作用メカニズムに基づき別の疾患に対する治療薬として開発するものをドラッグ・リポジショニング（狭義），②すでに知られている作用メカニズムに基づき別の疾患に対する治療薬として開発するものをドラッグ・リパーパシング，③何らかの理由により開発が中止された医薬品の復活を目指して開発を行うものをドラッグ･レスキューと定義し，これら３つを総称してドラッグ・リポジショニング（広義）と呼ぶとしている．また，すでに承認されている医薬品の作用メカニズムを最新の研究手法を用いて網羅的に解析し，主作用機序の解明，新薬効の発見または副作用機構の解明を進め，ドラッグ･リポジショニング（狭義）や副作用治療法の確立を図ることをドラッグ・リプロファイリングと呼んでいる[2)]．

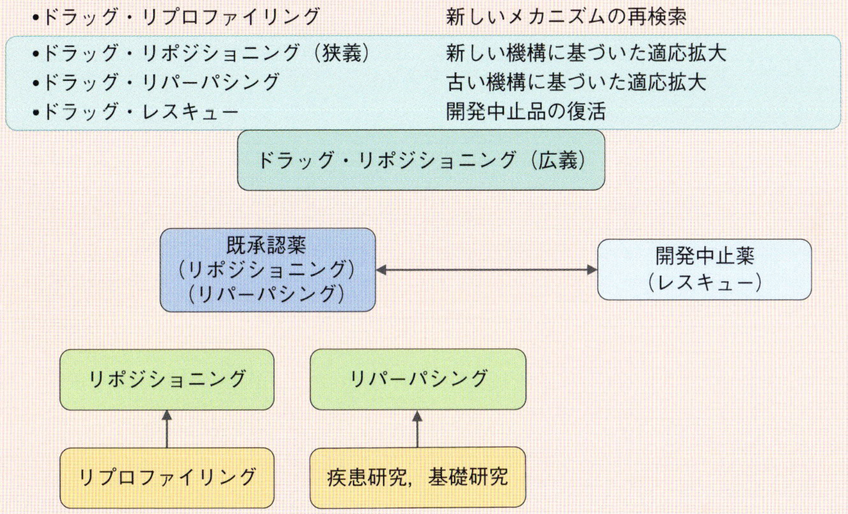

に何らかの疾患に対して有効性が認められ医療現場で使用されている医薬品を別の疾患の治療薬として開発するものがある．後者はドラッグ・リポジショニングと呼ばれ，医薬品開発の一つの方法として注目されている（**ディベート**参照）．

新規化合物を用いた開発では，非臨床試験として動物を用いた薬理学的試験や毒性試験等を行った後に，ヒトを対象とした臨床試験が第I相試験，第II相試験，第III相試験と段階的に実施される．一方で，すでに他の疾患に対して医療現場で使用されている医薬品を新たな別の疾患の治療薬として開発する場合は，過去に実施された非臨床試験および臨床試験の結果を利用することができれば，開発対象となる疾患に対して必要な試験のみを実施することで開発を進めることが可能となる．特に，他の疾患に対して認められている用法・用量の範囲内で新たな別の疾患に対する開発を行う場合には，低用量から単回投与および反復投与を行い安全性と忍容性を確認することを目的とした第I相試験を実施せずに開発を進めることができる場合がある．ドラッグ・リポジショニングにより神経疾患の治療薬として開発された医薬品には，パーキンソン病（Parkinson disease）に対するゾニサミド（抗てんかん薬として承認あり），筋萎縮性側索硬化症に対するエダラボン（急性期脳梗塞の治療薬として承認あり）等がある．ドラッグ・リポジショニングの利点として，新規化合物と比較して必要な試験が少なくなるため開発着手から承認申請までの期間が短縮できる

2 国際共同治験（GCT）の推移

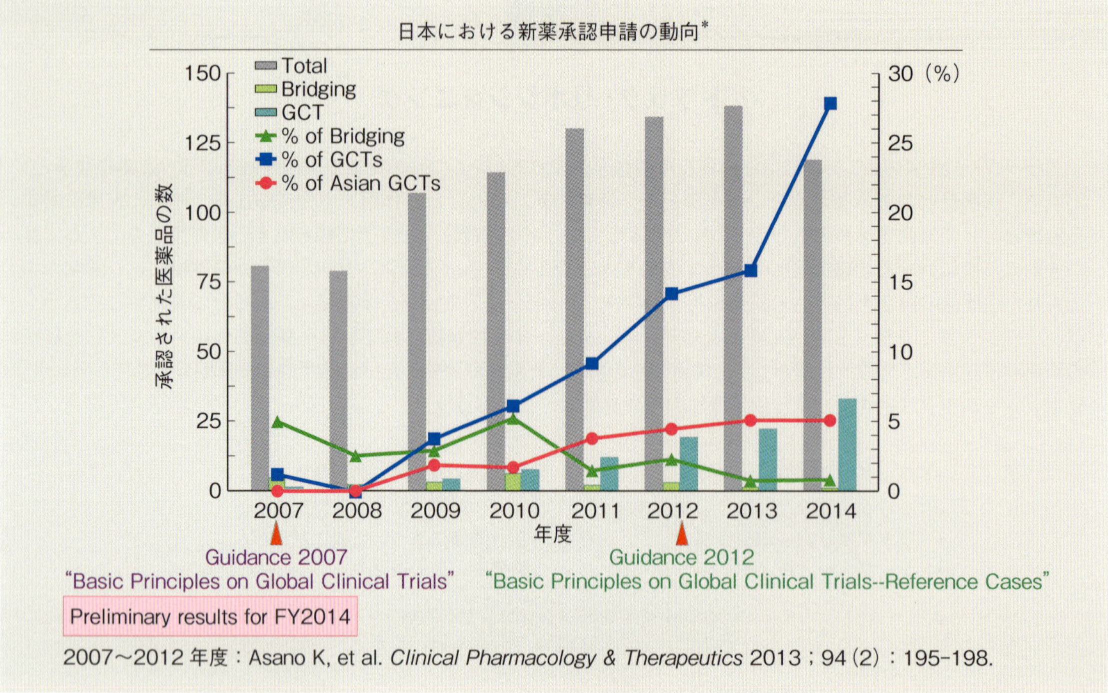

* ブリッジング試験，国際共同治験，アジア地域の国際共同治験の推移.

（小室美子．神経治療 2016[3] より）

だけではなく，ヒトでの安全性が一定程度確認されていることから医師主導治験として取組みやすい等があげられる.

国際共同治験

医薬品等の開発では，複数の国または地域で同一の治験実施計画書に基づく治験が行われる場合があり，国際共同治験（global clinical trial：GCT）と呼ばれる．国際共同治験に日本が参加する件数は増加傾向にあり（2 [3]），その背景として医薬品規制調和国際会議（International Council for Harmonisation of Technical Requirements for Pharmaceuticals for Human Use：ICH）によるガイドライン作成等の日本を含めた国際共同治験の実施環境が整ってきたことがある．神経疾患でも国際共同治験で開発が進められた医薬品として，神経障害性疼痛に対するプレガバリンやパーキンソン病に対するプラミペキソール塩酸塩水和物等がある．患者数が少ない等の理由により単独の国または地域で治験に必要な被験者の集積が困難な疾患では，国際共同治験は重要な開発戦略の一つとなる．国際共同治験では，民族差や医療環境の違いを考慮した治験実施計画が求められるだけではなく，日本の場合は臨床評価における言語の相違（評価スケール等）も考慮する必要がある．国際共同治験に日本から参加できるような環境整備には，診断基準や診療ガイドライン等の面からアカデミアの果たす役割も大きい．今後も，神経疾患を対象とした医薬品等の開発における国際共同治験の役割が増していくと考えられる.

Memo

臨床評価スケールの日本語版

国際的に使用されている臨床評価スケールは英語で作成されている場合が多い．英語で作成された臨床評価スケールを日本で使用する場合には，日本語版の作成が必要となる．日本語版の作成は，単に翻訳をするだけではなく英語版と日本語版が同等の評価ができるものであることを確認するため，妥当性・信頼性を確認するバリデーションを行う必要がある.

医薬品開発におけるルール

法令・通知とガイドライン

医薬品等の開発を行う場合，開発者は日本の法令に基づくとともに，国内および国際的に定められているガイドライン・ガイダンス等を参考に開発計画を立案・実施することとされている．最も基盤となる法律は「医薬品，医療機器等の品質，有効性及び安全性の確保等に関する法律（略称：薬機法）」であり，加えて薬機法の施行規則や医薬品の臨床試験の実施の基準に関する省令（GCP 省令）等により詳細な内容が示されている．GCP（good clinical practice）は治験を行う際に被験者の権利と安全を確保するとともに，科学的かつ信頼性のあるデータを得るための国際的なルールであるが，薬機法では厚生労働省が定める基準という位置づけで治験を実施する際に従うべきルールとして定めている．さらに薬機法や GCP を適正に用いて治験を実施するための具体的な説明やルールは，厚生労働省の局長通知や課長通知，事務連絡として発出されている[4]．

日本の法令とは別に，日本・米国・ヨーロッパが中心となり医薬品の規制調和を目的として組織された ICH（医薬品規制調和国際会議）では，規制当局と業界団体が中心となり医薬品開発に関する考え方をまとめ，ガイドラインとして作成・発行している．ガイドラインは品質（Quality），非臨床（Safety），臨床（Efficacy），複合領域（Multidisciplinary）の 4 分野に分かれて作成されており，治験に関するものは臨床領域のガイドラインとして作成されている．GCP は，ICH が作成する臨床領域のガイドラインの一つとして国際調和の下に作成されており〔ICH-E6（R1）〕，国際共同治験を行う際の重要な基盤となっている．

これらの法令や ICH ガイドライン以外に，厚生労働省および PMDA から医薬品の開発に関わるさまざまなガイドラインが発出されており，PMDA のウェブサイトで整理された形で示されているので参照されたい[5]．

薬機法

薬機法の前身となる薬事法は 1960 年に医薬品等の品質，有効性および安全性の確保等により，保健衛生の向上を図ることを目的として制定された．薬事法・薬機法により医薬品等の製造・販売・流通に関するルールが定められ，治験を実施する場合には GCP に従って行うことが規定されている．2014 年の薬事法の改正により，名称が「医薬品，医療機器等の品質，有効性及び安全性の確保等に関する法律」となり，略称として薬機法が用いられるようになった．2014 年の法改正により，それまで用いられてきた医薬品と医療機器の 2 つのカテゴリーに加えて再生医療等製品という新たなカテゴリーが定義された．再生医療等製品とは，「(1) 人又は動物の細胞に培養等の加工を施したものであって，イ 身体の構造・機能の再建・修復・形成するもの，ロ 疾病の治療・予防を目的として使用するもの，(2) 遺伝子治療を目的として，人の細胞に導入して使用するもの」と定義されている．さらに薬機法では，再生医療等製品に対して，早期の実用化に対応した承認制度（条件及び期限つき承認）が導入された（**3**[6]）．条件・期限付承認制度は，再生医療等製品の不均質性や対象となる患者が少ないことにより有効性の確認（または検証）に長い期間を要することが想定されるため，有効性が推定され安全性が確認されれば，条件および期限を付して早期に承認される仕組みである．

Key words

治験と臨床試験

製造販売承認申請に必要な臨床試験成績の収集を目的として，薬機法に基づき治験計画を届け出たうえで実施される臨床試験を「治験」という．主に最適な治療法やエビデンスを確立するために，すでに承認されている医薬品を承認されている範囲内で用いる介入試験（たとえば，単剤使用と他の薬剤との併用を比較する等）を行う場合は，治験計画を届けて出ていないので，「治験」とは呼ばずに「臨床試験」という．☞ II.「新規治療の開発と承認，治療のデザインと実施に向けて」p.321 も参照．

3 再生医療等製品の条件および期限付承認制度

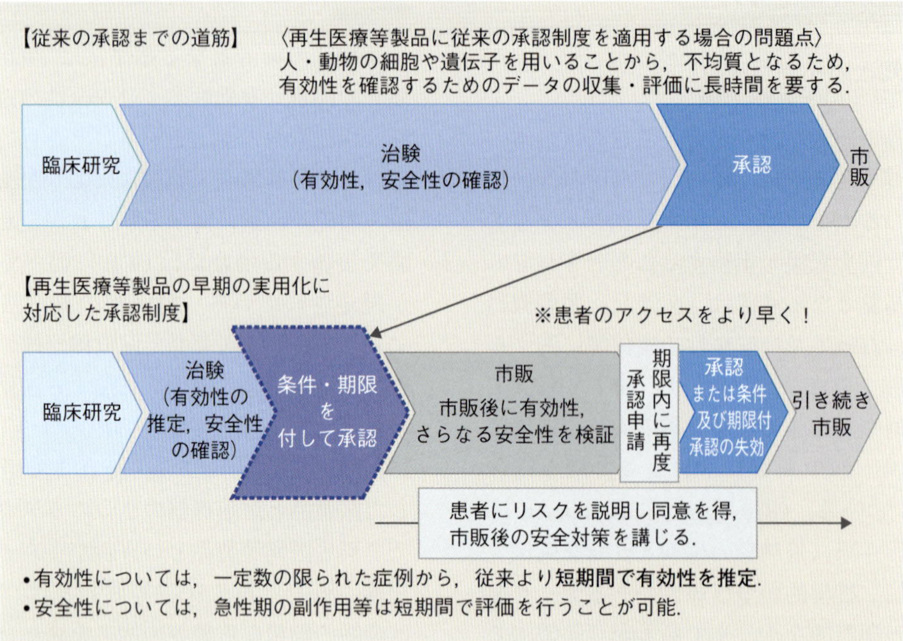

（嶽北和宏．再生医療 2015[6] より）

ICH ガイドライン

ICH が医薬品開発に関するガイドラインを作成・発行する以前は，日本・米国・ヨーロッパで承認申請の際の詳細な技術的要件が異なることにより，時間とコストのかかる重複した試験を数多く行う必要があった．この問題に対して，必要な患者に安全で有効な医薬品をより早く提供するため，各地域の医薬品承認審査の基準の合理化・標準化を行うために ICH が発足しガイドラインの作成が進められることとなった．品質，非臨床，臨床，複合領域の 4 つの領域に分かれているガイドラインのうち，臨床のガイドラインは E がつくコードを付され，現在 E1 から E16 まで発行されている（**4**）．このなかでも，GCP として発行されている E6，臨床試験の種類や開発相の考え方が示されている E8，評価項目や試験デザインの考え方が示されている E9，対照の種類とバイアスや倫理上・実施上の問題点を整理した E10 は，治験実施者のみならず治験に参画する治験責任医師・治験分担医師が適切に治験の内容を理解するために有用な情報が記されているので参考にされたい．ICH は継続的に活動しており，現在も新たなガイドラインの作成を進めている．臨床領域では，E17 として国際共同治験の計画およびデザインに関する一般原則に関する考え方，E18 としてゲノム試料の収集およびゲノムデータの取扱いに関する考え方のガイドラインが作成途上にある．

治験に関わる最近の取組み

希少疾病用医薬品と難病

希少疾病・難病は患者数が少ないことや疾患の病態生理が十分に解明されていないこともあり，いわゆる Common Disease と比較して医薬品開発が困難であることが多い．このように，医療上の必要性が高いにもかかわらず，患者数が少なく開発が進まない医薬品等に対して支援を行う制度として，希少疾病用医薬品等の指定制度がある．指定の要件は，対象疾患の患者数が国内において 5 万人未満または指定難病（5 万人以上～人口のおおむね 0.1％程度）となっていること（**5**），医療上の必要性が認められること，開発の可能性があると認められること

4 公表されている医薬品規制調和国際会議（ICH）ガイドライン（臨床領域）

コード	名称	通知日
E1	致命的でない疾患に対し長期間の投与が想定される新医薬品の治験段階において安全性を評価するために必要な症例数と投与期間	1995.5.24
E2A	治験中に得られる安全性情報の取り扱いについて	1995.3.20
E2B（R3）	個別症例安全性報告を伝送するためのデータ項目	2001.3.30
E2C（R2）	定期的ベネフィット・リスク評価報告	2013.5.17
E2D	承認後の安全性情報の取扱い：緊急報告のための用語の定義と報告の基準	2005.3.28
E2E	医薬品安全性監視の計画	2005.9.16
E2F	治験安全性最新報告	2012.12.28
E3	治験の総括報告書の構成と内容に関するガイドライン	1996.5.1
E4	新医薬品の承認に必要な用量-反応関係の検討のための指針	1994.7.25
E5（R1）	外国臨床データを受け入れる際に考慮すべき民族的要因についての指針	1998.8.11
E6（R1）	医薬品の臨床試験の実施の基準に関する省令（GCP）	1997.3.27
E7	高齢者に使用される医薬品の臨床評価法に関するガイドライン	1993.12.2
E8	臨床試験の一般指針	1998.4.21
E9	臨床試験のための統計的原則	1998.11.30
E10	臨床試験における対照群の選択とそれに関連する諸問題	2001.2.27
E11	小児集団における医薬品の臨床試験に関するガイダンス	2000.12.15
E12	降圧薬の臨床評価に関する原則	2002.1.28
E14	非抗不整脈薬におけるQT/QTc間隔の延長と催不整脈作用の潜在的可能性に関する臨床的評価	2009.10.23
E15	ゲノム薬理学における用語集	2008.1.9
E16	医薬品またはバイオテクノロジー応用医薬品の開発におけるバイオマーカー：適格性確認のための資料における用法の記載要領，資料の構成および様式	2011.1.20

5 薬機法における希少疾病の範囲

	患者数	
	50,000人未満	50,000～ 人口のおおむね0.1%程度
指定難病	希少疾病用医薬品等 （従来の対象範囲）	難病法により拡大された対象
指定難病以外		

（http://www.mhlw.go.jp/file/05-Shingikai-11121000-Iyakushokuhinkyoku-Soumuka/0000069492.pdf を参考に作成）

の3つとなっている．これらの要件を満たす場合に，医薬品等の開発（製造販売承認申請）を行うものが申請・指定を受けることで開発の支援を受けることができる．主な支援内容は，医薬基盤・健康・栄養研究所を通じた助成金の交付，優先的な治験相談および優先審査（中央値9か月），申請手数料等の減額がある．希少疾病用医薬品の指定を受けた神経疾患に対する医薬品は，筋萎縮性側索硬化症に対するエダラボン，多発性硬化症に対するインターフェロンβ-1b等がある．さらに，この制度と関連して製造販売承認取得を目指す研究開発型企業等によるヒト初回投与試験実施前およびヒト初回投与試験以降の開発を推進するため，日本医療研究

6 先駆け審査指定制度のイメージ

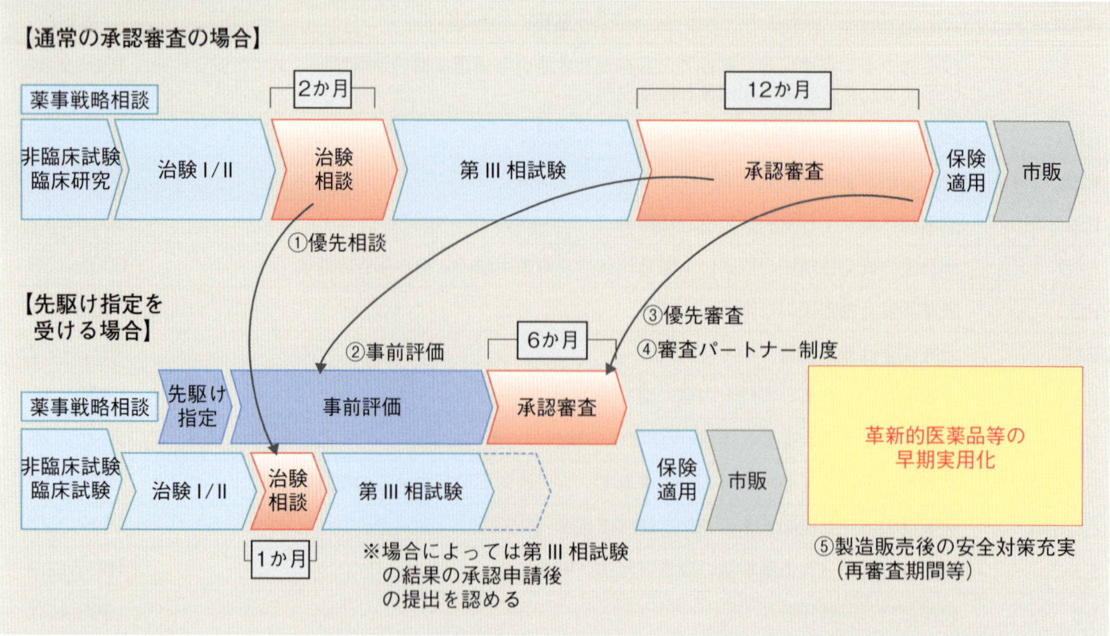

（厚生労働省．先駆けパッケージ戦略―革新的医薬品等の実用化促進[7] より）

開発機構により希少疾病用医薬品指定前実用化支援事業も行われている．

先駆け審査指定制度

世界で最先端の治療薬をより早く患者に届けることを目指して，先駆け審査指定制度という新たな制度が 2015 年から試行的に開始された（6[7]）．先駆け審査指定制度は，①治療薬の画期性，②対象疾患の重篤性，③対象疾患に係る極めて高い有効性，④世界に先駆けて日本で早期開発・申請する意思，の 4 つの指定要件を満たす医薬品等について，対象品目に指定することにより薬事承認に係る相談・審査等で優先的な取扱いがなされる．指定された品目は，先駆け総合評価相談等の利用，優先審査の取扱いおよび総審査期間の短縮（目標値 6 か月），PMDA において指名される審査パートナー（コンシェルジュ）による相談・調整等の支援を受けることができる．通常の医薬品の審査期間は 12 か月（中央値），希少疾病用医薬品においても 9 か月（中央値）であることから，開発を迅速に進めるための支援に加えて，審査においてもきわめて高い優先度で迅速に審査が進められることとなる．2015 年度に指定された品目は，デュシェンヌ型筋ジストロフィーに対する NS-065／NCNP-01 を含む医薬品 6 品目，医療機器 2 品目，脊髄損傷に対する骨髄間葉系幹細胞を含む再生医療等製品 3 品目となっている．

人道的見地から実施される治験

米国やヨーロッパでは，既存治療では十分に有効な治療方法がない，生命を脅かす疾病または日々の生活に重大な影響がある重篤な疾患の患者が，人道的見地から未承認の医薬品を一定の条件を満たす場合に使用することができる制度（コンパッショネート・ユース制度）が存在する．日本においても，2016 年からコンパッショネート・ユース制度と同様の制度が「人道的見地から実施される治験（拡大治験）」として開始された．拡大治験の対象の範囲は，欧米のコンパッショネート・ユース制度とほぼ同様で，生命に重大な影響がある疾患であって，既存の治療法に有効なものが存在しない疾患となっている．拡大治験が実施可能となる時期は，国内開発の最終段階にある治験（主たる治験）の終了後あるいは実施中（ただし，組入れ終了

7 人道的見地から実施される治験の全体的な流れ

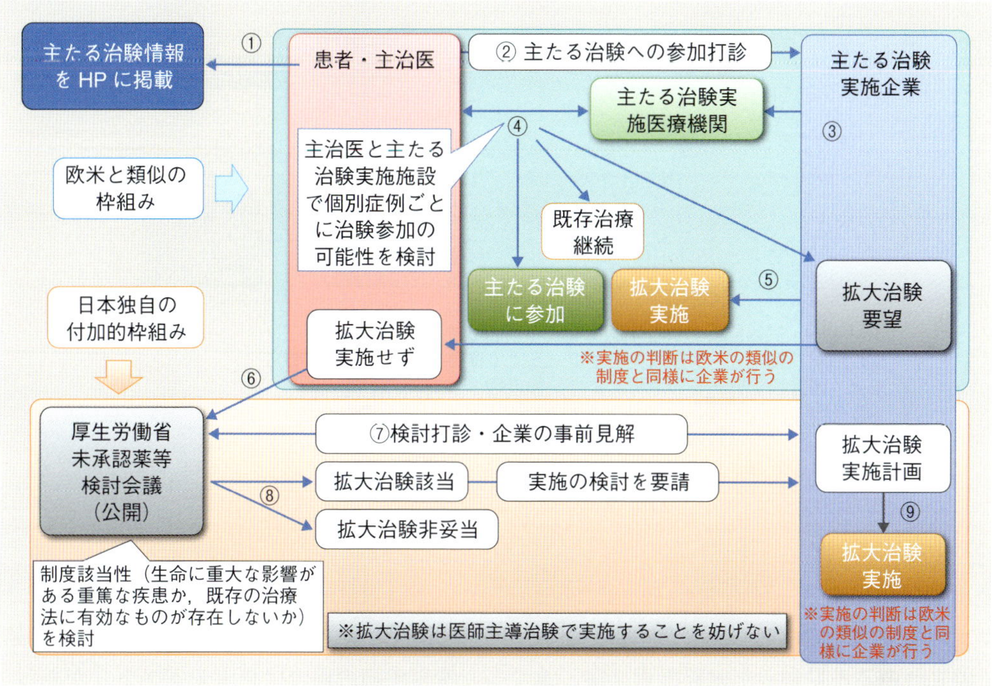

（医薬品医療機器総合機構．人道的見地から実施される治験について[8]より）

後）となっており，医薬品の実用化に悪影響がでないような配慮がなされている．拡大治験は原則として，主たる治験の実施情報に基づき，主治医を通して主たる治験を実施している企業に対して要望が出されることで，実施の有無が検討される（**7**[8]）．主たる治験と拡大治験の実施情報は PMDA のウェブサイト*1 で公開されており，患者・医師はこの情報に基づき，主たる治験と拡大治験の実施情報を入手することができる．

これからの治験に向けて

治験と CDISC 標準

医薬品の開発において収集されるさまざまな情報の電子的なデータ格納方法等を標準化することを目的に，CDISC（Clinical Data Interchange Standards Consortium）という組織が CDISC 標準と呼ばれる規格を作成している．CDISC 標準に含まれる規格には，臨床試験の計画から解析までの流れに合わせて個々の被験者データを格納するためのモデルである SDTM（Study Data Tabulation Model）や統計解析に用いるためのモデルである ADaM（Analysis Data Model）に加えて，非臨床試験のデータを格納するためのモデルである SEND（Standard for the Exchange of Nonclinical Data）等がある（**8**[9]）．日米の規制当局は，製薬企業等が製造販売承認申請を行う際に，今までの申請資料に加えて CDISC 標準に準拠した電子データの提出を求める方針となっている．日本の場合，PMDA は 2016 年 10 月から医薬品の承認申請に際して CDISC 標準の臨床試験データの受入れを開始した（2020 年 3 月までは移行期間）．米国の場合，FDA は 2016 年 12 月 17 日を過ぎて開始された臨床試験について，医薬品の承認申請を行う際に CDISC 標準に準拠した臨床試験データを提出するように告知している．なお，アカデミアが行う医師主導治験も，移行期間終了後の製造販

＊1
治験情報の公開（PMDA より）
https://www.pmda.go.jp/review-services/trials/0019.html#1 を参照．

8 CDISCにおけるモデル

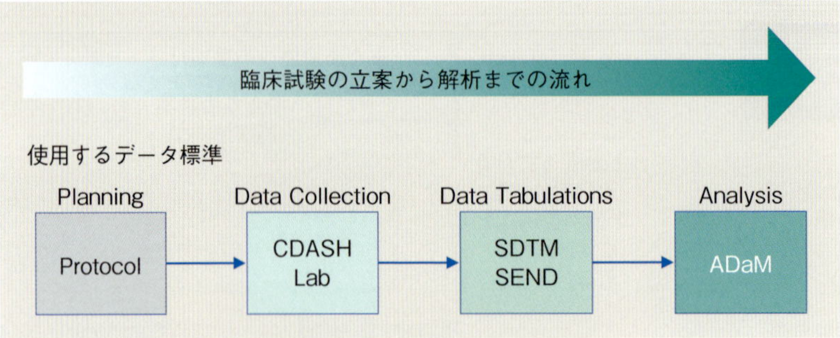

Protocol：試験計画および申請に関する項目を支援する標準．
CDASH：臨床データの収集をサポートする標準（主に症例報告書）．
Lab：臨床検査データの取得および交換の標準．
SDTM：試験で収集される情報の構成の全般的な枠組みの標準．
SEND：非臨床データを編成し構造化するための標準．
ADaM：統計解析のためのデータセットに関する標準．

（CDISC. Standards[9]より）

売承認申請に用いられる場合にはCDISC標準に準拠した臨床試験データの提出が必要となるため，将来の申請を見据えた試験計画立案・連携が重要となる．CDISC標準を用いた電子データが提出されることにより，規制当局が臨床データ等を活用した解析や研究を進め，承認審査や相談の質の向上が期待されるとともに，ひいては医薬品開発の成功率向上にもつながることが期待されている（8）．

患者レジストリ（疾患登録レジストリ）

希少疾病・難病のような開発が困難な領域では，医薬品等の開発に役立てることを目的とした患者レジストリ（疾患登録レジストリ）の構築・活用が進んでいる．希少疾病・難病の開発における障壁として，患者数が限られているために治験を実施する際の被験者の登録が円滑に進まないことや疾患の自然歴に関するデータが乏しいことにより臨床試験を立案するにあたり効率的・効果的な開発計画を立てることが困難なことがあげられる．神経疾患の主な患者レジストリには，筋ジストロフィーの患者登録システムであるRemudy（Registry of Muscular Dystrophy）や筋萎縮性側索硬化症の自然歴収集や遺伝子解析等を目的としたJaCALS（Japanese Consortium for Amyotrophic Lateral Sclerosis Research）等がある．患者レジストリが構築されることで，いくつかの面から医薬品の開発が促進されることが期待される．第一に，希少疾病の場合は患者レジストリがあることにより治験を実施する場合に効率的に患者および主治医に治験に関する情報を提供することが可能となり，被験者の組入れが円滑に進むことが期待される．これは，国際共同治験に日本から参加する場合においても日本からの被験者登録を円滑に進めることができるようになり，その点からもより早く患者に新しい医薬品を届けるために有用である．第二に，難病では病態生理がまだ十分に解明されていない疾患もあり，確立された症状評価スケール等を用いて収集された臨床経過に関する情報があることで，効果的な開発計画を立案できることが期待される．また今後の活用の形として，患者レジストリの信頼性保証（データの品質確保）に関する検討が進められていることから，患者数が限られる等の理由により同時対照群を設定した治験を実施することが困難な場合の有効性および安全性の評価，治験では実施困難な長期に医薬品を使用した場合の有効性および安全性の評価等が患者レジストリのデータを用いて検討できるようになることが期待されている．

電子カルテとビッグデータ

電子カルテが普及するにつれて，医薬品開発

9 MIHARI Project と安全性評価体制

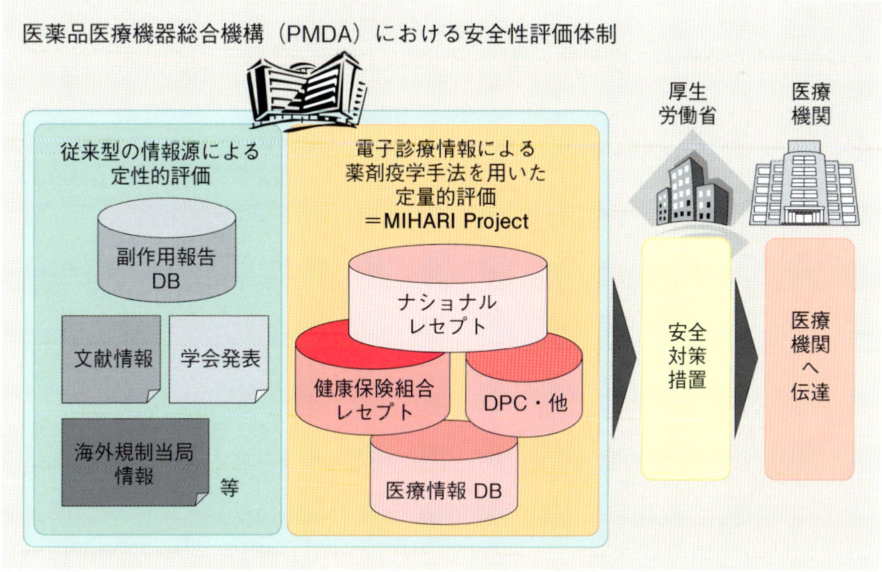

DPC：診断群分類別包括評価.

（厚生労働省医薬品局．医薬品・医療機器等安全性情報 No.321[10] より）

や安全性確保のために電子カルテにより蓄積された大量のデータ（ビッグデータ）を活用する取組みが進んできている．また，診療報酬（医療費）に関するデータ（レセプトデータ）も医療関連のビッグデータの一つとして活用が進められている．電子カルテのデータの格納方式は電子カルテのメーカーにより異なっているが，日本では医療情報に関するデータの標準化および集約を行うためにSS-MIX（Standardized Structured Medical record Information eXchange）という規格が用いられている．ビッグデータを用いて医薬品の安全対策を行う取組みの一つに，PMDAによるMIHARI Projectがある（9[10]）．MIHARI Projectではレセプトデータを活用して処方実態や有害事象の発生リスクを検討する取組みが行われるとともに，電子カルテデータを用いた安全対策措置の影響を評価する取組み等が行われている[11]．今まで行われてきた企業・医療従事者・患者からの副作用報告に加えて，医療関連のビッグデータを活用した安全対策が行われることにより，医療現場で生じた医薬品の副作用に関する情報が効率的に収集・活用されることになる．医薬品開発は治験を実施して製造販売承認・販売されることがゴールではなく，市販された後も適正かつ最適な形で使用されるように安全対策が行われることが重要である．医療関連のビッグデータが活用されることは，あらゆる医療従事者が医療行為を行った際に記録されるデータが活用されることを意味しており，医療現場で医療行為に関する情報を記録することがよりいっそう大きな意味をもつこととなる．

おわりに

神経疾患をとりまく治療薬開発の動向として，より早く患者に新たな治療選択肢を届けることや有効な治療方法に乏しい疾患に対して新たな治療選択肢を見つけるために，さまざまな取組みが行われている．さらに，患者レジストリや医療関連のビッグデータ活用は，治験に関与していない医師も医療現場で診療行為を記録していくことや患者レジストリに患者登録を行うことを通して，間接的に医薬品開発や安全対策の一翼を今まで以上に担うことを意味している．医薬品等の開発動向およびその背景にある開発環境は，これからも大きく変化していくと考えられる．医薬品等の開発に携わる者だけではなく医薬品等を使用するすべての医療者にとって，医薬品開発をとりまく環境を理解しておくことは有用である．

なお，本稿の内容は著者の個人的見解に基づくものであり，PMDAの公式見解を示すものではない．

（佐久嶋研）

文献

1）ICH-M4 新医薬品の製造又は輸入の承認申請に際し承認申請書に添付すべき資料の作成要領について別紙1.
https://www.pmda.go.jp/files/000156304.pdf
2）水島徹．ドラッグ・リポジショニング．日本口腔科学会雑誌 2015；64：241-253.
3）小室美子．神経疾患における最近の審査と国際共同治験の現状．神経治療 2016；33：268-272.
4）医薬品医療機器総合機構．ガイダンス・ガイドライン．
https://www.pmda.go.jp/rs-std-jp/standards-development/guidance-guideline/0001.html
5）厚生労働省．薬事法等の一部を改正する法律について．
http://www.mhlw.go.jp/stf/seisakunitsuite/bunya/0000045726.html.
6）嶽北和宏．第14回日本再生医療学会総会シンポジウム8「改正薬事法下における再生医療等製品の開発戦略とPMDAの果たすべき役割」再生医療等製品：条件及び期限付承認等の新たな制度的枠組みについて．再生医療 2015；14：52-56.
7）厚生労働省．先駆けパッケージ戦略—革新的医薬品等の実用化促進．
http://www.mhlw.go.jp/seisakunitsuite/bunya/kenkou_iryou/iyakuhin/topics/tp140729-01.html
8）医薬品医療機器総合機構．人道的見地から実施される治験について．
https://www.pmda.go.jp/review-services/trials/0016.html
9）CDISC. Standards.
http://www.cdisc.org/standards/foundational
10）厚生労働省医薬食品局．医薬品・医療機器等安全性情報 No.321.
11）医薬品医療機器総合機構．MIHARI Project.
http://www.pmda.go.jp/safety/surveillance-analysis/0011.html
12）齊尾武郎，栗原千絵子．レギュラトリーサイエンス・ウォーズ—概念の混乱と科学論者の迷走．臨床評価 2010；38：177-188.

II. 今後の治療法への展開

治療法開発に向けて

新規治療の開発と承認，治験のデザインと実施に向けて

Point

- 新規治療法の開発には，さまざまな関連規制があり，治験・臨床試験を計画・実施するうえでのガイドライン等を遵守・参考にし，上手に活用しながら進めていく必要がある．
- 臨床試験実施や試験の質の確保のため，新たな評価方法の開発が必要となる場合もある．
- 開発には，開発組織内で開発規模に応じた盤石な実施体制を構築し，試験を実施する．
- 神経疾患では，基礎研究の成果による病態解明による治療法開発の進展が著しい．臨床試験の一般的知識，各種規制やガイダンスを知り進めることが新たな治療法の開発に繋がる．
- 国際的な調和のもとに進められてきた臨床開発のルールは，被験者の権利の尊重や安全性確保を行い，科学的な妥当性をもった開発を進めるために必要である．

多くの神経疾患は，まったく治療法が確立されていない，もしくは対症療法はあるものの根本的な治療方法が存在せず，革新的な医薬品等の開発が待ち望まれている．医薬品等の開発は，たとえ基礎的なデータにおいてその候補物質の有用性が示唆されていても，実用化に結びつけるまでには動物での基礎的な安全性評価やヒトを対象とした臨床試験等，多くの試験を実施する必要があり，膨大な費用と多くの年月を要する．近年，神経疾患においては，病態解明を元とした治療法の開発に向けた知見の進展が著しく，基礎研究の成果が多くの神経疾患の治療法開発に繋がる時代となった．しかしながら，必ずしも非臨床試験，ヒト以外での知見が神経疾患患者の治療に繋がらないことも多くあり，治療法開発に向けての最終段階としての臨床試験，治験の重要性は変わらない．

本稿では，特に国内において製造販売承認を目指すために実施される治験（臨床研究のうちで，新しい薬や医療機器の製造販売の承認を国に得るために行われる臨床試験）（**1**）に向けて必要となる，知っておくべき手順，規制要件，臨床試験の一般的知識について特に医薬品を中心に述べる．

1 臨床研究，臨床試験，治験の関係

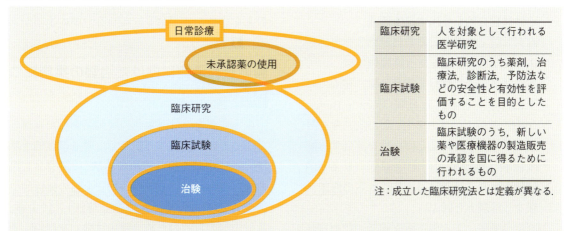

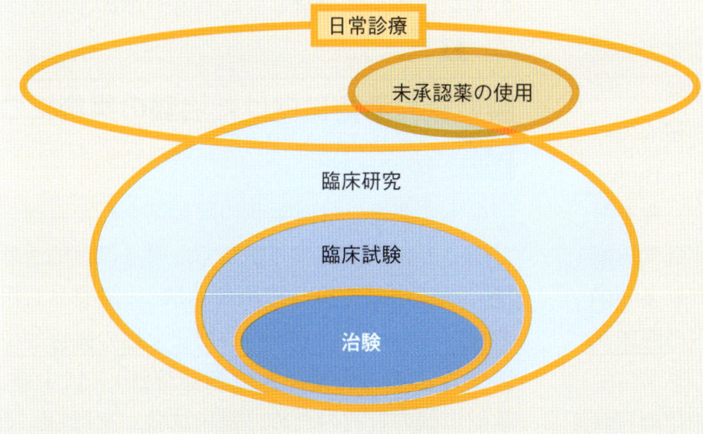

臨床研究	人を対象として行われる医学研究
臨床試験	臨床研究のうち薬剤，治療法，診断法，予防法などの安全性と有効性を評価することを目的としたもの
治験	臨床試験のうち，新しい薬や医療機器の製造販売の承認を国に得るために行われるもの

注：成立した臨床研究法とは定義が異なる．

2 治療法開発の手順

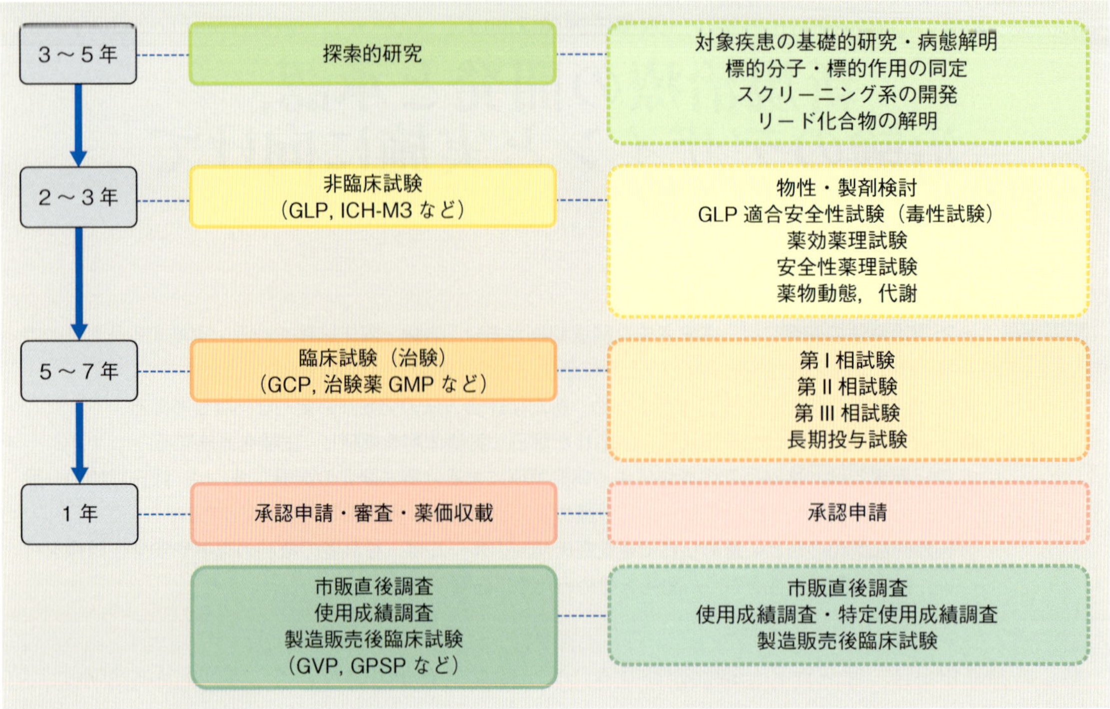

治療法開発には，探索的研究から，非臨床試験，臨床試験，承認申請から承認を経る長い時間がかかる．承認後も市販後のさまざまな調査が実施される．
GLP：Good Laboratory Practice，ICH-M3：International Conference on Harmonization of Technical Requirements for Registration of Pharmaceuticals for Human Use，GCP：Good Clinical Practice（医薬品の臨床試験の実施の基準），GMP：Good Manufacturing Practice（医薬品の製造管理および品質管理に関する基準），GVP：Good Vigilance Practice（医薬品製造販売後安全管理の基準），GPSP：Good Post-marketing Surveillance Practice（市販後調査の基準）．

治療法開発，製造販売承認に向けての道のり

新たな治療法の開発には，以下の手順を要する（**2**）．

①新たな治療法のシーズ（治療法の元となる化合物などを種，「シーズ」と呼ぶ）である候補化合物を見出す探索研究．

②臨床試験・治験に入る前に動物等を用いて主に安全性の評価を行う非臨床試験．

③多くは健常者に対して行われる，初めてヒトに対して行われる試験（First in Human〈FIH〉試験と呼ばれる），その後患者を対象に行われる有効性と安全性を評価する臨床試験（承認申請に向けて行われる FIH 試験であり，患者に対するこれらの臨床試験を「治験」と呼ぶ）．

④厚生労働省による製造販売承認が認められた後に行われる，より幅広い実臨床下での有効性・安全性を評価するための製造販売後調査や臨床試験等．

なお，製造販売承認は，厚生労働大臣が行うものであるが，その手続きとしては，医薬品医療機器総合機構（Pharmaceuticals and Medical Devices Agency：PMDA），専門家や一般の立場の人を含めた委員会等も関わる一連の手順がある（**3**）．

製造販売承認に向けた治験の実施について

未承認薬または既承認の医薬品を新たな適応で用いる新規治療法の開発で，最も標準的手順は，承認申請を行うために治験（「医薬品，医療機器等の品質，有効性及び安全性の確保等に関する法律（医薬品医療機器等法）」による，承認申請の目的のための臨床試験）を行い，そ

3 承認申請の流れ

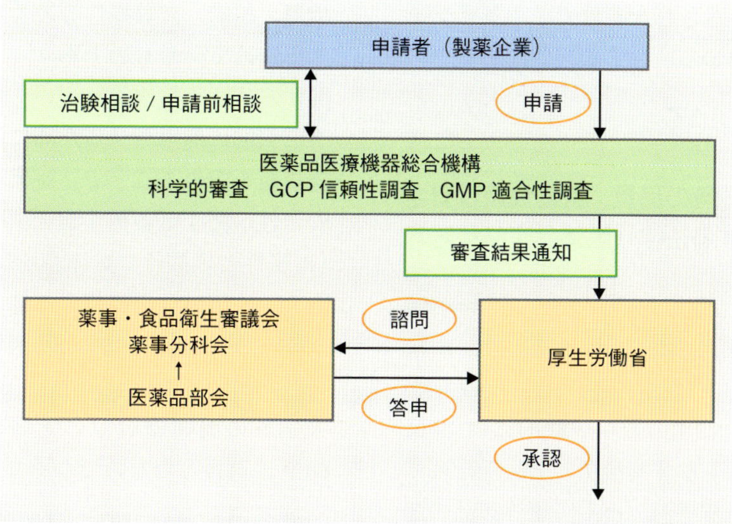

の結果をもって承認申請，そして製造販売承認を得ることである．

製造販売承認申請にあたっては，開発した医薬品等の有効性および安全性を示すための臨床試験成績一式(データパッケージとも呼ばれる)の提出が求められる．承認申請の目的のための臨床試験である治験は，通常一般的には，第I相（健康成人を対象とした安全性，薬物動態を主として評価する試験），第II相（少数の患者を対象とした用量設定試験，安全性，有効性の探索的試験），第III相（多数の患者を対象とした有効性，安全性の検証試験），そして長期投与が必要な疾患に関しては長期投与試験も含めて，一定の段階を経て実施されることが多い．これらの複数の治験をまとめた資料から有効性，安全性を評価され，承認審査が行われる．

治験は一般的には製薬企業が主導して行う場合が多いが，医師が自ら治験を実施する「医師主導治験」も行うことが可能となっている．なお，製薬企業が実施する治験においては，治験実施計画書作成から計画書を含むさまざまな文書管理，治験の進捗管理，規制当局への対応，モニタリングや監査の実施，IRB（Institutional Review Board：治験審査委員会）対応，統計解析，総括報告書の作成など多くの業務は，治験実施を医療機関に依頼した製薬企業が実施する．しかしながら，医師主導治験においては，治験実施計画書の作成から，進捗管理や総括報告書まで，外部委託は可能なものの，原則として治験として行うべき事項をすべて責任医師が責任をもち，「自ら治験を実施するもの」として行う必要がある（4）．ただし，最終的に承認申請ができるのは，基本的には医薬品等の供給が継続的に可能な製薬企業（製造販売業者）のみであり，医師主導治験で得られた臨床試験成績を企業が引き継ぎ，承認申請のための資料とする．

4「自ら治験を実施するもの」が実施すべき責務

- 厚生労働省，医薬品医療機器総合機構への対応
- プロトコール，標準業務手順書等の作成・改定
- 治験審査委員会への対応
- 安全性情報の収集・報告
- スタディーマネジメント
- モニタリング
- データマネジメント
- 統計解析
- 監査
- 総括報告書作成

企業から委託されて行われる治験と異なり，企業が行っていた多くのことを治験責任医師が行うことになる．なお，一部の業務は外部への委託が可能である．

治験の実施にあたっては，医薬品医療機器等法に基づき，GCP（Good Clinical Practice：医薬品の臨床試験の実施の基準）遵守，その他にも製造販売承認を得るための資料の収集にあたっては，さまざまな規制要件があり，ICH 医薬品規制調和国際会議（International Conference on Harmonization of Technical Requirements for

Registration of Pharmaceuticals for Human Use）や規制当局等より示された各種ガイドラインを参照，要件を確認し，検討する必要がある．

各種規制等について

医薬品，医療機器等の品質，有効性及び安全性の確保等に関する法律（医薬品医療機器等法）[1)]

本法律は，1960（昭和35）年に成立した法律であり，2013（平成25）年に大きな改正が行われ現在の名称に至った．一般的には，「医薬品医療機器等法」や「薬機法」とも呼ばれており，医薬品，医療機器，再生医療等製品の開発や承認に対する大本の法律である．

この法律は，その第1条に目的が示されており，まさに「医薬品，医薬部外品，化粧品，医療機器及び再生医療等製品（以下「医薬品等」という．）の品質，有効性及び安全性の確保並びにこれらの使用による保健衛生上の危害の発生及び拡大の防止のために必要な規制を行うとともに，指定薬物の規制に関する措置を講ずるほか，医療上特にその必要性が高い医薬品，医療機器及び再生医療等製品の研究開発の促進のために必要な措置を講ずることにより，保健衛生の向上を図ることを目的とする．」ものである．この法律の下に，医薬品等の研究開発，製造販売を行う場合のさまざまな規制が取り決められており，各種省令や通知が発出されている．

医薬品の安全性に関する非臨床試験の実施の基準に関する省令（GLP）[2)]

探索的な研究において，治療法の候補が絞り込まれてくると，ヒトへの投与，臨床試験の実施のために非臨床試験が実施される．その安全性に関わる非臨床試験の信頼性を確保するための基準がGLP（Good Laboratory Practice）である．GLPは，もとはサリドマイドの薬害事件に端を発しており，サリドマイド開発において非臨床試験（とりわけ安全性試験）で多くの虚偽，捏造が認められたことから米国で始まった．省令GLPは，医薬品等の安全性評価試験の信頼性を確保するため，試験施設が備えるべき設備，機器，組織，試験操作等の手順書等について基準を定めているものであり，非臨床試験実施に関する試験実施規範ともいえる．毒性試験データを公的に通用させるために準拠すべき試験実施規範を定めることで，対象となる被験物質の安全性に関する各種非臨床試験データの信頼性（再現性と客観性）の確保を図ることが目的である．臨床試験を実施する前に行うべき非臨床試験については別途定められているが，特に安全性に関わる非臨床試験については，一般的な大学等の研究施設での実施は不十分であり，GLPに適合したものでなくてはならない．

治験薬の製造管理及び品質管理基準及び治験薬の製造施設の構造設備基準（治験薬GMP）[3)]

臨床開発の段階では，治験で使用されている被験薬は医薬品医療機器等法においては，未だ承認されていないものであるため医薬品とはみなされておらず，治験薬と呼ぶ．この治験薬のモノとしての保証と将来の申請データとしての信頼性を担保するために定められているのが，治験薬GMPである．そのため，医薬品及び医薬部外品の製造管理及び品質管理の基準に関する省令（医薬品GMP）の適用範囲外であり，省令GCP第17条第1項に紐づいた治験薬GMPとしての法的規制となっている．ただし，その目的は大きく変わることはなく治験薬の品質の均一性を保障すること，治験薬と市販後製品の同一性を保証することで製品の有効性と安全性を確保すること，治験薬の品質を保証することで不良な治験薬から被験者を保護することである．なお，GMPの本質に違いはないものの，治験薬は医薬品とは異なり開発段階であることから，弾力的，柔軟な運用が治験薬GMPの重要な要素である．

医薬品の臨床試験の実施の基準に関する省令（省令GCP）[4)]

治験を行う製薬会社，病院，医師，他治験に関わる人たちは，先に述べた「医薬品医療機器等法」というくすり全般に関する法律と，これに基づいて国が定めた「医薬品の臨床試験の実施の基準に関する省令」（省令 GCP：Good Clinical Practice）という規則を守らなければならない．この規則は，ICH により，日本も含め欧米諸国をはじめ国際的に認められているものであり，ICH-GCP（ICH-E6）を元に日本語に翻訳され省令となっている＊1．なお，ICH-GCP を元に，中央薬事審議会答申 GCP（ICH-GCP を元に，一部日本の医療環境に合わせて修正，翻訳されたもの）[5]，そして医薬品医療機器等法で規定された省令 GCP が作られている．

GCP の骨子は，大きく①倫理性，科学性および信頼性確保のための具体的基準，②臨床試験の準備，管理および実施に関する具体的な内容と手順を標準化，③製薬会社等の治験依頼者（医師主導治験では自ら治験を実施するものがその要件と責務を担う），治験審査委員会，医療機関治験責任医師の要件と責務の明確化，である．臨床試験を行うものは，一度は ICH-GCP，答申 GCP および省令 GCP には目を通しておくことをお勧めする．必ずしもすべてを覚えておく必要はないが，GCP とは臨床試験を実施するうえでの世界的なルール，スタイルであり，何を考えて実施するべきなのかは頭に入れておく必要がある．

＊1
「ICH-E6」GCP（医薬品の臨床試験の実施基準）
https://www.pmda.go.jp/int-activities/int-harmony/ich/0028.html

なお，以前には治験と治験でないいわゆる研究者主導の自主臨床試験において，倫理性，科学性，信頼性のうちの信頼性保証についての基準と手順が，後者では規定されていなかった．しかし，2014（平成 26）年の人を対象とする医学系研究に関する倫理指針（統合指針）[6] により，侵襲および介入を伴う臨床研究においてはモニタリングおよび監査を通しての品質管理，品質保証に関することが規定された．

臨床試験にかかわる一般的な指針

臨床試験，特に治験を実施するにあたって知っておくべきいくつかの指針をあげる．これらは，先述した ICH によって国際的に認められたものである．これらは，治験のみでなく研究者が主導して行う臨床試験の実施においても，その研究計画の作成時なども含めて，非常に役

5 目的による臨床試験の分類

試験の種類	目的	例
臨床薬理試験	• 忍容性評価 • 薬物動態，薬力学的検討 • 薬物代謝と薬物相互作用の探索 • 薬理活性の推測	• 忍容性試験 • 単回及び反復投与の薬物動態，薬力学試験 • 薬物相互作用試験
探索的試験	• 目標効能に対する探索的使用 • 次の試験のための用法用量の推測 • 検証的試験のデザイン，エンドポイント，方法論の根拠を得ること	• 比較的短期間の，明確に定義された限られた患者集団を対象にした代用もしくは薬理学的エンドポイント又は臨床上の指標を用いた初期の試験 • 用量反応探索試験
検証的試験	• 有効性の証明 / 確認 • 安全性プロフィールの確立 • 承認取得を支持するリスク・ベネフィット関係評価のための十分な根拠を得ること • 用量反応関係の確立	• 有効性確立のための適切でよく管理された比較試験 • 無作為化並行用量反応試験 • 安全性試験 • 死亡率 / 罹病率をエンドポイントにする試験 • 大規模臨床試験 • 比較試験
治療的試験	• 一般的な患者又は特殊な患者集団及び（又は）環境におけるリスク・ベネフィットの関係についての理解をより確実にすること • より出現頻度の低い副作用の検出 • 用法・用量をより確実にすること	• 有効性比較試験 • 死亡率 / 罹病率をエンドポイントにする試験 • 付加的なエンドポイントの試験 • 大規模臨床試験 • 医療経済学的試験

試験の種類，目的，その例を示す．臨床試験は，本質的には試験の目的で分類することが重要である．
（「臨床試験の一般指針」[7] より一部改変）

6「開発の相」と「試験の種類」の関係

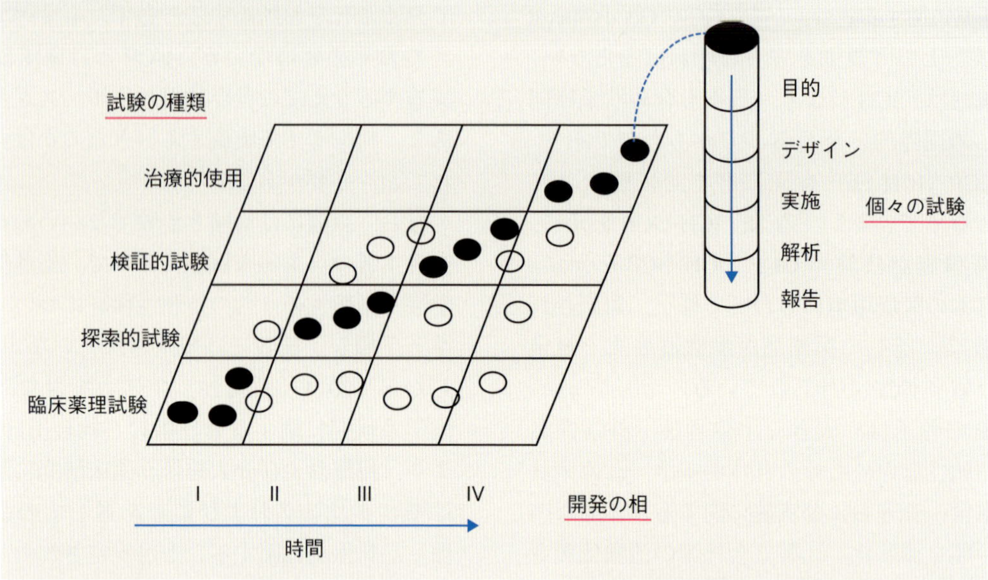

この図は，開発の相と，ある医薬品の臨床開発に際し実施される目的別試験の種類との関係を表す．黒丸はある開発の相で最も一般的に実施される試験を示し，白丸はその相で実施されることが比較的まれな試験を示す．それぞれの丸は個々の試験を表し，右側のカラムはそれぞれの試験の構成要素とその順序を表す．

（「臨床試験の一般指針」[7] より）

立つものであるので，一読しておくことをお勧めする．

臨床研究の一般指針（ICH-E8）[7]

新医薬品の個々の臨床試験および包括的な開発戦略に関する国際的に受け入れられる原則と具体的なあり方が記載されているものである．臨床試験に関する一般的な原則，進め方および関連用語の定義について三極（日本・米国・EU）が共通の理解をすることにより，国際的に臨床試験データの評価と受け入れを促すことを目的としており，臨床試験に関連するICHガイドラインを概観し，利用者が目的に応じて適切なガイドラインを利用しやすくしている．なお，本指針に示されている内容は，医薬品等の開発のみでなく多くの臨床試験にも適用できる．

本指針において，重要な考え方が示されており，その一つが臨床開発の相と試験の種類の関係である．一般的には，「医薬品の臨床開発は四つの逐次的な相（第I相–第III相）から成り立つ」といわれているが，「開発の相」という概念が一律に臨床試験の分類の基礎として示されることは，ふさわしくないことを認識する必要がある．正確には，試験の目的による分類がより望ましいと考えられる（5）．相という概念は一種の記述表現であり，要求されていることそのものではないことを認識しておくことは重要であり，また，ある医薬品によっては典型的な開発順序が不適切な場合や，不必要なこともあることから，逐次的な相とは試験が決まった順序で行われることを意味しているわけではないことを認識しておく必要がある．たとえば，臨床薬理試験は一般的に第I相で行われるが，他の3つの相で実施されることもある（6）．

本指針には，関連するICHガイドラインおよび通知についての一覧表が添付されており，本指針およびこれらの指針を参考とすることで臨床試験に関する一連の指針を概括することができる．

「臨床試験のための統計的原則」について（ICH-E9）[8]

臨床試験の計画と解析における統計学の役割は欠くことのできないものであって，ICHにおいて，主として承認申請のための治験に適用する統計的方法論の原則の調和を進めるために作成されている．臨床試験における統計的原則について記載したもので，臨床試験から得られる結果の偏りを最小にし，精度を最大にすることを目標としている．計画段階から生物統計家が参加することや，治験実施計画書の作成段階で解析方法等について妥当性も含め事前明記することなどが強調されている．また，多施設共同試験における施設の捉え方および施設あたりの症例数の設定に関する考え方についても記載されている．内容はこれら以外にも多岐にわたっており，治験に限らず臨床試験を実施するうえで考慮すべき統計学的な論点がよく記載されている．

「臨床試験における対照群の選択とそれに関連する諸問題」について（ICH-E10）[9]

ある治療法の有効性を証明することを目的とした臨床試験において，対照群の選択において考慮すべき一般的原則および，関連する試験デザインや実施上の問題について記載された指針である．特に治療法の開発段階で有効性を証明するために実施される臨床試験では，プラセボ群を含む対照群の選択はきわめて重要になることから，この指針の内容はきわめて重要なものである．内容としては，対照群の目的，有効性証明のための一般的な対照群の種類，対照群に対する非劣性あるいは同等性を示すことにより有効性を証明しようとする実薬対照試験の利用に関する重要なデザイン上・解釈上の問題，各種の対照群を用いる試験が詳細に説明されている．なお，こちらに記載されている一般的原則は，どのような比較試験にも適用することが可能になっている．

医薬品の臨床試験及び製造販売承認申請のための非臨床安全性試験の実施についてのガイダンス（ICH-M3〈R〉）[10]

本ガイダンスは，臨床試験の実施および製造販売承認を行うために必要な非臨床安全性試験の種類と期間，そして実施時期について国際的な基準を勧告したものである．医薬品の製造販売承認のための非臨床安全性評価には，通常，薬理試験，一般毒性試験，トキシコキネティクスおよび非臨床薬物動態試験，生殖発生毒性試験，遺伝毒性試験があり，また懸念すべき特別な理由がある場合や長期間の使用を目的とした医薬品の場合には，がん原性の評価も含まれる．その他，光安全性試験，免疫毒性試験，幼若動物を用いる毒性試験，および薬物乱用に関する非臨床試験も，個々の事例に応じて実施される．本ガイダンスでは非臨床安全性試験の必要性や実施される臨床試験との関係が示されている．たとえば，ヒトへのFIH試験を計画する場合には，どの程度の非臨床安全性評価が必要かなどが示されており，特に開発シーズから臨床開発を考える場合には，確認しておくべき内容である．

医薬品等の開発支援制度

新規治療法の開発を行う研究者にとっては，開発戦略の立案や，臨床試験計画の作成，成果の導出先となる製薬企業との折衝などが主な課題となる．その課題克服のための国の支援制度を，いくつか簡単に紹介をする．

国立研究開発法人日本医療研究開発機構（Japan Agency for Medical Research and Development：AMED）においては，医薬品のシーズの同定から臨床試験実施前までの段階では，創薬ナビという相談制度を設け，創薬研究に取り組む大学等の研究者からのさまざまな相談に応じている．

製造販売承認を視野に入れた開発を行う場合であれば，独立行政法人医薬品医療機器総合機構（PMDA）が，開発初期の段階より概念実証（proof of concept：POC）試験までの段階で，薬事戦略相談を提供している．薬事戦略相談は，シーズ発見後の大学・研究機関等を主な対象として，有望性の高いシーズの実用化に向けて，医薬品等候補選定の最終段階から主に臨床開発初期（POC試験）に至るまでに必要な試験・治験計画策定や，開発計画等に関する相談への指導・助言を行う制度である．なお，臨床開発初期以降であれば，一部の医療上の必要性の高い品目を除き，製薬企業を対象に行われる対面助言の制度においても，事前相談は可能である．

厚生労働省が実施する「医療上の必要性の高い未承認薬・適応外薬検討会議」は，製薬企業による未承認薬・適応外薬の開発を促す仕組みである．対象となる医薬品について開発要望を受け付け，医療上の必要性を評価するとともに，承認申請のために実施が必要な試験の妥当性や公知申請への該当性を確認し，開発企業へ指定されたものの開発を促している．なお，従来の対象であった国内未承認薬および適応外薬（医薬品としては承認されているが，海外では広く使用されている一部適応等が国内では未承認）に加え，現在は，革新的医薬品等の実用化を促進するための「未承認薬迅速実用化スキーム」より，医療上その必要性が高く欧米未承認のものでも，国内第III相の医師主導治験が実施中／実施終了や先進医療Bで一定の実績等があるものについても，その対象とされている．

このように，研究者が実施した臨床試験については，実施の円滑化や製薬企業による開発促進といった薬事承認に向けた国による後押しがあり，実用化へ向けた道筋が示されている．

おわりに

新規治療法の開発には，さまざまな関連規制があり，治験・臨床試験を計画・実施するうえでのガイドライン等も多く存在しており，それを遵守，参考にし，また上手に活用しながら進めていくことになる．また，臨床試験実施や試験の質の確保に多大な労力を要することはいうまでもないが，新規治療法の場合は新たな評価方法の開発が必要となる場合もある．こうした開発には，開発責任者やそれを支援するさまざまな専門的な知識をもつ者の貢献が必要不可欠であり，開発組織内で開発規模に応じた盤石な実施体制を構築したうえで，試験を実施する必要がある．

神経疾患においては，基礎研究の成果による病態解明を元とした治療法の開発の進展は著しく，多くの神経疾患が治療法開発に繋がる時代とはなった．そのためにも，臨床開発に向けて臨床試験の一般的知識，そのための各種規制やガイダンスを知って進めることが，最終的に患者への新たな治療法を届けることに繋がる．国際的な調和のもとに進められてきた臨床開発のさまざまなルールは，被験者の権利の尊重や安全性確保を行い，科学的な妥当性をもった開発を進めるために必要なものである．

（中村治雅）

文献

1）医薬品，医療機器等の品質，有効性及び安全性の確保等に関する法律（昭和三十五年八月十日法律第百四十五号）

2）医薬品の安全性に関する非臨床試験の実施の基準に関する省令（平成九年三月二十六日厚生省令第二十一号）
http://law.e-gov.go.jp/htmldata/H09/H09F03601000021.html

3）「治験薬の製造管理，品質管理等に関する基準（治験薬GMP）について」（平成20年7月9日薬食発第0709002号厚生労働省医薬食品局長通知）

4）医薬品の臨床試験の実施の基準に関する省令（平成九年三月二十七日厚生省令第二十八号）
http://law.e-gov.go.jp/htmldata/H09/H09F03601000028.html

5）医薬品の臨床試験の実施の基準（GCPの内容）．中央薬事審議会答申．平成9年3月13日．
http://www.jmacct.med.or.jp/plan/files/gcp_970313.pdf

6）人を対象とする医学系研究に関する倫理指針（平成26年文部科学省・厚生労働省告示第3号）
http://www.lifescience.mext.go.jp/files/pdf/n1443_01.pdf

7）臨床試験の一般指針（平成10年4月21日医薬審第380号）
https://www.pmda.go.jp/files/000156372.pdf

8）「臨床試験のための統計的原則」について（平成10年11月30日医薬審第1047号）
https://www.pmda.go.jp/int-activities/int-harmony/ich/0031.html

9）「臨床試験における対照群の選択とそれに関連する諸問題」について（平成13年2月27日医薬審第136号）
https://www.pmda.go.jp/int-activities/int-harmony/ich/0016.html

10）医薬品の臨床試験及び製造販売承認申請のための非臨床安全性試験の実施についてのガイダンス（平成22年2月19日薬食審査発0219第4号）
https://www.pmda.go.jp/files/000156948.pdf

II. 今後の治療法への展開

治療法開発に向けて

神経変性疾患のDMT

対象とする主な神経疾患 アルツハイマー病，球脊髄性筋萎縮症，ALS，パーキンソン病

シリーズ関連書籍 認知症 ALS パーキンソン

Point

- 神経変性疾患に対する疾患修飾療法（DMT）の開発は，多くの遺伝性神経変性疾患の原因遺伝子の同定を契機に推進されてきた．
- 神経変性疾患の分子病態をターゲットとした治療法が動物モデルを用いて開発されつつあり，その一部については，臨床試験による有効性・安全性の検討にまで進められている．
- 21世紀は神経変性疾患に対するDMT開発のチャレンジの世紀である．このチャレンジを確実に現実のものとするためには，病態に対する本質的な分子標的を特定する必要性がある他，臨床試験のDMTにおける治験デザインに関する新たなパラダイムを確立する必要がある．

神経変性疾患とDMT

神経変性疾患は，病理学的には特定のニューロンの選択的脱落（神経細胞死）を特徴とし，臨床的には進行性の認知・運動機能障害を呈する疾患の一群を指す．アルツハイマー病（Alzheimer disease：AD），パーキンソン病（Parkinson disease：PD），筋萎縮性側索硬化症（amyotrophic lateral sclerosis：ALS），およびハンチントン病（Huntington disease）や球脊髄性筋萎縮症（spinal and bulbar muscular atrophy：SBMA）等のポリグルタミン病がその代表的疾患としてあげられる．神経変性疾患に対する疾患修飾療法（disease modifying therapy：DMT）とは，病態を担う分子を明らかにし，それをターゲットとして介入することにより変性そのものを抑止する治療法のことを指すが，PDに対するL-ドパ療法や，ADに対するアセチルコリン療法のような症状改善薬による治療とは基本的なコンセプトが異なる．

従来，神経変性疾患に対する治療法の開発が進展しなかった最大の要因は，神経変性疾患における選択的ニューロン脱落のメカニズムが不明であるため，治療法開発のターゲットが同定できなかった点にあった．しかし，たとえば，家族性ADにおけるアミロイド前駆体蛋白質（amyloid precursor protein：APP）や家族性ALSにおける*SOD1*変異など，20世紀末の約10年間にポジショナルクローニングを用いて多くの遺伝性神経変性疾患の原因遺伝子が同定され，その結果，トランスジェニックマウスに代表される動物モデルの開発が進んだ．さらに，動物モデルや患者剖検組織を用いた検討によって，ほとんどの神経変性疾患において，ニューロンの内外に異常な蛋白質の沈着・凝集がみられることが示され，構造異常を有する異常蛋白質の蓄積が神経変性疾患の病態においてきわめて重要な役割を果たしていることが明らかになった．その結果，このような異常蛋白質の蓄積を中心とした病態仮説に基づいて，神経変性疾患の分子病態をターゲットとした治療法が動物モデルを用いて開発されつつあり，その一部についてはヒトを対象とした臨床試験による有効性・安全性の検討にまで進められている．

ADにおけるDMTの開発

ADは，初老期に主に記憶障害で発症し，緩徐進行性の認知症症状を呈する神経変性疾患である．現在，世界的には40億人を超す認知症患者がいると推定されており，厚生労働省が発表

1 アミロイドカスケード仮説

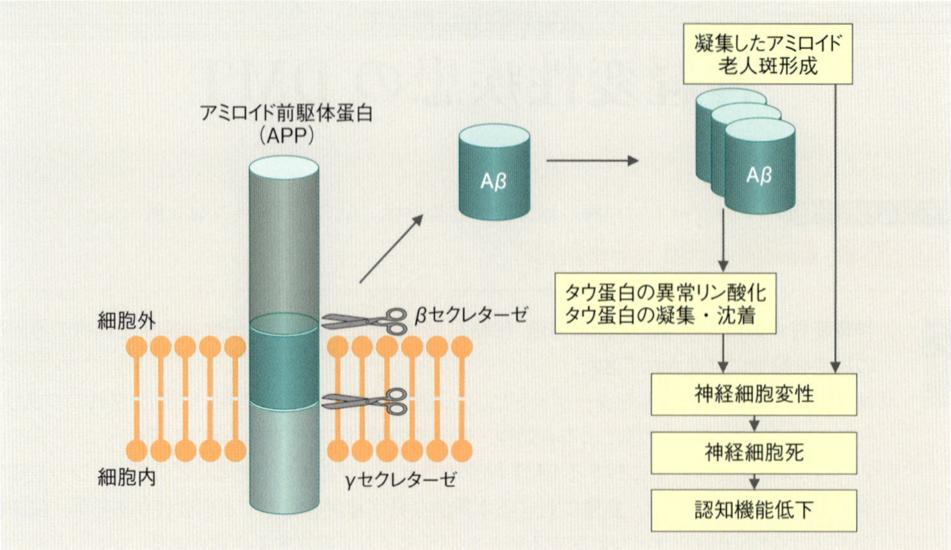

(Hardy J, et al. *Science* 2002[1] を参考に作成)

したデータによると，本邦に限っても2012年の段階で認知症の推定患者数は約462万人であることが明らかになっている．これら認知症患者のうち半数以上がADであることから，ADに対する治療法の開発は，医学的にも社会的にもきわめて重大な関心事である．現在，AD治療薬として上市されているのは，コリンエステラーゼ阻害薬（ドネペジル，ガランタミン，リバスチグミン）および*N*-methyl-D-aspartate（NMDA）受容体阻害薬（メマンチン）であるが，いずれも効果が限定的な症状改善薬であり，ADの病態そのものに作用しその進行を抑制する疾患修飾薬は存在しない．

ADの神経病理学的特徴は，海馬や大脳皮質の萎縮，顕微鏡的には神経細胞の脱落，神経原線維変化（neurofibrillary tangle：NFT）や老人斑（senile plaque：SP）が広範にみられることにある．前者の主成分は高度にリン酸化されたタウ蛋白であり，SPの主成分はアミロイドβ（amyloid β：Aβ）である．Aβ沈着である老人斑は神経原線維変化に比べてADに対する疾患特異性が高いこと，常染色体優性遺伝形式をとる家族性ADのなかに，Aβ前駆体蛋白質（APP）の点突然変異や重複が見出されていること，特に重合したAβ凝集体が神経毒性を有すること，等の知見に基づいて，Aβの脳内沈着はADの発症機序においてタウよりも上流に位置しADの病因により密接に関連した現象であろうと推測されており，このAβを中心に据えたAD発症機構に関する仮説はアミロイドカスケード仮説と呼ばれている（**1**）[1]．アミロイドカスケード仮説を基盤とした治療法（βセクレターゼ阻害薬，γセクレターゼ阻害薬，αセクレターゼやAβ分解酵素の活性化，Aβ免疫療法，Aβ凝集阻害薬，タウ凝集阻害薬，抗炎症薬，神経細胞保護薬など）の開発が進められている（☞次項「認知症のDMT」p.336も参照）．

Aβ免疫療法

■能動免疫（active immunization）

ADに対するワクチン療法は，前凝集体Aβ42ペプチドをアジュバントとともにAD動物モデルに筋肉投与したという報告が最初である[2]．臨床試験としては，Aβに対するAN1792ワクチンがAD根本治療薬の臨床試験の先駆けとなったが，AN1792投与群の6%（18/300例）に自己免疫性の髄膜脳炎が発現したのに加え，認知機能や日常生活機能を反映する各指標に有意な改善は認められず[3]，2002年2月に開発が中止された．

2 Phase II 以上の臨床試験が行われている主なＡＤ病態修飾薬

作用機序	FDA Phase		
	PhaseII	Phase III	現状
γセクレターゼ阻害	NIC5-15（Humanetics）		Phase II 進行中
		semagacestat（LY450139）（Eli Lilly）	Phase III 有効性なし，皮膚癌発生，中止
	avagacestat（BMS-708163）（Bristol-Myers Squibb）		Phase II 有用性なし，副作用あり，中止
βセクレターゼ阻害		verubecestat（Merck）	Phase III 進行中
		E2609（Eisai）	Phase III 進行中
	AZD3293（AstraZeneca）		Phase II 進行中
	LY2886721（Eli Lilly）		Phase II 肝毒性発生，中止
αセクレターゼ活性化		EVP-6124（EnVivo）	Phase III 消化器系副作用，中止
	RO5313534（Hoffmann-La Roche）		Phase II 有効性なし
	EHT0202（ExonHit Therapeutics）		Phase II 有効性なし
抗Aβ抗体		gantenerumab（Roche）	Phase III 進行中
		aducanumab（Biogen）	Phase III 進行中
		solanezumab（Eli Lilly）	Phase III 有効性なし，中止
		bapineuzumab（Janssen/Pfizer）	Phase III 有効性なし，中止
	crenezumab（Genentech）		Phase II 有効性なし，中止
免疫グロブリン		gammagard（Baxter）	Phase III 軽度改善のみ，中止
抗Aβワクチン	CAD106（Novartis）		Phase II 進行中
	ACC-001（Elan/Janssen/Pfizer）		Phase II 中止
	Affitope AD 02（AFFiRiS/Glaxo）		Phase II 中止
Aβ凝集阻害	ELND005（Ellipsis）		Phase II 有効性なし
	PBT2（Prana Biotechnology）		Phase II 有効性なし
タウ凝集阻害		TRx0237（TauRX Therapeutics）	Phase III 有効性なし，中止

（2017 年 2 月現在，神経治療学 2016; 33（3）；診断と治療 2015；1 ～ 7 号などを参考に作成）

■受動免疫（passive immunization）

Bard らにより AD モデルマウスの Aβに対するモノクローナル抗体の有効性について行われた報告[4]以降，受動免疫療法の有効性が報告され始めた．bapineuzumab は Aβの N 末端側である 1～5 番残基にエピトープを有し，凝集したアミロイドに親和性が高い抗 Aβ抗体である．特にアポリポ蛋白 E（ApoE）ε4 保因者において作用機序特異的と考えられる血管性浮腫，微小出血を伴う頭部 MRI 上の画像異常（amyloid-related imaging abnormality：ARIA）を認めた．solanezumab は Aβの中央部分をエピトープとする，Aβオリゴマーに親和性が高い抗 Aβ抗体である．ただ，これらはいずれも第 III 相臨床試験で有効性がみられず，中止になっている（2）．aducanumab は第 II 相試験で高い有効性を示し，第 III 相試験が進行中である[5]．その他，ターゲットとするAβ種や，免疫原性を規定する因子の一つであるIgGサブタイプが異なる抗体としてgantenerumabやcrenezumabの開発が進んでいるが，crenezumabはすでに第 II 相試験で中止されている．全体としてAβに対する受動免疫療法は初期に期待された結果には現在のところ至っていない（**2**）．

■γセクレターゼ阻害薬

脂質二重膜構造内で膜通過蛋白を切断する切断酵素であるγセクレターゼは，nicastrin，Aph-1，Pen-2と四量体を形成し，APP，Notchをはじめとする数十種類もの膜蛋白質の切断を担う．γセクレターゼ阻害薬（γ-secretase inhibitor：GSI）であるsemagacestatは，第 III 相試験において，APP以外のγセクレターゼの基質であるNotchの切断に起因する副作用と考えられる皮膚癌の発現リスク上昇のため開発が中止された．γ切断活性に影響せずAβ42の産生を抑制するγセクレターゼモジュレーター（γ-secretase modulators：GSM）も開発されているが，tarenflurbilは，選択的Aβ低下作用を有するものの，第 III 相試験において，主要評価項目である認知機能や日常生活動作の低下遅延は達成できなかった[6]（**2**）．

■βセクレターゼ阻害薬（BACE1 阻害薬）

APP切断を担う分子としてBACE1（β-secretase 1；βセクレターゼ 1）が発見されたのは1999年のことである．近年，BACE1阻害薬の開発が活発になっており，いくつかの化合物の開発が臨床試験の段階まで進んでいる（**2**）．

■タウ関連薬

アミロイドカスケード仮説において，Aβの産生・凝集を皮切りに異常リン酸化されたタウは神経細胞内に凝集・蓄積し，神経細胞死を起こすとされ，タウへの介入も試みられており，タウ凝集阻害薬やタウ過剰リン酸化阻害薬に対する期待が高まっている．ただ期待されたTRx0237は第 III 相試験で中止に至っている（**2**）．

SBMAに対するDMTの開発

球脊髄性筋萎縮症（SBMA）は，男性成人のみに発症する緩徐進行性の四肢体幹や咽頭部の筋萎縮や筋力低下を特徴とする神経筋疾患であり，本邦における有病割合は，人口10万人あたり1～2人程度と推定されている．1897（明治30）年に愛知医学校（名古屋大学の前身）の川原汎が世界で初めて本疾患に関する症例報告を行ったことを契機に，名古屋大学神経内科では，基礎的研究からその臨床応用まで一貫したトランスレーショナルリサーチを精力的に行ってきた．

本疾患に関する基礎的研究の急速な進歩の契機は，1991年にLa SpadaらによるSBMAの原因遺伝子異常の報告である[7]．本研究では，本疾患患者のX染色体長腕（Xq11-q2）上のアンドロゲン受容体（androgen receptor：AR）遺伝子第一エクソン内にあるCAG繰り返し配列において，その繰り返し配列のリピート数が異常に延長（SBMA患者：38以上）していることが報告された．CAGリピート数の異常延長により変異ARが産生され，それが不溶性のオリゴマーを形成し下位運動ニューロンなどの核内に集積する結果，転写障害やDNA損傷などの細胞傷害が誘導され，最終的には神経細胞死に至る[8]．この異常延長の程度は症候や病態の程度を規定していた[9]．

筆者らはCAGリピート数を97に延長したヒト全長ARを発現するSBMAトランスジェニックマウスを作成し，このトランスジェニックマウスの解析を進めることで，SBMAの病態に男性ホルモンであるテストステロンが深く関与していることを明らかにした[10]．通常ARは熱ショック蛋白質（heat shock protein：HSP）などと複合体を形成し，不活性化された状態で細胞質内に存在するが，リガンドとなるテストステロンの存在下においては，ARはHSPと離れテストステロンと複合体を形成することにより，細胞質から核内へと移行する．テストステロンの分泌抑制を目的に雄のSBMAトランスジェニックマウスに対して去勢術を施行したところ，

3 第 III 相二重盲検比較試験（JASMITT-06DB 試験）における咽頭部バリウム残留率の経時的変化

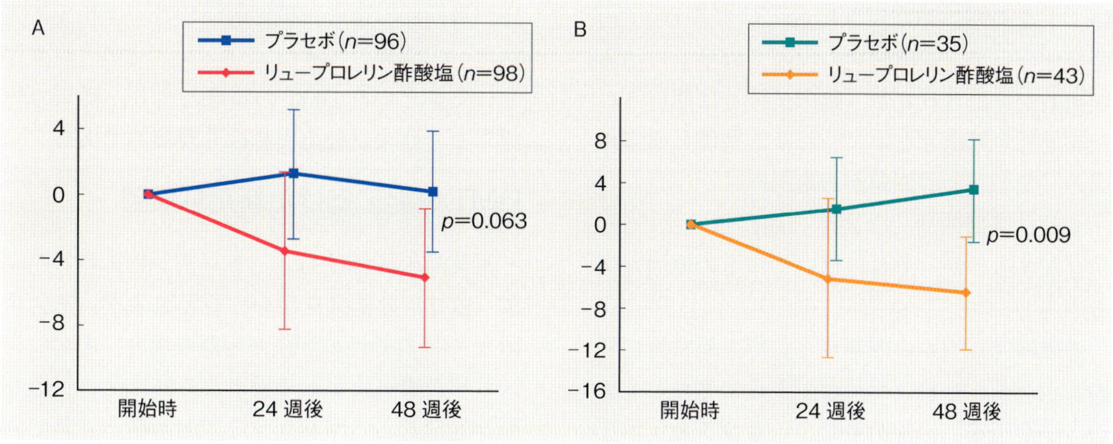

A：全患者の解析結果，B：発症 10 年未満の被験者に絞った部分集団解析による変化.
(Katsuno M, et al. *Lancet Neurol* 2010[14] より)

変異 AR の核内集積は著明に減少し運動症状が劇的に改善した．逆に症状の少ない雌のトランスジェニックマウスにテストステロンを投与すると神経症状は著明に増悪した[10]．

これらの結果は，テストステロン依存性の変異 AR の核内移行が SBMA の病態の根幹であることを示すとともに，テストステロンの抑制をすることが SBMA の治療につながる可能性を示唆するものであった．

さらに，リュープロレリン酢酸塩を用いた薬物学的去勢状態がモデルマウスにもたらす効果を検討したところ，リュープロレリン酢酸塩を投与した雄の SBMA トランスジェニックマウスでは，テストステロンが去勢レベルに低下するのみでなく，運動機能や生存期間が劇的に改善することが示され，病理学的には変異 AR の運動ニューロン細胞核内への集積が抑制されることも確認された[11]．

以上の基礎医学的研究成果を効力を裏づける非臨床データと位置づけ，筆者らは，リュープロレリン酢酸塩を用いた自主臨床試験および医師主導治験を 10 年余にわたり実施した．第 II 相試験と位置づけた自主臨床試験は，1 年間のプラセボ対照二重盲検並行群間比較試験と 2 年間のオープンラベルの長期継続投与試験により実施されたが，二重盲検期において，リュープロレリン酢酸塩の投与による陰嚢皮膚における変異 AR の蓄積低下とともに臨床的には嚥下機能の低下が抑制される傾向が確認され，長期継続投与期には，運動機能スコアの悪化の抑制効果が推定される結果を得た[12,13]．

さらに，名古屋大学神経内科を事務局とし，全国 14 施設が参加する多施設共同の医師主導治験として第 III 相試験（Japan SBMA Interventional Trial for TAP-144-SR〈JASMITT〉-06DB 試験）を実施した．JASMITT-06DB 試験で主要評価項目とした咽頭部バリウム残留率において，48 週間のリュープロレリン酢酸塩の投与による改善傾向が認められ，さらには，発症 10 年未満の被験者に絞った部分集団解析では改善効果は明瞭となり，疾患の罹病期間が効果に影響を与える重要な因子であることが示唆された（3）[14]．約 6 年の長期にわたる実薬群と自然歴群との比較試験から，運動機能の明らかな改善や肺炎の出現を軽減した[15]．

さらに 2012 年 1 月から，新たに追加第 II 相試験（JASMITT-11DB 試験）を実施し，有効性の評価において，JASMITT-06DB 試験と類似した結果が得られることを確認した．

DMT をコンセプトとした医薬品開発の困難点

神経変性疾患に対し DMT をコンセプトとした医薬品開発はさかんに行われているが，2017

年 3 月時点で薬事承認に結びついた品目はない．すなわち，神経変性疾患に対する DMT の開発について，基礎研究の段階では多くの治療候補薬が見出されるが，臨床試験では期待された有効性が見出せない，いわゆる基礎と臨床の間の「死の谷」の問題がある．

なぜ，基礎的研究と臨床の間には「死の谷」が存在するのか．それにはいくつもの原因がある．

基礎研究レベルの問題点として，異常蛋白質の蓄積がニューロン死にどのように寄与しているのかが明確には解明されていないこと，家族例と孤発例の病態の共通点と相違点が十分には理解されていないこと，動物モデルにはヒトの病態が完全には反映されていないこと等があげられる．

一方，臨床試験側の問題点として，治療法が疾患の進行を抑制したことを正確に評価するための指標（エンドポイント）が十分には確立されているとはいえないことに加え，神経症状が十分に出現している患者においては，すでに病態が進行しており，DMT による病態の抑止効果を期待しにくいことが指摘されている．多くの神経変性疾患では，異常蛋白質の蓄積がニューロンの機能障害を引き起こし，それが非代償性のレベルに達してから初めて臨床症状が出現すると考えられることから，臨床的に神経脱落症候が明確になる時点ではすでに神経変性過程そのものはかなり進行していると推定される[16]．

実際，PD では神経症状の発現時に，すでに中脳黒質のドパミンニューロンの数は正常時の 30〜40％程度に低下していることが知られており[14]，AD では Aβが脳へ蓄積し始めて 10〜20 年経過してから認知機能障害が出現することが指摘されている．その観点からすれば，DMT をコンセプトとした医薬品開発の対象被験者は，発症からより早期に対象をシフトしたほうが合理的である可能性が高い．実際，AD の医薬品開発のターゲットは AD 前駆期（prodromal AD）や発症前（preclinical AD）にシフトしつつある．

また，SBMA をはじめとした緩徐進行性の希少疾患においては，患者数が少ないことから大規模な臨床試験の実施が困難であることに加え，短期間の臨床試験においては，症状改善薬に比して薬剤の十分なエフェクトサイズが確保しにくいという DMT の特徴により，従来の枠組みでの臨床試験の実施は非現実的である．

DMT 開発に向けた新たな展望

医薬品の評価は通常，ランダム化比較対照試験（RCT）の結果を用いて行われるが，通常の RCT では有効性の評価が困難な場合，患者レジストリの構築によって得られる臨床データ等を外部対照群として利用することが期待されている．多くの緩徐進行性神経変性疾患は，たとえ観察期間を 2〜3 年程度に設定したとしても，DMT の効果を十分に検出することが困難であることが想定される．また，罹患率の観点から，臨床試験に組み入れることが可能な症例数がきわめて限られている神経変性疾患も多く，臨床試験における検出力の確保の観点からも，通常の RCT によってのみ医薬品の有効性評価を行うには無理がある．このような観点から，患者レジストリで得られる疾患の自然歴データをヒストリカルコントロールデータとして医薬品の効能の評価に利活用する試みが行われ始めている．たとえば，短期の第 III 相試験では有効性は認められるもののその効果幅が小さい場合承認するが，その後の製造販売後調査で長期の真の効果を検証するというような考え方も出てきている．これらのことは厚生労働省が進めている CIN（Clinical Innovation Network；クリニカル・イノベーション・ネットワーク）においても議論が始まっているが，データの品質管理・保障の問題や何をコントロールするのかなどを含めて克服しなければならない問題も多く残されている．

おわりに

医学研究において神経学は比較的新しい学問であるが，分子生物学的手法の導入により近年急速に研究成果があげられており，「治らない病気」の克服も現実味を帯びてきた．21 世紀は神経変性疾患に対する DMT 開発のチャレンジの世紀である．このチャレンジを確実に現実のものとするためには，病態に対する本質的な分子標的を特定する必要性がある他，臨床試験のDMTにおける治験デザインに関する新たなパラダイムを確立する必要がある．

（橋詰　淳，祖父江元）

文献

1) Hardy J, Selkoe DJ. The amyloid hypothesis of Alzheimer's disease : Progress and problems on the road to therapeutics. *Science* 2002 ; 297 : 353-356.
2) Schenk D, et al. Immunization with amyloid-β attenuates Alzheimer-disease-like pathology in the PDAPP mouse. *Nature* 1999 ; 400 : 173-177.
3) Orgogozo J-M, et al. Subacute meningoencephalitis in a subset of patients with AD after Aβ 42 immunization. *Neurology* 2003 ; 61 : 46-54.
4) Bard F, et al. Peripherally administered antibodies against amyloid beta-peptide enter the central nervous system and reduce pathology in a mouse model of Alzheimer disease. *Nat Med* 2000 ; 6 : 916-919. .
5) Sevigny J, et al. The antibody aducanumab reduces Aβ plaques in Alzheimer's disease. *Nature* 2016 ; 537 : 50-60.
6) Schor NF. What the halted phase 3 γ-secretase inhibitor trial may (or may not) be telling us. *Ann Neurol* 2011 ; 69 : 237-239.
7) La Spada AR, et al. Androgen receptor gene mutations in X-linked spinal and bulbar muscular atrophy. *Nature* 1991 ; 352 : 77-79.
8) Li M, et al. Nuclear inclusions of the androgen receptor protein in spinal and bulbar muscular atrophy. *Ann Neurol* 1998 ; 44 : 249-254.
9) Doyu M, et al. Severity of X-linked recessive bulbospinal neuronopathy correlates with size of the tandem CAG repeat in androgen receptor gene. *Ann Neurol* 1992 ; 32 (5) : 707-710.
10) Katsuno M, et al. Testosterone reduction prevents phenotypic expression in a transgenic mouse model of spinal and bulbar muscular atrophy. *Neuron* 2002 ; 35 : 843-854. .
11) Katsuno M, et al. Leuprorelin rescues polyglutamine-dependent phenotypes in a transgenic mouse model of spinal and bulbar muscular atrophy. *Nat Med* 2003 ; 9 : 768-773.
12) Banno H, et al. Mutant androgen receptor accumulation in spinal and bulbar muscular atrophy scrotal skin : A pathogenic marker. *Ann Neurol* 2006 ; 59 : 520-526.
13) Banno H, et al. Phase 2 trial of leuprorelin in patients with spinal and bulbar muscular atrophy. *Ann Neurol* 2009 ; 65 : 140-150.
14) Katsuno M, et al. Efficacy and safety of leuprorelin in patients with spinal and bulbar muscular atrophy (JASMITT study) : A multicentre, randomised, double-blind, placebo-controlled trial. *Lancet Neurol* 2010 ; 9 : 875-884.
15) Hashizume A, et al. Long-term treatment with leuprorelin for spinal and bulbar muscular atrophy : Natural history-controlled study. *J Neurol Neurosurg Psychiatry* 2017 ; in press.
16) Fearnley JM, Lees AJ. Ageing and Parkinson's disease : Substantia nigra regional selectivity. *Brain* 1991 ; 114 : 2283-2301.

II. 今後の治療法への展開

治療法開発に向けて

認知症の DMT

対象とする主な神経疾患 アルツハイマー病

シリーズ関連書籍 認知症

Point

- アルツハイマー病はアミロイドとタウの2つの蛋白質に重点がおかれ研究されてきた.
- 現在, アミロイド仮説に代わる新たな仮説が生まれている.
- Aβ沈着前期にHMGB1がMARCKSリン酸化を誘導し神経突起変性を引き起こす一連の過程（超早期病態）を標的として治療開発が可能である.

AD-DMT開発のストラテジー

認知症には, さまざまな原因があるが, ここではアルツハイマー病（Alzheimer disease：AD）の病態修飾治療（疾患修飾治療；disease modifying therapy〈DMT〉）に向けた取り組みについて述べる. ADはいうまでもなく変性性認知症の最大の原因であり, 10年後には患者数が本邦で600万人に達するとも, また日本の高齢者の5人に1人が罹患するともいわれている. ADはアミロイドβ（amyloid β：Aβ）の細胞外凝集があることをもって神経病理学的に診断される. これとほぼ等価の意味をもつものが, アミロイドPETの陽性所見である. したがって, 診察時には認知症状とアミロイドPET所見で診断がなされることが, まもなくルーチン化するであろう. 臨床的に軽度認知障害（mild cognitive impairment：MCI）とみられる患者においても, アミロイドPETの陽性所見が認められれば, 生きた脳での病理学的所見が得られたことにもなるので, きわめて少数の例外を除いて, アルツハイマー病と診断してよいであろう.

一方, アルツハイマー病のもう一つの病理学的所見はタウ蛋白質の細胞内凝集であり, 典型的には細胞質内部に神経原線維変化（paired helical filament）を形成する. タウ蛋白質凝集は, ピック病（Pick disease）など今日的な概念ではFTLD（frontotemporal lobar degeneration：前頭側頭葉変性症）に相当する疾患群, 大脳皮質基底核変性症（corticobasal degeneration）, 進行性核上性麻痺（progressive supranuclear palsy：PSP）などにも幅広くみられる病理学的所見である. したがって, 神経病理学的には特異性が低いといわれている.

アルツハイマー病研究領域では, アミロイドとタウの2つの蛋白質に重点をおいて研究が進んできた. 特にアミロイド仮説（**1**）に基づいた研究が大多数を占めてきた. しかし, アミロイド仮説は繰り返し変更（バージョンアップ）されていることを認識すべきである（**1**）. 最初のバージョンのアミロイド仮説は, アミロイド細胞外凝集そのものが毒性であり, 凝集を防げば治療ができるとの単純なものであった. その後, アミロイド抗体療法の失敗もあって, 凝集前のアミロイドオリゴマーの毒性, 特にシナプス毒性に注目が集まった. また, 上記のように変性疾患の1グループとしてタウオパチー（tauopathy）が確立したことに伴い, それまでのアミロイドとタウの二者択一の争いから, 同一カスケードの中で, アミロイドは上流, タウは下流に位置すると考えられるようになった. しかし, アミロイドとタウの2つをつなぐ関係は依然不明瞭であるし, 本稿の後半に述べるように, 現在, アミロイド仮説に対してさまざまな反省が生まれている. その中で新たな仮説が

1 アルツハイマー病の病態仮説と治療開発の中心的コンセプト

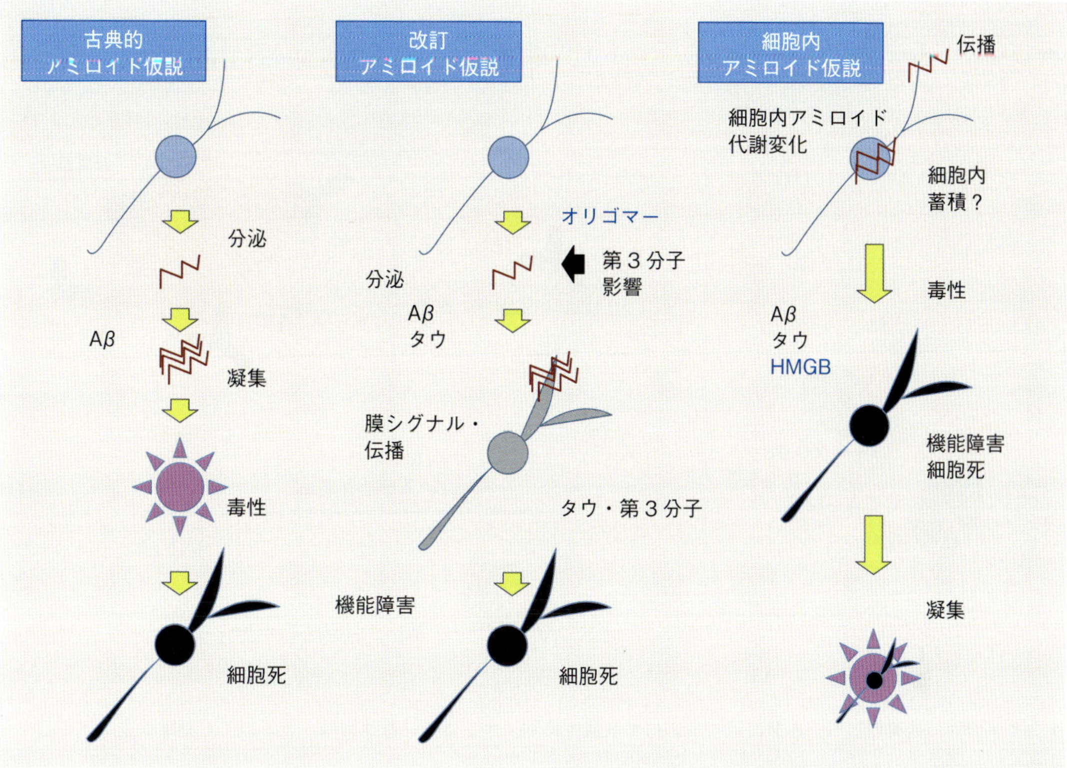

アルツハイマー病研究領域では，アミロイドとタウの２つの蛋白質に重点をおいて研究が進んできたが，特にアミロイド仮説に基づいた研究が大多数を占めてきた．図に示すように，アミロイド仮説は繰り返し変更（バージョンアップ）されている．HMGB：high mobility group box.

生まれている．しかし新しい仮説に基づいた治療開発は端緒についたばかりであり，たとえば，細胞内アミロイド蓄積を標的とする治療開発はきわめて遅れているし，アミロイドとタウ以外の分子標的治療の開発も同様である（**1**）.

アミロイドを標的とするDMT開発

アミロイド，タウの凝集は，ADの神経病理学的診断あるいは定義のうえで必須条件であり，凝集イコール細胞毒性という直感的な発想から，過去30年以上の病態仮説と治療開発の中心的コンセプトとして，多くの臨床家および研究者の支持を得てきた．これは，**1**の左（古典的アミロイド仮説）ないし中央（改訂アミロイド仮説）の図の比較的古いアミロイド仮説に対応している．結果として，アミロイド産生抑制，オリゴマー毒性抑制，アミロイド凝集除去，アミロイド分解促進というストラテジーが生ま

Column

β・γセクレターゼ阻害薬による副作用への懸念

γセクレターゼはNotch，APLP2などのAPP以外の基質を切断することが知られ，特にNotchに対する阻害は有害と考えられている．同様に，βセクレターゼ（BACE1）の基質として，細胞接着分子L1とCHL1が知られている．Selkoe教授のグループは，BACE1を恒常的に発現するヒト上皮細胞の網羅的プロテオーム解析から68個の基質候補蛋白質を報告している[3].

また，γセクレターゼやBACE1の生理作用を抑制することへの懸念がある．たとえば，BACE1自体は軸索終末に豊富に存在しており，そのノックアウトマウスは，軸索ガイダンス障害，髄鞘化不全，スパイン減少，てんかん，統合失調症様症状などが出ることが報告されている．しかし，**3**のAZD3292，E2609とBACE1阻害薬の臨床試験において，今のところ中枢神経系への副作用は大きくクローズアップされていない．

2 アミロイド病態仮説による機序

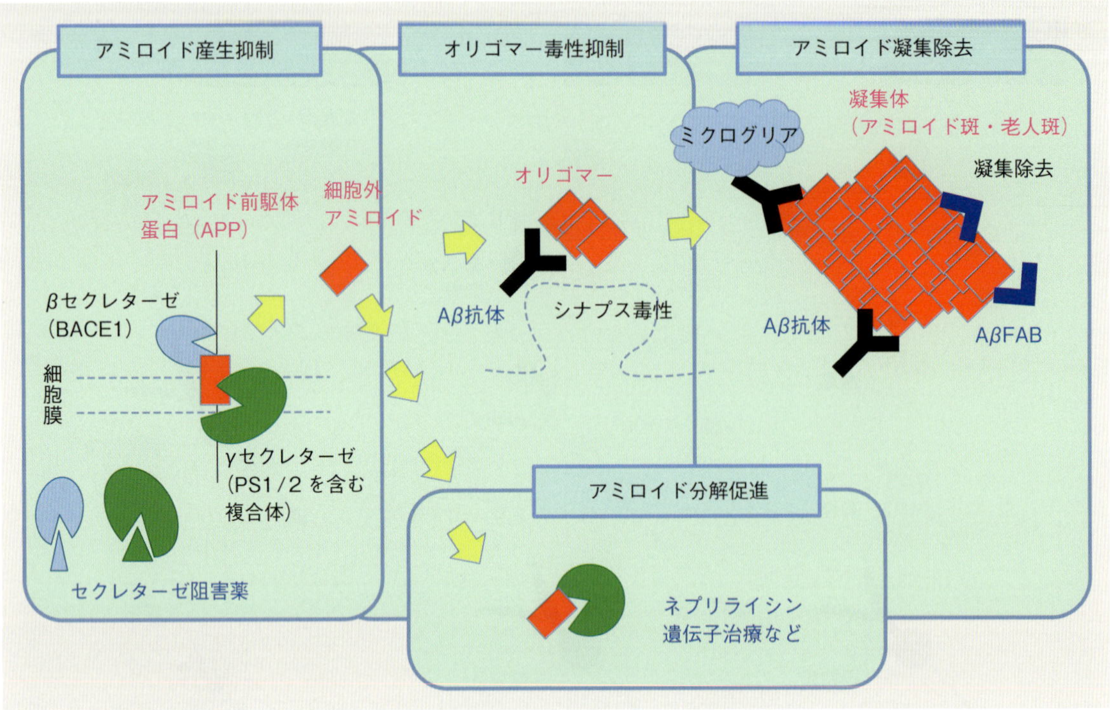

アミロイド仮説の結果として，本図に示すアミロイド産生抑制，オリゴマー毒性抑制，アミロイド凝集除去，アミロイド分解促進という機序が示された．FAB：Frontal Assessment Battery.

3 代表的なアルツハイマー病 DMT 候補薬剤の臨床試験状況

機序	薬剤名	臨床試験	結果	備考
γセクレターゼ阻害薬	Flurizan	phase III	無効	Green et al, 2009 [1]
γセクレターゼ阻害薬	Semagacestat	phase III	無効	Doody et al, 2013 [2]
βセクレターゼ阻害薬	LY2886721	phase II	中止	重篤な肝障害
βセクレターゼ阻害薬	AZD3292	phase III	進行中	
βセクレターゼ阻害薬	E2609	phase III	進行中	

れ（2），モデルマウス等の動物実験では有効性が数多く報告された．これを受けて，ヒトAD患者を対象とした臨床試験がすでに行われている．

アミロイド産生抑制

アミロイド前駆体蛋白質（amyloid precursor protein：APP）からβセクレターゼ（BACE1）とγセクレターゼの2つの酵素によってアミロイドが切り出される．このことから，2つの酵素の阻害薬がアルツハイマー病DMT候補薬剤として考えられた．代表的な薬剤の臨床試験状況（2017年6月）を表に示す（3）．

アミロイド凝集除去

アミロイド抗体療法は，過去15年以上にわたり，最も期待された治療法であった．1999年にAβ抗原（AN-1792）とした能動免疫によりADモデルマウスに抗アミロイド抗体を産生させるというコンセプトがElan Pharmaceuticals社により*Nature*誌に報告された．この結果は非常に美しいものであり，ADモデルマウスのAβ沈着が綺麗に消え去り，記憶障害も顕著に改善していた[4]．この結果を受けて，直ちに臨

Column

2017年現在継続中のアミロイド抗体治療の臨床試験

solanezumab（ソラネツマブ，LY2062430）

EXPEDITION-1および-2という2つのphase III臨床試験が実施され，軽症から中等度のAD患者2,052名への80週間の投与が行われた．臨床試験実施患者全体では，無効と判定された．その後の事後検討で，軽症ADについて，EXPEDITION-1，-2それぞれの試験グループでは統計学的有意差はないものの，2つの臨床試験から軽症患者をプール解析するとわずかな改善がみられた（有意差あり）．これを受けて，2013年7月から，新たにEXPEDITION-3（39センター，2,100名の患者）がスタートし，2016年10月に終了，ADAS-Cog 14とADCS-iADLの2つのバッテリーを認知症評価に用いるが，ADAS-Cog 14のみを一次検証に使った．治療効果は確認できず，Eli Lillyは開発中止を発表した．また，solanezumabは，DIAN Studyなど，発症前の患者を対象にした臨床試験に用いられているが，結果が待たれるところである．

aducanumab（アデュカヌマブ）

初期AD患者103例（コントロール群は60名ほど）に54週間投与された．このphase I/IIにおいては，アミロイドPETでのAβ沈着の減少を確認した．また，一部の投与量で，CDR-SB，MMSEの改善（統計検定の患者数は26名程度）がみられた．ただし，用量依存的でなかった．これらの結果は2016年8月に論文公表された[6]．しかし，1999年のAβ抗原（AN-1792）とした能動免疫による臨床試験phase Iの剖検脳の報告のように[7]，Aβ沈着の減少と臨床症状の対応がつかないことがすでに知られており，慎重な結果の解釈が必要である．さらに，bapineuzumab，solanezumab（LY2062430）もphase IIでの有効性を担保に，phase IIIに進み無効とされており，aducanumabも同様な経緯をたどる可能性もある．*Nature*誌*1でも類似の議論がなされている．

＊1
Alzheimer's treatment appears to alleviate memory loss in small trial. Nature News 2016.
http://www.nature.com/news/alzheimer-s-treatment-appears-to-alleviate-memory-loss-in-small-trial-1.20509

床試験が開始されたが，Th1細胞の過度な活性化を伴い死亡に至る重篤な脳炎が発生し[5]，臨床試験は中止となった．

その後，能動免疫ではなく受動免疫での治療が臨床試験に移行し，数々の抗Aβ抗体医薬品が開発され，このコンセプトに基づく再挑戦がなされた．なかでも代表的なものは，イーライリリーのsolanezumab（LY2062430）と，ファイザーとジョンソン＆ジョンソンらのbapineuzumabである．これらの抗体は脳内アミロイドを減少させることには成功している．しかし，臨床症状の明確な改善には成功していない．たとえば，bapineuzumabは軽症から中等度のAD患者phase IIIで無効と判定され，2012年7月に中止がこれらの製薬会社からプレス発表された．ジョンソン＆ジョンソンは3〜4億ドルの損失を計上した（ロイター，2012年8月7日）．

タウを標的としたDMT開発

マウスレベルでタウ抗体はタウ蛋白質のプリオン様伝播を抑制し症状を改善したとされる[8]．AbbVie社とC2N Diagnostics社は2015年から，タウ抗体（C2N-8E12あるいはABBV-8E12）の臨床試験を進行性核上性麻痺（PSP）に対して開始している．2016年8月に終了予定でデータ解析が現在進んでいるものと考えられる．これらの抗体を含め，タウ抗体は，オーファン疾患に対して安全性が確認されれば，ADに対する臨床試験も開始される可能性が高い．

タウ蛋白質リン酸化を標的とする治療としては，PSP患者313名を対象にdavunetideのphase II／IIIの結果が2014年に報告されている．残念ながら，PSP Rating Scale（PSPRS）とSchwab and England Activities of Daily Living（SEADL）scaleにおいて改善はなく，無効と結論づけられた[9]．

アミロイド仮説に対する疑義

アミロイド，タウの凝集は，ADの神経病理学的診断あるいは定義のうえで必須条件であるが，これは，病理学者あるいは神経学者が人為的に定義しただけであり，アルツハイマー病の自然の摂理としての本態を表しているという保

4 Aβ沈着の前後におけるリン酸化蛋白質の量的変化

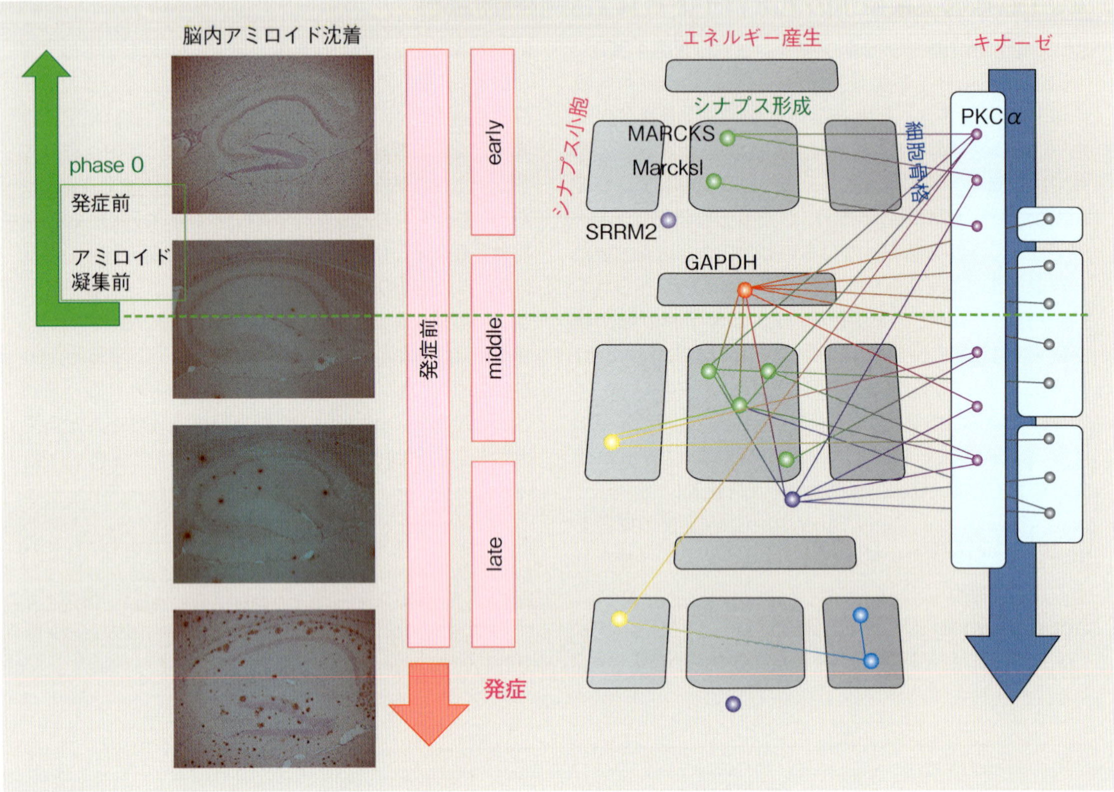

4種類のADモデルマウスを用いて，Aβ沈着の前後にわたってリン酸化蛋白質の量的変化を調べ，その変化をヒト死後脳のリン酸化プロテオームの結果と比較検討した結果，脳内Aβ沈着が生じる以前（Phase 0病期）に，すでにMARCKSと呼ばれる膜裏打ち蛋白質などの少数分子のリン酸化が変化していた.
PKCα：プロテインキナーゼCα，MARCKS：myristoylated alanine-rich C kinase substrate，DAPDH：グリセルアルデヒド-3-リン酸脱水素酵素.

証はどこにもない．言葉を加えるならば，種々の分子の何らかの変化からトリガーされる分子病態経路（あるいは分子ネットワーク）が，その最終帰結として脳内アミロイド沈着に至ったときに，われわれは“それらすべて”をアルツハイマー病（AD）と呼んでいるにすぎない．

近年，アミロイド仮説に直接揺さぶりを与える報告が相次いでいる．

まず，上記のAβ抗原（AN-1792）とした能動免疫による臨床試験phase Iで脳炎を起こすことなく最終的に死亡に至った患者の剖検所見である．意外なことに，脳内からアミロイドが消失した患者でも，レトロスペクティブに見ると臨床症状の改善はみられなかった[7]．このことは，アミロイド沈着と臨床症状が必要十分の関係ではないことを意味する．つまり，認知症状にアミロイド沈着は十分ではない．すなわち，アミロイド沈着が認知症状を起こすわけではない．数理ロジックとしては，このようになるはずだが，感覚的に，いくつかの代案仮説が思いつく．まず，臨床試験でアミロイド抗体を開始した時点が，時すでに遅く，不可逆的な認知症状に至る病理が起きていたかもしれない．たとえば，細胞死はこれに当たるが，現時点でのアミロイド仮説では，細胞死はアミロイド沈着より後と考えられているので，仮説を修正する（細胞死が細胞外アミロイド沈着より先に起こる），もしくは別の病理を考える必要がある．これに対応するものとして，Selkoeらが2000年頃から提唱し始めた，アミロイドオリゴマーによるシナプス病態仮説がある[10]．ただし，細胞がどのような状況にまで至ると，シナプスの回復が無理な状態（不可逆状態）になるかは明らかではない．

5 アミロイド沈着前の超早期病態のHMGB1による抑制の機序

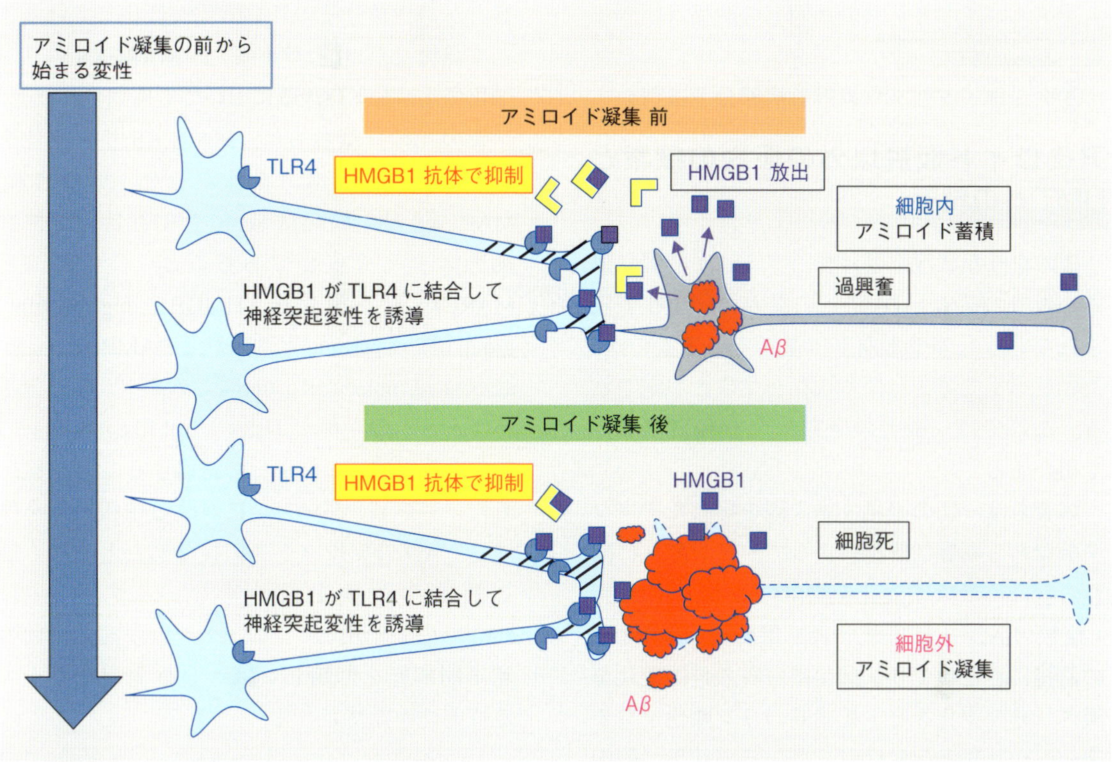

ダメージ関連分子パターン（DAMPs）の一種であるHMGB1（high mobility group box-1 protein）がTLR4（Toll様受容体4）を介してSer46のMARCKSリン酸化を誘導することが見出された．HMGB1抗体が，アミロイド沈着が起きる前の超早期病態を抑制し，アルツハイマー病の発症を抑制する可能性が考えられる．

また，プレセニリン1（presenilin 1：PS1）変異について驚くべき論文が新たに報告された．これによると，家族性アルツハイマー病の変異はPS1のγセクレターゼに対する機能を完全に失わせる，つまり，病的変異をもつと『Aβ40にせよAβ42にせよアミロイドの産生が低下する』ということになる[11]．ただし，Aβ42/Aβ40の比は上昇し，アミロイド凝集は増えた，とのことである．凝集量＝(Aβ40＋Aβ42)×Aβ42/Aβ40＝がおおむね正しいであろうから，Aβ40，Aβ42ともにトータル量が減っているのに，Aβ42/Aβ40比で凝集増加が十分に説明できるのかは疑問であり，この実験そのものの解釈も難しい．しかし，これが事実とすれば，現状のアミロイド仮説そのもの（**1**）に対する疑問にもつながる*2．

特にPS1の変異トランスジェニックマウスがドミナントネガティブという意味になることを併せて考えるならば，認知症状に凝集が必須といえないことになる．

このように，アミロイド凝集が一次的あるいは一元的に認知症状を起こしているかは，非常に不確実な状況になっている．現時点で，研究開発上のポイントは主に以下の点である．

①アミロイド除去（アミロイド抗体療法など）を認知症状の発症前（preclinical stage）に行えば有効性があるのか．

② preclinical stage（アミロイド沈着が起きているが，検査上はMCIあるいは認知症にまで至らない時期）は，どのような分子病態変化が脳内で起きているのか．

③ preclinical stageよりもさらに以前に病態は

＊2
Gamma-Secretase Inhibitors：The Wrong Way Around? Science Translational Medicine 2015. http://blogs.sciencemag.org/pipeline/archives/2015/03/09/gammasecretase_inhibitors_the_wrong_way_around).

起きているのか．あるとすれば何か．

④アミロイドとタウの病態上の関係はいかなるものか．

⑤アミロイドとタウ以外の病態分子は何か．

アミロイド仮説以外の仮説の探索とDMTへの試み

このような状況を受けて，アミロイド仮説以外の仮説の探索とDMTへの試みは，現在公表されているものや水面下で進んでいるものが，世界レベルで考えれば多数存在すると想定される．ここでは，筆者の研究[12,13]を代表例として紹介する．

筆者らは一切の予見・先入観を排したアプローチである網羅的解析によって，リン酸化に関わる経時的な分子変化を探索した．すなわち，4種類のADモデルマウスを用いて，Aβ沈着の前後にわたってリン酸化蛋白質の量的変化を調べ，その変化をヒト死後脳のリン酸化プロテオームの結果と比較検討した．その結果，脳内Aβ沈着が生じる以前（Phase 0病期と呼ばれる）に，すでにMARCKSと呼ばれる膜裏打ち蛋白質などの少数分子のリン酸化が変化していることを発見した（**4**）[12]．また，MARCKSのリン酸化変化はヒト死後脳においても確認された[12]．

このため，筆者らは，MARCKSリン酸化を誘導するメカニズムを探索した．その結果，MARCKSリン酸化はSer46という特定部位が病態のうえで重要であること，この部位のMARCKSリン酸化を，HMGB1（high mobility group box -1 protein）と呼ばれるDAMPs（damage-associated molecular patterns：ダメージ関連分子パターン）の一種がTLR4（Toll-like receptor 4：Toll様受容体4）を介して誘導することを見出した．さらに，HMGB1に対する中和抗体を作成し，ADモデルマウスに投与したところ，認知機能の改善を認めた[13]．この場合は，HMGB1抗体が，アミロイド沈着が起きる前の超早期病態を抑制し（**5**），AD発症を抑止する可能性が期待される．

（岡澤　均）

文献

1) Green RC, et al. Effect of tarenflurbil on cognitive decline and activities of daily living in patients with mild Alzheimer disease：A randomized controlled trial. *JAMA* 2009；302：2557-2564.
2) Doody RS, et al. A phase 3 trial of semagacestat for treatment of Alzheimer's disease. *N Engl J Med* 2013；369：341-350.
3) Hemming ML, et al. Identification of beta-secretase（BACE1）substrates using quantitative proteomics. *PLoS One* 2009；4：e8477.
4) Schenk D, et al. Immunization with amyloid-β attenuates Alzheimer-disease-like pathology in the PDAPP mouse. *Nature* 1999；400：173-177.
5) Nicoll JA, et al. Neuropathology of human Alzheimer disease after immunization with amyloid-beta peptide：A case report. *Nat Med* 2003；9：448-452.
6) Sevigny J, et al. The antibody aducanumab reduces Aβ plaques in Alzheimer's disease. *Nature* 2016；537：50-56.
7) Holmes, et al. Long-term effects of Abeta42 immunisation in Alzheimer's disease：Follow-up of a randomised, placebo-controlled phase I trial. *Lancet* 2008；372：216-223.
8) Yanamandra K, et al. Anti-tau antibodies that block tau aggregate seeding in vitro markedly decrease pathology and improve cognition in vivo. *Neuron* 2013；80：402-414.
9) Boxer AL, et al. Davunetide in patients with progressive supranuclear palsy：A randomised, double-blind, placebo-controlled phase 2/3 trial. *Lancet Neurol* 2014；13：676-685.
10) Walsh DM, Selkoe DJ. Deciphering the molecular basis of memory failure in Alzheimer's disease. *Neuron* 2004；44：181-193.
11) Xia D, et al. Presenilin-1 knockin mice reveal loss-of-function mechanism for familial Alzheimer's disease. *Neuron* 2015；85：967-981.
12) Tagawa K, et al. Comprehensive phosphoproteome analysis unravels the core signaling network that initiates the earliest synapse pathology in preclinical Alzheimer's disease brain. *Hum Mol Genet* 2015；24：540-558.
13) Fujita K, et al. HMGB1, a pathogenic molecule that induces neurite degeneration via TLR4-MARCKS, is a potential therapeutic target for Alzheimer's disease. *Sci Rep* 2016；6：31895.

II. 今後の治療法への展開

治療法開発に向けて

モデル動物から治療へ

シリーズ関連書籍 パーキンソン ALS

Point

- モデル動物は疾患の病態解明，バイオマーカー開発，新規治療法開発に欠かすことができないものである.
- 疾患研究には，非脊椎動物から脊椎動物まで，用途によってさまざまなモデル動物が使用される.
- 疾患動物モデルは，ヒトの疾患を完全に再現できるわけではない．それぞれのモデルが，どのような病態を再現しているかを考慮する必要がある.

モデル動物を用いた神経疾患研究の現状

疾患研究には非脊椎動物から脊椎動物まで，さまざまなモデル動物が使用されている．遺伝子改変動物など，疾患動物モデルが有用であることに議論の余地はない．疾患動物モデルは病態解明，バイオマーカー開発，新規治療法開発に欠かすことはできないものである(**1**)．近年，高齢化が進み，認知症をはじめとした神経疾患の患者数増加が社会問題となっている．しかし，神経科学や分子遺伝学の進歩により，脳の機能や疾患に対する理解が深まっているにもかかわらず，神経疾患の新規治療の開発が成功した例は少ない．この原因として，臨床試験の側からは，神経疾患は治療効果判定が難しいことが多く，これが一因としてあげられる．一方で，動物実験の側からは，何をもって神経疾患の「良い」動物モデルとするかという根本的な問題があげられる．実験的に疾患の病態を解明し，新規治療法開発に繋げられる成否は疾患動物モデルの妥当性によるといえる.

疾患動物モデルの妥当性は，モデル作製のために用いられた遺伝要因や環境要因，その表現型すなわち行動異常や病理変化によって評価さ

1 疾患動物モデルの作製とその利用

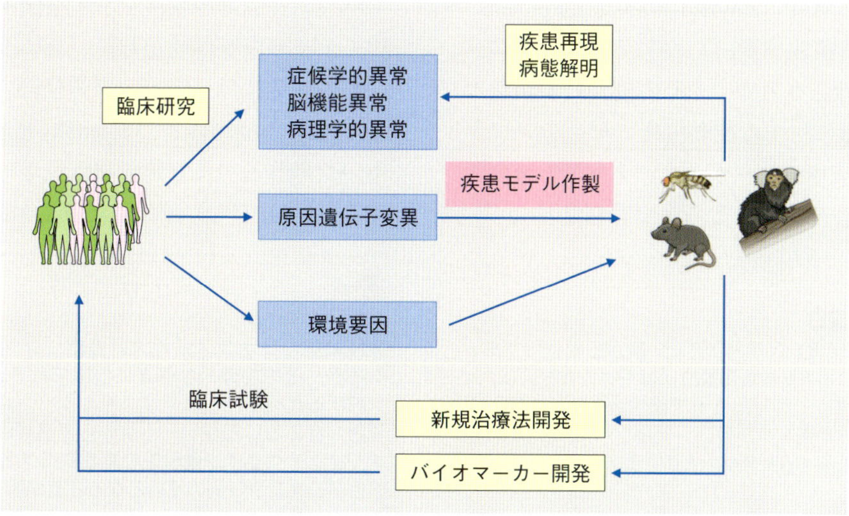

2 疾患動物モデルを用いた研究の予測妥当性において考慮されるべき点

内的妥当性（internal validity）[*1]	外的妥当性（external validity）[*2]
•ランダム化による施行	•疾患動物モデルが，疾患のどの病態を再現しているか
•盲検による評価	•複数の疾患動物モデルの使用
•性別や遺伝学的背景	•臨床に関連した評価指標の使用
•サンプル数と統計解析	•仮説駆動型研究か
•疾患動物モデルの健康状態	•原理証明試験か，前臨床試験か

*1 内的妥当性：比較研究における比較の質を表す概念.
*2 外的妥当性：研究結果の一般化可能性を表す概念.
(Jucker M, et al. *Nat Med* 2010[1]より)

れる．しかし，これら妥当性がいかに担保されようとも，動物種が異なる以上，ヒトの臨床像を疾患モデルで完全に再現することは不可能といえる．疾患動物モデルにおいて有効性が示されながら新規治療法開発に至らないその他の要因として，血液脳関門の透過性，分子経路や代謝経路，副作用発現の違いなどがあげられる．また，動物実験では，臨床試験を見据えた予測妥当性（predictive validity）も重視されるべきである（2）[1]．たとえば，疾患動物モデルと臨床試験における患者の性別の相違は考慮されるべきであるし，一つの疾患動物モデルの研究結果は，同疾患の他動物モデルでの再現性の確認が望ましい．また，疾患動物モデルにおける治療効果の指標は，臨床試験における評価指標を考慮すべきである．

アルツハイマー病を例にとると，原因分子としてアミロイドβ（amyloid β：Aβ）が注目され（アミロイド仮説），1995 年に初めて Aβの前駆体である APP（amyloid β precursor protein：アミロイドβ前駆体蛋白）のトランスジェニックマウスが報告された[2]．その後，わずか数年のうちに Aβに対する能動免疫（ワクチン）と受動免疫（抗体療法）が Aβプラークを減少させ，学習障害を改善することが報告された[3-5]．しかしながら，前者の治験では Aβプラークの減少は確認されたものの，認知機能障害の改善は確認されず，また動物実験では予測できなかった副作用（髄膜脳炎）により治験は中止された[6,7]．疾患動物モデルの側から検証すると，本治験の結果はアミロイド仮説への疑問や，疾患動物モデルの妥当性，すなわち，本モデルがアルツハイマー病のモデルではなく Aβプラークを形成するモデルではないかとの疑問を提起することとなった．後者の治験に関しては，いくつかの可溶性 Aβに対する抗体療法では目立った効果を示さなかったが，最近，Aβ凝集体を選択的に認識する抗体が，PET での Aβプラークの減少と，認知機能低下の進行抑制効果を示すことが報告された[8]．これはアミロイド仮説を支持する結果であり，続報を待ちたい．

また，パーキンソン病（Parkinson disease）では，病理学的特徴といえるレビー小体（Lewy body；αシヌクレイン凝集体）を形成し，黒質ドパミン神経細胞脱落を示す遺伝子改変脊椎動物モデルの作製は成功していない．パーキンソン病の研究には，ドパミン神経毒である MPTP（1-methyl-4-phenyl-1,2,3,6-tetrahydropyridine）を用いた黒質ドパミン神経細胞脱落モデルが頻用される．MPTP 投与サルは神経回路研究におい

Key words

アミロイドβ蛋白

アミロイドβ（Aβ）は約 40 アミノ酸から成るペプチドであり，アミロイドβ前駆体蛋白（APP）がβおよびγセクレターゼによって切り出されて産生される．生理的な機能については不明な点が多い．アルツハイマー病では，老人斑と呼ばれる Aβ凝集体（Aβプラーク）が脳で観察される．

Key words

αシヌクレイン

神経細胞のシナプス前終末に豊富に存在する蛋白質であるが，その生理的な働きについては不明な点が多い．1990 年代後半に，孤発性パーキンソン病やレビー小体型認知症におけるレビー小体の主要構成成分であることや，αシヌクレイン遺伝子の重複やミスセンス変異が家族性パーキンソン病の原因となることが明らかになった．

3 モデル動物の種類と特徴

	動物種	寿命	遺伝子操作	利点	欠点
非脊椎動物	線虫	20日	可能	•遺伝子操作が容易 •小スペースで多数個体の飼育が可能 •genetic screeningが可能	•ヒトとの類似性が低い
	ショウジョウバエ	2か月			
脊椎動物	小型魚類	2年		•遺伝子操作が比較的容易 •小スペースで多数個体の飼育が可能 •遺伝学的研究に用いやすい	•大脳皮質がない
	マウス	2年		•さまざまな解析系が確立 •遺伝子改変体やマテリアルが豊富	
	ラット	3年		•体が大きく手術操作が容易	•遺伝子操作がやや困難
	マーモセット	10年		•ヒトにきわめて近い神経系 •電気生理学的解析や画像解析が可能	•遺伝子操作がやや困難 •飼育がやや困難・高コスト
	マカクザル	30年	不可		•遺伝子操作不可 •飼育がやや困難・高コスト •世代交代が長く，仔が少ない

て大きな役割を果たしており，MPTP投与サルで見出された知見は脳深部刺激治療へとつながった[9]．また，MPTP投与サルを用いてドパミン産生神経細胞移植の効果が確かめられたことにより，iPS細胞（人工多能性幹細胞）由来ドパミン神経細胞移植治療の可能性が開かれつつある[10]．一方で，ドパミン神経細胞死を抑制する化合物の薬効検証のためMPTP投与マウスが用いられることもあるが，MPTP投与による毒性と，αシヌクレイン蓄積に伴う病態には相違があると考えられ，結果の解釈は慎重に行うべきである．

モデル動物の種類と特徴

モデル動物は大きく脊椎動物と非脊椎動物に分類され，非脊椎動物としてはショウジョウバエ，脊椎動物としては小型魚類，齧歯類や霊長類が用いられる．一般に，ヒトに近い動物種で観察された病態（行動異常や病理学的異常）ほど，ヒトの病態に近い現象を反映していると考えられる．また神経回路，分子経路，血液脳関門や薬物代謝などもヒトに近いと考えられる．しかしその反面，高等な動物種になるほど，飼育が困難，高コスト，世代交代が長い，遺伝子操作が困難，といった疾患動物モデルとして使用しにくい側面がある．ここでは疾患研究に用いられるさまざまなモデル動物の特徴を紹介する（3）．

Memo

MPTP

パーキンソン病動物モデル作製のための薬剤として最も確立されている．1982年米国でMPTPを混入する麻薬使用者の中にパーキンソン病様症状が出現したことから同定された．血液脳関門を通過したMPTPはアストロサイトに取り込まれ，モノアミン酸化酵素B（monoamine oxidase-B：MAO-B）により酸化されてMPP^+（1-methyl-4-phenylpyridine ion）となり，ドパミントランスポーターにより取り込まれ，ミトコンドリア複合体Iを阻害することでドパミン神経細胞死を引き起こす．

線虫

1998年に多細胞生物として初めて全ゲノムが解読された．体細胞は約1,000個で，そのうち神経細胞は302個である．遺伝子操作が容易で，寿命は約20日で世代交代は3日であり，一度に300個もの虫卵を生む．透過型電子顕微鏡の連続切片を用いた再構築により神経回路のネットワークが完全に明らかにされている，*in vivo*イメージングが可能といった特徴がある．

ショウジョウバエ

遺伝子改変が容易で，既存のさまざまな遺伝子改変体が使用可能である．寿命は60日で世代交代が10日であり，メスは1日に80個もの卵を産む．このため，交配モデルを含めた多数個体の解析が小スペースで可能である．遺伝子破壊やGAL4-UAS系（Gal4-upstream activating sequence system）を用いた遺伝子強制発現，これらを組み合わせた遺伝的相互作用（genetic interaction）の検討に強力なモデルとなっている．

小型魚類

多くの研究室で用いられるのはゼブラフィッシュである．飼育と遺伝子改変が比較的容易で，多数個体の飼育が可能である．寿命は2年で，世代交代は2〜3か月である．非脊椎動物に比べるとヒトに近い脳をもつが，魚類には大脳皮質が見当たらない．筆者らの研究室ではパーキンソン病の研究にメダカを用いている．メダカはゼブラフィッシュと比較すると，ゲノムがコンパクトで遺伝学的研究に用いやすい，純系が利用可能といった特徴をもつ．

マウス，ラット

モデル動物として最も広く使用されている．純系が存在し，解剖学的にもヒトの神経系に近く，髄液採取が可能，飼育も容易で寿命も2〜3年と適当である．ラットはES細胞（胚性幹細胞）の樹立が困難であったため遺伝子改変体が普及していなかったが，近年TALEN（transcription activator-like effector nuclease）やCRISPR／Cas（clustered regularly interspaced short palin-dromic repeats／CRISPR-associated）システムの登場で，遺伝子改変が可能となった[11]．

マカクザル

ヒトに最も近いモデル動物で，複雑な神経症状が観察可能で，画像検査や電気生理学的検査も可能であり，神経科学・神経疾患動物モデルとして有用である．MPTP投与サルで見出された知見はパーキンソン病の脳深部刺激治療へとつながっている．しかしその反面，飼育コストが高く，性成熟まで約5年かかり，しかも通常1年に1頭しか産まないなど，研究に用いにくい点もあげられる．

マーモセット

最近登場した霊長類モデル動物である．マカクザルと同様に，複雑な神経症状が観察可能で，画像検査や電気生理学的検査も可能である．体重は数百グラムと小型で飼育が比較的容易であり，また性成熟まで約1年半と短く，生涯で40〜80匹の仔を生むことが可能である．現時点で遺伝子改変が可能な唯一の霊長類モデル動物であり，今後の利用拡大が予想される．

モデル動物を用いた疾患研究の展望

近年，次世代シーケンサーが実用化されたことによって多くの新規疾患原因遺伝子が見出されている．これら原因遺伝子変異の病態への関与を解明するためにも，モデル動物の役割がますます大きくなっている．一方で，脳神経疾患においては，神経症状，神経回路や神経活動の変化を解析するために，コモンマーモセットをはじめとしたヒトに近い大型動物を用いた研究が推進されていくと思われる（Column参照）．しかしながら，研究のスピード，動物の飼育や遺伝子改変体作製のコストを考えると，線虫，ショウジョウバエ，小型魚類や齧歯類を用いた研究の重要性は今後も変わらないであろう．

神経疾患，特に神経変性疾患は従来から治らない病気とされてきたが，多くの疾患で疾患修飾薬（disease modifying drug）の開発が精力的に進められている．しかし，前述したように，疾患動物モデルで効果が確認できても，臨床的に効果が確認されたものは少ない．神経変性疾患の臨床試験においては，症状の進行抑制効果の評価が困難であることがあげられ，発症前患者をリクルートするための診断バイオマーカーの開発や，病状進行を評価するためのバイオマ

Key words

純系

近交系ともいわれ，特にモデル動物において個体差を少なくするために用いられる．近親交配を20世代以上繰り返しているために，ほとんどの遺伝子が同じ対立遺伝子をもつホモ接合体となっている．そのため，遺伝的にはほぼ同一の個体とみなして実験に用いることができる．

Column

コモンマーモセット

マーモセットは南米原産の小型霊長類で，実験動物化が進んできているのはコモンマーモセットである．成獣は体長 20～30 cm，体重は 350～400 g ほどの大きさで，昼行性で野生においては樹上生活を送り，歩行には四肢を使う．1 回の妊娠で通常 2～3 頭の産仔が生まれ，妊娠期間が 150 日以下，性成熟が 1 歳半と，霊長類としては繁殖効率が高い．また，コモンマーモセットは，ヒトの大家族によく似た血縁単位の群れを作る．父親や兄姉も養育に積極的に関与し，ヒトに近い家族形態で生活を送っている．さまざまな鳴き声を使い分けることによるコミュニケーション，顔の表情の豊かさなどもヒトに近い特徴といえる．薬物代謝がヒトに近い，霊長類の中では小型で飼育が比較的容易，ゲノム情報が解読済みなど，研究に用いやすい側面がある．2009 年には，実験動物中央研究所と慶應義塾大学が霊長類として世界で初めてトランスジェニック動物の作製を報告した[12]．以上の特徴が注目され，疾患動物モデルとしての利用が期待されている[13]．

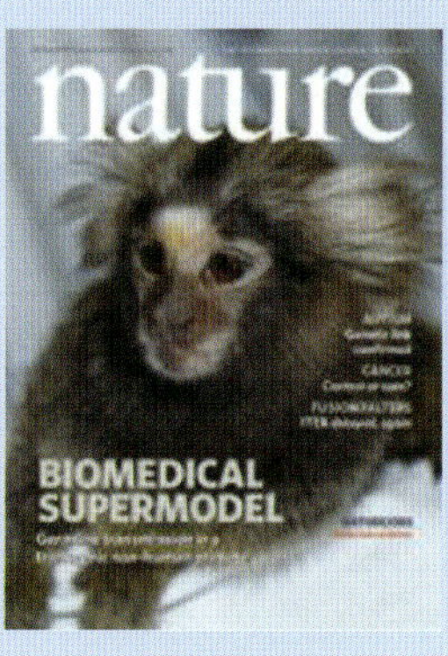

（*Nature* 2009；459〈7246〉の表紙より）

ーカーの開発が望まれる．一方で，疾患動物モデルを用いた研究では，臨床試験を見据えた予測妥当性の担保がより重視されるべきである．また，多くの疾患で疾患動物モデルの改良が望まれるが，孤発性患者の病態に近い再現には，単一原因遺伝子以外に，環境要因やリスク遺伝子の活用も重要である．

（上村紀仁，髙橋良輔）

文献

1) Jucker M, et al. The benefits and limitations of animal models for translational research in neurodegenerative diseases. *Nat Med* 2010；16：1210-1214.
2) Games D, et al. Alzheimer-type neuropathology in transgenic mice overexpressing V717F beta-amyloid precursor protein. *Nature* 1995；373：523-527.
3) Schenk D, et al. Immunization with amyloid-beta attenuates Alzheimer-disease-like pathology in the PDAPP mouse. *Nature* 1999；400：173-177.
4) Janus C, et al. A beta peptide immunization reduces behavioural impairment and plaques in a model of Alzheimer's disease. *Nature* 2000；408：979-982.
5) Bard F, et al. Peripherally administered antibodies against amyloid beta-peptide enter the central nervous system and reduce pathology in a mouse model of Alzheimer disease. *Nat Med* 2000；6：916-919.
6) Check E. Nerve inflammation halts trial for Alzheimer's drug. *Nature* 2002；415：462.
7) Nicoll JA, et al. Neuropathology of human Alzheimer disease after immunization with amyloid-beta peptide：A case report. *Nat Med* 2003；9：448-452.
8) Sevigny J, et al. The antibody aducanumab reduces Aβ plaques in Alzheimer's disease. *Nature* 2016；537：50-56.
9) Bergman H, et al. Reversal of experimental parkinsonism by lesions of the subthalamic nucleus. *Science* 1990；249：1436-1438.
10) Doi D, et al. Prolonged maturation culture favors a reduction in the tumorigenicity and the dopaminergic function of human ESC-derived neural cells in a primate model of Parkinson's disease. *Stem Cells* 2012；30：935-945.
11) Yoshimi K, et al. Allele-specific genome editing and correction of disease-associated phenotypes in rats using the CRISPR-Cas platform. *Nat Commun* 2014；5：4240.
12) Sasaki E, et al. Generation of transgenic non-human primates with germline transmission. *Nature* 2009；459：523-527.
13) Kishi N, et al. Common marmoset as a new model animal for neuroscience research and genome editing technology. *Dev Growth Differ* 2014；56：53-62.

Ⅲ．ここが知りたい
――今後の治療開発に向けて

III. ここが知りたい──今後の治療開発に向けて

神経治療薬開発における レジストリ・コホート研究の意義

対象とする主な神経疾患 ALS

シリーズ関連書籍 ALS

Point

- 神経変性疾患の病態のカギとなる遺伝子・分子の同定が進み，治療開発の展望が開けてきている．創薬，治療開発，医療機器開発等の基盤としてレジストリ・コホートは不可欠である．
- レジストリ・コホートにおいては，大規模な臨床データに基づく長期の臨床観察研究の積み重ねとともに，ゲノム遺伝子をはじめとする生体試料の蓄積が望まれる．
- 日本では，筋萎縮性側索硬化症（ALS）患者の前向きコホートのJaCALSがあり，ALSの病像，経過，予後における多彩な研究解析が発信されている．
- 今後さらに医薬品や医療機器の長期的な安全性や有効性の検証にも利活用されると想定される．

平均寿命の延長，人口構造の高齢化の進行に伴い，神経変性疾患の患者数は増加が続いており，今後さらに増加していくことが見込まれる．神経変性疾患の病態を抑制したり，症状を改善させる治療の開発はこれまで難しく，成功例はパーキンソン病（Parkinson disease）に対するL-ドパ治療など限られたものであった．

しかし，近年，多くの神経変性疾患において病態のカギとなる遺伝子，分子の同定が進み，遺伝子治療，分子標的治療，再生医療などの技術革新が行われてきたことから，神経変性の根本に対する治療開発の展望が開けてきている．また，生体機械工学，ロボティクスなどの発展は，神経疾患患者の日常生活活動度（activity of daily living：ADL）を改善したり，画期的なリハビリテーションにつながる可能性がある．

神経変性疾患は今後数十年以上にわたり，創薬その他の治療開発が非常に活発に行われる分野となると考えられる．そのために必要な基盤として，疾患レジストリ・コホートの重要性が近年注目されている．本稿では，神経変性疾患に対する治療開発の展望をふまえた疾患レジストリ・コホートの意義について，主に筋萎縮性側索硬化症（amyotrophic lateral sclerosis：ALS）での例をもとに述べる．

難病レジストリとしての特定疾患・指定難病

わが国においては，1972（昭和47）年度から特定疾患治療研究事業として，いくつかの難病について特定疾患の認定を行い，その認定のために医師が記載した臨床調査個人票を収集するシステムが機能してきた．「難病の患者に対する医療等に関する法律（難病法）」が2014（平成26）年に施行されたことに伴い，2015（平成27）年1月から特定疾患は指定難病に変わり，認定および更新のために臨床調査個人票を収集するシステムが継続されている．この臨床調査個人票情報は研究活用が可能であり，これまでに孤発性脊髄小脳変性症の臨床像[1]やALSの臨床像[2]をまとめた研究など複数の研究発表がなされてきている．

しかしながら，さらなる観察研究や治療開発への利用にあたり，特定疾患・指定難病のシステムには制度上の問題が存在する．現在の指定難病制度においては，すべての対象疾患について，一定の重症度以上の患者しか認定の対象にならない．すなわち発症早期で日常生活活動度（ADL）が保たれている患者は登録されない．実態として医療費補助が認定を受ける主たる目

1 ALS 発症後の ALSFRS-R スコアの経過（JaCALS）

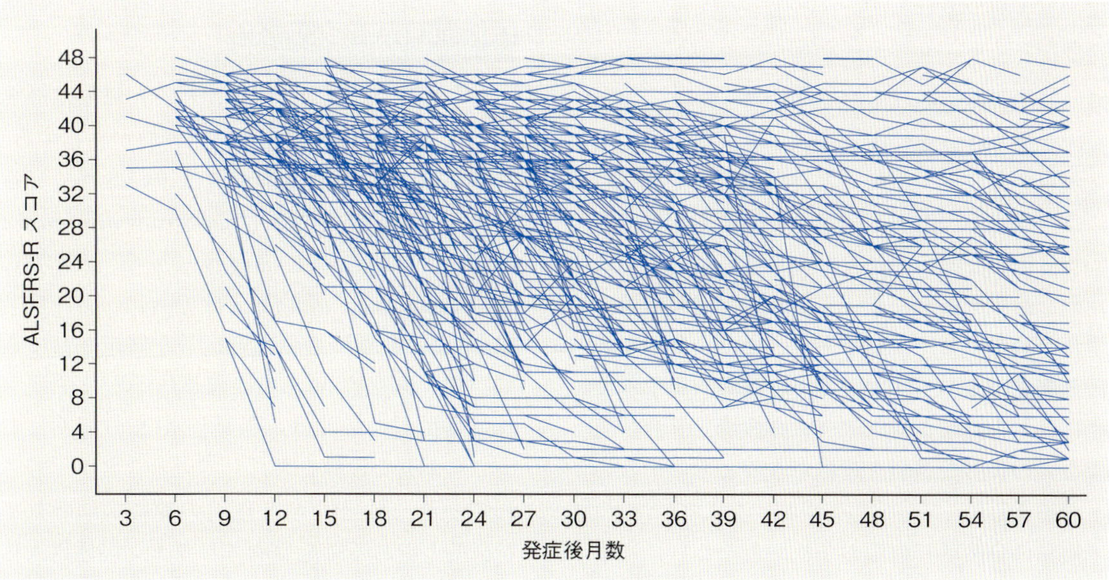

わが国の ALS 患者コホートである JaCALS に登録された 465 例の孤発性 ALS 患者における，発症後からの，ALSFRS-R スコアの経過を示す．個別の患者の経過はきわめて多様であることがわかる．ALSFRS-R は ALS における代表的な重症度スケール．

ALSFRS-R：ALS Functional Rating Scale-Revised.

（Watanabe H, et al. *J Neurol Neurosurg Psychiatry* 2016[11] より）

的になっているため，身体障害認定や生活保護受給などにより医療費自己負担がない患者は申請を行わないことがしばしばある．毎年更新が必要であるため経時的な情報を追うことができるが，更新が途切れた際に申請漏れなのか，医療費補助が不要になったため申請をやめたのか，亡くなられてしまったのか不明のままとなるため，縦断像や生命予後の解析は難しい．したがって，現在の指定難病のシステムは，それぞれの疾患の経過・予後の解析や臨床試験へのリクルートなどへの利活用には困難がある．

神経変性疾患の治療開発のためにレジストリ・コホートに求められるもの

神経変性疾患に対する治療開発を促進するために必要なものは多岐にわたる．それらの中で疾患レジストリ・コホートに関連する内容として以下が考えられる．

治療開発のためには，疾患の病態生理に関わる遺伝子，分子の同定が必要である．神経変性疾患にはメンデル型の遺伝を示す疾患が数多くあり，それらの原因遺伝子はゲノム科学の進歩，次世代シークエンサーの登場などにより，多数同定されてきた．メンデル型の遺伝性疾患の原因遺伝子は，患者数の多くを占める孤発性の神経変性疾患患者においても一部に影響していることが示されてきている．より多くの疾患関連遺伝子を同定することは，疾患の病態生理を明らかにするうえで必須である．また，わが国の多数例において，同定されてきている疾患関連遺伝子の変異や多型がどのような割合で存在するのか，病像にどのような影響を与えているのか，把握することも重要である．したがって，神経変性疾患のレジストリ・コホートにおいてはゲノム遺伝子をはじめとする生体試料を合わせて蓄積することが望ましい．

神経変性疾患治療薬の開発においては，期待される効果が進行抑制であることが多い．しかし，神経変性疾患は同一の診断であってもそれぞれの患者の経過はかなり多様である．1にわが国の ALS 患者大規模コホートである Japanese Consortium for Amyotrophic Lateral Sclerosis research（JaCALS）のデータから，ALS 患者の発症後の重症度スケール変化を示す．個別の患者における症状の経過は相当に多様であることがわかる．このように多様な自然経過において，進行抑制効果を検出するためには，臨床試験における治療群の割り付けにおいて，予想される進行が均等になるようなデザインが重要となる．治療介入研究を実施するためには，疾患の自然歴，病像の多様性やそこに影響する因子を明らかにしておく必要があり，大規模な臨床データに基づく臨床観察研究の積み重ねが基盤として必要である．また，進行や予後と関連するバイオマーカーを探索同定するためには，大規模な臨床データに血清，髄液，画像などの多彩な試料を連結できるようにすることが望ましい．

疾患の自然歴，病像の多様性とそれらに影響する因子を明らかにするためには，レジストリ・コホートへの登録症例数を増やすことが重要であるが，登録患者の経過観察率を高く維持することも必要である．この点はレジストリ・コホートを構築するうえで盲点となりやすい．たとえば登録した患者のうち40％しか登録後の経過を把握できなかったとすると，この40％が全体を反映している保証はなく，経過観察が可能であったという点に何らかのバイアスが影響した可能性が想定されてしまう．一般に全体を反映した縦断的経過，予後の把握には80％以上の経過観察率が実現できることが望ましい．神経疾患の経過は診断後数年以上の長期にわたることがまれではなく，できるだけ長期の経過観察を行い，生存期間を把握できることが望ましい．

神経疾患においては，患者数が全国で1～2万人を下回る規模であることが多い．臨床試験実施にあたっては，それまでに得られたデータを基に，有効性および安全性の検証に適した患者群を選択する登録基準を厳密に定める必要がある．また，一定の登録期間内に，登録基準を満たす目標例数の登録が可能なのか，実現可能性の検討が必要である．数百人以上の患者リクルートを円滑に遂行するためには，基準を満たす患者をすみやかにスクリーニングできる必要もある．これらについて大規模レジストリの役割が期待される．

生体試料バンクの意義

たとえばALSについて，その大部分は孤発性であるが，約5％の患者に家族歴が存在する．家族性ALSの多くは単一遺伝子の変異で発症していると想定され，*superoxide dismutase 1*（*SOD1*），*TAR DNA-binding protein 43*（*TDP43*），*fused in sarcoma / translated in liposarcoma*（*FUS / TLS*）など数多くの原因遺伝子が同定されてきている．家族性ALSの原因遺伝子から発現される蛋白質の多くは，孤発性ALSの病態においても重要な役割を果たしていることが示唆されている．孤発性ALS患者の神経病理所見で特徴的とされる細胞質内ユビキチン陽性封入体の構成蛋白質はTDP43であることが判明している．TDP43はRNA結合蛋白質であり，RNA代謝に重要な役割を果たしていると考えられている．その他の家族性ALS原因遺伝子から発現される蛋白質も，RNA代謝に関わるもの，細胞骨格や軸索輸送に関わるもの，蛋白質の品質管理に関わるものなどに分類され，それぞれが孤発性を含むALSにおける病態の一部を担っている可能性がある．

スウェーデンにおける研究[3)]により，ある家族に最初のALS患者が出現（孤発性として発症）した際に，一般人口の発症率に比して同胞に17倍，子に9倍のALS発症リスクがあることが示されている．すなわち孤発性ALSにおいても一定の遺伝的要因が発症に影響しており，それはおそらくメンデル型遺伝様式を呈するに至らない，エフェクトサイズの小さい遺伝子多型の関与が想定される．ただし，まれではあるが孤発性ALS患者においても家族性ALSの原因遺伝子変異が認められる場合[4)]がある．この家族性ALS遺伝子変異の割合は民族差があることが知られており，たとえば*C9ORF72*遺伝子変異をもつALS患者の割合は，欧米に比してわが国で非常に低い[5)]ことが示されている．これらのことから，孤発性を含むALSの病態を担う分子を明らかにし，治療標的を定めていくためには，患者のゲノム遺伝子の大規模な集積が必要であり，かつわが国独自の集積が必要であるといえる．

より患者数の多い神経変性疾患であるアルツハイマー病（Alzheimer disease）やパーキンソン病においても，同様の構造があることが知られている．すなわち患者の大部分は孤発性であるが，一部に家族歴を有する場合があり，それらの原因遺伝子が複数同定されてきている．家族性の原因遺伝子の一部は，孤発性の神経病理で特徴的に認められる構造に含まれる蛋白質（パーキンソン病におけるαシヌクレインなど）を発現する遺伝子である．大部分が孤発性とされる多系統萎縮症においても，東京大学が中心となり，わが国の大規模レジストリに集積された例の解析により*COQ2*遺伝子変異が家族例および孤発例において関連している[6]ことが示されている．

ALSの診断基準は現在においても病歴，神経所見，針筋電図と各種除外診断が主要な根拠になっており，いずれも熟練した検者による評価が必要である．診断において血液や髄液などで測定できるバイオマーカーの開発が望まれているが，十分な感度と特異度を示すものは現れていない．しかしアルツハイマー病においては，髄液中のアミロイドβ1-42，総タウ，リン酸化タウの測定は早期診断に寄与しうることが示されており，診断や臨床試験において重要な役割を果たしつつある．可能であれば，レジストリに髄液，血漿，血清などの生体試料の蓄積を組み合わせ，バイオマーカーの探索と同定につなげることが望まれる．

日本でのレジストリ・コホートの事例

わが国のレジストリ・コホートの事例としてJaCALSがあげられる．JaCALSはゲノム遺伝子などの研究リソースが組み合わされたALS患者前向きコホートであり，研究代表者は名古屋大学大学院医学系研究科の祖父江元である．2006年2月から患者登録が開始され，全国31施設が参加し，2017年3月までに1,300例を超えるALS患者が登録された．登録患者の前向き臨床情報の収集とゲノム遺伝子およびリンパ球由来の不死化細胞の保存が行われている．また，正常コントロールのゲノム遺伝子の保存も行っている．

JaCALSの目的は，ALS患者の長期縦断的自然歴把握システムを構築し，わが国のALS患者の前向き，縦断的臨床像を把握すること，得られた縦断的臨床情報を診療現場の判断，インフォームドコンセント，患者支援体制構築，臨床試験デザイン構築などの基礎情報として活用できるようにすること，合わせて臨床情報と結びついたゲノム遺伝子をはじめとする生体試料リソースを構築し，ALSの発症，病像，経過や予後に関連する遺伝子，分子，バイオマーカーを同定し，病態解明，病態抑止治療法開発につなげることである．

JaCALSの登録にあたっては，全例で文書によるインフォームドコンセントを取得し，臨床調査票や血液検体はすべて登録施設内で連結可能匿名化されている．臨床情報および遺伝子検体は，名古屋大学内に設置した臨床データベースおよびゲノム遺伝子保存センターに保管する体制とされ，参加全施設での倫理委員会承認を得ている．

医師による臨床評価は，病型，初発症状，肺活量，各種神経所見，重症度，各処置の導入時期などにつき行われ，ADLの評価は日本版ALS Functional Rating Scale（ALSFRS-R）が用いられている．ALSFRS-Rは代表的なALS疾患特異的重症度スケールであり，多くの臨床試験で評価項目として用いられている．経管栄養導入や呼吸器装着などの病気の進行を示す重要なイベントおよびALSFRS-Rについて，3か月に一度，臨床研究コーディネーター（clinical research coordinator：CRC）から患者もしくは主介護者に対して電話インタビューによる調査が実施されている．ALS患者の多くは，大学病院などの基幹病院で診断された後，自宅近くの病院に通院したり，ADL低下のために往診のみになるなど，通院先を変えていくことが多い．そのため，全体の経過を最初に登録した施設のみで追跡･把握することは難しいことから，問診型のプロトコールを作成し，これを用いて

CRCが一定の手順で電話調査を行うシステムが確立された．この電話調査システムの信頼性について，神経内科専門医の直接診察によるALSFRS-R値とCRCの電話調査による値の良好な一致が検証[7]されている．登録した施設での診療が継続されている患者については，医師による臨床評価が1年に1回実施されている．これらのシステムにより，同意が得られた患者の90％以上で経過観察が実施できている．

JaCALSにおいて蓄積されたゲノム遺伝子は各種研究に活用されている．Biobank JapanとJaCALSなどの検体を合わせたALS患者1,305例と正常コントロール4,244例について，大規模な一塩基多型（single nucleotide polymorphism：SNP）タイピング結果を用いたゲノムワイド関連解析が実施され，*ZNF512B*遺伝子が孤発性ALSと関連する[8]ことが見出された．さらに日本人の孤発性ALSの1.6％で*SOD1*遺伝子変異が認められる[9]ことや，*C9ORF72*遺伝子変異が0.4％で認められる[5]ことが示された．また，わが国発の家族性ALS新規原因遺伝子である*ERBB4*変異の検証[10]，多系統萎縮症関連遺伝子*COQ2*の検証[6]にもJaCALSの検体が活用された．網羅的に既知のALS関連遺伝子を次世代シーケンサーにて解析した結果[4]，孤発性ALS患者において3.0％の例にこれら遺伝子の既知の変異が見出された．さらに6.8％の例で1〜2個の有害となりうる新規variantを認めた．孤発性ALS患者の多彩な進行パターンを4パターンに分け，急速進行型と関連するSNPをゲノムワイド関連解析で探索したところ，有意に関連するSNPが見出され，それらは*TTN*遺伝子発現低下と関連している[11]ことが示された．以上のようにJaCALSにおいて蓄積されたゲノム遺伝子は，多彩な研究解析に寄与している．

JaCALSの前向き臨床情報を用いて，頸部前屈筋の筋力低下の程度は，登録から死亡もしくは気管切開を伴う人工換気導入までの期間や，各種運動機能の廃絶時期を予測する強力な予後予測因子である[12]ことが示された．また，孤発性ALS患者451例により，生存期間とALSFRS-Rの低下に影響する臨床的因子を統合的に解析（joint model解析）した結果では，生存期間に影響する因子とALSFRS-Rの低下すなわちADLの低下に寄与する因子は発症年齢が共通し，その他は異なっている[13]ことが示された．また，発症年齢の影響は球麻痺や呼吸筋麻痺に対しては大きいが，上肢機能への影響は認められない[14]ことも示された．前向き縦断的臨床情報の蓄積により，ALSの病像，経過，予後に対する多彩な研究解析が発信されている．

レジストリ・コホートの今後

前記のようなレジストリ・コホートの活用に加え，今後想定される利活用方法として，医薬品や医療機器等の製造販売後における長期的な安全性や有効性の検証がある．たとえば，ALSに対する治療薬として2015年にエダラボン（ラジカット®）が承認されたが，検証試験は半年間であり，ALSFRS-Rの低下を抑制した効果により承認に至った．しかし，ALSの経過はより長期にわたるものであり，最終的に生存期間にどのような影響があるのか検証を要する．現在，製造販売企業により製販後調査が実施されているが，その長期的な結果をレジストリ・コホートから比較対照を得て検討することが計画されている．また，大規模なランダム化比較試験による開発が困難な医療機器等の開発や，希少疾病に対する治療薬開発において，治療介入群に対する比較対照をレジストリ・コホートから得ることも想定されている．

これらの利活用法においては，適切な比較対照群をレジストリ・コホートのデータからどのように抽出するのか，比較にはどのような統計手法を用いるべきなのか，特に治療介入の有効性を測る場合に，レジストリ・コホートのデータの質にどのような基準を適用するべきなのかといった点が完全には整備されていない．しかし現在わが国では，厚生労働省，医薬品医療機器総合機構（Pharmaceuticals and Medical Devices Agency：PMDA），日本医療研究開発機構（Japan Agency for Medical Research and Development：

AMED）などが中心となって推進するクリニカル・イノベーション・ネットワーク事業の中で，それらの整備が進みつつある．今後，疾患レジストリ・コホートが治療薬や医療機器の開発において重要な役割を果たしていくと考えられる．

おわりに

神経変性疾患の治療開発はこれから加速していくと思われるが，難病であることに変わりはなく，その道のりは平坦ではないと予想する．しかし疾患克服の手がかりは患者一人ひとりの中にあるはずであり，多数例で検討して初めて見えてくるものもある．今後も引き続き，地道に疾患レジストリ・コホートを構築し，継続していく意義は大きいと考える．

（熱田直樹，祖父江元）

文献

1） Tsuji S, et al；Study Group on Ataxic Diseases. Sporadic ataxias in Japan--A population-based epidemiological study. *Cerebellum* 2008；7：189-197.
2） Atsuta N, et al；Research Committee on the Neurodegenerative Diseases of Japan. Age at onset influences on wide-ranged clinical features of sporadic amyotrophic lateral sclerosis. *J Neurol Sci* 2009；276：163-169.
3） Fang F, et al. Familial aggregation of amyotrophic lateral sclerosis. *Ann Neurol* 2009；66：94-99.
4） Nakamura R, et al；Japanese Consortium for Amyotrophic Lateral Sclerosis Research（JaCALS）. Next-generation sequencing of 28 ALS-related genes in a Japanese ALS cohort. *Neurobiol Aging* 2016；39：219. e1-8.
5） Ogaki K, et al；Japanese Consortium for Amyotrophic Lateral Sclerosis research（JaCALS）. Analysis of C9orf72 repeat expansion in 563 Japanese patients with amyotrophic lateral sclerosis. *Neurobiol Aging* 2012；33：2527. e11-16.
6） Multiple-System Atrophy Research Collaboration. Mutations in COQ2 in familial and sporadic multiple-system atrophy. *N Engl J Med* 2013；369：233-244.
7） 熱田直樹ほか．日本版 ALSFRS-R を用いた電話調査による ALS 患者の評価―広域的前向き縦断調査への応用．*Brain and Nerve* 2011；63：491-496.
8） Iida A, et al. A functional variant in ZNF512B is associated with susceptibility to amyotrophic lateral sclerosis in Japanese. *Hum Mol Genet* 2011；20：3684-3692.
9） Akimoto C, et al. High-Resolution Melting（HRM）Analysis of the Cu/Zn Superoxide Dismutase（SOD1）Gene in Japanese Sporadic Amyotrophic Lateral Sclerosis（SALS）Patients. *Neurol Res Int* 2011；2011：165415.
10） Takahashi Y, et al. ERBB4 mutations that disrupt the neuregulin-ErbB4 pathway cause amyotrophic lateral sclerosis type 19. *Am J Hum Genet* 2013；93：900-905.
11） Watanabe H, et al. A rapid functional decline type of amyotrophic lateral sclerosis is linked to low expression of TTN. *J Neurol Neurosurg Psychiatry* 2016；87：851-858.
12） Nakamura R, et al. Neck weakness is a potent prognostic factor in sporadic amyotrophic lateral sclerosis patients. *J Neurol Neurosurg Psychiatry* 2013；84：1365-1371.
13） Watanabe H, et al. Factors affecting longitudinal functional decline and survival in amyotrophic lateral sclerosis patients. *Amyotroph Lateral Scler Frontotemporal Degener* 2015；16：230-236.
14） Yokoi D, et al；JaCALS. Age of onset differentially influences the progression of regional dysfunction in sporadic amyotrophic lateral sclerosis. *J Neurol* 2016；263：1129-1136.

III. ここが知りたい──今後の治療開発に向けて

筋ジストロフィーの核酸治療

デュシェンヌ型筋ジストロフィーのエクソン・スキップ治療

対象とする主な神経疾患 デュシェンヌ型筋ジストロフィー

シリーズ関連書籍 神経難病

Point

- デュシェンヌ型筋ジストロフィー（DMD）は，進行性の筋萎縮，筋力低下を特徴とするX染色体連鎖性の希少難治性疾患である．
- 原因遺伝子の*DMD*変異には重複，欠失，点変異が含まれ，欠失患者においては「フレームシフト説」により，90%の表現型が説明できる．
- エクソン・スキップ治療とは，アンチセンス人工核酸によりスプライシングを調節し，アウト・オブ・フレーム変異をイン・フレーム化することで，短縮型ジストロフィンを発現させる治療法である．
- 欧米では，すでに世界初のエクソン・スキップ薬がアメリカ食品医薬品局の承認を受け，本邦でもエクソン53スキップ薬（NS-065/NCNP-01）の治験が進んでいる．
- エクソン・スキップ薬の筋細胞へのデリバリー能向上が，今後の大きな課題である．

デュシェンヌ型筋ジストロフィーの概念

筋ジストロフィーとは，「骨格筋の変性，壊死を主病変とし，臨床的には進行性の筋力低下をみる遺伝性の疾患である」と定義されている[1]．

デュシェンヌ型筋ジストロフィー（Duchenne muscular dystrophy：DMD）は，X染色体連鎖性の遺伝形式をとり，筋ジストロフィーの中で最も頻度が高く，男児3,500出生あたり1人の発生率，男子10万人あたり6.3人の有病率といわれている[2]．この疾患は，*DMD*遺伝子の変異により，機械的負荷に対して骨格筋形質膜の安定に重要なジストロフィンが欠損することで発症する．主病変は骨格筋の変性，壊死，再生であり，臨床的には進行性の筋力低下をみる．患者は，2〜5歳時に血液検査により偶発的に高クレアチンキナーゼ（CK）血症で発見されたり，歩容異常で気づかれることが多く，11〜13歳ごろに独歩が困難となり，30歳前後で心不全や呼吸不全で死に至る．現在，DMDに対して遺伝子変異パターンに応じた治療法の開発が進められており，「デュシェンヌ型筋ジストロフィー診療ガイドライン2014」に基づき，速やかに確定診断を行うことは，適切な治療や遺伝相談を行っていくうえで必要不可欠である[3]（**1**）．

DMDの原因と治療概念

*DMD*遺伝子変異の内訳は欠失65%，重複9%，点変異26%である[4]．特に，エクソン3-8領域および45-55領域の2か所に，欠失や挿入変異が集中するホットスポットが存在する[5]．Monacoらは，*DMD*遺伝子欠失患者において，変異によるアミノ酸読み枠のズレに着目し，欠失するエクソン塩基の総計が3の倍数とそうでない場合では表現型が異なることを発見し，これを「フレームシフト説」として提唱した[4]．つまり，イン・フレーム変異であればmRNAの読み枠が保持されるため，分子構造の一部を欠いた短縮型ジストロフィンが合成され，表現型はより軽症のベッカー型筋ジストロフィー（Becker muscular dystrophy：BMD）となる．一方，アウト・オブ・フレーム変異では，終止コドンのために翻訳が中止されてジストロフィンが合成されず，表現型はDMDとなる．この「フレームシフト説」は90%を超える適合性を示し，特にジストロフィンのロッドドメインに生じた

1 ジストロフィン遺伝子診断手順

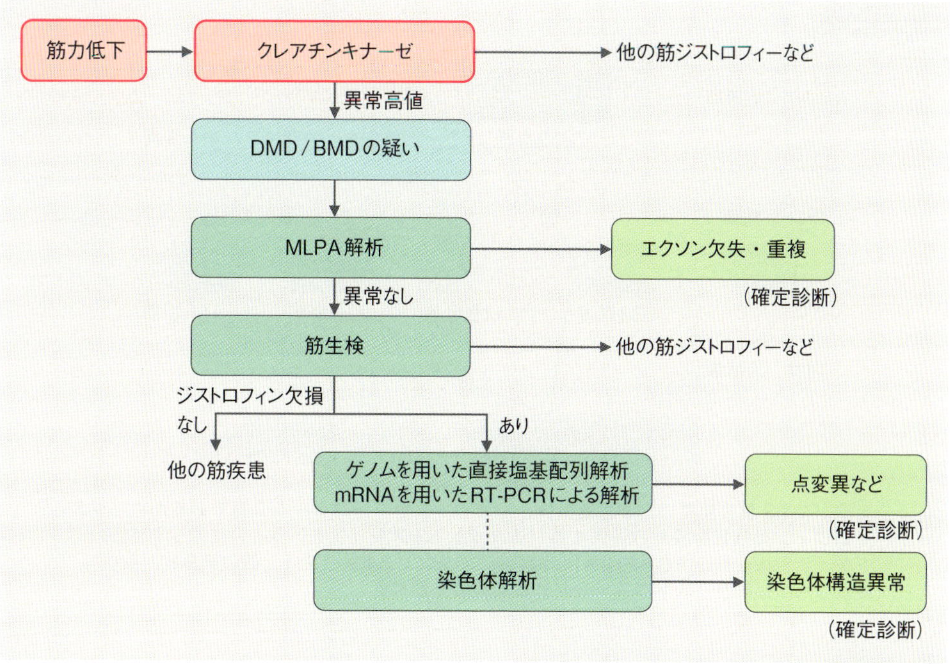

筋力低下やクレアチニンキナーゼ高値といった所見から, DMD / BMD を疑い, 手順に従い確定診断を行う. DMD / BMD：デュシェンヌ型筋ジストロフィー / ベッカー型筋ジストロフィー, MLPA：multiplex ligation-dependent probe amplification.

（日本神経学会ほか〈監修〉. デュシェンヌ型筋ジストロフィー診療ガイドライン 2014[3] を参考に作成）

欠失変異の表現型のほとんどが説明可能である[6].

現在, DMD の進行予防に対するエビデンスが得られ,「デュシェンヌ型筋ジストロフィー診療ガイドライン 2014」で唯一使用が推奨されている薬剤は, 2013 年 2 月に保険適用となったステロイド（本邦ではプレドニゾロン）治療のみである[3]. この治療により, 少なくとも 6 か月から 2 年間は歩行機能および筋力テストでの評価が改善することが確立している[7]. しかしながら, ステロイド内服の長期使用に関しての報告はまだ少なく, さらに肥満や糖尿病といった副作用に留意しながら継続する必要があるなど, 課題も多い. 他に有効な治療としては, 脊椎変形に対する対症的な手術, 呼吸補助および心不全に対する対策がある. 新しい治療戦略として, エクソン・スキップやアデノ随伴ウイルス（adeno-associated virus：AAV）ベクターによる遺伝子治療, 筋衛星細胞を用いた細胞移植治療などがあげられるが, この中で最も臨床応用に近い治療法がアンチセンスオリゴヌクレオチド（antisense oligonucleotide：ASO）を用いたエクソン・スキップ治療である. 遺伝子変異パターンに応じたテーラーメイド治療として, 理論上は DMD の約 80％を治療対象とすることが可能で, その利点は大きい[8].

スプライシングとエクソン・スキップ治療

遺伝子の翻訳配列は, ポリペプチドのアミノ酸一次配列を指定するトリプレットコドンが連続したものであり, 真核生物の多くの遺伝子は翻訳配列のエクソンと, エクソン間の配列のイントロンがモザイク状をしている. 蛋白質の翻

Key words

スプライシング

ゲノム DNA から転写で合成された mRNA 前駆体からイントロンが除去されエクソンが結合する過程をいう. この精巧な機構は, スプライソソームと呼ばれる RNA-蛋白質複合体によって調整されている. このスプライシングの異常により発症する疾患が次々と判明しており, たとえば, 脊髄性筋萎縮症（SMA）もスプライシング異常に起因する疾患である.

2 エクソン52欠損DMD患者を対象としたエクソン53スキップ

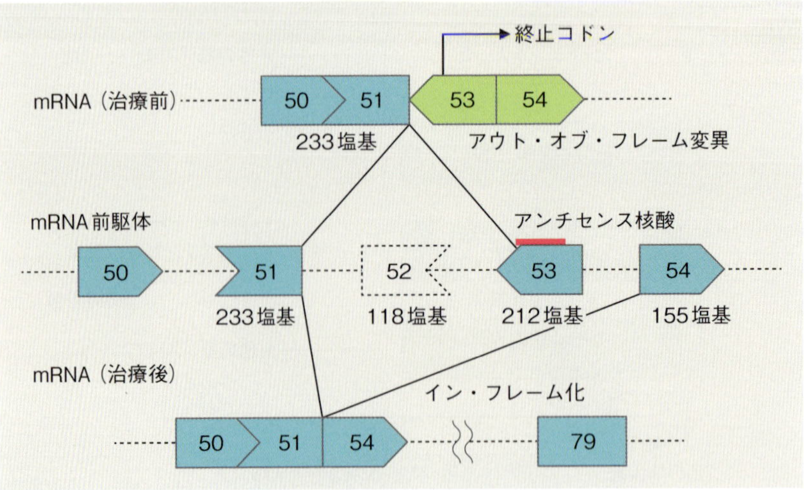

エクソン52欠失変異（118塩基欠失）はアウト・オブ・フレーム変異であるため，ジストロフィンは筋細胞膜から消失する．エクソン53スキップを行うと，エクソン52+53を欠くことになり（118+212=330塩基），エクソン54からアミノ酸の読み枠が回復し，機能をもつ短縮型ジストロフィンが筋細胞膜に発現する．

訳の際，遺伝子はRNAポリメラーゼによって，一次転写産物のmRNA前駆体となり，ここからイントロンを除くスプライシングという過程を経て，完成型mRNAとなる．「エクソン・スキップ治療」とは，ASOを用いて，スプライシングが起こる前のmRNA前駆体の段階で，アミノ酸読み枠のズレ（アウト・オブ・フレーム）の原因となっているエクソンを取り除き（イン・フレーム化），短縮型の機能を保ったジストロフィン蛋白質を発現させる治療法である．たとえば，エクソン52欠失変異（118塩基欠失）では，欠失する塩基数は3の倍数ではないためアウト・オブ・フレーム変異となり，ジストロフィンは筋細胞膜から消失するが，エクソン53（212塩基）スキップを誘導すると，エクソン52と53を合わせた330塩基（118+212）が取り除かれることとなり，エクソン54からアミノ酸読み枠が回復し，筋細胞膜にジストロフィン蛋白質が発現するようになる（2）．

エクソン・スキップにより発現回復するジストロフィンは，アクチン結合ドメインやシステインリッチドメインなどの重要領域が保持されるため，筋萎縮と筋力低下の進行を抑制あるいは改善できると期待されている．このエクソン・スキップ治療に用いるASOとしてモルフォリノ人工核酸があり，これは，その構造の基本にDNAのデオキシリボースをモルフォリン環に変換した構造をもち，比較的水溶性が高く，強い配列特異性とToll様受容体を介した免疫応答誘導がない，ヌクレアーゼなどの生体内酵素による分解を受けづらい，などの長所をもつ[9]．

当研究部では，モルフォリノ人工核酸のエクソン・スキップ誘導効果と安全性を，同疾患のモデル動物である*mdx* 52マウスおよび筋ジストロフィー犬を用いて実証し，DMD患者由来の皮膚線維芽細胞を用いたエクソン・スキップ効果検定系を確立してきた[10]．こうした成果を背景に，エクソン51スキップを誘導するASOの治験が先行しており，2016年9月，米国のSarepta社が開発中のエテプリルセン（エクソン51スキップ治療薬）が，DMDに対するエクソン・スキップ治療薬として初めてアメリカ食品医薬品局（Food and Drug Administration：FDA）の迅速承認を受けた．しかしDMD患者の変異形式は多様なため，最多となるエクソン51スキップ対象患者でも全体の13％程度であり，別のエクソンを標的とする治療薬の開発が必要となる．

そこで筆者らは，エクソン51に次いで対象患者が多いとされるエクソン53を治療対象とするDMD治療薬を，日本新薬株式会社とともに共同開発している．2013年から2015年にかけて実施した，エクソン53スキップ薬（開発番号：NS-065／NCNP-01）の早期探索的医師主導治験（First-in-Human治験）では，重篤な有害事象の発生や投与中止例はなく，一般的有害事象としては，腎機能への軽度の影響や貧血が認められた．全患者で，アミノ酸読み取り枠のズレが修正されたジストロフィンmRNAが検出され，高用量群（20 mg／kg）の一部患者では，筋細胞膜にジストロフィン蛋白質の発現が確認された．この有望な結果をふまえ，厚生労働省は，本剤の画期性，実用化の必要性，顕著な有効性を認定し，本剤を先駆け審査指定制度の対象に初指定（2015〈平成27〉年10月27日）し，開発支援することを明らかにした．これにより，審査機関は通常の1年から半年程度に短縮する予定である*1．さらに，2016年からは，NS-065／NCNP-01の第I／II相試験が日本および米国で開始されている．

DMDを対象にした核酸医薬品開発の課題

新規核酸医薬品の開発では，安全性の確保が最重要である．前述のようにモルフォリノ人工核酸を用いた早期探索的試験では，重篤な有害事象は認められず，本治験薬（NS-065／NCNP-01）の高い安全性が期待できる．一方，DMDを対象にした核酸医薬品の開発における，解決しなければならない課題も明らかとなっている．たとえば，本治験薬の血漿クリアランスが大きいことによる薬剤の反復投与の必要性や，筋細胞自体への取り込み効率の低さは，その代表である．現在，当研究室では，エクソン53スキップ薬のさらなる治療効果向上をめざし，骨格筋と心筋へのデリバリー能が高く，安全性も高い，両親媒性のペプチド付加モルフォリノ核酸の研究を進めている[11]．

＊1
先駆け審査指定制度
http://www.mhlw.go.jp/stf/houdou/0000102009.html

他にも，エクソン51スキップ薬，53スキップ薬等の単一エクソンを標的とした治療では，治療対象が限定されるため，より多くの患者に適応可能な治療法開発も重要である．これを解決する方法として，筆者らは，複数のエクソンを同時にスキップさせるマルチ・エクソン・スキップ法（Multi-Exon Skip）を研究中である．この方法は隣り合う複数のエクソンを一つのブロックとしてスキップさせる点で画期的方法であり，特に，欠失変異のホットスポットであるエクソン45–55領域全体をブロックとしてスキップさせ，イン・フレーム化することができれば，その治療対象患者は全DMDの約45％に拡大する．加えて，エクソン45–55欠失（イン・フレーム変異）を有するBMD患者は，いずれも骨格筋症状が軽微であることから，エクソン45–55スキップの治療効果が期待できる[12]．すでに，各エクソンに対して設計した複数のモルフォリノ人工核酸をDMDモデルの*mdx* 52マウスに投与した実験で，エクソン45–55をスキップし，ジストロフィンの発現を確認している[13]．しかしながら，この実験では，10個の同時薬剤投与が必要となるため，安全性試験が非常に複雑になる．現在，筆者らは，スプライシング機構の分子解明に基づき，このマルチ・エクソン・スキップ法をより少ないモルフォリノ人工核酸で実現するため，研究を続行中である．

おわりに

エクソン・スキップ治療を含めた，スプライシング制御を企図した治療薬は，脊髄性筋萎縮症（spinal muscular atrophy：SMA）等といった遺伝性筋・神経疾患に対しても応用されている（**Column**「スプライシング制御治療法（splicing-modulating therapy）の現在」p.360参照）．エクソン・スキップ治療を含めた遺伝子治療が現実のものとなるにつれ，患者の遺伝子変異の種類や部位といった情報は，治療対象を選び，臨床試験／治験を実施するうえで非常に重要となっている．さらに，神経筋疾患の多くが希少疾患であるため，新しい治療法の開発には，国際

Column

スプライシング制御治療法（splicing-modulating therapy）の現在

スプライシングに関わるメカニズムの解明が急激に進むにつれ，さまざまな遺伝子治療法が提案されており，そのいくつかは有望な結果をもたらしている．その中で，特にその実現性が高いと考えられる，脊髄性筋萎縮症（SMA）に対するスプライシング制御治療法について，説明したい．

SMA は，常染色体劣性遺伝を示し，多くは小児に発生する遺伝性・神経原性の筋萎縮症である．小児期に発症する I 型，幼児期に発症する II 型，軽症型の III 型，成人期発症の IV 型があり，典型的には体幹や四肢の筋力低下，筋萎縮が進行性に現れ，特に重症型の I 型では，人工呼吸器を使用しない場合，平均 6～9 か月で死亡するとされている．原因遺伝子は survival motor neuron 1（*SMN1*）遺伝子であり，この遺伝子の近傍には *SMN1* 遺伝子と 5 塩基のみ異なる，paralogous 遺伝子（重複によって新たに生じた相同配列をもつ遺伝子）の *SMN2* が存在している．*SMN1* では，エクソン 7 は恒常的に発現しており，正常な終止コドンをもつ一方，*SMN2* では，約 80％の確率でエクソン 7 がスキップされ，結果，エクソン 8 に終止コドンが出現する．このエクソン 7 をもたない SMN2 蛋白質は，C 末端が正常なものと変わり，不安定になる．結果，SMN 遺伝子に変異をもつ SMA 患者では，残り 20％のエクソン 7 を含む SMN 蛋白質のみしか発現していないため，正常な機能を保つレベルに対して不十分であり，これが進行性に症状が進む原因と考えられている[14]．

これに対する治療として提唱されているのが，*SMN2* 遺伝子のエクソン 7 を，ASO を用いて残留させる方法（エクソン・インクルージョン法）である．これにより，約 20％しか発現していないエクソン 7 を含む SMN2 蛋白質を増加させ，正常な機能を保つレベルへと引き上げることが可能となる（**3**）．すでに，米国の Biogen 社が，ヌシネルセンと呼ばれる ASO を開発し，2014 年から乳児型 SMA を対象とした ENDEAR study（NCT02193074）と，2～12 歳を対象とした CHERISH study（NCT02292537）の多施設共同比較対照試験を，本邦を含めた多施設で開始した．驚くべきことに，2016 年 8 月，ENDEAR study の中間報告で，重篤な有害事象がなく，寝返りや座位保持などの有意な運動機能向上を認めたため，オーファンドラッグ指定のもと，申請を行い，2017 年 7 月 3 日，本邦でも製造販売承認を取得した*2．本邦では初めて承認されたアンチセンス核酸医薬品であり，今後，このような治療法がさらに広がりをみせ，多くの患者に届けられる日が来ることを願ってやまない．

＊2
https://www.biogen.co.jp/ja_JP/news-insights/japanaffiliatenews/2017-07-03-news.html

3 脊髄性筋萎縮症（SMA）患者に対する ASO を用いた治療プロセス

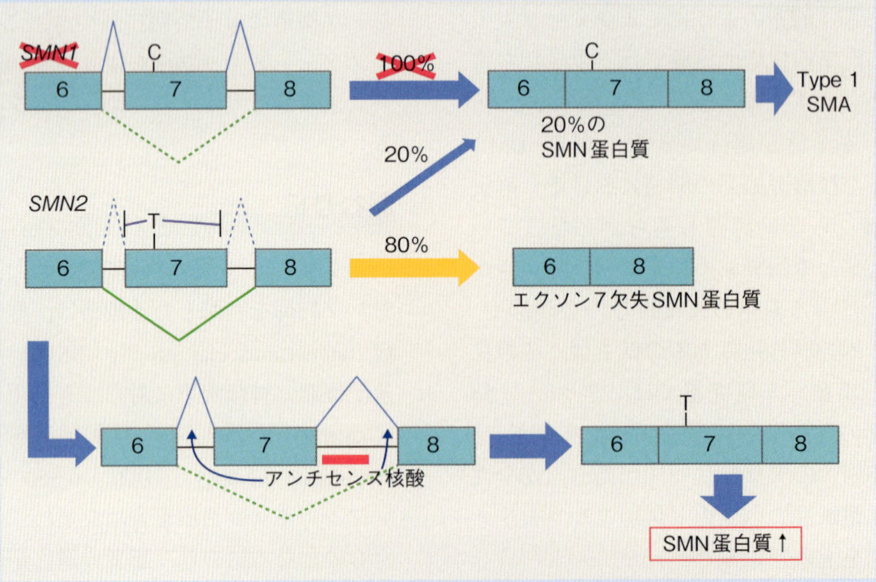

SMN2 では，*SMN1* と異なる塩基が，エクソン 7 のスプライシングに影響を及ぼし，約 80％の確率でエクソン 7 をスキップしてしまう．そのため，SMA 患者（特に I 型）においては，SMN 蛋白は，*SMN1* 遺伝子の変異により paralogous 遺伝子である *SMN2* の約 20％の SMN 蛋白しか発現しない．ここで，ASO を用いて *SMN2* のエクソン 7 を残留させるようにスプライシングを調整することで，SMN 蛋白の発現を正常レベルまで増加させる．

共同の臨床試験が必要不可欠となっている．筆者らは，こういった状況を鑑み，神経筋疾患患者の国際的登録システムとして「Remudy（Registry of Muscular Dystrophy）」を，2009 年 7 月から運用している*3．これにより，臨床試験を実施するために必要な患者情報を，迅速に研究者や製薬企業に提示することが可能となり，臨床試験実施を加速させることに寄与している．

このような状況をふまえ，今後，代表的な希少筋疾患である DMD を皮切りに，同様の作用機序をもつ医薬品開発の発展が，おおいに期待される．

（溝部吉高，青木吉嗣，武田伸一）

＊3
Remudy（Registry of Muscular Dystrophy）
www.remudy.jp

文献

1）埜中征哉．臨床のための筋病理，第 4 版．東京・日本医事新報社；2014.
2）Emery AE. Population frequencies of inherited neuromuscular diseases--a world survey. *Neuromuscul Disord* 1991；1：19–29.
3）日本神経学会ほか（監修），「デュシェンヌ型筋ジストロフィー診療ガイドライン」作成委員会（編）．デュシェンヌ型筋ジストロフィー診療ガイドライン 2014．東京：南江堂；2014.
4）Monaco AP, et al. An explanation for the phenotypic differences between patients bearing partial deletions of the DMD locus. *Genomics* 1988；2：90–95.
5）Hoffman EP, et al. Dystrophin：The protein product of the Duchenne muscular dystrophy locus. *Cell* 1987；51：919–928.
6）Tuffery-Giraud S, et al. Genotype-phenotype analysis in 2,405 patients with a dystrophinopathy using the UMD-DMD database：A model of nationwide knowledgebase. *Hum Mutat* 2009；30：934–945.
7）Angelini C, et al. Deflazacort in Duchenne dystrophy：Study of long-term effect. *Muscle Nerve* 1994；17：386–391.
8）Aartsma-Rus A, et al. Theoretic applicability of antisense-mediated exon skipping for Duchenne muscular dystrophy mutations. *Hum Mutat* 2009；30：293–299.
9）Summerton J, et al. Morpholino and phosphorothioate antisense oligomers compared in cell-free and in-cell systems. *Antisense Nucleic Acid Drug Dev* 1997；7：63–70.
10）Saito T, et al. Antisense PMO found in dystrophic dog model was effective in cells from exon 7-deleted DMD patient. *PLoS One* 2010；5：e12239.
11）Ezzat K, et al. Self-assembly into nanoparticles is essential for receptor mediated uptake of therapeutic antisense oligonucleotides. *Nano Lett* 2015；15：4364–4373.
12）Nakamura A, et al. Follow-up of three patients with a large in-frame deletion of exons 45-55 in the Duchenne muscular dystrophy（DMD）gene. *J Clin Neurosci* 2008；15：757–763.
13）Aoki Y, et al. Bodywide skipping of exons 45-55 in dystrophic mdx52 mice by systemic antisense delivery. *Proc Natl Acad Sci U S A* 2012；109：13763–13768.
14）Wirth B, et al. Mildly affected patients with spinal muscular atrophy are partially protected by an increased SMN2 copy number. *Hum Genet* 2006；119：422–428.

III. ここが知りたい―今後の治療開発に向けて
筋ジストロフィーの核酸治療

福山型筋ジストロフィーのアンチセンス核酸治療

対象とする主な神経疾患 福山型筋ジストロフィー

Point

- 福山型先天性筋ジストロフィー（FCMD）はわが国の小児期筋ジストロフィーではデュシェンヌ型の次に多い常染色体劣性遺伝疾患で，重度の筋ジストロフィー病変とともに，多小脳回を基本とする脳形成障害が共存する．
- ほとんどのFCMD患者に，フクチン遺伝子の3'非翻訳領域に「動く遺伝子」である約3 kbのSVA型レトロトランスポゾンの挿入型変異を認める．
- レトロトランスポゾンのスプライシング異常により発症し，是正するアンチセンス核酸（ASO）治療が動物実験で成功しており，分子標的治療に道がひらかれつつある．
- ジストログリカンの糖鎖にリビトールリン酸が発見された．フクチン，FKRP，ISPDなどジストログリカン異常症はリビトールリン酸を合成・転移する酵素の欠損である．

福山型筋ジストロフィーとジストログリカン異常症の分子機構

福山型先天性筋ジストロフィー（Fukuyama-type congenital muscular dystrophy：FCMD）は，1960年に福山らにより発見された常染色体劣性遺伝疾患である．わが国の小児期筋ジストロフィーではデュシェンヌ型の次に多く，日本人の約90人に1人が保因者とされる．日本に1,000～2,000人ほどの患者が存在すると推定され，日本人特有の疾患とされていたが，近年，海外からの報告が相次いでいる．本症は重度の筋ジストロフィー病変とともに，多小脳回を基本とする高度の脳奇形が共存し，さらに最近は近視，白内障，視神経低形成，網膜剝離などの眼症状も注目されている．すなわち本症は，遺伝子異常により骨格筋–眼–脳を中心に侵す一系統疾患である[1]．

FCMDの疾患責任遺伝子であるフクチン遺伝子（*fukutin*，9q31）は1998年に筆者らにより同定された．ほとんどのFCMD患者は，フクチン遺伝子の蛋白質をコードしない3'非翻訳領域（3'untranslated region：3'-UTR）に「動く遺伝子」である約3 kbのSVA（SINE-VNTR-Alu）型レトロトランスポゾンの挿入型変異を認める（**1**–A）[2]．この変異は約100世代前，日本人祖先の1人に生じたとされ，日本人の90人に1人が保因者で約3万出生に1人発症する[3]．

フクチン遺伝子が同定された後に，FCMDではジストロフィン関連糖蛋白質複合体のα–ジストログリカンの糖鎖に対する抗体の反応性が低いことが報告された．そして糖転移酵素POMGnT1[4]，POMT1/2，FKRP（fukutin-related protein：フクチン関連蛋白），LARGE（like-acetylglucosaminyltransferase）がそれぞれ，FCMDの類縁疾患であるmuscle-eye-brain病，ウォーカー・ワールブルク症候群（Walker Warburg syndrome），先天性筋ジストロフィー1D型，肢帯型筋ジストロフィー2I型の原因遺伝子であることが明らかにされた．これら患者の骨格筋では細胞膜と基底膜をつなぐ糖蛋白α–ジストログリカンの*O*–マンノース型糖鎖修飾（Siaa2-3Galb1-4GlcNAcb1-2Man）に欠損があり，この糖鎖を介する細胞膜–基底膜間の結合が破綻するために重度の筋ジストロフィーが発症すると考えられるようになり，これらの疾患を新しい疾患概念「α–ジストログリカノパチー」と総称

1 福山型先天性筋ジストロフィー（FCMD）のアンチセンス核酸（ASO）治療の概要

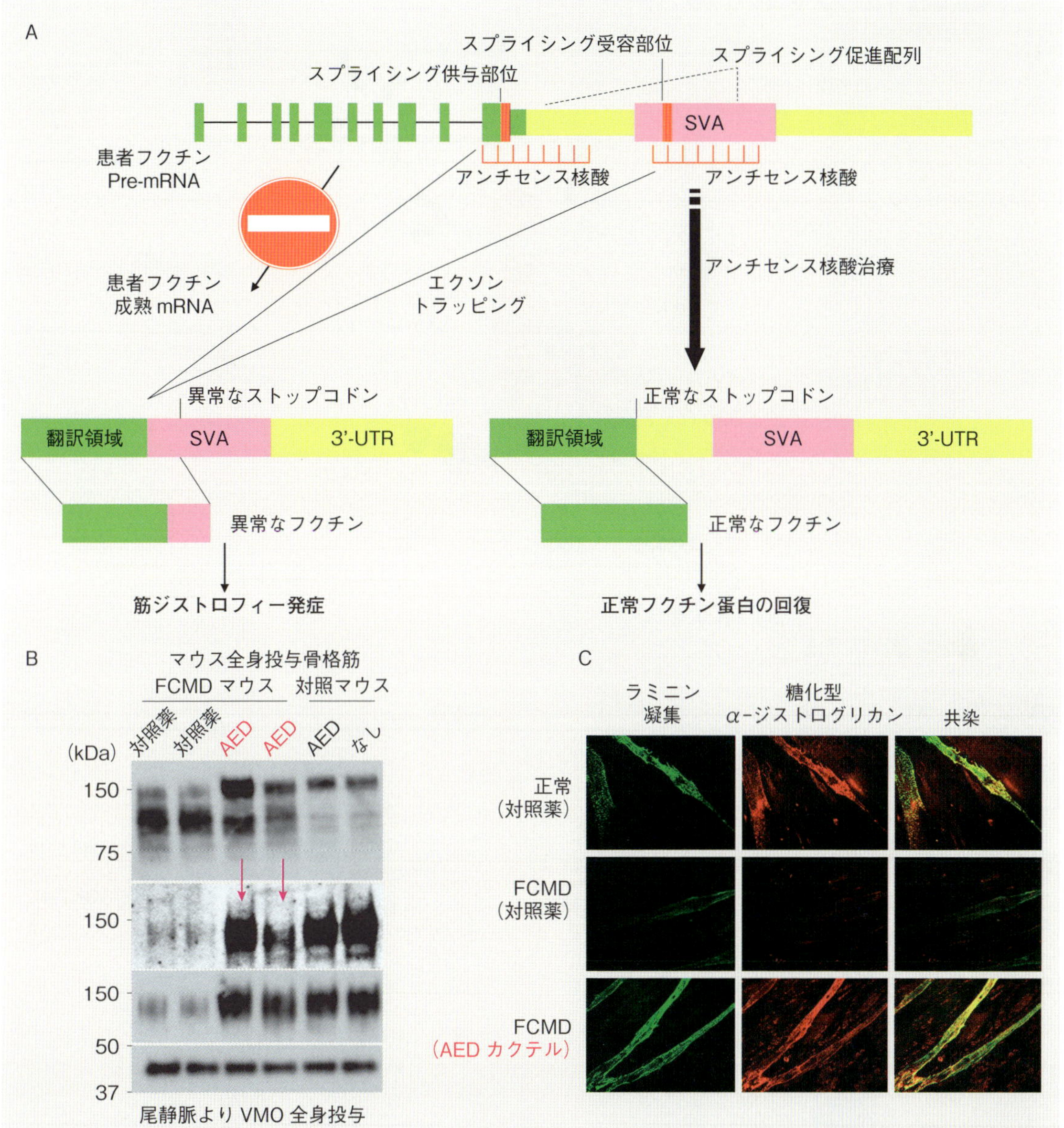

A：FCMD のSVA（SINE-VNTR-Alu）型レトロトランスポゾン挿入によるスプライシング異常とアンチセンス核酸治療の構想．大部分の FCMD 染色体には，フクチン遺伝子の 3'非翻訳領域（3'-UTR）内に SVA 型レトロトランスポゾン挿入変異がある．FCMD では SVA 内の強力な 3'側スプライシング受容部位により最終エクソン内の潜在的ドナー部位が強力に活性化されエクソントラップが起きスプライシング異常を引き起こす．異常スプライシングを促進する配列に相補的なアンチセンス核酸を設計し，スプライシング配列をマスクすることにより異常スプライシングを阻止する．

B：マウス骨格筋のウエスタンブロッティング．尾静脈より AED（3 種の ASO の混合）カクテルを全身投与．糖化型α-ジストログリカン（→）およびラミニン結合能が回復した．

C：ラミニンクラスタリングアッセイの蛍光免疫染色像．正常筋管（上段），FCMD 筋管に対し対照薬を添加（中段），FCMD 筋管に対し AED カクテル添加（下段）．ラミニン凝集（左），糖化型α-DG（中），共染（右）．

した（2-A）[5]．フクチン蛋白はゴルジ体に局在し，既知の糖転移酵素とのアミノ酸配列相同性よりα-ジストログリカン（α-DG）の糖鎖修飾に関与する糖転移酵素ではないかと考えられた．脳では，基底膜とグリア境界膜が結合できないため，胎生期に神経細胞過剰移動を来して多小脳回を呈する．

ラミニン結合に関わる糖鎖として先述の

2 筋細胞膜のジストロフィン糖蛋白質複合体とα-ジストログリカン（α-DG）の糖鎖修飾異常を発症要因とする疾患群「α-ジストログリカノパチー」

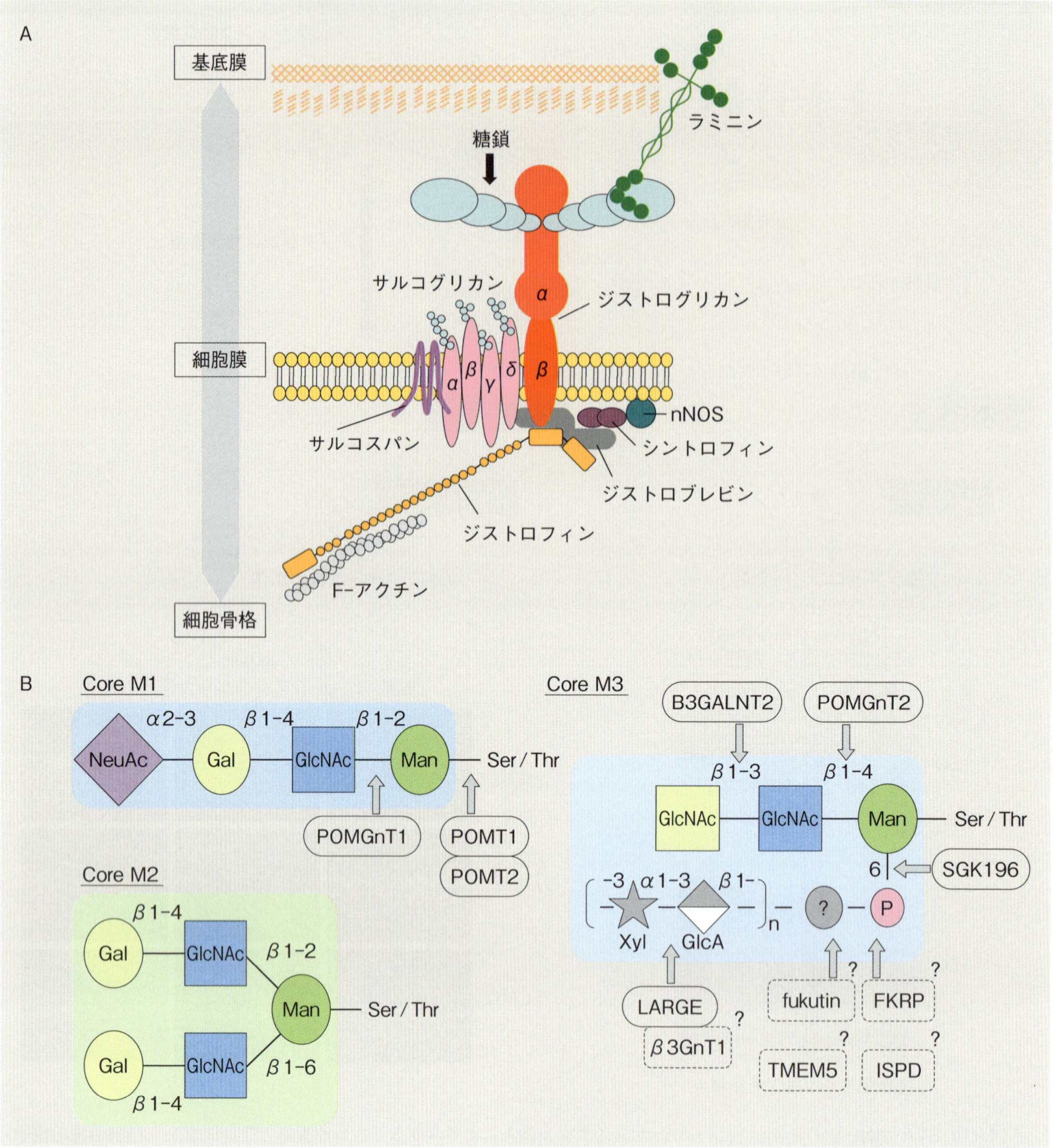

A：α-DG はラミニンα2 鎖と *O* 型糖鎖を介して結合する．糖鎖修飾に異常を来すと，ラミニンなどのリガンドとの結合能が低下し，α-ジストログリカノパチーを発症する．

B：α-DG の詳細な糖鎖構造と糖鎖修飾関連分子．α-DG に修飾されるユニークな *O*-man 型糖鎖構造（Core M1，Core M2，CoreM3）と，その修飾に関与するジストログリカノパチー遺伝子産物を示した．糖転移酵素活性が同定されているものは⇨で示す．

nNOS：neuronal nitric oxide synthase，NeuAc：*N*-acetylneuraminic acid，Gal：galactose，GlcNAc：N-アセチル-D-ガラクトサミン，Man：mannose（マンノース），POMT1：protein O-mannosyltransferase 1，POMT2：protein O-mannosyltransferase 2, POMGnT1：protein O-mannose *N*-acetylgalactosaminyltransferase, Ser / Thr：Serine/Threonine-protein kinase，B3GALNT2：Beta-1,3-*N*-acetylgalactosaminyltransferase 2，POMGnT2：protein O-linked mannose *N*-acetylglucosaminyltransferase 2，SGK196：sugen kinase 196，LARGE：like-acetylglucosaminyltransferase，β3GnT1：Beta-1,3-*N*-acetylglucosaminyltransferase 1，FKRP：フクチン関連蛋白，TMEM5：transmembrane protein 5，ISPD：isoprenoid synthase domain containing，O-man 型糖鎖：O-mannose 型糖鎖．

（金川基．生化学 2014[5] より）

Column

FCMDの臨床像

患児は生後～乳児早期に筋緊張低下，筋力低下で発症する．乳児期には従来できていた運動機能が失われるのではなく，運動機能の発達が遅れることが特徴であり，発症時期はとらえにくい．自発運動が少ない，体が柔らかいなどが初発症状である．筋緊張低下，運動減少があり，腱反射の欠如がある．生後6～12か月頃から股・膝関節の屈曲拘縮，下腿筋の仮性肥大，顔面表情筋の罹患（ミオパチー顔貌）に気づかれる．関節の拘縮，変形は経過とともに徐々に増強し，ミオパチー顔貌の程度も強くなり，仮面状となる．中枢神経症状が特徴的であり，知能発達遅滞を認める．言語発達も遅れ，二語文を話す例は一部である．症状の軽重にかかわらず，有熱時，無熱時の痙攣発作は約7割の例にみられる．本症では大部分は座位をとり，床上座位での移動（いざり）にとどまる．つかまり立ち以上の起立歩行機能を獲得する例は約1割である．一方，首がすわらず，支えなしでは座位保持が不可能な例も約1割である．近視，遠視，斜視，眼底における網膜の形成不全を認めることもある．

Siaa2-3Galb1-4GlcNAcb1-2Man（Core M1 型糖鎖）に加え，近年，*O*-マンノシル型糖鎖にはリン酸基を介した側鎖構造があり，リン酸基より先の修飾もラミニン結合に必要であることが報告された[6]．この構造の合成にはLARGEが関与することが示されているが，FCMD患者由来の細胞，FKRPモデルマウスでもホスホジエステル結合を介した構造が欠如している．さらに近年LARGEの酵素活性が明らかにされ，キシロースとグルクロン酸のリピートを作る活性があることが示された[7]．ポストリン酸糖鎖の構造は不明であったが，近年，*O*-マンノースにつく別の側鎖としてPOMGnT2/b3GalNT2/POMKによって厳密に制御される修飾が明らかにされており，まとめてCore M3型糖鎖と呼んでいる（2-B）．

FCMD（スプライシング異常症）に対するアンチセンス療法

近年，筆者らはFCMDがスプライシング異常症であることを発見した[8]．フクチンは10個のエクソンと長い3'非翻訳領域（3'-UTR）をもつ．患者の異常スプライシングは，SVA挿入配列内に存在する強力なスプライシング受容部位が，蛋白質をコードする最終エクソン内の潜在的なスプライシング供与部位を新たに活性化すること（エクソントラッピング）が原因となっていた．新たにスプライシング供与部位となった配列は，もともとは最終エクソン内に存在するために使われることのなかったスプライシング供与部位であったが，SVAのエクソントラッピング機能により揺り起こされ，遺伝子の「切り取り」が生じた（1-A）．

そこで，この異常スプライシングを阻止する目的で，スプライシングの標的配列に対し，アンチセンス核酸（antisense oligonucleotide：ASO）をpre-mRNAレベルで結合させ正常なスプライシングに戻す「アンチセンス療法」が有効と考えられ3種のアンチセンス核酸の混合カクテル（AEDカクテルと命名）を選び出した（1-A）．患者筋芽細胞に対し，また尾静脈経由のモデルマウスへのAEDカクテル全身投与においても，糖鎖の回復を示唆する糖化型α-DGの劇的な増加がみられた[8]（1-B）．また，患者由来筋芽細胞を使いAEDカクテル投与によるラミニン凝集アッセイを行った．患者筋芽細胞では筋管でのα-DGの発現は激減している．しかしAEDカクテル投与により，患者由来の筋管はα-DGの糖鎖が正常レベルに回復し，正常と同程度の典型的なラミニンの凝集が観察された[8]．これらの結果はAEDカクテル投与により，筋管が機能的にも回復したことを示唆する（1-C）．

さらにその後のA，E，D周辺の網羅的スクリーニングによって，AEDカクテル投与よりも1種類のアンチセンス核酸でより強い効果をもつ高活性配列が開発されており，薬事承認を目指して安全性試験が行われている．このようにアンチセンス核酸による「エクソントラップ阻害療法」が有効と考えられ，根本的分子標的治療に道がひらかれつつある（1-A）．デュシェンヌ型と異なり，患者のほとんどが同じ変異

3 リビトールリン酸による糖鎖修飾の発見とジストログリカノパチーにおける欠損

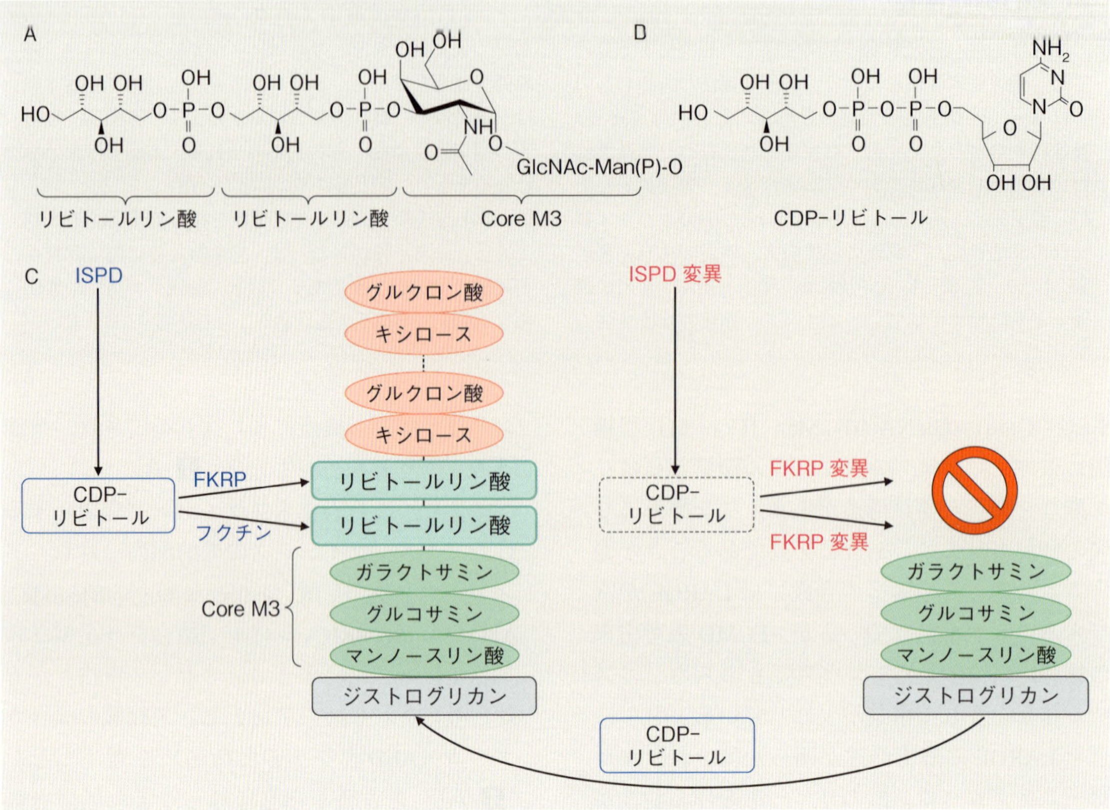

A：ジストログリカンに見出されたリビトールリン酸のタンデム構造．哺乳類でもリビトールリン酸という五炭糖が発見された．
B：CDP（シチジン二リン酸）-リビトールの構造．
C：ジストログリカンの糖鎖構造の模式図と生合成酵素．ジストログリカノパチーではこのリビトールリン酸を欠損している．ISPD（isoprenoid synthase domain containing）はCDP-リビトールを体内で合成する酵素であり，フクチンはCDP-リビトールを使ってGalNAc（(*N*-アセチル-D-ガラクトサミン)）にリビトールリン酸を転移し，順にFKRP（フクチン関連蛋白）はそのリビトールリン酸が転移されたものに2個目のリビトールリン酸を転移する．

なので，FCMDに対するアンチセンス療法は，日本のすべてのFCMDの患者を対象に同一の方法で行えるものであり有望である．国際治験中のデュシェンヌ型エクソン52欠失は患者の10％であり，FCMD患者数をデュシェンヌ型の1/3としても，日本での治療対象者は福山型のほうが多い，と思われる．アンチセンス核酸による「エクソントラップ阻害療法」の実現化が期待でき，その治験を目指して患者登録が進んでいる．

リビトールリン酸による糖鎖修飾の発見とジストログリカノパチーにおける欠損

近年，筆者らは，先述のジストログリカンのポストリン酸糖鎖の構造を決定した．ジストログリカンの糖鎖解析には，生体組織からのサンプル確保は量的に困難であるため，生体と同じ糖鎖を作ることができる培養細胞を開発し，さらに田中耕一博士がノーベル賞を受賞した技術である糖ペプチド質量分析法を用いて解析した．すなわち，ジストログリカンの点変異T190MによりLARGEが結合できず，キシロースとグルクロン酸から成るLARGEリピートができない細胞と，正常ジストログリカン発現細胞を比較した結果，ごく一部のバクテリアや植物（福寿草）にしか存在が確認されていなかった“リビトールリン酸”というキシリトールの仲間の五炭糖が，ヒト細胞由来の糖鎖のLARGEリピートとマンノースで挟まれたところに含まれていることを世界で初めて見出した（3-A）[9]．

バクテリアでは，CDP-リビトールという材料と酵素TarIの働きで，リビトールリン酸が作られるが，さらに筆者らは，バクテリアの酵素TarIと，近年発見されたジストログリカノパチー遺伝子の一つ*ISPD*の構造が似ていることを手掛かりにして，哺乳類の*ISPD*すなわちジストログリカノパチー遺伝子が，リビトールリン酸の生合成に必要な材料である"CDP-リビトール"を体内で合成する酵素であることを見出した（3-B）[9]．

さらに福山型筋ジストロフィー原因遺伝子フクチンと肢帯型筋ジストロフィー2I型原因遺伝子FKRPが，糖鎖にリビトールリン酸を順番に組み込むリビトールリン酸転移酵素であることも明らかにした．3で示すようにフクチンはCDP-リビトールを使ってGalNAc（*N*-Acetyl-D-galactosamine：*N*-アセチル-D-ガラクトサミン）にリビトールリン酸を転移し，順にFKRPはそのリビトールリン酸が転移されたものに2個目のリビトールリン酸を転移する（3-C）[9]．

また，ゲノム編集を用いてISPD，フクチン，FKRPを欠損したそれぞれの疾患モデル細胞を作出し，その糖鎖を質量分析すると，予想どおり，順番にリビトールリン酸生合成過程の異常が筋ジストロフィー発症につながることを明らかにした[9]．これらの酵素活性はわずかに遅れてベルギーのグループからも報告された[10]．

さらに，リビトールリン酸の生体内の材料であるCDP-リビトールをISPD疾患モデル細胞に投与することで，糖鎖異常が回復されることを発見し，CDP-リビトール投与療法の有効性を示すことに成功した（3-C）[7]．ISPDではCDP-リビトールを合成できないので，その産物を投与すれば治療効果は期待できるが，フクチンとFKRPはリビトールリン酸を転移する酵素だから，いかがであろうか？ 今までの研究からフクチンとFKRPともに，nullは胎生致死であるので，それぞれ患者における活性はゼロではない，と推定される．リビトールリン酸の大量投与によりリビトールリン酸転移が促進され，福山型と肢帯型筋ジストロフィー2I型にも治療効果が期待できるが，今後の検討が重要である．

以上，これらの発見により筋ジストロフィーの新たな発症メカニズムが明らかになり，治療薬の開発に拍車がかかると思われる．福山型では，先行するアンチセンス核酸治療とリビトール糖治療のミックスセラピーなどが期待されよう．

（戸田達史）

文献

1）Fukuyama Y, et al. Congenital progressive muscular dystrophy of the Fukuyama type - clinical, genetic and pathological considerations. *Brain Dev* 1981；3：1-29.

2）Kobayashi K, et al. An ancient retrotransposal insertion causes Fukuyama-type congenital muscular dystrophy. *Nature* 1998；394：388-392.

3）Colombo R, et al. Age and origin of the FCMD 3'-untranslated-region retrotransposal insertion mutation causing Fukuyama-type congenital muscular dystrophy in the Japanese population. *Hum Genet* 2000；107：559-567.

4）Yoshida A, et al. Muscular dystrophy and neuronal migration disorder caused by mutations in a glycosyltransferase, POMGnT1. *Dev Cell* 2001；1：717-724.

5）金川基．ジストログリカンの糖鎖機能と筋ジストロフィー．生化学 2014；86：452-463.

6）Yoshida-Moriguchi T, et al. O-mannosyl phosphorylation of alpha-dystroglycan is required for laminin binding. *Science* 2010；327：88-92.

7）Inamori K, et al. Dystroglycan function requires xylosyl- and glucuronyltransferase activities of LARGE. *Science* 2012；335：93-96.

8）Taniguchi-Ikeda M, et al. Pathogenic exon-trapping by SVA retrotransposon and rescue in Fukuyama muscular dystrophy. *Nature* 2011；478：127-131.

9）Kanagawa M, et al. Identification of a post-translational modification with ribitol-phosphate and its defect in muscular dystrophy. *Cell Rep* 2016；14：2209-2223.

10）Gerin I, et al. ISPD produces CDP-ribitol used by FKTN and FKRP to transfer ribitol phosphate onto α-dystroglycan. *Nat Commun* 2016；7：11534.

III. ここが知りたい—今後の治療開発に向けて

iPS細胞でのドラッグスクリーニング

対象とする主な神経疾患 ALS，脊髄性筋萎縮症，アルツハイマー病，パーキンソン病，球脊髄性筋萎縮症

シリーズ関連書籍 ALS 認知症 パーキンソン

Point

- 病態解析と創薬研究にヒトiPS細胞を用いる利点は，患者由来ヒト細胞モデルを構築できることと，孤発性疾患への応用の可能性にあると考えられる.
- 創薬において治療に有効な薬を同定するためには，薬物のハイスループットスクリーニング（HTS），候補薬アプローチ（candidate drug approach）といった主に2つの方法が用いられる.
- 最終的なiPS細胞創薬の実現には，企業との連携が必要である.

筋萎縮性側索硬化症（amyotrophic lateral sclerosis：ALS），パーキンソン病（Parkinson disease：PD），アルツハイマー病（Alzheimer disease：AD）などの神経変性疾患の多くは，いまだ治療法が確立されていない．また，一部の疾患では原因遺伝子が同定されているものの，遺伝的要因が明らかでないものも多い．このような神経変性疾患では，適した疾患モデルを作成することで，病態の根底にある分子メカニズムの解明や治療法の開発につながると考えられる．このような疾患解明や治療開発において，患者由来神経系細胞は理想的疾患モデルとなり得るが，実際には入手が難しく，もし得られたとしても倫理的問題のためになかなか研究への応用が難しい．したがって，従来は疾患の原因遺伝子を過剰発現，発現抑制した株化細胞や，動物モデルを用いた疾患研究が行われてきた．一方，2006年に，マウス人工多能性幹細胞（induced pluripotent stem cell〈iPS細胞〉）が，2007年にヒトiPS細胞が報告され[1]，患者体細胞から樹立される疾患特異的iPS細胞を用いることで，患者自身の細胞による疾患モデルの構築が可能になり，創薬への応用が始まっている．本稿では，iPS細胞を用いた神経疾患モデルを利用した病態解析や，創薬への取り組みに向けた課題，展望を述べたい．

Memo

ヒトiPS細胞は，ヒトES細胞（embryonic stem cell：胚性幹細胞）と同様の自己複製能力と，個体を構成するすべての細胞種に分化する能力をもつ．そのため，これまで細胞レベルでの解析が難しかった神経変性疾患の新規疾患モデルの構築が期待され，疾患研究や創薬研究に革命がもたらされたといえる．

患者からiPS細胞を作る—疾患特異的iPS細胞

患者の体細胞から作製される疾患特異的iPS細胞は，その疾患で障害される疾患感受性細胞へと分化誘導することで，患者の病態を忠実に再現する疾患モデルとなり得る．疾患特異的iPS細胞を用いることで，ゲノム情報と疾患表現型との関連を明らかにできるうえに，遺伝的背景が明らかでない孤発性疾患でも疾患モデルを作製することができる．健常者由来細胞との比較により，疾患のある時点を輪切りで解析する横断的解析が可能だが，さらに，その分化誘導過程を解析することで疾患の発症や進行過程を縦断的に解析することも可能である．また，*in vivo*では表現型の表出に時間がかかる場合でも，iPS細胞による*in vitro*モデルでは，神経変性などの表現型を比較的短期間で得られる場合もある．さらに生化学的解析，分子生物学的解析が行いやすく，また，ゲノム編集技術（ZFN〈zinc-finger nuclease〉，TALEN〈transcription activator-like effector nuclease〉，CRISPR／Cas9

1 ヒト iPS 細胞を用いた創薬ストラテジー

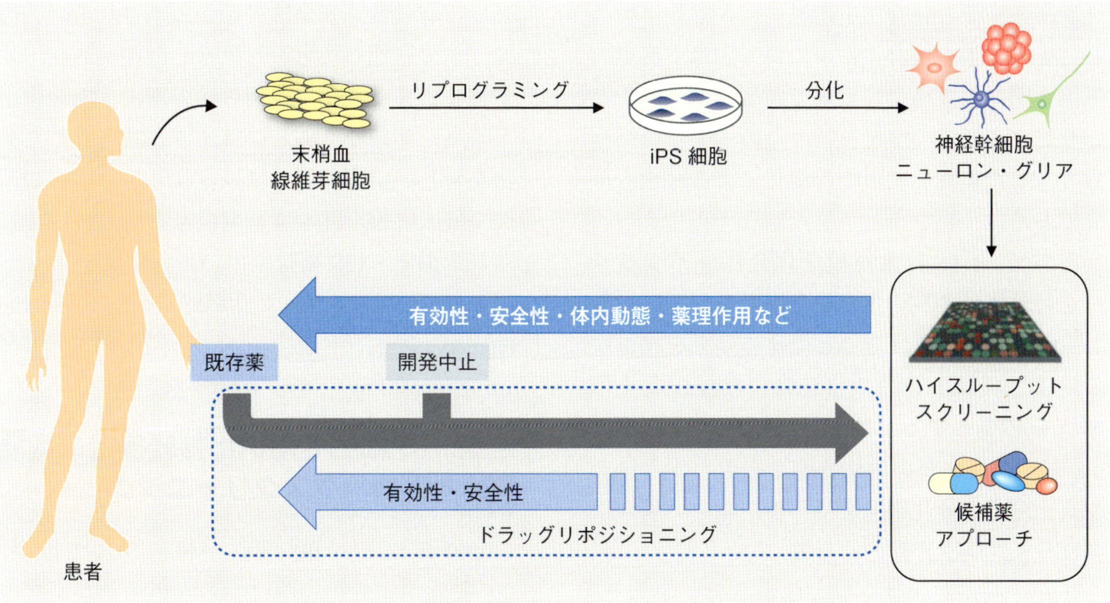

患者由来体細胞から疾患特異的 iPS 細胞が作成され目的の細胞に分化されると，一般的に，薬物のハイスループットスクリーニング（high throughput screening：HTS）と候補薬アプローチ（candidate drug approach）といった 2 つの方法により薬剤開発が行われる．候補薬アプローチでは，病態を緩和させる可能性がある少数の化合物を疾患モデル細胞に投与し，その効果を検討する．HTS では，大規模な化合物ライブラリーの使用により，多数の化合物の効果を検証する．HTS と候補薬アプローチの両方によって見出された薬物は，通常，患者に投与される前に詳細な薬効評価と安全性評価が要求される．ドラッグリポジショニング（**Key words** p.370 参照）の場合は，より早い薬剤開発が可能である．

（Avior Y, et al. *Nat Rev Mol Cell Biol* 2016[2] を参考に作成）

〈clustered regularly interspaced short palindromic repeats / CRISPR-associated protein 9〉など）を用いた遺伝子改変により，疾患の背後にある分子遺伝学的な要因の探索，遺伝子治療に向けた詳細な解析や分子病態を標的とした治療法の開発においてきわめて有用なツールとなり得る．

このような疾患特異的 iPS 細胞の最大の魅力の一つが，ヒト細胞，患者由来細胞を用いた，薬効・毒性評価や薬剤スクリーニングへの応用である．iPS 細胞の応用により，従来の動物実験の問題点や，臨床試験におけるコスト，時間を大幅に削減できる可能性がある．特に，マウスモデルでは，ヒト細胞とは薬剤応答性が異なることが報告されており，ヒト iPS 細胞を用いることで薬剤開発における死の谷（death valley）を克服できる可能性がある．

ヒト iPS 細胞を用いた創薬ストラテジー

動物モデルを用いた研究と同様，iPS 細胞を用いた治療開発における最初のステップは，疾患の表現型の同定と治療ターゲットの明確化である．疾患特異的 iPS 細胞から疾患感受性細胞を誘導し，疾患表現型や治療標的を同定できると，ハイスループットスクリーニング（high-throughput screening：HTS）や候補薬アプローチ（candidate drug approach）といった方法により，治療に有効な薬剤を同定するための薬剤スクリーニングが行われる（**1**）[2]．

Key words

死の谷（death valley）

動物モデルで効果が認められても，臨床試験では薬効が認められない，あるいは副作用が発現したなどの理由により，なかなか臨床応用にたどり着かないことが多く，動物実験と臨床応用の間に薬剤開発における谷間が存在することを指す．モデル動物とヒトとの間で薬効や副作用が異なることが理由の一つとして考えられており，ヒト iPS 細胞を用いることで死の谷を克服することが期待されている．

ハイスループットスクリーニング（HTS）

創薬を目的として短期間に大量の化合物を評価すること．一次スクリーニングで有用性が見出された化合物を動物などで評価して（非臨床試験），臨床試験に進む．

候補薬アプローチでは，病態を緩和する可能性がある少数の化合物を疾患モデル細胞に投与し，その効果を検討する．この方法は，疾患の原因が明らかな場合に有効である．比較的少ないサンプル数での解析を行うため，少ない細胞数で，また複雑な表現型の変化による評価も可能である．

一方で，HTS は大規模な化合物ライブラリーを用いて，多数の化合物を疾患モデルに投与し，表現型を評価することでその効果を検証する．HTS では広範囲の化合物の検証に多くの細胞を必要とするため，疾患モデルの構築に iPS 細胞の長期間の分化誘導を必要とする場合や，十分量の分化細胞を得るのが難しい場合はスクリーニングが難しくなる．

また，測定と定量を自動化する必要があり，評価できる表現型は，細胞生存率や蛍光レポーター遺伝子により可視化される蛋白発現などの単純な表現型に制限されることが多い．そのため，複雑な表現型をもつ疾患モデルでは時として解析が難しい．最近では，神経突起伸長などの複雑な形態学的特徴を自動解析する high content analysis（HTA）や電気生理学的特徴を一括解析可能な多電極アレイ（multielectrode array：MEA）などの技術が進歩してきており，HTS がカバーする範囲は広がってきている．また，HTS と候補薬アプローチの両方が用いられることもある（**Memo** 参照）．さらに，これらに並行して，アンチセンスオリゴヌクレオチド（antisense oligonucleotide：ASO）を用いた *in vivo* デリバリー法の開発や試験も行われている[2]．

このようなシーズ（医薬品の候補となる化合物）開拓のためのアプローチは創薬の最初のステップであり，見出されたシーズ化合物は，非臨床試験による有効性，安全性の詳細な評価，さらには臨床試験や治験によるヒト（患者）における有効性，安全性評価が要求される．一方で，すでに他の疾患を対象とした創薬研究で安全性評価まで終了し，何らかの理由で開発中止となった薬剤や，あるいはすでに認可された薬物を新しい疾患モデルで検証することで，短期間で臨床応用可能な薬剤開発を行う手法が注目されており，iPS 細胞を用いた創薬研究にも応用されている（ドラッグリポジショニング〈drug repositioning〉，ドラッグリプロファイリング〈drug reprofiling〉，**Key words** 参照）．

Memo

たとえば，Barmada らは最初に ALS モデルマウスから採取した初代培養ニューロンにおいて大規模な HTS を行い，選定した化合物だけを ALS 患者由来 iPS 細胞から分化させた運動ニューロンとアストロサイトにおいて評価している[2]．

患者 iPS 細胞を用いた神経疾患の病態解析とドラッグスクリーニング

2007 年にヒト iPS 細胞が報告されて以来，iPS 細胞由来分化細胞による疾患モデリングの報告が爆発的に増え，さまざまな疾患の分子病態を *in vitro* で再現できることが明らかになってきた．2008 年に，Dimos らは高齢の家族性 ALS 患者の皮膚線維芽細胞から iPS 細胞を樹立し，運動ニューロンへと分化誘導した．TDP-43（TAR DNA-binding protein 43）核内封入体を指標に薬剤スクリーニングを行い，新たな治療候補薬としてジゴキシンを見出した[3,4]．一方，2009 年に，Ebert らは脊髄性筋萎縮症（spinal muscular atrophy：SMA）患者由来 iPS 細胞から運動ニューロンを誘導し，バルプロ酸やトブラマイシンの添加による SMN（survival of motor neuron）蛋白の誘導と，その表現型の改善を示した[5]．また，同じ年に，Lee らは常染色体劣性の 3 型遺伝性感覚性自律神経ニューロパチー

Key words

ドラッグリポジショニング（drug repositioning）

すでに上市されている医薬品や開発中に何らかの理由で開発中止となった医薬品について，新たな疾患で有効性を見出すこと．欧米では製薬会社や国が組織的に開発を進めている．ドラッグリプロファイリング（drug reprofiling）とも呼ばれる．創薬をゼロから行うと 10 年以上必要だが，ヒトにおける体内動態が明らかで安全性も確認されている既存薬を再評価して有用性が示せれば，開発期間の大幅な短縮や開発コストの大幅な削減につながる．ALS に対するエダラボン（ラジカット®）や，球脊髄性筋萎縮症に対するリュープロレリンなどがそれにあたる．

ディベート

副作用の評価は？

新薬の開発には10～30億ドルという莫大なコストがかかり，研究開発コストの多くを占める副作用の評価は，創薬研究において重要な側面を占めている．従来は，動物を用いた毒性評価試験が行われてきたが，モデル動物の細胞とヒト細胞との毒性の相違，倫理的な問題，高コストなどが問題となってきた．この副作用予測にヒトiPS細胞由来分化細胞を用いることで，予測精度を上げ，コストを削減することが期待される．新薬開発における副作用評価は多岐にわたるが，そのなかでも心毒性と肝毒性が重要である．iPS細胞を用いた，心臓・肝臓毒性試験はすでに始まりつつあり，将来的には肝臓，腎臓，肺，造血系組織の副作用評価が，すべてヒトiPS細胞由来分化細胞を用いたアッセイ系に置き換えられる可能性もある．

（hereditary sensory and autonomic neuropathy type III：HSAN-III）の患者からiPS細胞を樹立し，I-κ-B kinase complex-associated protein（*IKBKAP*）遺伝子のRNAスプライシング異常を再現した．また，カイネチン（kinetin）によりそのスプライシング異常が改善することを見出し，新たな治療薬開発の可能性を示した[6]．さらに2012年には，自動RNA抽出・定量ポリメラーゼ連鎖反応（polymerase chain reaction：PCR）装置を用いて*IKBKAP*遺伝子発現量を指標に，約7,000の化合物のスクリーニングを行った．43個がヒットし，そのうちSKF-86466がIKBKAP蛋白産生と，自律神経系マーカーの発現を有意に改善したことを報告している[7]．

疾患特異的iPS細胞は，現代の社会問題にもなっている認知症の病態解析や治療開発へも応用されている．単一因子疾患である家族性アルツハイマー病（familial AD：FAD）はAD全体の約5%を占め，アミロイド前駆体蛋白（amyloid precursor protein：APP）変異やプレセニリン変異などの原因遺伝子が同定されている．2011年，γセクレターゼの構成分子であるプレセニリン1（*PSEN1*-A246E），プレセニリン2（*PSEN2*-N141I）変異をもつFAD患者由来iPS（FAD-iPS）細胞が樹立され，神経細胞へと分化誘導することで，*PSEN1*，*PSEN2*変異を有するγセクレターゼがアミロイドβ（Aβ）産生異常に関わること，毒性の高いAβ42の産生が亢進していることが示された．さらにγセクレターゼ阻害薬（Compound E），修飾薬（Compound W）により，Aβ42の産生が抑制されることを示し，このFAD-iPS細胞由来神経細胞が，ADの表現型を再現したことのみならず，新薬の開発・評価が可能であることが示された[8]．また，孤発性アルツハイマー病の病態を探索した成果も報告されている．*APP*遺伝子重複患者と孤発性AD患者iPS細胞由来神経細胞を用いた解析では，どちらの場合も健常コントロールに対して，Aβ，リン酸化タウ，活性型グリコーゲンシンターゼキナーゼ（glycogen synthase kinase：GSK）-3βが高値であった．そして，βセクレターゼ阻害薬投与により，リン酸化タウとGSK-3βの値の有意な低下を認めた[9]．さらに，2014年，Choiらは，*APP*と*PSEN1*変異を過剰発現させた大脳皮質ニューロンを，0.1～0.3 mm厚のマトリゲル内で三次元培養し，6週間で細胞外にAβ凝集体を，10週間で細胞内にタウ凝集体を検出している[10]．薬剤スクリーニングにおいては，2013年に，健常者由来iPS細胞から誘導したニューロンにAβ1-42ペプチドを加え，細胞死を指標としてスクリーニングを行い，350以上の小化合物の中から，サイクリン依存性キナーゼ2（cyclin-dependent kinase 2：CDK2）阻害薬を含む19の化合物が生存率を改善することが報告された[11]．

そのほか，さまざまな神経疾患のiPS細胞が樹立され，疾患解析や薬効評価が行われている（**2**）．このように，疾患特異的iPS細胞は，神経系細胞へ分化誘導することで各々の病態を*in*

2 疾患特異的 iPS 細胞を用いた神経疾患のドラッグスクリーニング

病名	患者数	原因遺伝子	発症時期	標的分化細胞	解析項目*
副腎白質ジストロフィー（ALD）	2	*ABCD1*	early late	・neurons ・oligodendrocytes	・molecular ・cellular
筋萎縮性側索硬化症（ALS）	1-16	*SOD1*, *C9ORF72*, *FUS1*, *TDP43*, complex	late	・neurons ・motor neurons ・astrocytes	・molecular ・cellular ・electrophysiological
アルツハイマー病（AD）	1-6	*APP*, *PS1*, *PS2*, complex	late	・neurons	・molecular ・cellular
毛細血管拡張運動失調症（AT）	2	*ATM*	early	・neurons ・glia	・cellular
自閉症スペクトラム障害（ASD）	1-5	15q11-q13.1 duplications, (3;11) (p21;q22) translocation	early	・neurons	・molecular ・cellular ・electrophysiological
双極性障害（BD）	2	complex	early	・neurons	・molecular ・cellular
ダウン症候群（DS）	1-2	trisomy 21	early	・neural progenitor cells (NPCs) ・neurons ・astroglia	・molecular ・cellular
家族性自律神経異常症（FD）	2-3	*IKBKAP*	early	・neural crest cells	・molecular ・cellular
脆弱 X 染色体症候群（FXS）	1-3	*FMR1*	early	・NPCs ・neurons ・neural stem cells (NSCs)	・molecular
フリードライヒ運動失調症（FA）	2	*FXN*	early	・neurons	・molecular ・cellular
GM1 ガングリオシドーシス	1	*GLB1*	early	・NPCs	・molecular ・cellular
遺伝性痙性対麻痺（HSP）	1	*SPAST* *ATL1*	early late	・forebrain gluta-matergic neurons	・cellular
遺伝性 ATTR アミロイドーシス	1	*TTR*	early late	・neurons	・cellular
ハンチントン病	1-2	*HTT*	late	・NPCs ・neurons ・GABAergic neurons ・medium spiny	・molecular ・cellular
マシャド・ジョセフ病（MJD）	4	*ATXN3*	late	・neurons	・cellular

スクリーニングタイプ	同定された化合物	参考文献
confirmation	・4-phenylbutyrate（4PBA） ・lovastatin	Jang J, et al. *Ann Neurol* 2011
confirmation candidate （drugs and ASOs） HTS	・retigabine ・kenpaullone ・digoxin ・lanatoside C ・proscillaridin A ・anacardic acid ・methotrimeprazine ・fluphenazine ・ASOs	Burkhardt MF, et al. *Mol Cell Neurosci* 2013 Barmada SJ, et al. *Nat Chem Biol* 2014 Sareen D, et al. *Sci Transl Med* 2013 Donnelly CJ, et al. *Neuron* 2013 Yang YM, et al. *Cell Stem Cell* 2013 Wainger BJ, et al. *Cell Rep* 2014 Egawa N, et al. *Sci Transl Med* 2012 Ichiyanagi N, et al. *Stem Cell Rep* 2016
confirmation candidate	・γ-secretase inhibitor ・compound E ・compound W ・GSM-4 ・Si-II ・OM99-2 ・docosahexaenoic acid（DHA）	Hossini AM, et al. *BMC Genomics* 2015 Liu Q, et al. *JAMA Neurol* 2014 Yagi T, et al. *Hum Mol Genet* 2011 Israel MA, et al. *Nature* 2012 Kondo T, et al. *Cell Stem Cell* 2013
candidate	・geneticin（G418）	Lee P, et al. *Nat Commun* 2013
candidate	・hyperforin with flufenamic acid（FFA） ・mithramycin	Griesi-Oliveira K, et al. *Mol Psychiatry* 2015 Germain ND, et al. *Mol Autism* 2014
candidate	・CHIR-99021	Madison JM, et al. *Mol Psychiatry* 2015
candidate	・minocycline ・epigallocatechin gallate（EGCG） ・F127-N-butylidenephthalide（BDPH）	Chen C, et al. *Nat Commun* 2014 Hibaoui Y, et al. *EMBO Mol Med* 2014 Chang CY, et al. *Sci Rep* 2015
confirmation HTS	・SKF-86466 hydrochloride ・kinetin	Lee G, et al. *Nature* 2009 Lee G, et al. *Nat Biotechnol* 2012
candidate HTS	・5-azacytidine ・several other compounds（not specified）	Bar-Nur O, et al. *J Mol Cell Biol* 2012 Kaufmann M, et al. *J Biomol Screen* 2015 Kumari D, et al. *Stem Cells Transl Med* 2015
confirmation candidate	・forskolin ・RG2833	Soragni E, et al. *Ann Neurol* 2014 Igoillo-Esteve M, et al. *Hum Mol Genet* 2015
candidate	・Z-YVAD-FMK	Son MY, et al. *J Pathol* 2015
confirmation	・vinblastine ・taxol	Denton KR, et al. *Stem Cells* 2014 Zhu P, et al. *Hum Mol Genet* 2014
candidate	・flufenamic acid	Leung A, et al. *Stem Cell Rep* 2013
confirmation candidate	・P110-TAT ・KU-60019 ・X5050	Guo X, et al. *J Clin Invest* 2013 Lu XH, et al. *Sci Transl Med* 2014 Charbord J, et al. *Stem Cells* 2013
candidate	・ALLN ・calpeptin	Koch P, et al. *Nature* 2011

（続く↗）

2 疾患特異的 iPS 細胞を用いた神経疾患のドラッグスクリーニング（続き）

病名	患者数	原因遺伝子	発症時期	標的分化細胞	解析項目*
神経細胞内セロイドリポフスチン症	2	*TPP1*	early	・NPCs ・neurons	・cellular
ニーマン・ピック病（NPD）	1-4	*NPC1*	early	・NPCs ・neurons	・molecular ・cellular
パーキンソン病（PD）	1-5	*PARK2* *SNCA* *PINK1* *LRRK2*	late	・neurons ・midbrain dopaminergic neurons ・cortical neurons	・molecular ・cellular
フェラン-マクダーミド症候群（PMDS）	2	complex	early	・mature forebrain neurons	・molecular ・cellular ・electrophysiological
レット症候群	3-4	*MECP2*	early	・neurons ・astrocytes	・cellular
統合失調症	1-4	complex	early late	・NPCs ・neurons	・molecular ・cellular
球脊髄性筋萎縮症（SBMA）	1	androgen receptor	late	・motor neurons	・cellular
脊髄性筋萎縮症（SMA）	1-2	*SMN1*	early	・motor neurons	・molecular ・cellular
ティモシー症候群	2	*CACNA1C*	early	・cortical neurons	・molecular ・cellular ・electrophysiological
ウォルフラム症候群	5	*WFS1*	early	・neurons	・cellular
ビオプテリン代謝異常症	1	*PTPS*	early	・dopaminergic neurons	・molecular
ドラベ症候群	1	*SCN1A*	early	・glutamatergic neurons	・electrophysiological
ゴーシェ病	1	*GBA1*	early	・dopaminergic neurons	・molecular

ABCD1：ATP-binding cassette D1，*APP*：amyloid precursor protein，ASOs：アンチセンスオリゴヌクレオチド，*ATM*：ataxia telangiectasia mutated，*ATXN3*：ataxin 3，*C9ORF72*：chromosome 9 open reading frame 72，*CACNA1C*：calcium channel subunit α1C，*FMR1*：fragile X mental retardation 1，*FUS1*：fused in sarcoma 1，*FXN*：frataxin，*GLB1*：galactosidase-β1，HTS：ハイスループットスクリーニング，*HTT*：huntingtin，*IKBKAP*：I-κ-B kinase complex-associated protein，*LRRK2*：Leu-rich repeat kinase 2，*MECP2*：methyl-CpG-binding protein 2，*NPC1*：Niemann-Pick type C1，*PARK2*：parkin RBR E3 ubiquitin protein ligase，*PINK1*：PTEN-induced kinase 1，PS：プレセニリン，*SMN1*：survival of motor neuron 1，*SNCA*：α-synuclein，*SOD1*：superoxide dismutase，*SPAST*：spastin，*ATL1*：atlastin-1 GTPase，*TDB43*：TAR DNA-binding protein 43，*TPP1*：tripeptidyl peptidase 1，*TTR*：transthyretin，*VEGF*：vascular endothelial growth factor，*WFS1*：Wolfram syndrome 1，*PTPS*：6-pyruvoyltetrahydropterin synthase，↗

スクリーニングタイプ	同定された化合物	参考文献
candidate	・PTC124	Lojewski X, et al. *Hum Mol Genet* 2014
confirmation candidate	・rapamycin ・carbamazepine ・verapamil ・trehalose ・2-hydroxypropyl-b-cyclodextrin（HPBCD） ・2-hydroxypropyl-c-cyclodextrin（HPGCD） ・VEGF ・δ-tocopherol with HPBCD or methyl-β-cyclodextrin（MBCD）	Maetzel D, et al. *Stem Cell Rep* 2014 Soga M, et al. *Stem Cells* 2015 Lee H, et al. *Nat Commun* 2014 Yu D, et al. *J Biomol Screen* 2014
confirmation candidate HTS	・taxol ・isoxazole ・NAB2 ・GW5074 ・co-enzyme Q10	Ren Y, et al. *Stem Cells* 2015 Cooper O, et al. *Sci Transl Med* 2012 Ryan SD, et al. *Cell* 2013 Chung CY, et al. *Science* 2013
confirmation candidate	・insulin-like growth factor 1（IGF1）	Shcheglovitov A, et al. *Nature* 2013
confirmation candidate	・glypromate（GPE） ・IGF1 ・gentamicin	Williams EC, et al. *Hum Mol Genet* 2014 Marchetto MC, et al. *Cell* 2010 Andoh-Noda T, et al. *Mol Brain* 2015
confirmation	・loxapine ・valproate（VPA）	Brennand KJ, et al. *Nature* 2011 Paulsen BS, et al. *Schizophr Res* 2014 Paulsen BS, et al. *Cell Transplant* 2012
confirmation	・heat shock protein 90（HSP90） ・inhibitor 17-AAG	Nihei Y, et al. *J Biol Chem* 2013
confirmation candidate (drugs and ASOs)	・phosphorodiamidate ・morpholino oligonucleotides（PMOs） ・FasNT antibody ・Z-DVED-FMK ・salubrinal ・guanabenz ・thyrotropin-releasing hormone（TRH）analog ・N-acetylcysteine（NAC）	Yoshida M, et al. *Stem Cell Rep* 2015 Ng SY, et al. *Cell Stem Cell* 2015 Sareen D, et al. *PLoS One* 2012 Ohuchi K, et al. *Stem Cells Transl Med* 2016 Xu C, et al. *Dis Model Mech* 2016
candidate	・roscovitine	Pasca SP, et al. *Nat Med* 2011
candidate	・dantrolene	Lu S, et al. *Proc Natl Acad Sci* 2014
candidate	・sepiapterin	Ishikawa T, et al. *Hum Mol Genet* 2016
confirmation	・phenytoin	Jiao J, et al. *Hum Mol Genet* 2013 Higurashi N, et al. *Mol Brain* 2013
candidate	・NOI-NJ ・6S-ADBI-NJ	Tiscornia G, et al. *Hum Mol Genet* 2013

SCN1A：alpha 1 poreforming subunit of the Na_V1.1 voltage-gated sodium channel, *GBA1*：acid-β-glucosidase.

* 解析項目．molecular：分子解析（遺伝子および蛋白発現解析, DNA メチル化解析), cellular：細胞解析（形態学的解析〈巣, シナプス〉, ミトコンドリアの機能, アポトーシスと毒性発現), electrophysiological：電気生理学的解析（電流, 活動電位, イオン動態).

患者数は各論文の数を示す．

（Avior Y, et al. *Nat Rev Mol Cell Biol* 2016[2] を参考に作成）

Column

薬剤スクリーニングの推進

薬剤スクリーニングを推進していくためには，いくつもの重要なハードルを乗り越える必要がある．まず，いかにして表現型をとらえるか．疾患特異的iPS細胞から誘導した細胞では，わずかな表現型の差しか観察されないことも多く，このわずかな差を確かな差としてとらえるための高感度の検出システムと，十分な再現性（複数の患者・健常者から樹立したiPS細胞による検証）を得ることが必要不可欠である．そのため，簡便なiPS細胞の樹立法，分化誘導法，評価法の構築や，自動化によるハイスループットスクリーニング（HTS）も重要である．また，iPS細胞創薬を加速度的に進行させるためには，iPS細胞リソースの効率的な活用が重要である．そのためには，疾患特異的iPS細胞バンクの充実は必要不可欠であり，わが国でも，京都大学iPS細胞研究所（Center for iPS Cell Research and Application, Kyoto University：CiRA）を中心に事業が推進されている．今後，さらにiPS細胞から分化した細胞（神経幹細胞などの分化の途中段階の細胞）の細胞バンクを構築することができれば，iPS細胞創薬にさらに拍車がかかると考えられる．最終的なiPS細胞創薬の実現には，企業の参画をスムーズに進めていくことが課題である．海外では，アカデミアと企業が共同してiPS細胞創薬に向けたシステムを構築しつつあり，特にアカデミアでは遂行しにくい実用化研究をベンチャー企業などがうまくとりもつこと，また製薬企業がもつシーズ，ライブラリーを活用できる環境を構築することが肝要である．そのためには，成果・知的財産の取り扱いについても十分に議論する必要がある．

vitro で再現することができ，詳細な分子病態の解明や，薬剤スクリーニングにより，創薬につながる強力なツールとなり得ると考えられる（Column 参照）．

iPS細胞創薬における解決すべき問題点と対策

培養細胞株であるiPS細胞は，一見，動物モデルに比べて実験が容易で短時間，低コストで解析できるようにみえる．しかしながら，実際に研究を進めていくと多くの問題点に直面する．

時間，コスト，エフォート

ヒトiPS細胞の分化誘導は煩雑な培養や長期間の分化誘導を必要とし（ヒトの発生には受精から出生まで10か月かかることを考慮する必要がある），また高価な培地や組換え蛋白，サイトカインなどを用いることも多いため，実験にかけるエフォートやコストの問題が無視できない．また未分化iPS細胞を良い状態で維持するためには，十分な技術を必要とする．そのため，分化誘導期間を短くするための工夫や，組換え蛋白質の代わりに低分子化合物を用いるプロトコルが開発されている．たとえば，神経分化誘導ではdual Smad inhibition（BMP〈bone morphogenetic protein〉阻害剤であるNoggin, DorsomorphinやLDN-193189などと，TGF-β阻害剤であるSB431542を併用する方法）が報告されており，また筆者らのグループでも，この方法にGSK3β-inhibitor（BIO, CHIR99021）を併せて用いることで，短期間で高効率に神経系前駆細胞を誘導する方法を報告している[12]．

分化誘導の不均一性

ヒト多能性幹細胞から特定の細胞への分化誘導効率は一般的にはそれほど高くなく，誘導された分化細胞は不均一な集団であることが多い．同じ種類の細胞へと分化誘導していても，誘導されたすべての細胞の分化の度合いを同期させることはほとんど不可能であり，細胞の成熟度と発症が関与する多くの疾患において解析上の問題点となっている．さらに，クローン間，培養バッチ間での分化指向性（propensity）の違いやばらつきも大きいため，コンスタントに同じ品質の分化細胞を作製するのがなかなか難しい．ヒト多能性幹細胞が，マウス多能性幹細胞（ES／iPS細胞）のような分化全能性をもつnaïve typeの多能性幹細胞ではなく，やや分化能が限られるエピブラスト幹細胞（epiblast stem cell）に近いprimed typeの幹細胞であることも，このような問題の一因となっていると考えられる．そのため，より分化誘導効率を改善するための工夫や，表面抗原や細胞種特異的レポーター遺伝子を用いた特定の細胞の純化，iPS 細胞の樹立方法や品質の均一化，naïve type の iPS 細胞の作製方法の開発が行われている．

iPS 細胞クローン間のばらつき，遺伝的バックグラウンドの相違

iPS 細胞そのもののクローン間のばらつきに加え，異なる患者・健常者から作製されたヒト iPS 細胞は遺伝的多様性を有しているため，得られた解析結果が個人差やクローン間の差の範囲を出ないものなのか，疾患に特徴的な所見といえるのか，判断が難しいことがある．そのような場合には複数の患者・健常者から樹立した iPS 細胞を解析して検証する必要がある．また，先に述べたゲノム編集技術を用いて，患者細胞における遺伝子変異を修復する，あるいは正常細胞へ疾患の原因となる遺伝子変異を導入するなどの方法により，同じ遺伝的バックグラウンドをもつ疾患・対照 iPS 細胞（isogenic iPS cells）を作製して比較することが求められている．この方法により，クローン間のばらつきや解析のノイズの軽減が期待できる．ただ，isogenic iPS cells を作成しても，クローン間のばらつきを完全に避けられるものではなく，複数の患者由来細胞の解析は避けて通れないと考えられる．

iPS 細胞由来分化細胞の成熟度

多能性幹細胞の分化誘導は，個体発生を *in vitro* で再現するのが基本である．ES 細胞や iPS 細胞などの多能性幹細胞は，胚発生の早い時期の細胞（胚盤胞の内部細胞塊）に相当しており，これらの細胞から分化誘導した細胞は十分に成熟していないことも多い．そのため発達期の疾患のモデルとしてはおおいに期待できるが，成人発症の疾患，特に遅発性疾患では，発症に足る十分な成熟・老化を経ておらず，基本的な培養条件では十分に病態を再現できないことがある．すなわち発症しない可能性がある．その解決策として，老化遺伝子である *Progerin* の導入などによる老化の促進が試みられている[13]．

また，筆者らは逆に，どのようなストレスが発症に必要なのかを解析することで，それぞれの疾患の病態促進因子を明らかにできると考えている．

より生理的な神経疾患モデル作成の試み

iPS 細胞から分化誘導した神経細胞は通常二次元平面上で培養され，病態モデルとして用いられる．一方で，ヒト体細胞は三次元構造を有する臓器として機能する．そのため，iPS 細胞を用いたより生理的な神経疾患モデルを目指して，自己組織化技術を用いた三次元培養により，ヒト iPS 細胞から大脳皮質構造のような神経組織構造を誘導する試みがなされている（cerebral organoid）[14]（**Memo** 参照）．このような自己組織化の技術を用いることで，より生理的な環境における疾患モデルの作成や，また神経疾患の解析において必要不可欠な機能的表現型の解析が期待される．わが国でもヒト多能性幹細胞（ES 細胞）由来の三次元神経系組織の再構築（自己組織化培養）が精力的に進められており，大脳[15]，海馬原基[16]，小脳[17]，視床下部[18]，下垂体[19]，網膜と眼杯[20] など多岐にわたる立体神経組織が *in vitro* 環境で再構築されている．また，小頭症における神経発生不全や[14]，滑脳症における *CHCHD2* 遺伝子の発現低下[21]，さらには中南米で流行し，小頭症を引き起こし得ることで注目されているジカウイルス（Zika virus）の細胞傷害性の解析などに応用されている[22]．

孤発性疾患の解析

孤発性疾患の研究は，多数例の解析が必要であり，さらなる時間，コスト，エフォートが必要となる．また，孤発性疾患の場合，臨床診断

Memo

2013 年オーストリアの Lancaster らは，ヒト iPS 細胞から大脳皮質層構造をもつ脳組織を分化誘導した（cerebral organoid）．この cerebral organoid は 10 か月かけて 4 mm 大にまで大きくなり，小頭症患者由来の iPS 細胞では小さい cerebral organoid までにしか成長できないことを見出した[14]．

の精度と画一性が重要となる．特に精神神経疾患の場合，同一病名であっても異なった臨床病型をとることがあり，診断そのものの信頼度を保ちにくい．このような問題に対する技術的な取り組みとして，The New York Stem Cell Foundation の Scott Noggle らのグループは，iPS 細胞の樹立から凍結保存まで自動化する技術を提案しており，孤発性疾患解析のための多数例の iPS 細胞の樹立と解析が期待されている．また，アカデミア・製薬企業が互いに協力し合うコンソーシアムを形成し，年間数百～千検体規模の iPS 細胞をストック，スケールメリットを享受しながら共有する動きが北米（Coriell iPS bank, California Institute for Regenerative Medicine：CIRM）および欧州（European Bank for induced pluripotent Stem Cells：EBiSC）においてすでに稼働している．わが国においても，ALS 研究における JaCALS（Japanese Consortium for Amyotrophic Lateral Sclerosis Research）のように，大規模コホートを作成して，ゲノムや不死化リンパ球などのリソースを共有して研究を進める動きが推進されており，iPS 細胞研究への応用が期待されている（http://www.jacals.jp/）（**Memo** 参照）．

Memo

精神疾患領域では Research Domain Criteria（RDoC）と呼ばれる症状に立脚したクライテリアを作り，遺伝的・分子的・神経科学的研究成果に結びつけようとする動きがある．神経変性疾患領域においても，MRI，分子イメージング，生体マーカーを組み合わせて，より正確な診断を受けて樹立された iPS 細胞を研究の基盤にする必要性が高まるであろう．また，コントロール群の設定は難しく，iPS 細胞樹立時点で健常であっても将来的には発症する可能性を否定できない．このため，年齢を対応させた健常者コントロールを複数置くことが現状で最も妥当性の高い方法であろう．

おわりに

最初の樹立報告からわずか 10 年で，iPS 細胞は創薬研究において重要な役割を果たすようになった．患者細胞に由来する iPS 細胞由来分化細胞を用いて薬剤開発を進め，副作用を予測し，患者へ還元するストラテジーが形成されつつある．まだ多くの問題点が残されているが，近年の爆発的な技術進歩によって，いずれも近いうちに克服されると考えられる．iPS 細胞技術が創薬研究の規範を変え，難治性疾患の治療開発につながることを期待したい．

（伊藤卓治，岡田洋平）

文献

1）Takahashi K, et al. Induction of pluripotent stem cells from adult human fibroblasts by defined factors. *Cell* 2007；131：861–872.
2）Avior Y, et al. Pluripotent stem cells in disease modelling and drug discovery. *Nat Rev Mol Cell Biol* 2016；17：170–182.
3）Dimos JT, et al. Induced pluripotent stem cells generated from patients with ALS can be differentiated into motor neurons. *Science* 2008；321：1218–1221.
4）Burkhardt MF, et al. A cellular model for sporadic ALS using patient-derived induced pluripotent stem cells. *Mol Cell Neurosci* 2013；56：355–364.
5）Ebert AD, et al. Induced pluripotent stem cells from a spinal muscular atrophy patient. *Nature* 2009；457：277–280.
6）Lee G, et al. Modelling pathogenesis and treatment of familial dysautonomia using patient-specific iPSCs. *Nature* 2009；461：402–406.
7）Lee G, et al. Large-scale screening using familial dysautonomia induced pluripotent stem cells identifies compounds that rescue IKBKAP expression. *Nat Biotechnol* 2012；30：1244–1248.
8）Yagi T, et al. Modeling familial Alzheimer's disease with induced pluripotent stem cells. *Hum Mol Genet* 2011；20：4530–4539.
9）Israel MA, et al. Probing sporadic and familial Alzheimer's disease using induced pluripotent stem cells. *Nature* 2012；482：216–220.
10）Choi SH, et al. A three-dimensional human neural cell culture model of Alzheimer's disease. *Nature* 2014；515：274–278.
11）Xu X, et al. Prevention of β-amyloid induced toxicity in human iPS cell-derived neurons by inhibition of Cyclin-dependent kinases and associated cell cycle events. *Stem Cell Res* 2013；10：213–227.

12) Numasawa-Kuroiwa Y, et al. Involvement of ER stress in dysmyelination of Pelizaeus-Merzbacher Disease with PLP1 missense mutations shown by iPSC-derived oligodendrocytes. *Stem Cell Reports* 2014 ; 2 : 648–661.
13) Miller JD, et al. Human iPSC-based modeling of late-onset disease via progerin-induced aging. *Cell Stem Cell* 2013 ; 13 : 691–705.
14) Lancaster MA, et al. Cerebral organoids model human brain development and microcephaly. *Nature* 2013 ; 501 : 373–379.
15) Kadoshima T, et al. Self-organization of axial polarity, inside-out layer pattern, and species-specific progenitor dynamics in human ES cell-derived neocortex. *Proc Natl Acad Sci U S A* 2013 ; 110 : 20284–20289.
16) Sakaguchi H, et al. Generation of functional hippocampal neurons from self-organizing human embryonic stem cell-derived dorsomedial telencephalic tissue. *Nat Commun* 2015 ; 6 : 8896.
17) Muguruma K, et al. Self-organization of polarized cerebellar tissue in 3D culture of human pluripotent stem cells. *Cell Rep* 2015 ; 10 : 537–550.
18) Wataya T, et al. Minimization of exogenous signals in ES cell culture induces rostral hypothalamic differentiation. *Proc Natl Acad Sci U S A* 2008 ; 105 : 11796–11801.
19) Ozone C, et al. Functional anterior pituitary generated in self-organizing culture of human embryonic stem cells. *Nat Commun* 2016 ; 7 : 10351.
20) Nakano T, et al. Self-formation of optic cups and storable stratified neural retina from human ESCs. *Cell Stem Cell* 2012 ; 10 : 771–785.
21) Shimojima K, et al. CHCHD2 is down-regulated in neuronal cells differentiated from iPS cells derived from patients with lissencephaly. *Genomics* 2015 ; 106 : 196–203.
22) Dang J, et al. Zika virus depletes neural progenitors in human cerebral organoids through activation of the innate immune receptor TLR3. *Cell Stem Cell* 2016 ; 19 : 258–265.

III. ここが知りたい──今後の治療開発に向けて

HGF と ALS 治療

対象とする主な神経疾患 ALS

シリーズ関連書籍 ALS

Point

- 筋萎縮性側索硬化症（ALS）は選択的な運動ニューロン変性をきたし，神経疾患のなかでも最も過酷な疾患とされる．現在，認可されている治療薬は 2 剤のみであり，いずれを用いてもその進行を止めることはできない．
- ALS は病因の解明とその成果に基づく，基礎研究から臨床への橋渡し研究（トランスレーショナルリサーチ）による治療法の開発が求められている．
- 筆者らは ALS ラットに対してヒト型リコンビナント肝細胞増殖因子（HGF）蛋白の髄腔内持続投与を行うことにより，明確な治療効果を確認した．さらにマーモセットおよびカニクイザルに対する HGF 蛋白の髄腔内持続投与による安全性（毒性）および薬物動態試験を行った．
- さらに東北大学病院において ALS 患者に対してファースト・イン・ヒューマン試験である第 I 相試験を行い，髄腔内持続投与による安全性や薬物動態が確認された．
- 現在，東北大学病院および大阪大学医学部附属病院にて第 II 相試験が行われている．

筋萎縮性側索硬化症（ALS）の病態

筋萎縮性側索硬化症（amyotrophic lateral sclerosis：ALS）は主に中年期以降に発症し，上位および下位運動ニューロンに選択的かつ系統的な障害をきたす神経変性疾患である．経過は症例により異なるが，片側上肢の筋萎縮に始まり，反対側上肢，両下肢へ筋萎縮が進行して，その間に言語障害，嚥下困難などの球麻痺症状および呼吸筋麻痺が加わる経過をとることが多い．人工呼吸器による呼吸管理を行わないと，発症後 2～5 年で呼吸不全のために死亡に至ることが多く，ALS は神経疾患のなかで最も過酷な疾患とされる．現在，ALS の治療薬として認可されているのはグルタミン酸拮抗薬リルゾール（リルテック®）内服およびフリーラジカル消去剤エダラボン（ラジカット®）点滴のみであり，いずれを用いてもその進行を止めることはできない．したがって早期に病因の解明とその成果に基づく，基礎研究から臨床への橋渡し研究（トランスレーショナルリサーチ）による治療法の開発が求められている．

ALS 発症者の約 5％は家族性で発症がみられ，家族性 ALS と呼ばれる．その多くは常染色体優性遺伝形式をとる．遺伝学的解析法の進歩により，1993 年に家族性 ALS においてその一部の原因遺伝子が *Cu/Zn superoxide dismutase*（*SOD1*）であることが明らかになった[1,2]．その後，常染色体優性遺伝形式をとる家族性 ALS の原因遺伝子として，TAR DNA-binding protein（TDP-43, *TARDBP*），*optineurin*（*OPTN*）や *valosin-containing protein*（*VCP*）遺伝子などが報告された．2009 年には原因遺伝子として *fused in sarcoma/translated in liposarcoma*（*FUS/*

Key words

HGF

肝細胞増殖因子（hepatocyte growth factor：HGF）は 4 つのクリングルドメインから成るα鎖とセリンプロテアーゼ様のβ鎖から構成されるヘテロダイマーの構造をもつ 85 kDa の蛋白質で，標的細胞の c-Met 受容体を介して生物活性を発揮する．HGF は海馬，大脳皮質，運動，感覚，小脳顆粒細胞などの神経細胞に対しても神経栄養因子として作用することが明らかになったが，なかでも HGF の培養運動ニューロンに対する神経生存促進活性は非常に強力である．

1 東北大学神経内科における家族性 ALS の遺伝子解析

全125家系	
*SOD1*変異	31家系
*FUS*変異	12家系
*TARDBP*変異	1家系
*VCP*変異	なし
*C9ORF72*異常伸長	なし
*PFN1*変異	なし

（東北大学神経内科）

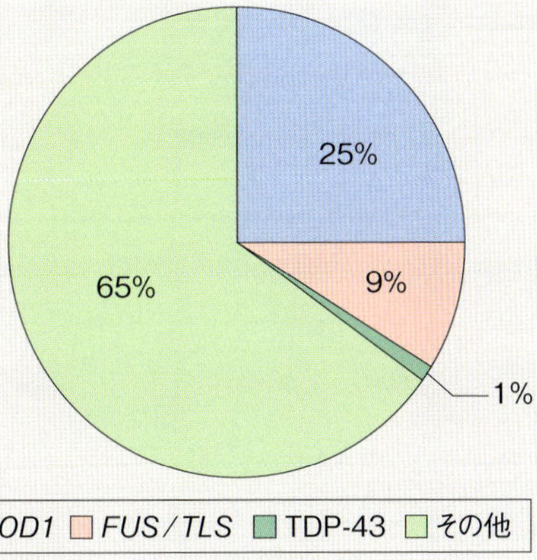

常染色体優性遺伝形式が疑われる日本人の家族性 ALS 125 家系の解析を行い，31 家系において *SOD1* 遺伝子変異，12 家系に *FUS* 遺伝子変異を同定している．

TLS）遺伝子が報告されている[3]．TDP-43 と FUS はいずれも DNA および RNA 代謝に関わり，構造・機能ともに相同性が高く，ALS 病態における共通したメカニズムが想定されている．最近では *ubiquilin 2*，*C9ORF72*，*TGF*，*SQSTM1*，*MATR3*，*TUBA4*，*CCNF* など新たな遺伝子の報告が加速している．次世代シークエンサーを用いてこれらの原因遺伝子を網羅的に検索する方法も実用化されている．

筆者らは，*SOD1* などの既知の遺伝子に異常のない日本人の家族性 ALS 家系において *FUS* 遺伝子を主としてサンガー法を用いてスクリーニングしたところ，ALS 12 家系に遺伝子変異を同定した（1）[3,4]．これは検索した家系の約 9％にあたり，わが国においては *SOD1* に次いで 2 番目に頻度の高い原因遺伝子と考えられている．さらには ALS の大多数を占める，家族歴のない孤発性 ALS の病態解明も，グルタミン酸受容体のサブタイプである AMPA（α-amino-3-hydroxy-5-methyl-4-isoxazole propionic acid）受容体の異常などの解明が進んでいる．

疾患特異的 iPS を用いた病態モデルの構築

治療法の開発には細胞や動物モデルによる治療効果の検証が不可欠であり，そのためには病態をよく反映した病態モデルの開発が非常に重要である．遺伝子工学の進歩により，次々に疾患の原因遺伝子を改変したマウスが作製されるようになった．*SOD1* 遺伝子においても ALS 患者で報告された点突然変異をマウスに導入してトランスジェニックマウスを作製することにより，ヒト ALS の病態を非常によく再現することに成功し，これまで ALS のモデル動物としては最も広く世界で汎用されてきた．*SOD1* 遺伝子変異による家族性 ALS の発症メカニズムはまだ十分には解明されていないが，変異による SOD 活性の低下が直接の原因ではなく，変異 SOD1 が新たに獲得した“gain of toxic function”によるものと考えられている．この詳細は未だ明らかではないが，ミトコンドリア機能異常，軸索輸送の障害，小胞体ストレス，ユビキチン・プロテアソーム系の障害などが想定されている．

また最近では ALS 患者からの検体から iPS 細胞（疾患特異的 iPS）を樹立し，そこから運動ニューロンなど神経系細胞に分化させることによる病態再現や候補薬剤スクリーニングの試みがさかんに行われている[5]．さらには *TARDBP*，*FUS*，*OPTN* 遺伝子など新たに判明した遺伝子変異をもつ iPS 細胞およびこれらの遺伝子変異を導入したモデル動物の開発も進められており，病態解明の展開が期待されている．

東北大学神経内科は慶應義塾大学生理学の岡

2 発症期の HGF 投与による ALS 進行抑制効果

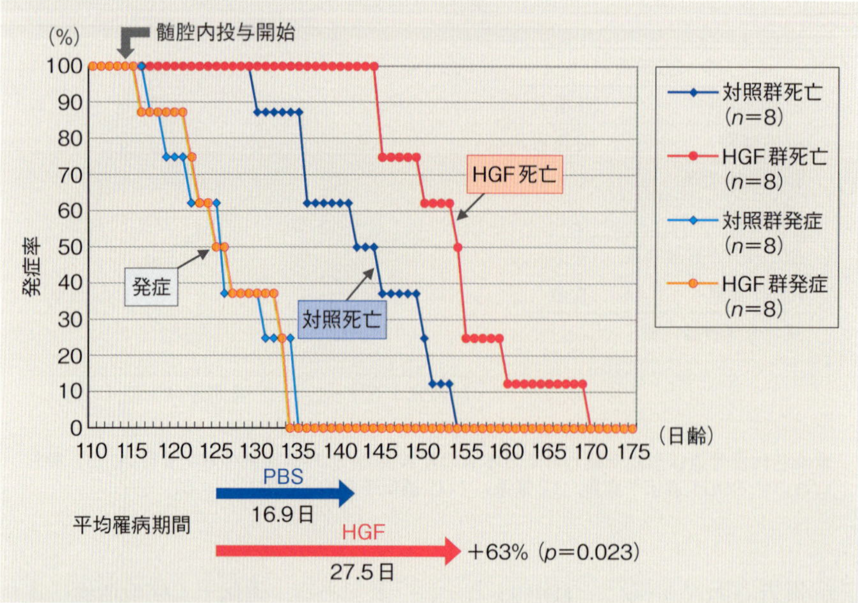

SOD1 遺伝子 G93A 変異をもつ ALS ラットの発症期からヒト型リコンビナント HGF 蛋白の持続投与を 4 週間行った．赤線はヒト型リコンビナント HGF 蛋白投与群，青線は生理食塩水（PBS）投与（対照）群を示す．発症から死亡までの平均罹病期間が，HGF 投与群では対照群の 62.7％の増大を示し，発症期の投与によっても HGF が ALS ラットの罹病期間を大幅に延長させることが示された．

（Ishigaki A, et al. *J Neuropathol Exp Neurol* 2007[8] より）

野栄之らと共同で *FUS* 変異をもつ家族性 ALS 患者の皮膚細胞から iPS 細胞の樹立を行った．樹立した ALS 患者由来 iPS 細胞株を運動ニューロンへと分化誘導し，各分化段階における解析を実施したところ，FUS 蛋白質の存在部位の異常，FUS 蛋白質を伴うストレス顆粒の形成，アポトーシスの誘導，短縮した神経突起といった複数の多角的な病態を見出すことに成功した．さらに，これらの病態が特に運動ニューロンにおいて顕著に表出することを明らかにしている[5]．

再生医療に向けたラットによる ALS モデル動物の開発

ALS のモデル動物としては従来，上述の変異 *SOD1* 遺伝子導入マウスが広く用いられてきたが，特に病態の中心である脊髄の解析には，その個体の大きさによる研究上のさまざまな制約があった．東北大学では動物モデルにおける脊髄や脊髄腔に対する治療的なアプローチを可能とするために，世界にさきがけて変異 *SOD1* 導入トランスジェニックラットによる ALS モデルの作製に成功した[6]．ALS ラットは従来のマウスに比較して約 20 倍の大きさをもつために，脳脊髄液（髄液）の採取および解析ならびに薬剤や遺伝子治療用のベクターの髄腔内投与がきわめて容易である．将来的な遺伝子治療を含めた再生医療の開発のために非常に有用なモデルとなることが期待され，ES 細胞や iPS 細胞から分化させた運動ニューロンを脊髄へ直接移植する研究にも利用されている．

肝細胞増殖因子（HGF）の髄腔内持続投与による新しい治療法の開発（2）

肝細胞増殖因子（hepatocyte growth factor：HGF）はわが国でクローニングされた新しい増殖因子である．名前が示す通り，最初は肝臓からクローニングされたが，その後の研究で強力な神経栄養因子としての作用が注目されている．大阪大学（現・旭川医科大学）の船越 洋らは遺伝子工学的に導入された HGF の ALS マウスにおける有効性を示し，ALS の新しい治

3 ALSに対するHGF治療開発研究の歩み

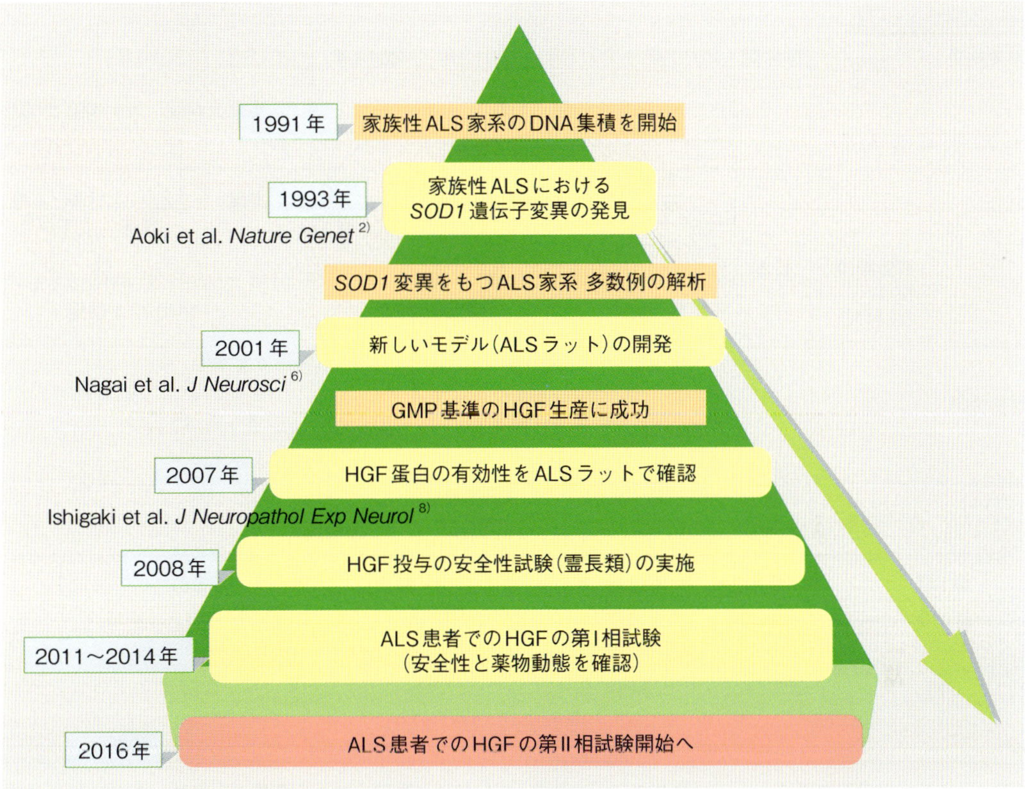

東北大学におけるALS治療開発研究は1993年に*SOD1*遺伝子が一部の家族性ALSの原因遺伝子であることが北米ボストンのRobert H. Brownらにより発見され[1]，日本からもそれを支持する報告と新たな*SOD1*遺伝子変異の発見がなされたとき[2]から始まっている．
HGF：肝細胞増殖因子，GMP：Good Manufacturing Practice.

療薬として注目されている[7]．上述のようにALSに対する治療法の開発のために，東北大学神経内科ではALSラットの開発に成功した[6]．このALSラットに対して浸透圧ポンプを用いてヒト型リコンビナントHGF蛋白の脊髄腔内への持続投与を行ったところ，発症期からの投与によってもHGFがALSラットの罹病期間を約63％延長させ，ALS病態の進行を遅らせることが示された（**2**）[8]．さらにはHGFがどのような機序でALSに効果があるかを明らかにするための検討では，HGF投与群ではHGFの受容体が活性化される一方で，細胞に死をもたらすカスパーゼの活性化の抑制が確認された．さらには運動ニューロンの周辺にあるアストロサイトなどの神経細胞以外の神経組織を構成する細胞にもHGFが作用していることが明らかとなっている[8]．

臨床試験に向けた霊長類を用いた安全性試験（3）

HGFによるALS患者に対する治療法の開発を進めるうえで，マウスやラットの齧歯類のみならず，霊長類のモデルでの検証が不可欠である．しかしながら霊長類でのALSモデルの報告はなく，筆者らは慶應義塾大学の中村雅也・岡野栄之らが進めている脊髄損傷に対するHGF治療プロジェクトとの共同研究を開始した．これまでの研究では北村和也らはHGFを発現する単純ヘルペスウイルスベクターを脊髄内に直接注入し，外来性ラットHGF（ウイルスベクターにより導入されたHGF）が十分に発現した注入後3日目に圧挫損傷を作製し，損傷脊髄に対するHGFの有効性を明らかにした[9]．しかしながらヘルペスウイルスベクターを用いて，しかも脊髄損傷前に脊髄内にHGFを供給

4 中枢神経領域における HGF の開発状況

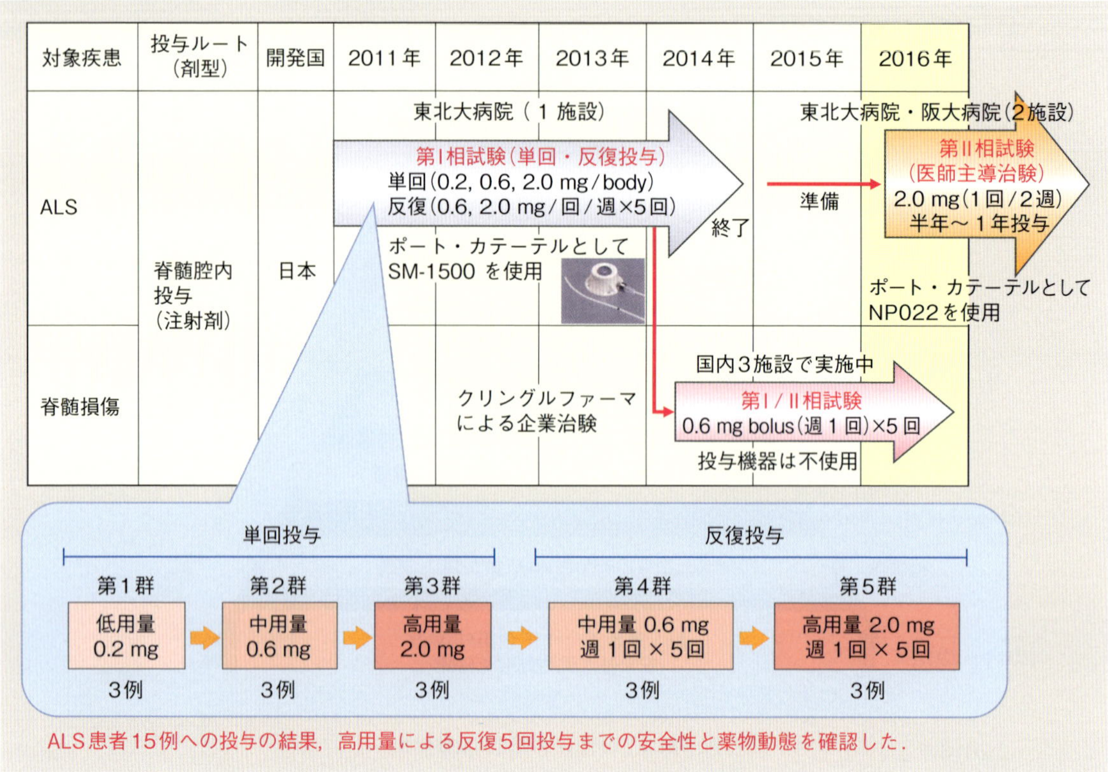

2011年から東北大学病院で開始されたALS患者に対する第Ⅰ相試験では単回投与を低用量，中用量，高用量3例ずつ行い，慎重に経過観察を行った．この単回投与の結果に基づき，反復投与を中用量および高用量3例ずつ行い，薬物動態および安全性の確認を行った．この第Ⅰ相試験の単回投与までの結果に基づき，急性期脊髄損傷患者を対象としたHGF治験（第Ⅰ/Ⅱ相）も2014年6月から開始となっている．

していたため，そのまま臨床へ応用することは不可能であった．そこで，ヒト型リコンビナントHGF蛋白を損傷後くも膜下腔に投与することでHGFの有効性の検討を開始した．成体ラットの第10胸髄レベルに圧挫損傷を作製し，直後より浸透圧ミニポンプに連結したチューブをくも膜下腔に挿入し，先端を損傷部直上に導き2週間にわたってHGF蛋白または生理食塩水（PBS）を投与した．その結果，損傷後6週の脊髄では，これまでの研究結果と同様にHGF群で空洞形成および脱髄が著明に抑制されていることが明らかとなり，運動機能回復も有意に促進された．

さらに，HGFによるALSおよび脊髄損傷患者に対する治療法の開発を目的に，大阪大学発のベンチャー企業であるクリングルファーマ社と共同で脊髄腔内投与HGF製剤（KP-100IT）の開発を行い，臨床用量の設定と安全性確認のため，マーモセットに対する髄腔内持続投与を行った．マーモセットによる脊髄損傷モデルに対して400 μgのHGF蛋白を髄腔内に4週間持続投与したところ，対照群に比較してHGF投与群では上肢筋力の有意な回復を認め，MRIでも病巣面積の縮小が確認された．さらには12週の観察期間では安全性にも問題はなかった[10]．同時に，カニクイザルに対してGLP基準（Good Laboratory Practice：薬事法によるデータの信頼性を確保するための実施基準）によるヒト型リコンビナントHGF蛋白髄腔内持続投与の安全性試験も行った．

HGF による臨床試験（3，4）

ALS 患者に対する第Ⅰ相試験

2011年3月11日の東日本大震災では本学も甚大な被害を受け，患者への対応や復旧に追わ

5 ALSに対して現在行われている第II相試験の概要

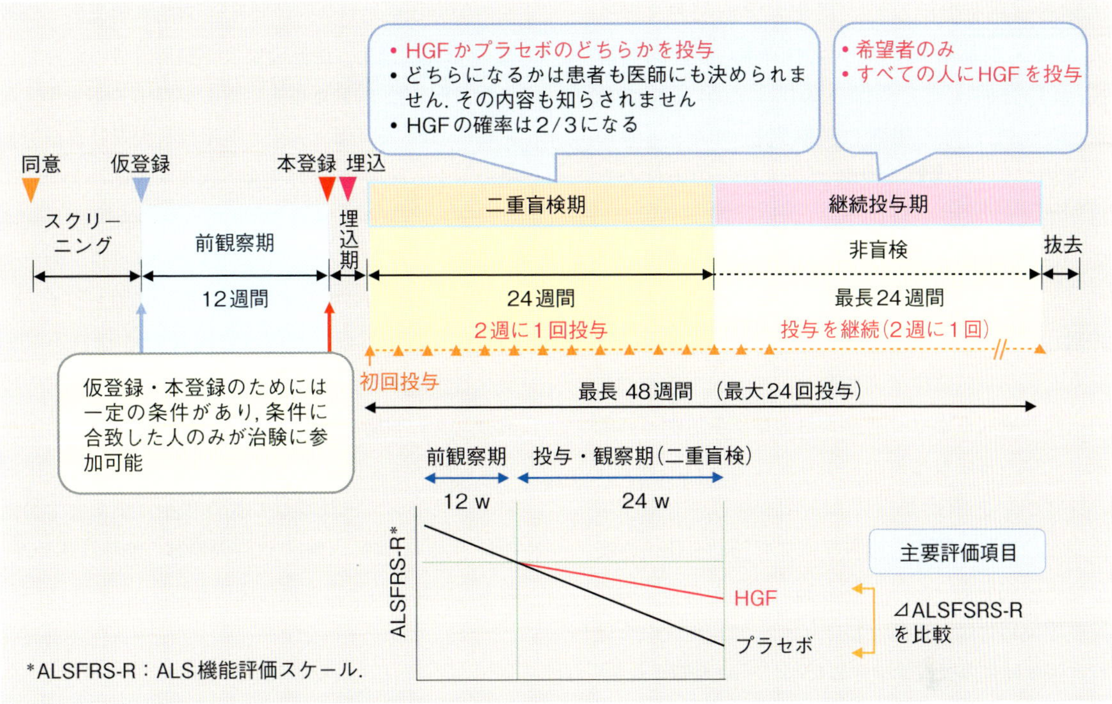

同意が得られた被験者の12週間の前観察期間の経過を確認する．ある範囲内の進行が確認された被験者に対して本登録を行い，24週間の二重盲検試験を行う．プラセボ群と実薬群でALS機能評価スコア（ALS Functional Rating Scale-Revised：ALSFRS-R）の変化の比較を行う．

れた．その震災による被害を乗り越え，2011年6月に治験届を提出してALS患者を対象とした第I相試験を開始した（**3**）．

本試験では，プロトコール作成からデータマネージメントを含め橋渡し研究拠点および臨床研究中核病院整備事業の拠点である東北大学病院臨床研究推進センターが全面的に支援している．治験では，最初に被験者の腰部から脊髄腔内にカテーテルを挿入するとともに側腹部に皮下ポートを埋め込み，そこからくも膜下投与用に開発されたヒト型リコンビナントHGF製剤の投与を行った．最初の被験者に対しては，①期待する有効用量の低い用量のHGF製剤を1回だけ投与（単回投与）して，その安全性を確認する．その次に，②中用量，③高用量に増量しながら安全性を確認した．安全性を確認できた④中用量および⑤高用量を繰り返し投与（反復投与）して，さらにその安全性を確認した（**4**）．

第I相試験では安全性および薬物動態の確認が目的であるため被験者のリクルートは苦労したが，文部科学省の橋渡し研究加速ネットワーク構築事業の被験者リクルート促進体制構築事業の支援もあり，全国の患者に協力をいただくことで試験は無事終了した．さらにはこの第I相試験の単回投与までの結果に基づき，受傷48時間以内に実施施設への搬送可能な急性期脊髄損傷患者を対象としたHGF治験（第I/II相）も2014年6月から開始となり，現在，国内3施設にて実施中である（**4**）．

ALS患者に対する第II相試験（5）

第I相試験で得られたデータに基づき，ALSに対するヒト型リコンビナントHGF製剤の有効性を検証するべく第II相試験のプロトコール開発を行い，治験開始に向けて医療機関における実施体制の準備も進めた．医薬品医療機器総合機構（Pharmaceuticals and Medical Devices Agency：PMDA）との薬事戦略相談および東北大学の治験審査委員会（Institutional Review

Board：IRB）での承認を経て，2016年4月に治験計画届を提出した．東北大学病院および大阪大学医学部附属病院（責任医師 神経内科教授 望月秀樹）にて医師主導による第II相試験を開始しており，患者（被験者）のエントリーを進めている（5）．患者エントリーの条件などは東北大学神経内科のホームページにて公開している（http://www.neurol.med.tohoku.ac.jp/）．

謝辞

東北大学病院臨床研究推進センターは文部科学省の橋渡し研究支援プログラムおよび厚生労働省の臨床研究中核病院整備事業により支援を受け，ヒトリコンビナントHGF蛋白によるALSおよび脊髄損傷治療法の開発は厚生労働科学研究費補助金難治性疾患克服研究事業（2014〈平成26〉年度からは難治性疾患等実用化研究事業，2015〈平成27〉年度からは日本医療研究開発機構研究費）および「ALS春樹基金」により支援を受けている．HGF蛋白によるALS治療法の開発は東北大学脳神経外科 岩崎真樹先生，同教授 冨永悌二先生，慶應義塾大学整形外科の北村和也先生，同教授 中村雅也先生および戸山芳昭先生，同生理学教授 岡野栄之先生，旭川医科大学教育研究推進センター教授 船越 洋先生，国際医療福祉大学副学長 糸山泰人先生，クリングルファーマ社，国立病院機構名古屋医療センター 浅田隆太先生（現・岐阜大学医学部附属病院先端医療・臨床研究推進センター），大阪大学医学部附属病院神経内科教授 望月秀樹先生，特任講師 隅 寿恵先生，東北大学病院臨床研究推進センター開発推進部門 鈴木章史先生，西山彩子先生，山崎直也先生，部門長 池田浩治先生，同 臨床試験データセンター教授 山口拓洋先生，東北大学神経内科 黒田 宙講師，割田 仁院内講師，加藤昌昭助教，鈴木直輝助教らとの共同研究である．

（青木正志）

文献

1）Rosen DR, et al. Mutations in Cu/Zn superoxide dismutase gene are associated with familial amyotrophic lateral sclerosis. *Nature* 1993；362：59-62.

2）Aoki M, et al. Mild ALS in Japan associated with novel SOD mutation. *Nat Genet* 1993；5：323-324.

3）Suzuki N, et al. FALS with FUS mutation in Japan with early onset, rapid progress and basophilic inclusion. *J Hum Genet* 2010；55：252-254.

4）Akiyama T, et al. Genotype-phenotype relationships in familial amyotrophic lateral sclerosis with FUS/TLS mutations in Japan. *Muscle Nerve* 2016；54：398-404.

5）Ichiyanagi N, et al. Establishment of In Vitro FUS-Associated Familial Amyotrophic Lateral Sclerosis Model Using Human Induced Pluripotent Stem Cells. *Stem Cell Reports* 2016；6：496-510.

6）Nagai M, et al. Rats expressing human cytosolic copper-zinc superoxide dismutase transgenes with amyotrophic lateral sclerosis：Associated mutations develop motor neuron disease. *J Neurosci* 2001；21：9246-9254.

7）Sun W, et al. Overexpression of HGF retards disease progression and prolongs life span in a transgenic mouse model of ALS. *J Neurosci* 2002；22：6537-6548.

8）Ishigaki A, et al. Intrathecal delivery of hepatocyte growth factor from the amyotrophic lateral sclerosis onset suppresses disease progression in rat amyotrophic lateral sclerosis model. *J Neuropathol Exp Neurol* 2007；66：1037-1044.

9）Kitamura K, et al. Hepatocyte growth factor promotes endogenous repair and functional recovery after spinal cord injury. *J Neurosci Res* 2007；85：2332-2342.

10）Kitamura K, et al. Human hepatocyte growth factor promotes functional recovery in primates after spinal cord injury. *PLoS One* 2011；6（11）：e27706.

III. ここが知りたい──今後の治療開発に向けて

自己骨髄間葉系幹細胞移植治療

対象とする主な神経疾患 脳梗塞

シリーズ関連書籍 脳血管障害

Point

- 自己骨髄間葉系幹細胞移植は脳梗塞に対する再生医療として有望である.
- 自己骨髄間葉系幹細胞は治験薬（STR01）として医師主導治験中である.
- STR01は先駆け審査指定制度の対象品目として指定されており，早期の実用化が期待されている.

脳梗塞の社会に与える影響

脳梗塞は，今日においても根本的な治療法は見出されておらず，残存する神経機能障害の回復がきわめて困難な疾患の一つである．日本全国で約30万人弱／年が新規に発症する国民病であり，その多くは死亡や重篤な後遺障害が残り，2025年には520万人の要介護者が推定されている．また，糖尿病，高血圧，高脂血症（脂質異常症）などを呈する脳梗塞予備軍は1,000万人以上にのぼり，高齢化の進む日本では，ますます増加していくことが予測される．脳梗塞による社会的負担は甚大であり，年間医療費は約2兆円／年で，社会的損失は約8兆円／年と試算されている．

脳梗塞の標準治療の限界

これまで，脳梗塞に対する治療の基本は「therapeutic time window（治療可能な時間帯）は脳梗塞の発症からきわめて短い時間しかない」というコンセプトであった．すなわち，脳梗塞の治療においては，完成した梗塞病巣に対しては有効な手段はない，という厳しい現実にあった．この結果，梗塞が完成する前に虚血部位をとらえ，発症からごく限られた時間内に血栓溶解治療を中心とした集約的な治療を行うしかない，ということがゴールデンスタンダードであった．現在の標準治療としては，抗血小板療法，抗凝固療法などの内科的治療や，脳血行再建術などの外科的治療などが行われているが，それらの治療効果は満足すべきものではない．また，最近では，超急性期治療として期待されている組織プラスミノゲンアクチベーター（recombinant tissue plasminogen activator：rt-PA）静注療法も積極的に実施されるようになってきたが，発症から4.5時間以内に投与しなければならず適応となる患者がきわめて限られている状況にある．このように，脳梗塞の治療が困難な理由として，①脳神経組織が障害されるまでの時間が短く，その間に有効な治療を開始することが難しい，②虚血など障害を受けた脳神経組織を再生させる治療法が確立されていない，ことがあげられる．それゆえ，脳梗塞後の後遺障害に対しては，リハビリテーションが主で根本治療はなく，新たな治療方法の開発が望まれている．

脳梗塞の再生医療に向けて

近年の神経科学と幹細胞研究の進歩により，脳神経疾患に対しても再生医療が可能となりつつある時代となってきている．特に，基礎研究分野では，世界的に多くの研究がなされているが，ほとんどが臨床応用まで到達していないのが現状である．

筆者らは1990年代初頭から脳梗塞モデル等の中枢神経疾患モデルに対して各種幹細胞をドナーとした移植実験を精力的に行ってきた[1,2]．その中でも1990年代中頃から，実用化を念頭に，臨床応用に最短位置と予想された骨髄細胞をドナー細胞とした神経再生研究に着目し[3-6]，特に神経再生効果の強い細胞群（骨髄間葉系幹細胞〈mesenchymal stem cell：MSC〉）を有用なドナー細胞として注目し，経静脈的に投与することで脳梗塞[7-17]を含む各種神経疾患モデル動物（脊髄損傷[15,18]など）に対して著明な治療効果が認められるという基礎研究結果を多数報告してきた．

これまでの前臨床試験より得られた作用メカニズム（非臨床 POC〈Proof of Concept〉）は，①移植細胞の病巣への集積（ホーミング効果）[7-13,16,17]，②移植細胞による神経栄養因子を介した神経栄養・保護作用，抗炎症作用[8,10,11]，③脱髄軸索の再有髄化[3,5,6]，④神経再生（神経系細胞への分化）[7-11]，損傷軸索の再生や軸索の sprouting[15]，⑤血液脳関門の安定化等[9,15]と考えられ，治療効果は時間的にも空間的にも多段階に発揮されるため，1 回の投与で高い治療効果を発揮することが期待できることが判明している．

臨床研究

これらの基礎研究結果をもとに 2007（平成19）年 1 月から，実際に臨床研究を開始した[19,20]．自己骨髄間葉系幹細胞を自己血清を用いて培養・増殖したものを，脳梗塞亜急性期の患者を対象として，安全性と治療効果について検討した．投与方法は，手術などではなく，静脈内に点滴（1 回のみ）である．結果は，従来の標準治療による症状経過と比較して，きわめて回復が良いことが期待されるデータが得られた．これらの成果は，画像診断学的および臨床症状的に評価しており，すでに論文で発表済みである[19,20]．

医師主導治験による製剤化

これらの基礎研究および臨床研究の結果に基づき，現在は，薬機法（医薬品，医療機器等の品質，有効性及び安全性の確保等に関する法律）に基づき自己培養骨髄間葉系幹細胞を医薬品（細胞生物製剤）として実用化することを目指しており，自己培養骨髄間葉系幹細胞を治験薬（STR01）として医師主導治験（第 III 相試験）を実施している（下記に詳細を記載）．これまで医薬品医療機器総合機構（Pharmaceuticals and Medical Devices Agency：PMDA）との相談により，必要な非臨床試験（good laboratory practice〈GLP〉，non-GLP）を完了している．また，投与する細胞製剤は薬機法に則った GMP（good manufacturing practice）で製造・品質検査しており，製造施設も GMP 準拠の細胞プロセッシング施設（cell processing center：CPC）にて行っている．2013 年 2 月に治験届を提出し，医師主導治験（第 III 相，二重盲検無作為化試験，検証的試験）を ICH-GCP *1 に基づいて実施中である．再生医療分野では，アカデミアの CPC で GMP 製造した細胞生物製剤を用いた医師主導治験は本邦初であり，今後数年以内に薬事承認を受けることを目指している．

本治療は，脳梗塞によって生じた神経損傷を最小限に抑え，神経の回復（再生）を促進することで，既存の治療方法と比べて高い治療効果が期待できると考えている．従来の標準治療では，損傷を受けてしまった脳を修復することは困難であったが，本治療法は上記のような多角的なメカニズムによって，虚血脳を積極的に修復することが期待される新しい治療方法であり，本治験薬の効能・効果は，脳梗塞に伴う神経症候，日常生活動作（ADL）障害，機能障害の改善，としている．

開発トラックとして「治験」を選択した理由は，本治験薬の優れた効能・効果を一刻も早く一般の患者に広く届けるためには，医薬品（細胞製剤）としての薬事承認を目指すのがいちばん確実であると認識しているためである．筆者らは，PMDA との薬事戦略相談や GMP 実地調査を通じて，治験薬（細胞製剤）を薬機法に基

＊1
ICH-GCP
International Council for Harmonisation of Technical Requirements for Pharmaceuticals for Human Use（医薬品規制調和国際会議）/Good Clinical Practice（医薬品の臨床試験の実施の基準）

づいたGMPで製造することが可能となっており，ICH-GCPに基づく臨床試験（治験）を確実に実施することが重要であると考えている．

現在，文部科学省をはじめとする関係省庁から研究費の支援を受け，また，厚生労働省およびPMDAの助言を受け，医師主導治験（第III相試験）を実施中である．本治験は検証的試験（第III相試験）であるため，今後数年間で本医師主導治験を完遂した後は，速やかに医薬品（細胞製剤）として承認申請を行い，製造・販売することで実用化する予定である．これは国内外を通じて初めての試みであり，国際的に最先端の研究であるばかりでなく，今後の再生医療の実用化・発展においても，モデルケースとして多大に貢献すると思われる．

医師主導治験について

2013（平成25）年3月から，薬機法下で医薬品（細胞生物製剤）としての実用化を目指して，自己培養骨髄間葉系幹細胞を治験薬（STR01）として医師主導治験（第III相，二重盲検無作為化試験，検証的試験）（本邦初）を開始しており，数年後の製造・販売承認の取得を目指している．

治験薬の概要

治験薬の品質および安全性については，PMDAと相談しながら，薬機法に基づいて前臨床試験（GLP試験）を実施して確認済である．また，治験薬の製造は，薬機法に基づいて，専用のCPCでGMP製造している（実地調査済）．治験薬の製造所は“札幌医科大学細胞プロセッシング施設”，成分は“自家骨髄間葉系幹細胞（剤形コード：注射剤C1）”，製造方法は“培養（患者本人から採取した骨髄液中の間葉系幹細胞を，自己血清を用いて培養したもの）”，予定される効能または効果は“脳梗塞に伴う神経症候，ADL障害，機能障害の改善（薬効分類コード：その他の生物学的製剤639）”，である．

治験の概要

本医師主導治験（第III相，二重盲検無作為化試験，検証的試験）は，薬機法，ICH-GCP省令に基づいて実施し，今後，数年間を目途に薬事承認を受けることを目指して現在進行中であり，全国から参加者を募集している．治験の詳細は，札幌医科大学公式ホームページ上の専用ホームページに掲載済である＊2．また，公益社団法人日本医師会治験促進センター臨床試験登録システムに登録済である（JMA-IIA00117）．

症例は，脳梗塞発症後，通常の急性期治療を終了した後，脳梗塞患者本人から少量の骨髄液を採取し，骨髄間葉系幹細胞を抽出・培養・増殖させ，亜急性期に経静脈的に点滴投与を行う．本技術の特徴は，患者本人の幹細胞を用いるため医学的・倫理的な問題が少なく，また，骨髄液の採取は局所麻酔で約10分程度で可能で，投与は末梢静脈内に約30分程度で点滴で行うだけなので，患者の負担がきわめて少ないことがあげられる．

対象はアテローム血栓性脳梗塞（テント下病変は除外）のmodified Rankin Scale（mRS）4～5の重症例のみを対象としている．前項を含む5項目の適格基準を満たし，17項目の除外基準のいずれにも該当しない患者を一次登録するが，その後も全身の精査を継続する．

一次登録後，自己血清を用いて自己骨髄間葉系幹細胞を2～3週間で約1×10^8個まで培養し，治験薬（細胞製剤およびプラセボ）を製造する．

最終的に，治験薬が製造後品質検査で出荷判定基準を満たし，被験者の適格性も基準に合致していることを確認後，適応となった症例を二次登録し，実薬群とプラセボ群へ無作為化二重盲検法で割り付ける．実薬もしくはプラセボの投与は，脳梗塞発症後60日（± 14日以内）に末梢静脈内に30～60分かけて点滴静注を行う．評価は投与3か月後に，一般検査の他，画像診断学的検査（MRI等），および臨床症状の評価（National Institute of Health Stroke Scale〈NIHSS〉，

＊2
札幌医科大学附属病院　再生医療治験のお知らせ
http://web.sapmed.ac.jp/chiken-stroke/

Column

先駆け審査指定制度の対象品目として指定

「先駆け審査指定制度」とは，2014（平成26）年6月に厚生労働省が取りまとめた「先駆けパッケージ戦略」の重点施策や，「日本再興戦略」改訂2014をふまえて導入したものである．この制度は，対象疾患の重篤性など，一定の要件を満たす画期的な医療機器，再生医療等製品について，開発段階から対象品目に指定し，承認に関する相談・審査で優先的な取扱いをすることで，承認審査の期間を短縮することを目的としている．通常の新医療機器の場合，12か月を目標に審査を行っているところ，この制度を活用することで，審査期間の目標をこれまでの半分の6か月に短縮することが可能になる．指定品目は，日本における早期実用化により成長戦略に掲げるイノベーションの促進にもつながることが期待されている．

「STR01（自家骨髄間葉系幹細胞）」は，2016年2月10日付で厚生労働省の再生医療等製品の先駆け審査指定制度の対象品目の指定を受け*3，早期の実用化が期待されている．

*3
「先駆け審査指定制度」に基づき，医療機器及び再生医療等製品を指定
http://www.mhlw.go.jp/stf/houdou/0000111934.html

mRS）を行い，安全性と有効性の評価を行う．有効性の主要評価項目は，脳梗塞発症後150日目における脳梗塞発症後60日目からのmRSが1段階以上改善した症例の割合とする．主要評価項目を，mRSが1段階以上改善した症例の割合としたのは，ADL改善の指標として適切であると考えたためである．

予想される成果としては，この新しい医療は，脳梗塞後の後遺障害を軽減し，患者のQOLを向上させ，要介護度を改善させることで，医学的・医療経済学的・社会的に多大に貢献するものと思われる．本治験は，薬機法下で医師主導治験（第III相，二重盲検無作為化試験，検証的試験）として実施するため，本治験終了後，速やかに承認申請する予定である．再生医療における医薬品（生物製剤）としての実用化を目指すもので，本邦初であり，今後の再生医療の発展にも多大に貢献すると思われる．

本論文は理学療法ジャーナルVol.50（No. 9）：881–886；2016より抜粋し一部加筆したものである．

（本望　修）

文献

1）Akiyama Y, et al. Transplantation of clonal neural precursor cells derived from adult human brain establishes functional peripheral myelin in the rat spinal cord. *Exp Neurol* 2001；167：27-39.
2）Honmou O, et al. Restoration of normal conduction properties in demyelinated spinal cord axons in the adult rat by transplantation of exogenous Schwann cells. *J Neurosci* 1996；16：3199-3208.
3）Akiyama Y, et al. Remyelination of the spinal cord following intravenous delivery of bone marrow cells. *Glia* 2002；39：229-236.
4）Iihoshi S, et al. A therapeutic window for intravenous administration of autologous bone marrow after cerebral ischemia in adult rats. *Brain Res* 2004；1007（1-2）：1-9.
5）Inoue M, et al. Comparative analysis of remyelinating potential of focal and intravenous administration of autologous bone marrow cells into the rat demyelinated spinal cord. *Glia* 2003；44（2）：111-118.
6）Sasaki M, et al. Transplantation of an acutely isolated bone marrow fraction repairs demyelinated adult rat spinal cord axons. *Glia* 2001；35：26-34.
7）Honma T, et al. Intravenous infusion of immortalized human mesenchymal stem cells protects against injury in a cerebral ischemia model in adult rat. *Exp Neurol* 2006；199：56-66.
8）Horita Y, et al. Intravenous administration of glial cell line-derived neurotrophic factor gene-modified human mesenchymal stem cells protects against injury in a cerebral ischemia model in adult rat. *J Neurosci Res* 2006；84：1495-1504.
9）Komatsu K, et al. Therapeutic time window of mesenchymal stem cells derived from bone marrow after cerebral ischemia. *Brain Res* 2010；1334：84-92.
10）Liu H, et al. Neuroprotection by PlGF gene-modified human mesenchymal stem cells after cerebral

ischaemia. *Brain* 2006；129：2734-2745.

11) Nomura T, et al. I.V. infusion of brain-derived neurotrophic factor gene-modified human mesenchymal stem cells protects against injury in a cerebral ischemia model in adult rat. *Neuroscience* 2005；136：161-169.

12) Omori Y, et al. Optimization of a therapeutic protocol for intravenous injection of human mesenchymal stem cells after cerebral ischemia in adult rats. *Brain Res* 2008；1236：30-38.

13) Onda T, et al. Therapeutic benefits by human mesenchymal stem cells (hMSCs) and Ang-1 gene-modified human mesenchymal stem cells after cerebral ischemia. *J Cereb Blood Flow Metab* 2008；28：329-340.

14) Sasaki M, et al. Development of a middle cerebral artery occlusion model in the nonhuman primate and a safety study of i.v. Infusion of human mesenchymal stem cells. *PLoS One* 2011；6：e26577.

15) Sasaki M, et al. BDNF-hypersecreting human mesenchymal stem cells promote functional recovery, axonal sprouting, and protection of corticospinal neurons after spinal cord injury. *J Neurosci* 2009；29 (47)：14932-14941.

16) Suzuki J, et al. Bilateral cortical hyperactivity detected by fMRI associates with improved motor function following intravenous infusion of mesenchymal stem cells in a rat stroke model. *Brain Res* 2013；1497：15-22.

17) Toyama K, et al. Therapeutic benefits of angiogenetic gene-modified human mesenchymal stem cells after cerebral ischemia. *Exp Neurol* 2009；216：47-55.

18) Osaka M, et al. Intravenous administration of mesenchymal stem cells derived from bone marrow after contusive spinal cord injury improves functional outcome. *Brain Res* 2010；1343：226-235.

19) Honmou O, et al. Intravenous administration of auto serum-expanded autologous mesenchymal stem cells in stroke. *Brain* 2011；134：1790-1807.

20) Honmou O, et al. Mesenchymal stem cells：Therapeutic outlook for stroke. *Trends Mol Med* 2012；18：292-297.

III. ここが知りたい──今後の治療開発に向けて

アルツハイマー病における抗体療法

対象とする主な神経疾患 アルツハイマー病

シリーズ関連書籍 認知症

Point

- アルツハイマー病の根本治療法は確立されておらず，病態修飾薬の開発は人類の悲願である.
- アミロイドの除去を目的としてワクチン療法が開発されたが，認知機能の改善は見出せなかった.
- 抗体療法でアミロイド除去の有用性が証明されれば，アミロイドが蓄積する前の若年期から予防的投与の可能性が開けるため，さらなる新薬開発が期待される.
- aducanumab（BIIB037）はAβ凝集体を認識するだけでなく可溶性オリゴマーから不溶性フィブリルまで認識し，有意な認知機能改善を示せた唯一の抗体医薬であり，今後の治験結果が注目される.

認知症

認知症には種々の疾患が存在する（**1**）．従来は日本においては血管性認知症が多いといわれていたが，最近では神経変性型の認知症の増加が指摘されている．変性性認知症の代表的な疾患はアルツハイマー病（Alzheimer disease〈AD〉）であり，それ以外にレビー小体型認知症（dementia with Lewy body）や前頭側頭型認知症（frontotemporal dementia）があげられる．しかしそのいずれも病態が未解明であり，そのためどの疾患においても根本治療法が確立されていない．

一方，社会の高齢化とともに認知症患者の増加は著しく，また介護者への負担の増大から，社会問題となっている．近年，アルツハイマー病に対して治療薬があいついで認可発売され，何らかの治療の道が開けたが，そのいずれもがアルツハイマー病そのものの進行抑制効果はなく，中核症状には目立った効果も見出せないものであった．そのため疾患修飾薬の開発が急務となっている．

アルツハイマー病の病態

アルツハイマー病・アルツハイマー型認知症（dementia of Alzheimer type）の病態は未だ完全には解明されていないが，以前から剖検脳において認められる2大病理変化として，老人斑と神経原線維変化が指摘されている．その後の研究において老人斑は，アミロイドβ（amyloid β：Aβ）蛋白が線維状に結合・凝集し，アミロイドを形成したものであり，一方，神経原線維変化は過剰にリン酸化されたタウ蛋白がらせん状につながり神経細胞の中に集積した構造物であることがわかっている．

これらの脳内変化に影響を及ぼす因子として先天的要因と後天的要因があげられる．先天的要因あるいは遺伝的要因（因子）として家族性アルツハイマー病を発症する原因となるような遺伝子の変異と，遺伝的リスクとして大部分の孤発性アルツハイマー病へ大きな影響を及ぼすアポリポ蛋白E（apolipoprotein E：ApoE）多型

1 老年期認知症の分類

①	内科的疾患	ビタミン欠乏，甲状腺機能低下症，神経梅毒など
	脳外科的疾患	慢性硬膜下血腫，正常圧水頭症
②	血管性認知症	脳梗塞，脳出血
③	変性性認知症	1. アルツハイマー型認知症
		2. 非アルツハイマー型認知症 a. レビー小体型認知症 b. 前頭側頭型認知症 c. その他

2 臨床，認知，脳構造，代謝および生化学的変化から予測されるアルツハイマー病の発症年齢

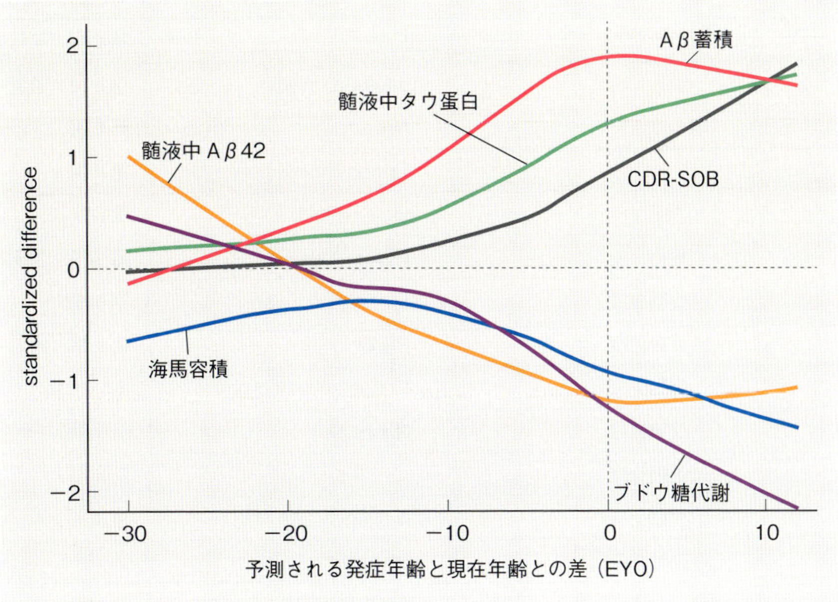

CDR-SOB：Clinical Dementia Rating-Sum of Boxes.
（Bateman RJ, et al. Clinical and Biomarker Changes in Dominantly Inherited Alzheimer's Disease. *N Engl J Med* 2012；367〈9〉：795-804 より）

があげられる．またX染色体に起因する女性という要素もあるが，加齢や女性ホルモンバランスなども要因として指摘されている．後天的要因としては加齢に加え，高血圧，糖尿病などの生活習慣病があげられる．DIAN研究によると脳内における変化は発症の20年程前からAβ蛋白の蓄積，老人斑の形成が始まり，その後タウ蛋白の変性から神経原線維変化が神経細胞内で蓄積し始め，その結果，神経細胞死が惹起されアルツハイマー型認知症発症に至ると考えられ（2），この概念はアミロイド仮説と呼ばれる．しかし現在，アルツハイマー病の病因としては，Aβ蛋白が凝集したオリゴマーが最も神経毒性をもつと考えられている（オリゴマー仮説，3）．

ワクチン療法

アミロイド仮説に基づいて治療法の研究開発が進められ，最上流にある脳内のアミロイドを除去することを目的として，ワクチン療法が開発された．Schenkら[1]によって開発された本法は，その後Elan/Wyeth社の治験（AN1792）

3 オリゴマー仮説

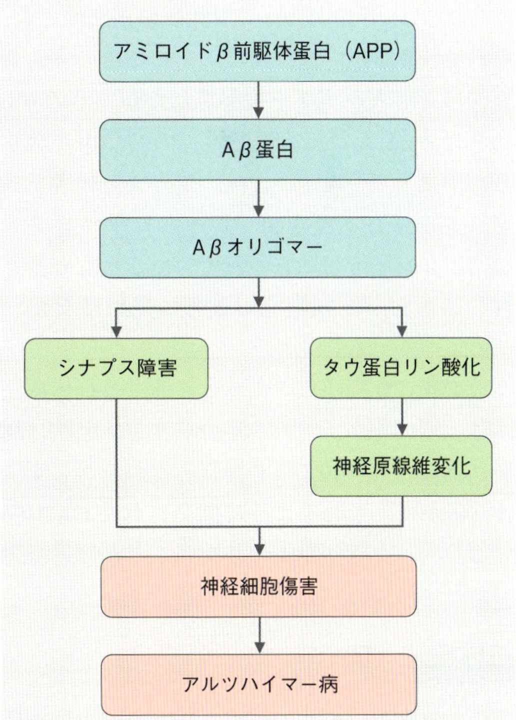

アルツハイマー病の病因としては，Aβ蛋白が凝集したオリゴマーが最も神経毒性をもつと考えられている．

4 アルツハイマー病に対する開発中あるいは開発が終了した免疫療法薬

抗体医薬	免疫様式	製薬会社	現状
AN1792	能動免疫	Elan	第 II 相（開発中止）
ACC001	能動免疫	Janssen / Wyeth	第 II 相（開発中止）
CAD106	能動免疫	Novartis	第 II 相
UB-311	能動免疫	United Neuroscience Ltd	第 II 相
Lu AF20513	能動免疫	H. Lundbeck A / S	第 I 相
bapineuzumab	受動免疫	Pfizer / Janssen	第 III 相（開発中止）
solanezumab	受動免疫	Eli Lilly	第 III 相
ponezumab	受動免疫	Pfizer	第 II 相（開発中止）
crenezumab	受動免疫	Genentech / Roche	第 I / III 相
gantenerumab	受動免疫	Roche	第 III 相
BAN2401	受動免疫	エーザイ	第 II 相
aducanumab	受動免疫	Biogen	第 III 相
LY3002813	受動免疫	Eli Lilly	第 I 相
MEDI1814	受動免疫	AstraZeneca	第 I 相
RO7105705	受動免疫	Genentech, Inc	第 I 相
KHK6640	受動免疫	協和発酵キリン	第 I 相

として2001年10月から第II相試験が開始され，372人が参加して行われた．そしてそのうち最終的に298人が実薬を投与されたが，その6%にあたる18人で無菌性髄膜炎の副作用が発生し，中止となった[2]．また，その後被験者を長期にfollowして剖検まで行った結果の論文では，アミロイドは除去されていたことも確認されているが，認知機能の改善は見出せなかった[3]．

その後，免疫療法の主体は後述する抗体療法へ移っていくが，いくつかのワクチン療法は開発が継続されている．T細胞応答が起こらずAβ抗体が産生されるように開発されたCAD106では目立った副作用が生じないことが最近報告され[4]，現在第II相試験が進行している．

抗体療法（4）

このワクチン療法で認められた過剰な免疫反応を回避することと，その後の研究で病因と考えられたオリゴマーの除去なども目的として，さまざまな抗アミロイドモノクローナル抗体を用いた受動免疫を利用した治療法の開発が行われるようになった．抗アミロイドモノクローナル抗体薬の作用機序としては，Fc受容体を介したミクログリアによるAβ除去作用の促進，可溶性Aβに結合することによるオリゴマー形成や凝集体形成の阻害，また直接的なAβオリゴマーに対する中和作用などが想定されている．

bapineuzumabはAβのN末端（Aβ1-6）を認識する抗体で老人斑に結合し，ミクログリアによるAβ貪食を促進して，老人斑を減少させると考えられていた．一方，solanezumabはAβの中央部分にエピトープがあり，血中の可溶性Aβを減少させると考えられている．これらの抗体を用いたグローバル臨床治験では，1,000例以上の被験者に投与されたが，その結果はいずれの薬剤もエンドポイントで臨床的な有効性を示すことができなかった[5,6]．その後2015年にsolanezumabの第III相臨床試験において，対象者をMini-Mental State Examination（MMSE）が20〜26点の軽度アルツハイマー病

Column

DIAN 研究

常染色体優性遺伝性 AD を起こす代表的な遺伝子は amyloid precursor protein（*APP*），presenilin（*PSEN1* と *PSEN2*）である．この３つの遺伝子における変異は，いずれも Aβの代謝に影響し，アミロイドカスケードを促進させ，遺伝性アルツハイマー病を起こすと考えられている．そして常染色体優性遺伝性のアルツハイマー病の臨床的な発症年齢は世代間で共通し代々ほぼ同一の年齢で発症するため，親の発症年齢以前にある無症候の子どもたちにおいて，遺伝子変異を有する人と有さない人で，親の発症年齢を基準として，種々の病態生理学的なマーカー（臨床症状，認知機能，画像と生化学的マーカー）を比較する研究を行ったのが DIAN 観察研究であり，日本も参加している．さまざまなバイオマーカーの変化が明らかとなった（**2**）．米国では３年前から solanezumab，gantenerumab を用いた薬剤介入試験がスタートしており，DIAN-TU と呼ばれる．

Column

Alzheimer's Prevention Initiative（API 研究）

南米コロンビアのメデジンには，アンティオキア大学の Francisco Lopera らにより発見された大規模な家族性アルツハイマー病家系が存在する[13]．本家系は現在 5,000 人以上が北コロンビアの山岳地帯に住んでおり，症状の特徴は早発であるということを除けば，記憶障害で発症することなど，全体的な症状は孤発性のアルツハイマー病とよく似ている[14]．平均の発症年齢は MCI になるのが 41 歳，アルツハイマー病を発症するのが 47 歳である．本家系は *PSEN1* 遺伝子に E280A 変異を有する早発型家族性アルツハイマー病であるが，本家系は単一の遺伝子異常で発症するため，ほぼ全員が同じ年齢で発症するのが特徴である．本家系の人たちに対して行われた crenezumab による薬剤介入試験が API 研究である．

患者に限定したサブ解析結果が発表された．その結果，Alzheimer's Disease Assessment Scale-Cognitive subscale（ADAS-Cog）14, ADAS-Cog11, MMSE などの認知機能検査や ADAS-ADL などの日常生活指標において有意な改善が示されたことが報告された[7]．また，試験に組み込まれた臨床的にはアルツハイマー病と診断された被験者のうち 25％がアミロイド PET 陰性であったり，髄液の測定結果から背景病理がアルツハイマー病ではないと考えられた[7]．これらの結果を受けて，Eli Lilly 社では，検査で脳内の Aβ蓄積が確認できた軽度アルツハイマー病患者のみを対象とした新たな第 III 相試験を実施している．

また gantenerumab は線維性 Aβの構造を認識して結合する抗体で，ミクログリアを活性化して貪食を促進し，老人斑を除去する作用を有する．MCI（mild cognitive impairment：軽度認知障害）患者を対象とした第 III 相試験は認知機能や全般改善度に有意差が認められず，中止となった．また，軽度アルツハイマー病を対象とした第 III 相臨床試験も行われていたが，後述する aducanumab の結果発表後いったん中止されたものの，その後再開されている．crenezumab はオリゴマーから線維性 Aβまで幅広く結合するヒト化抗体であり，軽度から中等度のアルツハイマー病を対象に試験が行われたが，プライマリーエンドポイントを達成できなかった．しかしより軽度の患者（MMSE 20～26 点）で，より高用量群（皮下注ではなく静注群）では認知機能の低下が遅くなる傾向があり，新たな試験が開始されている．これらの抗体は家族性アルツハイマー病に対する薬剤介入試験として，solanezumab と gantenerumab は DIAN-TU（Dominantly Inherited Alzheimer Network-Trials Unit）試験（Column「DIAN 研究」参照），crenezumub は API試験（Column「Alzheimer's Prevention Initiative（API 研究）」参照）で使用されている．

失敗の検証

ワクチン療法自体は脳炎の発症のため頓挫することになるが，その後行われた抗体療法は一気に治療の道を開くのではないかと大きな期待

Column

アミロイドイメージング

アミロイドイメージングは生体内に存在するアミロイド線維を，あらかじめ放射性物質によってラベルされたアミロイド結合能を有する化合物を生体内に投与し，それをPETカメラにてとらえて画像化しようとする方法である．2004年米国ピッツバーグ大学のKlunkら[15]により報告された化合物Pittsburgh Compound-B（PiB）を用いた本法は，急速に普及した．その後florbetapir，flutemetamol，florbetabenの3剤のF体が開発されFDAで承認された．わが国においても，それぞれの合成装置が国の認可を受けているが，保険適用は得られていないため，一般には撮影することはできない．またアミロイドイメージングは脳内の老人斑の量を見ているだけなので，単に陽性ならアルツハイマー病という診断ができるわけではなく，結果の解釈には注意が必要であり，適正使用のガイドラインが作成されている．

をもたせるものであった．しかしそのことごとくが大きな成果を出せず事実上の失敗に終わっている．その原因として大きく2つの要因が指摘されている．一つは介入時期の問題であり，もう一つは非アルツハイマー型認知症患者の被験者群への混在である．前者の介入時期の問題とは，アルツハイマー病においては，症状が出現している時期にはすでに多くの神経細胞が失われてしまっており，その段階でいくらアミロイドを除去しても，失われた神経細胞は戻らないという考えである．そのためできるだけ早期に介入する必要性が示唆された．もう一つはアミロイド病理を欠きアルツハイマー病とは明らかに背景病理が異なるが，臨床的にはアルツハイマー病と区別できない患者群が存在することである．つまり臨床的にどれだけ従来の検査を行っても，早期になればなるほど非アルツハイマー型認知症患者が臨床的にはアルツハイマー病として診断されてしまい，治験薬の効くはずのない被験者の組み入れが全体の20％前後に達するのである[7]．

この問題を解決したのが，2004年Klunkら[8]により報告されたPittsburgh Compound B（PiB）を用いたアミロイドイメージング（Column参照）の実用化である．この検査の実用化により，発症前段階のアルツハイマー病予備軍（preclinical AD）を抽出できるようになり，また臨床的にはMCIという早期段階と考えられる症例にアミロイドイメージングを行うことにより非アルツハイマー型認知症患者を除外し，明らかにアルツハイマー病を発症する背景病理をもつ患者（prodromal AD）を抽出して治験を行うことが可能となったのである．前述のsolanezumabは第III相試験であるEXPEDITION-PROにおいてアミロイドイメージングを行って背景病理の確立した軽度アルツハイマー型認知症患者を対象にして試験を継続していたが，2016年12月に結果が公表され，有意な結果が示せず失敗に終わった．

期待の新薬

そのような中で最近抗体療法として有意な効果を示したaducanumabの結果が論文発表された[9]．aducanumab（BIIB037）はAβのN端を認識するヒト化モノクローナル抗体で，Aβ凝

Key words

preclinical AD

2011年に改訂されたNIA/AA（National Institute on Aging-Alzheimer's Association）の新しいアルツハイマー病の診断基準[12]として，アルツハイマー病のstagingに初めて取り入れられた研究的概念である．すなわち認知機能が基本的に正常だが，アミロイドイメージングや髄液検査にてAβ蛋白の異常がすでに生じている人をさす概念で，アルツハイマー病の最初期ステージとしてとらえる考え方である．

Key words

prodromal AD

フランスのDuboisらにより結成されたInternational Working Group（IWG）によって提唱された概念で，アルツハイマー病を病期ではなく，状態としてとらえる考え方[11]．臨床症状が発現し，軽微な認知機能低下が出現し始めている時期を指す概念．MCIの範疇に近く，近年認知症の新薬開発の治験の基準としてよく用いられる．

5 アミロイドPETの変化

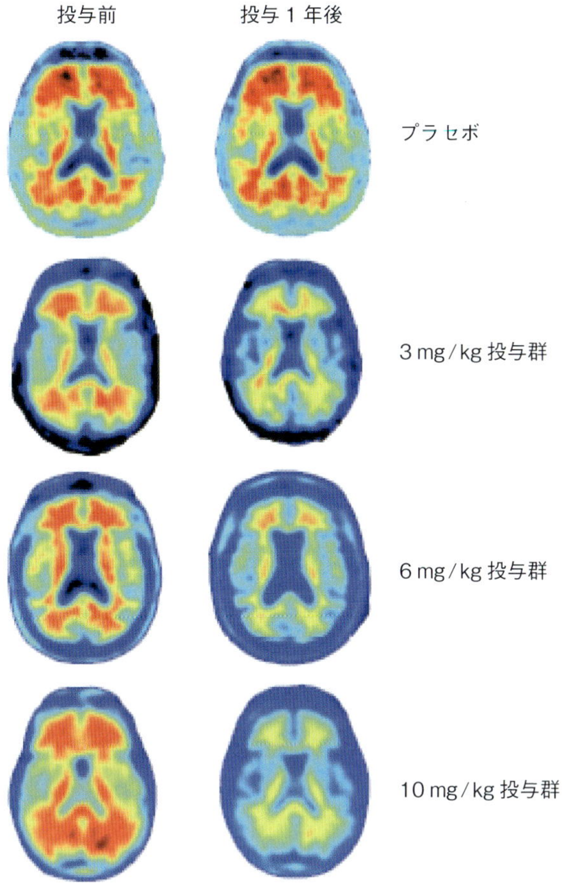

(Sevigny J, et al. *Nature* 2016[9] より)

集体を認識するだけでなく，可溶性オリゴマーから不溶性フィブリルまで認識する．本論文の基になった第I相試験（PRIME：NCT01677572）では，アミロイドPETが陽性のprodromalから軽度アルツハイマー病患者165人を対象に試験が行われた．Florbetapirアミロイド PETで調べた脳内のアミロイド蓄積（SUVR値）は，54週の治療後用量依存性に有意に低下していた（5）．10 mg/kg投与群の平均SUVRは1.16で，アミロイドPETのカットオフ値の1.10に近い数字まで減少していた．

臨床的評価としては，Clinical Dementia Rating-Sum of Boxes（CDR-SOB）に26週の時点では有意な変動は認めなかったが，54週の時点では用量依存性に有意に低下している（6）．またMMSEは3 mg/kg群と10 mg/kg群で54週の時点で有意な低下を認めたが，6 mg/kg群では低下傾向は認めたものの用量依存的な低下は示せなかった．

一方，安全性に関しては，エントリーした165人のうち40人が副作用や同意の撤回で脱落となっている．副作用としてはARIA（amyloid-related imaging abnormalities）や頭痛，尿路感染症，上気道感染症などが報告されている．この中で本薬剤に特異的に出現する副作用がARIAであり，アミロイドアンギオパチーに関連して，血管に沈着したアミロイドに対して抗体が作用した結果，血管浮腫（ARIA-E：vasogenic edema）や微小出血（ARIA-H：hemorrhage）が生じたためであると考えられApoEε4を有すると高頻度に認められることが知られている．本薬剤でもARIA-Eはプラセボ群では0であるのに対して，1 mg/kg群：1例（3%），3 mg/kg群：2例（6%），6 mg/kg群：11例（37%），10 mg/

6 CDR-SOB の変化

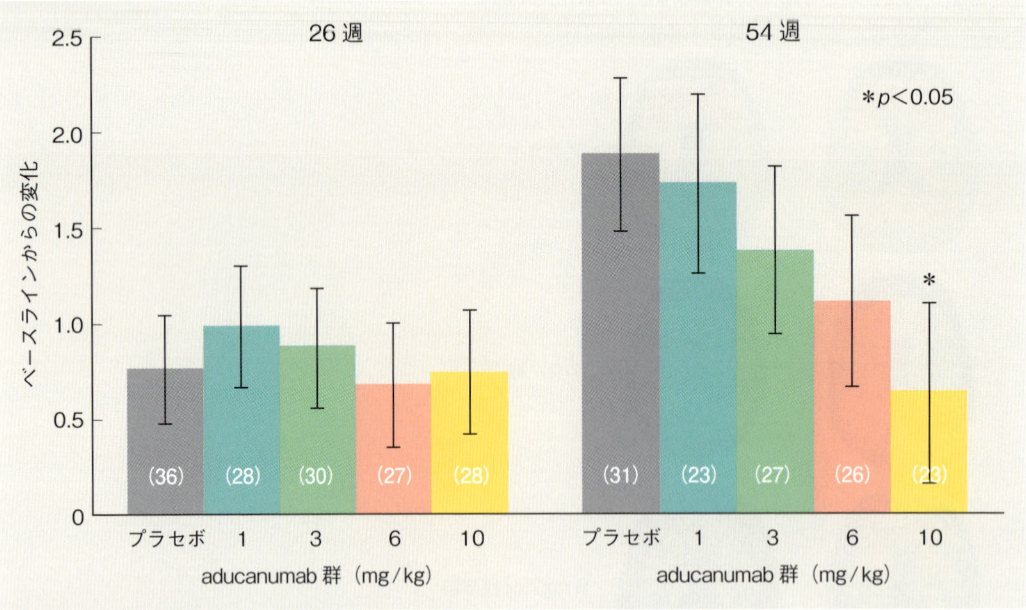

CDR-SOB：Clinical Dementia Rating-Sum of Boxes.

（Sevigny J, et al. *Nature* 2016[9] より）

kg 群：13 例（41％）と，明らかに投与量に比例して頻度は増加，10 mg/kg 群では半数近くに認められている．そして ApoEε4 キャリアで明らかに多く認められている．このARIA-E は治療開始初期に認められることが多いが，減量もしくは中断後 4〜12 週で消失したという．そして ARIA-E を認めた 27 人中 15 人は薬剤の減量で対応でき，入院した患者はなかったと報告されている．本薬剤は副作用は認められるものの減量で対応可能な症例も多く，一方で有意な認知機能改善を示せた唯一の薬剤であり，今後の第 III 相試験の結果が注目されるところである．

開発中の抗体医薬（4）

現在も Aβに対する新たな抗体医薬の開発が行われており，Eli Lilly 社の LY3002813，Genentech 社の RO7105705，協和発酵キリンの KHK6640 などの第 I 相試験が行われている．協和発酵キリンの KHK6640 は Aβモノマーには結合せずオリゴマーのみに結合するとのことである．

また AstraZeneca 社のモノクローナル抗体薬である MEDI1814 とエーザイの BAN2401 は第 I 相試験が終了している．BAN2401 は最近第 I 相試験の結果が論文報告されたが，ARIA などを含め問題となるような副作用は認められなかったようである．また血漿中の Aβ1-40 が軽度増加した以外は髄液も含めバイオマーカーには目立った変化は認められなかったとのことである[10]．

抗体医薬の今後

抗体医薬がことごとく失敗に終わったことで，抗体医薬の可能性が否定されるのではないかと心配されたが，aducanumab が一定の効果を示したことは，抗体療法の有用性を証明するものであり，さらなる治験の進行が期待される．

おわりに

アルツハイマー病における病態修飾薬の開発は人類の悲願であり，多くの患者にとって朗報となる．しかし発症早期もしくは発症前でないと効果が認められない可能性があり，対象者が限定されるのが残念である．また抗体医薬は，薬剤費が高額になる可能性もあり，患者数の多いアルツハイマー病においてどの人までが投薬を受けられるのかが，議論となるであろう．しかし抗体医薬によるアミロイド除去の有用性が証明されれば，アミロイドが蓄積する前の若年期から予防的に，合成阻害薬等による予防的投薬の可能性が開けるため，さらなる新薬開発に期待したい．

（嶋田裕之，森　啓）

文献

1）Schenk D, et al. Immunization with amyloid-beta attenuates Alzheimer-disease-like pathology in the PDAPP mouse. *Nature* 1999；400（6740）：173-177.

2）Orgogozo JM, et al. Subacute meningoencephalitis in a subset of patients with AD after Abeta42 immunization. *Neurology* 2003；61（1）：46-54.

3）Holmes C, et al. Long-term effects of Abeta42 immunisation in Alzheimer's disease：Follow-up of a randomised, placebo-controlled phase I trial. *Lancet* 2008；372（9634）：216-223.

4）Farlow MR, et al. Long-term treatment with active Abeta immunotherapy with CAD106 in mild Alzheimer's disease. *Alzheimers Res Ther* 2015；7（1）：23.

5）Salloway S, et al. Two phase 3 trials of bapineuzumab in mild-to-moderate Alzheimer's disease. *N Engl J Med* 2014；370（4）：322-333.

6）Doody RS, et al. Phase 3 trials of solanezumab for mild-to-moderate Alzheimer's disease. *N Engl J Med* 2014；370（4）：311-321.

7）Siemers ER, et al. Phase 3 solanezumab trials：Secondary outcomes in mild Alzheimer's disease patients. *Alzheimers Dement* 2016；12（2）：110-120.

8）Klunk WE, et al. Imaging brain amyloid in Alzheimer's disease with Pittsburgh Compound-B. *Ann Neurol* 2004；55（3）：306-319.

9）Sevigny J, et al. The antibody aducanumab reduces Abeta plaques in Alzheimer's disease. *Nature* 2016；537（7618）：50-56.

10）Logovinsky V, et al. Safety and tolerability of BAN2401--a clinical study in Alzheimer's disease with a protofibril selective Abeta antibody. *Alzheimers Res Ther* 2016；8（1）：14.

11）Dubois B, et al. Preclinical Alzheimer's disease：Definition, natural history, and diagnostic criteria. *Alzheimers Dement* 2016；12（3）：292-323.

12）Sperling RA, et al. Toward defining the preclinical stages of Alzheimer's disease：Recommendations from the National Institute on Aging-Alzheimer's Association workgroups on diagnostic guidelines for Alzheimer's disease. *Alzheimer Dement* 2011；7（3）：280-292.

13）Lopera F, et al. Clinical features of early-onset Alzheimer disease in a large kindred with an E280A presenilin-1 mutation. *JAMA* 1997；277（10）：793-799.

14）Acosta-Baena N, et al. Pre-dementia clinical stages in presenilin 1 E280A familial early-onset Alzheimer's disease：A retrospective cohort study. *Lancet Neurol* 2011；10（3）：213-220.

15）Klunk WE, et al. Imaging brain amyloid in Alzheimer's disease with Pittsburgh Compound-B. *Ann Neurol* 2004；55（3）：306-319.

III. ここが知りたい――今後の治療開発に向けて

BMI

Brain Machine Interface

対象とする主な神経疾患 脳卒中後麻痺

シリーズ関連書籍 脳血管障害

Point
- BMIは，脳機能の一部と機械を融合させ，念じただけで外界を操作するための技術である．
- BMIリハ機器開発は，特にAMED発足以降，実用化を加速するための環境が整いつつある．
- 脳卒中後の手指機能について，麻痺手自体の機能回復をもたらすリハ手法の開発が求められている．
- AMED事業の中で慶應義塾大学が開発したEEG-BMIリハシステムをベースに，医療従事者が簡便に操作可能なタッチパネル式可搬型システムの製品化や，リーチ運動の再建を指向した新たなBMIリハシステムを開発中である．

BMI（Brain Machine Interface：ブレイン・マシン・インターフェース）とは，脳と外界との情報の直接的な入出力を可能にする技術であり，感覚系を介し外界の情報を脳に取り込む「入力型BMI」と脳活動を解読し，外界に働きかける「出力型BMI」がある．このうち，リハビリテーション（以下，リハ）への応用が期待される「出力型BMI」は，脳機能の一部と機械を融合させ，「念じただけで外界を操作するための技術」であり，その臨床応用が実現すれば，運動障害者にとって大きな福音となることが期待される．その基本システムは，脳活動の記録のためのヘッドセット，脳活動の解読および増幅器，外部機器から構成される（1）．

脳活動の記録方法には，皮質内記録，皮質脳波（electrocorticography：ECoG）などの侵襲的手法と頭皮上脳波（electroencephalography：EEG），脳磁図（magnetoencephalography：MEG），機能的MRI（functional magnetic resonance imaging：fMRI），近赤外分光法（near-infrared spectroscopy：NIRS）などの非侵襲的手法がある．この中ではEEG-BMIが簡便さ，安全性，移動性，コストなどの観点から広く用いられている．

以下，筆者らが脳卒中後重度上肢麻痺を対象に研究開発を進めてきたEEG-BMIリハシステムについて紹介する．

研究開発の枠組み

革新的ニューロリハ技術を開発し，実用化につなげるためには，神経科学に立脚した基礎研究の積重ね，臨床効果に関する質の高いエビデンスの蓄積，知財マネジメント，医療機器としての製品化，薬機法*1承認・保険収載，事業化，臨床現場への普及が必要となる．従来，わが国の医療機器開発において，このような一貫した取組みが行われることはまれで，優れた技術が世に出ることなく埋もれてしまうことも多かった．筆者らのBMIリハ機器開発は，研究開発のフェーズごとに力点の置き方が異なる複数の公的資金による支援を受け，実用化に向けて着実な歩みを進めてきた（2）[1]．特に2015年の日本医療研究開発機構（Japan Agency for Medical Research and Development：AMED）発足以降，実用化を加速するための環境が整いつつある．

研究開発のターゲット

患者数が約300万人と推計される脳卒中は，

＊1
薬機法
「医薬品，医療機器等の品質，有効性及び安全性の確保等に関する法律」の略称．医薬品医療機器等法とも略す．

1 BMI（ブレイン・マシン・インターフェース）の基本システム

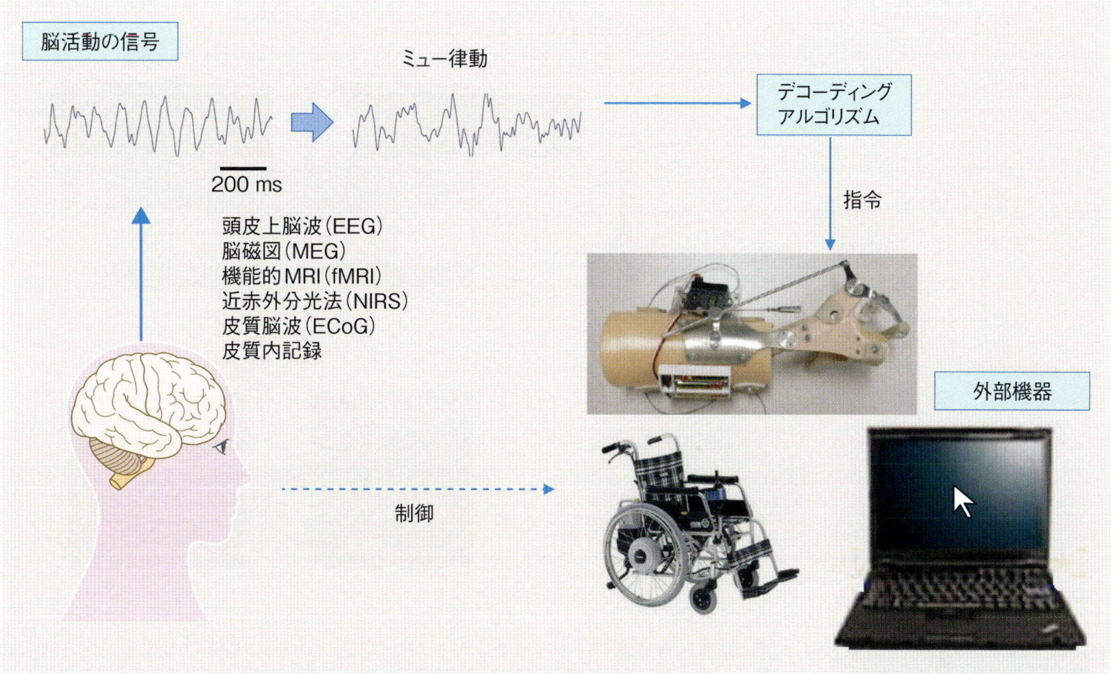

BMIは，脳機能の一部と機械を融合させ，「念じただけで」外界を操作するための技術である．その基本構成は，脳活動を記録するためのヘッドセット，脳活動の解読および増幅器，外部機器から成る．

2 革新的リハビリテーション機器研究開発の枠組み

脳科学研究戦略推進プログラム 課題A（2008～2012） BMI技術（2013～2017）	未来医療を実現する医療機器・システムの開発（2014～2018）	医療機器開発推進研究事業 （医師主導治験） （2016～2018）
• 基礎神経科学研究 • Proof of Concept • First in Man • 症例シリーズ研究 • 試作機製作	• 製品レベルの機器開発 • 知財戦略 • 薬機法戦略 • 事業化・市場化 • 企業コンソーシアム活動	• PMDA相談 • 医師主導治験の実施 • 製造販売承認の申請 • 保険収載活動
• 慶應義塾大学 • 国際電気通信基礎技術研究所 • 東京工業大学 • 国立精神・神経医療研究センター • 東京都リハビリテーション病院 • 済生会神奈川県病院 • 国立病院機構村山医療センター	• 慶應義塾大学 • 札幌医科大学 • 川崎医科大学 • 東海大学 • 順天堂大学 • 国際電気通信基礎技術研究所 • 関西医科大学 • 社会医療法人大道会 • パナソニック • 日本光電工業 • 島津製作所 • パシフィックサプライインターリハ • ソリトンシステムズ • 原田電子工業	• 慶應義塾大学 • 東京都リハビリテーション病院 • 済生会神奈川県病院 • 東京湾岸リハビリテーション病院 • パナソニック

死因の3位，要介護原因の1位を占め，国民の健康福祉および医療経済に与える影響が甚大な疾患である．脳卒中を発症後，歩行や日常生活活動（ADL）が自立に至る割合は60％とされるのに対し，上肢が実用手まで回復する割合は15～20％にとどまる[2)]．このため従来のリハで

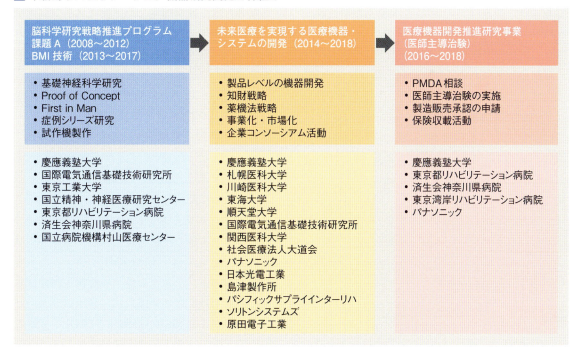

3 BMI リハビリテーションシステム

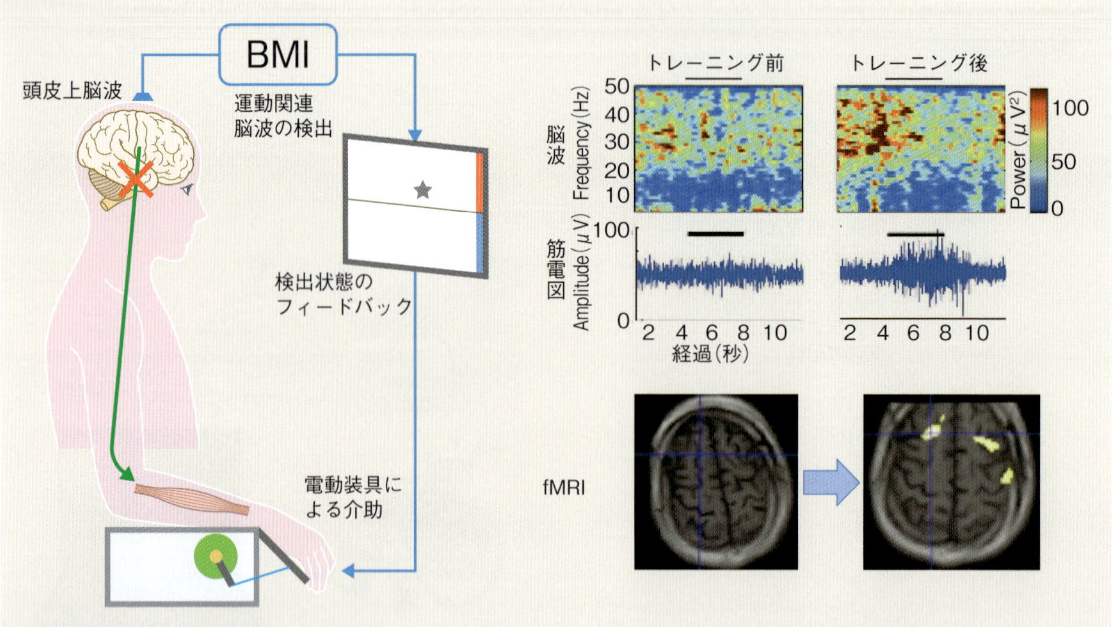

重度の上肢麻痺に対する脳波 BMI を用いたニューロフィードバックトレーニングにより，運動企図時の脳波変化と筋活動の誘導が確認され，機能的核磁気共鳴画像（fMRI）でも脳の可塑的変化が起こっていることが示唆された．

は，麻痺手自体の回復を指向した治療より，利手交換，片手動作習得などの代償的リハが中心であった．一方, 近年の神経科学研究の知見は, 成熟した傷害脳にも大きな可塑性があることを示しており，麻痺自体の回復を促すためのリハ治療が注目されている．片麻痺上肢に対する各種治療の効果を検証したメタアナリシス[3]ではconstraint-induced movement therapy（CI 療法），筋電図バイオフィードバック療法，電気刺激，運動イメージ，ロボット療法による上肢機能の改善が示されているが，手指機能については有効性が確認された治療法はない．特に手指の随意伸展が不可能な重度麻痺は従来の治療法の適応外となり，麻痺手の機能回復をもたらす新たなリハ手法の開発が求められていた．ここに研究開発のターゲットがある．

治療原理

EEG-BMI は，脳波を周波数ごとに分離して信号強度を定量し，機械学習でパターン分類を行うことで，リアルタイムに運動企図を解読する技術である．脳情報の解読結果に応じ，家電やパソコンを操作する家電制御型 BMI は，2008 年頃から世界的に研究が進められるようになった．

筆者らは，独自開発した運動イメージ関連脳活動を高精度に解読可能な EEG-BMI システムを用いて，重度筋ジストロフィー患者の頭皮脳波をリアルタイムに分析し，セカンドライフ™内のアバターの操作を可能にする BMI を開発した[4]．この BMI を半年間，継続使用したところ，30 年近く麻痺があったにもかかわらず，BMI 操作のための脳波反応が顕在化した．すなわち成人病態脳であっても，BMI により脳の活動状態に変化をもたらし得ることが示唆された．この知見をもとに BMI の脳可塑性誘導への応用を着想し，世界に先駆け，重度手指麻痺の回復をもたらす EEG-BMI リハシステムを開発した．本システムでは，麻痺側手指伸展企図時の運動野近傍の脳波変化（事象関連脱同期〈event-related desynchronization：ERD〉）を頭皮電極で記録し，解析結果を視覚的にフィードバックするとともに，運動企図したと判断された際には，麻痺側手指を電動装具で伸展することにより体性感覚フィードバックを脳に返し，可塑性を誘導することを治療原理としている

4 脳卒中後の上肢麻痺に対する新たな治療法

治療法	解説
CI 療法	麻痺のない側の上肢を三角巾などで使えないように拘束して，麻痺のある側の上肢の使用を促すように集中的訓練を行う
HANDS 療法	麻痺側上肢に電気刺激装置と手関節固定装具を装着させ，指を伸ばそうとしたときに発生する筋肉の活動をとらえ，電気刺激で運動を補助することによって，日常生活での使用を促す
BMI 療法	麻痺した手指を動かすことをイメージしたときに生じる脳波の変化をとらえ，手指に装着した電動装具が作動して，手指を伸展させる
磁気刺激療法（rTMS）	磁場によって脳を刺激して脳の興奮性を高め，手指を動かしやすい状態にしたうえで，集中的な手指の訓練を行う
経頭蓋直流電気刺激（tDCS）	頭皮上からの微弱電流により，非侵襲的に大脳皮質神経細胞を刺激し，皮質の興奮性を高めたり，抑制したりする
ニューロフィードバック	近赤外分光法（NIRS）で脳の血流の変化を測定し，脳の運動に関係した部分が活性化する様子をモニターで見せながら，手指を動かす様子をイメージさせる
反復促通療法（川平法）	患者が手を動かそうとした瞬間に，その動きを担う筋肉を刺激するような施術を繰り返し，新たな回路の形成を促す
ロボット療法	麻痺した手でアームを握らせ，ロボットでアシストしながら，さまざまな難易度の課題を繰り返す

（3）[5]．

BMI リハの実際

以下，BMI リハを行うために必要な問診，診察，適応判断のポイントと実際の進めかたを解説する[2]．

問診

まず，発症からのリハ治療歴と機能の変化を確認する．さらに，日常生活で麻痺側上肢をどの程度使っているかを聴く．この際，Motor Activity Log（MAL）という標準化された尺度で評価すると，半定量的に使用頻度と治療による変化を把握できる．

また，BMI リハ自体が運動イメージ中の脳波変化を用いるため，てんかんの既往，抗てんかん薬服用の有無を確認する．さらに，皮質興奮性を修飾する経頭蓋磁気刺激（transcranial magnetic stimulation：TMS）や経頭蓋直流電気刺激（transcranial direct current stimulation〈tDCS〉；4）を BMI に併用する場合には，てんかん関連の情報に加え，除外基準となるシャント術・クリッピング術後など体内異物の存在，ペースメーカーの有無を確認する必要がある．

診察と適応判断

診察では，上肢麻痺に対する各種介入の適応判断に必要な情報を得るために，運動麻痺，感覚障害，筋緊張，拘縮，上肢実用度，ADL，認知機能などを評価する．5に脳卒中後上肢麻痺に対する治療戦略を示すが，手指の分離運動が少しでも可能であれば，通常のリハもしくはCI 療法（4）の適応となる．分離運動が不能であれば，手指伸展企図時の手指伸筋の筋電をチェックし，導出できれば手指伸筋を電気刺激でアシストしながら日常での使用を促すHANDS 療法（Hybrid Assistive Neuromuscular Dynamic Stimulation〈HANDS〉therapy；4）の適応となり，導出不能であればBMI リハの適応となる．てんかんなどの禁忌がなければ皮質興奮性を高めうる tDCS を併用することもある．完全麻痺の場合には最初にBMI リハを行い，手指伸筋の筋電が導出されるようになればHANDS 療法へと移行する．これにより日常生活での使用が促され，さらなる改善が期待できる．また，痙縮がリハの阻害因子となっていれば，ボツリヌス毒素療法も考慮する．

5 脳卒中後片麻痺上肢に対する治療戦略

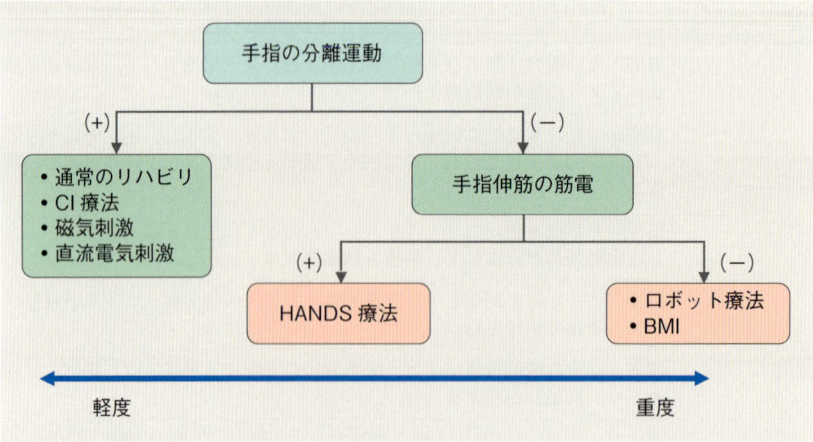

手指の分離運動が多少でも可能であれば，通常のリハビリテーションもしくは CI 療法の対象となる．分離運動が不能であれば，手指伸展企図時の手指伸筋の筋電を確認し，筋電が導出可能であれば HANDS 療法の適応となり，導出できなければ BMI 訓練もしくはロボット療法を考慮する．

BMI リハの進めかた

BMI リハはまだ研究段階であり，倫理承認を得て，厳密な適応判断のもとに行われる(**6**)．適格性の基準を満たす場合には，文書による同意後，10 日間の入院による 1 日 1 時間の BMI リハ訓練を集中的に行う．訓練では，パソコン画面の指示に従い，5 秒ごとに「手指伸展の運動イメージ」と「安静」を反復し，イメージに伴って適切な脳波変化がみられた場合には，麻痺側手指に装着した電動装具が駆動され，手指が他動的に伸展される．これを 1 セッションあたり 50〜100 回繰り返し，脳の可塑的変化を促す．

さらに，作業療法および病棟生活において，回復状況に応じて麻痺手を用いる動作課題を難易度別に設定し，段階的に日常場面での使用を促す．患者自身にも課題の設定に積極的に関与させ，また，進歩の状況をタイムリーにフィードバックすることによって訓練意欲を高めながら，訓練が円滑に進むように工夫する．さらに，退院後の生活に即したホームプログラムを指導し，継続的な麻痺手の使用を習慣づける．

6 BMI リハの適応基準

■取り込み基準
1. 一側大脳半球病変による片麻痺
2. 発症後，半年以上経過
3. 18〜80 歳
4. タスク施行に障害となる高次脳機能障害なし
5. 移動を含め，基本的な ADL は自立
6. 麻痺側手指伸展他動可動域 0 度以上
7. 麻痺側に強い痛みなし
8. 重度の深部感覚障害なし

■除外基準
1. 体内金属やペースメーカー使用（直流電気刺激併用の場合）
2. タスクの施行が困難
3. コントロール不良のてんかん
4. その他医学的に不安定な状態

BMI リハのエビデンス

これまでに以下のエビデンスが得られている．

神経生理学的エビデンス

電気生理学的手法により，体性感覚運動野近傍から誘導される 8〜13 Hz を主成分とする周期的信号（μ律動）は，大脳皮質内抑制と脊髄前角細胞の興奮性の変化を反映し，手指の随意運動生成の重要な機能バイオマーカーであることを確認した[6,7]．さらに，tDCS による体性感覚運動野の興奮性の修飾を通して，ERD が同部の興奮性を表していることを示した[8]．また，脳イメージング研究でも，ERD を指標に障害半球運動野の興奮性を随意調節する BMI リハ

施行後に，同部の活動が高まることを確認した[9]．ERD の状態のフィードバック方法については，視覚フィードバックより，電動装具で実際に手指を動かす感覚運動フィードバックのほうが効果が大きいことを示した[10]．

臨床的エビデンス

脳卒中後重度手指麻痺患者 8 名において，手指伸展企図に伴う ERD をトリガーに，電動装具で手指を伸展する EEG-BMI リハシステムによる介入を行ったところ，運動機能と日常生活における使用頻度が改善した[5]．ERD にトリガーする条件とトリガーせずに伸展させる条件との比較では，トリガー条件でのみ上肢機能が改善し，fMRI では麻痺側手指の運動企図時に障害側運動野の賦活と他部位の抑制を認めた[11]．

以上から BMI リハにより重度片麻痺患者でも機能改善が得られ，運動野と標的筋を結ぶ経路が強化されることが示唆された．これらの知見をふまえ，10 日間の入院で集中的 BMI リハを行うプロトコールを確立し，手指伸展不能であった 42 名のうち約 70％で新たな手指伸筋活動の出現と，Fugl-Meyer 上肢スコア（Fugl-Meyer Assessment of the Upper Extremity：FMA-UE）および MAL の改善を認めた．

さらに，BMI リハ単独群と tDCS 併用群とを比較し，訓練前に tDCS で障害側運動野を賦活することにより，機能改善と ERD の成功率が高まることを示した[12]．一方，BMI リハ単独群でも FMA-UE は平均 6 点改善し，治療終了 3 か月後も維持されていた．FMA-UE の minimal clinical important difference は 4.25 とされ[13]，BMI リハ単独でも臨床的に意味のある機能改善が得られることが示された．

従来，片麻痺上肢の機能改善に有効とされてきた治療法に，随意介助型電気刺激装置を用いた機能的電気刺激（HANDS 療法）があるが（**4**）[14]，手指伸筋の筋電を検知できることが必須となる．一方，BMI リハは筋電が導出できない重度例にも適応可能であり，BMI リハにより手指伸筋活動が検出可能となれば，HANDS 療法への移行によりさらなる改善が得られ，病態像に応じた段階的治療が可能になる（**5**）．

今後の展開

以上の成果をもとに，AMED「未来医療を実現する医療機器・システム研究開発事業」[7] の中でパナソニック株式会社エコソリューションズ社との共同研究により，慶應義塾大学が開発した EEG-BMI リハシステムをベースに医療従事者が簡便に操作可能なタッチパネル式可搬型システムの製品化を進めている．さらに，AMED 医療機器開発推進研究事業の補助を受け，薬機法承認に向けた医師主導治験を実施予定である．

また，脳のシステム論的理解に基づいた脳内リソースの振り分けという概念のもとに，現行の手指機能を中心とした機能の再建から，上肢複合運動（リーチ運動）の再建を指向した新たな BMI リハシステムを開発中である．

（里宇明元）

文献

1) 里宇明元．脳卒中後重度上肢麻痺の回復に向けての挑戦— Brain Machine Interface 技術を利用した新たなリハビリテーション機器の開発．*Jpn J Rehabil Med* 2016；53：465-470.
2) 里宇明元．脳科学研究と新しい治療法—脳卒中片麻痺上肢の機能回復に向けて．診断と治療 2014；102：361-366.
3) Langhorne P, et al. Motor recovery after stroke：A systematic review. *Lancet Neurol* 2009；8：741-754.
4) Hashimoto Y, et al. Change in brain activity through virtual reality-based brain-machine communication in a chronic tetraplegic subject with muscular dystrophy. *BMC Neurosci* 2010；11：117.
5) Shindo K, et al. Effects of neurofeedback training with an electroencephalogram-based Brain Computer Interface for hand paralysis in patients with chronic stroke：A preliminary case series study. *J Rehabil Med* 2011；43：951-957.

6) Takemi M, et al. Event-related desynchronization reflects downregulation of intracortical inhibition in human primary motor cortex. *J Neurophysiol* 2013；110：1158-1166.
7) Takemi M, et al. Sensorimotor event-related desynchronization represents the excitability of human spinal motoneurons. *Neuroscience* 2015；297：58-67.
8) Kasashima Y, et al. Modulation of event related desynchronization during motor imagery with transcranial direct current stimulation（tDCS）in patients with chronic hemiparetic stroke. *Exp Brain Res* 2012；221：263-268.
9) Ono T, et al. Multimodal sensory feedback associated with motor attempts alters BOLD responses to paralyzed hand movement in chronic stroke patients. *Brain Topogr* 2015；28：340-351.
10) Ono T, et al. Brain-computer interface with somatosensory feedback improves functional recovery from severe hemiplegia due to chronic stroke. *Front Neuroeng* 2014：7：19.
11) Mukaino M, et al. Efficacy of brain-computer interface-driven neuromuscular electrical stimulation for chronic paresis after stroke. *J Rehabil Med* 2014；46：378-382.
12) Kasashima-Shindo Y, et al. Brain-computer interface training combined with transcranial direct current stimulation in patients with chronic severe hemiparesis：Proof of conept study. *J Rehabil Med* 2015；47：318-324.
13) Page SJ, et al. Clinically important for the upper extremity Fugl-Meyer scale in people with minimal to moderate impairment due to chronic stroke. *Phys Ther* 2012；92：791-798.
14) Fujiwara T, et al. Motor improvement and corticospinal modulation induced by hybrid assistive neuromuscular dynamic stimulation（HANDS）therapy in patients with chronic stroke. *Neurorehabil Neural Repair* 2009；23：125-132.

III. ここが知りたい——今後の治療開発に向けて

神経変性疾患の蛋白質伝播・プロパゲーションに対する治療

対象とする主な神経疾患 アルツハイマー病，パーキンソン病，ALS，レビー小体型認知症，全身性アミロイドーシス

シリーズ関連書籍 認知症 パーキンソン ALS

Point

- 神経変性疾患患者の脳内に生じるアミロイド線維およびアミロイド線維様異常構造物は伝播して脳内に拡がる.
- 全身性アミロイドーシスの治療法がヒントになる.
- アミロイド蛋白質の産生を抑制すれば，アミロイド線維およびアミロイド線維様異常構造物は減少する.
- アミロイド線維およびアミロイド線維様異常構造物を形成する蛋白質に対する抗体を用いた治療法に効果がみられている.

アルツハイマー病（Alzheimer disease：AD）やパーキンソン病（Parkinson disease：PD）などの神経変性疾患では，脳内の神経細胞等に異常構造をとった蛋白質が蓄積し，神経細胞に選択的細胞死が生じることが知られている．その症状は2～20年の時間経過に伴い徐々に進行していくことが特徴で，これまでに解明されている細胞死機序のアポトーシスやネクローシスがあてはまらないことが判明している．これらの神経変性疾患の脳内に蓄積した異常蛋白質には，アミロイドβ（amyloid β：Aβ），タウ（tau），αシヌクレイン等が同定されていて，βシート構造に富む異常構造を形成して，アミロイド線維あるいはアミロイド様凝集体となり蓄積していることが判明している．そして，それらの異常構造物蓄積病理の脳内分布と臨床症状に相関が認められ，これらの異常構造蓄積蛋白質はプリオン病（Column「プリオン病治療の現状」p.409参照）におけるプリオン蛋白質のように伝播することが明らかになってきている．したがって，これらの神経変性疾患の治療・予防法開発を検討するうえでは異常構造物形成・伝播機序が重要な研究ターゲットとなってくると考えられる．本項においては，以下アミロイド線維およびアミロイド様構造物をまとめて，アミロイド線維として解説していく．

アミロイド線維形成機序

アミロイド線維形成機序は試験管内解析により，重合核（シード）形成，その後，線維伸長という機序でアミロイド線維化していくことが判明している．シード形成が律速段階となっているが，その後は形成されたシードあるいは線維断端が蛋白質本来の構造を破壊しつつ，βシート構造形成への触媒作用をもちながら，鋳型として働き，アミロイド線維が伸長していく（**1**）．したがって，シードとなる線維断片等があらかじめ存在していれば，より速やかにアミロイド線維が形成されることになる（**2**）．このアミロイド線維形成・伸長は試験管内だけで生じるものではない．生体中でも条件さえ揃えば試験管中での現象と同様のことが起こりうる．生体中にアミロイド蛋白質が多量に存在し，そこにシードが加われば速やかにアミロイド線維が形成され，伸長していくことがすでに明らかにされている．シードが生体内に生じても，生体外から加えられてもアミロイド線維形成は化学的反応であるので，同じように線維化が進展していく．このことは，アミロイド線維形成過程において，プリオン病と同じように蛋白質

1 アミロイド線維形成機序と推定される治療ターゲット

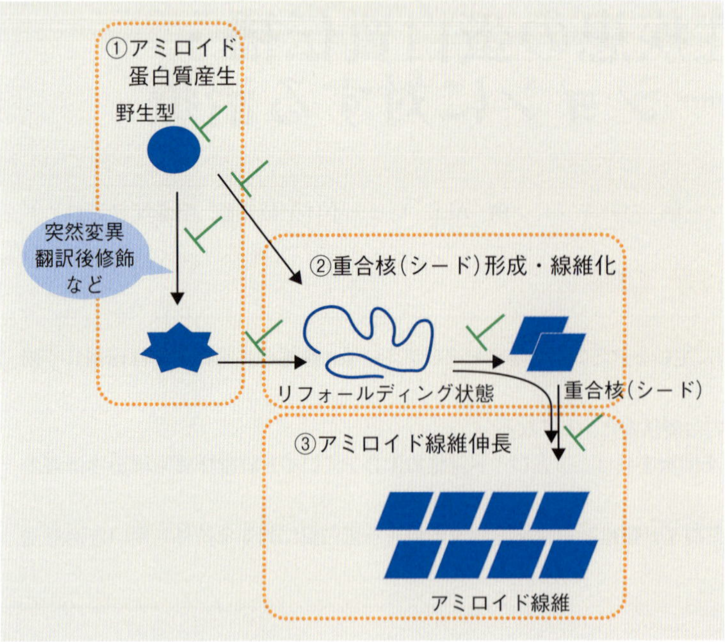

蛋白質がもつ本来の構造が壊れ，βシート構造に富む構造に変性したのち，重合核（シード）が形成され，その後，線維伸長という機序でアミロイド線維が形成されていくことが判明している．緑色の印（✓）が想定される治療ターゲット．

2 アミロイド線維形成時におけるシード効果

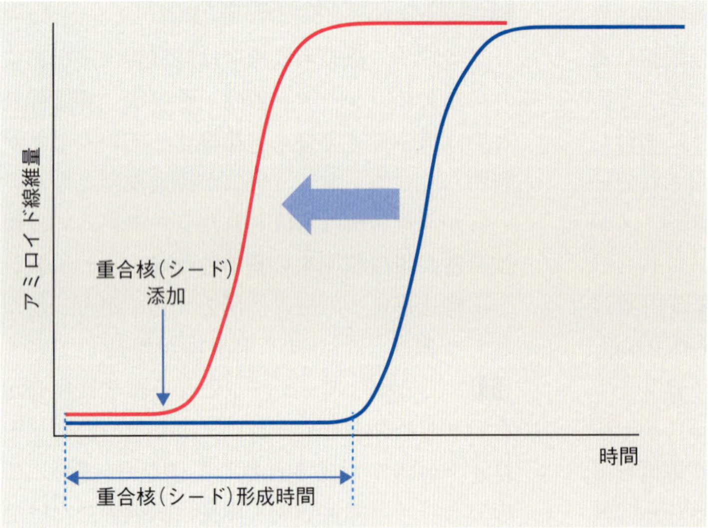

アミロイド蛋白質溶液中のアミロイド線維量は溶液中でのシード形成後に速やかに増加する（アミロイド様凝集体でも同じ）．したがって，シード形成以前に外部よりシードを添加すれば（矢印）その時点からアミロイド線維（アミロイド様凝集体）量は増加する（赤線）．つまりシードはアミロイド線維化（アミロイド様凝集体化）を促進する効果をもつ．

による transmission（伝播，伝搬）という現象が起こりうるという考え方に結びつく．

アミロイド線維形成機序から考えうる治療ターゲット（1）

細胞モデル，動物モデル等による解析から，神経変性疾患におけるそれぞれの異常病変が規則的に拡がる現象がアミロイド線維の伝播する性質によってある程度説明しうるということが明らかになってきている．したがって，神経変性疾患の発症要因としての観点からアミロイド線維形成機序を考慮すれば，治療ターゲットとして以下のことがあげられる．

①アミロイド蛋白質産生段階での阻害

遺伝子治療等によりアミロイド蛋白質自体の産生を抑制すること，また産生後の変異を生じ

Column

プリオン病治療の現状

プリオン病は進行性で致死性の脳変性疾患で，ヒト・動物における伝達性海綿状脳症の総称である．プリオン蛋白質（prion protein：PrP）と呼ばれる脳蛋白質において折り畳み異常のある異常PrPが，蛋白質性感染因子（proteinaceous infectious particle）がシードとなり，正常PrPの折り畳み異常を誘発する．異常PrPが徐々に蓄積することで，神経膠症および特徴的な組織学的空胞変性（海綿状）が生じ，認知症およびその他の神経障害が，数か月から数年を経て発症する疾患である*1．ヒトでは20番染色体短腕にあるPrP遺伝子の特発的または遺伝的変異が原因となり，クロイツフェルト・ヤコブ病（原型CJD〈Creutzfeldt-Jakob disease〉）を引き起こすもの，ゲルストマン・シュトロイスラー・シャインカー症候群（Gerstmann- Sträussler-Scheinker syndrome：GSS）を引き起こすもの，致死性不眠症（fatal insomnia：FI）を引き起こすもの等が知られている．CJDモデル動物では個体間，異種個体間の伝播が確認されているが，ヒトにおいても，CJDで亡くなった患者の角膜や脳硬膜の移植または異常プリオンに汚染された成長ホルモン製剤を投与された人でCJD（医原性CJD）が発症した例，そして，ウシ海綿状脳症（bovine spongiform encephalopathy：BSE，“狂牛病”，ウシのCJD）に感染した牛肉の摂取による変異型CJD（variant CJD：vCJD）が発症した例が知られ，個体間，異種個体間での伝播が確認されている．

現在までにプリオン病の治療薬や治療法として確立されたものはなく，疾患モデル動物などを用いた治療薬や治療法の開発が行われている．正常型プリオン蛋白質に結合し異常型への変換を抑える治療候補化合物の開発，他の疾患治療に使われる医薬品の中から，プリオン病治療に応用できるものの探索等が行われている．なかでも，マラリア治療薬であるキナクリンやキニーネ，間質性膀胱炎や静脈炎の治療薬であるペントサンポリサルフェート，鎮痛薬であるフルピルチン，抗生物質であるドキシサイクリン，脂質異常症の治療薬であるシンバスタチンなどにプリオンの増殖を抑える効果や，プリオンによる神経細胞障害を抑える効果が観察されている．さらに，キナクリン，キニーネ，ペントサンポリサルフェート，フルピルチンは患者で実験的治療が行われている． キナクリンやキニーネは，一過性の脳機能改善効果が観察されたが，肝障害などの副作用が高率に発生したため，現在のところ積極的には患者への投与は行われていない．また，ペントサンポリサルフェート脳室内持続投与は，一部の患者で延命効果が認められたが，亜急性に進行するヤコブ病では効果がないことが明らかになりつつある．フルピルチンは，認知機能障害の改善に有効であったが，生命予後を改善する効果はみられていない．

脳内のプリオン蛋白質を直接測定することができないことや診断や病気の進行の指標となるよいバイオマーカーがないこと，実験的治療の効果をどのように評価するのか等，検討すべき課題がある．

＊1
難病情報センター「プリオン病（1）クロイツフェルト・ヤコブ病（CJD）（指定難病23）」
http://www.nanbyou.or.jp/entry/240 参照．

させる修飾等に関連する酵素等の活性を阻害することにより，変異アミロイド蛋白質の産生抑制が考えられる．

②シード形成・線維化段階での阻害

アミロイド蛋白質変性によるシード形成・線維化を抗体･化学物質等で阻害すること，また，アミロイド蛋白質をシャペロン・化学物質等で安定化させ，変性・アミロイド線維化を阻害することが考えられる．

③アミロイド線維伸長段階での阻害

アミロイド線維断端に抗体・化学物質等を結合させ，現状以上の線維伸長を抑制すること，また，アミロイド線維そのものをシャペロン・化学物質等で安定化し，拡散を抑制すること等が考えられる．

アミロイドーシスにおける治療

アミロイド線維が沈着して障害を起こす疾患には，神経変性疾患の他にアミロイドーシス（アミロイド症）がある*2．この疾患は線維構造をもつアミロイド蛋白質が，全身臓器に沈着することによって機能障害を引き起こす一連の疾患群である．全身性アミロイドーシスにおいては体内におけるアミロイド線維となる蛋白質の産生を抑制あるいは減少させること，あるいは蛋白質本来の構造を安定化させ，アミロイド線

＊2
難病情報センター「全身性アミロイドーシス（指定難病28）」
http://www.nanbyou.or.jp/entry/207 参照．

3 全身性アミロイドーシスの主な治療法

アミロイドーシス	アミロイド蛋白質	治療法	機序
原発性 AL アミロイドーシス	免疫グロブリン L 鎖	自己末梢血幹細胞移植を併用したメルファラン大量静注	•基礎疾患である形質細胞異常症を治療 •アミロイド蛋白質産生抑制
反応性 AA アミロイドーシス	血清アミロイド A（SAA）	原疾患のリウマチ性疾患等で抗サイトカイン療法，特に抗 IL-6 受容体抗体（トシリズマブ）	•疾患発症後の急性炎症時に産生される SAA 蛋白質の産生抑制 •アミロイド蛋白質抑制
透析 Aβ2M アミロイドーシス	β_2 ミクログロブリン	透析膜の改良	•血中の β_2 ミクログロブリン濃度の低下 •アミロイド蛋白質増加抑制
家族性アミロイドポリニューロパチー（FAP）	変異トランスサイレチン（TTR）	肝移植	•血中変異 TTR 産生が肝臓で行われている •アミロイド蛋白質産生抑制
		薬剤（ジフルニサル，タファミジス）による治療	•TTR 四量体安定化 •アミロイド線維化抑制

維形成を阻害する治療が行われ，成功している（3）．アミロイド蛋白質の供給が止まるとそれまでに沈着していたアミロイド線維は，生体が本来もっているアミロイド線維を処理するシステムによって徐々に処理され，減少し，それに伴い症状も緩和していくことが確認され，治療法として確立している（3）．神経変性疾患においても，アミロイド蛋白質産生を抑制してアミロイド線維形成の増加を止めれば，形成された凝集物は徐々に除去される可能性があると考えられる．

特に注目される治療法は家族性アミロイドポリニューロパチー（familial amyloid polyneuropathy：FAP）におけるジフルニサル，タファミジスという薬剤による治療である．これはアミロイド蛋白質となるトランスサイレチン（transthyretin：TTR）の構造の安定化に作用する薬剤である．TTR は血中で本来四量体として存在している蛋白質で，突然変異で TTR の中のアミノ酸が通常とは異なるアミノ酸に置き換わると TTR 自体の構造が不安定化し，四量体構造が壊れ，単量体になりやすくなる．そうするとこの単量体の TTR がアミロイド線維化して，FAP を発症するようになる．ところが，ジフルニサル，タファミジスという薬剤を投与すると変異 TTR 四量体が安定化し，アミロイド線維化が起こりにくくなるという治療法である．これは，神経変性疾患あるいはアミロイドーシスという蛋白質本来の構造が変性してアミロイド線維を形成する疾患の中で，アミロイド蛋白質に直接作用し，アミロイド線維化を抑制する最初の薬剤であり，最初の治療例である．これらのアミロイドーシスの治療法は神経変性疾患治療の非常に良い参考になると考えられる（☞ III.「TTR 四量体安定化薬」p.418 参照）．

神経変性疾患でのアミロイド線維様異常構造物を形成する蛋白質

先にも述べたように，神経変性疾患脳内にアミロイド線維を形成し，蓄積する異常蛋白質として Aβ，タウ，αシヌクレイン等が知られている．

AD では老人斑や脳血管に Aβが細胞外にアミロイド線維を形成し，蓄積している．Aβは AD 原因遺伝子産物，Aβ前駆体蛋白質（amyloid β precursor protein：APP）からセクレターゼによって切断され，細胞外に放出されている．通常の生理濃度ではアミロイド線維形成蓄積には至らないが，AD などの疾患状態では Aβ産生が増加あるいはよりアミロイド線維を形成しやすい Aβ42 の割合が上昇し，アミロイド線維が形成され，老人斑や脳血管に沈着している．

タウは微小管結合蛋白質の一種で，微小管を安定化する役割をもつ．タウには微小管結合領域を4つもつ4リピート（4R）タウと3つもつ3Rタウがあり，それぞれ3種類のアイソフォームがヒト脳では発現している．ヒト神経細胞ではこれら6種類のアイソフォームが豊富に発現している．

細胞内に形成されるタウ病変はADにおける神経原線維変化（neurofibrillary tangle：NFT）だけでなく，さまざまな神経変性疾患に出現する．ADでは6種類すべてのタウアイソフォームが異常凝集体として蓄積するが，進行性核上性麻痺（progressive supranuclear palsy：PSP），皮質基底核変性症（corticobasal degeneration：CBD），嗜銀顆粒性認知症（argyrophilic grain dementia：AGD）では4Rタウが主に蓄積し，ピック病（Pick disease）では3Rタウが蓄積する[1]．AD脳内のタウ病変はBraakらによって，症状の進行と病変の広がりとの関連性が明らかにされ，ADのステージ分類に利用されている[2]．

αシヌクレインは，PDやレビー小体型認知症（dementia with Lewy body：DLB）におけるレビー小体，多系統萎縮症（multiple system atrophy：MSA）におけるグリア細胞質内封入体（glial cytoplasmic inclusion：GCI）という特徴的な細胞内病理構造物の主要な構成成分であることが知られている．レビー小体病変の広がり，その出現部位は神経細胞脱落部位と一致し，細胞内αシヌクレイン異常蓄積が神経細胞死あるいは細胞毒性を引き起こす可能性が指摘されている[3]．

他にも，筋萎縮性側索硬化症（amyotrophic lateral sclerosis：ALS）患者脳にみられるTDP-43やSOD（superoxide dismutase）等がアミロイド線維様異常蓄積物等を形成していることが明らかとなっている．

これらの異常蓄積は伝播することが試験管内の実験，細胞モデル，動物モデルの解析で明らかとなっている[4-15]．特に，Aβは医原性でヒトからヒトへの伝播も確認されている（**Memo**参照）．

神経変性疾患の治療の現状

現在，神経変性疾患患者脳内の異常構造物を除去する治療法はない．その中で種々の治療法が開発され，種々の治験等が行われているのがADである．Aβをターゲットとした治療においては，小さなペプチド，小さな化学物質等が線維化阻害剤として，また，APPからAβが分泌される際に関与する酵素γセクレターゼの阻害剤，制御剤等がAβアミロイド蛋白質産生阻害剤として治験で検討されたが，良い成績が得られず，いずれも開発中止となっている．また，試験官内での解析でメチレンブルーにはタウのアミロイド線維化阻害能があり，治験でその効果等を検討されてきたが，最近効果がないことが明らかとなっている＊3．

その中で，Aβおよびタウに対する抗体療法が良い成績をあげ，注目を集めている．一つは，AD動物モデル，AD患者への数か月から1年にわたって静脈注射による投与を行うことで，脳内に沈着したAβアミロイドを減少させることができ，認知度の尺度においても改善がみられたという報告がなされた．現在このモノクローナル抗体は第III相の治験が行われている[16]．もう一つは，タウ蓄積動物モデルにおいて，脳内タウ病変の拡がりが抗シスリン酸化（cis-phosphorylated）タウ抗体の腹腔内投与によって抑制されたという報告である．このタウ抗体においても治験が予定されている[17,18]．

Memo

Aβアミロイド医原性伝播

異常プリオンに汚染された成長ホルモン製剤の投与あるいは脳硬膜の移植を受けた後，数十年後に医原性CJDを発症し，亡くなった患者（36～51歳）死後脳においてAβアミロイド線維が凝集した老人斑や脳血管への沈着が高率にみられることが明らかにされた．通常若年成人脳ではAβアミロイド線維蓄積はほとんど検出されないため，成長ホルモン製剤や脳硬膜にAβアミロイドが含まれ，それがシードとなり，個体間伝播によるAβアミロイド線維蓄積促進が生じた可能性が考えられている[19-22]．

＊3
神経変性疾患に関する治験の現状，結果等は，http://www.alzforum.org/therapeutics を参照．

おわりに

今後検討していく課題としては，細胞内蛋白質が凝集体を形成する際の伝播機序の詳細を解析する必要がある．特に，凝集物がどのような機序で細胞外に出され，シードがどのような機序で細胞内に取り込まれるのか，あるいは，細胞同士が直接つながっていて，そこを通してシードや凝集体が細胞から細胞へ伝わるのかということである．抗体療法において効果がみられたということも考慮に入れメカニズムを考える必要がある．神経変性疾患の根本治療への道すじは，伝播機序解明の先にあると筆者らは考えている．

（長谷川成人，亀谷富由樹）

文献

1) Hasegawa M. Molecular mechanisms in the pathogenesis of Alzheimer's disease and tauopathies-prion-like seeded aggregation and phosphorylation. *Biomolecules* 2016；6（2）. pii：E24.
2) Braak H, Braak E. Neuropathological stageing of Alzheimer-related changes. *Acta Neuropathol* 1991；82：239-259.
3) Hasegawa M, et al. α-Synuclein：Experimental Pathology. *Cold Spring Harb Perspect Med* 2016；6（9）. pii：a024273.
4) Baker HF, et al. Evidence for the experimental transmission of cerebral beta-amyloidosis to primates. *Int J Exp Pathol* 1993；74：441-454.
5) Meyer-Luehmann M, et al. Exogenous induction of cerebral beta-amyloidogenesis is governed by agent and host. *Science* 2006；313：1781-1784.
6) Clavaguera F, et al. Transmission and spreading of tauopathy in transgenic mouse brain. *Nat Cell Biol* 2009；11：909-913.
7) Clavaguera F, et al. Brain homogenates from human tauopathies induce tau inclusions in mouse brain. *Proc Natl Acad Sci U S A* 2013；110：9535-9540.
8) Sanders DW, et al. Distinct tau prion strains propagate in cells and mice and define different tauopathies. *Neuron* 2014；82：1271-1288.
9) Nonaka T, et al. Seeded aggregation and toxicity of {alpha}-synuclein and tau：Cellular models of neurodegenerative diseases. *J Biol Chem* 2010；285：34885-34895.
10) Volpicelli-Daley LA, et al. Exogenous α-synuclein fibrils induce Lewy body pathology leading to synaptic dysfunction and neuron death. *Neuron* 2011；72：57-71.
11) Desplats P, et al. Inclusion formation and neuronal cell death through neuron-to-neuron transmission of alpha-synuclein. *Proc Natl Acad Sci U S A* 2009；106：13010-13015.
12) Luk KC, et al. Pathological α-synuclein transmission initiates Parkinson-like neurodegeneration in nontransgenic mice. *Science* 2012；338：949-953.
13) Masuda-Suzukake M, et al. Prion-like spreading of pathological α-synuclein in brain. *Brain* 2013；136：1128-1138.
14) Nonaka T, et al. Prion-like properties of pathological TDP-43 aggregates from diseased brains. *Cell Rep* 2013；4：124-134.
15) Munch C, et al. Prion-like propagation of mutant superoxide dismutase-1 misfolding in neuronal cells. *Proc Natl Acad Sci U S A* 2011；108：3548-3553.
16) Sevigny J, et al. The antibody aducanumab reduces Aβ plaques in Alzheimer's disease. *Nature* 2016；537：50-56.
17) Kondo A, et al. Antibody against early driver of neurodegeneration cis P-tau blocks brain injury and tauopathy. *Nature* 2015；523：431-436.
18) Lu KP, et al. Potential of the antibody against cis-phosphorylated tau in the early diagnosis, treatment, and prevention of alzheimer disease and brain injury. *JAMA Neurol* 2016；73：1356-1362.
19) Frontzek K, et al. Amyloid-β pathology and cerebral amyloid angiopathy are frequent in iatrogenic Creutzfeldt-Jakob disease after dural grafting. *Swiss Med Wkly* 2016；146：w14287.
20) Preusser M, et al. Alzheimer-type neuropathology in a 28 year old patient with iatrogenic Creutzfeldt-Jakob disease after dural grafting. *J Neurol Neurosurg Psychiatry* 2006；77：413-416.
21) Simpson DA, et al. Iatrogenic Creutzfeldt-Jakob disease and its neurosurgical implications. *J Clin Neurosci* 1996；3：118-123.
22) Jaunmuktane Z, et al. Evidence for human transmission of amyloid-β pathology and cerebral amyloid angiopathy. *Nature* 2015；525：247-250.

III. ここが知りたい──今後の治療開発に向けて

基質合成抑制療法

対象とする主な神経疾患 ニーマン・ピック病 C 型，ゴーシェ病，ファブリー病

シリーズ関連書籍 神経難病

Point

- 基質合成抑制療法（SRT）はライソゾーム病の治療薬として開発された．
- SRT 薬は低分子経口薬剤で，利便性と中枢神経移行が良いという利点がある．
- SRT 薬はスフィンゴ糖脂質合成の生化学的反応の最初の段階を触媒するグルコシルセラミド合成酵素活性を阻害し，グルコシルセラミド合成量を減少させ，二次的にスフィンゴ糖脂質蓄積を軽減させる．

基質合成抑制療法（SRT）とは

ライソゾーム病（lysosomal storage disease）はライソゾーム酵素活性の欠損・低下，膜蛋白の機能障害により全身臓器の細胞内に基質が蓄積しさまざまな症状を呈する遺伝性疾患である．蓄積した基質を酵素により分解し症状軽減を図る治療が酵素補充療法（enzyme replacement therapy：ERT）であるが，静注薬のため頻回の通院が必要で，高分子のため中枢移行がなく神経症状に効果が乏しい．そこで，低分子経口薬の基質合成抑制療法（substrate reduction therapy：SRT）が開発された．

SRT の薬理学

糖脂質はスフィンゴシンに長鎖脂肪酸が付加されセラミドが，次いでグルコースが付加されグルコシルセラミドが，さらにガラクトースが付加されラクトシルセラミドが合成され，これを基本骨格として種々の糖脂質が合成される（1）[1]．

SRT は最初の段階でグルコシルセラミド合成酵素の活性を阻害し，グルコシルセラミド合成量を減少させ二次的にスフィンゴ糖脂質蓄積を軽減する．

ニーマン・ピック病 C 型(NPC)の SRT

ミグルスタット（ブレーザベス®）はイミノ糖に属し，グルコシルセラミド合成酵素阻害作用を有するためスフィンゴ糖脂質蓄積症への治療が検討された．ERT が無効または継続不可の成人ゴーシェ病 1 型治療薬として欧州連合（EU），米国で承認され[2]，ニーマン・ピック病 C 型（Niemann-Pick disease type C：NPC）動物モデルでの有効性確認，NPC 患者での眼球運動・嚥下障害の改善，歩行障害の進行抑制確認[3]を経て，2009 年 EU，2012 年日本で NPC 患者の神経症状治療薬として承認された．

小児 66 例（診断年齢 9.7 ± 7.6 歳）の後方視的検討では，診断年齢で 3 群に分け投与前後の神経所見（歩行，ジストニア，構音，嚥下）を評価したところ，3 群とも進行が抑制され，特に高年齢 2 群で効果が高かった（2）[4]．

成人 21 例（平均 24.6 歳）の歩行，水平眼球運動，嚥下，認知等の評価では，総合的な進行抑制は 68％に，嚥下障害の抑制は 86％にみられた[5]．

NPC Registry（EU，カナダ，豪州の NPC 前向きコホート研究）では，86 例の神経所見（歩行，巧緻性，言語，嚥下）の進行度が，全体の 69％で改善または安定を認めた．年齢別に 4 群に分けたところ，改善または安定率は高年齢の

1 ガングリオシドの生合成経路と SRT 用薬剤の作用部位

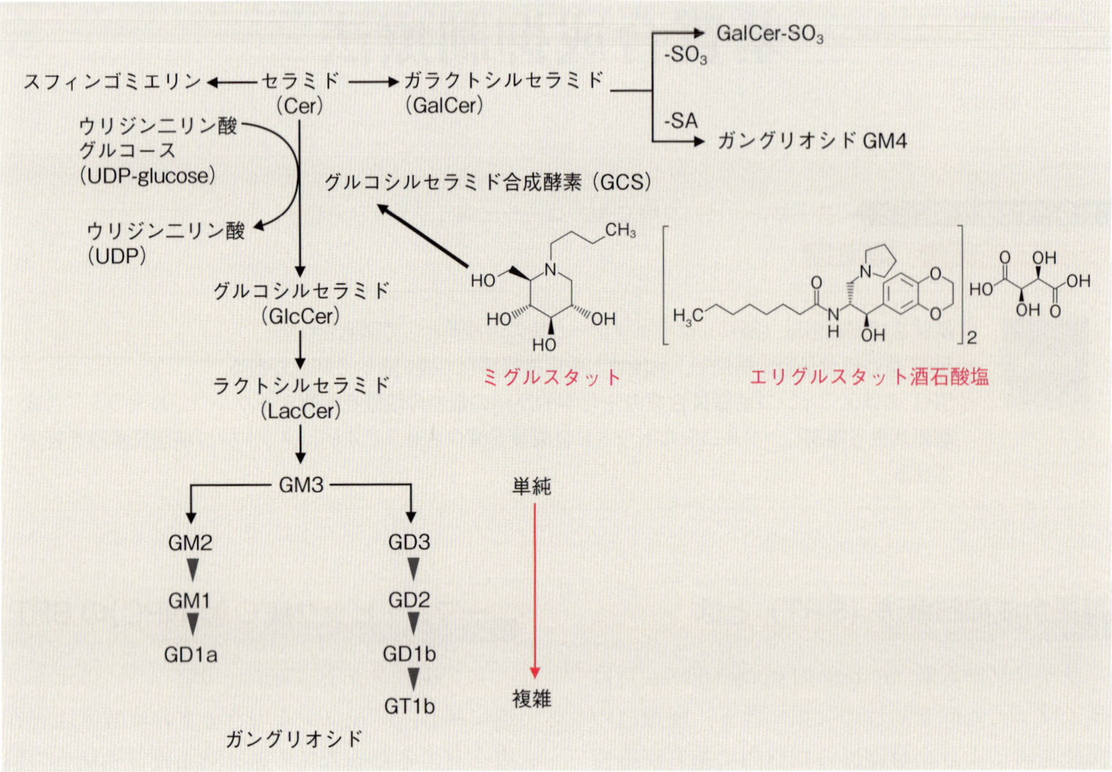

（北谷照雄ほか．日本薬理学雑誌 2013[1] を参考に作成）

2 ニーマン・ピック病 C 型（NPC）小児例に対するミグルスタットの効果

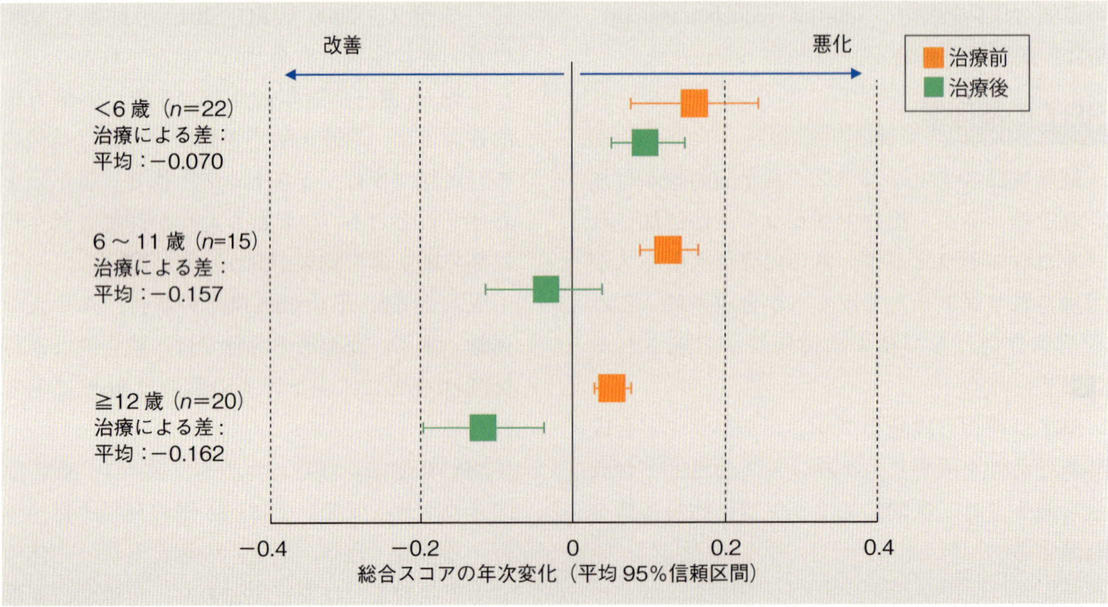

（Pineda M, et al. *Mol Genet Metab* 2009[4] より）

3 ミグルスタット長期投与により神経症状が改善または安定した患者の割合

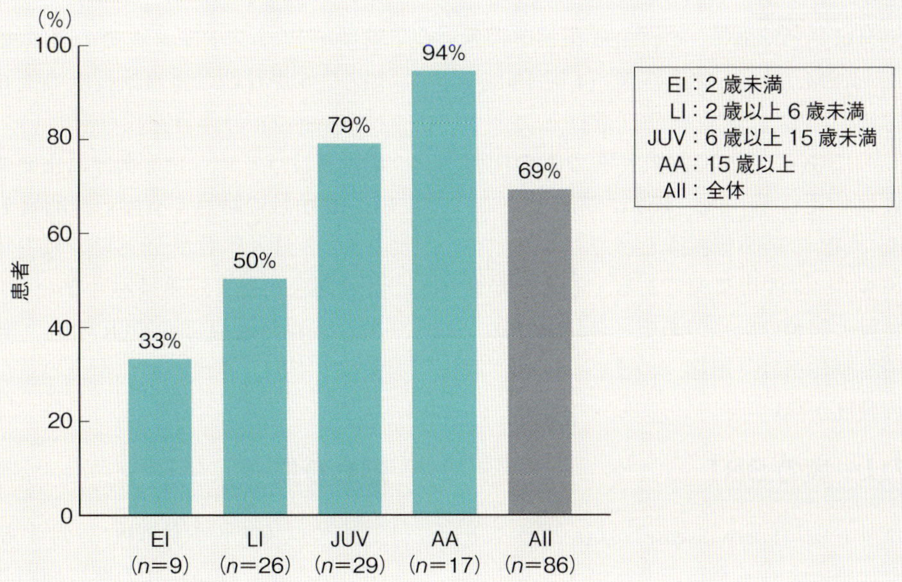

(Patterson MC, et al. *Orphanet J Rare Dis* 2015[6] より)

群で高かった（3）[6]．

垂直性眼球運動障害，認知機能の改善[7]，妄想・幻覚の改善[8]，脱力発作（cataplexy）消失[9]などの例も報告されている．

ミグルスタットは神経症状が出現したら速やかに開始する．投与量は体表面積を基準に，成人（体表面積＞1.25 m²）では1回200 mgを1日3回経口投与し腎不全患者では減量する．小腸で二糖類分解酵素を阻害するため下痢が高頻度（67%）にみられるので，投与量を漸増し下痢が生じたら炭水化物摂取を減らす，投与時刻を食事から離す，止痢薬（ロペラミド）併用，減量などの対策を行う[10]．市販のアミラーゼ併用（自治医科大学小児科 小坂 仁先生私信），経管栄養では半固形剤の利用（自験例）が有用な例もある．

ゴーシェ病のSRT

ゴーシェ病（Gaucher disease）はグルコセレブロシダーゼ活性低下によりグルコセレブロシドが主に細網内皮系に蓄積する疾患で，肝脾腫，貧血・血小板減少，骨症状（骨痛，病的骨折）が主症状であるが神経症状を呈する例もあり，1型（非神経型），2型（急性神経型），3型（慢性神経型）に分類される．ERT（イミグルセラーゼとベラグルセラーゼ アルファ）に加え，SRT薬であるエリグルスタット（サデルガ®）が2014年米国，2015年EUと日本で承認された．

未治療のゴーシェ病1型19例4年間の第II相オープンラベル試験[11]，同じく40例39週間の第III相RCT（ENGAGE試験）[12]で，エリグルスタットにより肝・脾容積変化率，ヘモグロビン値変化，血小板値変化の4つのパラメータの改善がみられた．既治療の18歳以上ゴーシェ病1型160例52週間の第III相オープンラベル試験[13]では，イミグルセラーゼとの非劣性を検討しイミグルセラーゼ群のヘモグロビン値が有意に安定した（$p=0.0253$）が，他3つのパラメータでは両群に有意差はなかった．

エリグルスタットは主にCYP2D6，一部がCYP3Aにより代謝されるためCYP2D6の遺伝子多型・表現型を確認する[14]．CYP2D6の活性が通常の患者（extensive metabolizer：EM），活性が低い患者（intermediate metabolizer：IM）の成人には1回100 mgを1日2回，CYP2D6の活性が欠損している患者（poor metabolizer：PM）には1回100 mgを1日1回投与とし，CYP2D6の活性が過剰な患者（ultra rapid metabolizer：URM）や表現型不明では投与しない．CYP2D6阻害薬とCYP3A阻害薬を内服している場合は禁忌である．CYP2D6阻害薬のみの内服ではEM，IMは併用注意（1回100 mgまでとする），PMは慎重投与（避けることが望ましい）である．CYP3A阻害薬のみの内服ではEMは併用注意，IM，PMは禁忌である．クラスIaとIIIの抗不整脈薬とベプリジル（ベプリコール®）は併用禁忌である．心毒性があり，不整脈と失神の既往のあるときは要注意である．主な副作用は，頭痛，めまい，下痢，消化不良の頻度が高い．

ファブリー病のSRT

ファブリー病（Fabry disease）はα-ガラクトシダーゼ欠損により，グロボトリアオシルセラミド（GL-3）をはじめとする糖脂質が血管内皮細胞，平滑筋細胞，神経節細胞などに蓄積する疾患で，四肢痛，低汗症，脳梗塞，皮膚の被角血管腫，腎不全，心肥大などを呈する古典型，心型，腎型の3病型がある．ERT（アガルシダーゼ アルファとベータの点滴静注薬）が承認されており，開発中のSRT薬の一つであるmigalastat（ミガラスタット）の第III相試験が報告されている．ファブリー病患者67例を変異型α-ガラクトシダーゼのアッセイにより分類し，6か月の二重盲検投与の後6〜12か月目にmigalastatの非盲検投与を行い，さらに1年間延長投与した．全症例では主要エンドポイント（6か月の時点で有効〈腎間質毛細血管あたりGL-3封入体数が50％以上減少〉であった患者の割合）の有意差は示せなかった（$p=0.30$）が，24か月時点でのGFRの低下率や左室重量係数，下痢，逆流，消化不良の重症度は改善した[15]．

おわりに

ミグルスタットはNPCに対する唯一の治療法であるが，神経症状の進行抑制のみで根治療法ではないことを説明し，副作用に留意して使用することが重要である．

エリグルスタットは経口薬であるためERTよりは利便性が高いが，種々の禁忌・注意事項があり，CYP2D6の遺伝子多型を前もって把握しておく必要がある．

（﨑山快夫）

文献

1）北谷照雄ほか．ニーマン・ピック病C型治療薬 ミグルスタット（ブレーザベス®カプセル100 mg）の薬理学的特性および臨床効果．日本薬理学雑誌 2013；141：160-167.

2）Lachmann RH. Miglustat. Oxford GlycoSciences／Actelion. *Curr Opin Investig Drugs* 2003；4：472-479.

3）Patterson MC, et al. Miglustat for treatment of Niemann-Pick C disease：A randomised controlled study. *Lancet Neurol* 2007；6：765-772.

4）Pineda M, et al. Miglustat in patients with Niemann-Pick disease Type C（NP-C）：A multicenter observational retrospective cohort study. *Mol Genet Metab* 2009；98：243-249.

5）Wraith JE, et al. Miglustat in adult and juvenile patients with Niemann-Pick disease type C：Long-term data from a clinical trial. *Mol Genet Metab* 2010；99：351-357.

6）Patterson MC, et al. Stable or improved neurological manifestations during miglustat therapy in patients from the international disease registry for Niemann-Pick disease type C：An observational cohort study. *Orphanet J Rare Dis* 2015；10：65.

7）Sakiyama Y, et al. Abnormal copper metabolism in Niemann-Pick disease type C mimicking Wilson's disease. *Neurol Clin Neurosci* 2014；2：193-200.

8）Szakszon K, et al. Complete recovery from psychosis upon miglustat treatment in a juvenile Niemann-Pick C patient. *Eur J Paediatr Neurol* 2014；18：75-78.

9）Zarowski M, et al. Treatment of cataplexy in Niemann-Pick disease type C with the use of miglustat. *Eur J Paediatr Neurol* 2011；15：84-87.

10）Belmatoug N, et al. Gastrointestinal disturbances and their management in miglustat-treated patients. *J Inherit Metab Dis* 2011；34：991-1001.

11）Lukina E, et al. Eliglustat an investigational oral therapy for Gaucher disease type 1：Phase 2 trial results after 4 years of treatment. *Blood Cells Mol Dis* 2014；53：274-276.

12）Mistry PK, et al. Effect of oral eliglustat on splenomegaly in patients with Gaucher disease type 1：

The ENGAGE randomized clinical trial. *JAMA* 2015；313：695-706.
13）Cox TM, et al. Eliglustat compared with imiglucerase in patients with Gaucher's disease type 1 stabilised on enzyme replacement therapy：A phase 3 randomised open-label non-inferiority trial. *Lancet* 2015；385：2355 2362.
14）井田博幸．基質合成抑制療法．小児科診療 2016；79：759-765.
15）Germain DP, et al. Treatment of Fabry's disease with the pharmacologic chaperone migalastat. *N Engl J Med* 2016；375：545-555.

Further reading

● Coutinho MF, et al. Less is more：Substrate reduction therapy for lysosomal storage disorders. *Int J Mol Sci* 2016；17：1065.
SRT の歴史と薬理学について学びたい人にお勧め

● 大野耕策（編）．ニーマン・ピック病 C 型の診断と治療．大阪：医薬ジャーナル社；2015.
ニーマン・ピック病について学びたい臨床家にお勧め

● Shemesh E, et al. Enzyme replacement and substrate reduction therapy for Gaucher disease. *Cochrane Database of Syst Rev* 2015；(3)：CD010324.
ゴーシェ病の ERT と SRT のコクランレビュー．ゴーシェ病の治療について学びたい臨床家にお勧め

III. ここが知りたい―今後の治療開発に向けて

TTR 四量体安定化薬

対象とする主な神経疾患　遺伝性 ATTR アミロイドーシス（家族性アミロイドポリニューロパチー）

シリーズ関連書籍　神経免疫　神経難病

Point

- 遺伝性 ATTR アミロイドーシスはトランスサイレチン（*TTR*）遺伝子変異に起因する常染色体優性の遺伝性疾患である.
- 本症に対してはすでに肝移植の有用性が確立しているが，侵襲性，ドナー不足，適応患者が少ないなどの問題点があった.
- 本症患者では,遺伝子変異よりTTR蛋白の天然構造である四量体構造が不安定化していることから,TTR 四量体安定化薬が開発され，その有効性が証明された.
- 現在，本症に対する遺伝子治療の開発が進行している.
- 疾患修飾療法の開発により本症患者の長期生存が可能になった．今後は，脈絡叢で産生された髄液中変異 TTR に起因する脳アミロイドアンギオパチーに対する創薬が喫緊の課題である.

遺伝性 ATTR アミロイドーシス

アミロイドは，正常に折りたたまれた（フォールディングした）蛋白質が構造変化（ミスフォールディング）し，重合することにより不溶化した線維状の細胞外沈着物である．病理学的には,コンゴーレッド染色で赤橙色に染色され,偏光顕微鏡下で緑色の複屈折を呈する特徴を有する．アミロイドは，その前駆蛋白質によって分類されるのが基本であり，現在までに 30 以上の前駆蛋白質が同定されている[1]．遺伝性 ATTR アミロイドーシス（hereditary transthyretin amyloidosis）は,トランスサイレチン（transthyretin：*TTR*）遺伝子変異に起因する常染色体優性遺伝の疾患で，TTR を前駆蛋白とするアミロイド（ATTR アミロイド）が全身臓器に沈着し機能障害を惹起する.

遺伝性 ATTR アミロイドーシスの臨床病型

遺伝性 ATTR アミロイドーシスの主な罹患臓

Column

見逃されている common disease “野生型 ATTR アミロイドーシス”

TTR はアミロイド原性の高い蛋白質であり，変異のない野生型 TTR もアミロイドーシスの原因となる（野生型 ATTR アミロイドーシス).

本症は主に高齢者に認められる全身性アミロイドーシスで，変性した野生型 TTR が心臓を中心とした全身臓器に沈着する．剖検例の報告では，80 歳以上の 12～25％と非常に高率に心臓への ATTR アミロイドの沈着が認められているが，有効な疾患修飾療法が存在しないため積極的に生前診断されることは少なく，詳細な臨床像は不明であった.

しかし，近年の研究により本症患者の多くが心不全の発症前に手根管症候群を呈していることが明らかとなった[2]．また，^{99m}Tc-ピロリン酸心筋シンチグラフィで高感度に心臓への ATTR アミロイド沈着を検出可能であることから，これらの組み合わせにより野生型 ATTR アミロイドーシスを発症早期に診断することが可能となっている[2].

後述する TTR 四量体安定化薬は，*in vitro* で野生型 TTR も安定化しアミロイド線維形成を阻害することから本症に対する有効性も期待され，現在タファミジス（ビンダケル®）の国際的な第 III 相臨床試験が実施されている.

1 遺伝性 ATTR アミロイドーシスにおける genotype-phenotype correlation

phenotype	代表的な genotype *
多発ニューロパチー，自律神経障害が主症状 （家族性アミロイドポリニューロパチー）	V30M（p.V50M）*
拘束型心筋症が主症状 （家族性アミロイド心筋症）	D38A（p.D58A），S50R（p.S70R）， T60A（p.T80A），V122I（p.V142I）
中枢神経障害が主症状 （家族性髄膜 / 脳血管アミロイドーシス）	D18G（p.D38G），A25T（p.A45T） Y69H（p.Y89H），Y114C（p.Y134C）
手根管症候群で発症	I107V（p.I127V），Y114H（p.Y134H）

* 同じ遺伝子変異を有する患者でも表現型（phenotype）が異なる場合がある．たとえば，本邦患者の 70％以上を占める V30M 変異の多くは多発ニューロパチーや自律神経障害で発症するが，心筋症で発症する症例もまれではない．

2 ATTR アミロイドの形成過程と TTR 四量体安定化薬の作用機序

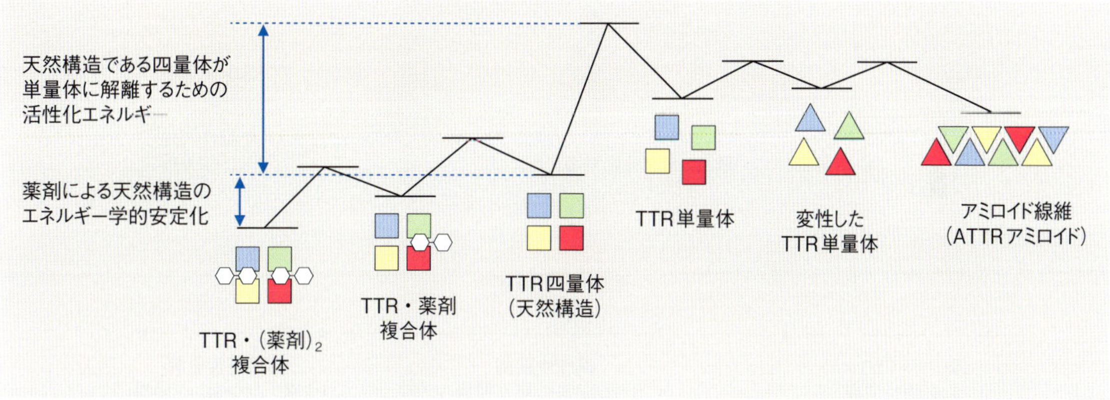

TTR 蛋白は四量体として生体内で存在し，機能している（天然構造）．TTR がアミロイドを形成するには，四量体から単量体への解離と単量体の変性が必要であり，四量体の解離が一連のアミロイド形成反応の律速段階である．TTR 四量体安定化薬により天然構造が安定化され，四量体の解離により大きなエネルギーが必要となる．その結果としてアミロイド線維形成が阻害される．

器は末梢神経，自律神経，心臓，眼，中枢神経であり，遺伝子変異のタイプによりこれらの臓器がさまざまな割合で障害される．初発症状や主に障害される臓器により，家族性アミロイドポリニューロパチー，家族性アミロイド心筋症，家族性髄膜 / 脳血管アミロイドーシスなどに分類される．一定の genotype-phenotype correlation（**1**）が認められるが，ほとんどの症例で経過中に末梢神経，自律神経，心臓，眼の障害を認める．

ATTR アミロイドの形成機序

TTR は 127 個のアミノ酸から成る単量体が四量体を形成した分子量 55 kDa の蛋白質である（**2**）．生体内では主に肝臓，脈絡叢，網膜上皮細胞で産生され，血清，髄液，眼組織中などに存在している．TTR の主な機能は，甲状腺ホルモンであるサイロキシン（T_4）およびレチノール結合蛋白-ビタミン A 複合体の輸送である．この TTR 蛋白がアミロイドを形成するには，天然構造である四量体から単量体への解離と単量体の変性が必要であり，四量体から単量体への解離が一連のアミロイド形成反応の律速段階である（**2**）．さらに，遺伝子組換え変異 TTR を用いた検討の結果，遺伝子変異に起因する TTR 蛋白の四量体構造（天然構造）の不安定性が遺伝性 ATTR アミロイドーシス患者の重症度を規定していることが明らかになって

Column

高度に不安定な変異 TTR はアミロイドーシスを起こさない

変異により TTR の四量体構造が不安定になるとアミロイド形成が促進されるが，高度に不安定化すると逆に臨床的な重症度は低下する．これは，非常に不安定な変異 TTR は小胞体の品質管理システムによるチェックを受け，プロテアソームで細胞内分解されるからである（小胞体関連分解）．このため，非常に不安定な変異 TTR は *in vitro* のアミロイド原性は高いものの細胞外への分泌効率が低下し，重症なアミロイドーシスを来さない．つまり，生体の蛋白質品質管理システムが，重症なアミロイドーシスの発症を防御しているのである．実際，これまで病原性として報告されている変異のほとんどが一塩基置換であり，大欠失，ナンセンス変異，フレームシフト変異によりアミロイドーシスを発症した報告はない．

3 TTR 蛋白の天然構造の安定性と臨床的重症度

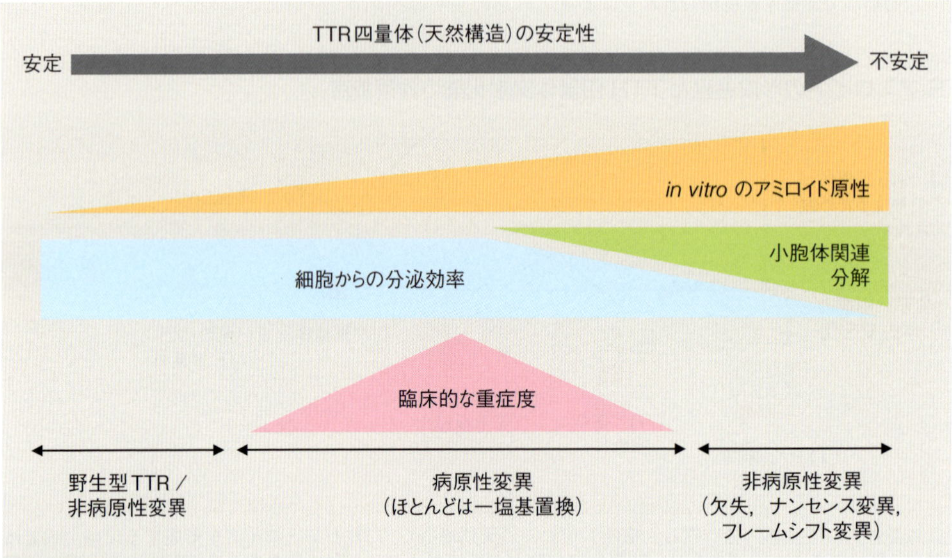

遺伝子変異に起因する TTR 蛋白の四量体構造（天然構造）の不安定性が遺伝性 ATTR アミロイドーシス患者の重症度を規定している．

いる（3）[3]．

TTR 四量体安定化薬の開発

従来の遺伝性 ATTR アミロイドーシスに対する治療（肝移植）

血液中に存在する TTR のほとんどが肝臓で産生されることから，1990 年から遺伝性 ATTR アミロイドーシスに対する肝移植療法が開始され，これまでに全世界で 2,000 人以上の患者に肝移植が実施されている．肝移植により本症患者の予後は飛躍的に改善したが，高度の侵襲性，ドナー不足，移植後の心臓への野生型 TTR 沈着の進行などの問題が存在する．さらに，病状や年齢などの理由により肝移植の適応となる患者は非常に少ないことから，侵襲性の低い新規の疾患修飾療法の開発が望まれていた．

TTR 四量体安定化薬

前述したように，遺伝性 ATTR アミロイドーシス患者では *TTR* 遺伝子変異により天然構造である四量体が不安定となり，生体内でのアミロイド形成が促進されている．一方，TTR の生理的リガンドである T_4 が TTR に結合すると，四量体構造が安定化され *in vitro* でアミロイド線維形成が抑制されることが知られている[4]．しかし，生体内では TTR 四量体のほとんどが T_4 と結合しない状態で存在している．これは，TTR 濃度（3.6〜7.2 μM）が T_4 濃度（0.1 μM）に比べて圧倒的に高いこと，サイロキシン結合グロブリンやアルブミンなどの TTR 以外の T_4 輸送蛋白が存在すること，に起因している．そこで筆者らは，TTR 四量体の T_4 結合部位に結合する低分子化合物を用いて天然構造を安定化させ，ATTR アミロイド線維形成を阻害する新規治療法を考案した（**2**）．TTR 四量体安定化薬として，これまでにジフルニサルとタファミジスの 2 剤の臨床的有効性が証明されている．

■ジフルニサル

筆者らはまず，ドラッグ・リポジショニングの手法を用いて T_4 と類似の化学構造を有する既存薬をスクリーニングし，非ステロイド抗炎症薬（NSAIDs）であるジフルニサルが *in vitro* で TTR 四量体構造を安定化し ATTR アミロイドの形成をほぼ完全に抑制することを見出した[5]．また，健常者を対象とした第 I 相臨床試験を実施し，経口投与したジフルニサルが抗炎症薬としての常用量（500 mg／日）で，ほぼすべての血中 TTR の T_4 結合部位に結合して TTR の四量体構造を安定化することを確認した[6]．この結果を受けて，ジフルニサルの遺伝性 ATTR アミロイドーシスを対象としたランダム化比較試験（第 II／III 相試験）が，米国，日本，欧州の多国籍医師主導型臨床試験として実施され，末梢神経障害の進行抑制および quality of life（QOL）の維持効果が証明された[7]．

■タファミジス

一方，タファミジスは米国のベンチャー企業である FoldRx 社により ATTR アミロイドーシス治療を目的に新規に開発された薬剤である．タファミジスにはジフルニサルのようなシクロオキシゲナーゼ阻害作用がなく，腎機能障害や消化管粘膜障害などの NSAIDs で問題となる副作用は認められない．タファミジスの遺伝性 ATTR アミロイドーシスに対するランダム化比較試験（第 II／III 相試験）で，本剤の末梢神経障害の進行抑制および QOL の悪化抑制効果が証明された．また，本試験でタファミジスは栄養状態の指標である mBMI（modified body mass index）の改善効果を有することが示された[8]．これらの結果を受け，タファミジスは欧州諸国，日本，アルゼンチン，メキシコ，イスラエルで遺伝性 ATTR アミロイドーシス治療薬として認可され処方が可能となっている（本邦ではビンダケル®として 2013 年 11 月に認可，ファイザー株式会社が製造・販売）．

現在，臨床試験が進行中の新規治療（遺伝子治療）

遺伝性 ATTR アミロイドーシスは典型的な gain-of-toxic function disease であり，動物モデルで *TTR* 遺伝子をノックアウトしても問題となる表現型（phenotype）を呈さないことから，低分子干渉 RNA（small interfering RNA：siRNA）やアンチセンスオリゴヌクレオチド（antisense oligonucleotide：ASO）を用いた遺伝子治療の有効性が期待されている．現在，米国の Alnylam 社が開発した siRNA 静脈点滴製剤である ALN-TTR02（patisiran）の本症患者を対象とした国際的なランダム化比較試験（APOLLO 第 III 相試験）が実施されており，日本からも 3 施設が参加している．本試験は 2017 年に終了見込みであり，その結果が注目されている．遺伝子治療の課題は安全性であり，Alnylam 社が開発した siRNA 皮下注射製剤である ALN-TTRsc（revusiran）は，ランダム化比較試験で実薬群において死亡例が多いことが明らかとなり，開発が中止された．また，米国の IONIS 社が開発した ASO 製剤である IONIS-TTR_{Rx} は，日本での臨床試験が計画されていたが海外の試験で血小板減少による死亡例が発生し，日本での臨床試験が中止された．

遺伝性 ATTR アミロイドーシス治療の課題と今後の治療法開発の展望

肝移植および TTR 四量体安定化薬の出現により，ほぼすべての遺伝性 ATTR アミロイドーシス患者に対する疾患修飾療法が可能となった．また近い将来，遺伝子治療も治療の選択肢に加わる可能性が高い．しかし，網膜色素上皮細胞が産生する変異 TTR による眼アミロイドーシスと，脈絡叢が産生する髄液中変異 TTR による髄膜・脳血管アミロイドーシスに対しては，これらの治療の有効性は期待できない（**4**）．

ディベート

遺伝性ATTRアミロイドーシスは中枢神経疾患になる？

1に示したように，いくつかの*TTR*遺伝子変異は，髄膜アミロイドーシスや脳アミロイドアンギオパチーによる中枢神経症状を主徴とするが，日本人患者の大多数を占めるV30M変異をはじめとするほとんどの変異においては，中枢神経症状を呈することはまれであった．しかし，肝移植により本症患者の寿命が劇的に延長し，その結果として発症後20年以上経過した症例に脳アミロイドアンギオパチーによる中枢神経症状が頻発することが最近明らかになった[9]．肝移植，TTR四量体安定化薬などの疾患修飾療法により，今後，末梢神経障害や心筋障害がコントロールされた長期生存例が増加すると考えられ，近い将来ATTRアミロイドーシスは中枢神経症状主体の疾患になると予想される（4）．

4 TTRの産生臓器からみた障害部位と疾患修飾療法の作用点

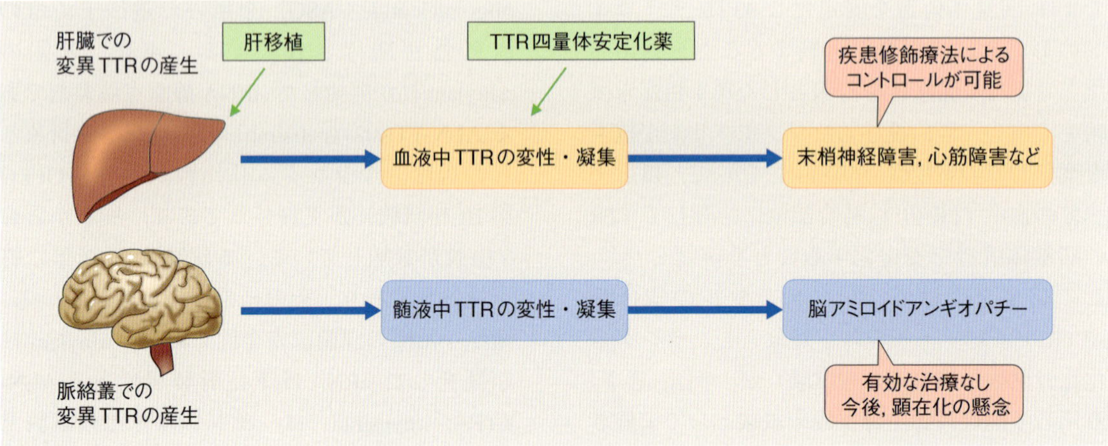

今後，眼アミロイドーシスに対しては点眼薬や眼内注射薬，髄膜・脳血管アミロイドーシスに対しては中枢神経への移行性の高い低分子化合物（TTR四量体安定化薬など）や遺伝子治療薬の髄注などの新たな創薬のアイディアが必要である．

本稿で解説したTTR四量体安定化薬は，蛋白質の天然構造の安定化というこれまでにない新しい薬物治療のストラテジーである．近年の研究で，多くの神経変性疾患がATTRアミロイドーシスと同様に蛋白質の異常凝集により生じることが明らかになっており，天然構造の安定化による創薬が他の神経疾患に応用できる可能性がある．また，蛋白質天然構造の安定化はloss of function diseaseに対しても応用可能であり，ライソゾーム病に対する分子シャペロン療法はその一例である．

（関島良樹）

文献

1) Sipe JD, et al. Amyloid fibril protein nomenclature：2012 recommendations from the Nomenclature Committee of the International Society of Amyloidosis. *Amyloid* 2012；19：167-170.
2) Nakagawa M, et al. Carpal tunnel syndrome：A common initial symptom of systemic wild-type ATTR（ATTRwt）amyloidosis. *Amyloid* 2016；23：58-63.
3) Sekijima Y, et al. The biological and chemical basis for tissue-selective amyloid disease. *Cell* 2005；121：73-85.
4) Miroy GJ, et al. Inhibiting transthyretin amyloid fibril formation via protein stabilization. *Proc Natl*

Acad Sci U S A 1996；93：15051-15056.
5) Miller SR, et al. Native state stabilization by NSAIDs inhibits transthyretin amyloidogenesis from the most common familial disease variants. *Lab Invest* 2004；84：545-552.
6) Sekijima Y, et al. Orally administered diflunisal stabilizes transthyretin against dissociation required for amyloidogenesis. *Amyloid* 2006；13：236-249.
7) Berk JL, et al. Repurposing diflunisal for familial amyloid polyneuropathy：A randomized clinical trial. *JAMA* 2013；310：2658-2667.
8) Coelho T, et al. Tafamidis for transthyretin familial amyloid polyneuropathy：A randomized, controlled trial. *Neurology* 2012；79：785-792.
9) Sekijima Y, et al. Cerebral amyloid angiopathy in posttransplant patients with hereditary ATTR amyloidosis. *Neurology* 2016；87：773-781.

III. ここが知りたい──今後の治療開発に向けて

化学シャペロン療法

対象とする主な神経疾患　ゴーシェ病，GM1-ガングリオシドーシス，テイ・サックス病，サンドホフ病，クラッベ病，ムコ多糖症 IIIC 型

シリーズ関連書籍　神経難病　小脳

Point

- ライソゾーム病はライソゾーム加水分解酵素や補酵素などライソゾーム機能蛋白質の遺伝的な欠損により引き起こされる疾患群である．
- ライソゾーム病の多くは，新生児期から小児期に重篤な神経症状を主症状として発症する神経難病である．
- ライソゾーム病の治療には，酵素補充療法と造血幹細胞移植療法が応用されているが，脳への効果はみられない．
- ライソゾーム病に対する化学シャペロン療法は，脳病態に有効な新規治療法として日本で最初に開発された．
- 化学シャペロン療法は，標的ライソゾーム酵素蛋白質に結合し，安定化効果をもつ低分子シャペロン化合物を細胞内で作用させ，変異酵素活性を上昇させることで，治療効果を発揮する．

ライソゾーム病とは

真核生物の細胞内小器官の一つであるライソゾーム（lysosome）は，ライソゾーム膜に局在するプロトンポンプの作用により内部は強い酸性状態に保たれ，多くの加水分解酵素により複合糖脂質や脂質の分解反応が行われている．ライソゾーム病（lysosomal storage disease）とは，ライソゾーム酵素やその補酵素，またはライソゾーム膜蛋白質などが遺伝的に欠損することにより引き起こされる疾患で，約 40 種類以上の異なる疾患から成る疾患群の総称である．個々の疾患は患者数の少ない希少疾患に分類される．患者細胞では，本来分解される基質がライソゾーム内に異常蓄積し，障害を受ける細胞・組織によりさまざまな臨床症状を示すが，半数以上は進行性の重篤な中枢神経症状を伴い新生児期から小児期に発症する．

ライソゾーム病の治療法

ライソゾーム病の治療法としては，欠損している酵素を薬剤として体外から投与する酵素補充療法が確立され，肝脾腫大や骨異常などに有効性が確認されている[1]．また，造血幹細胞移植も行われているが，これらの方法では，酵素蛋白質が血液脳関門を通過できないことから，脳病態に対する有効性はみられない．蓄積基質の合成酵素を抑える基質合成抑制療法や，遺伝子治療，幹細胞療法も開発が進んでいる．

化学シャペロン療法の原理

生物学においてシャペロン（chaperone）とは，蛋白質フォールディング（折りたたみ）を助ける蛋白質の総称として用いられる．ライソゾーム病患者でみられる変異ライソゾーム酵素の多くは，蛋白質フォールディング異常により，小胞体で合成後に速やかに分解される．この変異酵素蛋白質に対し，分子シャペロン蛋白質（熱ショック蛋白質など）の機能を用い，変異酵素蛋白質の分解を抑制する効果が得られる．しかし，この方法では標的とする蛋白質に対する特異性が低いことから，不要な蛋白質の蓄積を導き，細胞障害性などの副反応が問題とされてきた．

1 ライソゾーム病に対する化学シャペロン療法の原理

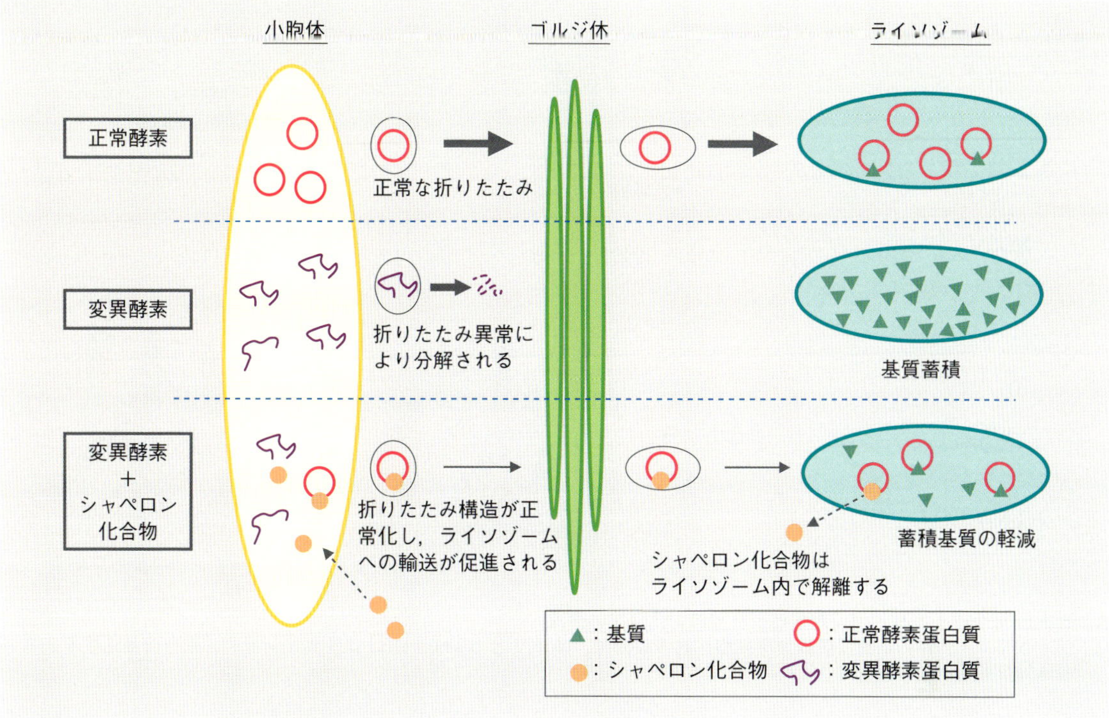

小胞体で合成後，折りたたみ構造の異常により分解される変異酵素蛋白質に対し，細胞外から低分子化合物（シャペロン化合物）を結合させることで，構造を正常化し，ライソゾームへの輸送を促進することで，酵素活性を上昇させる．また，化合物はライソゾーム内で解離し，酵素の基質分解を促進する．

筆者らが開発してきた化学シャペロン療法（chemical chaperone therapy）とは，標的とするライソゾーム酵素蛋白質に特異的に結合し，変異酵素蛋白質のフォールディング異常を補正することのできる低分子化合物（シャペロン化合物）を用いる方法で，分子シャペロンと区別するために，化学シャペロン（chemical chaperone）または薬理シャペロン（pharmacological chaperone）と称される．通常，小胞体で合成された正常ライソゾーム酵素蛋白質は正しいフォールディングを行い，ゴルジ体で修飾を受けた後，マンノース-6-リン酸経路を介しライソゾームに輸送される．一方，小胞体で合成後，分解される変異酵素蛋白質に対し，シャペロン化合物を結合させることで，蛋白質構造異常を補正し，小胞体での分解を逃れ，ライソゾームへの輸送を促進する．さらに，酸性条件下のライソゾーム内でシャペロン化合物は酵素蛋白質から解離し，基質加水分解反応を促進することで効果を得るのが化学シャペロン療法の原理である（**1**）．

GM1-ガングリオシドーシスに対するシャペロン化合物の開発例

化学シャペロン療法は，鈴木義之博士（現・東京都医学総合研究所）により考案され，日本で最初に開発された方法である．初期の研究は，主にファブリー病（α-ガラクトシダーゼA欠損症）に対し行われ，基質ガラクトースに類似構造をもつ低分子化合物1-デオキシガラクトノジリマイシン（1-deoxygalactonojirimycin：DGJ）がヒト変異α-ガラクトシダーゼAを発現させたモデルマウスに経口投与後，心臓，腎などの酵素活性を上昇させる効果があることを報告した[2]．このファブリー病の研究により得られた知見を元に，GM1-ガングリオシドーシスやゴーシェ病（Gaucher disease）の中枢神経障害に対するシャペロン療法の開発へと展開した．ここでは，筆者らが行ったGM1-ガングリオシドーシスに対する開発について紹介する．

2 ヒトβ-ガラクトシダーゼに対するシャペロン化合物と培養細胞に対する効果

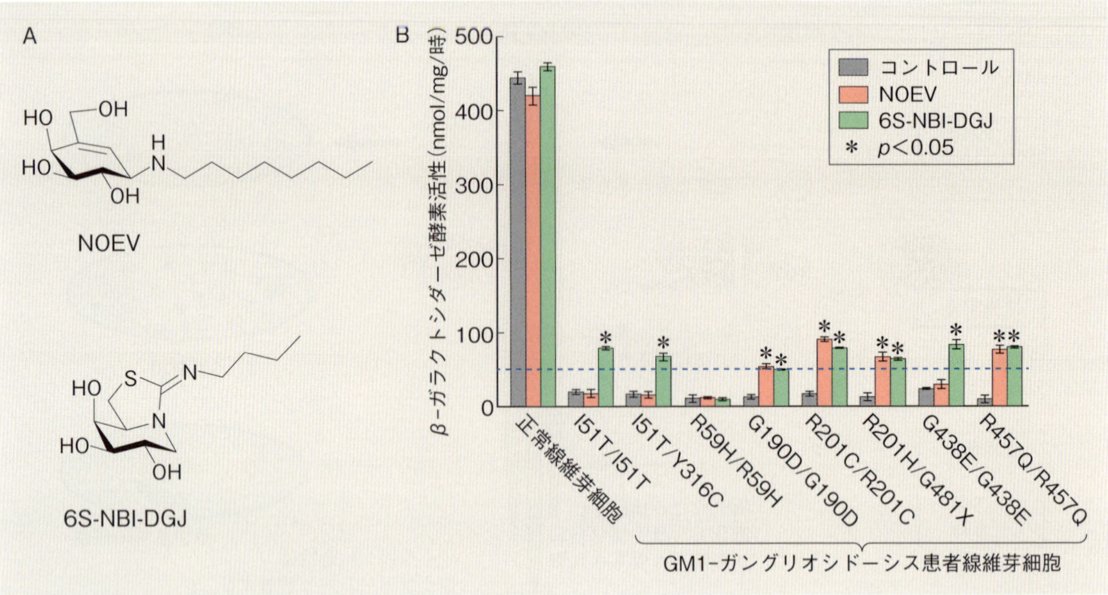

A：ヒトβ-ガラクトシダーゼに対するシャペロン化合物の構造.
B：シャペロン化合物の培養皮膚線維芽細胞に対する効果．NOEVと6S-NBI-DGJは変異型特異的に残存酵素活性を上昇させる効果を示す.

GM1-ガングリオシドーシスはライソゾーム加水分解酵素β-ガラクトシダーゼをコードする *GLB1* 遺伝子の変異により起こる常染色体劣性ライソゾーム病である[3]．患者細胞内では，基質であるガングリオシドGM1がライソゾーム内に蓄積し，進行性の中枢神経症状を発症する．臨床型は，遺伝子変異型と残存酵素活性に依存し，発症時期により乳児型，若年型，成人型に分類される．また，同じ *GLB1* 遺伝子の異常により，骨症状を示すモルキオB病（Morquio B disease）がある．ヒト *GLB1* 遺伝子は3番染色体3q21.33に存在し，16のエクソンから成り，677アミノ酸をコードする．β-ガラクトシダーゼ酵素蛋白質はマンノース-6-リン酸受容体によりライソゾームに輸送後，保護蛋白質カテプシンAとノイラミニダーゼ蛋白質と複合体を形成する．*GLB1* 遺伝子変異は現在まで160種類以上が報告され，その約80％がミスセンス変異である．また，日本人に比較的多い変異として，R201C変異（若年型）とI51T変異（成人型）が知られており，特にI51T変異をもつ成人型は神経内科から報告される場合がある．この疾患に対するシャペロン化合物は，まず，慶應義塾大学理工学部の小川らが合成したカルバ糖アミン誘導体の一つ *N*-オクチル-4-エピ-β-バリエナミン（*N*-octyl-4-epi-β-valienamine：NOEV）[4]と，次に，セビリア大学（スペイン）との共同研究によるDGJ誘導体sp2イミノ糖5*N*,6S-（*N'*-butyliminomethylidene）-6-thio-DGJ（6S-NBI-DGJ）を同定した（2-A）[5]．

これらの化合物は，試験管内でヒトβ-ガラクトシダーゼに対し特異的な基質競合阻害活性を示し，その阻害活性は酸性条件下では中性条件下より約10倍低いことから，ライソゾーム内で酵素蛋白質から容易に解離することが予測された．また，共結晶構造解析により，ヒトβ-ガラクトシダーゼの基質結合部位に結合することが明らかとなった．これらの化合物を低濃度培地中に添加すると，R201C変異酵素を発現する患者由来皮膚線維芽細胞の酵素活性を有意に上昇させる効果（シャペロン効果）を認めた．同様の効果は，50株の患者細胞のうち，17株で認められ，シャペロン効果が変異型特異的であることがわかった（2-B）[6]．

さらに，GLB1 cDNA発現細胞系を用いシャペロン効果を調べ，94種類の変異型のうち

3 シャペロン化合物による基質GM1蓄積の軽減効果

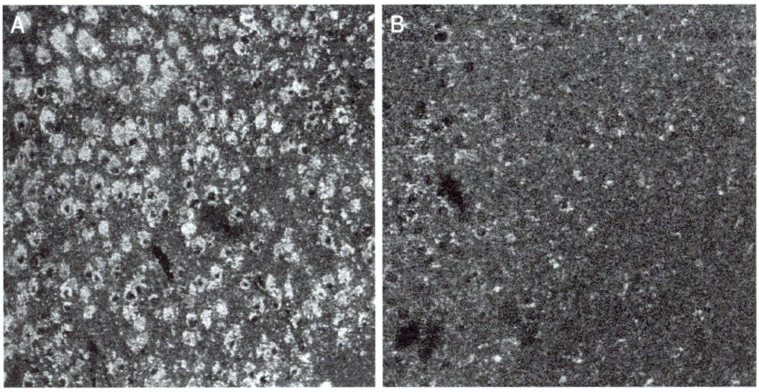

R201Cモデルマウスの大脳皮質切片の抗GM1染色像．コントロール（A）でみられる基質GM1の蓄積は，NOEVを1週間投与後（B）には軽減した．

NOEVで22種類[7]，NBI-DGJで24種類の変異型[8]に対する有効性が認められた．この結果は，2つの化合物を併せて約70％の患者がこの療法に適応可能であることを示した．さらに，モデルマウス投与試験では，マウス*GLB1*遺伝子ノックアウトマウスに，ヒトR201C変異GLB1 cDNAをトランスジェニックしたマウス（R201Cマウス）を用い，飲水投与を行った．NOEVを1週間飲水投与後，R201Cマウスの脳を含む全身臓器で酵素活性の上昇が認められ，神経細胞内の基質GM1蓄積に対し軽減効果を認めた（**3**）[5]．

長期投与試験では，NOEVはモデルマウスの神経症状を有意に改善し，発症早期からの投与による延命効果も認めた[9,10]．また，質量分析により，NOEVは血液脳関門を通過し，脳組織に取り込まれることもわかった．さらに，投与停止後数日以内に化合物はすべて尿中に排出され，組織内から消失することもわかった．一方で，6S-NBI-DGJもNOEVと同等の効果を示し，1週間投与後，脳のオートファジー異常の改善もみられた[8]．これらの筆者らの結果は，経口投与されたシャペロン化合物が腸管から吸収され，脳を含む各臓器に到達し，シャペロン効果を示すことを証明した世界で初めての報告である．

化学シャペロン療法の臨床応用

筆者らの開発したGM1-ガングリオシドーシスに対するシャペロン化合物は，さらに詳細な効果試験と安全性試験を実施しており，現時点では臨床応用に至っていない．ファブリー病では，Amicus社が開発したDGJが臨床知見で有効性がみられ[11]，日本でも近くシャペロン治療薬として市販される見込みである．ゴーシェ病では，Amicus社がIsofagomineの臨床試験を実施したが，副反応のために開発が中断している．アメリカFDA認可薬であるAmbroxol（アンブロキソール）は，トロント大学のMahuranらにより同定されたゴーシェ病のシャペロン化合物で，イスラエルのZimranらによるpilot studyが報告されている[12]．鳥取大学の大野（現・山陰労災病院）らは日本人神経型患者へのAmbroxol投与を行い，効果を報告している[13]．Pyrimethamine（ピリメタミン）はAmbroxolと同様，トロント大学のMahuranらにより同定された化合物で，北米の成人型テイ・サックス病（Tay-Sachs disease）とサンドホフ病（Sandhoff disease）患者に対し投与試験が行われたが，十分な臨床効果が得られず，開発は中止されている[14]．

今後の展開

化学シャペロン療法は，世界に先駆け日本で最初に開発が行われた新しい治療法である．筆者らの原理を元に，現在さまざまなライソゾーム病に対するシャペロン化合物が開発されている（**4**）．一方で，シャペロン化合物は標的酵素の基質結合部位に結合する阻害剤であり，高濃度使用時の酵素阻害活性が問題となる．現在，

4 ライソゾーム病に対するシャペロン化合物

疾患	欠損酵素	シャペロン化合物
ファブリー病	α-ガラクトシダーゼA	ガラクトース DGJ（Amigal）
ゴーシェ病	β-グルコシダーゼ	NOV NN-DNJ IFG アンブロキソール 6S-NDI-NJ
GM1-ガングリオシドーシス モルキオB病	β-ガラクトシダーゼ	NOEV，6S-NBI-DGJ DGJ，NB-DGJ ガラクトース
GM2-ガングリオシドーシス （テイ・サックス病，サンドホフ病）	β-ヘキソサミニダーゼ	NGT AdDNJ，ADNJ，ACAS ピリメタミン
ポンペ病	α-グルコシダーゼ	DNJ NB-DNJ
クラッベ病	ガラクトセレブロシダーゼ	α-Lobeline，NOEV
ムコ多糖症IIIC型	acetyl-CoA：α-glucosaminidine *N*-acetyltransferase	グルコサミン

NOV：*N*-octyl-β-valienamine，NN-DNJ：*N*-(n-nonyl)deoxynojirimycin，IFG：イソファゴミン，NOEV：*N*-オクチル-4-エピ-β-バリエナミン，6S-NB-DGJ：5*N*,6*S*-(*N*'-butyliminomethylidene)-6-thio-DGJ，DGJ：1-デオキシガラクトノジリマイシン，NB-DGJ：*N*-butyldeoxygalactonojirimycin，NGT：*N*-acetylglucosamine thiazoline，AdDNJ：2-acetamido-1,2-dideoxynojirimycin，ADNJ：2-acetamido-2-deoxynojirimycin，ACAS：6-acetamido-6-deoxycastanospermine，DNJ：deoxynojirimycin，NB-DNJ：*N*-butyl-deoxynojirimycin.

さまざまな構造の化合物を用い，酵素安定化と阻害活性の相関についての知見が得られているとともに，活性中心以外の部位（アロステリック部位）に結合する新しい化合物も同定されている[15]．一方で，シャペロン化合物は正常酵素蛋白質の安定化活性も示すことから，酵素補充療法など他の治療法との併用による相乗効果が期待できる[16]．さらに，ゴーシェ病との遺伝的関連性が明らかにされたパーキンソン病について，ゴーシェ病のシャペロン化合物が応用できる可能性も示されている[17]．一方で，GM1-ガングリオシドーシスを含めた，新規化合物を用いた化学シャペロン療法の臨床応用は喫緊の課題であり，迅速に進める必要がある．

（檜垣克美，難波栄二）

文献

1）Brady RO. Enzyme replacement therapy for lysosomal diseases. *Annu Rev Med* 2006；57：286-296.

2）Fan JQ, et al. Accelerated transport and maturation of lysosomal alpha-galactosidase A in Fabry lymphoblasts by an enzyme inhibitor. *Nat Med* 1999；5：112-115.

3）Suzuki Y, et al. β-Galactosidase deficiency（β-Galactosidosis）：GM1 gangliosidosis and Morquio B disease. In：Valle D, et al（editors）, The Online Metabolic and Molecular Bases of Inherited Disease. New York：McGraw-Hill；2008, pp.1-101.

4）Matsuda J, et al. Chemical chaperone therapy for brain pathology in GM1-gangliosidosis. *Proc Natl Acad Sci U S A* 2003；100：15912-15917.

5）Aguilar-Moncayo M, et al. Tuning glycosidase inhibition through aglycone interactions：Pharmacological chaperones for Fabry disease and GM1 gangliosidosis. *Chem Commun* 2012；48：6514-6516.

6）Iwasaki H, et al. Fibroblast screening for chaperone therapy in β-galactosidosis. *Brain Dev* 2006；28：482-486.

7) Higaki K, et al. Chemical chaperone therapy : Chaperone effect on mutant enzyme and cellular pathology in β-galactosidase deficiency. *Hum Mutat* 2011 ; 32 : 843-852.
8) Takai T, et al. A bicyclic 1-deoxygalactonojirimycin derivatie as a novel pharmacological chaperone for GM1 gangliosidosis. *Mol Ther* 2013 ; 21 : 526-532.
9) Suzuki Y, et al. Chemical chaperone therapy : Clinical effect in murine GM1-gangliosidosis. *Ann Neurol* 2007 ; 62 : 671-675.
10) Suzuki Y, et al. Therapeutic chaperone effect on N-octyl-4-epi β valienamine on murine GM1-gangliosidosis. *Mol Genet Metab* 2012 ; 106 : 92-98.
11) Germain DP, et al. Safety and pharmacodynamic effects of a pharmacological chaperone on α-galactosidase A activity and globotriaosylceramide clearance in Fabry disease : Report from two phase 2 clinical studies. *Orphanet J Rare Dis* 2012 ; 7 : 91.
12) Zimran A, et al. Pilot study using ambroxol as a pharmacological chaperone in type 1 Gaucher disease. *Blood Cells Mol Dis* 2013 ; 50 : 134-137.
13) Narita A, et al. Ambroxol chaperone therapy for neuronopathic Gaucher disease : A pilot study. *Ann Clin Transl Neurol* 2016 ; 3 : 200-215.
14) Clarke JT, et al. An open-label Phase I/II clinical trial of pyrimethamine for the treatment of patients affected with chronic GM2 gangliosidosis (Tay-Sachs or Sandhoff variants). *Mol Genet Metab* 2011 ; 102 : 6-12.
15) Porto C, et al. Pharmacological enhancement of α-glucosidase by the allosteric chaperone N-acetylcystein. *Mol Ther* 2012 ; 20 : 2201-2211.
16) Benjamin ER, et al. Co-administration with the pharmacological chaperone AT1001 increaes recombinant human α-galactosidase A tissue uptake and improve substrate reduction in Fabry mice. *Mol Ther* 2012 ; 20 : 717-726.
17) Aflaki E, et al. A new glucocerebrosidase chaperone reduces α-Synuclein and gycolipid levels in iPSC-derived dopaminergic neurons from patients with Gaucher disease and Parkinsonism. *J Neurosci* 2016 ; 36 : 7441-7452.

III. ここが知りたい──今後の治療開発に向けて

磁気けいれん療法

対象とする主な神経疾患・症候 緊張病

シリーズ関連書籍 パーキンソン

Point

- 磁気けいれん療法（MST）は，反復経頭蓋磁気刺激（rTMS）を応用した新しい治療技術である.
- MST は，健忘などの認知機能障害が少なく，電気けいれん療法（ECT）の代替療法になる可能性がある.
- MST は，治療抵抗性うつ病だけではなく，自殺の危険，精神病症状，緊張病症状などのほか，迅速な改善が求められる場合に推奨される.

概要

うつ病は，気分障害のなかでも，最も患者数が多い精神疾患である．自殺，休職，休学，就労・就学の障害などの誘因となるため，その社会的損失は甚大である．うつ病の治療は，休養，薬物療法，心理教育や認知行動療法などの精神療法，環境調整が中心となる．そして，薬物療法は，エビデンスレベルに基づく各種のガイドラインや，個々の症例に応じて段階的に進められるが，約 30％のうつ病患者は，複数の薬物療法に反応しない治療抵抗性うつ病であることが報告されている[1].

従来から，このような治療抵抗性うつ病に対して，電気けいれん療法（electroconvulsive therapy：ECT）が実施されてきた．ECT は，強力な抗うつ療法であり，治療抵抗性うつ病だけではなく，自殺の危険，精神病症状，緊張病症状などのほか，迅速な改善が求められる場合に推奨される治療法である[2]．一方，その副作用として，発作後錯乱（発作後せん妄），発作間せん妄，健忘などの認知機能障害を伴うことが知られている[2]．これらの認知機能障害は，うつ病患者，特に高齢者ではより生じやすく，ECT による治療の妨げになることも少なくない.

このような経緯から，認知機能障害の少ない抗うつ療法の研究開発が求められてきた．磁気けいれん療法（magnetic seizure therapy：MST）は，反復経頭蓋磁気刺激（repetitive transcranial magnetic stimulation：rTMS）を応用した新しい治療技術であり，ECT と比較し，健忘などの

Column

経頭蓋磁気刺激（TMS）

経頭蓋磁気刺激（transcranial magnetic stimulation：TMS）は，非侵襲的に脳を刺激することができる技術であり，規則的な刺激を連続して行うものを反復経頭蓋磁気刺激（repetitive TMS：rTMS）という．刺激頻度に応じて及ぼす作用が異なり，低頻度刺激では抑制的に作用し，高頻度刺激では促進的に作用する[10]．rTMS は，さまざまな精神神経疾患に応用されているが，海外では，薬物療法に反応しないうつ病に対する治療法として認可されている[10]．うつ病の治療では，背外側前頭前野が刺激部位として選択される．うつ病治療における標準的な刺激条件は，左背外側前頭前野，刺激頻度 10 Hz，刺激強度 120％ MT，刺激時間 4 秒，刺激間隔 26 秒，1 日 3,000 発，週 5 日，6 週間である[10]．一方，右背外側前頭前野への 1 Hz の低頻度刺激でも，うつ病に有効であることが知られている[10].

1 magpro XP

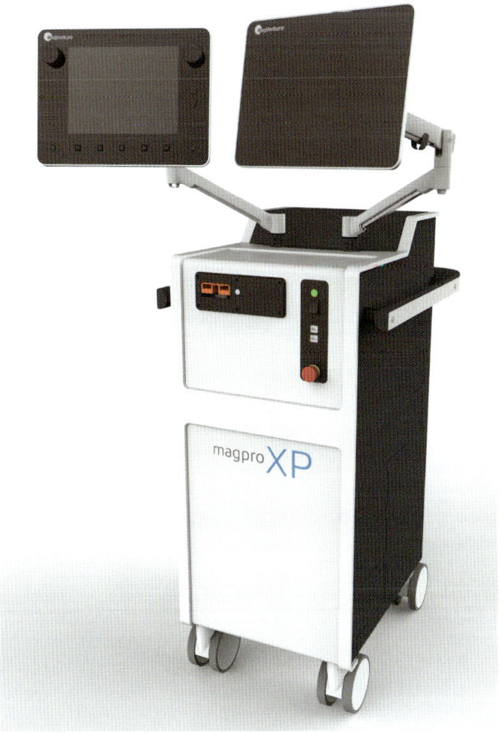

磁気けいれん療法の装置本体とモニター２台から成る．１つは，刺激条件の設定に使用するものであり，もう１つは，けいれん発作時の脳波モニタリングに使用する．
（提供：MagVenture，Denmark）

2 ダブルコーンコイル

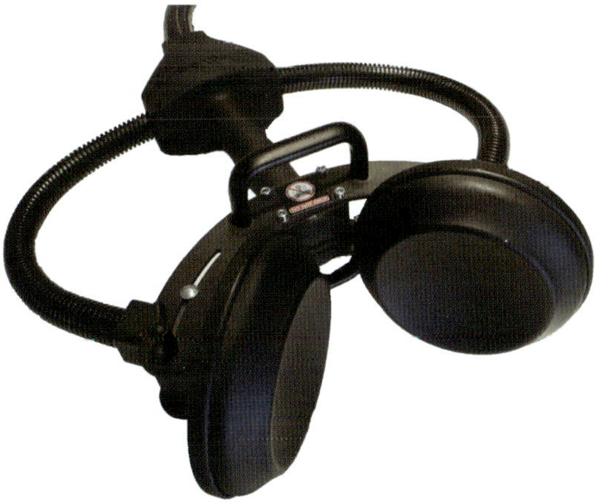

従来は，コイルが発熱したため，患者ごとにコイルを交換していたが，最新のものは水冷式となっており，連続した使用が可能である．
（提供：MagVenture，Denmark）

認知機能障害が少ないとされる[3-6]．本稿では，MST について概説し，国内導入に向けた研究開発の現況を述べる．

磁気けいれん療法の実際

装置

MST の開発は，米国の Lisanby，Sackeim ら，ドイツの Schlaepfer らのグループが中心となって進められてきた[7-9]．1998 年から，非ヒト霊長類を対象に実現可能性，安全性の観点から検証が繰り返され[7]，2000 年に，初めてうつ病患者に対して MST が実施された[8]．当初，1 台の rTMS だけでは，けいれん発作を引き起こすための十分な出力が得られなかったため，複数の rTMS を連結し使用していた[9]．現在では，MST に特化した装置が開発され，装置本体も小型化している（**1**，**2**）．

MST は，rTMS を用いて効率的にけいれん発作を引き起こす治療法であり，概念的には，ECT と rTMS を組み合わせたハイブリッドと考えてよい[4]．どちらも，けいれん療法であるが，ECT は，頭皮上の電極から通電するため，けいれん発作の誘発は，軟部組織，頭蓋骨などの電気抵抗（インピーダンス）に大きく影響される[2]．MST は，コイルに電流が流れることでコイル周囲に変動磁場が生じ，それに伴い渦電流が，コイルに流れる電流とは逆方向に生じる[4,9]．コイルを頭皮に密着させることで，大脳皮質内に生じた渦電流が神経細胞を刺激し，けいれん発作を引き起こす[4,9]．軟部組織や頭蓋骨の電気抵抗は大きいが，MST では，これらの電気抵抗に影響されない．

効果

MST の潜在的な利点は，ECT と比較して，けいれん発作後の見当識の回復が早く[3,4,11,12]，健忘などの認知機能障害が少ないことである[3-6]．また，非ヒト哺乳類を対象とした研究ではあるが，MST では循環動態の変化が少ないことも報告されており[13]，心循環器系の合併症を引き起こしにくいことが期待される．これらの理

3 ECT，MST，rTMS の比較

	ECT	MST	rTMS
治療装置としての認可	承認	未承認	未承認
抗うつ効果の発現	早い	早い	日数を要する
精神病症状への有効性	あり	あり	推奨されない
緊張病症状への有効性	あり	あり	推奨されない
静脈麻酔薬，筋弛緩薬などの前処置	必要	必要	不要
けいれん誘発の有無	あり	あり	なし
認知機能障害の有無	あり	少ない	なし

由としては，ECT によるけいれん発作と比較して，MST のけいれん発作は，より限局した領域で生じていること[4,14]，rTMS そのものに認知機能の改善作用が期待できることなどが考えられる[15,16]．

3 に ECT，MST，rTMS の比較をまとめた．ECT は，強力な抗うつ療法であり，安全性も十二分に確立されている．パルス波治療器による ECT が総合病院を中心に行われている．MST の研究開発状況については後述する．rTMS は 2017 年 6 月現在，わが国でも，薬物療法に反応しないうつ病に対する治療法として，薬事承認審査中である．ECT，MST とも，抗うつ効果の発現は早く，一部のうつ病患者では，初回から奏効することもある．rTMS の治療効果は，早いと 1〜2 週間程度でみられるが，標準的な治療期間は，4〜6 週間である[10]．ECT，MST のどちらも，緊張病症状に奏効する．一方，ECT, MST を安全に行うためには，静脈麻酔薬，筋弛緩薬などの前処置を必要とし，その治療効果を得るためには，十分なけいれん発作の誘発が求められる．rTMS では，認知機能障害は，むしろ，改善する方向に作用する[15,16]．

適応

MST はけいれん療法であり，その適応となる疾患や，推奨される状態は，ECT のものと同様と考えられる（4）．ただし，MST は，いずれの疾患に対しても，現況では治療法としては認可されておらず，研究段階であることに留意されたい．また，うつ病を対象としたものでは，ECT との非劣性試験が行われていることが多く，そのほかの疾患については，比較対照をおいた臨床研究は非常に少ない．実際の臨床では，薬物療法に反応しないうつ病，双極性障害うつ病相，昏迷状態，迅速な改善が求められる場合に，ECT が実施されることが多い．けいれん療法である MST の治療スペクトラムも同様であろう．さらに，ECT による健忘などの認知機能障害のために，ECT が実施できない場合，また，ECT を繰り返すにつれて，けいれん閾値が上がってしまい，十分なけいれん発作を誘発できない場合も，MST が推奨されると考えられる．

4 MST の適応

MST の適応となる疾患
• うつ病 • 双極性うつ病 • 躁病 • 緊張病
MST の推奨される状態
• 自殺の危険 • 精神病症状 • 緊張病症状 • 迅速な改善が求められる場合 • 薬物療法に反応しない場合

禁忌

けいれん療法である MST は，ECT のリスクを高める身体的状態には実施できない．また，MST は，rTMS を用いているため，rTMS が禁忌の患者にも使用できない．ECT については，絶対的な禁忌はなくなってきているとされるが，相対的禁忌としては，頭蓋内占拠性病変，頭蓋内圧亢進，最近の心筋梗塞・脳内出血，不安定な動脈瘤・血管奇形，褐色細胞腫，麻酔リスクの高いものなどがあげられる[2]．一方，rTMSの禁忌は，変動磁場が生じるため，MRI検査の禁忌と似ている．刺激部位に近接する部位に金属を有する場合は，発熱するか，位置がずれる恐れがあるため，実施できない[10]．

刺激条件

MSTの刺激条件には，刺激部位，刺激頻度，刺激強度，刺激時間，刺激日数（回数）がある．当初は，刺激部位として，頭頂部（vertex）が選択されていた．これは，けいれん発作を引き起こしやすいという理由からである．最近では，頭頂部よりも前頭部（脳波電極のF3，F4に相当する部位）が選択されている．刺激頻度については，現在までの報告によると，40 Hz，50 Hz，60 Hz，100 Hzで行われている．初期の研究では，MST装置の出力の問題から，40～60 Hzで行われていたが，2008年頃からは，MST装置の出力向上に伴い，100 Hzで行われている．刺激強度は，MST装置の100% outputに固定する．刺激時間は，確実に，けいれん発作が引き起こされるように，4～10秒で調整される．刺激日数（回数）は，病状によって異なるが，週に2，3日，6～15回程度と考えられる．

方法・手順

MSTはけいれん療法であるため，ECTと同様の手順で実施される．装飾品を外して，絶飲食，排尿を確認し，治療室に入室する．特に，磁性体などの金属製のものは注意する．ストレッチャー，もしくは，治療台にて静脈路を確保し，バイタルサインのモニタリングを開始する．脳波モニタリング用の脳波電極を設置する．なお，MSTでも，脳波によるモニタリングを行い，治療効果を有する十分なけいれん発作が起きているかどうかを判定している．MSTの刺激条件を設定，確認する．静脈麻酔薬，筋弛緩薬などの前処置を行い，併せてマスクによる酸素化を行う．刺激部位を確認し，MSTを実施する．脳波にて，発作時間，発作波形，発作後抑制などを確認する．自発呼吸，見当識の回復を確認し，リカバリー室に搬送する．

研究開発に向けて

2017年6月現在，国内外を含めて，MSTを治療法として認可しているところはない．カナダでは，認可を目的とした臨床試験が準備されており，2017年から開始されると聞いている．一方，国内では，2016年8月，独立行政法人医薬品医療機器総合機構（Pharmaceuticals and Medical Devices Agency：PMDA）の薬事戦略相談事前面談を行った．MSTは，未承認医療機器であるため，海外試験データの外挿は利用できず，薬事承認に至るには，企業治験，医師治験，先進医療Bなどの方略が思料される．試験デザインについても，ECTとの非劣性試験，もしくは，sham刺激を比較対照とした無作為化試験などが考えられる．MSTの対象となる患者では，精神医学的にも身体医学的にも，迅速な改善が求められることも多く，倫理的な観点からも，試験デザインの策定には慎重な配慮が必要となる．MSTの研究開発は，緒に就いたばかりだが，対象患者，試験デザイン，費用なども含めた実現可能性を勘案しつつ，国内への導入を進めていきたい．

（鬼頭伸輔）

文献

1）Rush AJ, et al. Acute and longer-term outcomes in depressed outpatients requiring one or several treatment steps：A STAR*D report. *Am J Psychiatry* 2006；163：1905-1917.
2）本橋伸高．ECTマニュアル—科学的精神医学をめざして．東京：医学書院；2000.
3）Lisanby SH, et al. Safety and feasibility of magnetic seizure therapy（MST）in major depression：Randomized within-subject comparison with electroconvulsive therapy. *Neuropsychopharmacology* 2003；28：1852-1865.
4）McClintock SM, et al. A systematic review of the neurocognitive effects of magnetic seizure

therapy. *Int Rev Psychiatry* 2011；23：413–423.
5) Fitzgerald PB, et al. Pilot study of the clinical and cognitive effects of high-frequency magnetic seizure therapy in major depressive disorder. *Depress Anxiety* 2013；30：129–136.
6) Spellman T, et al. Differential effects of high-dose magnetic seizure therapy and electroconvulsive shock on cognitive function. *Biol Psychiatry* 2008；63：1163–1170.
7) Lisanby SH, et al. Deliberate seizure induction with repetitive transcranial magnetic stimulation in nonhuman primates. *Arch Gen Psychiatry* 2001；58：199–200.
8) Lisanby SH, et al. Magnetic seizure therapy of major depression. *Arch Gen Psychiatry* 2001；58：303–305.
9) Rowny SB, et al. Translational development strategy for magnetic seizure therapy. *Exp Neurol* 2009；219：27–35.
10) 鬼頭伸輔（編）. うつ病の TMS 療法. 東京：金原出版；2016.
11) Kayser S, et al. Antidepressant effects, of magnetic seizure therapy and electroconvulsive therapy, in treatment-resistant depression. *J Psychiatr Res* 2011；45：569–576.
12) Kirov G, et al. Quick recovery of orientation after magnetic seizure therapy for major depressive disorder. *Br J Psychiatry* 2008；193：152–155.
13) Rowny SB, et al. Differential heart rate response to magnetic seizure therapy（MST）relative to electroconvulsive therapy：A nonhuman primate model. *Neuroimage* 2009；47：1086–1091.
14) Kayser S, et al. Comparable seizure characteristics in magnetic seizure therapy and electroconvulsive therapy for major depression. *Eur Neuropsychopharmacol* 2013；23：1541–1550.
15) Demirtas-Tatlidede A, et al. Can noninvasive brain stimulation enhance cognition in neuropsychiatric disorders? *Neuropharmacology* 2013；64：566–578.
16) Serafini G, et al. The effects of repetitive transcranial magnetic stimulation on cognitive performance in treatment-resistant depression. A systematic review. *Neuropsychobiology* 2015；71：125–139.

Further reading

- Deng ZD, et al. Neuromodulation for mood and memory：From the engineering bench to the patient bedside. *Curr Opin Neurobiol* 2015；30：38–43.
  ECT, MST, rTMS だけではなく，さまざまな neuromodulation についてわかりやすく記載してあり，neuromodulation を包括的に学びたい人にお勧め

- Allan CL, Ebmeier KP. The use of ECT and MST in treating depression. *Int Rev Psychiatry* 2011；23：400–412.
  ECT と MST の系統的レビューであり，さらに詳しく学びたい臨床家にお勧め

III. ここが知りたい──今後の治療開発に向けて

糞便微生物移植療法

対象とする主な神経疾患 多発性硬化症，パーキンソン病，ミオクローヌス，ジストニア，慢性疲労症候群

シリーズ関連書籍 多発性硬化症 パーキンソン

Point

- 神経疾患において腸内細菌叢の乱れ（dysbiosis）が生じている.
- dysbiosis を是正する治療法として糞便微生物移植療法（FMT）が注目されている.
- 神経疾患において糞便微生物移植療法が有用である可能性がある.
- 糞便微生物移植療法をより洗練した治療法が考案されている.

腸内細菌叢と糞便微生物移植

腸内細菌叢の変遷と神経疾患

ヒトの腸管内には 1,000 種類を超える多種多様の細菌が総数 100 兆個以上も存在しており，腸内細菌叢を構成している．これらの腸内細菌叢は食物繊維の分解によって腸管上皮のエネルギー源となる短鎖脂肪酸の産生や，他の病原細菌の侵入を防ぐ役割を担っており，ヒトにおいて一つの臓器的役割を果たしている．腸管内は嫌気環境にあり，腸内細菌叢の多くは難培養菌である嫌気性菌で構成されているため，従来の培養による解析では腸内細菌叢の全貌は明らかではなかった．

近年，細菌特異的な 16S rRNA を用いた解析法が考案され，次世代シーケンサーの技術開発も進んだことから，これまで困難であった網羅的な腸内細菌叢の探索が可能となった．その結果，消化管疾患のみならず，糖尿病や肥満などの代謝性疾患，自閉症などの精神疾患，食物アレルギーや気管支喘息などのアレルギー疾患，さらには多発性硬化症（multiple sclerosis：MS）などの神経疾患においても腸内細菌叢の乱れ，すなわち dysbiosis が生じていることが明らかとなった（**1**）.

現在，MS 患者の腸内細菌叢についての研究が進んでおり，MS 患者で生じている dysbiosis の詳細が明らかとなってきた．Miyake らは MS 患者 20 人と健常者ボランティア 50 人の糞便中の細菌叢を比較し，MS 患者では腸内細菌叢のばらつきが非常に大きく，また *Clostridium* のクラスター XIVa とクラスター IV に属する細菌が著明に減少していることを報告している[1]．Chen らは同様に 31 人の MS 患者と年齢・性別調整した健常者 36 人の糞便中の腸内細菌叢を比較し，MS 患者では *Psuedomonas* 属，*Mycoplana* 属，*Haemophilus* 属，*Blautia* 属，*Dorea* 属細菌が増加していることを報告している[2]．

これらの dysbiosis がさまざまな疾患の原因となっているのか，あるいは疾患の結果として生じたものであるのかは未だ不明である．しかしながら，後述するように基礎医学的見地から dysbiosis の是正が疾患治療につながる可能性が示唆されており，現在，さまざまな疾患に対して dysbiosis の是正によって病勢コントロールや治療を行う試みが行われている．

Key words

dysbiosis と symbiosis

腸内細菌が短鎖脂肪酸やビタミン類の産生を行い，宿主は腸内細菌に栄養と定住環境を与える相互関係が成立している．このような相互関係を保ちつつ同所的に生存する定常状態を symbiosis と呼ぶ．一方，腸内細菌の構成菌の変容や多様性の変化によりこの定常状態が破綻している状態を dysbiosis と呼ぶ．

1 dysbiosisとの関連が示唆されている疾患

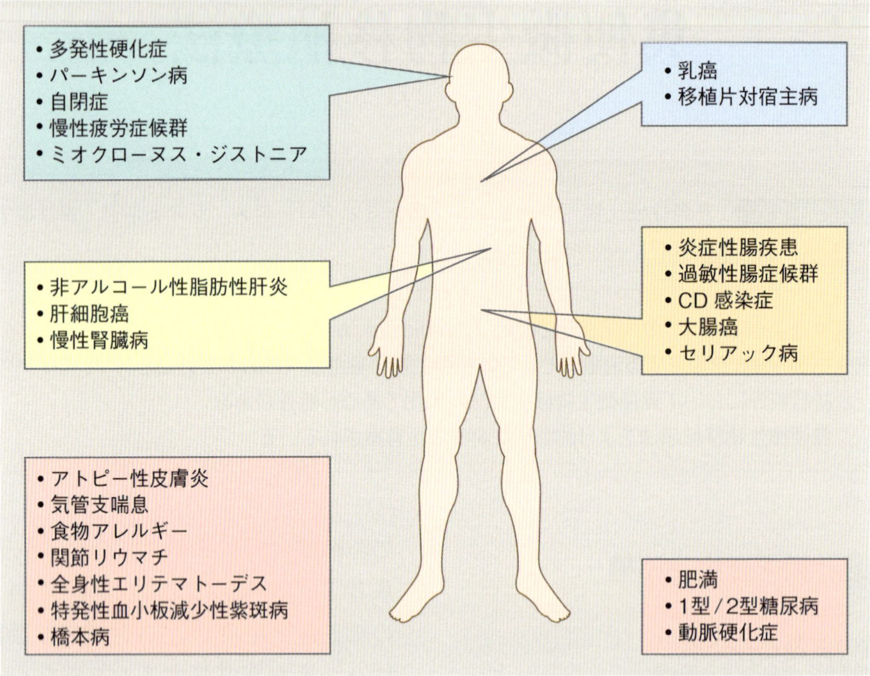

背景

腸内細菌叢のコントロールによって健康増進を図ることは，ヨーグルトや納豆などの発酵食品を摂取することに代表され，日常的に行われている．発酵食品の摂取は，19世紀のロシアの微生物学者であるイリヤ・メチニコフ（Ilya Mechnikov）がブルガリア旅行中に，ブルガリア人が長寿であることとヨーグルトの摂取が関連していることを提唱し摂取したことに始まる．現在，この健康法はプロバイオティクス製剤（整腸剤）として医療の現場にも用いられている．基礎医学・臨床医学のこれまでの報告から，神経疾患において腸内細菌叢の変容と疾患活動性が関連していることが示唆されている．

寛解再発型MSのマウスモデルであるSJL/Jトランスジェニックマウスはspecific pathogen free（SPF）環境下において，実験的自己免疫性脳脊髄炎（experimental autoimmune encephalomyelitis：EAE）を自然発症する．この疾患モデルマウスは無菌環境下ではEAEをほとんど発症せず，さらに無菌マウスにSPFマウスの腸内細菌叢を移植すると移植後にEAEを発症することが報告された．この結果は腸内細菌が自己免疫性脱髄疾患の発症に必須であることを示している[3]．また，ミエリンオリゴデンドロサイト糖蛋白（myelin oligodendrocyte glycoprotein：MOG）を用いたEAEマウスモデルにおいても同様の現象が報告されている．無菌環境下のMOGマウスではSPF環境下のマウスに比してEAEの発症率が低くより軽症であったことを報告している[4]．これらの実験データはMS患者において生じているdysbiosisが疾患の原因であることを示唆しており，その是正が治療につながる可能性が想起される．

2013年に*New England Jounal of Medicine*誌に報告された*Clostridium difficile*（CD）感染症の無作為化比較試験（RCT）を契機に，dysbiosisを強力に是正する治療法として糞便微生物移植療法（fecal microbiota transplantation：FMT）が注目されている．CD感染症は，抗生物質やプロトンポンプ阻害薬などの薬剤摂取を契機に腸内細菌の攪乱（dysbiosis）が生じ，その結果腸管内でCDが異常増殖し産生する毒素によって消化器症状を生じる疾患であり，通常はバンコマイシンなどの内服加療が行われる．

2 糞便微生物移植を行う際のスクリーニング項目

問診にて確認すべき項目	血清学的検査
• 直近の抗生剤使用	• ヒト免疫不全ウイルス（HIV）抗体
• 炎症性腸疾患	• ヒトT細胞白血病ウイルス（HTLV）抗体
• 高度肥満	• A型肝炎ウイルス抗体
• 過敏性腸症候群	• B型肝炎ウイルス抗原（HBs抗原）
• 慢性便秘症	• C型肝炎ウイルス抗体
• 慢性疲労症候群	• 梅毒スクリーニング（RPR/TPHA）
• 慢性下痢症	• 赤痢アメーバ抗体
• 悪性疾患	• *Helicobacter pylori* 抗体
• 糖尿病	**便検査**
• 自己免疫性疾患	• 便潜血検査（免疫法）×2回
• アトピー性皮膚炎	• CD毒素検査
• 輸血歴	• 便培養（病原性細菌の除外）
• 刺青の有無	• 虫卵・寄生虫検査

CD：*Clostridium difficile*.

van Noodらは，再発性のCD感染症患者を，①バンコマイシン内服＋腸管洗浄＋経鼻胃管によるFMTを施行する群，②バンコマイシン内服群，③バンコマイシン内服＋腸管洗浄群，の3群に無作為割り付けし，無再発治療率を評価した．従来の治療法であるバンコマイシン内服群と腸管洗浄群の無再発治療率はそれぞれ31%（4/13症例），23%（3/13症例）であったのに対し，FMT治療群では81%（13/16症例）と有意に高い治療効果を示した[5]．このRCTをはじめとしたエビデンスの構築により，現在FMTは欧米のCD感染症ガイドラインに再発性CD感染症に対しての推奨度の高い治療として掲載されている[6,7]．近年，次世代シークエンスを用いた方法でFMTを受けた患者の糞便を経時的に解析した研究では，ドナー由来の細菌は3か月以上もレシピエントに生着し，レシピエントの細菌とともに細菌叢を再形成することもわかった[8]．

これらの知見から，これまで眉唾的な扱いを受けていたFMTは脚光を集め，現在までにさまざまなdysbiosisが生じている疾患に対しての臨床試験が行われている．神経疾患に関しては，MS，パーキンソン病（Parkinson disease），ミオクローヌス・ジストニア，慢性疲労症候群に対しFMTが有効であったとする報告があるものの，少数例あるいは症例報告のみであり十分なエビデンスがなく，今後の大規模なRCTが待たれる．

糞便微生物移植療法の実際

方法

FMTは健常者からの便を水あるいは生理食塩水で溶いて消化管に投与するのみの非常に簡易な治療法である．しかしながら，方法についてはこれまでにさまざまな報告がある．参考までに当院で行われているFMTの方法を紹介する[9]．糞便を採取するドナーにはスクリーニング検査を行い，FMTによる疾病の伝搬がないよう努める．あらかじめ問診でdysbiosisの関連する疾患の既往および直近の抗生物質投与歴について確認する．また，血清学的検査および便検査を行い感染症・大腸癌を除外する（**2**）．スクリーニングで適格と判断されたドナーから糞便を採取し，下記の通りに移植を行う（**3**）．

■移植の手順

①移植当日の朝に，投与前の6時間以内にドナーより糞便を採取する．

② 50〜150 gの糞便に対して生理食塩水200〜300 mLで懸濁する．

③金属メッシュや滅菌ガーゼを用いて固形物を除去する．

④内視鏡を用いて懸濁液を患者に投与する．

3 糞便微生物移植

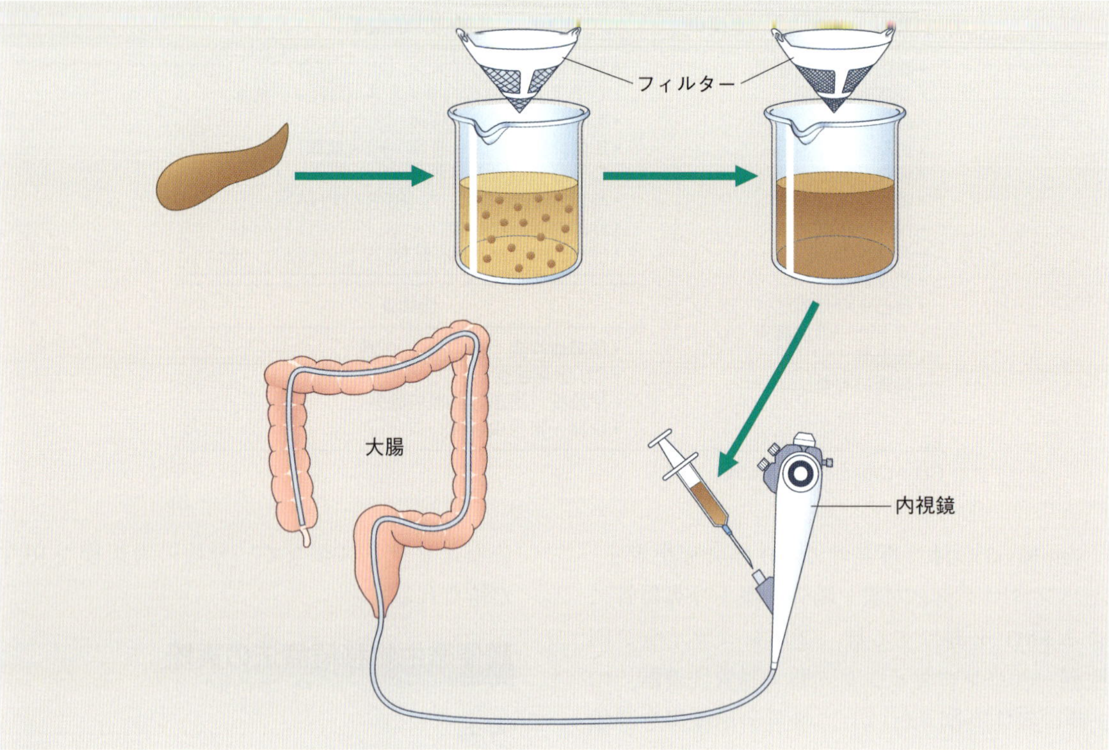

移植当日にドナーから採取した便を生理食塩水に懸濁し，フィルターで濾過する．フィルターは徐々に目の細かいものに変える．糞便懸濁液を内視鏡の鉗子孔より消化管内に投与する．

■移植の経路

経鼻胃管や上部消化管内視鏡を用いて十二指腸に投与する方法と注腸や下部消化管内視鏡を用いて大腸に投与する方法がある．本邦では十二指腸からの投与は心理的な側面から受け入れ難いと判断し，当院では下部消化管内視鏡を行い調整した糞便懸濁液を鉗子孔から投与する方法をとっている．

■腸管洗浄

この際，患者には当日の朝からポリエチレングリコール液による腸管洗浄を行っているが，これには腸内の攪乱された細菌叢をリセットする意味合いもある．当院では行っていないものの，腸内細菌叢のリセットをより入念に行う目的で FMT に先行して抗生物質の投与を行う施設もある．経十二指腸投与の場合には，胃酸によるドナー糞便への影響を避ける目的でプロトンポンプ阻害薬の投与を行っている施設も多い．

■投与回数

当院では単回の移植を行っているが，対象疾患によっては複数回 FMT を施行するプロトコルも報告がある．CD 感染症に対する FMT のメタ解析の結果では，下部消化管に移植を行うよりも上部消化管に移植を行うほうが治療効果は高いと報告されている[10]．

FMT の合併症

FMT において起こりうる合併症としては，一過性の下痢や発熱を呈することがあり，潰瘍性大腸炎などの腸管粘膜に傷のある患者においてごくまれに菌血症が生じることがあると報告されている．また，内視鏡を用いた移植の場合には内視鏡検査自体の合併症が起こりうるが，基本的には安全な治療法であるとされている．

FMT の合併症として最も注意を要するものは感染症の伝播である．そのためどの施設においても，ドナースクリーニングの段階で血清学的検査および便培養検査を行い慎重に感染症の除外を行っている．しかし，かつて代用硬膜の移植がクロイツフェルト・ヤコブ病（Creutzfeldt-Jakob disease）の伝播の原因になっていることが判明したように，未知の病原体を伝播させてしまう潜在的な危険性が存在することに留意しておかねばならない．

また，ドナーに dysbiosis が生じている場合，ドナーの疾病が患者に発症してしまうことが起こりうる．一例として，痩身であった CD 感染症患者に肥満である娘をドナーとした FMT が行われた結果，患者に肥満が生じてしまったケースレポートが報告されている[11]．そのため，FMT を行う場合には dysbiosis に関連している疾患の既往がないことを問診で確認することが重要である．これらの疾患はまだ関連が報告されていないものもあり，適宜新たな情報を入手する必要がある．

より洗練された FMT へ

上述した通り，FMT は比較的簡便に施行可能な治療法であるが，ドナースクリーニングに時間と費用がかかることが問題となっている．近年，凍結保存した糞便でも FMT と同様な効果があると報告されており[12]，現在欧米ではすでにスクリーニングを終えた健常ドナー糞便を凍結保存した糞便バンクが設立されており，CD 感染症に対して FMT が必要な場合に迅速に安全な糞便が提供できるシステムが確立されている．また，凍結した糞便をカプセル化した製剤を CD 感染症患者に投与し，FMT と同様な治療成績をあげた報告もある[13]．他者の糞便の移植の場合，どうしても感染症や他の疾患の dysbiosis の伝播の問題があるため，糞便に含まれる細菌を人工的に培養・増殖させ，細菌のみを取り出して調整した菌株カクテルを用いて FMT の代替とする試みもある[14]．

さらには，糞便にエタノール処理を行い作成した芽胞形成菌の濃縮液を投与し，CD 感染症を改善させる試みも成功しており[15]，米国では多くのベンチャー企業がこれらの技術を応用した糞便微生物移植の製剤化に取り組んでいる．CD の研究から胆汁酸との関連が解明され，二次胆汁酸であるウルソデオキシコール酸の投与で糞便微生物移植の有効性が上がることが報告されている[16]．基礎医学・臨床医学による研究が進み，各疾患の dysbiosis を効率的に是正することのできる菌株の組み合わせや，治療をより有効にする代謝産物などが解明されれば，将来的に疾患に合わせた治療用の菌株製剤が調合され治療することも期待される．

また，基礎医学から近年興味深い研究が報告された．脳梗塞モデルマウスへの抗生物質の投与で人為的に dysbiosis を起こした結果，制御性 T 細胞が惹起され脳神経保護に働き，梗塞巣が 60％も減少したというのである．このことは，dysbiosis が状況によっては治療的に働くこともあるという可能性を示唆している．

おわりに

現時点で腸内細菌叢のコントロールによる治療は CD 感染症を除いて十分なエビデンス蓄積がなく，今後の研究の進捗が待たれる．しかしながら，FMT はこれまでにない新機軸の治療方法であり，将来的に神経疾患の治療方針を大きく変える潜在性があると考えられる．

（南木康作，金井隆典）

文献

1）Miyake S, et al. Dysbiosis in the Gut Microbiota of Patients with Multiple Sclerosis, with a Striking Depletion of Species Belonging to Clostridia XIVa and IV Clusters. *PLoS One* 2015；10（9）：e0137429.
2）Chen J, et al. Multiple sclerosis patients have a distinct gut microbiota compared to healthy controls. *Sci Rep* 2016；6：28484.
3）Berer K, et al. Commensal microbiota and myelin autoantigen cooperate to trigger autoimmune demyelination. *Nature* 2011；479（7374）：538-541.
4）Lee YK, et al. Proinflammatory T-cell responses to gut microbiota promote experimental

autoimmune encephalomyelitis. *Proc Natl Acad Sci U S A* 2011；108 Suppl 1：4615-4622.
5) van Nood E, et al. Duodenal infusion of donor feces for recurrent Clostridium difficile. *N Engl J Med* 2013；368（5）：407-415.
6) Surawicz CM, et al. Guidelines for diagnosis, treatment, and prevention of Clostridium difficile infections. *Am J Gastroenterol* 2013；108（4）：478-498；quiz 499.
7) Debast SB, et al. European Society of Clinical Microbiology and Infectious Diseases：Update of the treatment guidance document for Clostridium difficile infection. *Clin Microbiol Infect* 2014；20（Suppl 2）：1-26.
8) Li SS, et al. Durable coexistence of donor and recipient strains after fecal microbiota transplantation. *Science* 2016；352（6285）：586-589.
9) Matsuoka K, et al. Fecal microbiota transplantation for gastrointestinal diseases. *Keio J Med* 2014；63（4）：69-74.
10) Kassam Z, et al. Fecal microbiota transplantation for Clostridium difficile infection：Systematic review and meta-analysis. *Am J Gastroenterol* 2013；108（4）：500-508.
11) Alang N, Kelly CR. Weight gain after fecal microbiota transplantation. *Open Forum Infect Dis* 2015；2（1）：ofv004.
12) Lee CH, et al. Frozen vs fresh fecal microbiota transplantation and clinical resolution of diarrhea in patients with recurrent Clostridium difficile infection：A randomized clinical trial. *JAMA* 2016；315（2）：142-149.
13) Youngster I, et al. Oral, capsulized, frozen fecal microbiota transplantation for relapsing Clostridium difficile infection. *JAMA* 2014；312（17）：1772-1778.
14) Petrof EO, et al. Stool substitute transplant therapy for the eradication of Clostridium difficile infection：'RePOOPulating' the gut. *Microbiome* 2013；1（1）：3.
15) Khanna S, et al. A novel microbiome therapeutic increases gut microbial diversity and prevents recurrent Clostridium difficile infection. *J Infect Dis* 2016；214（2）：173-181.
16) Weingarden AR, et al. Ursodeoxycholic acid inhibits Clostridium difficile spore germination and vegetative growth, and prevents the recurrence of ileal pouchitis associated with the infection. *J Clin Gastroenterol* 2016；50（8）：624-630.

Further reading

- Smits LP, et al. Therapeutic potential of fecal microbiota transplantation. *Gastroenterology* 2013；145：946-953.
  FMT の方法，適応疾患についてまとめてあるレビュー
- Khoruts A, Sadowsky MJ. Understanding the mechanisms of faecal microbiota transplantation. *Nat Rev Gastroenterol Hepatol* 2016；13（9）：508-516.
  FMT の作用機構についてまとめてあるレビュー

III. ここが知りたい──今後の治療開発に向けて

脊髄性筋萎縮症のアンチセンス核酸医薬治療

対象とする主な神経疾患 脊髄性筋萎縮症

シリーズ関連書籍 ALS

Point

- 脊髄性筋萎縮症（SMA）の核酸医薬は，運動機能および生命予後を大幅に改善する最初の病態抑止治療薬である.
- アンチセンス核酸（ASO）は中枢神経にて高い忍容性を有し，長期薬理効果を発揮する.
- SMA では核酸医薬の早期投与が重要であり，発症前スクリーニングの整備が必要である.

脊髄性筋萎縮症（SMA）

神経変性疾患では多くが孤発性であり，神経難病といわれ未だ根治療法が確立されていない．しかし主に遺伝性疾患を対象にした研究により，原因遺伝子や疾患修飾遺伝子の同定を契機に，その由来遺伝子産物，つまり蛋白質あるいはRNAが関与する分子病態の解明と，標的治療法の開発につながる進展が期待される.

脊髄性筋萎縮症（spinal muscular atrophy：SMA）は，下位運動ニューロン変性により四肢，体幹筋の進行性筋力低下，筋萎縮をきたす，乳児死亡を起こす最多の遺伝子疾患である．その95％に相当する5q SMAは*survival of motor neuron 1*（*SMN1*）遺伝子のホモ接合型欠失あるいは機能欠失型変異により発症し，常染色体劣性遺伝形式をとることが見出され，保因者率は約1/50，発症率は出生約1/10,000である．長らく有効な治療法がなく，約6割を占める重症型は6か月齢までに発症し，主に呼吸器合併症により，患者の多くは2歳を迎えることができない．ヒトのみが*SMN1*パラログ（paralogue）遺伝子である*SMN2*を有するが，ゲノム配列上1塩基相違（c.840C>T）によるエクソン7の選択的スプライシングにより，全長型mRNAの割合は組織により10～50％にまで減少する（**1**-A）.

*SMN2*より機能性全長型SMN蛋白質は十分に産生されず，大部分がエクソン7を欠く不安定な切断型SMN蛋白質である．よって*SMN2*は*SMN1*欠失によるSMN不足を充足できないが，*SMN2*は少量の全長型SMN蛋白質を産生するためSMA修飾因子として働き，コピー数が多いほどSMAが軽症化する．発症年齢，重症度，会得運動により病型が分けられ，重症の1型では1-2コピー，より重症度が低いが歩行不能な2型，3型は3-4コピー，成人発症の4型は4-8コピーを有している.

SMNはユビキタスに発現し細胞生存能に不可欠である．SMNはスプライシングマシナリーを構成し，SMA病態としてRNAスプライシング障害が提唱されるが，運動ニューロン変性機序は解明されていない．SMNはRNA軸索輸送や転写にも関与し，*SMN2*アンチセンス鎖由来長鎖ノンコーディングRNA（long non-coding RNA：lncRNA）による発達遺伝子異常もあり，複雑なRNA病態が示唆されている．しかしSMAでは原因遺伝子を標的にする治療介入が可能であり，人工アンチセンス核酸（antisense oligonucleotide：ASO）や低分子化合物を用いた*SMN2*スプライシング治療，*SMN2*転写活性化，アデノ随伴ウイルスカプシドを用いた*SMN1*遺伝子導入など，SMN発現回復が治療上必要かつ十分と広く認められており，有望な治療戦略とされる.

1 *SMN2* RNA スプライシングパターン

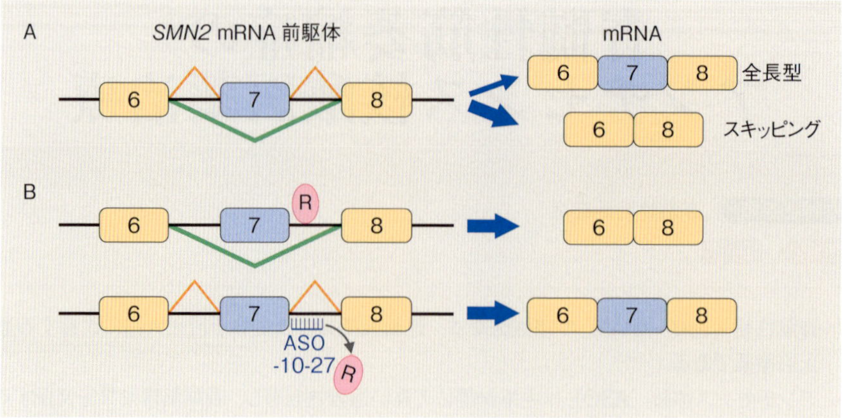

A：選択的スプライシングによる *SMN2* エクソン 7 のスキッピング.
B：ASO によるスプライシングリプレッサー（R）結合阻害と，全長型 SMN の発現誘導.
ボックスはエクソン，黒棒はイントロンを指す.

アンチセンス核酸（ASO）

ASO は RNA と配列特異的塩基対を形成し，スプライシングシス配列をマスキング，あるいは RNA 高次構造の形成を阻害し，トランス因子の mRNA 前駆体への結合阻害などを通じて標的スプライシングの制御を可能としている．化学修飾により標的 RNA に対する結合性，ヌクレアーゼ抵抗性，薬物動態，薬理効果が増強され，生体内で安定であり，免疫反応の誘導が少なく生体忍容性が高いなどの特徴がある．

筆者らは 2'-*O*-Methoxyethyl（2'MOE）修飾 ASO を用いた *SMN2* スプライシング制御研究を通じ創薬研究，病態解明に取り組んだ経緯がある[1]．培養細胞などにて ASO スクリーニングを行い，*SMN2* エクソン 7 のスプライシングを大幅に改善する ASO-10-27 を同定した．ASO-10-27 はイントロン 7 のシス配列 ISS-N1（intronic splicing silencer N1）をマスクし，スプライシングリプレッサー蛋白質 hnRNPA1/2 の結合を阻害する（1-B）．続いて SMA マウスモデル（*Smn*$^{-/-}$；*SMN2*^{tg}）に対し，2'MOE ASO は成熟脊髄脳関門を通過できないため，ASO-10-27 を側脳室内投与により運動ニューロンにデリバリーしたところ，中枢神経の *SMN2* スプライシングおよび運動器病理，運動機能，生存期間の改善が示された[2-5]．

ASO 急速投与のスプライシング効果は 9 か月以上減衰せず持続した[6]．またカニクイザルへの髄腔内投与により，中枢神経全体に強い ASO 集積がみられ高い忍容性も認めた．一方，SMA マウスへ ASO の末梢投与による著明な延命効果（生存中央値 10 日＞ 248 日），運動ニューロンの細胞非自律的救済が見出され，末梢病態が示唆される新たな病態概念を報告した[7,8]．

SMA に対する ASO 臨床試験

ASO-10-27（別称 ISIS 396443／ISIS-SMNRx／nusinersen／Spinraza®）の非臨床試験に続き，米国 Ionis 社主導の臨床試験が 2011 年に開始された．2 型，3 型患者（多くが *SMN2* 3 コピーを保有）対象の第 I 相試験にて単回髄腔内投与により用量依存的血漿，髄液中 ASO 濃度が得られ，髄液中 ASO 半減期が 4 ～ 6 か月と，動物中枢神経組織内での半減期と一致した．9 mg 投与群で運動機能の改善がみられ，髄液中 SMN レベルと相関していた．また，髄液中 ASO 濃度と体重の相関性はなく固定量投与が支持され，高い安全性，忍容性も示された[9]．

第 II 相非盲検用量漸増試験では主に *SMN2* 2 コピーを有する患者に対しての反復投与により，用量依存的，経時的に運動発達スコアが上昇し（1 型患者自然歴では減少），人工呼吸器非装着生存率の改善が得られた（2）．剖検中枢神経

2 ASOによる，重症型SMAの呼吸機能，生命予後に対する大幅な改善効果

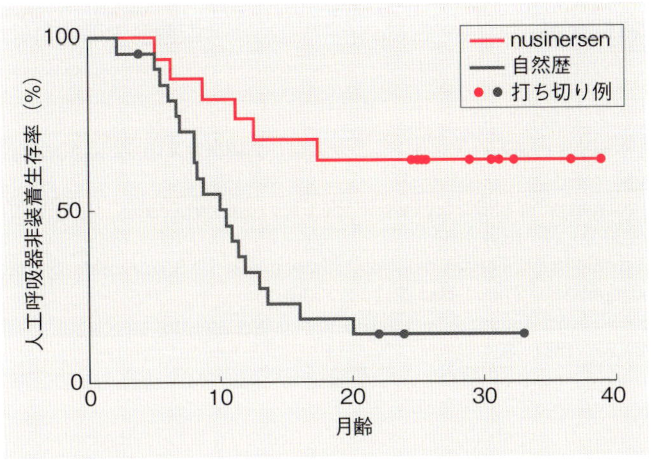

（Finkel RS, et al. *Lancet* 2016[10] より）

の *SMN2* スプライシング，脊髄運動ニューロンのASO取込みおよびSMN発現上昇が証明され，脊髄内ASOは予想有効濃度以上であった．また，電気生理学的に複合筋活動電位の改善も認めた．よって中枢神経でのSMN発現誘導が有益であることが示唆され，一方，有意なASO関連の有害事象はなく，高い安全性，忍容性，薬力学的作用，薬物動態が示された[10]．

さらに2014年，第III相多施設共同無作為化二重盲検プラセボ対照試験として121例の *SMN2* 2コピーを有する1型患者対象ENDEAR試験が開始され，第1，15，29，64日に髄腔内12 mg/回の負荷投与後，4か月ごとの，計2回の12 mg反復投与により，13か月の観察期間にて寝返り，座位保持，四つ這い，立位能会得などのレスポンダーが51%でみられ（対照では0%），死亡，呼吸器装着率の47%のリスク減少が示された．複合筋活動電位の改善も認められた．さらに2型，3型患者126例対象の同第III相CHERISH試験があり，15か月の観察期間にて，自然歴では認めない運動スコアの有意改善が得られ，前例のない進行抑止効果が示された．

両試験とも中間解析で良好な結果が立証され早期に終了し，nusinersenを使用する非盲検延長試験（SHINE）に移行した．加えて，6週齢未満の *SMN2* 2–3コピーを有する発症前患者対象第II相非盲検試験（NURTURE）では，中間解析で死亡，人工呼吸器装着者はおらず，多くで正常の運動発達の会得が認められ，早期治療開始，SMA発症前スクリーニングシステムの確立の重要性が示された．これらの試験においてもnusinersenの安全性を認めたが，他のASOの末梢投与でみられた血小板減少，凝固異常，腎毒性が注意喚起されている．

以上の良好な臨床試験結果をふまえて，nusinersenは米国にて2016年12月，EUにて2017年6月，日本およびカナダにて同7月に医薬品承認に至っており，オーストラリア，ブラジル，スイスにても承認申請が行われている．

おわりに

予後不良SMAに対しnusinersenは迅速に承認され，米国，EUではすべてのSMA型に使用適応となっている．しかしnusinersenの最適投与量・投与期間，レスポンダー・ノンレスポンダーの患者背景や，脳および末梢組織などへの長期的影響は明らかになっていない．また呼吸障害や脊椎変形を有する患者への髄腔内アプローチの課題や，高額薬価問題もある．今後 *SMN2* mRNA前駆体量に伴う天井効果の検討，SMA末梢組織病態へのASOによる治療的介入も必要と考えられる．一方，SMAでは発症機序は依然明らかにされておらず，病態研究ツールとしてのASOの有用性が期待される．ASOの効率性，生体忍容性の高さにより，基礎研究に続いて早い臨床応用につながる可能性が高く，本治療開発研究により中枢神経疾患に対するアンチセンス治療が注目されている．

（佐橋健太郎，祖父江元）

文献

1）佐橋健太郎ほか．脊髄性筋萎縮症の最近のスプライシング病態，治療研究．*Brain and Nerve* 2014；66：1471-1480.

2）Hua Y, et al. Antisense correction of SMN2 splicing in the CNS rescues necrosis in a type III SMA mouse model. *Genes Dev* 2010；24：1634-1644.

3）Passini MA, et al. Antisense oligonucleotides delivered to the mouse CNS ameliorate symptoms of severe spinal muscular atrophy. *Sci Transl Med* 2011；3：72ra18.

4）Sahashi K, et al. TSUNAMI：An antisense method to phenocopy splicing-associated diseases in animals. *Genes Dev* 2012；26：1874-1884.

5）Sahashi K, et al. Pathological impact of SMN2 mis-splicing in adult SMA mice. *EMBO Mol Med* 2013；5：1586-1601.

6）Rigo F, et al. Pharmacology of a central nervous system delivered 2'-O-methoxyethyl-modified survival of motor neuron splicing oligonucleotide in mice and nonhuman primates. *J Pharmacol Exp Ther* 2014；350：46-55.

7）Hua Y, et al. Peripheral SMN restoration is essential for long-term rescue of a severe spinal muscular atrophy mouse model. *Nature* 2011；478：123-126.

8）Hua Y, et al. Motor neuron cell-nonautonomous rescue of spinal muscular atrophy phenotypes in mild and severe transgenic mouse models. *Genes Dev* 2015；29：288-297.

9）Chiriboga CA, et al. Results from a phase 1 study of nusinersen（ISIS-SMN（Rx））in children with spinal muscular atrophy. *Neurology* 2016；86：890-897.

10）Finkel RS, et al. Treatment of infantile-onset spinal muscular atrophy with nusinersen：A phase 2, open-label, dose-escalation study. *Lancet* 2016；388：3017-3026.

索引

太字のページは詳述箇所を示す

和文索引

あ

い

う

え

お

か

き

く

け

こ

数字・欧文索引

数字

アクチュアル　脳・神経疾患の臨床

神経疾患治療ストラテジー
既存の治療・新規治療・今後の治療と考え方

2017年9月15日　初版第1刷発行 ©〔検印省略〕

シリーズ総編集……辻　省次

専門編集………………祖父江元

発行者…………………平田　直

発行所…………………株式会社　中山書店
〒112-0006　東京都文京区小日向4-2-6
TEL 03-3813-1100（代表）　振替 00130-5-196565
https://www.nakayamashoten.jp/

本文デザイン………藤岡雅史（プロジェクト・エス）

編集協力……………株式会社学樹書院

DTP作成……………有限会社ブルーインク

装丁……………………花本浩一（麒麟三隻館）

印刷・製本…………図書印刷株式会社

Published by Nakayama Shoten Co., Ltd.　Printed in Japan
ISBN 978-4-521-74543-5
落丁・乱丁の場合はお取り替えいたします